普通高等教育"十一五"国家级规划教材

供临床、预防、基础、口腔、麻醉、影像、药学、
检验、护理、中医、中西医结合等专业使用

老 年 病 学

第 3 版

主　编　成　蓓　曾尔亢

副主编　于普林　汪金峰　寒在金　王朝晖　张存泰

秘　书　郭唐猛

科学出版社

北　京

内 容 简 介

本书内容丰富，语言简洁，是一本实用性、科学性、知识性、专业性和可操作性较强的参考书。全书分为二篇共 22 章，第一篇对老年病学的基本概念，老年流行病的形成、任务和研究方法，衰老与抗衰老机制及方法，老年人的心理特点与心理卫生，老年医疗服务模式，老年综合评估，老年人药物治疗及用药原则，老年康复及老年综合征等进行了较为详细的探讨和阐述；第二篇分别全面系统地介绍了老年人各系统的病理生理变化，老年人常见疾病的概念、流行病学特征、临床特点、诊断与鉴别诊断、预防和预后等。

本书为高等医学院校医学专业、预防医学专业本科生及研究生的教科书，亦可作为老年医学工作者的参考书。

图书在版编目（CIP）数据

老年病学 / 成蓓，曾尔亢主编. —3 版. —北京：科学出版社，2018.1

普通高等教育"十一五"国家级规划教材

ISBN 978-7-03-051500-1

Ⅰ. ①老… Ⅱ. ①成… ②曾… Ⅲ. ①老年病学–高等学校–教材　Ⅳ. ①R592

中国版本图书馆 CIP 数据核字（2017）第 002487 号

责任编辑：朱　华 / 责任校对：郭瑞芝
责任印制：赵　博 / 封面设计：张秀艳

科 学 出 版 社 出版

北京东黄城根北街 16 号
邮政编码：100717
http://www.sciencep.com

三河市春园印刷有限公司印刷
科学出版社发行　各地新华书店经销

＊

2004 年 9 月第　一　版　　开本：850×1186　1/16
2018 年 1 月第　三　版　　印张：24 1/2
2025 年 1 月第二十三次印刷　字数：861 000
定价：98.00 元
（如有印装质量问题，我社负责调换）

《老年病学》（第3版）编委会名单

编委名单 （按姓氏笔画排序）

于普林	卫生部北京老年医学研究所
王　林	天津医科大学第二医院
王　桦	武汉大学中南医院
王建业	北京医院
王泽华	华中科技大学同济医学院附属协和医院
王朝晖	华中科技大学同济医学院附属协和医院
刘　芳	华中科技大学同济医学院附属协和医院
刘　建	华中科技大学同济医学院附属同济医院
刘小勇	暨南大学附属第一医院（广州华侨医院）
刘劲松	华中科技大学同济医学院附属协和医院
刘佩文	湖北省中西医结合医院
刘承云	华中科技大学同济医学院附属协和医院
成　蓓	华中科技大学同济医学院附属协和医院
朱刚艳	武汉大学人民医院
朱宏丽	中国人民解放军总医院
毕会民	武汉大学人民医院
牟善初	中国人民解放军总医院
何琪杨	中国医学科学院北京协和医学院医药生物技术研究所
吴开春	第四军医大学西京医院
吴振云	中国科学院心理研究所
宋恩峰	武汉大学人民医院
张汉东	华中科技大学同济医学院附属协和医院
张存泰	华中科技大学同济医学院附属同济医院
张凯伦	华中科技大学同济医学院附属协和医院
张黎军	武汉大学人民医院
李　凌	华中科技大学同济医学院附属协和医院
李云桥	华中科技大学同济医学院附属协和医院
杨　晓	华中科技大学同济医学院附属协和医院
杨　彬	华中科技大学同济医学院附属协和医院
杨卫兵	华中科技大学同济医学院附属协和医院
杨述华	华中科技大学同济医学院附属协和医院
汪金峰	华中科技大学同济医学院附属协和医院
肖红俊	华中科技大学同济医学院附属协和医院
肖新华	北京协和医院
邵增务	华中科技大学同济医学院附属协和医院
邹　萍	华中科技大学同济医学院附属协和医院
陆　敏	华中科技大学同济医学院附属同济医院
陈　剑	暨南大学附属第一医院（广州华侨医院）

陈红辉　武汉精神卫生中心
陈道达　华中科技大学同济医学院附属协和医院
侯晓华　华中科技大学同济医学院附属协和医院
徐从高　山东大学齐鲁医院
徐可树　华中科技大学同济医学院附属协和医院
袁鸿江　四川大学华西老年医疗保健与培训中心
崔　舜　华中科技大学同济医学院附属协和医院
戚本玲　华中科技大学同济医学院附属协和医院
黄骁燕　华中科技大学同济医学院附属同济医院
彭　海　华中科技大学同济医学院附属协和医院
彭　雯　华中科技大学同济医学院附属协和医院
曾尔亢　华中科技大学同济医学院
童晓欣　北京大学深圳医院
董碧蓉　四川大学华西医院
谢红付　中南大学湘雅医院
韩布新　中国科学院心理研究所
熊枝繁　华中科技大学同济医学院附属梨园医院
管思明　华中科技大学同济医学院附属协和医院
薛存宽　华中科技大学同济医学院附属梨园医院
蹇在金　中南大学湘雅二医院

编者名单 （按姓氏笔画排序）

方　欣　华中科技大学同济医学院附属协和医院
毛拓华　武汉大学人民医院
王　斌　华中科技大学同济医学院附属协和医院
王玉梅　华中科技大学同济医学院附属协和医院
王建龙　北京医院
王惠玲　华中科技大学同济医学院附属协和医院
叶　梅　武汉大学中南医院
刘　双　湖北省中西医结合医院
刘　明　北京医院
刘小斌　华中科技大学同济医学院附属协和医院
刘先哲　华中科技大学同济医学院附属协和医院
刘昌慧　武汉大学人民医院
刘雨薇　华中科技大学同济医学院附属协和医院
刘晓晴　华中科技大学同济医学院附属协和医院
向　菲　华中科技大学同济医学院附属协和医院
孙亚玲　华中科技大学同济医学院附属协和医院
许建萍　北京协和医院
邢宏义　华中科技大学同济医学院附属协和医院
何　勇　武汉大学人民医院
吴　杰　武汉市中心医院
宋　敏　武汉市中心医院
张君丽　华中科技大学同济医学院附属协和医院

张金枝　华中科技大学同济医学院附属协和医院
张艳玲　华中科技大学同济医学院附属协和医院
李　伟　华中科技大学同济医学院附属协和医院
李　毅　武汉精神卫生中心
李元桂　华中科技大学同济医学院附属协和医院
汪　琦　武汉大学中南医院
苏　华　华中科技大学同济医学院附属协和医院
陈　丹　湖北省中西医结合医院
陈明亮　中南大学湘雅医院
孟　丽　北京医院
林志坚　北京大学深圳医院
柯琴梅　华中科技大学同济医学院附属协和医院
胡　沙　华中科技大学同济医学院附属协和医院
夏　漫　华中科技大学同济医学院附属协和医院
桂慧华　华中科技大学同济医学院附属协和医院
郭　涛　华中科技大学同济医学院附属协和医院
郭唐猛　华中科技大学同济医学院附属协和医院
曹　非　华中科技大学同济医学院附属协和医院
梁　洁　第四军医大学西京医院
彭孝廉　华中科技大学同济医学院附属协和医院
程　波　华中科技大学同济医学院附属协和医院
韩　红　华中科技大学同济医学院附属梨园医院
蒲虹杉　四川大学华西医院

序

  人口老龄化是当今全球共同关注的一个世界性问题，目前我国 60 岁以上的老年人已高达 2.3 亿，占全国总人口的 16.7%，研究表明，老年病的发病率与老年人口的增加呈正相关，因此，老年人的身心健康与疾病受到广泛的重视和研究，已成为国内外多学科研究的热点。

  老年病学是现代老年学和老年医学的一个重要组成部分，又是现代医学科学的一个重要分支学科，依据其特定的研究对象、研究方法和研究内容开展了广泛的研究，并取得了诸多的学术成果。尽管我国现代老年医学发展很快、成果很多，但至今高校开展系统的老年医学教育仍然相对滞后，老年病学教材更为不足，为适应我国老年教育事业的发展，在有关部门的关怀和支持下，华中科技大学同济医学院教材基金立项，全国诸多著名医学院校知名的老年医学专家、教授共同编写，科学出版社于 2004 年 9 月出版了第 1 版《老年病学》，作为中国科学院教材建设专家委员会规划教材。2009 年 9 月出版了第 2 版《老年病学》，作为普通高等教育"十一五"国家级规划教材（全国高等医药院校教材）。现决定出版这本《老年病学》第 3 版教材，内容有诸多更新，更为丰富适用，并为全书制作了 PPT，可以认为是一本较为完善的高等医学院校教科书，以及从事老年病临床工作者的工具书，对我国现代老年医学教育事业的发展必将起到积极的促进作用，是为第 3 版序。

中国科学院资深院士
中国老年学和老年医学学会名誉会长

2017 年 12 月

前　言

　　老年病学（geriatrics）又称老年临床医学（clinical geriatrics），是现代老年医学（modern geriatrics）的重要组成部分，又是现代临床医学（modern clinical medical science）的一个重要分支，是一门理论与实践相结合的重要学科，其主要任务是研究人体老年期变化（changes in old age）与老年性疾病（disease of aged）防治，以及老年保健（health care of aged），促进老年人身心健康的一门多学科组成的综合性学科，是老年医学中应用范围最广泛的一组临床学科群。

　　老年病学作为一门重要而独立的学科，是因其具有特定的研究对象：60岁及以上的老年人群，又因其具有自身特定的研究内容：人体老年期变化及老年性疾病，这类疾病与非老年性疾病既有联系又有区别，而表现出明显的老年性疾病的特征。从逐步衰老的角度讲，"老年"本身对疾病就构成重要的影响，在人体这个由（60~100）万亿个细胞组成的"细胞社会"里，因细胞、组织与器官在形态结构上，随着增龄而引起一系列复杂的退行性变化，从而导致全身各系统的功能逐步减退，使老年人内环境处于相对不稳定的状态和失去平衡的"边缘"，即使是健康老年人，实际上也都存在着不同程度的潜在功能不全，因而对外环境的适应能力、储备能力和抗病能力都有不同程度的下降。随着人口老龄化（aging of population）的发展，老年性疾病的患病率正在不断上升。因此，广泛地开展老年医学教育十分必要，编辑、出版老年病学教材就是其中的重要任务之一。

　　随着人口老龄化的快速发展，我国老年医学各个学科领域都取得了重大进展，老年医学教育处于不断进步之中。编写这本《老年病学》的目的，就是为了给高等医学院校学生、进修生、研究生，以及老年临床医务工作者提供一本老年医学参考书。在2004年第一版，2009年第二版的基础上，我们又在全国范围内，组织了强大的编写团队，根据最近的老年医学文献资料进行了修改补充。

　　《老年病学》第三版的诞生，得到科学出版社、华中科技大学同济医学院及有关院校和研究机构的大力支持，各参编专家、教授的热忱投入，在此表示衷心的感谢。

成　蓓　曾尔亢

2017年12月

目　　录

第一篇　老年病学概论

第二篇　老年病学各论

第一篇 老年病学概论

第一章 绪 论

老年病学（geriatrics、geriatric medicine）具有悠久的历史，历经古代、近代各个发展阶段。1942 年美国创立的世界上第一个老年医学会，宣告了现代老年医学（modern geriatric medicine）的诞生，从此，老年病学迈向新的发展时期，并成为现代医学科学中一门重要而独立的学科。我国于 1964 年在北京召开了具有里程碑意义的"第一届全国老年学与老年医学学术会议"，为我国现代老年医学研究、运用和发展奠定了坚实的基础。50 多年来，我国老年医学有了巨大的发展，对提高老年人健康水平、疾病防治和生活质量（quality of life，QOL），实现世界卫生组织（WHO）提出的"积极健康老年生活"，为老年人创造健康、充实和富有创造力的生活起到重要的作用。

第一节 老年病学的基本概念和研究对象

【基 本 概 念】

老年病学 geriatrics，由希腊文 geras（老年）和 iatreia（治疗）组成，又称临床老年医学（clinical geriatrics），是现代老年医学的一个重要组成部分，又是现代临床医学（modern clinical medicine）的一个重要分支学科，是一门研究人类衰老（aging、senility、senium）的原因、规律、特征、机制，探讨延缓衰老的对策，衰老与老年病（elderly diseases，diseases in the aged）的相关性，并以研究老年人常见病与多发病防治的理论和实践为主要内容的综合性临床医学学科。它是现代老年医学中进展最快、内容最广、涉及学科最多的一门老年临床学科群。

从广义上讲，老年病学的研究内容与现代老年学（modern gerontology）学科体系中的各个组成部分，包括老年生物学（biology of aged）、老年心理学（geropsychology）、社会老年学（social gerontology），

在我国还有传统老年学（traditional gerontology），彼此之间有着密切的联系，共同探讨衰老与老年病的防治对策，共同实现"积极老龄化"（active aging）的奋斗目标。

老年病学指在一个特定的"老年"范围内，探讨老年医学研究中有关衰老与疾病的机制，并以老年常见病与多发病的防治为重点。现代研究表明，人体本身就是一个庞大的巨系统，是一个由数以 60 万亿～100 万亿计的各类细胞组成的"细胞社会"，从逐步衰老角度讲，"老年"本身对疾病就构成重要的影响，人体细胞、组织与器官在形态结构上，随着增龄（with aging）而引起一系列复杂的退行性变化，势必导致全身各系统的生理功能不断下降，使老年人的内环境处于相对不稳定状态和失去平衡的"边缘"，即使是"健康"老年人，实际上也都存在着潜在性功能不全，导致机体的储备能力、适应能力和抗病能力逐步下降。因此，老年人往往或轻或重、或急或缓、或多或少患有不同程度的疾病。要实现积极老龄化，广泛地开展老年病学研究，进一步做好老年病的预防、治疗和康复工作，已成为人口老龄化发展的必然。

【研 究 对 象】

任何一门学科都有其自身特定的研究对象和特定的研究内容，否则就不能成为一门独立的学科。老年病学以"老年人"为特定研究对象，"老年"是机体生命过程中逐步衰老的一个阶段，但是由于各种脏器自身特异性不同，功能减退的程度不尽一致，又因个体具有不同的综合功能，衰老常以不同的复杂形式表现出来，形成显著的个体差异。因此"老年人"只具有相对的意义，很难绝对地区分从什么年龄开始即称为"老年人"。一般而言，目前发达国家或地区以 65 岁以上为老年人，发展中国家或地区则以 60 岁以上为老年人。我国现阶段划分老年人的通用标准见表 1-1。

表 1-1 我国现阶段划分老年人的标准

年龄分期（岁）	分期名称	中文称呼	英文称呼
45～59	老年前期（初老期）	中老年人	middie elderly
60（或65～79）	老年期	老年人	aged
80～89	高龄期	高龄老人	oldest old
90～99	长寿期	长寿老人	longevity aged
100 及以上	长寿期	百岁老人	centenarian

WHO 提出，45 岁以下的人群为青年人，45 岁以上的人群为中年人，60 岁以上的人群为年轻的老年人，75 岁以上的人群为老年人，90 岁以上的人群为长寿老人。总之，45 岁以上的人群，尤其是 60 岁以上的人群，都是老年病学的研究对象。本教材所介绍的各章节就是老年病学的主要内容。

第二节 人口老龄化与老年病学

【人口老龄化评价的标准】

人口老龄化（ageing of population）又称为社会老龄化（ageing of society）是以老年人口在总人口中所占的百分比为依据进行衡量的，因现代世界各国人口平均预期寿命差异较大，老年人的年龄划分标准尚未完全统一。因此，目前应用的标准有所不同。综合各种划分标准，可归纳为以下三种。

（1）有些发达国家和地区以 65 岁以上为老年人，划分标准是：老年人口占总人口百分比在 4% 以下，属于青年型；4%～7% 属于成年型；7% 以上属于老年型。这种老年人口占总人口的百分比称为老年人口系数。

（2）发展中国家通常以 60 岁以上为老年人，老年人口系数低于 8% 属于青年型，8%～10% 属于成年型，10% 以上属于老年型。

（3）进行综合评价，包括三个方面指标：一是 65 岁以上老年人口系数在 4% 以下；二是 15 岁以下的少年人口占总人口的比例在 40% 以上；三是年龄中位数，即是以上和以下的人口各占一半的那个年龄，在 20 岁以下，属于青年型；老年人口系数在 4%～7%，少年人口比例在 30%～40%，人口年龄中位数在 20～30 岁，属于成年型；老年人口系数在 7% 以上，少年人口比例在 30% 以下，人口年龄中位数在 30 岁以上，属于老年型。还有学者提出，老年人口系数（65 岁以上）占 5% 以下，少年人口（0～14 岁）占 40% 以上，中年人口（15～64 岁）占 55%，属于青年型；老年人口系数为 5%～10%，少年人口为 30%～40%，中年人为 55%～60%，属于成年型；老年人口系数

占 10% 以上，少年人口在 30% 以下，中年人口在 60% 以上，属于老年型。以综合指标评价各人口型国家或地区，显得更为客观，更具有代表性。

事实上人口老龄化的形式是十分复杂的，既是人类衰老推迟、寿命延长、死亡率明显下降，又是出生率下降，导致人口年龄金字塔中"底部老化"。可见由于死亡率、出生率下降，使社会青年人减少，老年人增多，从而导致人口老龄化。评价一个国家或地区人口老龄化程度，应包括人口平均预期寿命、老年人口系数、年龄中位数、长寿水平、老龄化指数等多项指标，进行综合评价，才具有相对客观的意义。当然，对社会老龄化进行综合评价还有些问题需要进一步探讨，逐步完善。

【评价人口老龄化的常用指标】

1. 老年人口系数（old population coefficient） 即老年人口在总人口中所占的百分比，上面评价人口老龄化的指标，就是采用的老年人口系数。

$$老年人口系数 = \frac{老年人口数}{人口总数} \times 100\% \quad (1\text{-}1)$$

2. 老龄化系数（ageing proportion） 即老少比，儿童人口的年龄范围为 0～14 岁。一般认为老龄化系数在 15% 以下为年轻人口型，在 15%～30% 为中年人口型，在 30% 以上为老年人口型。

$$老龄化系数 = \frac{老年人口数}{儿童人口数} \times 100\% \quad (1\text{-}2)$$

3. 长寿水平（longevity level） 指高龄老人在老年人口中的百分比。这一指标反映了达到长寿的可能性，也反映了现在已达到老年时期的那代人群历史现况。一般认为 10% 以上属较高水平。

$$长寿水平 = \frac{80岁以上高龄人口数}{60岁以上老年人口数} \times 100\% \quad (1\text{-}3)$$

4. 老年人口年龄中位数（median age of aged population） 是指按年龄顺序排列，其中必有一个年龄，在以上和以下的人口各占一半，这个年龄就定为年龄中位数。其常反映人口总体的年龄特征和状况，通常年龄中位数在 20 岁以下属年轻人口型，在 20～30 岁为成年人口型，30 岁以上为老年人口型。

计算方法是从零岁开始，将每个年龄的人口总数逐年累计到总人口的 50% 的人口数的年龄即是。

5. 抚养系数（bring up coeffcient） 即社会负担系数，包括三种算法：

$$总抚养系数 = \frac{65岁以上人口数 + 14岁以下人口数}{15～64岁人口数} \times 100\%$$
$$(1\text{-}4)$$

$$老年抚养系数 = \frac{65岁以上人口数}{15～64岁人口数} \times 100\% \quad (1\text{-}5)$$

$$儿童抚养系数 = \frac{14岁以下人口数}{15 \sim 64岁人口数} \times 100\% \quad (1-6)$$

在老年流行病学调查中,常用总抚养系数和老年抚养系数。

人口老龄化和慢性疾病快速增长是我国目前面临的重大国情和严峻挑战。近年来我国老年人口比例不断上升,据 2014 年统计,全国有 13.67 亿人口,其中 60 岁以上的老年人高达 2.12 亿之多,占 15.5%;65 岁以上的老年人已达 1.37 亿,占 10.1%。就近 30 多年来我国 65 岁以上的老年人口系数变化而言,1982 年为 4.9%,1990 年为 5.6%,2000 年为 7.1%,2010 年为 8.9%,2014 年为 10.1%。由此可见,我国人口老龄化正呈快速上升状态。据 WHO 预测,到 2050 年,我国的 60 岁以上老年人将超过总人口的 35%,从而成为全球老龄化最严重的国家,并伴随老龄化的进程而逐步迈向高龄化、空巢化、失能化。同时老年病,主要是慢性非传染性疾病人数患病率在快速增长,包括与生活方式、环境因素密切相关的病因复杂、病程长、危害严重、医疗费用高、多器官损伤的疾病。有研究表明,老年人患心血管疾病、慢性阻塞性肺疾病(慢阻肺)、糖尿病和肺癌的人数上升尤为显著。为此,对这本《老年病学》教材的常见病运用就显得更为重要。

【老年病与人口老龄化】

老年病的患病率与人口老龄化密切相关,主要表现在两方面:一是,通常人口老龄化与老年病的患病率呈正相关;二是,一般老年人的年龄越大,患病率越高,两者也呈正相关。因此,老年人口的增加必然伴随老年病的患病率急骤上升,表明"老年"本身就是许多老年病的危险因素。诸多研究指出人口老龄化与高血压、脑卒中、恶性肿瘤、老年骨质疏松症等多种疾病密切相关,严重地威胁到老年人的心身健康和生活质量。

【人类生命全程与人口老龄化】

早在 20 世纪中期,Schock 就提出,当人体生长发育达到成熟期以后,随着年龄的增长,其生理功能呈直线下降。90 年代末,Source 等在分析人类生命全程中生理功能的变化时用生命全程观点看待人口老龄化,其认为人体的生理功能在儿童时期逐步增强,成年早期达到峰值,然后逐步下降,但老年人不是一个均一的群体,且随着增龄,个体差异具有明显的加大趋势(图 1-1),并指出在人类生命的各个阶段进行干预,加强疾病防治和医疗保健都能获得积极的效果。创建支持性的优良环境和促进健康的选择是

很重要的,人体生理功能增龄下降在很大程度上受到成年后生活方式和外环境等因素的重要影响。

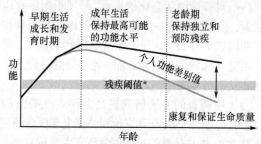

图 1-1 生命全程中人体功能的维持

【世界各国影响老年人的主要慢性疾病】

随着科学技术的高速发展,医疗条件不断完善,导致人类生活方式发生明显的变化,生活质量有了显著的提高,从而改变了人类的疾病谱,现在世界各地区个体在增龄过程中,非传染性疾病已成为发病、致残和致死的主要原因。据 WHO 报道,世界各地影响老年人的主要慢性疾病为:心血管疾病(如高血压、冠心病),脑卒中,糖尿病,肿瘤,慢性阻塞性肺疾病,肌肉骨骼系统疾病(如关节炎和骨质疏松症),精神健康问题(主要为痴呆和抑郁),视盲和视力障碍等。

第三节 老年病学的研究方法与展望

【研 究 方 法】

老年病学的研究方法系在突出"老年"特征的前提下,与临床医学基本相似。

(1)用基础医学的方法研究疾病的病因、病理与发病机制,与衰老机制的研究有机地结合起来,重视老年人的老征(senile、symptoms)现象和增龄(with aging)变化,正确地认识机体老年期变化(changes in old age)中的生理性衰老(physiological senility)与病理性衰老(pathological senility)以及老年性疾病之间的关系。探讨老年人生理正常值并确定其范围,为老年性疾病的诊断提供依据。

(2)用流行病学方法研究老年性疾病的危险因素、发病率、患病率、病亡率以及疾病的分布规律和影响这些规律的因素,探讨疾病的预防措施,评价其效果,并对疾病进行长期纵向观察。有关老年病预防的研究,可分为一级预防、二级预防和三级预防。一级预防是指患病前的预防,即预防老年病的发生,保

持生理功能正常进行；二级预防是指患病后的预防，包括积极治疗，稳定病情，防止复发，促进康复；三级预防是对病情继续恶化的患者，开展积极治疗以抢救患者，控制病情进一步恶化，有效地防止患者丧失生理功能或导致死亡。开展预防老年病的研究，是消除一切老年病的危险因素，搞好老年保健是促进老年人健康长寿的重要措施之一。

（3）用调查的方法研究提高老年人 QOL 的对策，老年人 QOL 的标准和评价对临床老年医学研究具有重要意义，既往传统的临床医学研究主要重视患者的临床生物学指标及其变化，而对患者的生理功能、个体对自身健康状况的主观感受、精神状况、躯体疾病以及心理变化对个体社会活动的影响等 QOL 的状况关注甚少。近年来人们已经开始认识到将 QOL 作为一种评价指标，综合了解和评定患者的生理、心理和社会各方面的状况，无疑对患者的治疗、康复将起到积极的作用。

（4）开展老年循证医学研究:循证医学（evidence-based medicine）是以大系列临床试验结果为依据，将试验的结果和结论应用到某种疾病的治疗，使治疗方案更趋合理。这些试验都是大规模、多中心的，有的是多国参加的临床试验。目前已广泛地应用于各临床学科，在老年人常见病与多发病的治疗中应用以循证医学为基础的临床试验结果为指导是必然的。今后循证医学的研究方法势必在老年病学研究中得到进一步的发展。

（5）开展老年病的护理研究：前已述及，老年人已迈入衰老期，生理功能日趋下降，储备能力、适应能力、抗病能力均有不同程度的减低，加上老年病患者病程长、合并症多、并发症多、后遗症多，往往患病之前，有的甚至出现功能障碍，因此开展长期护理（long term care）是必要的。"三分治疗、七分护理"是老年病学研究中一个值得重视的课题。

（6）开展多学科交叉研究：多学科交叉研究（interdisciplinary research）是现代科学研究中的一种新模式，在老年病学研究中尤为重要。医学界经过长期的实践和研究，逐步形成生物-心理-社会医学模式，这一现代医学模式从人体健康出发，全方位探讨生物因素、心理因素、社会因素对老年病防治和促进健康的影响。其也表明对人体健康和疾病防治的研究涉及学科广泛，包括老年病学科体系中的各个分支学科，如老年内科、外科疾病等。从这本教材可以看出，老年病学是一门多学科群。因此，开展老年病学多学科交叉研究就显得十分重要，已受到国内外学者的广泛关注。

【老年病学展望】

老年病学随着人口老龄化而产生，又随着人口进一步老龄化而发展。21 世纪全球人口老龄化的步伐加快，现在全世界近 200 个国家和地区中，已有许多国家或地区都先后进入老龄化社会。人口老龄化的发展，意味着人类的平均预期寿命不断延长，老年人口日趋增加，导致世界上有越来越多的老年人享有高龄，标志着长寿时代已经来临。现代人口老龄化的进程，已逐步由发达国家和地区向发展中国家和地区展开，预计人口老龄化的高峰将诞生在 21 世纪中期，全球人口老龄化给老年病学工作者带来机遇，也提出挑战。展望未来，任重而道远。

对老年病学而言，随着科学技术的高速发展，老年人的生活质量不断提高，给老年性疾病结构、医疗保健、康复护理带来巨大的影响，因此世界各国，尤其是人口老龄化程度高的发达国家和地区都很重视老年病学的发展和提高。

1. 加强老年病的基础医学研究　从细胞生物学、分子生物学、基因水平探讨人类的衰老机制和老年病的病因、病理、发病机制以及两者之间的互相作用和影响，随着基因工程技术的提高，老年病的基因治疗势必会进一步发展。

2. 加强老年病学的临床医学研究　近 30 年来，大量高新科学技术应用于老年病的诊断、治疗之中，发挥了先进性，提高了疾病的诊断和防治水平。介入疗法、器官移植也逐渐向老年人、高龄老人发展。今后基础医学、临床医学、预防医学在老年病的探索中，必将紧密地结合起来，创造更多的奇迹，也会更有效、经济、准确、方便地服务于老年病患者。

3. 广泛深入地开展老年预防医学研究　改变老年人的生活方式，不断提高老年人的生活质量，关注 WHO 提出的"四大基石"（合理膳食、适量运动、戒烟少酒、心理平衡，也称维多利亚宣言的积极效应），必将对我国老年人的健康生活产生重大的影响。

4. 老年病学与其他相关学科共同发展　人口老龄化促进了老年病学的发展，老年病学本身就是一个多学科交叉研究的重大课题，必须把相关的多学科有机地结合起来，开展综合性研究，促使老年病学中相关学科的最新成就优势互补，为促进老年病学进一步发展提供科学依据。

（曾尔元）

思　考　题

1. 怎样理解老年病学的基本概念？
2. 评价人口老龄化的标准是什么？
3. 目前世界各国影响老年人的主要慢性疾病有

哪些？

4. 常用的老年病学的研究方法有哪些？

参 考 文 献

陈可冀. 2002. 老龄化中国：问题与对策，北京：中国协和医科大学出版社，1-11.

耿德章. 2002. 中国老年医学. 北京：人民卫生出版社，1-8.

于普林. 2002. 老年医学. 北京：人民卫生出版社，1-6.

曾尔亢. 2014. 老年医学多学科交叉研究的形成和发展.中国社会医学杂志，31（6）：375.

Bardage C，Lsacson DG. 2001. Hypertension and health-related guality of life，an epidemiological study in Sweden. J chin Epidemiol，54（2）：172-181.

Wenzel H G，Haug T T，Mykletun A，et al.2002. A population study of anxiety and depression among persons who whiplash traumas. J psychosom Res，53（3）：831-840.

第二章 衰老与抗衰老

为了对随着年龄增加人体出现的衰退性变化进行更好的研究，人们使用专门的术语"衰老"进行描述。衰老（aging）既是重大的生物学问题，也是与老年病的发生和治疗密切相关的共性问题。衰老是人体必然发生的过程，属于自然生命现象，绝不是疾病，却是老年病发生与发展的最危险因素。随着生命科学及相关研究技术的快速发展，衰老机制研究得到了越来越多的关注，并取得了许多令人耳目一新的成果。衰老的基本特征及其相关的信号通路得到了初步阐明，干预衰老的科学基础及评价标准也已经确立，而与衰老及老年健康密切相关的长寿机制也得到了可靠的分子证据。

第一节 衰老的特征及其机制

【衰老的概念及意义】

衰老是指人体的组织结构和生理功能出现自然衰退的现象。衰老的生物学意义是使个体通过衰老走向死亡，从而保持物种的稳定性和进化压力。在野生的环境下，很难观察到衰老动物，这是因为在食物链中，最先消失的个体是幼年动物和老年动物。这种自然选择的结果，使身体强健、反应敏捷、生存能力强的健康个体得以存活下来。就人类而言，由于社会文明的进步及医学科技的快速发展，导致人类寿命普遍延长，老年人大量增加，产生了全球性的人口老龄化难题。

在此讨论一下"aging"的汉译问题。在生物医学中，多数人译为"衰老"。顾名思义是由于"衰退而变老"，不仅汉语的语义明确，在整个汉语的语言体系中，该术语也具有专一性和唯一性。部分人士希望把该词译为"老化"，缺乏术语的严谨性。老化有多种用法，如路面老化、轮胎老化、零件老化等。如果没有修饰语，容易引起误解，在科技文献搜索中也会出现多种学科的信息。在社会学中，加一个"龄"字，汉译为"老龄化"。该译法也是十分可取的，不仅明确定义了与年龄相关的变化，其自身也是一个专一性的术语。

【衰老的基本特征】

就人类来说，衰老是缓慢发生、漫长的动态衰退过程，存在从量变到质变的变化。人类个体发育成熟后，开始衰老的进程：起始的程度较为轻微，然后逐渐加重，直至出现老年病、生命的终结。就整个进程而言，衰老表现为如下的特点：

1. 衰老的渐进性 是指缓慢衰退的进程，经过漫长而复杂的累积变化。对于具体的人类个体来说，其整个衰老过程是渐进、不可逆的。一般来说，到人体成熟期后，机体的某些细胞组织器官便开始老化。但此时衰老的改变十分轻微，不表现出任何衰老症状。只有积累到一定程度后，机体的形态结构才会出现明显的退行性变化，生理功能才会明显下降。例如，胸腺萎缩起始于青春期，以后迅速进展，到40岁时，80%以上的胸腺组织已被脂肪组织所取代。头发变白是人体衰老的外观特征之一，开始时出现少量的白发，到一定年龄白发增多，即使不是白发，也会由于黑色素合成不足而变成灰白，最后发展到满头白发。在衰老过程中，就整个机体而言，不同器官衰老的起点和衰老的速度也不尽一致，有的器官衰老的起始时间较早，而有的器官则较晚。衰老的渐进性使我们难以准确区分衰老的阶段性特征，也给衰老生物标志物（biomarker）的确定带来困难，难以提出符合各方面标准、仅与衰老相关、但与疾病无关、仅是老年期才出现的生物标志物。

2. 衰老的必然性 是指衰老必定在人类个体中出现，从中年开始，到老年症状明显，"长生不老"更多的是科学幻想。即使是没有任何遗传性疾病的健康个体，由于体内细胞的不断分裂，到一定的时间一定发生完全衰老，进入停止分裂的状态。从胎儿到出生，人体中有两大类细胞进入停止增殖状态：心脏细胞和神经细胞。这两类人体最重要的细胞，是控制整体功能、建立调节和学习机制所必需的。到达一定年龄，这些细胞必然发生功能失调，进入到不可恢复的衰老状态。

3. 衰老的保守性 衰老是多细胞生物普遍存在的现象，具有进化上的保守性。从单细胞真核生物酵母到植物、线虫、小鼠、人类，虽然衰老的表型有所不同，但任何生物个体都不可避免地走向衰老和死亡。正是衰老的保守性，进化程度不同的生物存在一些共同的衰老机制，这也是目前大量研究模式生物的衰老机制，有助于解释人类衰老的生物学基础的原因。另一方面，也要注意具有高级智慧的人类，在衰老特征上有其特点，不能完全使用低等动物得到的结果直接外推到人类。

4. 衰老的内生性　是指衰老过程像生长发育一样，也是人类固有的特性，受基因和表观遗传及环境因素决定，衰老的原因来源于人体内部。该特点与病原微生物引起的传染病明显不同。外部病原的侵入是引起传染病的根本原因，因此阻断和消灭病原是根治传染病的最根本手段。而衰老的内生性明确其引起的表型变化起源于人体内部，针对衰老相关的疾病防治策略与传染病明显不同。此外，衰老的内生性也有助于解释衰老的个体差异。

5. 衰老的危害性　是不言而喻的，衰老的程度越重，机体的生理功能越差，生活质量越低，越容易发生疾病，也容易被病原微生物感染而死亡，个体的寿命也就越短。一方面，衰老导致疾病症状的出现；另一方面，正是衰老加重老年患者多种疾病的发生和发展，影响治疗效果，容易导致手术并发症和药物不良反应。

无论对衰老机制研究，还是维护老年健康、老年病防治，衰老的上述特性均具有重要的理论意义和指导价值。明确衰老的特性，使我们更理性地评价从酵母、线虫、果蝇、小鼠等模式生物中得到的研究结果，不会盲目地推广到人类；也使我们对衰老的干预建立在科学的基础上，加速研究成果的转化，早日造福人类。

【细胞衰老及其信号通路】

1. 细胞衰老的概念和类型　作为组成人体最基本结构单位的细胞，在衰老方面也有十分明确的表现。细胞衰老（cellular senescence）是指细胞停止分裂，体积变大，扁平铺展，染色质出现点状凝集，颗粒物增加的状态。最为典型的细胞衰老标志物是 β-半乳糖苷酶染色阳性。衰老的细胞仍然是活细胞，能进行各种代谢活动，产生相关分子影响周围的微环境。值得指出的是，细胞衰老所观察到的现象只存在于具有分裂能力的细胞中。对于不分裂的细胞而言，如心肌细胞、神经细胞，缺乏明确的研究，是否表现为衰老的特征变化仍然存在争议。这些细胞的衰老变化更多表现在自噬功能、线粒体功能失调方面。

在此讨论一下"senescence"的翻译问题，目前还是比较乱，有人翻译为"老化"。如果直接翻译为"衰老"，与我们一直提倡把"aging"翻译为"衰老"不一致，这或许是部分国内研究者把"aging"译为"老化"的原因。这样的译法又引起了新的问题，由于国内对"衰老"问题长期关注，还有众多相关的研究机构名称含"衰老"，相当于国外普遍研究的"aging"含义。实际上，国外学术界对这两个词有明确的使用范围，使用"senescence"描述细胞水平的衰老现象，而整体水平的衰老描述用"aging"。为了确保衰老研究术语的准确性和严肃性以及使用上的延续性，建议把"senescence"仍然翻译为"细胞衰老"。

细胞衰老可分为三种类型：复制性衰老（replicative senescence）、早熟性衰老（premature senescence）和发育性衰老（developmental senescence）。在以前的概念中，细胞衰老被看作是一种细胞功能衰退的状态，不具有正常的生理意义。自从发现发育性衰老以后，确认细胞衰老具有正常的生理功能，如细胞凋亡一样，是生物行使正常功能所必需的。

（1）复制性衰老：是指细胞分裂达到一定的代数后出现的衰老现象。人体的胚胎成纤维细胞大约经过50 代的培养就不再分裂，走向衰老。该现象由美国衰老研究专家 Hayflick L.首先发现，又称为 Hayflick 限制。衰老的细胞虽然停止分裂，但仍然存活并能进行代谢活动。该类型的衰老随着传代次数的增加，可以检测到端粒明显缩短。

（2）早熟性衰老：又称为应激性衰老，是指细胞经过诱导物处理后在很短的时间内出现的衰老现象。诱导物多种多样，如过氧化氢、射线、毒物、癌基因、抗肿瘤药物等，此类衰老的细胞不出现端粒缩短。虽然癌基因能使病变细胞转变为癌细胞，但癌基因转染到正常细胞中，只出现衰老而不会出现癌变。

（3）发育性衰老：是指在胚胎发育过程中检测到的衰老细胞，这些细胞参与器官重塑的现象。此类衰老 2013 年才发现，其信号通路中 p53、p16 基因均没有激活，只与 p21 的活化有关。推测此类衰老细胞有可能分泌细胞因子，改变局部的内环境而有助于某些器官的形成和发育。正是发现了发育性衰老，使我们改变了对细胞衰老生理作用的认识。

值得指出的是，衰老细胞仍然是活细胞，具有代谢活动，并分泌多种炎性因子，影响周围的微环境，刺激突变细胞的生长，导致慢性炎症。

2. 衰老的信号通路　经过多年的研究，已经初步阐明了衰老的基本细胞和分子特征。2013 年，著名的《细胞》杂志发表了综述，总结出了九大特征：基因组不稳定、端粒损耗、表观遗传改变、丧失蛋白稳定性、对营养感受紊乱、线粒体功能紊乱、细胞衰老、干细胞耗竭和改变细胞间通信。由于这些特征并没有获得所有研究衰老专家的认可，在此不展开叙述。

推动衰老进程需要激活特异性的信号通路，这些信号分子参与细胞周期的调节，均在肿瘤中首先发现，并与某些肿瘤的发生和治疗有关，这也是某些研究者并不承认存在衰老现象的原因。

（1）p53/p21信号通路：抑癌基因 *p53* 参与调节细胞的多种功能，与细胞凋亡、自噬、细胞衰老密切相关。p21 是 p53 的下游激活分子，是一种周期蛋白，具有阻滞细胞周期运行的作用。DNA 损伤反应与衰老关系密切，强烈的损伤引起 p53 蛋白持续升高，导致细胞凋亡；而轻度的损伤，引起衰老。过氧化氢或基因毒性药物处理后，损伤 DNA，引起损伤信号通路的激活，损伤信号传导到 p53，引起短暂性升高，然后激活 *p21* 基因，最终导致细胞衰老。

（2）p16/Rb 信号通路：在该信号通路中，损伤信号引起 p16 表达的持续增加，使周期蛋白 RB 去磷酸化，细胞被阻断在 G_1 期。在正常二倍体细胞中，p16 的高表达是细胞衰老的分子标志之一。虽然单独的信号通路激活就能引起细胞衰老，但 p16/Rb 与 p53/p21 信号通路之间存在相互作用，使衰老的调控更精细化。

（3）Skp2/p27 信号通路：Skp2 属于 F 盒蛋白家族成员，与 Skp1/cullin 组成蛋白复合体，在泛素蛋白酶体降解通路中起特异识别靶蛋白的作用。在该信号通路中，外部损伤信号通过 PTEN 磷酸酶传递，抑制 Skp2 的活性，导致 p27 的表达升高。由该信号通路引起的细胞衰老，*p53*、*p16* 的基因并没有活化，其表达量也没有升高。

在不同细胞和组织中，激活的衰老信号通路是不同的，具体的对应关系需要更多的研究才能解决。

【器官衰老和整体衰老】

1. 器官衰老 在老年阶段，各器官均出现退行性变化，表现出衰弱及病态的特征。人体衰老究竟从哪一个器官开始，国际上并没有定论。虽然通过人体解剖，可以观察到有些器官开始出现较早的变化，但由于伦理的原因，正常人体不可能进行解剖研究。目前得到的器官衰老解剖结果，器官来源是一个问题，意外死亡如车祸或疾病死亡得到的解剖材料只是参考，且存在明显的个体差异。因此，本章对器官衰老不展开描述。

2. 昼夜节律与整体衰老 从整体角度看，衰老过程中也涉及多个系统的衰退性变化、激素的分泌异常，尤其是神经系统的变化起重要作用。本专题重点介绍昼夜节律对睡眠的调节作用。老年人最大的衰老变化是睡眠，往往表现为入睡困难、深度睡眠时间短、醒得早，这与昼夜节律的变化有关。

昼夜节律（circadian rhythm）是指人体随地球白天和黑夜 24 小时变化而出现的生理节律现象，控制该节律的机制称为昼夜钟（circadian clock）。昼夜节律调节如免疫功能、激素分泌、代谢、应激、睡眠的起始和觉醒等多种生理功能，其调节功能紊乱与肿瘤、心脑血管疾病和精神性疾病的发生密切相关。昼夜节律通过感受周围的环境变化，调节体内多项生理功能。在此说明一下昼夜钟与生物钟（biological clock）的区别，生物钟包括的范围更广，除了昼夜节律之外，如女性的月经周期、人类的季节性情绪病、鸟类的迁移及动物冬眠等均属于生物钟的概念和研究范围。国外的研究和相关文献对这两者均有严格的区分，而国内的多数研究者把昼夜钟称为生物钟，并不确切，也会为将来研究其他生物钟的机制带来混乱。

哺乳类中起整体控制作用的昼夜钟，位于大脑视丘后叶视交叉上核（suprachiasmatic nuclei，SCN），接受光、温度等启动信号，控制外周昼夜钟的运行。至少有 11 种核心分子参与组成昼夜钟的运行：钟蛋白（CLOCK）、Bmal1、NPAS2、节律蛋白 1（period1）、节律蛋白 2（period2）、酪蛋白激酶Ⅰε、酪蛋白激酶 δ、糖原合成酶激酶 GSK-3β、孤核受体（REV-ERBα）、隐花色素（cryptochrome）1、隐花色素 2。昼夜钟在没有外界刺激的情况下能自动运行，具有温度补偿性，这是昼夜钟的重要特征。另外，其起源具有明显的保守性，无论是真菌粗糙脉孢菌、果蝇、斑马鱼、小鼠和人类，均采用相似的转录-翻译反馈调节机制。

昼夜节律的紊乱与代谢综合征、肿瘤、抑郁症等多种慢性病的发生与发展有关，可以说是导致和影响老年病的重要因素之一。*CLOCK* 基因缺失的小鼠，发生代谢性疾病，出现高脂血症、高瘦素血症和高甘油三酯血症，明显肥胖。*Bmal1* 基因缺失的小鼠大约 1 年就明显出现早老症状：肌肉减少、白内障、器官萎缩、皮下脂肪较薄，52 周后就死亡。昼夜钟缺失小鼠的短命现象，充分说明了其在衰老中的重要作用。通过改变光照条件模拟时差失调的环境，明显地增加老年小鼠的死亡率。正常的 12 小时光照和 12 小时黑暗的对照组，8 周后，老年小鼠的成活率为 83%，而饲养在每周一次提前光照 6 小时或推迟 6 小时的环境下，老年小鼠的成活率分别为 47%、68%。

睡眠是人类十分重要的生理机制，人一生的 1/3 时间是在睡眠中度过的。睡眠对于恢复体力、维持人体的正常生理功能、巩固记忆有着不可替代的重要作用。睡眠的控制区域发生在大脑，涉及多个脑区的相互作用，如下丘脑区、海马区。睡眠的生理过程可分为起始、维持和觉醒阶段，昼夜节律控制睡眠的起始和觉醒，通过自身运行变化和影响体液和神经激素分泌等影响睡眠。目前，研究最多的是褪黑素（melatonin）的调节机制。褪黑素早在 1958 年就已经发现，是人体内最强的抗氧化剂，具有促进睡眠的作用，能用化学方法全合成。褪黑素在松果体中合成，在深夜 0～4 点人体中的含量达到峰值，其合成的关键酶芳基烷胺乙酰转移酶的活性受昼夜节律的控制。对于盲人的一项临床权威研究表明：褪黑素确实能调节人体的昼夜节律。由于老年人松果体腺萎缩，褪黑素合成的峰值明显降低或峰值没有出现，这是老年人睡眠障碍的主要原因。合理补充褪黑素对于改善老年人的睡眠具有确切的作用。

【衰老机制的假说】

人为什么会衰老？引起了人们广泛的兴趣和探索，出现过大量的假说。有许多假说只是提出者的想象和推测，并没有实验证据的支持。有些假说，虽然有一些实验证据，但被后来的研究结果所否定。一个具有科学生命力的衰老机制假说，应该能在细胞和整体水平很好地解释所出现的实验现象，指导人们更深入地探索衰老机制。目前，只有自由基致衰老假说、端粒缩短致衰老假说获得了越来越多的实验证据支持，并有可能融合成统一的假说。

1. 自由基致衰老假说（free radical theory of aging）　最早由美国学者 Harman D.在 1956 年首先提出。他本人最初的专业是化学，1943 年获得理学博士学位后，于 1954 年在美国加州斯坦福大学获得医学博士学位，这种跨学科的背景是该假说产生的重要因素。该假说认为体内过度产生的自由基引起蛋白、核酸和脂类损伤，这些损伤的氧化产物不断积累而导致衰老表型的出现。后来该假说不断发展，并补充自由基的来源自线粒体代谢产生。对果蝇、小鼠不同年龄的个体测定表明：自由基含量不断增加，到老年期达最大。最直接的证据是使用转基因小鼠得到的研究结果，把人的过氧化氢酶基因定位在小鼠的细胞核中表达，对寿命没有影响；而在线粒体中定向表达，能明显地延长小鼠的寿命 4.5 个月，说明自由基与衰老紧密相关。

自由基本身是信号分子，在特定条件下是生理活动所必需的：免疫细胞产生大量的自由基消灭侵入的病原，哺乳类动物出生时心肌细胞停止增殖，需要通过产生自由基和 DNA 损伤机制起作用。这些研究也是导致不少学者怀疑自由基假说的原因。近年来，该假说饱受质疑，出现大量不利该假说的证据。例如，专一性的抗氧化剂并没有预防疾病的作用，甚至促进肿瘤的发生。把线虫中消除自由基的过氧化物歧化酶基因敲除后，反而增加线虫的寿命。

自由基是不是引起衰老的真正原因还需要客观分析。综合大量的实验证据，"过量自由基引起衰老"的基本结论并没有被推翻。但这些过量自由基是如何

产生的、来源于哪里是值得深究的问题。我国学者印大中教授于 2005 年提出：生化副反应引起不可降解产物大量积累导致衰老的观点，具有一定的合理性。使用代谢物展示法分析年龄和食物对果蝇的影响，共追踪了 15 000 种代谢产物的变化，可以观察到：随着衰老进程，代谢物的多样性明显增加，出现低丰度的代谢物，大约 14% 的代谢物与衰老密切相关，整体代谢水平变慢，不断积累影响寿命的代谢分子。通过上述系统生物学的研究结果，有力地支持了"随着衰老，废物增加"的观点。

2. 端粒缩短致衰老假说　端粒缩短致衰老的假说认为：衰老是由于端粒的不断缩短而引起的，最直接的证据是细胞连续培养 50 代出现的复制性衰老，是由于端粒缩短引起的。端粒（telemere）是由短 DNA 重复序列（TTAGGG）组成的、位于染色质末端的特殊结构，其功能是保持染色体结构的稳定。端粒酶通过延长端粒，而保持其长度的稳定。检测不同年龄人群血液白细胞的端粒长度，老年人的端粒明显缩短。

通过对人染色体整体扫描研究发现：端粒缩短过程中引起 DNA 损伤反应，活性氧自由基明显升高，导致基因组不平衡而启动细胞衰老的过程。使用射线引起端粒的损伤，可以观察到损伤不能修复，而持续地激活 DNA-损伤反应体系，从而导致细胞衰老。虽然人类衰老过程中端粒逐渐缩短，但小鼠的端粒并没有缩短。即使使用基因敲除的方法，去除小鼠的端粒酶，在第一代小鼠死亡时，端粒也没有缩短，到第四代小鼠的端粒缩短才明显。人类与小鼠端粒的变化差异，表明仅用"端粒缩短"解释衰老现象存在片面性。

综上所述，这两种假说均有矛盾之处，目前难以形成统一的衰老理论。这也说明衰老机制还没有被透彻地研究，仍然有很多未知的机制有待探索。不过，可以肯定的是：未来的衰老假说中必然包括自由基、端粒、衰老信号通路、代谢通路等多种因素。

思　考　题

1. 简述衰老的概念和基本特征。
2. 简述细胞衰老的信号通路。
3. 什么是昼夜节律？简述昼夜节律与老年人睡眠的关系。

第二节　衰老与老年病

人体衰老的过程伴随着疾病发生和发展的过程，与老年病（age-related diseases）的关系密切。在生物医学的基础研究人员中已经达成共识：衰老是老年病

的最大危险因素。衰老的重要特征与老年病发生特征的重叠性，也从另一个方面表明这两者之间的不可分割关系。

在早期的衰老研究中，把衰老分为生理性衰老（physiological senescence）和病理性衰老（pathological senescence）。生理性衰老是指与疾病无关、只与年龄相关的衰老特征变化，如头发变白、老年斑等。自提出该概念至今，仍然找不到"绝对只与年龄相关、而与疾病无关"的专一性衰老症状或生物标志物。例如，头发变白在老年人中常见，但该特征有时在中年人，甚至在年轻人中也能观察到。因此，不能绝对地说上述症状就是生理性衰老。美国国立衰老研究所资助了十年的生理性生物标志物研究以失败告终，也从另一个方面说明了问题所在。

病理性衰老顾名思义就是在疾病状态下出现的衰老变化。大量的研究表明：衰老导致疾病、疾病加速衰老。还有人试图建立从"生理性衰老"到"病理性衰老"的过渡特征，但一直没有成功。鉴于上述概念的矛盾性和复杂性以及衰老特征与老年病共性特征的高度重叠性，目前国外的研究者，只提"衰老"，并没有刻意区分上述过程，从而避免在解释研究结果时带来不必要的麻烦。

【老年病的概念和特征】

1. 老年病的概念 在医学实践中，根据疾病发生的时间，分为急性病和慢性病。急性病是指发病时间短、病情变化迅速的疾病，如烈性传染病、事故创伤、脑卒中、心肌梗死等。而慢性病是指发病时间很长、病情进展缓慢的疾病。就发病时间来说，部分传染病如人类免疫缺陷病毒引起的艾滋病、乙型肝炎病毒引起的乙型肝炎，发病时间也经过很长时间，属于慢性病范畴。为了区分这些类型的疾病，又增加了一个概念——非传染性慢性病（non-communicable diseases，NCD）。应该说，NCD 是目前人类健康的最大威胁。

老年病是指随着年龄增加、发病率明显升高、与衰老密切相关的疾病的总称，属于非传染性慢性病的范畴。从慢性非传染病的分类来看，从中、老年期开始患糖尿病、心脑血管疾病、肿瘤、阿尔茨海默病等疾病均可视为老年病。老年病具有发病缓慢、病因起源于人体内部、无法根治、严重情况下多种疾病共存、对药物毒副反应明显增加等特点。

2. 老年病的特征

（1）发病过程缓慢且隐匿性强：老年病的发生经过很长的时间，没有明确的起病界限，具有明显的隐匿性特征。因此，老年人是发生突发性疾病最为危险

的人群。这些特点导致有时无法采取果断的医疗措施，延缓病情的发展。也给临床医师诊断疾病带来了极大的困惑，容易发生医疗纠纷。

（2）多器官发病且多病共存：老年病的发生往往是多器官均有病症，几种病同时存在。因此，老年病患者往往同时需要服用数种药物，如同时服用降压药、治疗糖尿病的药物。多种药物混合使用，容易导致药物不良反应的发生。

（3）病因来源于人体内部：从病原的来源看，老年病的发生与人体内部的病理性变化有关，是衰老导致的结果。该特点与由外源病原微生物引起的传染性慢性病明显不同，这也是把老年病作为慢性病一大类别的重要理由。

（4）无法根治：老年人一旦患老年病，由于其发病原因来源于人体内部的退行性变化，无法根治，因此，老年病治疗的总原则是以保守治疗为主，最大限度地保证老年患者的生活质量，改善和提高自理能力，不追求治愈。

（5）对药物不良反应明显增加：老年人在增龄过程的衰老变化可引起药物代谢酶系、体内分布均发生明显的变化，加上同时服用多种药物，比其他人群更容易发生药物的不良反应，严重时直接导致死亡。

正确地认识老年病的病因，对于老年病的预防和治疗尤为关键。从老年病的特征看，部分特征与衰老的特征相似。大量的研究表明：衰老是老年病发生的最危险因素，是老年病的百病之源。

【衰老与老年病相关性的实验证据】

虽然衰老与老年病密切相关，但仍然需要直接的实验证据支持相关的结论，下面结合一些最新进展或有争议的问题，进一步论述衰老与老年病的相关性。

1. "无疾而终"是假象 "无疾而终"是指部分老年人生前没有表现出明显病态而死亡的现象。鉴于衰老的普遍性，在这些老年人身上"衰老"过程肯定发生了，是否这些老年人就没有疾病的征兆呢？2005 年发表的一项报告，对此给出了否定的答案。这项研究共进行了 18 年，收集了 42 398 例奥地利共和国居民的尸检报告，其中 40 位百岁老年人没有明显疾病而死亡（无疾而终）。尸体解剖表明：所有百岁老人均有病理症状。68%的老年人是心血管病变，25%老年人是呼吸系统病变，5%的老年人是胃肠道病变，2%的老年人是脑血管病变。此外，1465 位超过 85 岁的老年人具有心血管病变。随着现代检测技术的灵敏性提高，检测到病变的时间将更加提前。因此，老年人"无疾而终"并不符合人体的实际情况。

2. 慢性炎症来源于衰老 老年人出现低度的慢

性炎症，在排除病原微生物感染、毒物损伤等因素后，仍然在很多疾病中出现。其根本原因是老年人中存在衰老细胞，衰老细胞是不能增殖的活细胞，仍然能进行代谢活动，分泌如白细胞介素6、肿瘤坏死因子α等细胞因子，导致慢性炎症。虽然衰老细胞导致炎症得到公认，但仍然缺少直接的整体实验证据。NF-κB的活化是导致炎症的关键分子，其中调节分子p50：p50可以募集去乙酰化酶到κB基序区而引起失活。当把p50缺失后，引起NF-κB的持续活化而出现慢性炎症，表现为慢性炎症，提前衰老，组织再生能力明显降低，端粒功能失调。

3. 活化端粒酶或清除衰老细胞可减轻老年病 2011年，英国《自然》杂志报道，将小鼠的端粒酶进行遗传操作，可以用药物诱导表达。第一代的转基因小鼠的性状与野生型相同，到第四代时老年小鼠出现了明显的老年病症状，精原细胞明显退化，产仔率减少及脑萎缩等。重新活化老年小鼠的端粒酶，可以明显地逆转衰老表型，减轻老年病的症状。美国梅奥诊所的科学家直接证明了衰老细胞与改善老年病的关系。p16蛋白高表达是细胞衰老的标志之一，把*p16*基因接上caspase-8，可以用药物诱导表达活化caspase-8而引起表达p16的衰老细胞发生凋亡而被清除。使用这种巧妙的方法，直接证明杀死小鼠体内的衰老细胞后，可明显减少肌肉萎缩、白内障、脊椎弯曲等老年病的症状。该研究被美国《科学》杂志评为2011年的全球十大科学突破之一。

【衰老与肿瘤】

肿瘤是目前发病率高、死亡率也很高的慢性病，与衰老密切相关，尤其在老年人中发病率明显升高。其原因与老年人基因组稳定性差、基因突变难以修复、免疫功能下降、不能有效清除突变细胞等有关。在突变细胞转变为肿瘤细胞过程中，细胞衰老机制使突变细胞进入衰老状态而抑制肿瘤的形成，具有抗肿瘤作用。

而一旦恶性的肿瘤细胞形成后，旁边的衰老细胞却分泌细胞因子，促进肿瘤的生长。衰老的肿瘤细胞虽然停止增殖，但仍处于代谢活动状态，产生促进肿瘤生长的炎症因子，以旁分泌的形式构成肿瘤微环境，促进肿瘤生长。另外，衰老的肿瘤细胞对凋亡反应低下，不容易被清除而在人体长期存活，这可能是肿瘤容易复发和转移的微环境基础。

1. 细胞衰老抑制肿瘤的发生 细胞衰老相关蛋白，如p53、p21、p16、Rb等都是细胞周期的调控因子，在肿瘤中其调节发生异常。p53蛋白和pRb蛋白是两个重要的抑癌因子，同时也调控着细胞衰老的

进程。抑癌基因*p53*对于保持基因组稳定发挥着重要的作用，*p53*的变异或失活会促进癌症的发生，人类一半以上的肿瘤都存在*p53*的突变。近年来的研究证实DNA损伤是造成细胞衰老的重要原因。在DNA损伤修复过程中所触发的损伤修复反应，促使细胞进入一种不可逆的生长停滞的细胞衰老状态，进而达到阻止肿瘤细胞的生长。DNA损伤后，野生型p53蛋白促进细胞周期阻滞并刺激DNA修复，这样可以阻止细胞的恶性转化。

肿瘤细胞存活下来并形成肿瘤的第一步是肿瘤细胞要实现无限增殖，必须克服细胞衰老机制的约束，可以说，细胞衰老是肿瘤发生的"安全阀"。在PTEN抑癌基因失活的小鼠前列腺模型中，检测到癌前病变及非致死性肿瘤中衰老的细胞，但在恶性肿瘤中并未检测到。通过p53可限制PTEN基因缺陷细胞的生长、诱导细胞衰老。癌基因的活化不仅能够促进p19^{ARF}蛋白合成，也可通过DNA的过度复制激活DNA损伤调控点，通过损伤反应激酶磷酸化p53，激活衰老信号通路。而破坏这条通路的完整性，肿瘤细胞就无法进入衰老程序，导致肿瘤的发生。通过诱导小鼠模型*Ras*致癌基因的表达，可引起多发肺腺瘤，其中某些肺腺瘤会进展为恶性的腺癌。在良性腺瘤细胞中明显表达p16衰老特异性标志，而在腺癌中几乎不表达。

蛋白酶体通路蛋白Skp2在多种恶性肿瘤中存在不同程度的升高，且与肿瘤的分化程度、恶性进程和临床预后密切相关。通过阻断Skp2活性，引发肿瘤细胞衰老从而遏制肿瘤生长。以PTEN缺陷型和p19^{Arf}缺陷型患有前列腺癌小鼠为模型，观察到缺失*Skp2*基因的小鼠没有出现肿瘤，提取缺失*Skp2*基因的小鼠淋巴腺和前列腺组织，用衰老特异的β-半乳糖苷酶染色检测癌细胞，出现大量的阳性细胞，证明癌细胞开始衰老。*Skp2*诱导细胞衰老直接作用于p53的下游分子p21。

2. 抗肿瘤药物引起肿瘤细胞衰老 除细胞衰老被视为抑制肿瘤形成的天然屏障外，引起肿瘤细胞衰老也是抗肿瘤药物发生作用的机制之一。该作用模式与细胞凋亡类似，突变细胞逃避凋亡机制而形成肿瘤细胞，抗肿瘤药物启动凋亡通路，使肿瘤细胞死亡而抑制肿瘤的生长。异常的突变细胞绕过衰老信号通路形成恶性癌变，而细胞衰老抑制肿瘤发生，提示我们，如果通过恢复肿瘤细胞衰老通路可能使肿瘤细胞衰老，从而达到治疗肿瘤的目的。

可以使用基因治疗、RNA干扰、药物处理等手段诱导肿瘤细胞衰老。近年来，通过诱导肿瘤细胞衰老，抑制肿瘤生长的研究屡见不鲜。抗肿瘤药物多柔比星（doxorubicin，DOX）和博来霉素（bleomycin）

除了引起细胞凋亡外，低药物浓度可以诱导多数肿瘤细胞出现明显的衰老特征：细胞体积膨大、扁平铺展、细胞内颗粒增加，衰老特异的β-半乳糖苷酶阳性。衰老标志分子 p21 表达明显升高。

启动肿瘤细胞的衰老程序，明显地提高抗肿瘤药物环磷酰胺的疗效。以 p53、p16 突变小鼠淋巴瘤作为研究模型，发现缺乏衰老机制，小鼠对环磷酰胺的反应明显降低。肿瘤细胞的死亡方式可以转换。例如，用 DOX 处理人神经母细胞瘤 SKN-CH 细胞引起凋亡时，使用凋亡的特异抑制剂 Q-VD-OPH 抑制凋亡后，细胞启动衰老信号通路，出现衰老特征，SA-β-gal 阳性率明显增加。

思 考 题

1. 简述老年病的特征及其与衰老的关系。
2. 简述细胞衰老抑制肿瘤的作用机制。

第三节　抗衰老的科学基础

抗衰老（antiaging）是指基于衰老机制，采用科学方法和产品延缓衰老进程的有效干预策略，与延缓衰老具有相同的含义。该术语的使用，存在两方面的问题：一是部分研究人员认为衰老是自然衰退现象，必然发生的过程，不能"抗的"，只能是"延缓"。二是抗衰老概念被广泛滥用，尤其是美容界注射玻尿酸、去皱纹就认为是抗衰老，"抗氧化就是抗衰老"的谬误也流传甚广。总之，无论是"抗衰老"，还是"延缓衰老"、或是"干预衰老"，真正以科学的态度解决老年健康的关键问题，才是值得研究和实践的。

【抗衰老与老年病防治】

老年病，如老年期肿瘤、脑卒中、心肌梗死、老年痴呆、糖尿病等，容易导致死亡或残疾，医疗成本和照护成本高，等待发病后治疗是十分被动的疾病防治模式。对老年期疾病的成因，仍然有不少人缺乏正确的认识。人体衰老是导致老年病的最大危险因素，而抗衰老是预防疾病、延长寿命的最佳选择。抗衰老的目标就是实现健康老龄化，尤其是通过自我健康管理，低成本地维护健康，实现整个老年期基本生活能自理。可以说，抗衰老是保持老年健康的最大公约数，也是实现世界卫生组织 2002 年提出的"积极老龄化"目标的具体途径。

虽然我国缺乏抗衰老社会效益评估的研究，但美国进行了相关的研究。美国著名的老年医学研究专家 Olshansky SJ 等使用"未来老年人模型"，估算美国

的抗衰老效益：大约能延长健康寿命 2.2 年，50 年内产生 7 万亿美元的经济价值。

抗衰老的概念和实践均存在大量的争议，究其原因是缺乏十分明确的标准，即在什么情况下才能确定抗衰老有效。由于衰老机制仍然存在较多的争议，还没有出现统一的衰老度评价标准，因此也难以确定抗衰老产品和干预方法的有效性。近年来，通过药物干预实验确定的抗衰老效应，作为抗衰老的有效标准，值得推广。

【抗衰老效应及其机制】

抗衰老效应（antiaging effect）是指使用药物或其他方式处理整体生物或细胞后，所出现的具有延缓衰老、延长寿命或促进健康寿命的现象。该词由法国著名的自噬研究专家 Kroemer G. 等在著名的《细胞》杂志上予以明确。根据美国衰老研究的相关规定，具有抗衰老效应的药物或化合物应符合三条标准：①具有促进健康寿命或延长寿命作用；②至少经过 3 种模式生物证实；③至少 3 家独立的实验室证实该作用。根据上述的定义，抗衰老效应的机制表现在热量限制（calorie restriction，CR）作用、自噬（autophagy）作用、线粒体低促效应（mitohormesis）等方面。

根据目前的研究结果，具有抗衰老效应的药物有西罗莫司（sirolimus）、二甲双胍（metformin）、白藜芦醇（resveratrol）等。根据上述评价标准，专一性的抗氧化剂如维生素 C、维生素 E 并不具有抗衰老效应，换言之"抗氧化并不等于抗衰老"。

1. 热量限制作用　热量限制（CR）是指给予低热量但保持足量的蛋白质和微量元素食物的饮食方法，也称饮食限制（diet restriction）。这是经过大量实验研究、抗衰老延长寿命的方法。无论是对酵母、线虫、果蝇还是小鼠，热量限制均表现为延长寿命、改善健康的作用。在只提供相当于自由饮食组 60% 食物的情况下，小鼠的寿命能延长 50%。灵长类与人类更为接近，美国两家独立的实验室专门对恒河猴进行长达 20 多年的研究。2009 年，美国威斯康星大学灵长类中心观察到：对恒河猴实行热量限制后，死于心脏病、癌症和糖尿病的概率减少 1/3，脑萎缩的症状也明显减轻，存活的猴子比自由饮食组多。不过，2012 年，美国国立衰老研究所报道对恒河猴 20 多年的研究，没有得到热量限制有效的结果。他们分析数据时确认：对两组动物均使用低糖、高不饱和脂肪酸的食物，这有可能是没有得到阳性结果的原因。在提供这样食物的情况下，实际上是进行了热量限制。这说明时间跨度达 20 年的研究，最初合理的实验设计非常重要。

在人类的个体实验中,也表现出明显的改善健康的效果。发表在美国科学院院报上的一篇研究文章,测定了16位长期坚持CR饮食的健康人,与同龄人相比较,更为健康,无论是血压、血脂还是慢性炎症因子均明显降低。虽然这不是随机双盲的对照研究,但也从一个角度说明CR干预的有效性。

自从1935年在大鼠实验中发现CR作用以来,对其作用机制进行了大量深入、全面的研究。发现其有降低氧化应激,提高对不良应激的适应能力,以及激活 Sirtuins 的信号通路和降低类胰岛素-1(insulin-like growth factor 1, IGF-1)信号通路的活性。CR的机制与硫化氢的产生密切相关。当限制含硫氨基酸时,增加胱硫醚裂解酶的表达,引起内源性硫化氢产生,从而对肝缺血再灌注的损伤起保护作用,该机制需要线粒体相关蛋白。检测酵母、线虫、果蝇和小鼠中CR延长寿命的过程,均检测到硫化氢的产生。

Sirtuins 家族的成员 SIRT1 去乙酰化酶是 CR 的关键分子,缺失 SIRT1 基因的小鼠中,CR的作用消失,说明 SIRT1 的功能决定 CR 的作用。在人类中,与 SIRT1 相似功能的酶类还有六种,目前的研究表明:SIRT6、SIRT7 均与抗衰老相关。红葡萄酒中有效成分白藜芦醇是 SIRT1 激活剂,这是红葡萄酒具有抗衰老作用的科学依据。在生化分类上,SIRT1 属于Ⅲ型组蛋白去乙酰化酶,依赖能量物质 NAD 的激活才具有活性,这种特性使表观遗传调节基因表达与代谢紧密地联系在一起。SIRT1 是进化上十分保守的蛋白,在低等模式生物如酵母(Sir2)、线虫、果蝇中均存在同源蛋白。SIRT1 蛋白主要分布在细胞核中,与常染色质结合在一起,参与多种基因的表观遗传调节。除了使组蛋白去乙酰化,参与染色质动态调节之外,SIRT1 还可调节多种生理功能,如抑制细胞凋亡、调节糖类和脂类代谢等作用。SIRT1 除了影响p53 的功能外,还调节叉头转录因子FOXO3a 的活性。SIRT1 还能抑制炎症,这些作用与炎症转录因子NF-κB 的活化紧密相连。SIRT1 与 NF-κB 的 Rel/p65亚基结合,使其去乙酰化而抑制 NF-κB 的转录活性。

2. 自噬作用　自噬是指细胞通过激活特定的信号通路,把大分子或损伤的细胞器经过溶酶体降解的过程。自噬参与细胞的多种生理过程,如糖类代谢、应激反应、物质运输等,并与多种疾病如肿瘤、神经退行性疾病的发生和发展相关。衰老过程中,自噬功能下降,引起突变或损伤蛋白、细胞器积累,进一步加重衰老的症状。若自噬功能强,则有助于快速清除毒性蛋白、受损的线粒体,降低自由基的产生,从而表现出抗衰老效应。

自噬与CR的作用是相互联系的过程。在酵母和线虫中,缺失自噬 ATG 基因的突变体使 SIRT1 影响CR 的作用消失。相反,细胞质中 SIRT1 通过对自噬关键基因 ATG5、ATG7、ATG8 去乙酰化而调节自噬。

3. 线粒体低促效应　是指线粒体在应激反应中激活相关的信号通路,从而改善线粒体的健康状态,有利于减少自由基,延长寿命的现象。利用果蝇肌肉线粒体损伤模型,发现中度的温度应激反应能明显地延长寿命。该机制与胰岛素信号通路以及仅限于肌肉的线粒体非折叠蛋白反应(内质网应激)有关。三氧化二砷是众所周知的毒物,较低浓度处理线虫,可增加10%的寿命,处理后导致短暂的活性氧升高,激活DAF-16(与人类 FOXO3a 同源)和 SKN-1(与人类NRF2 同源)信号通路。

【抗衰老的诸多谬误】

从目前国内外"抗衰老"领域混乱的情况看,十分有必要指出主要的谬误,正本清源,从而真正推动抗衰老的技术和产品在科学基础上稳步发展。

1. "治疗衰老"和"逆转衰老"　目前,美国有一个"抗衰老医学组织"宣称能"治疗衰老",认为这才是抗衰老的目标。这显然是缺乏科学依据的概念,因其不符合"衰老是自然衰退现象"的科学规律,建议不要使用"治疗衰老"、"衰老疗法"等类似的词汇描述抗衰老。有些研究人员根据低等模式生物通过药物或分子干预能逆转衰老表型,就推论人类也能逆转衰老,仍然缺乏实验证据。美国著名的细胞衰老研究专家 Hayflick L.对逆转衰老是这样评价的:"Reversing aging is like reversing gravity"(逆转衰老犹如逆转重力)。对于科学研究衰老与抗衰老的人员来说,Hayflick L.的名言值得永远牢记。

2. 抗氧化等于抗衰老　此谬误流传甚广,主要的原因是认为衰老过程中产生过量的自由基,如果使用抗氧化剂抑制自由基的产生,就有可能具有抗衰老作用。确实,抗氧化剂在细胞培养水平上具有抗衰老作用,但在人类临床实验中并没有得到预防疾病的结果,盲目服用抗氧化剂也有可能影响病情。

多项研究表明:低浓度的自由基具有生理信号的功能,是精子发育、消灭病原入侵所必需的。2009年,发表在美国科学院院报上的一项结果表明抗氧化剂能降低体育锻炼的效果。使用抗氧化剂维生素 C 和维生素 E 给20位年轻人锻炼前服用,另外没有服用的 19 人作为对照。4 周后发现服用组氧化酶活性下降,对葡萄糖的利用率也明显降低,说明服用抗氧化剂对健康人反而有害。利用黑色素瘤细胞作为模型,发现氧化应激具有抑制肿瘤转移的作用,该作用与激活叶酸信号通路,引起氧化相关的酶类表达增加有关。而使用抗氧化剂能明显促进肿瘤细胞转移。

长期给小鼠服用较高浓度的维生素 E，确保其血液中保持较高的浓度，与对照组相比较，并不能增加小鼠的寿命，说明没有抗衰老作用。美国医学会组织了大规模的随机、双盲对照的抗氧化剂预防疾病实验，对 14 641 位超过 50 岁的美国男性进行了 8 年的研究，每天服用抗氧化剂维生素 C，隔天服用维生素 E，用药组与安慰剂组相比较，并不能降低心脑血管疾病的发病率以及前列腺癌或其他癌症的发生率。该研究明确表明服用抗氧化剂并不能预防病，也不具有抗衰老作用。

3. 紫色食材抗衰老 在我国公众中印象深刻的所谓"紫色抗衰老"，出现了一波又一波的资本和商业操作热潮，从紫甘蓝、紫花生、紫薯到目前的紫枸杞。没有任何的科学证据表明：紫色的食材具有抗衰老效应。由于紫色食物含有大量的花青素或其他色素，具有抗氧化功效，就推断出具有抗衰老作用，显然缺乏实验证据。

4. 生长激素抗衰老 国内外不少医师使用生长激素（growth hormone）抗衰老，这是缺乏科学依据的应用。通过对大量临床数据的评估表明，生长激素对改善老年人的健康并没有作用，治疗有效的结果在临床实验设计中存在严重的问题。此外，还发现长期使用生长激素会引起肿瘤发病率的升高。因此，美国医学会明确反对使用生长激素抗衰老。生长激素的作用是激活 IGF-1 信号通路，这是有利于肿瘤发生的激素，与抗衰老效应完全相反。多项实验研究表明：抑制 IGF-1 信号通路能延长寿命，具有抗衰老作用。该信号通路是保守的，从低等模式生物线虫到人类均有效。

【抗衰老的策略】

从抗衰老的策略看，需要综合干预。从饮食限制、适度运动、良好的心理健康等方面均进行调整，也需要借助于抗衰老技术和产品进行干预。寄希望单一方面达到长期效果，还没有实验证据表明这样的策略可行。目前，从多个方面开展抗衰老研究，取得了可靠的结果，已经引起了公众的广泛关注。

1. 清除衰老细胞 正如上述的那样，人体中存在的衰老细胞导致出现老年病的相关症状。如果能清除衰老细胞，就有可能改变老年病的病情，改善健康状态。美国梅奥诊所的科学家获得的轰动全球的成果，证实了上述设想：发现去除小鼠体内的衰老细胞，能明显改善老年病症状；改进方法后还发现能明显地延长正常小鼠寿命 20%～30%。他们继续沿着该思路，发展能清除衰老细胞的抗衰老药物，终于找到了组合药物，由达沙替尼和槲皮素组成。达沙替尼是一

种抗肿瘤靶向药物，可消除衰老的人脂肪细胞祖细胞；而槲皮素能更有效地清除衰老的人内皮细胞和衰老的小鼠骨髓干细胞。给老年小鼠服用该药物，5 天一次，能明显缓解如骨质疏松、脊柱病变等老年病症状。

2. 药物抗衰老 鉴于很多化合物宣称具有抗衰老作用，美国国立卫生研究院专门设立基金，以是否具有抗衰老效应的标准进行评价。2009 年轰动全球的著名成果"免疫抑制剂西罗莫司具有延长小鼠寿命的作用"，就是在该基金资助下由三家实验室统一标准、独立评价完成的，文中数据是三家研究单位合在一起的结果。

STR1720 是美国哈佛大学 Sinclair DA 教授通过酵母模型筛选到的 SIRT1 激活剂，其活性比白藜芦醇高 800 倍，具有明显地治疗糖尿病的作用。使用 C57BL/J 小鼠品系，大约在 6 个月时进行干预。对普通食物组小鼠，增加其平均寿命达 8.8%；而对高脂饮食组的干预作用更为明显，达 21.7%；不过，对小鼠的最高寿命并没有影响。分析肝和肌肉经药物处理后的相关基因表达发现，可明显地降低了炎症相关分子的表达。使用另一种激活剂 SRT2104 处理小鼠，发现能明显增加雄性小鼠的存活率，改善健康状况，增加骨密度以及肌肉的强度，降低炎症。

治疗糖尿病的二甲双胍是近年来的明星药物，其抗衰老作用得到了大量的研究证实。二甲双胍作用于多个靶点，如能非竞争性抑制线粒体甘油磷酸脱氢酶而降低肝糖原新生；此外，还对肠道菌群具有明显的调节作用。美国已经计划使用二甲双胍进行临床抗衰老评价实验，观察其对多种老年病的改善情况。

3. 限食疗法 通过饮食限制抗衰老是目前最为有效可靠的方法。关于食物与老年病的发生有大量的研究，美国南加州大学长寿研究所的 Longo VD 教授团队，分析了 6381 位年龄超过 50 岁的人群蛋白质消耗与癌症预测分子 IGF-1 含量及死亡率的关系，发现高蛋白吸收导致死亡率增加 75%，癌症风险增加 4 倍，而摄取植物蛋白的人群并没有增加上述风险。相反地，年龄超过 65 岁的人群高蛋白摄取降低了癌症风险和总死亡率，但患糖尿病风险增加了 5 倍。

鉴于目前我国生活水平普遍提高，从新中国成立前的营养不足到现在的营养过剩，导致老年病的发病时间提前。利用 CR 的研究结果，应用于人类抗衰老和预防疾病实践值得探索。英国医师 Mosley M.根据自己的限食体会，推出了"5+2"的限食疗法。该疗法的特点是每周 5 天正常饮食，2 天只吃平时 1/4 量的食物。经过 3 个月，该医师不仅使自己的体重下降了 9kg，血脂和血糖指标也明显降低。该疗法简单、几乎无医疗风险，对多数超重或肥胖人群十分适用。

4. 补充干细胞和活性因子　来自年轻血液的活性因子生长分化因子 11（growth differentiation factor 11，GDF11）明显地改善衰老症状。美国哈佛大学干细胞研究专家 Wagers AJ 教授团队，利用年轻与老年小鼠的联体共生（heterochronic parabiosis）实验，发现 GDF11 能改善老年小鼠的心肌功能，具有抗心肌肥大的作用。他们进一步发现：给老年小鼠使用 GDF11，能明显恢复肌肉干细胞的基因组稳定性，改善肌肉功能，并提高小鼠的运动能力。此外，还能改善大脑皮质的血管，促进神经再生，改善老年小鼠的嗅觉功能。美国加州大学的另一组科学家利用联体共生实验，发现年轻小鼠的血液能明显地改善老年小鼠的认知功能，增加突触的可塑性，通过基因组分析，发现海马区与记忆相关的蛋白明显活化。根据年轻血液能改善老年小鼠的衰老症状的结果，美国斯坦福大学的科学家已经开始为期 6 年的研究，利用年轻人的血液抗老年痴呆。

干细胞尤其是自体干细胞用于抗衰老，也进行了一些探索。就目前的研究结果看，仍然缺乏严谨、关键的实验证据。由于干细胞也能分泌许多活性因子，即使干细胞注射液有效，仍然没能区分是活性因子有效还是干细胞自身起作用。干细胞在体内的成活率受多种因素影响，目前缺乏此方面的研究。

总之，经过大量的研究，初步奠定了抗衰老的科学基础，部分成果已经应用于人类的维护健康实践。相信随着相关生物科技的快速发展、抗衰老技术不断完善，未来可大量用于老年健康的干预，实现健康老龄化。

思　考　题

1. 什么是抗衰老效应？
2. 为什么抗氧化不等于抗衰老？
3. 简述抗衰老的策略。

第四节　长寿的特征及其机制

随着人类社会的文明进步以及科技的加速发展，全球各国居民的平均寿命均普遍延长，百岁老人的数量也不断增加。健康长寿既是家庭幸福的象征，也是人类长期追求的美好目标。长寿与衰老、抗衰老是密切相关的课题，长寿机制对老年病防治及老年健康均具有许多有益的启示和指导作用。

【长寿的特征】

1. 长寿的概念　长寿（longevity）是指某些个体的存活时间比该地居民平均寿命活得更长的现象。根据目前老年医学对老年人的划分标准：80 岁以上的老年人称为高龄老人，年龄超过 90 岁的为长寿老人，年龄超过 100 岁的为百岁老人（centenarians），又称为超长寿老人。就人类的历史而言，长寿的年龄界定是一个动态的概念。由于人类平均预期寿命逐步延长，长寿年龄也随之变化。目前，发达国家的平均预期寿命均超过 80 岁，日本的平均寿命为全球最高，达到 86 岁，百岁老人的数量也十分庞大。实际上，这些发达国家在工业文明前，平均预期寿命也是很短的，只有 30 多岁。传染病、战争、自然灾害、营养不良等多种因素导致人类存活期的缩短。而在我国，2000 多年前，就有"人活七十古来稀"的名言。也就是说，那时活到 70 岁已经是长寿老人了，如春秋战国时期的著名教育家孔子，寿至 73 岁，确实是当时的标准长寿老人。即使到 1949 年，国人的平均预期寿命也只有 35 岁。随着我国经济、社会的发展，到 2010 年，国人的平均预期寿命已经达到了 74.8 岁。70 多岁的老年人到处可见，80 多岁也很正常，那句"名言"已经成了过去的记忆。根据人口学和医学的资料，2000 年后，在国外发达国家和我国优越家庭条件出生的孩子，多数人的寿命能超过 100 岁。

2. 长寿的特征　寿命长是综合因素的体现，既受遗传因素的影响，也受生活方式和生活环境、社会经济发展条件等因素的影响。在民间有不少传说，通过外观特征鉴别长寿老人：如眉毛长的人长寿、头发黑的老人长寿。根据对百岁老人和长寿老人的调查资料，发现许多描述并不准确，如有些百岁老人年轻时头发就开始花白了。很显然，仅从外观特征鉴别长寿缺乏科学证据。下列所描述的特征，来源于大量研究资料的总结，具有一定的普遍性。

（1）患病少且容易康复：长寿老人的一个明显特点是患病少，也容易康复。有些老人到 90 多岁血糖、血脂均在正常人范围，也没有出现高血压。

（2）基本生活能自理：长寿老人的另一个特点是基本生活能自理，有些老人能外出干活或从事带孩子、做家务等多种活动。老人的生活能自理，极大地减轻了家庭和社会的照护负担。

（3）心态平和：多数长寿老人的心理状态良好，心态平和，符合我国传统的观点"仁者寿"。心态平和表现在对现状的满足和适应，有着自己的人生平淡目标。

（4）生态环境优良：根据相关研究，我国的长寿老人多出现在南方，沿江河流域、东南沿海分布。这与南方的环境如森林覆盖率高、植被丰富、雨量充沛、污染少的优良生态环境有关。除了上述因素外，还与土壤和水中富含有利于健康和长寿的元素如钙、钾、锌、锶等有关，尤其是微量元素硒在健康长寿中扮演着重要的角色。人体中 25 种蛋白与硒结合才具有活性，硒具有抗氧化、抗肿瘤、抗病毒等多种作用。检测长寿老人和百岁老人血液和头发中的硒含量也比普通人高。

（5）长寿具有遗传性：根据长寿的相关调查资料，长寿具有明显的遗传性。尤其是不少百岁老人的家族中，均有长寿老人或是父母的寿命也很长。对我国农村来说，生活条件差、医疗资源少，长寿更需要先天的遗传因素。

【长寿与老年病防治】

长寿与老年病防治关系密切。虽然长寿尤其是要活到百岁，遗传背景起了决定性的作用，但长寿老人患老年病少，是十分值得深入研究的现象，是预防医学研究的对象。对长寿机制的研究及学习长寿老人的生活方式，有助于人们采取更为科学的保健措施，发展干预老年病的技术和药物，减少老年病的危害。

1. 降低医疗开支和家庭负担 在应对老龄化的长期探索和实践中，最大的问题是老年人的医疗开支大幅增加，导致家庭和社会的负担明显加重。由于长寿老人患老年病少、从患严重疾病到死亡的病程时间短，医疗开支和护理需求也明显降低。许多长寿老人的日常生活能自理，也明显降低了家庭成员的照护负担。甚至有的长寿老人还能照料孙辈的生活，增进了代际和谐，契合我国长期来追求的"数代同堂"的幸福家庭愿景。长寿老人是健康生活的榜样，抗衰老的模范。

2. 长寿相关分子可用于长寿预测及老年病的干预 随着长寿研究的深入及相关研究技术的发展，长寿机制将会有更多的发现。即使是心理因素的物质基础，也能找到与生物分子及调控机制相关的证据。研究中发现的相关分子及信号通路，不仅显示了与一般老人的差异，还可用于对长寿的预测；此外，还可以发展调控长寿分子的药物，干预老年病的发生和发展。在临床的老年病治疗实践中，无论是手术还是药物治疗，均具有明显的个体差异，也明显影响手术的预后或药物的不良反应。明确患者的长寿相关因素，不仅能提高治疗效果，也有可能避免严重的医疗事故。

3. 改善生态环境以减少老年病 长寿老人较多的地区均是生态环境良好的地区，污染少，适合老年人居住。当更多人意识到健康长寿、疾病与优质生态环境的紧密关系，真正达到全民共识后，将有力地促进生态环境的保护。选择破坏环境少的生活方式，从而促进居民的健康，减少老年病的发生。

【人类的最高寿命】

1. 人类最高寿命的科学证据 人类到底能活多少年？一直是一个饶有兴致、但也是十分模糊的问题，有人认为至少能活到 150 岁、200 岁，甚至极端到 1000 岁。由于人类的寿命长，个体差异大，无法像低等模式生物那样进行透彻、符合科研标准的比较研究，导致争议较多，相关信息也十分混乱。根据人口资料记载和科学实验证据推算：人类的最高寿命大约为 120 岁。该结论来源于三个方面的资料，是目前最为科学、准确的数据。

（1）全球公认的人类最高寿命记载资料：法国人珍妮·路易·斯卡尔曼（Jeanne Louise Calment）享年 122 岁，是全球公认的人类历史上最长寿的人。她生于 1875 年，死于 1997 年。有十分准确的出生资料，确认其年龄的真实性。国内外虽有大量报道超过 122 岁的老人，但最大的问题是没有真实的出生记录。所谓出生年龄的确定，是依靠本人的回忆、旁人证明或其他方法推断，而这些并不是科学的方法。

（2）根据细胞寿命推算：美国衰老研究专家 Hayflick 根据胚胎成纤维细胞的寿命为 50 代，每一次分裂产生的新细胞，存活 2.4 年后死亡，继续下一次分裂，推算出人类的寿命 120 岁。

（3）根据动物生长期推算：法国博物学家布丰根据多种动物的观察，总结出其生长期的 5～7 倍，即是该物种的寿命。如果人类的生长发育期以 18 岁计算（达到该年龄，性功能已经完全发育完成，能产生正常的后代，这是从人的生物学特征上判断的），按照 7 倍推算，为 126 岁，与 120 岁接近。

2. 最高寿命的决定因素 根据我国对百岁老人的健康资料总结，决定人类最高寿命的因素可以归纳为五个：长寿相关基因、优良的环境、控制饮食、适度运动、良好的心理。这些因素部分与长寿特征相同，但还是有明显的差异。我国北京、上海均是长寿老人较多的地区，但百岁老人并不是很多的调查事实，也能说明这些差异。为什么把长寿相关基因放在首位，是因为拥有百岁老人的家族中长寿者也较多的遗传性证据；此外，多数地区仍然是经济欠发达地区，医疗条件差、生活水平低，与发达地区的百岁老人情况是完全不同的。在那种条件下能活到百岁，其体内的长寿相关基因对健康长寿起到了决定性的作用。根据实验和人群的研究资料，父母的健康情况，胚胎期和青少年期的成长情况，对健康和寿命均有明显的影响。鉴于我国 30 多年前仍然是经济和生活水平欠发达的国家，也就决定了目前多数 60 岁以上老年人的寿命难以超过 90 岁。

【长寿的分子机制】

虽然长寿现象有大量的报道，但人类长寿的分子机制仍然存在很多空白点。其主要原因是人类寿命长，实验条件难以控制。目前，很多长寿机制的研究结果来自模式生物线虫（正式的种名是秀丽隐杆线虫），线虫的平均寿命为 22 天，基因序列已经测定完成。经过多年研究，发现胰岛素/胰岛素样生长因子-1、西罗莫司靶蛋白（target of sirolimus，TOS）信号通路与长寿密切相关，抑制这些信号通路具有延长寿命的作用。

1. 胰岛素/胰岛素样生长因子-1 信号通路 胰岛素/胰岛素样生长因子-1（IGF-1）信号通路调节细胞的营养与代谢，抑制该信号通路具有延长寿命的作用。胰岛素/IGF-1 通路激活后引起 PI3K-AKT 信号通路的激活，抑制叉头转录因子 FOXO3a 的活性，导致 DNA 的修复、细胞增殖和抗氧化应激等功能受影响。DAF-2 是线虫的胰岛素生长因子的受体，*DAF-2* 基因发生突变后，线虫的生命期较野生型线虫增长了 3 倍。该机制主要是增加了 DAF-16（FOXO3a 的同源物）的表达。在小鼠中也证实抑制该信号通路可延长雌性小鼠的寿命。FOXO3a 是启动多种抗氧化酶表达的转录因子，已经发现了其多个单核酸多态性位点的变化与百岁老人的长寿有关。

2. TOR 信号通路 TOR 是高度保守的丝氨酸/苏氨酸蛋白激酶，有调节营养及代谢的功能。TOR 按功能分为 TORC1 和 TORC2，TORC1 对西罗莫司较为敏感，参与细胞内转录和翻译过程；TORC2 对西罗莫司不敏感，主要调节细胞骨架的重塑。抑制 TOR 信号通路具有延长寿命的作用。在线虫或果蝇中，下调 TOR 信号通路或者使其失活时，其寿命增加。S6K 是 TORC1 下游的调控靶点，当在小鼠中敲除 S6Ks 时，小鼠的寿命延长。在酵母菌中，TORC1 参与调控自噬基因 *ATG1*、*ATG13* 和 *ATG17*，并且当阻断 TORC1 信号通路时，寿命增长，这与诱导了细胞自噬相关。使用免疫抑制剂西罗莫司给年龄为 600 天的小鼠服用，明显地延长了小鼠的寿命。

α-酮戊二酸（α-ketoglutarate，α-KG）是三羧酸循环的中间代谢物。通过对线虫寿命信号通路的筛选，发现该化合物具有明显地延长寿命的作用。其机制是与线粒体 V 复合体的 ATP 酶 β 亚单位结合，而抑制 ATP 的产生，抑制 TOR 信号通路，降低氧消耗，并增加线虫和人细胞的自噬功能。内源性的 α-KG 在饥饿时升高，但在热量限制处理时并不升高，说明该代谢产物能调节自噬功能。人类参加体育锻炼时也检测到 α-KG 明显增加，说明体育锻炼的效益与细胞自噬、抗衰老、长寿机制密切相关。

3. 寿命的随机性 物种的自然寿命由遗传性和随机性（stochasticity）决定，基因及其表观遗传决定寿命已经受到公认，但随机性决定仍然未受到重视。后者的直接实验证据来源于对长寿线虫品系的研究。在相同的条件下培养的长寿线虫品系，由于受随机性因素的影响，仍然有少数线虫与普通线虫的寿命一样。人类长寿家族的后代，并不是所有的人均为长寿，也有年轻时夭折的情况，这也是随机性的现象。

4. 表观遗传影响寿命 表观遗传是指与编码基因的 DNA 序列变化无关的遗传现象。表观遗传修饰的性状可以跨代遗传。在线虫的研究中，首次发现寿命能跨代遗传。线虫组蛋白 H3L4 的三甲基化复合物由 ASH-2、WDR5、SET-2 蛋白所组成，该复合物的功能缺陷能延长其寿命大约 20%，过了第三代，这种寿命跨代遗传的现象消失。给 SD 大鼠品系的雄性父代喂以高脂肪的饲料，导致体重增加，损伤葡萄糖的忍耐性和胰岛素的敏感性。在其雌性后代中也在早期表现出相似的肥胖症状。利用多种小鼠突变模型，证实了母体线粒体 DNA 突变明显影响子代的寿命。子代小鼠的衰老过程加快，随机性损伤脑功能。利用线虫研究发现饥饿引起的发育抑制，能通过特异的小分子 RNA 传递到后代，该性状在三代内均能保持，具有增加寿命的作用。根据多种模式生物中观察到的表观遗传影响寿命的现象，使我们对人类的个体寿命确定带来困难。寿命长短不一定与基因密切相关，还与上一代父母的表观遗传因素有关。

（何琪杨）

思 考 题

1. 什么是长寿？它与老年病防治有何种关系？
2. 简述类胰岛素和 TOR 信号通路与寿命的关系。

参 考 文 献

陈可冀. 2004. 我国老年学研究中的若干重大问题和思考. 中国老年学杂志，24（1）：1-3.

何琪杨. 2013. 老年病的特征及其与衰老的关系. 成都医学院学报，8（4）：365-368.

何琪杨. 2015. 2015 年全球衰老与抗衰老研究的重要成果. 老年医学与保健，21（6）：327-334.

Decabo R，Carmona-Gutierrez D，Bernier M，et al. 2014. The search for antiaging interventions：from elixirs to fasting regimens. Cell，157（7）：1515-1526.

López-Otin C，Blasco MA，Partridge L，et al. 2013. The hallmarks of aging. Cell，153（6）：1194-1217.

第三章 老年人的心理特点与心理卫生

老年人的心理卫生与其生物、心理和社会环境发展状况密切相关。无论是从个体还是从群体的角度来说，在特定生物学（如生理和遗传特性）基础上发展形成的个性心理特征（如智力、认知风格、应对方式、情绪反应模式）与环境（如家庭、学校、社会）的交互作用贯穿人生，并决定其心理健康状况。本章首先介绍老年人的心理特点，然后简述心理健康的标准及影响老年人心理健康状况的主要因素，最后说明"健康老龄化"与"积极老龄化"的概念。

第一节　老年人的心理特点

老年人身体各器官（如眼睛、肌肉、心脏、肝脏、肾脏尤其是大脑）的生理性衰老，导致了心理功能（包括认知、情绪和情感、意志、动机和态度及个性特征等）的变化，并影响相应的行为表现。这些生理和心理功能老化与老年人心理健康密切相关，表现最明显、容易被观察到的有智力、记忆、反应速度及人格。

【智力的年老化】

智力是个人学习和保持知识、进行判断推理以应付新环境的能力。智力可分为两大类。

对新事物的学习能力称为液态智力，如近事记忆、运算速度、注意等，20岁以后即随增龄而衰退；与文化知识和经验积累有关的言语能力、判断力及各种习得技能称为晶态智力，成年后仍有所增长，直到70~80岁以后才有所减退。所谓"三十而立，四十而不惑，五十而知天命，六十而耳顺，七十而随心所欲不逾矩"，即形象地说明了晶态智力随增龄而不断趋于成熟的过程（图3-1）。晶态智力的稳定性有目共睹，液态智力随增龄衰退到底是早发于青年期还是可迟至成年晚期，个体差异较大；西方大型横断研究与纵向研究结论也有所不同，北美与欧洲几位老年心理学家至今尚有争议。

【记忆的年老化】

根据种系发展和个体发生的顺序，心理学家将人类记忆区分为由低级发展到高级、先后发生的五大记

忆系统（memory system）：程序性记忆、知觉表征

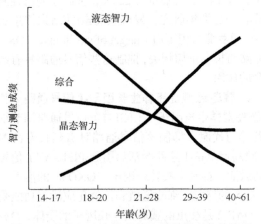

图3-1　晶态智力和液态智力随增龄变化趋势图

系统、语义记忆、短时记忆和情境记忆。程序性记忆是指熟练行为的认知和表达，发生最早。条件反射、日常生活和诸如阅读等认知技能都极大地依赖于程序性记忆系统。知觉表征系统（又称启动）主管对（威胁性）环境信息的瞬间表征。语义记忆主要涉及概念性基本知识，如北京是中国的首都、日别昼夜、月有盈亏等。短时记忆则是知觉表征系统和长时记忆之间的中转站——信息表征在此保存数秒后经"复述"进入长时记忆。情境记忆与个人经历的时间、地点、事件信息相关，发生最晚，却与学习能力直接相关，更决定接收到的新信息能否及时转入长时记忆。晚发生系统的操作依赖于早发生的系统，而早发生系统可以独立于晚发生系统的操作。

瑞典的Betula研究从正常人群中随机抽取3000人（35~80岁），分为10个年龄组，每隔5年测查1次；发现语义记忆和情境记忆随增龄显著下降，但将教育因素作为协变量后语义记忆增龄性老化不再显著，而情境记忆的年老化趋势仍然显著；启动（先前无意学习过的内容对记忆的促进效果）并不随增龄而下降（图3-2）。

吴振云等（2002）发现，20~90岁成人的记忆年老化呈现与作业内容和性质相关的选择性；就年龄差异而言，短时记忆好于长时记忆、再认好于回忆、有语义关联材料的记忆好于无关联材料的记忆、日常生活记忆好于实验室测验记忆。

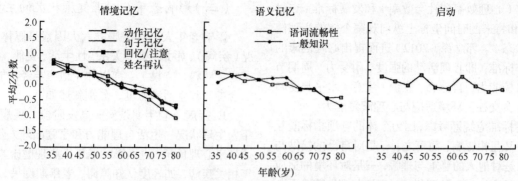

图 3-2 不同记忆系统随增龄的变化趋势（Nilsson et al，1997）

【反应速度随增龄变慢】

迅速反应能力在工作和生活情境中都是必要的。简单反应时度量人体对单一刺激的反应能力，选择反应时指从几种刺激中选择一种做出反应的时间。对于单一刺激的反应能力很大程度上依赖于感觉与运动能力，选择反应时还需经过知觉加工。反应能力随增龄下降，在 60 岁以后更明显（图 3-3）。同一个人选择反应时随增龄延长比简单反应时要大，因老年人需更长时间获取信息并做出适当反应。速度因素在认知老化过程中是重要的调节因素。认知速度是认知功能障碍临床检测的重要有效指标之一。

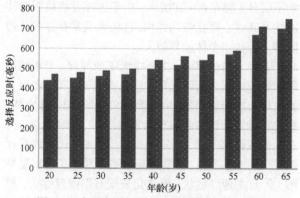

图 3-3 中国人选择反应时随增龄的变化趋势

（数据来源：国家体育总局科研所，2014. http://www.sport.gov.cn/n16/n1077/n1227/7328132.html）

【人格的发展】

人格相对稳定（stability），具体表现为跨时间的持续性（continuity）和跨情境的一致性。前者如不同年龄段的"自我"不因生活、工作环境的变化而改变，即仍然是同一个人；后者如学生在学校时爱交朋友、喜欢聚会，到老仍如此。因此，可以从儿童时期的人格特征来推测成年时的人格特征，反之亦然；所谓三岁看大、七岁看老。

人格的某些特征也会出现变化。一方面，人格特征的表现方式随增龄而不同，如特质焦虑（trait anxiety）在少年时期表现为对考试或新学校忧心忡忡，在成年时期表现为对新工作焦虑不安，到老年时则表现为对疾病或死亡的极度恐惧。另一方面，重大环境或健康状况的变化（如移民、瘫痪）可能对个人产生决定性影响，导致其自我意识、价值观甚至信仰发生改变。当然，突发的情境性行为改变不一定能反映人格的变化。人格障碍表现为情感、情绪反应、本能欲望和行为方式等异常，但思维和智能活动正常。因待人接物方式和内心体验持久且相对固定，患者在社交和职业活动中常遇到问题、苦恼不断。

思 考 题

1. 简述智力的分类及其随增龄的变化趋势。
2. 简述五大记忆系统及其相关特点。
3. 反应速度的增龄变化趋势如何？

第二节　老年人心理卫生

世界卫生组织早在 1946 年就将健康定义为"个人在躯体、心理、社会功能三方面的完满状态"，1990 年又增加了"道德"维度。心理健康指个体心理活动和行为状态正常，作为人整体健康不可缺少的维度之一，它直接影响其他三个维度及其相互作用。

【心理健康的标准】

美国心理学家马斯洛 1951 年提出心理健康的十条标准，即自我安全感充足、了解并适当地估价自己的能力、生活目标切合实际、与现实环境保持接触、保持人格的完整与和谐、善于从经验中学习、保持良好的人际关系、能适度宣泄并控制情绪、能有限度地（在所属团体中）发挥个性、在社会规范内恰当地满足个人基本要求。

我国心理学家许又新（2000）曾提出三类评价标准，即体验标准（良好的心情和恰当的自我评价）、操作标准（心理效率和社会效率）和发展标准（在过去、现在和将来的时间坐标上纵向观察个体的心理健康发展状态）。郭念锋（2012）进而提出心理健康的十项操作标准，即心理活动的强度、耐受力、周期节律性与自控能力，自信心、意识（注意）水平与受暗示性，社会交往、环境适应与心理康复能力。

上述标准应统筹考虑，因为个体的各项指标既互为依存，又互相影响。简言之，一是对自己的接纳与要求；二是对他人的尊重与理解；三是对环境的适应与交流。健康作为一种理想的"完满状态"需要不断追求。

【老年人的心理健康状况及主要影响因素】

（一）老年人的心理健康状况

吴振云等采用自编"老年心理健康问卷"（包括人格、情绪、社会适应、人际关系和认知五个分量表），调查了老年人心理健康状况及其与人口学因素的关系、不同养老方式的差异和老年人的心理需求，简述如下：

1. 心理健康状况与人口学因素的关系 心理健康指数年龄差异显著，其中青年人和高龄老师群体最低，与过去已经发现的自杀率、自尊两类指标年龄差异正好对应；总分随文化程度的提高而显著增加；脑力工作者的总分和其他分量表得分好于轻体力者，更好于重体力者；总分与疾病、生活满意度、生活事件数、健康满意度显著相关。对心理健康总体情况影响最大的是健康满意度和文化程度。

2. 不同养老方式中老年人心理健康的差异 居家养老老年人的总分和五个分量表得分均显著高于集中养老的老年人；控制了年龄和文化因素之后，趋势仍然如此。这符合我国目前居家养老为主的实际情况，但也说明集中养老环境需要从管理政策、措施和实施层面上考虑老年人的精神慰藉和心理需求。

3. 老年人的心理需求 由于身体状况、社会角色和生活环境的变化，老年人容易产生失落感、孤独感和怀旧感，因人际活动范围的变化而趋于谨慎和保守，但同时对于外界评价和待遇却比较敏感，因猜疑或不满而产生情绪波动，甚至固执。因此，老年人需要有谈心的对象，与亲友有合适的交流方式和渠道（如电话、书信、电子邮件），同时希望晚辈孝顺、听嘱咐、遇大事要商量。老年人心理需求相关因素中，经济状况居首位，其次是照料状况满意度、晚辈孝顺与否和健康状况。

（二）影响老年人心理健康状况的主要因素

影响老年人心理健康的六大因素是躯体健康状况（疾病）、婚姻（夫妻关系、性生活、丧偶、再婚）、家庭（照料、空巢）、离退休（适应与经济能力）、社会参与和生活满意度，分别叙述如下：

1. 疾病 老年期是疾病高发阶段。疾病影响老年人生理状况、生活自理能力和家庭内外人际关系，还带来心理负担，进而影响老年人心理健康。许多老年相关疾病，如轻度认知障碍、老年期痴呆、老年抑郁症、高血压、冠状动脉粥样硬化性心脏病（冠心病）、糖尿病和癌症等损害了患者的认知功能，需要不同程度的家庭或专业护理。虽然只有不到5%的65岁以上老年人受到各类痴呆的严重困扰，但是这些患者带来的个人、家庭和社会在经济、体力和心理上的负担常被低估。限于篇幅，本节主要叙述几种老年常见疾病对心理健康的影响。

老年人心身疾病：心身疾病是指与心理因素密切相关的疾病，如高血压、冠心病和糖尿病等。高血压和冠心病患者的A型行为特征（敌意、戒心、强迫竞争意识、时间紧迫感等）表现较多，伴有焦虑、抑郁等负性情绪。应激性焦虑或者长期不良情绪可降低人体免疫力，增加疾病发生概率。这些疾病主要影响学习、记忆和加工速度等液态智力，但对晶态智力影响不明显（韩布新，2002）。由于内在发病机制的共通性及其对心理状态的作用，这些疾病常有许多共病因素，但往往个体差异较大。

老年人情感障碍：主要指老年期抑郁。老年期抑郁的核心症状为情绪低落、悲观或沮丧；其次表现为丧失信心或绝望、觉得生活无意义、对一切兴味索然；相关精神运动性抑制表现为思维迟缓、语言低微、行动缓慢或徘徊不前，严重者呈木僵状态；还可伴有食欲缺乏、体重下降、性欲减低和睡眠障碍（特别是早醒）等自主神经症状；躯体化表现有不固定疼痛、胃部不适等。慢性抑郁与儿童期的创伤经历、病前神经质人格、人际交往困难、婚姻质量差、出现负性生活事件、缺乏社会支持及治疗不当等因素有关。

严重的老年期抑郁为老年抑郁症。我国65岁以上城镇老年人中抑郁症患病率为7.9%，男女比例为1:2。有4%～7%的严重抑郁患者需要进行干预治疗，20%～25%的患者需要家庭护理。抑郁症在75岁以上老年人中比例更高。抑郁症的患病率不随增龄而增加，但漏诊率高，只有4%～10%的中度老年抑郁患者得到治疗。大多因与其他疾病的鉴别困难、患者及其家属忽视或因讳疾忌医而未及时就诊、医护人员过分关注躯体症状等得不到及时治疗。

若不及时治疗，抑郁症患者自杀倾向增强。老年人占自杀者的 17%，65 岁以上的男性比其他年龄组的人更易自杀。对老年人抑郁症的有效治疗包括药物治疗和心理治疗，两者结合更为有效。锻炼可以减轻抑郁。Camacho 等追踪 8023 名老年人的运动和抑郁状况，以 1965 年测量值为基线，然后分别在 1974 年和 1983 年再测；发现 1965 年运动较少者比报告多活动的人在 10 年或 20 年后更容易出现抑郁；这些人在 1974 年增加运动后到 1983 年并不比始终坚持运动的人更容易患抑郁症；与此相反，1965 年运动而 1974 年后不运动者到 1983 年患抑郁症的概率是其他人的 1.5 倍；始终不运动者患抑郁症的概率最高。

抑郁症是慢性复发性疾病，是自杀死亡的首位原因。老年性抑郁有高自杀率（30% 以上）、高死亡率（20% 以上）、高额医疗保健费用（占所有类型疾病保健费用之首）等特点，但却是老年精神疾病中最可治疗的。

癌症：癌症患者的心身症状、生活质量及生存期受多种因素影响，而心理因素的作用越来越受重视。癌症患者的焦虑和抑郁情况（分别为 45% 和 48%）比普通内科门诊或住院患者（均为 20%）的严重，而且女性患者又比男性患者严重。

抗癌明星的心身症状明显好于一般癌症患者，而且他们更多使用有益的应对方式，而非消极的屈服。因此，临床治疗、护理老年癌症患者的同时应该给予其心理干预。其主要有以下四种：①健康教育——减轻患者的无助感和弥补其对疾病知识的缺乏，包括癌症诊疗、防癌、适应、疏导情绪反应等方面的知识；②行为训练——采用渐近性肌肉放松、催眠、深呼吸、生物反馈、主动放松和指导性想象（愉快情绪、杀死癌症细胞）等方法，减轻患者心理应激和化疗不良反应等躯体并发症；③个别心理治疗——减轻患者在确诊后的苦恼和挫折、焦虑和抑郁等情绪；④集体干预——通过健康教育、医疗和营养知识、集体支持以及和护士配合等活动，改进患者在集体中的态度，改善其对医院的适应性与相互关系。

其他慢性病：北京市老龄协会（2000）调查表明，80% 以上 80 岁老年人的生活全部自理。虽然其中可能有不得已而为之的因素，但客观地说明了现实中老年人的生活自理能力比人们预想的要好得多。无助和依赖不是老年人的特征，但确是一些严重慢性病患者的主要问题。大多数致残性慢性病如气管炎、关节炎、胃肠功能紊乱、背部疼痛等限制了身体功能、社会角色承担和社交活动，同时对于个人心理健康产生不良影响。75 岁以上的老年人活动受限和卧床的时间要比 45～54 岁的人高 1 倍，且患致命的疾病或碰到意外的可能性会更大一些。

健康状况自评：个人健康状况的好坏是实际情况与主观感受的综合作用。近年调查表明，北京老年人认为自己身体健康、一般和比较差的比例分别是 43%、31% 和 26%；30% 80 岁以上老年人认为身体状况比较差。上海市低龄老年人中身体健康状况在一般以上的超过 70%，中龄和高龄老年人则分别为 65% 和 50% 左右；健康状况处于中上水平的比例随增龄 10 岁而降低 10 个百分点；30% 左右健康状况较好和很好的低龄老年人，是老年人口中最具有活力的人群。

2. 婚姻

（1）夫妻关系：85% 老年人认为夫妻和谐美满与其精神愉快和健康关系最为密切。家庭是我国目前主要的养老场所，而老伴最了解自己，也最愿意同自己一起娱乐、做事和休息。老年夫妻多年相濡以沫，生活渐渐合拍，无事话沧桑、有病互帮扶，这些是儿女无法代替的。

（2）性生活：老年人的性欲、性活动和男性的勃起功能随增龄都会下降，这些变化在一定程度上影响了老年人的生活质量。调查表明，7095 名老年人对性生活的态度消极。认为不该过性生活的老年人中，理由是"伤身体"的占近 60%、"难为情"的占 6.4%、"老不正经"的占 4.6%、"没有性能力"的占 30% 左右（男性与女性稍有差异）。美国心理学家在 20 世纪 80 年代初调查表明，60～91 岁老年人每周性交 1.4 次。当然，性交频率不等于性生活满意度。事实上亲密（intimacy）和爱情可以随增龄而加强。因为和谐的性生活刺激性腺、脑垂体、甲状腺、肾上腺和胰岛细胞等内分泌腺体功能，也能推迟机体的衰老；性生活过程本身也是愉快的轻度体力活动。因此，性生活可以使老年人保持身体和心理的健康，进而延年益寿。

（3）丧偶：女性寿命比男性长。65 岁以后丈夫还健在的女性只有 50%。守寡意味着女性作为丈夫"护士、知己、性伴侣和主妇"的角色不复存在。在生活上依赖配偶的老年人，丧偶后不但孤独郁闷，且因不善于料理自己的生活容易患病和死亡；而生活自理能力和交际能力强的老年人，更能适应丧偶以后的独身生活。

丧偶带来的情绪反应有震惊（麻木、否认、不相信、不能接受等）、表达（愤怒、罪疚、悲哀、恐惧等）、失衡（失望、焦虑、困惑等）、恢复（逐渐在新的感情状态下，恢复正常生活状态）四个阶段。各人的适应时间和阶段不尽相同。有人很快就恢复了，有人却数年难以释怀。应对办法有接受事实、正视痛苦、表达情绪、逐步处理后果、关心自我、适应变化。

子女应帮助母亲适应寡居生活，如承担父亲的部分责任、代替父亲成为母亲注意的中心、支持和维持一些社会关系。此外，再婚是大多数寡妇和鳏夫改变孤独状况的有效方法。

（4）再婚：单身老年人再婚可在很大程度上消除其孤独、寂寞和悲观的心理。从生理、心理和社会三个方面而言，这都是提高单身老年人生活满意度及生活质量的重要措施。如果老年人因为爱而再婚，并且同时拥有友谊、经济保障、子女同意，那么她们会感到幸福。此外，很多老年人自己认为这样做不合适；孩子可能反对她们再婚；65 岁以上单身女性人数是男性的 3 倍，因性别比例不均而不易匹配。"高龄再婚难谐老"，除了生理衰老导致一方提前去世，还有如遗产继承、赡养等一系列问题。老年人有权追求自己的幸福，但往往不得不与养老送终权衡。老年人容易因寂寞而忽视双方在性格、爱好、价值取向等方面的差异，导致婚后生活冲突。

3. 家庭

（1）养老：60 岁以上男性老年人更多地依靠配偶，而女性老年人更多地依靠子女，这一趋势在城市和农村老年人中是相似的。未婚子女因没有对配偶和孩子的责任，通常负责照顾年迈的父母。已婚女性的婚姻地位使她们更容易照顾父母，因为压力较少、收入较高，还有其他形式的社会经济支持。家庭照料对于老年人虽很重要，但养老机构的照顾也是一种可选择的方式。尽管这一点与我国传统养老观念不尽一致，但养老院在我国已慢慢被接受。2.2% 的北京市老年人（约 3.6 万）表示愿意住进老年护理院，17.6% 的老年人（约 31.7 万）表示将来要去住，实际人数将越来越多。养老机构应该从管理理念、管理和服务人员培训及基础设施建设等各方面，在物质养老和精神养老两方面不断提高对老年人的服务质量。

（2）支持子女：我国城镇双职工家庭相当多。夫妻因上班无法照顾孩子，只好交给祖父母或外祖父母代管，以解燃眉之急。60 岁以上老年人对子女家庭的帮助很多，且有性别差异。从提供帮助的种类来看，城市男性老年人有 2 种，女性老年人有 2.4 种；农村男性老年人有 2.2 种，女性老年人有 2.7 种。提供帮助的比例，女性老年人比男性老年人分别超出 9.5%（城市）、12.5%（农村）。提供帮助的方式，城市女性老年人以做饭、照料孩子为主，其次是一般家务；农村女性老年人则以看家最多，其次是做饭和照料孩子。即使到了 80 岁高龄，还有 1/3 以上的老年人能够提供看家等照顾。老年人在支持子女的同时，享受了天伦之乐，并体现自身价值，有益于身心健康。

（3）空巢家庭：社会发展和人口流动性不断增加，使得我国的空巢家庭越来越多。北京市空巢家庭占 60 岁以上老年人家庭的 34%（包括 7% 的独居老年家庭和 27% 的老年夫妇家庭）。空巢家庭需要帮助的类型按比例分别是：生活 28.3%、看病 19.5%、外出行动 15.5%、聊天 12.9%、购物 10.1%。特别是独居老年人的健康和安全存在极大的隐患。类似独居老年人在家中摔倒或去世后长时间无人知晓的事例，媒体时有报道。除了上述物质生活的需求以外，独居老年人作为父亲（母亲）、丈夫（妻子）、朋友、同事等社会角色已经不像过去那样多，生活相对空虚，所以对于精神慰藉的需求往往更加强烈。李德明等调查发现，空巢老年人因缺乏社会支持，有很强的孤独感，其社会适应能力因而受到影响。

值得注意的是，老年人的居住状况、配偶或子女对于其心理健康状况也有显著影响。在非家庭支持提高老年人积极情绪的同时，唯有家庭支持才能有效降低老年人的消极情绪。这提示，社区工作者、临床心理学家、精神病专家的工作是"锦上添花"，要做到"雪中送炭"就必须与老年人的家庭成员协同工作。

4. 退休适应 退休后的心理适应大致有八类反应（表 3-1），这些反应无严格界限。每个人的退休年龄与背景各不相同，反应也有所不同，对退休生活的适应取决于其离开工作岗位时的心态。一般可概括为期待（1～2）、波动（3～5）、适应（6～7）和稳定（8）四大阶段。

表 3-1 退休适应的八类反应

序号	名称	表现
1	回避退休	尚无充分准备
2	临近退休	开始留意退休安排，包括退休金及退休后的待遇等
3	蜜月期	精神愉快，做以前无暇做的事情；但被迫退休者无蜜月阶段
4	觉醒阶段	因生活节奏减慢感觉失落，可因生活事件（如配偶去世）加重
5	淡化	大多数人以平淡的心态对待新生活，逐渐活动可恢复到以前水平
6	适应新生活	工作时就充分享受业余生活的人要比对工作全神贯注者更容易适应
7	再定位阶段	重新建立稳定的现实生活，朋友、家庭或社区小组可提供帮助
8	稳定阶段	绝大多数人都能学会适应变化，所以生活逐渐平衡而有规律

60% 的退休者对退休后的生活满意，并能很好适应新的生活环境。健康和经济保证是影响退休后生活满意的主要决定因素。健康状况不佳、低收入、对退休的消极态度、不能适应转变和不能接受离开工作岗位导致退休适应困难。不适应表现在 3 个月内最明显，1 年后逐渐消失。早退休比晚退休消极影响更多，因为前者通常因疾病、辞职或被辞退导致。职业地位

也可预示退休满意度。工人的健康和经济问题更多，所以满意度低。

影响退休适应和心理健康的关键因素之一是经济收入的变化。北京市老年人平均收入为每月558元。虽然老年期患病率高，但81%的老年人由于经济困难无法住院治疗，只有16.7%月收入超过1000元的老年人能根据身体状况看病、及时采取治疗措施。

改革开放使中国经济飞速发展，人人皆享受国家发展带来的益处；但是，有抑郁情绪的老年人却不断增加，且与养老金替代率、居住条件、医疗保健状况等经济与物质生活因素显著相关。老年人群主观感受到和客观存在的在社会发展中所得的福利份额，对其心理健康状况有显著影响。医疗保险福利政策多考虑鳏寡孤独残病，但是从心理健康角度来看，还要关注一个"心"字。鳏寡孤独残病者，心理健康者不少；非鳏寡孤独残病者，心理不健康者也挺多。全部老年人中"心中活得艰难"者才是应该重点关注的对象。换句话说，各界应该多雪中送炭，不能满足于锦上添花，何况也难以顾全。

5. 社会参与 尽管老年人适当参加社会活动有益于身心健康，但少数老年人从不参加任何团体性社会活动。对此有两种观点。"老年持续活动观"认为应保持社会接触，继续中年时的活动，比如退而不休，在工作中获得充实感，从而避免随着退休而来的失落与寂寞；"老年减少参与观"认为应减少职业性或社交性活动，尤其应避免涉及情感性人际关系，以便留下属于自己的时间与精力，安享自由恬静的晚年。两种观点各有其道理，其效果如何取决于当事人的经济情况、健康状况及个人的兴趣。

参加某种有意义的活动，如工作、学习、从事书画、园艺或家务劳动；结交朋友建立新的社会联系；家庭关系融洽和睦、互助互爱都是老年人心理健康的重要基础。对519名退休老年人的调查表明，心理健康状况、生活水平是影响他们生活满意度的共同因素，其他还有离退休待遇、社会角色变化的适应、身体健康状况及家庭地位。

老年大学不仅提供了学习新知识的场所，更是一个积极的外部环境。通过这里的学习生活，老年朋友不仅学到新技能，更重要的是在社会参与中结识了新朋友，通过师生、同学之间的交流和适当的情绪表达，释放了平常容易压抑的情绪和感情。因而，老年人在这里重新找到了自我，生活更加丰富、充实。

6. 生活满意度 经济因素、心理因素和身体健康状况对老年人生活满意度的综合影响超过90%。绝大多数老年人（93.3%男性、88.6%女性）对生活觉得满意或较满意，但60～64岁和80岁以上两组对生活不满意的比例相对较高。前者可能因退休适应中的不良情绪，后者则可能与年老性疾病、生活自理能力下降等原因有关。对于前者应加强心理疏导，鼓励老年人科学地安排新生活，帮助他们尽快地完成角色适应过程；对于后者则应加强社会医疗、护理、康复、生活照料等服务及社会支持，尽量为老年人们排忧解难，使他们能够安度晚年。对于身体条件和能力许可的年轻老年人，应多为他们创造工作的机会。一方面，可以适当增加收入，提高其生活满意度；另一方面，充分发挥其才能，实现自我，对身心健康十分有益。家庭和睦是心理健康的重要相关因素，家庭成员应秉承我国尊老、敬老的传统美德，为老年人提供愉快、祥和的家庭氛围，以提高其生活满意度。

思 考 题

1. 影响老年人心理健康的主要因素是什么？
2. 心理健康的评价标准是什么？
3. 简述退休适应阶段及各阶段之间的关系。

第三节 健康老龄化与积极老龄化

大脑的结构、生理和生化改变对心理行为的影响个体差异很大，大部分老年人的认知和行为功能仍保持在一定的水平。认知功能有一定可塑性，加强脑功能锻炼可使大脑产生有益的变化，有利于维持身体健康和功能。

【健康老龄化与积极老龄化的概念】

1990年世界卫生组织提出"health ageing（健康老龄化）"，主要指标包括寿命、躯体健康、心理健康、认知效能、社会能力与产出性、个人调控和生活满意度等几个方面。2002年4月在西班牙召开的第二届世界老龄大会，提出"active ageing（积极老龄化）"的理论，强调老年人作为重要社会资源之一，在与年轻人共享社会的同时，有责任与义务积极参与社会发展；强调老龄化应变被动为主动、变消极为积极，其核心是"健康、参与、保障"六个字。这也正是老龄事业的行动纲领。

【健康老龄化的基础——老年认知功能的可塑性】

老年人的实用性日常认知能力保持较好。在解决诸如疾病、退休、提职称等日常生活问题时，老年人

（60～85 岁）的平均有效性得分与年轻人一样高，而在实验室情境下解决问题的成绩年龄差异明显要大一些。老年人回忆日常生活中比较熟悉的地名较其他实验室情境下的回忆成绩好，而且同年轻人的成绩差距也小一些。这些研究表明心理毕生发展中，始终包含着生长（获得）和衰退（丧失）的双重过程，有较大的选择性、变异性和可塑性。因此，适当的干预措施（如策略训练），可以改善老年人的认知功能。老年人经过学习或训练，某种记忆或智力测验成绩可达到未经训练的青年人水平。例如，采用"制造意义联系法"可以提高成绩 71%；采用"位置法"可以将老年人的记忆成绩提高 5 倍。

上海市老龄科研中心测查 10 个常识性的问题，结果 80% 低龄老年人得 10 分，其他年龄段的老年人得 10 分的比例也很多。即使是 66.7% 的 95～99 岁老年人得分在 5 分以下，仍然还有 33.3% 得 9 分（图 3-4）。可见，记忆能力不会成为低龄老年人参与社会的障碍。

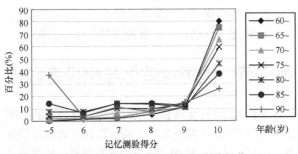

图 3-4　分年龄段老年人记忆测验得分

虽然老年人思维的创造性、灵活性较差，抽象概括能力比年轻人低，解决问题的速度较年轻人慢，但其语义记忆相对正常，因而有可能相对代偿情境记忆衰老所带来的日常生活问题。老年棋手和年轻棋手一样具有高水平表现，说明经验可以补偿因年老而引起的思维灵活性下降。一个典型案例是美国宇航员格伦约翰（John Glenn）在 77 岁高龄时乘坐"发现"号航天飞机重返太空（图 3-5）。他成功地通过了艰苦的训练和测试，并在苛刻的太空条件下操作复杂、危险的仪器完成任务。他在 1957 年首次成功完成洲际超音速飞行，在 1962 年成为第一个在太空中绕地球 3 圈的美国人。他的经历证明了高难度的技巧性、精密性操作以及相关的知识可以长期保持，并且可以在老年时有效地适应技术更新。

病理性认知年老化及老年脑退行性疾病的早期诊断：高血压、糖尿病等老年病降低患者的认知能力和利用在编码、储存和提取阶段分别给予的情境记忆支持条件（演练、语境及线索）的能力。这说明根据记忆系统理论开发的鉴别性认知测查技术可有效区

分正常人、轻度认知损伤及其他脑退行性疾病患者，可应用于临床干预技术开发、疗效评估。

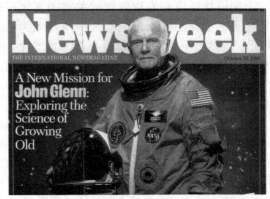

图 3-5　美国第一代航天员 John Glenn 在 77 岁高龄时重返太空

轻度认知损伤（mild cognitive impairment，MCI）是指认知能力介于痴呆与正常老化之间的状态。其发病率随增龄上升，60 岁、70 岁、80 岁、90 岁组分别为 2.4%、4.8%、10.4% 和 22%。MCI 患者向阿尔茨海默病（AD）的年均转化率为 10%～15%，而同龄对照者只有 1%～2%。认知功能正常、轻度或中度损伤者 10 年后存活率分别为 89%、80% 或 71%。与正常老年人相比，MCI 老年人的情境记忆和认知计划能力受损，而抑制优势反应能力仍相对完好，说明 MCI 未导致执行控制能力普遍性受损（韩布新等，2014）。

痴呆症已成为威胁我国人口质量的主要退行性病变，且发病率随增龄而增加。美国每年用于痴呆临床治疗和护理的开支超过 1000 亿美元。如能早期诊断 MCI 并及时给予有效干预，延缓 MCI 患者转化为 AD 的速度甚至维持其认知稳定，每年将节省数百亿元的医、护开支，同时极大提高患者的精神健康、生活质量（智慧、尊严、自理能力）与身心健康水平，减少患者、家庭和社会在经济、心理、时间、精力四方面的负担。

痴呆的临床确诊，以言语与记忆能力的衰退为主要行为学诊断依据。许淑莲、吴振云等于 1984 年编制的《临床记忆量表》是我国第一套标准化记忆测量工具，适用于 7～89 岁人群。李德明等（2001）开发的《基本认知能力测验》测试加工速度和工作记忆指标，单机版、网络版分别供以个人或集体方式测试 10～90 岁人群。

【年龄平等】

我国有数千年尊老、敬老的优良传统，但问题的另一面也不容忽视，即老年歧视。老年歧视是指仅依据年龄差别而对老年群体做出主观的不恰当评价，与青年歧视同属年龄歧视。联合国将"建立不分年龄、

人人共享的社会"作为 1999 年"国际老年人年"的主题,承认年龄差别、年龄歧视的存在。许多国家现已进入了老龄化社会,我国也在其中,故应大力提倡年龄平等,以实现积极老龄化。

（韩布新 吴振云）

思 考 题

1. 简述积极老龄化的核心思想。
2. 简述健康老龄化的内涵和心理基础。
3. 简述年龄平等的社会意义。
4. 简述轻度认知损伤的基本特点及其临床意义。

参 考 文 献

郭念锋.2012. 国家职业资格培训教程·心理咨询师(上册).2 版. 北京：民族出版社：319-3321.

郭永玉.2015. 人格研究.上海：华东师范大学出版社.

韩布新.2002. 中老年心理健康与咨询. 北京：林业出版社.

韩布新,李娟. 2013. 老年人心理健康促进的理论与方法.老龄科学研究, 1（4）：8-17.

李晓敏,韩布新.2012. 城市老年人抑郁检出率随年代的变化趋势.中国老年学杂志, 32（16）：3496-3499.

世界卫生组织. 2003. 积极老龄化政策框架. 中国老龄协会, 译. 北京：华龄出版社.

吴振云.2012. 我国老年人的心理状况及其相关因素和改善措施// 陈可冀. 老龄化中国：问题与对策. 北京：中国协和医科大学出版社：90-110.

咸金花,韩布新,刘萍萍.2015. 认知功能正常老化的发生时间：早发还是晚发？ 生物化学与生物物理进展, 42（10）：900-910.

许又新.2000. 调节与适应. 北京：北京出版社.

詹奕,李海峰,陈天勇,等.2015. 老年人的家庭和非家庭社会关系与生活满意度.中国心理卫生杂志, 29（8）：593-598.

第四章　老年人医疗服务模式

人口老龄化中最具有挑战性的问题是失能老年人和高龄老年人的增加，老年人医疗服务并非单纯为了治疗疾病和降低病死率，更是为了维持老年人功能、减轻老年人痛苦和延长健康预期寿命。因此，老年人医疗服务的首要目标不是治愈疾病，而是为老年人提供全面、合理的治疗与预防保健服务，最大限度地维持或改善患者的功能状态。老年人医疗服务应从目前的慢性病治疗模式向失能预防模式转变，充分发挥老年康复学和护理学的作用，减少老年人功能受损转变成失能。通过采取各种措施，使老年人晚得病、少得病、病而不残、残而不废，提高老年人独立生活能力和其生活质量。

目前，我国的医疗体系仍然是"以疾病为中心"的专科单病种模式为主导，老年人因患有多种慢性病，往往辗转多个专科就诊，导致过度检查、多重用药、治疗相互矛盾冲突和医源性问题发生等。"以疾病为中心"的专科单病种诊疗模式既不能满足老年人复杂医疗的需求，也不能同时解决与疾病相关的功能、心理和社会问题。老年医疗强调"以患者为中心"的个体化医疗，体现的是生物-心理-社会-环境医学模式，关注的是老年人的整体健康状态。

现代老年医疗服务是一个涵盖了急性医疗到社区家庭照顾的连续性的全过程，临床上许多老年人常常多种疾病共存，一些症状或体征可能又不典型，病情复杂而且变化迅速，并发症多、药物的耐受性差、不良反应多，因此向老年人提供连续性医疗服务时应强调关注老年人功能状态、生活质量和合理利用医疗资源。根据老年病的发生发展规律，老年病可分为慢性期、急性期、亚急性期、失能期和终末期等。老年医疗服务也可分为慢病管理、急性医疗、亚急性医疗（中期照料）、长期照料和临终关怀等类型。

【老年人慢性病管理】

慢病性管理（chronic disease management）是促进人们维护和提高自身健康的过程，其内容包括普及健康的生活方式，倡导健康的心理、饮食和运动，戒除不良的生活习惯，全面提高老年人卫生素质和修养。其目的是调动老年人个体、群体及整个社会的积极性，使老年人达到和接近2013年中华医学会老年医学分会制订和加强推荐的中国健康老年人标准：①重要脏器的增龄性改变未导致功能异常；无重大疾病；相关高危因素控制在与其年龄相适应的达标范围内；具有一定的抗病能力。②认知功能基本正常；能适应环境；处事乐观积极；自我满意或自我评价好。③能恰当地处理家庭和社会人际关系；积极参与家庭和社会活动。④日常生活活动正常，生活自理或基本自理。⑤营养状况良好，体重适中，保持良好生活方式。

老年人常患有二三种慢性病，甚至八种、十种慢性病，多病共存、带病生存在老年人中十分常见。老年慢性病主要有心脑血管疾病、糖尿病、恶性肿瘤、慢性阻塞性肺疾病、骨质疏松、老年期痴呆、便秘、良性前列腺肥大、精神异常和精神病等。慢性病具有病程长、病因复杂、不可治愈、需要专业治疗功能损害和社会危害严重等特点，其危害主要是造成脑、心、肾等重要器官损害，易导致伤残，从而影响劳动能力和生活质量，且医疗费用极其昂贵，增加了社会和家庭的经济负担。

慢性病的危险因素包括遗传因素与环境因素，慢性病管理主要针对超重与肥胖、长期过量饮食、运动量不足、营养失衡、吸烟与饮酒、病毒感染、自身免疫、化学毒物接触等。精神因素指精神紧张、情绪激动及各种应激状态。

慢性病管理内容：①根据对老年人的躯体功能、精神心理、社会行为和生活环境等方面进行的综合评估，判断老年人的智能、活动能力和营养状态，预防或延缓老年人衰弱的发生和发展；②针对老年人群的生理特点开展的健康体检与慢性病筛查健康以及发现潜在疾病；③预防疾病和慢性病自我管理。预防疾病是指针对特定的人群采取一定的方法避免疾病的发生。各类医疗机构有义务教育老年人正确认识慢性病的危害性，更好地预防和管理老年慢性病。

慢性病管理的重点人群：①高龄老人：根据联合国预测，到2025年，我国高龄老人占65岁以上老人比例将达到14.1%。高龄老人是体质脆弱的人群，又多同时患有几种疾病，易出现系统功能衰竭，对卫生服务的需求量大。②独居老人：独居老人增多必将对包括医疗保健在内的社区卫生服务的需求量增多，如为老人提供健康咨询等。特别是地处交通不便的独居老人很难外出看病，定期巡诊、送医送药上门，就显得非常重要。③丧偶老人：据世界卫生组织报告，丧偶老人的孤独感和心理问题发生率均高于有配偶者，这种现象对老年人的健康是有害的，尤其是近期丧偶者，常导致原有疾病的复发。④患病或新近出院的老年人：患病或新近出院的老年人因身体状况差，常需要继续治疗和及时调整治疗方法，因此社区卫生服务人员应及时掌握本社区内患病或新近出院的老年人情况，根据需要定期随访、提供服务。⑤老年精神障碍者：主要指痴呆老年人。多数痴呆老年人生活失去规律，常伴有营养障碍，使原有躯体疾病加重、寿命缩短，因此痴呆老年人特别需要得到社区卫生服务，应引起全社会的重视。

绝大多数老年人居住在社区和家庭，故在社区为老年人，特别是高龄老年人和失能老年人开展老年人慢病管理、中长期照护家访出诊和家庭病床、康复服务，使高龄老年人和失能老年人就诊更方便可及，可节约大量的陪护、交通等大量社会成本。完善"全科医师为老年人"服务模式就成为政府完善老年人医疗服务体系和保障体系的不二选择。

【老年病急性期的医疗服务】

老年病急性医疗（acute aged care）主要是指由医疗服务机构为老年危急重症患者，特别是为高龄、多病共存、生活自理能力下降老年人提供的医疗救护服务，其目的是诊治短期内对生命造成严重威胁的疾病，使患者脱离生命危险、缓解症状和稳定病情。急性期的医疗服务有明确的住院时间限制，一般为5～10天，最长应不超过2周。

老年病急性期的医疗服务主要包括：①严重威胁老年患者生命的伤害及各种疾病的诊治；②心力衰竭、呼吸衰竭、肾衰竭、肝衰竭或肝性脑病等各重要脏器的急性衰竭或系统功能障碍的及时诊治；③解除消化道出血、高血压危象、糖尿病危象和甲状腺危象等各种临床危象；④肿瘤、骨折、器官移植和其他外科疾病的手术治疗；⑤介入治疗、装配人工心脏起搏器和人工关节置换等；⑥各种慢性病急性发作的治疗和各种意外伤害事件的紧急处置等；⑦各种疑难杂症的诊断与鉴别诊断等。

老年人储备功能下降，疾病在急性期变化快，需要医护人员在相对较短的时间内制订医疗救治措施并加以实施，所要求的医疗条件和医护人员的技术水平都比较高。老年病急性期的医疗服务在院外由急救中心完成。在医院内主要由医院急诊科、内外科和老年医学科提供，在长期护理医院、康复中心、家庭护理机构、临终关怀机构、个人护理提供者和疾病管理公司等应创造条件满足患急性病或受伤的老年患者的多种需求。区别老年人是入住内科还是老年科，按照国际惯例，一般是高龄75岁以上、3种以上严重疾病、需要人员照护者则应入住老年病科。如果老年

人智能和身体运动功能完好，日常生活不需要人照护，此次发病是单一疾病，即可入住普通内科治疗。

由于多数老年病不可治愈，老年人出院评价指标不能采用传统的治愈、好转等疾病转归指标，应采用功能改善状况来评价。老年人因急危重症而住院，经抢救病情稳定，在出院前应做老年综合评估。如生活自理者可回家治疗，失能且有康复潜力者转入中期照料病房继续治疗，失能无康复潜力者应转入长期照料机构；如病重不可恢复，且预期寿命<6个月者转入临终关怀病房。总之，应先做老年综合评估，再安排老年人出院后的去向，并进行长期随访，其目的是降低复诊率、再住院率和医疗费用。

【老年病亚急性期医疗】

亚急性医疗（subacute care）是当医院针对急性病的诊断和靶向积极治疗过后，老年患者的急性病症得到控制、病情稳定，但由于老年人体力和精力差、失能，许多老年患者在急性病后不能很快恢复出院回家，此期间为老年患者在急性病后提供合理而安全的连续性诊疗服务。亚急性医疗旨在为具有康复潜能的亚急性和急性后期患者提供综合性的医疗、康复和护理服务。中期照护以提高患者生活质量和健康期望寿命为目标，目的是恢复患者的独立生活能力、避免失能与残疾，同时控制原发病和防止恶化。

在亚急性医疗阶段老年医学团队采用综合功能评估的手段，负责老年患者病痛管理，谵妄、痴呆等精神行为病症，尿失禁管理，吞咽问题，骨科和外科术后康复理疗，跌倒，压疮预防和治疗，伤口护理，药物管理和控制，静脉抗生素疗法，肠内外营养，无需住ICU患者等多学科整合管理服务的诊疗服务。实践证明，中期照护不但可以避免患者短期内再入院或不必要的入住长期照护机构，而且可以节约医疗资源、降低医疗费用和提高病患满意度。

确定老年中期照护对象必须符合以下五个条件：①急性病好转，没有必要长期占床位，并且功能可以恢复的老年患者；②服务内容以老年综合评估为基础，并根据评估结果制订个体化的医疗、康复和护理方案；③服务目标是尽最大努力提升老年患者的功能自主独立性，使患者尽早回归家庭与社会；④具有时限性，一般不超过8周。北美地区的专家们认为只要可以康复都属中期照护，时限可能更长，服务内容涵盖多个学科、多种专业，老年病多学科整合管理团队服务。符合上述条件并经出院评估具有潜在的功能恢复可能，如急性脑卒中、急性心肌梗死、意外骨折和急性呼吸系统疾病经治疗后的患者，还有手术后的部分老年患者。

对接受中期照护服务的老年病患者进行综合评估，为老年患者确立阶段性的康复治疗目标，并制订切实可行的综合性医疗、康复和护理计划。实施中期照护服务由多学科团队共同对老年患者实施中期照护服务，其服务内容除进行必要的药物治疗外，主要对老年患者实施康复治疗和康复训练，在实施中期照护服务期间，应对患者进行康复效果的综合评价，根据评估结果及时调整其康复治疗方案。

出院评估与患者去向的选择：经过一定的康复治疗预计能出院时，对其进行出院前的评估，根据评估结果制订具体的出院计划，并应明确患者出院后的去向。如果患者原有疾病或新发疾病急性发作，应转回到急性期医院进行治疗；如患者已为失能状态无法恢复，可嘱咐其接受家庭、社区或机构的长期照护服务。

中期照护服务地点可以在综合医院，但一般由老年医院、康复医院和社区医疗中心等服务机构实施服务。也可以由综合医院开展的日间医院、社区中心开展的社区日间照护中心为其实施中期照护服务。倡导有条件的老年人开展家庭中期照护服务。

【老年人长期照料】

长期照护（long term care）是指为失动、失智、失禁、失盲、失聪等失能的老年人提供长期的、以护理为主的、包括从饮食起居照料到功能康复的治疗服务和照护服务。

长期照料服务主要是帮助失能老年人：①正确用药、实施留置管道的护理、进行居家康复训练、防止误吸和其他必要的医疗护理服务；②梳头、刷牙、洗澡和更换尿垫等个人服务；③进食服务；④上下床、穿脱衣服、散步、站立、上下楼梯、出行等日常活动服务；⑤购物、做饭、清洁、洗衣等家务服务；⑥参加一些集体社会活动等。其特点是持续时间长，因病情变化需及时转诊医疗护理和生活照料相结合。做好失能老年人长期照料服务能提高失能老年人生活质量，特别是对预防无法治愈的老年病患者的过度医疗造成的生活质量降低和寿命缩短以及节约医疗资源有其积极意义。

护理院或社区机构中的长期照护病房、居家长期照护服务由包括医师、护士、康复师、社会工作者在内的专业照护者上门提供服务。护理院属于医疗卫生机构，收住对象是需要压疮护理、透析支持、管道维护等重症失能患者。养老院属于民政部门管理，收住对象是生活可以自理的老年人及仅仅需要饮食起居照护的失能老年人。

【老年人临终关怀服务】

临终关怀（hospice care）是对无希望治疗、生存时间6个月以内的老年患者运用医学、护理、社会、心理等多学科理论与实践知识为临终患者及其家属提供整体照护，使临终患者的生命得到尊重、症状得到控制、痛苦得到减轻、生命质量得到提高、家属的身心健康得到维护和增强，使患者在临终时能够坦然地、舒适地走完人生的最后旅程，其目的不是治疗疾病、延长寿命，也不是加速死亡，而是改善老年患者余寿的生命质量，帮助患者和家属解决存在的家庭、精神心理、医疗保健、居丧等问题。临终关怀服务包括准入、实施、效果评价三个阶段，临终患者生存期准确判断是构建临终关怀准入系统的核心技术问题，老年患者的需求是进行临终关怀的依据。这门学科兴起于20世纪60年代，20世纪80年代我国的临终关怀工作有了较大发展。

临终关怀的特点：①以患者为中心：让患者舒适是最基本的目的。②以家庭为中心：临终关怀工作人员的任务之一就是区分出哪些是属于患者的，哪些是源于家庭其他成员的烦恼。③综合性：临终关怀注意照顾患者和家属在身体、情绪和精神方面的需求。它涉及恐惧、愤怒和疼痛的内容，并且认识到躯体痛苦与情绪之间的联系。④持续性：姑息治疗的目的是把照顾患者和家庭的需求贯穿于护理开始至患者离去的全过程。⑤协作性：他们包括有专家、家庭医师、家庭护士、医院和家庭病床、互助小组、牧师、慈善机构、家庭成员和朋友，一个临终关怀计划的目的是将这些有价值的服务带入姑息治疗的协作网中。⑥集体性工作：由于许多人在帮助临终患者中是相当重要的，所以每个人都应认识到他（她）在临终关怀中所扮演的角色和所起作用的重要性。⑦按时评估：一个处于疾病晚期的患者病情可能变的很快，一种今天有效的治疗方案明天也许已不十分恰当。对有效治疗的评估应经常而有规律地进行。

临终关怀主要是为患者及家属提供：①死亡教育：把死亡看作自然正常过程，使患者及其家属正确面对死亡，不刻意延缓或促进死亡；②姑息治疗：尽力减轻患者的疼痛、呼吸困难、胃肠道症状、抑郁症、谵妄、焦虑、疲乏等对症治疗；③医疗护理和日常生活护理服务；④社会援助：为患者提供心理支持；⑤提供一个舒适的临终环境；⑥在信仰、文化、艺术、宗教、情感等方面给予患者精神上的支持服务等。通常临终的老年人比健康人有更多的精神需求。国外的临终关怀治疗吸收了宗教界、艺术界、各种社会团体、志愿者、政府社会保障部门等的广泛参与，如每个临终关怀医院都有牧师为需要的患者提供宗教服务；有很多志愿者给患者读书、念报，帮助患者组织各种文体活动，与患者谈心等；有些医院为患者提供绘画治疗、音乐治疗；社会保障部门帮助解决未成年子女的抚养等问题。

临终关怀医院、综合医院或专科医院内的临终关怀病房、社区卫生机构中的临终关怀病房、居家临终关怀服务机构或单元等为老年临终患者提供住院及居家临终关怀服务。

临终关怀是老年医学不可分割的一部分，老年人临终关怀的重点是放在认识和缓解进展性的衰弱、对照顾者的依赖程度、认知障碍以及症状困扰的程度，而非如晚期癌症、传统的临终关怀、特殊终末期进展疾病辨别其即将死亡的迹象。提高终末期疾病患者的生命质量是人类进步和人类文明的标志，也是患者和家属的需求。我国是一个人口大国，卫生资源相对不足，开展姑息医疗服务对于解除患者痛苦、提高人类生活质量、合理使用卫生资源都有十分重要的意义。

临终关怀涉及医学、文化、艺术、信仰、宗教、伦理道德、社会团体、健康保险、卫生经济和社会福利保障制度等方面的问题，因此发展我国的临终关怀，既要学习国外的先进经验，又要走有自己特点的道路。要考虑我国的历史、文化背景和社会发展水平等因素，结合我国传统医学的针灸、按摩、中药等，团结社会各界力量发展有我国特色的临终关怀。

总之，我国现有的老年医疗服务模式是以疾病为中心和以急性期的医疗服务为重点，缺乏必要的老年病急性前期和急性后期的医疗服务，呈现出一种纺锤形的服务模式，造成极大的医疗资源浪费，不能合理有效地满足老年人的医疗服务需求。我国应构建"分层管理、无缝衔接和养医结合"的连续性、综合性的老年医疗卫生服务模式，既需加强老年病急性前期的健康促进、预防保健和慢性病防控，也需加强老年病急性后期的中期照护、长期照护和临终关怀，尽可能构建一种哑铃形的连续性、综合性的老年医疗卫生服务模式。

（于普林 孟丽）

思 考 题

1. 老年病大体可分为几期？
2. 老年医疗服务可分为哪些类型？
3. 老年人慢病管理的重点人群有哪些？
4. 中期照护的目的是什么？
5. 长期照护是为什么功能状态下的老年人提供的？
6. 老年人临终关怀服务的目的是什么？

参 考 文 献

陈峥，宋岳涛，王进堂，等.2012.北京老年医疗连续性服务的构建策略及其应用.中华老年医学杂志，31（7）：545-548.

张建超，王小平，王杰超，等.2013.老龄化社会亟待建立中长期医疗照护保障体系.当代医学，19（34）：157-158.

Andrew M K, Rockwood K. 2014. Making our health and care systems fit for an ageing population：considerations for Canada. Canadian Geriatrics Journal, 17（4）：133-135.

Arbaje A I, Maron D D, Yu Q, et al. 2010. The geriatric floating interdisciplinary transition team. Journal of the American Geriatrics Society, 58：364-370.

Brusco N K, Taylor N F, Watts JJ, et al. 2014. Economic evaluation of adult rehabilitation：a systematic review and meta-analysis of randomized controlled trials in a variety of settings. Archives of Physical Medicine and Rehabilitation, 95：94-116.

Di Sabatino S. 2009. Geriatric emergency management in Ontario：a model for senior's care. Perspectives, 33：1822.

Fox M T, Sidani S, Persaud M, et al. 2013. Acute care for elders components of acute geriatric unit care：systematic descriptive review. Journal of the American Geriatrics Society, 61：939-946.

Leff B, Spragens L H, Morano B, et al. 2012.Rapid reengineering of acute medical care for med-care beneficiaries：the medicare innovations collaborative. Health Affairs(Millwood), 31：1204-1215.

Leng S X. 2012. 打破传统亚专科片段医疗服务模式引进现代老年医学观念.中华老年医学杂志，31（1）：7-9.

Leng S X, Tian X, Liu X, et al. 2010. An international model for geriatrics program development in China：the Johns Hopkins-Peking Union Medical College experience. J Am Geriatr Soc, 58：1376-1381.

Oliver D, Foot C, Humphries R. 2014. Making our health and care systems fit for an ageing population. Age and Ageing, 43：731.

Oo M T, D'Costa D. 2012. Interface geriatrics：modernising conventional geriatric medical care. Clinical Medicine（London, England），12：99-100.

第五章　老年综合评估

第一节　老年综合评估概述

随着人们生活水平的提高，人口老龄化程度的加重，老年人生活质量的问题日益受到重视，但老年人在生理功能、健康状况、经济条件、社会支持、信仰体系、文化背景、个人价值观等方面都有非常大的差异，特别是老年人具有多种慢性疾病共存、多种器官功能衰竭、多种药物联合使用等特点，给老年科的医师如何对老年人疾病的诊断和治疗带来困难和挑战，传统的医疗模式是以"疾病"为治疗中心，只关注老年人某一器官疾病的药物治疗或手术治疗，有较大的局限性，已不能满足老年人多种慢病管理、多种危险因素的干预的需要；英国学者早在 1946 年即提出了老年综合评估（comprehensive geriatric assessment, CGA）的概念，已在国外广泛应用于检测老年人健康功能水平，并得到肯定的疗效。中国的现代医学模式也在逐步发生转变，要求以"人文"的关怀为中心，在治疗疾病的同时还关注身体的、心理的、家庭的、社会的问题，迫切需要一种以最小的花费获得最大生存获益的管理干预手段。因此，这种新型的管理和干预理念——老年综合评估在国内老年医学领域里也应运而生，是当今中国老龄化社会中提高老年人生活质量的最新颖、最有价值的管理技术，应在国内老年医院里进行观念更新和广泛推广应用。

【老年综合评估定义】

老年综合评估是近年来新兴的老年医学中极为重要的基本概念，是老年医学服务的核心技术之一，是一个多维度跨学科的诊断过程。评估者是一个由老年科医师、老年科护士、临床药师、心理咨询师、营养治疗师、康复治疗师等多学科成员组成的团队小组，在社会志愿者和家庭成员的参与下，全面收集关于老年人躯体、精神疾病和社会需求的信息，从疾病、体能、认知、心理、社会和环境等多个层面对老年人进行全面的评估。

通过老年综合评估，可发现老年患者营养不良、记忆力下降、视听功能减退、自理能力缺失、跌倒风险增加、压疮感染等诸多问题，可为老年人制订个体化的预防、保健、治疗、康复、照顾和护理的综合性计划提供依据，有重要的临床应用及推广价值和意义。

【老年综合评估的内容】

老年疾病产生的原因是复杂的，部分老年疾病是因为人体器官功能逐步下降所致，包括人体的细胞、组织、器官退行性改变导致生理功能减退、生活质量和能力下降等，是衰老的自然过程，但每个人衰老的速度可能不同。多数老年病进展缓慢，每个人的疾病严重程度和生存时间，取决于疾病对生活自理能力的影响、老年人的基础健康状况、医疗水平和治疗决策理念等。老年人慢性病完全"根治"受诸多因素影响和条件限制，但应提高老年人的生存质量和生活满意度，提倡"健康老龄化"。我们国家新的"老年人健康标准"认为：无重大疾病、自我评价良好、积极参与活动、生活能自理且规律就可算是健康的老人。具体要求可归纳为五项：①重要脏器的增龄性改变未导致功能异常，无重大疾病。相关高危因素（主要有高血压、糖尿病、血脂紊乱）控制在与其年龄相适应的达标范围内，具有一定的抗病能力。②认知功能基本正常，能适应环境，处事乐观积极，自我满意或自我评价好。③能恰当处理家庭和社会人际关系，积极参与家庭和社会活动。④日常生活、活动正常，生活自理或基本自理。⑤营养状况良好，体重适中，保持良好生活方式（不吸烟，慎饮酒，合理膳食搭配，坚持科学锻炼）。

老年综合评估的对象是 65 岁以上，经急性期医院住院治疗的患者、经过多种运动或智能康复手段治疗和训练的患者，具有多种慢性病和多重用药者，具有明显功能减退或失能的患者，具有常见老年综合征（如衰弱、跌倒、痴呆、尿失禁、晕厥、谵妄、抑郁症、慢性疼痛、睡眠障碍和帕金森综合征等）的患者，具有常见老年照护问题（有压疮、便秘、营养不良、运动功能障碍或肢体残疾等）的患者，具有居住环境或文化环境不良和行为能力异常的患者。

老年综合评估是由多学科团队合作，包括老年科医师、老年科护士、营养康复师、心理咨询师及社会工作者等组成的核心团队，运用各种评估量表对老年人的身体、精神、家庭和社会生活的多层面、多维度进行综合评估。评估主要内容有四个方面，包括全面的医疗评估、躯体功能评估、认知和心理功能评估和社会环境评估，最终制订切实可行综合干预策略。

（1）全面的医疗评估：除了评估老年人的各种基础慢性疾病，如高血压、糖尿病、冠心病等疾病状态和用药情况外，更要注重老年的常见问题或综合征的筛查，包括营养、听力、视力、牙齿、尿失禁、便秘、跌倒、骨折和慢性疼痛等，及时发现这些老年问题，尽早制订防范措施。

（2）躯体功能评估：内容包括日常生活能力（activities of daily living，ADL）、功能性日常生活能力（instrumental activities of daily living，IADL）、高级日常生活能力（advanced activities of daily living，AADL）三个方面。

（3）认知心理功能评估：内容包括感觉、知觉、记忆功能、思维功能、情感和情绪状态等，评估老年的心理和行为能否适应社会环境、能否有学习和处理问题的能力、能否有良好的心境和个性、能否有生活的幸福感及满意度。

（4）社会环境评估：内容包括老年人文化背景、家庭条件、社会地位、经济状况，了解老年人与家庭亲属、邻里朋友、社区组织、公共环境之间的相处关系和相互影响，以评估老年人慢性病在医院治疗、养老院康复、社区照顾、居家生活等多种模式下的生存状态，是巩固老年人医疗干预疗效、维持良好生活质量、保证健康老龄化的关键。

【老年评估的方法】

老年综合评估的方法规范、简便、经济、有效，包括各种国际通用的访谈法、观察法、主观报告法、症状定式检查法和标准化的量表评定法等。老年综合评估可在医院门诊、住院病房、养老院、居家社区和家庭中进行，其包括病史的采集、医学检验、辅助检查、评估量表、评估问卷、药物目录和随访纪录等，常用的量表工具有 Lawton-Brody IADL 评估量表、Berg 平衡量表、FIM 失能评估量表、Snellen 视力图表、MMSE 简易智能评估量表、HAMD 抑郁量表、HAMA 焦虑量表、MNA-SF 简易营养评估简表、MNA 简易营养状况评估量表等，主要对其老年患者各种危险因素和疾病的严重程度等进行评估，以便制订适宜的预防和干预措施，尽可能维持老年人的独立生活力和提高生存质量。

【老年评估的意义】

在中国人口老年化迅速发展、白发浪潮汹涌袭来的今天，老年综合评估是"以人为本"现代医学模式转变的具体体现，是针对老年病特点多学科团队协作及综合治疗的现实应用典范，是提高老年人生活质量最新颖、最有价值的管理理念和干预技术。

通过对老年人进行全面和动态的综合评估，对帮助医护人员全面了解或掌握老年患者的病情变化和功能状态、及时制订医疗—康复—护理方案、改善老人自我照顾能力、维护家庭和社会生活照料和服务水平、适时评价干预疗效和生存质量等都有重要的意义；通过对老年人进行全面和动态的综合评估，也可帮助患者及家属增强老年人的健康管理意识，与医院、社区、社会保持良好的接触与沟通，积极配合和落实各项医疗干预措施，对促进患者尽早康复，减少残疾，最大限度地维持老年人的功能状态和提高其生活质量也有重要意义。

第二节 老年躯体功能评估

躯体功能评估是老年综合评估中的重要内容，通过测评量表对老年人躯体功能和存在的问题进行评估，是制订综合诊疗及护理的依据。老年躯体功能评估主要包括：日常生活活动能力、平衡和步态、吞咽功能、失能评估、视力和听力，必要时进行感知功能（如痛觉、触压觉等）和运动功能（如上下肢肌力、关节活动度等）的评估。

【日常生活活动能力评估】

影响老年人日常生活活动能力的因素包括：年龄、疾病、心理、运动功能等。ADL 评估可分为基本日常生活活动能力（basic activities of daily living，BADL）、工具性日常生活活动能力（instrumental activities of daily living，IADL）、高级日常生活活动能力（advanced activities of daily living，AADL）三个层级。

（一）基本日常生活活动能力（BADL）评估

BADL 是指洗澡、穿衣、如厕、梳洗、进食和使用交通工具的自理活动，常用评估量表有 Barthel 指数（表 5-1），包括：进食、转移、修饰、如厕、沐浴、平地行走、上下楼梯、穿衣、尿便控制 10 项内容，每个项目根据是否需要帮助及需帮助的程度分为 0、5、10、15 四个等级，总分为 100 分，得分越低说明独立性越差、依赖性越大；Katz 指数（ADL 指数）将 ADL 分为六个方面：沐浴、穿衣、如厕、床椅移动、尿便控制、进食，每个方面又分为七个功能等级（A～G），A 是完全独立，G 是完全依赖。

表 5-1　Barthel 指数（BI）

序号	项目	填表说明	评分（分）
1	大便 （排便）	指 1 周内情况； 偶尔=1 周 1 次	0：失禁 5：偶尔失禁 10：能控制
2	小便 （排尿）	指 24～48 小时情况； "偶尔"=<1 次/天，插尿管的患者能独立 管理尿管者 10 分	0：失禁 5：偶尔失禁 10：能控制
3	修饰	指 24～48 小时情况，由看护者提供工具者 5 分，如挤好牙膏，准备好水等	0：需帮助 5：独立洗脸、刷牙、剃须
4	如厕	应能自己到厕所及离开，5 分=能做某些事	0：依赖别人 5：需部分帮助 10：自理
5	吃饭	能吃任何正常饮食（不仅是软食），食物可 由其他人做或端来，5 分=别人加好菜后患 者自己吃	0：依赖别人 5：需部分帮助（夹菜、盛饭） 10：全面自理
6	移动	指从床到椅子然后回来； 0 分=坐不稳，需两个人搀扶；5 分=1 个强 壮的人/熟练的人/2 个人帮助，能站立	0：完全依赖，不能坐 5：需大量帮助（2 人）、能坐 10：需少量帮助（1 人）或指导 15：自理
7	活动 （步行）	指在院内、屋内活动，可以借助辅助工具； 如果用轮椅，必须能拐弯或自行出门而不 需帮助； 10 分=1 个未经训练的人帮助，包括监督或 帮助	0：不能动 5：在轮椅上独立活动 10：需 1 人帮助步行（体力或语言指导） 15：独自步行（可用辅助工具）
8	穿衣	应能穿任何衣服； 5 分=需别人帮助系扣、拉链等，但患者能 独立披上外套	0：依赖 5：需部分帮助 10：自理（系开纽扣、拉链、穿鞋等）
9	上楼梯	10 分=可独立借助辅助工具上楼	0：不能 5：需帮助（体力或语言指导） 10：自理
10	洗澡	5 分=必须能不看着进出浴室，自己擦洗； 淋浴不需帮助或监督，独立完成	0：依赖 5：自理
总分			

注：（1）日常生活能力评价：总分为 100 分，得分越高，独立性越好，依赖性越小

（2）ADL 能力缺陷程度：0～20 分=极严重功能缺陷；25～45 分=严重功能缺陷；50～70 分=中度功能缺陷；75～95 分=轻度功能缺陷；100 分=ADL 能自理

（3）卒中评价：50～100 分轻度卒中，15～45 分中度卒中，0～10 分重度卒中

（二）工具性日常生活活动能力（IADL）评估

IADL 是指能够保持独立家庭生活的能力，常用评估量表有 Lawton-Brody 工具性日常生活活动能力评估量表（表 5-2），包括：购物、家务、理财、食物储备、交通、使用电话、洗衣、服药八个项目，总分 23 分，每项为 0～4 分，得分越低说明独立性越差、

依赖性越大。

表 5-2 Lawton-Brody 工具性日常生活活动功能评估量表

	项目	评分（分）	得分
购物	独立完成所有购物需求	3	
	独立购买日常生活用品	2	
	每次上街购物都需要人陪伴	1	
	完全不上街购物	0	
家务	能做比较繁重的家务或偶尔做家务，如搬动沙发、擦地板、擦窗户	4	
	能做比较简单的家务，如洗碗、铺床、叠被	3	
	能做家务，但不能达到可被接受的整洁程度	2	
	所有家务都需要别人协助	1	
	完全不能做家务	0	
理财	可独立处理财务	2	
	可以处理日常的购物，但需要别人的协助与银行的往来或大宗买卖	1	
	不能处理财务	0	
食物	能独立计划、烹煮和摆设一顿适当的饭菜	3	
储备	如果准备好一切的佐料，会做一顿适当的饭菜	2	
	会将已做好的饭菜加热	1	
	需要别人把饭菜做好、摆好	0	
交通	能够自己搭乘大众交通工具或自己开车、骑车	4	
	可搭计程车或大众交通工具	3	
	能够自己搭计程车但不会搭乘大众交通工具	2	
	当有人陪伴可搭乘计程车或大众交通工具	1	
	完全不能出门	0	
使用	独立使用电话，含查电话簿、拨号等	3	
电话	仅可拨熟悉的电话号码	2	
	仅会接电话，不会拨电话	1	
	完全不会使用电话或不使用	0	
洗衣	自己清洗所有衣物		
	只清洗小件衣物	1	
	完全依赖他人洗衣服	0	
服药	能自己负责在正确时间用正确的药物	2	
	如果事先准备好服用的药物分量，可自行服用	1	
	不能自己服药	0	
总分		23	

（三）高级日常生活活动能力（AADL）评估

AADL 是指能够完全满足社会的、公共的、家庭的角色，能较好地参与职业、休闲活动的能力。AADL 采用综合性的日常生活活动能力评估，包括躯体功能、语音功能、认知功能、社会活动能力相结合的应用量表，在其能力丧失之前监测功能状态的变化很有价值。常用量表 PULSES 评定量表（表5-3），主要包括六个方面：身体状况（physical condition，P），主要指内脏器官疾病；上肢功能及活动（upper limb functions and self care，U）；下肢功能及活动（lower limb functions and mobility activities，L）；感官与语言交流功能（sensory components relating to communication，S）；排泄功能（excretory function，E）；社会活动（situational factors，S），指智力和情感适应能力、家庭支持、经济能力和社会关系。每项分为 1～4 分，总分 6 分状态最佳，24 分最差。

表 5-3 PULSES 评定量表

P	身体状况（包括内脏疾病，如心血管、呼吸、消化、泌尿系统疾病和内分泌系统疾病及脑部疾病）	1：内科情况稳定，只需每隔 3 个月复查 1 次
		2：内科情况尚属稳定，每隔 2~10 周复查 1 次
		3：内科情况不大稳定，最低限度每周复查 1 次
		4：内科情况不稳定，每天要严密进行医疗监护
U	上肢功能及日常生活自理情况（进食/饮水，穿上衣/裤子，修饰，清洗，会阴护理）	1：上肢功能无损伤，可独立自我照顾
		2：上肢功能有损伤，但可独立自我照顾
		3：上肢功能有/无损伤，自我照顾活动时需要帮助或监督
		4：上肢功能明显损伤，自我照顾活动完全依赖别人
L	下肢功能及活动（转移到椅子/厕所/浴池或洗澡，行走，上楼梯，需使用步行辅助器械）	1：下肢功能无损伤，可独立活动
		2：基本上独立行动，下肢有一定残损，需使用步行辅助器械、支具或假肢，或利用轮椅能在无阶梯的地方充分活动
		3：在扶助或指导下能行动，下肢有残损或无残损，利用轮椅能做部分活动
		4：完全不能独立活动，下肢有严重残损
S	感官与语言交流功能	1：能独自进行语言交流
		2：基本上能进行语言交流，视力基本无障碍，但感官及语言交流功能有一定缺陷，如轻度构音障碍、轻度失语、要戴眼镜或助听器、或经常要用药物治疗
		3：在别人帮助下或指导下能进行语言交流，视力严重障碍
		4：聋、盲、哑不能进行语言交流，无有用视力
E	排泄功能（尿便）	1：尿便完全自控
		2：基本上能控制膀胱括约肌及肛门括约肌，虽然有尿急或急于排便，但尚能控制，因此可参加社交活动或工作；或虽要插导尿管，但能自理
		3：在别人帮助下，能处理好尿便排泄问题，偶尔有尿床或溢粪
		4：尿便失禁，常有尿床或溢粪
S	社会活动能力	1：能适应完成日常生活任务，并能尽家庭及社会责任
		2：基本上适应，但需在环境上、工作性质和要求上稍作调整和改变
		3：适应程度差，需在别人指导、帮助和鼓励下，才能适应家庭和社会环境，进行极小量力所能及的家务及工作
		4：完全不适应家庭和社会环境下生活，需长期住院治疗或修养

注：6 分状态最好，24 分最差

【平衡与步态评估】

针对平衡和步态的评估，能够有效预测患者躯体功能康复程度和发生跌倒风险的程度。常用的评估方法包括闭目直立试验（患者直立，两脚并拢，双上肢下垂，闭目直立，维持 30 秒），行走试验（受试者闭眼，向正前方走 5 步，然后向后走 5 步，反复 5 次，起点与终点之间的偏差角＞90°者，说明两侧的前庭功能有显著差异），Tinetti 平衡测试表（表 5-4）和 Berg 平衡量表（表 5-5）等。另一个替代性的评估方法是把测量步速作为评估平衡和步态的一项重要的指标：当患者的步速在 0.8m/s 以上，提示可独立活动；当步速达 0.6m/s，患者可以不用轮椅活动；如能够用≤20 秒的时间在诊室或病房走廊行走 15m，则提示患者能够在日常生活中独立行走。对于使用步行辅助器的患者评估平衡和步态时，应分别对其使用步行辅助器状态和非使用步行辅助器状态进行测试。

表 5-4 Tinetti 平衡量表

需完成的任务		评分项目
1.坐平衡	0：	在椅子上倾斜或滑动
	1：	稳定，安全
2.起立	0：	必须有帮助
	1：	能，用臂辅助
	2：	不用臂辅助即能立起

续表

需完成的任务		评分项目
3. 试图起立	0:	必须有帮助
	1:	能，需要>1次的尝试
	2:	能起立，1次成功
4. 即刻站立平衡	0:	不稳（摆架子、移动足、身体摇晃）
（开始5秒）	1:	稳，但需使用拐杖或其他支持
	2:	稳，不需拐杖或其他支持
5. 站立平衡	0:	不稳
	1:	稳，但两足距离增宽（足跟间距）10.16cm，使用拐杖或其他支持
	2:	两足间距窄，不需要支持
6. 用肘推（受试者双足尽可能靠紧，测试者用手掌轻推受）	0:	开始即跌倒
	1:	摇摆、抓物体和人来保持平衡
	2:	稳定
7. 闭眼（双足站立要求同6）	0:	不稳
	1:	稳
8. 旋转360°	0:	步伐不连续
	1:	步伐连续
9. 旋转360°	0:	不稳（摇摆、抓物）
	1:	稳定
10. 坐下	0:	不安全（距离判断失误，跌进椅子）
	1:	用上肢或移动不顺畅
	2:	安全，移动顺畅

总分

表5-5 Berg 平衡量表

项目	评分标准	得分
1. 从坐位到站立位 指令：请站起来。请不要使用你的手支撑	4: 能不使用手支撑而站起，而且独立、稳定 3: 能不使用手支撑而站起 2: 能不使用手支撑而站起，需用手支撑桌子保持稳定 1: 需用手支撑桌子站起和保持稳定（需要桌子最小的帮助或稳定） 0: 需别人帮助或用手支撑桌子站起和保持稳定（需要最大的帮助）	
2. 持续无支持站立 指令：请使用你的手支撑而站立2分钟	4: 能安全地站立2分钟 3: 能扶持在监督下站立2分钟 2: 能持续无支持站立30秒 1: 需要支撑桌子站立30秒 0: 不能站立30秒	
3. 无支持坐位 指令：请双臂相抱保持坐位2分钟	4: 能十分安全地坐2分钟 3: 能在监督下坐2分钟 2: 能坐30秒 1: 能坐10秒 0: 不能没有支持坐10秒	
4. 从站立到坐 指令：请坐下	4: 安全并且最低程度的用手坐下 3: 使用手控制身体落下 2: 对抗椅背或腿部控制身体落下 1: 独立地坐但是不能控制身体落下 0: 需要帮助才能坐下	
5. 转移 指令：请从床转移到椅子上	4: 不太明显地使用手安全地转移 3: 较明显地使用手安全地转移 2: 需口头指示或监督下转移	

续表

项目	评分标准	得分
	1：需要一个人帮助	
	0：需要两个人帮助或监督	
6. 闭眼无支持站立	4：能安全地站立 10 秒	
指令：请闭上你的眼睛站立	3：能在监督下安全地站立 10 秒	
10 秒	2：能站立 3 秒	
	1：不敢闭眼站立 3 秒，但是可以安全地站立	
	0：需要帮忙避免跌倒	
7. 无支持双脚并齐站立	4：能独立地双脚并在一起站立 1 分钟	
指令：把你的双脚并在一起	3：能在监督下独立地双脚并在一起站立 1 分钟	
站立	2：能双脚并在一起站立 30 秒	
	1：需要帮忙能双脚并在一起站立 15 秒	
	0：需要帮助达到姿势要求，但不能站立 15 秒	
8. 当站着的时候，伸直上肢向前触物	4：能达到伸向前距离>25cm	
	3：能达到伸向前距离>12.5cm 安全地	
指令：举起上臂 90°，再伸	2：能达到伸向前距离>5cm 安全地	
展你的手指尽可能伸向前	1：需要监督伸向前	
	0：当尝试或需要外侧支持做伸向前动作的时候，会失去平衡	
9. 在站立姿势从地板上取物	4：能安全地且容易地拾起拖鞋	
指令：拾起被放置在你脚前	3：能拾起拖鞋但是需要监督	
的拖鞋	2：不能拾起，但是距拖鞋 2~5cm，而且独立地保存平衡	
	1：不能拾起且当尝试的时候需要监督	
	0：不能尝试或需要帮助，避免丧失平衡或跌倒	
10. 当站着的时候，转身向后看	4：转身向后看，做得很好	
指令：转身向后看	3：转身向后看，一侧重心变化比另一侧好	
	2：可以转身向后看，但是能维持平衡	
	1：需要监督才转身向后看	
	0：需要帮助，避免丧失平衡或跌倒	
11. 身体在原地旋转 360°	4：能安全地在 4 秒内转 360°	
指令：完全地使身体在原地旋	3：能从一侧在 4 秒内安全地转 360°	
转 360°	2：能安全地转 360°，但是速度较慢	
	1：需口头指示或监督	
	0：当在原地旋转时候，需要协助	
12. 当持续不支持的时候，交替把脚部放在凳子上	4：能独立而且安全地在 20 秒内完全交替把脚部放在凳子上各 4 次	
	3：能独立地站和完全在>20 秒完全交替把脚部放在凳子上各 4 次	
指令：交替把脚部放在凳子	2：能在监督但没有帮助下交替把脚部放在凳子上各 4 次	
上，直到每个足部接触凳子	1：能在最小的帮助下交替把脚部放在凳子上>2 次	
4 次	0：不能尝试或需要帮助，避免丧失平衡或跌倒	
13. 持续一脚在前站立	4：能独立地将一只脚放在另一只脚的正前方且保持 30 秒	
指令：持续一脚在前站立	3：能独立地将一只脚放在另一只脚的前方且保持 30 秒	
	2：能独立地将一只脚向前迈一小步且能保持 30 秒	
	1：需要帮忙迈步，但是能站立 15 秒	
	0：当迈步或站着的时候失去平衡	
14. 单腿站立	4：能独立地单腿站立>10 秒	
指令：单腿站立	3：能单腿站立 5~ 10 秒	
	2：能单腿站立>3 秒	
	1：尝试举起腿部不能单腿站立>3 秒，但可以独立站立	
	0：不能够尝试此项活动或需要帮助以避免跌倒	
总分		

注：最高分 56 分。0~20 分：有较大跌倒风险，建议坐轮椅；20~40 分：有跌倒风险，建议辅助步行； 41~56 分：无跌倒风险，可独立行走

【吞咽功能评估】

误吸是老年患者常见的并发症,实施吞咽功能的评估极为重要,对于 65 岁以上的老年住院患者建议采用洼田饮水试验(表 5-6)进行吞咽功能评估筛查。

神经和神经肌肉障碍是吞咽困难的首要风险之一,对于脑卒中后、阿尔茨海默病、帕金森病等患者,可采用医疗床旁吞咽评估量表和吞咽困难分级量表等(表 5-7、表 5-8)进行评估。

表 5-6 洼田饮水试验

患者端坐,喝下 30ml 温开水,观察所需时间和呛咳情况

分级		评定标准
1 级	(优)	能顺利地 1 次将水咽下
2 级	(良)	分 2 次以上,能不呛咳地咽下
3 级	(中)	能 1 次咽下,但有呛咳
4 级	(可)	分 2 次以上咽下,但有呛咳
5 级	(差)	频繁呛咳,不能全部咽下

注:正常,1 级,5 秒之内;可疑,1 级,5 秒以上或 2 级;异常,3 级、4 级、5 级

评价:治愈,吞咽障碍消失,饮水试验评定 1 级;有效,吞咽障碍明显改善,饮水试验评定 2 级;无效,吞咽障碍改善不明显,饮水试验评定 3 级以上

表 5-7 医疗床旁吞咽评估量表

项目	评分标准	得分
意识水平	1:清醒;2:嗜睡但能唤醒;3:有反应但无睁眼和言语;4:对疼痛有反应	
头与躯干的控制	1:正常坐稳;2:不能坐稳;3:只能控制头部;4:头部也不能控制	
呼吸模式	1:正常;2:异常	
唇的闭合	1:正常;2:异常	
软腭运动	1:对称;2:不对称;3:减弱或缺损	
喉功能	1:正常;2:减弱;3:缺乏	
咽反射	1:存在;2:缺乏	
自主咳嗽	1:正常;2:减弱;3:缺乏	
	第 1 阶段:给予 1 汤匙水(5ml)3 次	
水流出	1:无或一次;2:大于一次	
有无效喉运动	1:有;2:无	
重复吞咽	1:无或一次;2:一次以上	
吞咽时咳嗽	1:无或一次;2:一次以上	
吞咽时喘鸣	1:无;2:有	
吞咽后喉的功能	1:正常;2:减弱或声音嘶哑;3:发音不能	
第 2 阶段:	如果第 1 阶段正常(重复 3 次,2 次以上正常)那么给予吞咽 60ml 烧杯中的水	
能否完成	1:能;2:不能	
饮完需要的时间(秒)		
吞咽中或完毕后咳嗽	1:无;2:有	
吞咽时或完毕后喘鸣	1:无;2:有	
吞咽后喉的功能	1:正常;2:减弱或声音嘶哑;3:发音不能	
误吸是否存在	1:无;2:可能;3:有	

注:如果患者不能正常吞咽 5ml 的水,尝试 3 次中多于一次出现咳嗽或者气哽,或者出现吞咽后声音嘶哑(即喉功能减弱),则不再继续第 2 阶段。不能进入第 2 阶段,或在第 2 阶段中出现咳嗽或气哽,或出现吞咽后声音嘶哑,就认为是不安全吞咽

表 5-8　吞咽困难分级量表

序号	评价内容
1	不适合任何吞咽训练，仍不能经口进食
2	仅适合基本吞咽训练（indirect approach），仍不能经口进食
3	可进行摄食训练（如 direct approach），但仍不能经口进食
4	在安慰中可能少量进食，但需静脉营养
5	1～2 种食物经口进食，需部分静脉营养
6	3 种食物可经口进食，需部分静脉营养
7	3 种食物可经口进食，不需静脉营养
8	除特别难咽的食物外，均可经口进食
9	可经口进食，但需临床观察指导
10	正常摄食吞咽功能

注：每项各得 1 分，≥9 分，基本痊愈；提高 6～8 分，明显好转；提高 3～5 分，好转；1～2 分，无效

【失 能 评 估】

老年人是失能的主要群体，失能评估是判断老年患者是否接受长期照护服务的重要依据。按照国际通行标准，应用吃饭、穿衣、上下床、上厕所、室内走动和洗澡六项指标进行评定。评定标准如下：1～2 项不能完成为轻度失能，3～4 项不能完成为中度失能，5～6 项不能完成为重度失能。Barthel 指数在临床常被作为对患者日常生活自理能力的判断，评分 0～20 分为完全依赖；25～45 分为重度依赖；50～70 分为中度依赖；75～95 分为轻度依赖；100 分为无需依赖。

【视力和听力评估】

视力和听力下降不仅是老年人生活能力下降的主要原因，还与认知功能下降、高血压、抑郁、跌倒、生活综合质量下降及死亡率相关。

1. 视力评估　一般可通过询问以下三个问题进行初筛：①您在阅读、开车、行走或看电视时，觉得吃力吗？②您看东西时觉得有东西遮挡或视物有缺损吗？③看东西时有事物的变形或扭曲吗？如发现患者有视力问题，应联系眼科进行专业评估及检查，必要时应用低视力辅助设备。

2. 听力评估　一般可通过询问以下三个问题进行筛查：①是否别人总抱怨您把电视机或收音机的声音开得太大？②是否经常需要别人重复所说的话？③是不是感到听电话或手机有困难？如发现患者有听力问题，应联系耳科进行专业评估及检查，可用纯音测听法、鼓室测压法、声反射测试以及语言再认及行为检测方法进行评估。

在实施老年人的躯体功能评估时应注意以下几点：①评估人员应进行培训及考核，熟练掌握评估的方法；②评估前应详细地向患者及家属解释评估的重要性，取得配合；③评估时应注意周围环境对老年人的影响，通过直接观察老人的进食、穿衣、如厕等进行评估，避免主观判断的偏差；④评估人员在评估过程中应语速减慢、语音清晰、语言通俗易懂，同时应注意观察患者的反应，及时调整与反馈，确保评估的准确性；⑤评估时老年人往往高估自己的能力，而其家属往往低估老年人的能力，评估人员应客观地进行判断。

第三节　老年精神心理评估

老年期常见的精神、心理障碍包括：痴呆、抑郁、焦虑、谵妄等，老年精神心理评估用于判断老年人是否患有精神、心理疾病及其严重程度，包括对认知功能、言语功能、情绪情感、人格、压力、自我概念和心理障碍等方面的评估。

【认知功能评估】

在老年期，因疾病引起的认知功能下降比因增龄而引起的认知功能下降进展速度更快，并明显影响其日常生活能力。认知功能包括注意力、记忆力、言语、定向力、抽象能力、判断及处理问题的能力、计算力、执行功能等。认知功能评估是早期发现、诊断痴呆的重要手段之一，在进行认知功能评估时，应根据评估目的合理选择量表。下面介绍一些常用的认知功能评估量表。

1. 简易智能评估量表（mini-mental status examination，MMSE）　是一个应用最广泛的痴呆筛查工具，可通过得分获得特定分数段所代表的认知功能的受损情况，用于简单判断和区分谵妄、抑郁、神志昏迷和痴呆的患者。MMSE 总分范围 0～30 分，评分受年龄和文化程度的影响较大，如文盲者低于 17 分，小学者低于 20 分，中学以上者低于 24 分，分界值以下为有认知功能缺陷。MMSE 量表不能用于痴呆的鉴别诊断，如需深入判断认知功能损害应进行更细致和全面的认知功能检测（表 5-9）。

表 5-9　简易智能评估量表（MMSE）

检查的功能项目	序号	评估项目	评分方法	得分
时间 定向力	1	今年是哪一年？	答对 1 分，答错或拒答 0 分	
	2	现在是什么季节？	答对 1 分，答错或拒答 0 分	
	3	现在是几月份？	答对 1 分，答错或拒答 0 分	
	4	今天是几号？	答对 1 分，答错或拒答 0 分	
	5	今天是星期几？	答对 1 分，答错或拒答 0 分	
地点 定向力	6	这是什么城市（名）？	答对 1 分，答错或拒答 0 分	
	7	这是什么区（城区名）？	答对 1 分，答错或拒答 0 分	
	8	这是什么医院（医院名或胡同名）	答对 1 分，答错或拒答 0 分	
	9	这是第几层楼？	答对 1 分，答错或拒答 0 分	
	10	这是什么地方（地址、门牌号）？	答对 1 分，答错或拒答 0 分	

现在我告诉您三种东西的名称，我说完后请您重复一遍。请您记住这三种东西：树木、钟表和汽车，过一会儿我还要问您（请说清楚，每样东西 1 秒时间）

记忆力	11	复述：树木	答对 1 分，答错或拒答 0 分	
	12	复述：钟表	答对 1 分，答错或拒答 0 分	
	13	复述：汽车	答对 1 分，答错或拒答 0 分	

现在请您算一算，从 100 中减去 7，然后从所得的数算下去，请您将每减一个 7 后的答案告诉我，直到我说"停"为止

注意力和计算力	14	计算 100-7	答 93，给 1 分，否则为 0 分	
	15	计算 93-7	答 86，给 1 分，否则为 0 分	
	16	计算 86-7	答 79，给 1 分，否则为 0 分	
	17	计算 79-7	答 72，给 1 分，否则为 0 分	
	18	计算 72-7	答 65，给 1 分，否则为 0 分	

如前一项计算错误，但在错误得数基础上减 7 正确者仍给相应得分

现在请您说出刚才我让您记住的是哪三种东西

	19	回忆：树木	答对 1 分，答错或拒答 0 分	
	20	回忆：钟表	答对 1 分，答错或拒答 0 分	
	21	回忆：汽车	答对 1 分，答错或拒答 0 分	
回忆力	22	出示手表问受试者这是什么？	答对 1 分，答错或拒答 0 分	
	23	出示铅笔问受试者这是什么？	答对 1 分，答错或拒答 0 分	
	24	请您跟我说"四十四只石狮子"	能正确说出 1 分，否则 0 分	
	25	给受试者一张卡片，上面写着"请闭上您的眼睛"，请您念一念这句话，并按上面的意思去做	能正确说出并能做到 1 分，不正确说出，也不能做到 0 分	

我给您一张纸，请您按我说的去做。现在开始，用右手拿着这张纸，用两只手把它对折起来，然后将它放在您的左腿上

	26	用右手拿着这张纸	正确为 1 分，错误 0 分	
	27	用两只手将纸对折	能对折为 1 分，不能 0 分	
语口能力	28	将纸放在左腿上	放对为 1 分，否则 0 分	
	29	请您写一个完整的句子	能正确写出为 1 分，否则为 0 分	
	30	请您照着下面图案样子把它画下来	正常为 1 分，错误为 0 分	

总分

注：总分范围 0～30 分，正常与不正常的分界值与受教育程度有关：文盲（未受教育）组 17 分；小学（受教育年限≤6 年）组 20 分；中学或以上（受教育年限＞6 年）组 24 分；分界值以下为有认知功能缺陷，以上为正常

2. 简易智力状态评估量（mini-cognlitive assessment instrument for dementia，Mini-Cog） 表 5-10。

表 5-10 简易智力状态评估量表（Mini-Cog）

序号	评估内容	评估标准	得分
1	请受试者仔细听和记住 3 个不相关的词，然后重复		
2	请受试者在一张空白纸上画出钟的外形，标好时钟数 给受试者一个时间让其在时钟上标出来	画钟试验正确：是能正确标明时钟数字位置和顺序，正确显示 所给定的时间	
3	请受试者说出先前所给的 3 个词	能记住每个词给 1 分	

评估建议：0 分，3 个词一个也记不住，定为痴呆。1~2 分，能记住 3 个词中的 1~2 个，画钟试验正确，认知功能正常；画钟试验不正确，认知功能缺损。3 分，能记住 3 个词，不定为痴呆

3. 简易心智状态问卷调查表（short portable mental status questionnaire，SPMSQ） 详见表 5-11。

表 5-11 简易心智状态问卷调查表（SPMSQ）

序号	问题	答案（错误请画×）
1	今天是哪年，哪月，哪日？	
2	今天是星期几？	
3	这是什么地方？	
4	你的电话号码是多少（如无电话，可问家 里的门牌号）？	
5	今年多大了？	
6	你的出生日期？	
7	现任国家主席是谁？	
8	前任国家主席是谁？	
9	你妈妈叫什么？	
10	从 20 开始减 3，得到 17，再减 3，依次类 推，到不能减为止	

注：评估标准，0~2 个错误，认知正常；3~4 个错误，轻度认知障碍；5~7 个错误，中度认知障碍；≥8 个错误，重度认知障碍。如果受试者为小学及以下文化程度，允许错误数再多一个；如果受试者为高中以上文化程度，允许的错误数要少一个

4. 单词再认测试 也可称"三件事回顾"，多通过复述和回顾三种不相关的名词来进行测试，如钟表、树木和汽车等。

5. 画钟试验（clock drawing test，CDT） 是对认知功能迅速而敏感的评估，CDT 要求患者在白纸上独立画一个钟表的表盘，把数字安放在正确的位置上，并用表针标出指定时间的位置。CDT 的计分方法有很多种：四分法、六分法、七分法、十分法、二十分法等。其中最常用最简便的是四分法：画出闭锁的圆，1 分；将数字安放在正确的位置，1 分；表盘上包括全部 12 个正确的数字，1 分；将指针安放在正确的位置，1 分。

6. 意识障碍评估法（confusion assessment method，CAM）（表 5-12） 是进行谵妄评估的一种有用的筛查工具，包括：①精神状态急剧变化；②症状在数分钟或数小时内波动；③注意力下降；④意识水平改变；⑤思维散漫。确认谵妄诊断必须符合前 3 条加上第 4 条或第 5 条。谵妄与痴呆的特征有时互相重叠，谵妄时注意力首先受损，痴呆表现为早期记忆力受损，晚期可注意力严重受损；谵妄有逆转的可能，痴呆是永久性的，因此认知下降的持续时间可能是最明晰的区分方法。

表 5-12 意识障碍评估法

标准	依据
精神状态急剧变化	家庭成员、治疗者或初级保健医师的观察
症状在数分钟或数小时内波动	护士或其他照料者的观察
注意力下降	病史
	数字回忆差，不能倒背月份
意识水平改变	警觉性高，嗜睡，昏睡，昏迷
思维散漫	言语散漫或不连贯

注：确认谵妄诊断必须符合前 3 条加上第 4 条或第 5 条

【情绪、情感的评估】

对情绪的评估包括焦虑和抑郁两个方面。焦虑症状可表现为紧张、不安、急躁或为某些躯体疾病的临床表现，也可以表现为精神心理因素、社会因素或环境因素导致的一种情感障碍；常用焦虑的评估方法有汉密尔顿焦虑量表（Hamilton anxiety scale，HAMA）和焦虑自评量表（self-rating anxiety scale，SAS）（表 5-13）等。抑郁症的特征是情绪低落，通常与躯体疾病和精神心理因素密切相关。重度抑郁症患者有自残或自杀倾向，应引起医护人员的高度重视。常用抑郁症的评估方法有汉密尔顿抑郁量表、抑郁自评量表（self-rating depression scale，SDS）（表 5-14）和老年抑郁量表（geriatric depression scale，GDS）（表 5-15）。

表 5-13 焦虑自评量表（SAS）

序号	评估内容	自评选项				得分
1	我觉得比平时容易紧张和着急	0	1	2	3	
2	我无缘无故地感到害怕（恐惧）	0	1	2	3	
3	我容易心里烦乱或觉得惊恐（惊恐）	0	1	2	3	
4	我觉得我可能将要发疯（发疯感）	0	1	2	3	
5	我觉得一切都很好，也不会发生什么不幸（不幸预感）	3	2	1	0	
6	我手脚发抖打颤（手足颤抖）	0	1	2	3	
7	我因为头痛、颈痛和背痛而苦恼（躯体疼痛）	0	1	2	3	
8	我感觉容易衰弱和疲乏（乏力）	0	1	2	3	
9	我觉得心平气和，并且容易安静坐着（静坐不能）	3	2	1	0	
10	我觉得心跳很快（心悸）	0	1	2	3	
11	我因为一阵阵头晕而苦恼（头晕）	0	1	2	3	
12	我有晕倒发作或觉得要晕倒似的（晕厥感）	0	1	2	3	
13	我呼气吸气都感到很容易（呼吸困难）	3	2	1	0	
14	我手脚麻木和刺痛（手足刺痛）	0	1	2	3	
15	我因为胃痛和消化不良而苦恼（胃痛或消化不良）	0	1	2	3	
16	我常常要小便（尿频）	0	1	2	3	
17	我的手常常是干燥温暖的（多汗）	3	2	1	0	
18	我脸红发热（面部潮红）	0	1	2	3	
19	我容易入睡并且一夜睡得很好（睡眠障碍）	3	2	1	0	
20	我做噩梦（噩梦）	0	1	2	3	

评价：①20 个条目中有 15 项是用负性词陈述的，按 1～4 顺序评分。其余 5 项（第 5，9，13，17，19 项），是用正性词陈述的，按 4～1 顺序反向计分。②SAS 的主要统计指标为总分。将 20 个项目的各个得分相加，即得粗分；用粗分的值乘以 1.25 以后取整数部分，就得到标准分或者可以查表作相同的转换。按照中国常模结果，SAS 标准分的分界值为 50 分；其中 50～69 分为轻度焦虑，60～69 分为中度焦虑，69 分以上为重度焦虑

表 5-14 抑郁自评量表（SDS）

序号	评估内容	自评选项				得分
		偶/无（分）	有时（分）	经常（分）	持续（分）	
1	我感到情绪沮丧，郁闷	1	2	3	4	
2	*我感到早晨心情最好	4	3	2	1	
3	我要哭或想哭	1	2	3	4	
4	我夜间睡眠不好	1	2	3	4	
5	*我吃饭像平时一样多	4	3	2	1	
6	*我的性功能正常	4	3	2	1	
7	我感到体重减轻	1	2	3	4	
8	我为便秘烦恼	1	2	3	4	
9	我的心跳比平时快	1	2	3	4	
10	我无故感到疲劳	1	2	3	4	
11	*我的头如往常一样清楚	4	3	2	1	
12	*我做事情如平时一样不感到困难	4	3	2	1	
13	我坐卧不安，难以保持平静	1	2	3	4	
14	*我对未来感到有希望	4	3	2	1	
15	我比平时更易激动	1	2	3	4	
16	*我觉得决定事情很容易	4	3	2	1	
17	*我感到自己是有用的和不可缺少的人	4	3	2	1	
18	*我的生活很有意义	4	3	2	1	

续表

序号	评估内容	自评选项				得分
		偶/无（分）	有时（分）	经常（分）	持续（分）	
19	假如我死了别人会过得更好	1	2	3	4	
20	*我仍旧喜欢自己平时喜欢的东西	4	3	2	1	

评定方法：①第 2、5、6、11、12、14、16、17、18 和 20 项是用正性词陈述的，为反序记分；其余 10 项用负性词陈述的，按上述 1～4 顺序评分。②SDS 评定的抑郁严重度指数按下列公式计算：抑郁严重度指数=各条目累计分/80（最高总分）。指数范围为 0.25～1.0，指数越高，抑郁程度越高。评分指数 >0.50（总得分 <40）：无抑郁症患病风险；0.50～0.59（总得分 40～47）：可能有轻微至轻度抑郁症；0.60～0.69（总得分 48～55）：有中度至重度抑郁症；≥0.70（总得分 ≥56）：有重度抑郁症

表 5-15　老年抑郁量表（GDS）

序号	请选择最近一周来最适合您的感受	是	否	得分
1	您对生活基本上满意吗？	0	1	
2	您是否已经放弃了很多活动和兴趣？	1	0	
3	您是否觉得生活空虚？	1	0	
4	您是否常感到厌倦？	1	0	
5	您觉得未来有希望吗？	0	1	
6	您是否因为脑子里有一些想法摆脱不掉而烦恼？	1	0	
7	您是否大部分时间精力充沛？	0	1	
8	您是否害怕有不幸的事落到你头上？	1	0	
9	您是否大部分时间感到幸福？	0	1	
10	您是否常感到孤立无援？	1	0	
11	您是否经常坐立不安、心烦意乱？	1	0	
12	您是否希望经常待在家里而不去做些新鲜事？	1	0	
13	您是否常常担心未来？	1	0	
14	您是否觉得记忆力比以前差？	1	0	
15	您是否觉得现在生活很惬意？	0	1	
16	您是否常感到心情沉重、郁闷？	1	0	
17	您是否觉得像现在这样生活毫无意义？	1	0	
18	您是否常为过去的事忧愁？	1	0	
19	您觉得生活很令人兴奋吗？	0	1	
20	您开始一件新的工作困难吗？	1	0	
21	您觉得生活充满活力吗？	0	1	
22	您是否觉得您的处境毫无希望？	1	0	
23	您是否觉得大多数人比您强得多？	1	0	
24	您是否常为些小事伤心？	1	0	
25	您是否常觉得想哭？	1	0	
26	您集中精力困难吗？	1	0	
27	您早晨起床很开心吗？	0	1	
28	您希望避开聚会吗？	1	0	
29	您做决定很容易吗？	0	1	
30	您的头脑像往常一样清晰吗？	0	1	

评价：Brink 建议按不同的研究目的（如要求更高的灵敏度还是更高的特异度）用 9～14 分作为存在抑郁的界限分；一般地讲，0～9 分（总分 30 分）可视为正常范围；10～19 分提示轻度抑郁；20～30 分为重度抑郁

【个性的评估】

　　个性也称人格，进入老年期后，老年人常表现为保守、固执己见、墨守成规，对新事物、新环境适应性差，以自我为中心的人格特点。各种人格的改变与社会问题紧密相连：离退休、丧偶、独居、疾病、死亡等。常用人格评估量表有：明尼苏达多相人格调查表（minnseota multiphasic personality inventory，

MMPI）、艾森克人格调查表（Eysenck personality inventory，EPI）、人格诊断问卷（personality diagnostic questionnaire-4，PDQ-4）。明尼苏达多相人格调查表包括健康、身心症状、神经病学障碍、运动障碍、性、宗教、政治、社会态度、教育、职业、家庭、婚姻问题、许多常见的神经症或精神病行等。其中，某些项目可以组合成一些分量表：①疑病人格量表；②抑郁人格量表；③癔症人格量表；④病态人格量表；⑤偏执性人格量表；⑥神经衰弱人格量表；⑦精神分裂性人格量表；⑧躁狂性人格量表；⑨社会内向表；⑩男性化/女性化量表。除上述 10 个临床量表外，还有 3 个效度量表：①掩饰分：共 15 题，答"否"的得分，得分高的人，倾向于难以打交道、有些俗气、穿戴和思想比较单纯；②真实分：64 项意思相同但提法不同的问题，前后回答自相矛盾时，得分增加，一般矛盾的回答不能超过 10%；③校正分，针对回答问题时故意装好或故意装坏的情况进行校正。

第四节　社会环境评估

　　老年人不仅有多种慢性疾病和老年综合征以及有多种并发症和多药合用状态，还要面临各种复杂的社会和环境问题。而老年人常对自身存在的社会环境问题不甚了解，更不会向他人求助，但这些问题对疾病治疗决策和疾病转归会产生重要的影响。社会环境评估是一项耗时、耗力的工作，需要老年科医护人员与社会工作者一起进入社区和家庭，对老年患者进行家访调查，获得完整的资料，促进提高老年人对社会环境问题的敏感性。

【社 会 评 估】

　　老年人的社会功能相关的影响因素非常复杂，包括老年社会支持系统、社会参与能力、经济状况、医疗保险、人际关系、照顾人员、特殊需要、老年受虐和社会心理问题等方面。对于那些虚弱的老年人，尤其是依赖性强的老年人，应该给予尽可能详细的评估。在适当时机还应对患者的个人价值观、精神寄托和临终护理愿望（如遗嘱）等问题进行评估，在任何情况下，患者的文化和宗教信仰问题都应该受到尊重。

（一）社会支持评估

　　良好的社会支持系统能增强老年人的适应能力和应对能力，减少入院或再入院，促进身体康复，可用社会支持评定量表（SSRS）来进行评估，见表 5-16。社会支持评定量表是肖水源等在借鉴国外量表的基础上，根据我国的实际情况自行设计编制的，该量表客观、真实、操作方便，具有较好的信效度，有 3 个维度共 10 个条目，包括客观支持、主观支持、对支持的利用度。得分越高，说明社会支持程度越好。

表 5-16　社会支持评定量表（SSRS）

指导语：下面的问题用于反映您在社会中所获得的支持，请按各个问题的具体要求，根据您的实际情况来回答。谢谢您的合作。

1. 您有多少关系密切，可以得到支持和帮助的朋友？（只选一项）
（1）一个也没有 （2）1～2个 （3）3～5个 （4）6个或6个以上

2. 近一年来您（只选一项）：
（1）远离家人，且独居一室
（2）住处经常变动，多数时间和陌生人住在一起
（3）和同学、同事或朋友住在一起
（4）和家人住在一起

3. 您与邻居（只选一项）：
（1）相互之间从不关心，只是点头之交
（2）遇到困难可能稍微关心
（3）有些邻居很关心您
（4）大多数邻居都很关心您

4. 您与同事（只选一项）：
（1）相互之间从不关心，只是点头之交
（2）遇到困难可能稍微关心
（3）有些同事很关心您
（4）大多数同事都很关心您

5. 从家庭成员得到的支持和照顾（在合适的框内划"√"）

A. 夫妻（恋人）	□无	□极少	□一般	□全力支持
B. 父母	□无	□极少	□一般	□全力支持
C. 儿女	□无	□极少	□一般	□全力支持
D. 兄弟妹妹	□无	□极少	□一般	□全力支持
E. 其他成员（如嫂子）	□无	□极少	□一般	□全力支持

6. 过去，在您遇到急难情况时，曾经得到的经济支持和解决实际问题的帮助来源有：
（1）无任何来源
（2）下列来源（可选多项）：
A. 配偶　B. 其他家人　C. 朋友　D. 亲戚　E. 同事　F. 工作单位　G. 党团工会等官方或半官方组织　H. 宗教、社会团体等非官方组织 I. 其他（请列出）

7. 过去，在您遇到急难情况时，曾经得到安慰和关心的来源有：
（1）无任何来源
（2）下列来源（可选多项）：
A. 配偶　B. 其他家人　C. 朋友　D. 亲戚　E. 同事　F. 工作单位　G. 党团工会等官方或半官方组织　H. 宗教、社会团体等非官方组织　I. 其他（请列出）

8. 您遇到烦恼时的倾诉方式（只选一项）：

续表

指导语：下面的问题用于反映您在社会中所获得的支持，请按各个问题的具体要求，根据您的实际情况来回答。谢谢您的合作。

（1）从不向任何人诉述

（2）只向关系极为密切的1～2个人诉述

（3）如果朋友主动询问您会说出来

（4）主动诉述自己的烦恼，以获得支持和理解

9. 您遇到烦恼时的求助方式（只选一项）：

（1）只靠自己，不接受别人帮助

（2）很少请求别人帮助

（3）有时请求别人帮助

（4）有困难时经常向家人、亲友、组织求援

10. 对于团体（如党团组织、宗教组织、工会、学生会等）组织活动，您（只选一项）：

（1）从不参加（2）偶尔参加（3）经常参加（4）主动参加并积极活动

注：计分方法，第1～4条，8～10条，每条只选一项，选择1、2、3、4项分别计1、2、3、4分；第5条分A、B、C、D四项计总分，每项从无到全力支持分别计1～4分；第6、7条如回答"无任何来源"则计0分，回答"下列来源"者，有几个来源就计几分。社会支持评定量表分析方法：总分，即十个条目计分之和；客观支持分，2、6、7条评分之和；主观支持分，1、3、4、5条评分之和；对支持的利用度，第8、9、10条之和

（二）经济状况评估

经济来源决定了老年人能得到的医疗照顾和生活安排的质量，目前我国老年人经济支持主要来源于离退休金、养老保险、国家补贴等形式。老年人经济状况的评估多采用问答的形式进行，评估的内容主要包括对其个人收入情况、家庭负担、子女赡养、医疗保险、养老保险和长期照护保险等方面是否满足老年人生活的需要，是否需要他人支持等。

（三）文化差异评估

文化的差异是我们面对老年患者时不可忽略的因素，不同国籍、不同民族、不同性别和不同年龄的人群，个体间的差异可能很大。医护人员在适当的时候应对老年人的个人价值观、精神寄托和临终意愿等问题进行评估和讨论。在任何情况下，老年人的文化、宗教信仰都要受到尊重。

（四）老年人受虐和照顾人员评估

老年人由于年龄的增长，逐渐从单位或家庭中的主导地位变成次要地位，身体逐渐衰弱和依赖性逐渐增强，时常需要照顾人员，如亲友、子女以及专门聘请的护理员、医护人员等。一些老年人受歧视、受虐待或被遗弃的现象常有发生，老年医学工作者应对老年人进行歧视或受虐的评估，对照顾者的能力、工作量以及被接受程度等方面进行评估，可及时发现问题并及时解决问题。

【环 境 评 估】

老年生存环境包括居住环境、社会环境、精神环境等，在此项评估中，老年人的居家安全评估最为重要，其对老年人的健康状态有着密切的关系，对预防老年人的跌倒和其他意外事件的发生具有极其重要的意义。居家安全的评估包括对居室内的光线、温度、地面、地毯、家具、床、电线、取暖设备、电话、燃气、浴室门、便器、浴盆、台阶和扶手等的评估，常用家庭危险因素评估工具（home fall hazards assessments，HFHA）进行评估，见表5-17。通过环境评估，可对环境做出适当的改进，包括改善实际环境（设置坡道、扶手、升降马桶）、提供特殊服务（配餐车、整理家务、居家护理）、增进社区联络（电话安装、鼓励休闲娱乐活动）和提供所需的物品（如食物、药物），以提高环境的安全性和老年人独立活动的能力。

表 5-17　居家危险因素评估工具（HFHA）

序号	分类评估	内容评估	结果建议
1	居家灯光是否合适	□是 □否	灯光不宜过亮或过暗
2	楼道与台阶的灯光是否明亮	□是 □否	在通道和楼梯处使用60瓦的灯泡。通道上装有光电效应的电灯
3	电灯开关是否容易打开	□是 □否	应轻松开关电灯
4	在床上是否容易开灯	□是 □否	在床上应很容易开灯
5	存放物品的地方是否明亮	□是 □否	在黑暗处应安装灯泡。从亮处到暗处应稍候片刻
6	地面是否平整	□是 □否	地面不宜高低不平，如有应以斜坡代替。室内不应有门槛
7	地面上是否放置杂乱的东西	□是 □否	地面上应整洁，尽可能不放或少放东西，应清除走廊障碍物
8	通道上是否有任何电线	□是 □否	通道上不应有任何电线
9	在浴缸或浴室内是否使用防滑垫	□是 □否	在湿的地面易滑倒，浴室内应使用防滑垫，在浴缸内也应使用防滑材料
10	洗刷用品是否放在容易拿到的地方	□是 □否	洗刷用品应放在容易拿到地方，以免弯腰或伸得太远

续表

序号	分类评估	内容评估	结果建议
11	在马桶周围、浴缸或淋浴间是否有扶手	□是　□否	应装合适的扶手
12	是否容易在马桶上坐下和站起来	□是　□否	如马桶过低，或老人不易坐下和站起来，应加用马桶增高垫，并在周围装上合适的扶手
13	是否不用攀爬、弯腰或影响自己的平衡就可很容易取到常用的厨房用品	□是　□否	整理好厨房，以便能更容易取到最常用的厨具。可配用手推托盘车。如必须上高处取物，请用宽座和牢靠的梯子
14	厨房内灯光是否明亮	□是　□否	灯光应明亮
15	是否有良好的通风设备来减少眼睛变模糊的危险性	□是　□否	留置通风口，安装厨房抽油机或排气扇，做饭时更应通风
16	是否可以容易从沙发椅上站起来	□是　□否	宜用高度适宜又有坚固扶手的椅子
17	过道上是否放置任何电线、家具	□是　□否	不可在过道上放置电话线和凌乱的东西电线和其他杂物
18	家具是否放置在合适的位置	□是　□否	使家具应放置在合适的位置，您开窗或取物时不用把手伸得地面应整、防滑和安全太远或弯腰
19	窗帘等物品的颜色是否与周围环境太相近？	□是　□否	窗帘等物品的颜色尽可能鲜艳，与周围环境应有明显区别
20	是否能清楚地看见楼梯的边缘	□是　□否	楼梯与台阶处需要额外的照明，并应明亮。楼梯灯尽量使用自动开关
21	楼梯与台阶的灯光是否明亮	□是　□否	
22	楼梯上下是否有电灯开关	□是　□否	
23	每一级楼梯的边缘是否安装防滑踏脚	□是　□否	在所有阶梯上必须至少一边有扶手，每一级楼梯的边缘应装防滑踏脚
24	楼梯的扶手是否坚固	□是　□否	扶手必须坚固
25	是否穿有防滑鞋底的鞋子	□是　□否	鞋子或拖鞋上应有防滑鞋底和凸出的纹路
26	鞋子是否有宽大的鞋跟	□是　□否	鞋子上应有圆形宽大的鞋跟
27	在房里以外的地方是否穿的是上街的鞋子而不是拖鞋	□是　□否	避免只穿袜子、宽松的拖鞋、皮底或其他滑溜鞋底的鞋子和高跟鞋
28	穿的衣服是否合身和没有悬垂	□是　□否	衣服不宜太长，以免绊倒的绳子或折边
29	是否坐着穿衣	□是　□否	穿衣应坐下，而不要一条腿站
30	阶梯的边缘是否已清楚标明	□是　□否	应在阶梯的前沿漆上不同的颜色确保所有外面的阶梯极易看到
31	阶梯的边缘是否有自粘的防滑条	□是　□否	阶梯边缘应贴上防滑踏脚
32	阶梯是否有牢固且容易抓的扶手	□是　□否	阶梯应有牢固容易抓的扶手
33	房子周围的小路情况是否良好	□是　□否	应保持小路平坦无凹凸。清除小路上的青苔与树叶，路潮湿时要特别小心
34	卧室内是否有安全隐患，如过高或过低的椅子、杂乱的家居物品等	□是　□否	卧室的地板上不要放东西。要把卧室内松动的电线和电线系好，通道上不得有杂乱物品。椅子高度应合适
35	室内有无夜间照明设施？是否可以在下床前开灯	□是　□否	床边安一盏灯，考虑按钮灯或夜明灯。夜晚最好在床边放一把手电筒
36	是否容易上、下床	□是　□否	床高度应适中，较硬的床垫可方便上下床。下床应慢，先坐起再缓慢站立
37	卧室内是否有电话	□是　□否	卧室应装部电话或接分机，放在床上就可够着的地方
38	如果您使用拐杖或助行器，是否放在您下床前很容易将拐杖或助行器放在较够得着的地方	□是　□否	合适的地方

注：上述量表各项评估结果，勾选"是"得 1 分，"否"不得分，将各项分值相加，得分总值越大，说明居家环境越安全，反之要根据建议进行居家环境改进

第五节　老年综合征和老年照护问题评估

统计数字显示，约2/3的老年人同时患有高血压、脑血管病、糖尿病等三种以上的慢性病，老年慢性病患者往往同时存在一种或多种老年综合征或者老年照护问题，约有 26%的老年人因这些原因影响了个人或家庭的生活质量，需要长期照顾。因此，老年病治疗应不以单纯治愈疾病和延长寿命为目的，而是为了保护器官功能，提高生存质量，使老年人增加生活的信心和尊严，同时还能降低医疗成本，节约医疗、康

复和护理费用。

老年综合征是一组多发生在老年人群中，由多种疾病或多种原因造成，且不适宜进行独立疾病分型的临床表现或问题的症候群。常见的老年综合征包括跌倒、痴呆、衰弱、肌少症、尿失禁、谵妄、抑郁症、疼痛、失眠、药物滥用和老年帕金森综合征等。以老年人群中最为常见的综合征——跌倒为例，跌倒虽然是一种突发事件，但也是机体功能下降和机体老化过程的反映，也可能是一些急慢性病的非特异性表现，是造成意外伤害和导致老年人致残或致死的主要原因。

老年照护是指由于老年人生理、心理受损，生活不能自理，因而在一定的时期内，甚至在生命存续期内都需要他人给予的各种帮助的总称，最基本的照护服务内容有医疗护理服务、生活照料服务、物资援助服务和特殊服务，其目的是为了改善老年人的健康和生活品质。照护的时限暂无统一标准，一般认为若照护期长达 6 个月以上，即为长期照护。目前，国内外均以机构照护、社区日间照护、居家照护等多种照护形式相结合的模式，为老人提供高质量的照护服务。在需要长期照护的老年人群中较常见的照护问题包括压疮、便秘、营养不良、运动功能障碍或者肢体残疾等。有统计数字显示养老院 70 岁以上老年人群中压疮发生高达 20%；老年人便秘发病率高达 50%以上；15%社区老人、35%~65%住院老人、21%~60%长期养老机构中的老人存在营养失调或营养不良。

老年人因其处于老化的加速进程中，一些生理性的改变容易和病理性的改变混淆，往往老年人主诉的症状仅仅只是老年人的正常生理变化。无论是老年综合征，还是老年照护问题，均可以通过老年综合评估进行筛查和评价。运用有效的评估工具，及时发现老年人潜在或存在的高风险问题，并针对个体制订有效的干预策略，减少照护风险以及延缓机体功能的减退。例如，通过科学的方法识别处于衰弱早期阶段的高风险老年人，通过营养改善、运动训练等方法，纠正衰弱状态，降低跌倒风险，同时还可以提高个体对手术、感染等可加重不良后果的刺激源的耐受程度，改善预后和转归；或者通过定期对老年人自理能力的评估，及时发现失能的风险，积极干预，达到保持基本自理功能的目的；长期卧床的老年人运用压疮风险量表进行风险等级的评价，给予针对性的干预措施，能有效减少压疮的发生，降低压疮治疗相关费用。

在老年人的中长期照护过程中体现个体化对于老年人显得尤为重要，老年科的医护人员应学会选择合适的评估工具对老年人群进行老年综合征以及老年照护问题的筛查和评估，早期发现、早期干预。相关评估内容详见第五章及第八章。

（王朝晖　夏　漫　张艳玲　李　凌）

参 考 文 献

陈峥.2013. 老年病多学科整合管理.北京：中国协和医科大学出版社.

宋岳涛.2010. 老年综合评估.北京：中国协和医科大学出版社.

汪耀.2014. 实用老年病学.北京：人民卫生出版社.

Halter J, Ouslander J, Tinetti M, et al. 2009. Hazzard's geriatric medicine and gerontology. New Yark：McGraw-Hill Education/Medical.

Hirth V, Wieland D, Dever-Bnmba M. 2011. Case-Based geriatrics: a global approach. New York：McGraw-Hill Medical.

第六章 老年人合理用药

合理用药是指以当代药物和疾病的系统理论知识为基础，安全、有效、经济、适当地使用药物。它主要涉及选药和用药两方面。选药主要是从疾病的角度选择合适的药物；用药则主要从药物特性出发，将所选用的药物给予适当的剂量、适当的途径和适当的疗程，达到预期的目的。选药和用药也涉及经济学、个体化、药物基因组学及循证医学等多方面。老年人由于多病共存、多药合用而成为药物的主要消耗者。老年人又因肝肾功能减退及药物敏感性改变，容易发生药物不良反应（adverse drug reaction，ADR），也是 ADR 的主要受害者。虽然药物是防治疾病的重要手段，但药物是一把双刃剑，合理使用可以治疗疾病；否则，达不到防治疾病的目的，反而延误治疗，加重病情，甚至危及生命（称为药源性疾病）。因此，不合理用药已构成老年人发病及死亡的重要原因之一。无论从短缺的卫生资源，还是 ADR 的后果来看，不合理用药的代价是巨大的。要做到老年人合理用药，必须了解老年人药物治疗的影响因素、ADR、用药原则以及如何优化用药方案。

第一节 老年人药物治疗的影响因素

【药理学因素】

药物进入机体后，一方面，是机体对药物的作用，如药物从用药部位进入血液循环（吸收），并达到作用部位（分布），多数药物发挥作用后分解为无活性的代谢产物（代谢），然后从机体排出体外（排泄）；另一方面，是药物对机体的作用，即药物在体内是如何产生治疗作用和不良反应的。增龄对上述两方面的各个环节都产生重要影响，如不了解这些特点，不可能做到老年人合理用药。

（一）药代动力学变化

药代动力学是指给药剂量与血药浓度的关系，包括以下四方面：

1. 吸收（absorption） 是指药物从用药部位透入血管内进入血液循环的过程。老年人胃肠黏膜萎缩、蠕动减慢、供血减少和胃酸缺乏，但对药物的吸收影响较小。例如，胃酸缺乏虽使水杨酸等弱酸性药物在胃内解离增加，胃吸收速率减慢，但同时胃排空延迟，药物停留时间延长，增加了药物的吸收时间。同样，小肠蠕动减慢，增加了药物的吸收，从而抵消了小肠供血和单位吸收面积降低所致的药物吸收减少。因此，大多数药物（被动运转吸收的药物）的吸收量（生物利用度）在老年人和成年人之间无明显差异。只有葡萄糖、维生素 B_1、钙和铁等主动运转吸收的药物才随增龄而降低，这与老年人药物吸收所需的载体和酶活性降低有关。给药途径、共服药物和疾病状态等因素对老年人药物吸收可能产生重要影响。

2. 分布（distribution） 是指药物随血液循环不断透过血管壁转运到各器官组织的过程。药物在体内的分布，受机体组成成分和蛋白结合率的影响：① 机体成分的改变：老年人由于肌肉和实质器官萎缩、细胞内液减少，使机体总液体量比成年人减少 10%～15%，从而导致水溶性药物（如地高辛、吗啡）的分布容积缩小，血药浓度升高，起效可能比预期要快，药物作用和不良反应增加。老年人因体力活动和激素水平降低，脂肪组织比成年人增加 10%～20%，导致脂溶性药物（如利多卡因、胺碘酮）的分布容积增大，用药后血药浓度暂时偏低，达到稳态浓度的时间比预期要晚，但长期使用易发生药物蓄积中毒。② 蛋白结合率：酸性药物易与白蛋白结合，碱性药物则与 α_1 糖蛋白结合。老年人肝脏蛋白合成能力降低，其血浆白蛋白浓度比成年人减少 10%～20%，若应用蛋白结合率高的药物（如华法林）时，结合的药物减少，游离的药物增加，药效和不良反应增加。血浆 α_1 糖蛋白则随增龄而升高或不变，老年人应用普萘洛尔等碱性药物时，结合型药物增加，游离型药物减少，药效可能降低，这可能部分弥补因肝功能减退对普萘洛尔灭活减少所致的血浆浓度升高。

3. 代谢（metabolism） 是指药物在体内发生化学变化的过程。尽管药物代谢可发生在肠壁、肺、皮肤、肾等器官中，但由于肝脏在门静脉中处于关键位置，而且能合成大量的代谢酶（肝药酶），因此肝脏是药物代谢的主要器官。药物从肝脏清除依赖于肝血流量、代谢清除率或分泌到胆汁的速率。增龄能使肝血流量减少 40%和肝脏体积缩小，从而导致首过效应大的药物（如利多卡因、维拉帕米）灭活减少，生物利用度增加；而对首过效应小的药物（如华法林、地西泮）没有影响。肝脏的药物代谢分两个时相。Ⅰ相代谢的药物通过氧化、还原和降解，多数转化为弱效、等效或强效的活性代谢产物（如地西泮）；Ⅱ相代谢的药物则通过葡萄糖醛酸化和乙酰化（如劳拉西泮）转化成无活性的代谢产物。增龄主要降低Ⅰ相药物的代谢，导致药效增加、ADR 增多，而对Ⅱ相代谢药物则无明显影响。因此，在同类药物中老年人应首选Ⅱ相代谢药物，因为它们是没有活性的代谢产物，也不会蓄积。

在肝细胞的内质网和微粒体中，催化Ⅰ相药物代谢的主要酶为细胞色素 P_{450} 氧化酶（近 50 种，主要有 6 种），能够代谢大多数药物，称为肝药酶。增龄能使肝药酶活性降低 20%，药物代谢减慢，药效增强，易发生 ADR。对肝药酶有影响的药物，也会影响药物代谢，通过药物相互作用导致药物无效或中毒。有些药物（如苯妥英钠、利福平）可使肝药酶活性增强（称为酶诱导剂），药物代谢加速，药效降低，易出现药物耐受。在服用酶诱导剂之后，再服用被肝药酶分解的药物，因代谢加速而失去药效。另些药物（如西咪替丁、异烟肼）使其活性降低（称为酶抑制剂），药物代谢减慢、药效增加、ADR 增多。长期服用酶抑制剂，再服用被肝药酶分解的药物，也很难被分解，导致药物中毒。少数药物的生物转化是非肝药酶代谢，一般不引起药物相互作用，发生 ADR 概率低。因此，在同类药物中，老年人应优先选择非肝药酶代谢的药物，如他汀类中的普伐他汀和匹伐他汀；质子泵抑制剂中的雷贝拉唑。肝病也影响药物的代谢，患肝病的老年人需要调整用药剂量。

4. 排泄（excretion） 是指药物在体内以原形或其代谢产物通过排泄器官或分泌器官排出体外的过程。肾接受心排血量 25% 的血液，是大多数药物排泄的重要器官，也是增龄性变化最明显的器官。肾单位在 30 岁后随增龄而减少，肾血流量从 40 岁开始每年降低 0.5%～1.9%。肾单位和肾血流量减少又导致肾小球滤过率降低，30 岁后每年降低 1%。肾小管功能在 20 多岁后开始降低，平均每年降低 0.5%。老年人由于肾小球和肾小管功能减退，使经肾排泄的药物（如地高辛、氨基糖苷类）排泄减少，容易蓄积中毒。老年人骨骼肌萎缩，内生肌酐减少，即使肾功能减退，血清肌酐浓度也可在正常范围内，因此老年人血清肌酐浓度正常并不代表肾小球滤过率正常。老年人使用经肾排泄药物时，必须根据肌酐清除率（creatinine clearance ratio，Ccr）计算合适的剂量，同时要考虑药物的治疗指数（治疗浓度与中毒浓度之比）和经肾排泄量。原形排泄而治疗指数小的药物（如地高辛）必须减量和（或）延长间隔时间，而治疗指数大的药物（如 β-内酰胺类抗生素）老年人一般无需减量，但应监测肾功能。

肝脏代谢的药物，有些会随着胆汁被排泄到十二指肠（称为胆汁排泄），然后随着粪便一起排出体外。但有些药物会再次被吸收到肝脏，这个过程称为肠肝循环。产生肠肝循环的药物排泄较慢，药效也较长，如地高辛可产生肠肝循环，其半衰期可长达七天之久。

（二）药效动力学变化

药效动力学是指血药浓度与疗效之间的关系。血药浓度是评价的关键指标，药物与受体相互作用也是重要指标。从本质上讲，药效动力学可评价老年人的药物敏感性是升高还是降低。

1. 对多数药物的敏感性增加 对于此类药物，老年人应用成年人剂量可产生过量和毒性作用，而小剂量、低血药浓度可获得满意的疗效。① 中枢神经系统药物：老年人由于脑萎缩、脑血流量降低和高级神经功能减退，对镇静剂、中枢性镇痛药、抗抑郁药、抗精神病药、抗帕金森病药的敏感性增加，尤其在缺氧和发热时更明显。② 心血管药物：老年人由于冠状动脉和心肌老化、心脏储备功能降低，对负性肌力药物（如维拉帕米）的敏感性增加。心脏传导系统退行性病变使之对负性传导药物（如地高辛）的敏感性增加。③ 抗凝药物：老年人对华法林的敏感性增加，其需要量随增龄而降低，主要与药效学因素有关，白蛋白降低也可能是原因之一。老年人应用肝素后出血发生率增加，尤其是老年女性，其原因不明。因此，老年人使用抗凝药物应避免与抗血小板药合用。④ 影响内环境的药物：老年人内环境稳定性降低，应用降压药可引起直立性低血压，使用氯丙嗪、苯二氮䓬类可致低温症，给予降糖药可发生低血糖症，应用抗胆碱能药可出现便秘和尿潴留，使用利尿剂容易发生电解质紊乱、低血容量及血尿酸升高等代谢改变。

2. 对少数药物的敏感性降低 老年人心脏 β 受体数目或亲合力下降，对 β 受体激动药和 β 受体拮抗药的敏感性降低，加快或减慢心率的作用减弱。例如，老年人静脉滴注异丙肾上腺素，将心率提高 25 次/分所需剂量为年轻人的 5 倍。老年人迷走神经对心脏控制作用减弱，应用阿托品增加心率的作用（4～5 次/分）不如成年人明显（20～25 次/分）。虽然老年人对上述药物的敏感性降低，但临床应用时不能盲目增量，因为增量只会增加不良反应，不会增加疗效。

【非药理学因素】

一个成功的治疗需要正确的诊断、合理的治疗方案和良好的依从性，三者缺一不可。

（一）诊断

正确的诊断是合理用药的前提。诊断不确切可影响药物的选择和效果。临床诊断往往是根据病史、体格检查和各种辅助检查结果综合判断的。许多老年人就诊时症状轻描淡写，甚至隐瞒症状，另一些老年人则是多重主诉，分不清主次，这些都直接影响诊断的准确性。有时躯体症状还隐藏着情感问题，再加上许多老年病表现不典型。因此，要为老年人做出正确的诊断和选择适当的药物不是一件容易的事。

（二）多重用药

医师常倾向于用药物治疗老年人的症状，而不做全面的评估。老年人常有多种慢性疾病，去多个专科就诊，因而导致多重用药。更糟的是患者及其家人有时强烈要求医师开某药或自购他药，更容易造成多重用药。在多数情况下，多重用药是没有必要的，不仅浪费了有限的卫生资源，而且造成依从性降低和ADR增加。无论是医师还是患者本人，几乎都对患者总体用药情况不大清楚。老年人就诊时，应将近期所用药物和用药一览表带来进行评估，医师会根据目前病情对治疗方案进行审查和更新，以避免不必要的用药。

（三）依从性

依从性是指老年人对医嘱的执行程度。无论药物选择和剂量方案的制订有多么正确，如果患者不依从也难以产生预期的效果。老年人不仅多药合用，而且用药的剂量和时间也非常复杂，导致依从性降低。听力、视力和记忆力减退等老年人常见问题，也可降低对疾病的理解和药物治疗的执行。交通问题可能使老年人难以去药房购药。经济问题是影响老年人长期药物治疗（尤其是贵重药物）的重要原因。即便老年人可以自行去药房、负担得起费用、能阅读药物说明书、也记得何时服药，却因关节炎或软弱无力的手，无法打开防止儿童打开的药瓶及特殊包装的药包，也会影响按时用药。依从性降低表现为少服、漏服、多服和重服，少服和漏服可导致药物治疗无效，多服和重服可引起不良反应。临床上可采取以下方法提高老年人依从性：①简化用药方案：一是减少药物种类，老年人每天用药不超过5种，越少越好，如使用一箭双雕的药物（使用β受体拮抗药既可治疗高血压又可治疗心绞痛）。在加用其他药物之前，尽可能把一种药物用到最佳剂量。二是减少用药次数，将短效制剂（如卡托普利，1天3次）改为长效制剂（如雷诺普利，1天1次）。三是把每天服用的几种药物尽可能一次服完，但有些药物例外，如华法林需在17∶00服药。②列出用药一览表：包括药物名称、通用名、用药理由、剂量、时间及用药期限。老年人每次就诊应将所用药物和用药一览表带给医师审查和更新。③运用一周药盒、服药日历等用药提示系统：如一周药盒

有7个小格子，分别标上周一、周二……周日，将一周7天的药物摆放其中，一天服1格，这可避免漏服或重服。④用药知识宣教：向老年人介绍用药目的、理由、使用方法及可能的不良反应（如西酞普兰引起恶心、硝酸盐引起的头痛），争取让患者积极主动地接受药物治疗。⑤发挥家人或照顾者的作用：如老年人有认知功能障碍、超过5种药物、不能阅读药物说明书、打开药瓶盖有困难或从药瓶中取药困难、不能分清药物颜色及形状等情况，一律不能让老年人自行服药，需要家人或照顾者的帮助。⑥监测：检查药盒有无崩裂，需多长时间补充所需的药物。必要时测血药浓度（如地高辛、苯妥英钠、锂盐）。

第二节　老年人药物不良反应

【临床特点】

ADR是指药物在正常用量、用法情况下所出现与治疗目的无关的有害反应，包括药物不良反应、毒性作用、过敏反应及继发反应等。老年ADR有以下特点：①发生率高：老年人ADR发生率（15%～27%）通常比成年人高2～3倍，而且老年女性（29.96%）高于老年男性（18.91%）。年龄越大，ADR发生率越高。用药越多，ADR发生率越高。②程度重：5%～30%的老年人入院是ADR所致，而成年人仅占3%。老年人应用降压药可因直立性低血压而发生跌倒，导致骨折甚至硬脑膜下血肿，随后并发坠积性肺炎、肺栓塞而死亡。老年人应用负性传导药物可因完全性房室传导阻滞而导致阿-斯综合征。因此，老年人ADR可使病情急转直下，甚至不可挽救。③表现特殊：老年人ADR的临床表现可以与成年人相似，但更常见的是精神错乱、跌倒、晕厥、尿失禁、便秘、不能活动等老年综合征，且往往见于高龄、体弱老年人，与老年病的常见症状相似，容易误诊、漏诊。引起跌倒的药物包括利尿剂、扩血管剂、抗抑郁药、导泻剂、镇静剂等。导致老年人精神错乱的药物有抗胆碱药、抗抑郁药、抗精神病药、抗癫痫药、洋地黄类、抗帕金森病药、糖皮质激素、镇静剂、茶碱类、鸦片类等。导泻剂、抗生素及铁剂可引起老年人大便失禁。导致尿失禁的药物有镇静剂、利尿剂、茶碱类、抗胆碱药、阿片类、钙通道阻滞药等。④死亡率高：老年人只占总人口的10%，但占ADR致死病例的51%，老年人ADR死亡率高，是ADR的主要受害者。

【临床后果】

老年人ADR可导致以下临床后果：①生活质

量降低：老年人 ADR 更常见的表现是跌倒、精神错乱、晕厥、尿失禁、便秘、不能活动等老年综合征。这些特殊的表现主要见于高龄、体弱老年人，不仅降低了生活质量，而且容易误诊、漏诊。② 医疗需求增加：大约 30% 老年人 ADR 需要求医，其中门诊占 1.54%，急症占 1%～4%，主要是胰岛素所致的低血糖，其次是华法林引起的出血。25% 的高龄老年人因 ADR 入院，主要是心血管药物和精神药物所致。③ 死亡率高：1/4 的阿-斯综合征是药物所致，药源性死亡占住院死亡的 11%，现已成为人类死亡的第四大原因。老年人占药源性死亡的 51%，是 ADR 主要受害者。④ 医疗费用高：美国用于药源性疾病的费用高达 1360 亿美元，超过心血管病和糖尿病的总和。我国每年仅 ADR 住院费用多达 40 亿人民币。

【诊　　断】

由于老年人 ADR 发生率高、危害大、死亡率高，临床医师应把防治 ADR 摆在与防治疾病同等重要的位置。单纯根据老年人的症状和体征难以确定其病理生理机制，ADR 常被其他疾病所掩盖，要努力提高对 ADR 的识别能力。首先，要了解老年人 ADR 的预测因素：>4 种处方药、住院时间>14 天、>4 种活动性疾病、相对特殊的老年患者收入普通病房、饮酒史、简易智能量表得分低和住院治疗方案中加 2～4 种新药。如老年人存在上述因素之一，容易发生 ADR。其次，是在用药过程中发生的新症状要考虑是 ADR 还是病情恶化，值得仔细评估。

ADR 的诊断标准包括：①具有 ADR 的危险因素；②用药后出现相应的不良反应；③减量或停药后症状消失。由于衰老与 ADR 的关系复杂，确诊后应进一步分析 ADR 是药动学或药效学变化，还是药物-疾病相互作用或药物-药物相互作用，这对 ADR 的防治很有帮助。

【处　　理】

ADR 一旦被确诊，治疗比较简单。①减量、停药：由药理作用延伸所致轻中度 ADR 应减量，其他 ADR 需立即停药，多数在数日至 3 周内恢复。这是老年病学最有效的干预措施之一。有时因使用多种药物，难以区分何种药物引起，只要病情稳定就停用全部药物；病情不允许时，先停用可能性最大的药物，逐步停用剩余的药物，并使用作用类似而不同种类的药物替代，如地高辛中毒可用多巴酚丁胺治疗。在 ADR 消失后，重新制订治疗方案。②使用拮抗剂：肝素过量可用鱼精蛋白锌，地高辛过量可用特异性抗体、考来烯胺和补充钾镁，鸦片类、镇静剂中毒可用

纳洛酮。③对症支持治疗：适应于中、重度患者。补液、利尿加速药物的排泄；维持生命体征，如呼吸抑制者使用呼吸兴奋剂、呼吸机支持，严重心动过缓可安装临时起搏器。治疗中无论是拮抗剂还是对症和替代药物，都必须防止新的 ADR，应尽可能不用或少用，尽早停药，同时关注药物相互作用。

【预　　防】

根据药物的固有属性，ADR 不能完全避免，但 80% 的 ADR 是可以预防的。① 坚持老年人用药六大原则。② 分离药物的作用与不良反应：多数药物的作用与不良反应是可以分离的，但药物作用机制不同，分离方法也有别。一是达标限量，适合于药理作用延长的药物，如降糖、抗凝等药物和低治疗指数药物。临床应用每种药物都要明确其治疗目标，如治疗心房颤动，用华法林使国际标准化比值（IMR）到达 2～3，用 β 受体拮抗药使静息心率达 60～80 次/分，中等活动达 90～110 次/分，平均心率<100 次/分，达标后药物剂量不再增加，一般可避免 ADR 的发生。二是限制疗程，用于体内蓄积所致后遗反应的药物。例如，多柔比星有心肌毒性，一个疗程总量<500mg/m² 胺碘酮也属于此类药物，服药时间不宜无限延长。三是用选择性高的药物，有些药物作用选择性低、靶点多、作用广泛，其中一种作用作为治疗作用，其他则为不良反应。例如，合并慢性阻塞性肺疾病需用 β 受体拮抗剂治疗，只能选用 β₁ 受体拮抗药，以减少 ADR。四是限制靶点，适用于靶向药物。此类药只作用于病变部位，疗效增加，不良反应减少。③避免不合理的联合用药：如地高辛与排钾利尿剂合用，容易发生地高辛中毒。④重视个体差异：药物过敏应终身禁用，肝肾功能损害者要避免应用肝毒性药物和肾毒性药物。

第三节　老年人用药原则

由于衰老与疾病交织在一起，老年人慢性疾病通常难以治愈，而且用药后容易发生 ADR，因此老年人的治疗目标是提高生活质量、延长生存期和避免 ADR。针对老年人容易发生 ADR 的特点，根据临床用药的环节，蹇在金教授提出老年人用药六大原则。

【用不用药——受益原则】

老年人 ADR 发生率高、危害大和死亡率高，ADR 对老年人的危害远比人们的认识严重得多。因此，老年人用药必须权衡其利弊，遵守受益原则，以确保用药对老年人有利。临床上如何执行受益原则？①要有

严格用药指征：也就是要有明确的适应证，做到有证据的用药。② 要求用药受益/风险比值＞1：药物治疗不仅要考虑药物疗效（受益），还要重视其不良反应（风险）。只有药物治疗的受益大于风险时，患者才值得承受一定的风险，使用合适的药物，以获取药物的效果。若有适应证而用药的受益/风险比值＜1时，不应给予药物治疗。对于老年人心律失常，如无器质性心脏病又无血流动力学障碍者，则发生心源性猝死的可能性很小，长期使用抗心律失常药可能发生药源性心律失常，增加死亡率，故此类患者应尽可能不用或少用抗心律失常药。但权衡药物利弊时，很难用数学公式来表达。通常在用药前，一定要弄清药物疗效如何，起效的概率有多大，有哪些不良反应，其发生概率如何。用药要考虑治疗的疾病，也要考虑对患者生活质量的影响，如轻微咳嗽、头痛、肌肉痛等感冒症状，可用非处方药物，因为其有效且不良反应小，但同时联用其他药物会增加不良反应。相反，对重症甚至危及生命的疾病如心肌梗死、肿瘤、器官移植排异反应，就有必要用药，即使药物可引起严重的不良反应。③ 避免应用老年人不宜使用的药物：此类药物对老年人弊大于利，是一类高危药物，老年人应避免使用。④ 选择疗效确切而不良反应小的药物：第三代头孢菌素、左氧氟沙星和庆大霉素都对老年人革兰阴性杆菌有效，但从 ADR 考虑，应选前两者，不宜用庆大霉素，因为其有肾毒性作用。

【用几种药——五种药物原则】

老年人因多病共存，常采用多种药物治疗，这不仅加重经济负担和降低依从性，而且增加了药物之间的相互作用，导致 ADR 的发生。若同时使用 2 种药物的潜在药物相互作用的发生率为 6%，5 种药物为 50%，8 种药物增至 100%。虽然并非所有药物相互作用都能导致 ADR，但这种潜在的危险性无疑是增加的。老年人用药数目越多，ADR 发生率越高，同时使用不多于 5 种药物的 ADR 发生率为 4%，多于 5 种为 27.3%，因而控制用药数目就能减少 ADR 的发生。根据老年人用药数目与 ADR 发生率的关系，提出五种药物原则，即每天用药不能多于五种，越少越好，目的是避免过多的药物合用。面对老年人多病共存的复杂情况，如何执行五种药物原则？① 了解药物治疗的局限性：药物是最重要的治疗措施之一，但药物不能解决患者的所有问题，致病的社会因素只能从解决社会因素入手，药物则无能为力。目前，许多老年病（钙化性心脏瓣膜病等）无相应的药物治疗或药物治疗无效，甚至药物所致的不良反应（地西泮→跌倒→骨折）对老年人的危害大于疾病本身（失

眠），故此类疾病应避免或少用药物治疗。② 尽可能采用"一种疾病给一种药物，一天一次的原则"：如一位老年人并存 6 种疾病，其中无症状胆石症、良性前列腺增生症和无并发症的钙化性心脏病等疾病不需要药物治疗或无药物治疗，这就为高血压、冠心病和糖尿病等重要疾病的联合治疗提供了空间，既保证了重要疾病的治疗，又控制了用药数目。③ 选用主要药物：老年人用药要少而精，抓主要矛盾，选择主要药物进行治疗。一是提高生活质量的药物，如抑郁症的抗抑郁药，疼痛时镇痛药等对症治疗药物；二是改善预后的药物，如心肌梗死的 β 受体拮抗剂、心房颤动的华法林、心力衰竭的 ACEI 和 β 受体拮抗剂等。④ 选择一箭双雕的药物：应用 β 受体拮抗剂或 CCB 治疗高血压和心绞痛，使用 α 受体拮抗剂治疗高血压和前列腺增生症，可以减少用药数目。⑤ 重视非药物疗法：尽管新药层出不穷，但非药物治疗仍然是许多老年病有效的基础治疗。例如，早期糖尿病采用饮食疗法，轻型高血压通过限钠、运动、减肥等治疗，病情可能得到控制而不需要药物治疗。即使中晚期糖尿病患者也要在饮食疗法的基础上，药物才能发挥预期疗效，否则单纯的药物治疗效果不满意。

【用多大量——小剂量原则】

由于药动学和药效学原因，老年人使用成年人剂量可出现较高的血药浓度，使药物效应和不良反应增加，需要采取小剂量原则。老年人个体差异大，有效剂量可相差数倍甚至十几倍，为了稳妥起见，只能采取小剂量原则。80%老年人 ADR 是药动学方面的原因所致，具有剂量依赖性，只要从小剂量开始，缓慢增量，多数 ADR 是可以避免的，因而小剂量原则是老年人药物治疗的重要策略，目的是强调老年人用药时要减少剂量，不要完全按药厂推荐的剂量使用。目前，许多药物都没有老年人剂量的调整指南，但可根据年龄、健康状态、体重、肝肾功能、治疗指数和蛋白结合率等因素进行考虑。建议采用如下剂量计算公式：① 按体表面积计算：老年人药物剂量=成年人剂量×[140–年龄（岁）]×体表面积（m²）/153。② 按体重计算：老年人药物剂量=成年人剂量×[140–年龄（岁）]×[体重（kg）]×0.7/1660。老年人的小剂量原则并非始终如一的小剂量，可以是开始小剂量，也可以是维持治疗的小剂量，主要与药物类型有关。需要使用首次负荷量的药物（如利多卡因、胺碘酮等），为了确保药物及时起效，老年人首次可用成年人剂量的下限，小剂量主要体现在维持量上。大多数药物不需要使用首次负荷量，小剂量主要体现在开始用药阶段，即"低起点，慢增量"，开始用药就从

小剂量（成年人剂量的 1/5～1/4）开始，密切观察，缓慢增量（在增量前，最好等待 3 个半衰期），以获得最大疗效和最小不良反应为准则，去探索每位老年人的最佳剂量。

【何时用药——择时原则】

择时原则是根据疾病、药动学和药效学的昼夜节律，选择最合适的用药时间进行治疗，以达到提高疗效和减少不良反应的目的。为什么要用择时原则？① 许多疾病的发作、加重与缓解都具有昼夜节律的变化：如夜间易发变异型心绞痛、脑血栓和哮喘，流感的咳嗽也在夜间加重；关节炎常在清晨出现关节僵硬（晨僵）；心绞痛、急性心肌梗死和脑出血的脑血管痉挛发病高峰多于上午等。因此，在疾病发作前用药，有利于控制疾病的发展。② 药动学有昼夜节律的变化：白天肠道功能相对亢进，白天用药比夜间吸收快、血药浓度高。夜间肾脏功能相对低下，主要经肾脏排泄的药物宜夜间给药，药物从尿中排泄延迟，可维持较高的血药浓度。③ 药效学有昼夜节律的变化：胰岛素的降糖作用、硝酸甘油和地尔硫䓬的扩张冠状动脉作用都是上午强于下午。如何进行择时治疗？主要根据疾病、药动学和药效学的昼夜节律来确定最佳的用药时间。如抗心绞痛药物的应用要求其有效时间能覆盖心绞痛发作的高峰时段。变异型心绞痛多在 0：00～6：00 发作，主张睡前用长效 CCB，也可在睡前或半夜用短效 CCB，但要注意与次晨用药时间的间隔。劳力型心绞痛多在 6：00～12：00 发作，应在晚上用长效 β 受体拮抗剂、CCB 或硝酸盐。双氢克尿噻的肾脏排钠/钾比值在上午最高，早晨用药不仅增加疗效，还可减少低钾血症的发生。铁剂最大吸收率位于 19：00，中、晚餐后用药较合理。早餐后用阿司匹林的半衰期长、血药浓度高、疗效好。

【出现不适——暂停原则】

暂停原则是指在用药期间一旦发生 ADR 应立即减量或停药。目的是提醒医师关注有无 ADR。多数 ADR 在停药数日内后消失，所以暂停原则是当代老年病学中最有效、最简单、最经济的干预措施之一，值得高度重视。正如医学家希波克拉底曾指出的那样——不做任何处理有时是一种好疗法，充分强调了 ADR 在临床中的重要性。在老年人用药期间，应密切观察，一旦出现任何新的症状、体征和实验室检查方面的异常，首先应考虑 ADR，其次是病情恶化（如并发症）。这两种情况处理截然不同，前者停药，后者加药。应根据患者所用药物与新症状发生的时间关系、有无潜在感染或代谢改变等因素综合判断。ADR

的诊断标准：①有引起 ADR 的危险因素（如多药合用、女性、低体重、肝肾功能不全等）；②用药后出现相应的不良反应；③减量或停药后症状消失。

【用药多久——及时停药原则】

老年人长期用药十分常见，是导致 ADR 的原因之一，其中有些是完全没有必要的。因此，老年人用药要采用及时停药原则，以避免不必要的长期用药。对于用药的老年人，停药受益者明显多于加药受益者，说明及时停药的重要性。用药时间的长短，视病种和病情而定。经过药物治疗病情控制后，是否停药有几种不同的情况：① 立即停药：感染性疾病经抗生素治疗后，病情好转、体温正常 3～5 天即可停药；一些镇痛等对症治疗的药物，也在症状消失后停药。②疗程结束时停药：如抑郁症、甲状腺功能亢进症、癫痫等疾病在相应的药物治疗后，症状消失，为了避免病情复发，需要继续巩固治疗一段时间，待疗程结束时停药。部分药物长期应用后突然停药可使病情恶化称为停药综合征，采用逐渐减量、停药的方法多可避免。③ 长期用药：高血压、慢性心力衰竭、糖尿病、帕金森病、甲状腺功能减退等疾病在药物治疗后，病情控制，还需长期用药，甚至终身用药，否则病情复发。前两类达到治疗目标后，应及时停药。此外，凡是疗效不确切、耐受性差、未按医嘱使用的药物都应及时停药。

第四节　优化老年人用药方案

临床医师面临一位多病共存、多药合用的老年人，如何评估、优化用药方案，可采用老年人用药系统评估的方法。

【评估患者近期所用药物】

定期评估患者所用药物是老年人医疗保健重要内容。评估目标是用最简单的用药方案来控制病情；并采用服药卡标明剂量和服药次数，以减少药物治疗的复杂性。由于老年人 ADR 发生率高，要求其就诊时将所用药物（处方药、OTC、中成药、外用药等）带来，并提供一份完整准确的用药清单以便就诊时医师审查药物时使用。医师应把药物与已知疾病或症状相匹配，指出其中用药过多和用药不足的药物，以便调整用药方案。与疾病或症状未匹配的药物称为用药过多，有适应证而未用药或用药未达标者称为用药不足。一组美国老年人用药调查表明，42%老年人既有用药过多又有用药不足，45%只有两者之一，13%两者都没有（即合理用药）。这表明用药过多和用药不足都在临床上流行,医师的任务不只是确定用药过多和用药不足,而是确保老年人合理用药。合理用药就是在用药过多和用药不足之间达成一种平衡,也就是纠正用药过多和用药不足的失衡。

【用药过多者应停用不必要的药物（做减法）】

用药过多不仅指使用多种药物,也包括药物选择、用量、用法不恰当。这与老年人多病共存、多科就诊等因素有关。用药过多也包括多重用药和处方瀑布两个重要概念。无论属于何者,都可导致药物相互作用、ADR、发病率和病死率升高,依从性和生活质量降低。因此,用药过多者应停用不必要的药物。首先,根据用药常识,停用那些无适应证的药物、超疗程使用的药物、重复使用的药物（用两种同类药物）、有相互作用的药物（尤其是肝药酶抑制剂或诱导剂）、无效或疗效不确切的药物,难以耐受不良反应的药物和对症治疗的药物（舒缓医疗除外）。其次,根据 Beers 标准和老年人不适当处方筛查工具（screening tool of older persons' prescriptions, STOPP）,停用老年人潜在不适当药物,因为此类药物对老年人弊大于利,属于老年人的高危药物。再次,特别强调停用治疗 ADR 的药物,以终止处方瀑布。由于 ADR 与普通疾病表现很相似,很容易被临床所忽视,一旦把 ADR 误认为一个新的疾病,将开更多的药物,使患者处于更大的危险之中。因此,老年人在用药期间出现任何症状,都应考虑 ADR 的可能性。

【用药不足者应根据适应证加一种药物（做加法）】

用药不足的发生可能与医师为尽量避免多重用药、复杂用药和 ADR 有关,也可能是医师认为老年人不能从疾病一、二级预防或强化治疗中获益。从治疗目标来看,很多药物都以降低患病率和病死率为基础。例如,慢性心力衰竭应用的 β 受体拮抗剂和血管紧张素转化酶抑制药（ACEI）,心房颤动中的华法林,高血压中的降压药等,然而老年人在这些疾病中存在严重的用药不足。糖尿病、骨质疏松、尿失禁、抑郁症和疼痛也存在类似现象。老年人有适应证而未用药是一个比不合理用药更严重的问题,它丧失了改善病情的良机,增加了患病率和病死率。因此,用药不足者应根据老年人处方遗漏筛查工具（screening tool to alert to right treatment, START）加用新药。在处方新药之前,必须考虑以下问题:需要用药的疾病或症状是否是药源性,千万不要用一种药物去治疗另一种药物的不良反应;当治疗一种新病时,总是优先考虑非药物疗法;新药物治疗目标是什么,怎样评估,新药是否利大于弊,与原用药物有无相互作用,用法有何不同等。在处方新药时,一次只能开一种新药,否则发生 ADR 无法判断。如治疗一种疾病需要多种药物,应分次处方。首先,在同类药物中选择一种最恰当的药物。非肝药酶代谢的药物在老年人中首选,如他汀类中的普伐他汀和匹伐他汀。肝 II 期代谢的药物在老年人中优先使用,如苯二氮䓬类中的劳拉西泮和奥沙西泮。双通道排泄的药物在老年人中首选,如 ACEI 中的贝那普利、福辛普利和雷米普利。其次,遵守老年人用药的剂量原则:低起点、慢增量,直到最低有效剂量。

【用更安全的药物替代】

在审查药物方案中,如有高危药物、相互作用的药物和难以耐受不良反应的药物等情况且病情需要时,应采用更安全的药物替代。非甾体抗炎药可导致胃肠出血和肾毒性,应用对乙酰氨基酚替代。苯二氮䓬类因镇静时间长、认知损害、跌倒和成瘾等问题,应改用劳拉西泮或奥沙西泮替代。

【减少药物剂量】

80%ADR 与剂量相关,老年人应采用最低有效量治疗,是获取疗效和减少 ADR 的有效方法。为了减少 ADR,推荐虚弱老年人应用较低剂量或延长给药间隔时间以及缓慢进行剂量调整。经肾脏排泄药物应根据 Ccr 调整剂量,非肾脏排泄药物应根据年龄、体重、肝功能、病情等因素综合考虑。

【重视非药物疗法】

老年病的治疗是一种综合效应,除了药物、手术等疗法外,还要重视非药物疗法。首先,要改变不良生活方式和行为,如低盐饮食和减轻体重有利于控制高血压。其次,要强调康复、护理、心理和营养在防治老年病中的作用。例如,脏器康复能使老年人全因死亡率降低 20%,心血管疾病死亡率降低 30%。

（寒在金）

思 考 题

1. 药动学的增龄性变化有哪些?

2. 老年人对哪些药物的敏感性增加或降低?

3. 哪些是老年人 ADR 的危险因素? 老年人 ADR 的临床特点是什么?

4. 老年人的用药原则有哪些?

5. 面对一位多病共存、多药合用的老年人, 如何优化用药方案?

参 考 文 献

蹇在金. 2003. 老年人用药五大原则. 中华老年医学杂志, 22 (8): 510-512.

蹇在金. 2013.老年人潜在不适当用药的 Beers 标准再次更新.医学新知杂志, 23 (3): 39-44.

李影影,严明,王烨. 2015. 老年人合理用药指导工具 STOPP 和 START 用药审核提示表简介. 中国药师, 18 (1): 145-148.

Gellad W F, Grenard J L, Marcum Z A. 2011. A systematic review of barriers to medication adherence in elderly: looking beyond cost and regimen complexity. Am J Geriatr Pharmacother, 9 (1): 11-23.

Nobili A, Licata G, Salerno F, et al. 2011. Polypharmacy, length of hospital stay and inpatient mortality among elderly patients in internal medicine wards. The REPOSI study. Eur J Clin Pharmacol, 67 (5): 507-519.

Spinewine A, Fialova D, Byrne S. 2012. The role of the pharmacist in optimizing pharmacotherapy in oder people. Drugs Aging, 29 (6): 495-510.

Wickop B, Langebrake C. 2014. Good prescribing practice in the elderly. Ther Umsch, 71 (6): 366-373.

第七章　老年康复

老龄化问题，已成为一个全球性的社会公共问题。2011年年底，中国60岁及以上老年人口已达1.85亿人，占总人口的13.7%，2012年老年人口数量达到1.94亿，老龄化水平达到14.3%，2013年老年人口数量达到2.02亿，老龄化水平达到14.8%，预测到2020年将达到16%～17%。伴随着人口老龄化进程，还出现了高龄化、慢性病化和残疾化的趋向，显然老年人口已成为医疗保健服务需求最大的人群，解决老年人的康复医疗问题是当今社会面临的重要挑战。本章主要讨论老年康复医学的研究内容以及几种老年人常见疾病的康复。

第一节　老年康复医学的概念及主要研究内容

【衰老与康复】

衰老是生命进程中必不可少的一部分，通常伴随渐进性的生理变化和急慢性疾病增加的趋势。尽管从本质上说，老化本身既非疾病，也非残疾，但它毕竟较多地与身体残损（physical impairment）和功能残疾（functional disability）一同存在。老年人的功能障碍许多是由于老化引起的生理储备下降和多种慢性病相互作用的结果，因此特别需要采用康复的策略和措施。

老年康复的意义不仅在于通过对常见疾病和损伤的早期康复避免功能障碍加剧，减少残疾残障的发生，而且可以通过改变生理结构性的形体锻炼项目来强身健体及防止衰老。康复对老年人健康的主要作用包括功能评估、确定现实目标、建立多学科团队治疗、有效调整治疗措施，以求预防、逆转或最大限度地减少残疾，提高生活质量。

【康复与康复医学】

（一）康复

1. 定义　20世纪40年代以来，康复（rehabilitation）的概念一直随着人类社会的进步而不断完善，随着社会物质文明和精神文明的发展而不断丰富其内涵。从初期着重于改善躯体功能到强调生活自理能力的提高，再到21世纪关注生存质量。世界卫生组织（WHO）1981年提出的康复定义是"康复是应用所有措施，旨在减轻残疾和残障状况，并使他们有可能不受歧视地成为社会的整体"。目前，WHO将康复扩展为康复和适应训练（rehabilitation and habilitation），定义为通过综合、协调地应用各种措施，帮助功能障碍者回归家庭和社会，能够独立生活，并参与教育、职业和社会活动，其重点着眼于减轻病损的不良后果，改善健康状况，提高生活质量，节省卫生服务资源。

2. 内涵　康复的各种措施包括医学的、工程的、教育的、社会的、职业的一切手段，分别称为医疗康复（medical rehabilitation）、康复工程（rehabilitation engineering）、教育康复（educational rehabilitation）、社会康复（social rehabilitation）、职业康复（vocational rehabilitation），从而构成全面康复（comprehensive rehabilitation）。

康复不仅是训练患者提高其功能，以适应环境；还需要环境和社会的参与，以利于他们重返社会。康复服务计划的制订和实施，要求患者本人、其家庭及所在社区参与。康复也是一种理念、指导思想，必须渗透到整个医疗系统，包括预防、早期识别、门诊、住院和出院后的患者的医疗计划中。医务人员必须具有三维的思维方式，即不仅治病救命，还要特别注重其实际功能。这一观点应根植于所有医疗人员心中，并付诸行动，使患者实际受益，进而社会受益。

3. 服务方式　WHO提出康复的服务方式有以下三种：

（1）康复机构的康复（institution-based rehabilitation, IBR）：包括综合医院中的康复医学科（部）、康复门诊、专科康复门诊及康复医院（中心）、专科康复医院（中心）及特殊的康复机构等。它有较完善的康复设备，有经过正规训练的各类专业人员，服务项目种类齐全，有较高专业技术水平，能解决病者、伤者、残者各种康复问题，康复服务水平高。不足之处在于病者、伤者、残者必须来该机构方能接受康复服务。

（2）上门康复服务（out-reaching rehabilitation service, ORS）：具有一定水平的康复人员走出康复机构，到病者、伤者、残者家庭或社区进行康复服务。服务数量和内容均有一定限制。

（3）社区康复（community-based rehabilitation, CBR）：依靠社区资源（人、财、物、技术）为本社

区病者、伤者、残者就地服务。强调发动社区、家庭和患者参与，以医疗、教育、社会、职业等全面康复为目标，但应建有固定的转诊（送）系统，以解决社区无法解决的各类医疗和康复问题。

上述三种服务相辅相成，并不互相排斥。没有良好的"康复机构康复"建设，就难有良好的社区康复；没有社区康复，康复机构的康复无法解决占人口10%～15%残疾者的所有康复问题。

（二）康复医学

1. 康复医学的概念 康复医学（rehabilitation medicine）是临床医学的一个重要分支，是以改善躯体功能、提高生活自理能力、改善生存质量为目的，以研究病者、伤者、残者功能障碍的预防、评定和治疗为主要任务，具有独立理论基础、功能评定方法、治疗技能和规范的医学应用学科。康复医学与保健、预防、临床共同组成全面医学（comprehensive medicine）。

2. 康复医学的发展 1914 年康复医学由维也纳 Spitry 提出。第一次世界大战期间 Jones 建立了康复医学的原则。1958 年及 1969 年 WHO 曾召开专门的康复医学报告会。1970 年成立国际康复医学会。我国的现代康复医学理念开始于 1982 年，在短短的 30 多年里，康复医学事业蓬勃发展，2009 年《中共中央国务院关于深化医药卫生体制改革的意见》和《中华人民共和国国民经济和社会发展第十二个五年规划纲要》提出要发展康复医疗，要求预防、治疗、康复同步发展，防治康三结合成为我国卫生发展的重要国策，到 2015 年实现残疾人"人人享有康复服务"。

（三）老年康复医学

1. 老年康复医学的研究内容 将康复的理论与实践用于老年医学即是老年康复（geriatric rehabilitation）。老年康复医学是康复医学的重要组成部分，为了恢复有功能障碍的老年人的各项功能能力或增强、维持他们的残存功能而采取系统规范的康复评定和康复治疗措施。老年康复医学注重应用医学科技和康复工程等手段，与社会康复、职业康复相互配合，改善因伤、因病致残者的生理和心理的整体功能，达到全面康复，为重返社会创造条件。其主要的研究内容包括：

（1）调研老年人致残原因以及研究制订疾病预防措施。

（2）老年人的康复功能评定。

（3）制订老年常见病的康复治疗方案。

（4）研究老年人康复治疗方法。

（5）老年人康复疗养与护理。

（6）老年人家庭、社区于一体的康复医疗。

（7）研制老年人康复用品及医疗设备。

2. 老年康复的对象 原则上患有急慢性疾病、具有不同程度功能障碍的老年患者都属于老年康复对象。另外，随着人口老龄化的发展，老年康复越来越多地转向以"虚弱老人"（frail elderly）为重点服务对象，按老年医学的观点，虚弱是指老年人多系统生理储备低下，代谢能力减退，功能性自稳（homeostasis）丧失的结果，特别容易受疾病与残疾的损害，主要表现为体重减轻、疲劳、无力、步速放慢、身体活动减少等，常与跌倒、尿失禁、日常生活活动依赖、长期住院乃至死亡等功能性后果联系在一起。因此，深入研究虚弱的定义和判断标准、评估方法以及对老年人的功能问题，做到早期发现、早期干预，应是老年康复和老年保健的工作要点。

3. 老年康复的特点 老年康复具有不同于其他医学治疗模式的特点。

（1）重点在改善和恢复功能：老年人常见的多是退行性疾病，一般难以治愈。老年康复不以治愈而以尽量恢复功能为主要目标，采取训练、代偿的方法，即使是不可逆转的功能问题，还有适应、环境改造等方法，达到比较满意的效果，给患者以希望和信心。

（2）追求生命质量：老年人的医疗保健从来讲究长寿，现代的观点则是要求延长"有活力的预期寿命"，即余下来的寿限以功能性独立为特征的部分，不是让长寿者生活在残疾和痛苦之中。老年康复认为，老年人即使病残在身，实现功能独立，回归社会仍是可能的。正如有的专家所说："现代医学给生命以岁月，而康复医学给岁月以生命"。

（3）结合三级预防：残损、残疾和残障代表残疾发展的三个水平，为此可以实行残疾的三级预防策略。在每一级水平采取的康复治疗也是防止其向下一级水平发展，因此康复措施有很强的预防意义，治中有防，防治合一，体现三级预防的策略。

（4）重在参与：康复小组（team）形式是老年康复的主要工作方法，医师、治疗师和护士都要在团队中发挥作用，而且有时需要多学科协作，同时患者在康复治疗中不应当只是消极被动的角色，整个过程从确定目标、制订计划、评估效果，他们都应当和康复人员平等参与。而且对患者来说，康复过程也就是学习的过程，只有发挥主观能动性，勤于学习，善于学习，才能达到较好的康复效果。

4. 老年康复的评定 功能评定是老年康复必不可少的成分。和疾病诊断不同，它观察的是功能状态，记录着患者最初的、纵向发展的和最终的功能状态，为明确目标、制订计划、评价效果提供确切的依据。由于老年人病残的多元性特点，要求综合性的评估和治疗，而且要求统一和标准化，这就产生了综合性老年医学评估（comprehensive geriatric assessment, CGA）的概念。CGA 是从生物-心理-社会模式出发，用标准化评估工具客观地记载身体、认知、情绪等的功能状态。CGA 常用的功能评估工具主要有 Barthel 指数和功能独立性评定量表。

（1）Barthel 指数（Barthel index, BI）：BI 评定由美国 Mahoney 和 Barthel 于 1965 年设计并应用于临床，有 10 个评定项目，是国际康复医疗机构常用的方法。BI 评定简单、可信度高、灵敏度也高、使用广泛，而且可用于预测治疗效果、住院时间和预后（表 7-1）。BI 评分结果：最高分是 100 分，60 分以上者为良，生活基本自理；40～60 分者为中度残疾，有功能障碍，生活需要帮助；20～40 分者为重度残疾，生活依赖明显；20 分以下者为完全残疾，生活完全依赖。BI 评分 40 分以上者康复治疗效益最大。

表 7-1 Barthel 指数评定内容及记分法

日常生活活动项目	自理（分）	稍依赖（分）	较大依赖（分）	完全依赖（分）
进食	10	5	0	0
洗澡	5	0	0	0
修饰（洗脸、梳头、刷牙、刮脸）	5	0	0	0
穿衣	10	5	0	0
控制大便	10	5	0	0
控制小便	10	5	0	0
上厕所	10	5	0	0
床椅转移	15	10	5	0
行走（平地 45m）	15	10	5	0
上下楼梯	10	5	0	0

（2）功能独立性评定量表（functional independence measure, FIM）：FIM 的内容有两大类，六个方面，每个方面又分为 2～6 项，总共 18 项。两大类是指躯体运动功能和认知功能。其中，运动功能包括自我照料、括约肌控制、转移、行走四个方面，13 个项目；认知功能包括交流和社会认知二个方面，5 个项目。FIM 的评定内容见表 7-2。使用者在正式应用 FIM 前必须先要参加专门的学习班接受培训，掌握标准化的操作步骤和详细的使用说明。评分标准采用 7 分制，每项根据完成的实际情况分为 7 个功能等级（1～7 分）。其中，7 分和 6 分无需他人帮助，自己独立完成。5 分及其以下均需依赖他人帮助才能完成，3～5 分属于有条件的依赖，1～2 分属于完全依赖。各项均能完成为 126 分，完全依赖为 18 分。得分越高，表示独立性越好，依赖性越小。根据评定结果，可以粗分为三个等级：108～126 分为独立，54～107 分为有条件依赖，18～53 分为完全依赖。

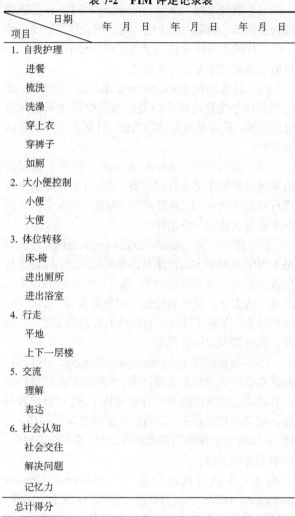

表 7-2 FIM 评定记录表

项目 \ 日期	年 月 日	年 月 日	年 月 日
1. 自我护理			
进餐			
梳洗			
洗澡			
穿上衣			
穿裤子			
如厕			
2. 大小便控制			
小便			
大便			
3. 体位转移			
床-椅			
进出厕所			
进出浴室			
4. 行走			
平地			
上下一层楼			
5. 交流			
理解			
表达			
6. 社会认知			
社会交往			
解决问题			
记忆力			
总计得分			

在 CGA 中还常用一些特殊的功能评定，如评定步态与平衡的定时起立行走试验（TUG），让患者从椅子上起立，行走 3m，转身，走回椅子，坐下。这个方法可信、有效、易于操作，而且与 Berg 平衡量表（BBS）和 BI 的相关性好，能预示患者单独外出安全行走的能力。认知评定是 CGA 一个重要部分，常用的有 MMSE 评定，而画钟则是试验患者执行功能和空间定向能力的一种快速有效的方法。评定抑郁症状的有老年抑郁量表（GDS），但伴认知障碍的抑郁患者用 Corne Ⅱ量表较合适。为评估医学的合并症和复杂性可用累积疾病评估量表（cumulative illness rating scale, CIRS），它评测 13 个身体系统，得出并发症指数和累积疾病分数，适用于身体虚弱老人，与其他功能指数（如 FIM 或 BI）结合以判断虚弱的水平。在老年人口中，基于个体的医疗、社会和功能问题常有多种的目标，为评估这些复杂性和个性化的问题可用目标达到量表（GAS），各老年康复机构多

用，比其他标准化方法（如 BI、MMSE）更为敏感。

5. 康复治疗方法

（1）物理治疗（physical therapy, PT）：是指通过功能训练、物理因子（电、光、声、热、磁等）和手法治疗的手段恢复与重建功能的一种治疗方法，是目前最主要的康复治疗手段之一。

（2）作业治疗（occupational therapy, OT）：通过选择性个性化的作业活动作为治疗媒介来改善患者的功能，重点是改善肢体功能、日常生活活动和认知功能。

（3）言语治疗（speech therapy, ST）：通过言语训练或借助于交流替代设备，对有言语障碍的患者进行针对性治疗，改善患者言语功能，实现个体之间最大能力交流的一种治疗。

（4）康复工程（rehabilitation engineering, RE）：是工程学原理和方法在康复医学的临床应用，通过代偿或补偿的方法来矫治畸形、弥补功能缺陷和预防功能进一步退化，使患者能最大限度地实现生活自理，回归社会。在康复医学中的应用主要包括义肢、矫形器、助行器及自助器具等。

（5）心理治疗（psychological therapy, PST）：是指在良好的治疗关系基础上，由经过专业训练的治疗者运用心理治疗的有关理论和技术，通过治疗者与被治疗者的相互作用，以消除或缓解患者的心理、情绪、认知行为方面的问题或障碍，促进其人格向健康、协调的方向发展。

（6）中国传统医学治疗（traditional Chinese medicine, TCM）：借助针灸、中药、中医手法治疗、传统的保健方法和功能训练如太极拳、八段锦等，达到改善功能的目的。

（7）康复护理（rehabilitation nursing, RN）：紧密配合康复医师和其他康复专业人员的工作，对康复对象进行一般的基础护理、各种专门功能训练以及健康宣教，预防各种并发症和继发性功能障碍，减轻残疾的影响，以达到最大限度的功能改善和重返社会。

（8）社会服务（social service, SS）：主要是对病者、伤者、残者提供有关社会福利方面的咨询服务。

6. 整体康复理念 生理、心理、环境、社会因素等都会对老年康复带来影响，因此在老年康复中应从多方面考虑，强调整体康复理念。

（1）老年个体康复：应用前述康复评定和康复治疗方法对具有各种功能障碍的老年患者进行评定与治疗，而且以患者为中心，强调预防、治疗和支持于一体，做到防大于治，注重康复治疗的有效性和医患互动，提高患者积极性和参与意识。

（2）老年社会心理康复：老年人是一群特殊群体，除了生理性退化、功能减退等健康问题外，失能、丧失独立性、社会参与减少等很容易造成烦躁、忧虑、恐惧、抑郁等不良情绪，这些不良情绪会进一步影响其生活质量，因此老年社会心理康复尤为重要。要对老年患者进行心理治疗和护理，改善其不良情绪，同时社会心理康复时要考量老年人文化态度、价值观、与他人关系的理解等文化因素，更易建立有效的康复目标。

（3）老年环境康复：老年人环境改造应涉及日常生活、休闲娱乐等多方面，使老年人能够在相关场所安全及有效地从事想要从事的活动，环境康复内容包括增强照明、色彩对比、使用斜坡、安装把手、便捷通信设备等多方面。

第二节 老年人常见致残疾病的康复

【脑卒中康复】

脑卒中是危害中老年人生命与健康的常见病。脑卒中临床表现包括感觉和运动功能障碍、交流功能障碍、认知功能障碍、心理障碍以及吞咽困难、二便失控、性功能障碍等其他功能障碍。为了最大限度地降低脑卒中的致残率，提高患者的生活质量，应在及时抢救治疗的同时，积极开展早期康复治疗。目前，许多国家都已建立了比较完善的脑卒中单元（stroke unit, SU），即将早期规范的康复治疗与急性期神经内科治疗有机地结合，防治各种并发症，尽可能使脑卒中患者受损的功能达到最大程度的改善，从而提高其日常生活活动能力和适应社会生活的能力。

（一）康复评定

脑损伤严重程度的评定，目前临床多采用格拉斯哥昏迷量表（Glasgow coma scale, GCS），脑卒中患者临床神经功能缺损程度评分标准以及美国国立研究院脑卒中评定量表（NIH stroke scale, NIHSS）。运动功能评定的主要方法有 Brunnstrom 运动功能评定和 Fugl-Meyer 评定法。平衡功能评定可采用三级平衡检测法和 Berg 平衡评定量表（Berg balance scale test）。日常生活活动能力的评定方法主要有 Barthel 指数和功能独立性评定（functional independence measure, FIM）。生活质量（quality of life, QOL）评定分为主观取向、客观取向和疾病相关的 QOL 三种，常用的量表有生活满意度量表、WHO-QOL100 和 SF-36 等。其他功能障碍的评定量表还有感觉功能评定、认知功能评定、失语症评定、构音障碍评定和心理评定等。

（二）康复治疗

大量临床康复实践表明，早期康复有助于改善脑卒中患者受损的功能，减轻残疾的程度，提高其生活质量。为了避免过早的主动活动使得原发的神经病学疾患加重，影响受损功能的改善，通常主张在生命体征稳定48小时后、原发神经病学疾患无加重或有改善的情况下开始进行康复治疗（脑出血患者脑水肿程度相对较重，一般主张发病后1～2周、病情稳定后开始康复治疗）。脑卒中康复是一个长期的过程，病程较长的脑卒中患者仍可从康复中受益，但其效果较早期康复者差。

1. 急性期康复治疗 脑卒中急性期通常是指发病后的1～3周，此期康复治疗的目的是通过被动活动和主动参与，促进偏瘫侧肢体肌张力的恢复和主动活动的出现以及肢体正确的摆放和体位的转换（翻身），预防可能出现的压疮、关节肿胀、下肢深静脉血栓形成、泌尿系统和呼吸系统的感染等。同时，偏瘫侧各种感觉刺激和心理疏导以及相关的康复治疗（如吞咽功能训练、发音器官运动训练、呼吸功能训练等）有助于脑卒中患者受损功能的改善。

（1）肢体摆放和体位转换：无论仰卧位或侧卧位均采取抗痉挛体位，使用枕头或踝足支具维持正确体位，并定时翻身（每2小时一次）是预防压疮的重要措施，开始以被动为主，待患者掌握翻身动作要领后，由其主动完成。

（2）偏瘫肢体被动活动：活动顺序为从近端关节到远端关节，一般每天2～3次，每次5分钟以上，直至偏瘫肢体主动活动恢复。被动活动宜在无痛或少痛的范围内进行，以免造成软组织损伤。

（3）床上活动：包括双手叉握上举运动、左右侧翻身训练以及桥式运动（仰卧位屈髋、屈膝、挺腹运动）等。

（4）物理因子治疗：常用的有局部的机械性刺激（如用手在肌肉表面拍打等）、冰刺激、功能性电刺激、肌电生物反馈和局部气压治疗等。

（5）传统疗法：常用的有按摩和针刺治疗等，通过深浅感觉刺激有助于局部肌肉的收缩和血液循环，从而促进偏瘫侧肢体功能的改善。

2. 亚急性期康复治疗 脑卒中亚急性期是指发病后的3～4周，本期的主要治疗目标除前述的预防常见并发症以外，应抑制痉挛、促进分离运动恢复，加强偏瘫侧肢体的主动活动并与日常生活活动相结合，同时注意减轻偏瘫肢体肌痉挛的程度和避免加强异常运动模式（上肢屈肌痉挛模式和下肢伸肌痉挛模式）。

（1）床上与床边活动：继续采用前述双侧同时运动的方法进行上肢上举运动，双下肢交替屈伸运动和桥式运动等，只是偏瘫侧肢体主动参与的程度增大。在侧卧的基础上，逐步转为床边坐和床边站训练。

（2）物理因子治疗：重点是针对偏瘫侧上肢的伸肌（如肱三头肌和前臂伸肌）和偏瘫侧下肢的屈肌（如股二头肌、胫前肌和腓骨长短肌），常用方法有功能性电刺激、肌电生物反馈和低中频电刺激等。

（3）运动训练：坐位训练内容包括坐位平衡训练、偏瘫侧上肢负重等，并逐步开始站立活动，通过重心转移进行站立位下肢和躯干运动控制能力训练，偏瘫侧下肢单腿负重等。在偏瘫侧下肢能够适应单腿支撑的前提下可以进行平行杠内行走，必要时可穿戴踝足矫形器，预防可能出现的偏瘫步态。在患者能较平稳地进行双侧下肢交替运动的情况下，可先行室内步行训练，必要时可加用手杖。上下楼梯训练的原则是上楼梯时健腿先上，下楼梯时偏瘫侧腿先下，运动训练时治疗师均需在偏瘫侧给予适当的帮助指导。

（4）作业治疗：一般包括基本的日常生活活动（如主动移动、进食、个人卫生、更衣、洗澡、步行和如厕等）和应用性日常生活活动（如做家务、使用交通工具、认知与交流等）。还可选择相应的功能活动增大患者的肌力、耐力、平衡与协调能力和关节活动范围。

（5）传统康复疗法：常用的有针刺和按摩等方法。

（6）矫形器和助行器的应用：给予必要的肩部、手部支具，踝足矫形器等改善功能及预防并发症，对年龄较大、步行能力相对较差的患者，为了确保安全，可使用步行架、手杖或用轮椅代步。

（7）言语治疗：对有构音障碍或失语的脑卒中患者应早期进行言语功能训练，提高患者的交流能力，有助于其整体功能水平的改善。

（8）认知功能训练：认知功能障碍有碍于患者受损功能的改善，因此认知功能训练应与其他功能训练同步，并结合日常生活活动进行相关的训练。

（9）心理治疗：鼓励和心理疏导，加强患者对康复治疗的信心，以保证整个康复治疗顺利进行。

3. 恢复期康复治疗 脑卒中恢复期一般是指发病后的1～6个月，本期的主要治疗目标是以加强协调性和选择性随意运动为主，并结合日常生活活动进行上肢和下肢实用功能的强化训练，同时注意抑制异常的肌张力，改善运动控制能力，促进精细运动，提高运动速度和实用性步行能力，掌握日常生活活动技能，提高生活质量。

（1）上肢和手的治疗性活动：综合应用神经肌肉促进技术，抑制共同运动，促进分离运动，提高运动速度，促进手的精细运动。在偏瘫侧上肢和手的治疗性活动中，尤其是在运动控制能力的训练中，尤要重视"由近到远，由粗到细"的恢复规律，近端关节的主动控制能力直接影响到该肢体远端关节的功能恢复。

（2）下肢的治疗性活动：抑制痉挛，促进下肢运动的协调性,增加步态训练的难度,提高实用性步行能力。当偏瘫侧下肢肌张力增高和主动运动控制能力差时,常先抑制异常的肌张力,再进行有关的功能性活动。下肢的功能除负重以外,更重要的是行走,可根据情况配制踝足矫形器,选用相应的手杖或步行架。若需使用轮椅,在患者出院前,治疗师应教会患者及其家属如何进行床椅转移和轮椅的使用方法。

(3)作业性治疗活动:加强修饰、穿脱衣裤和鞋袜、如厕、洗澡、上下楼梯等日常生活自理能力训练,针对患者的功能状况选择适合的功能活动内容,如书写练习、画图、下棋、打毛线、家务活动、社区行走,使用交通通信工具等。

(4)言语、认知和心理治疗:针对患者具体功能障碍情况,在前期治疗的基础上,继续言语、认知和心理治疗,注意应与其他功能训练同步,并结合日常生活活动进行相关的训练。

(5)矫形器和助行器的应用:必要的手部支具、踝足矫形器和助行器等的应用,有助于提高患者的实用技能。

4. 后遗症期康复治疗 脑卒中后遗症期是指脑损害导致的功能障碍经过各种治疗受损的功能在相当长的时间内不会有明显的改善,此时为进入后遗症期,临床上有的在发病后 6~12 个月,但多在发病后 1~2 年。此期的康复治疗应加强残存的和已有的功能,即代偿性功能训练,包括矫形器、步行架和轮椅等的应用以及环境改造和必要的职业技能训练,以适应日常生活的需要,同时注意防止异常肌张力和挛缩的进一步加重。避免废用综合征、骨质疏松和其他并发症的发生,帮助患者下床活动和适当的户外活动,注意多与患者进行交流和必要的心理疏导,激发其主动参与的意识,发挥家庭和社会的作用。

【冠心病康复】

冠心病康复是指综合采用主动积极的身体、心理、行为和社会活动的训练与再训练,帮助患者缓解症状,改善心血管功能,在生理、心理、社会、职业和娱乐等方面达到理想状态,提高生活质量。同时强调积极干预冠心病危险因素,阻止或延缓疾病的发展过程,减轻残疾和减少再次发作的危险。

(一)康复评定

一般采用分级症状限制型心电运动试验。出院前评估则采用 6 分钟步行或低水平运动试验。

(二)康复治疗

1. Ⅰ期康复 指急性心肌梗死或急性冠状动脉综合征住院期康复,治疗目标为低水平运动试验阴性,可以按正常节奏连续行走 100~200m 或上下 1~2 层楼而无症状和体征。运动能力达到 2~3 METs,能够适应家庭生活,患者理解冠心病的危险因素及注意事项,在心理上适应疾病的发作和处理生活中的相关问题。

(1)床上活动:床上肢体活动一般从远端肢体活动开始,从不抗地球引力的活动开始,逐步开始抗阻活动,如捏气球、皮球或拉皮筋等。吃饭、洗脸、刷牙、穿衣等日常生活活动可以早期进行。

(2)呼吸训练:主要指腹式呼吸,要点是吸气时腹部隆起,膈肌尽量下降;呼气时腹部收缩,把肺的气体尽量排出。

(3)坐位训练:坐位是重要的康复起始点。开始坐时可以有靠背或将床头抬高。

(4)步行训练:应从床边站立开始,然后床边步行。

(5)大便:患者大便务必保持通畅。在床边放置简易坐便器,让患者坐位大便。

(6)上楼:上楼的运动负荷主要取决于上楼的速度,一般每上一级台阶可以稍事休息。

(7)心理康复与常识宣教:患者急性发病后,往往有显著的焦虑和恐惧感。护士和康复治疗师必须安排对于患者的医学常识教育,使其理解冠心病的发病特点、注意事项和预防再次发作的方法。特别强调戒烟、低脂低盐饮食、规律的生活、个性修养等。

(8)康复方案调整与监护:如果患者在训练过程中没有不良反应,运动或活动时心率增加<10 次/分,次日训练可以进入下一阶段。运动中心率增加在 20 次/分左右,则需要继续同一级别的运动。心率增加超过 20 次/分或出现任何不良反应,则应该退回到前一阶段运动,甚至暂时停止运动训练。为了保证活动的安全性,可以在医学或心电监护下开始所有的新活动。在无任何异常的情况下,重复性的活动不一定要连续监护。

2. Ⅱ期康复 指患者出院开始至病情稳定性完全建立为止,时间为 5~6 周。康复目标为逐步恢复一般日常生活活动能力,包括轻度家务劳动、娱乐活动等。运动能力达到 4~6METs,提高生活质量。治疗方案包括散步、医疗体操、气功、家庭卫生、厨房活动、园艺活动或在邻近区域购物,活动强度要严格根据医师医嘱。一般活动无需医务监测;较大强度活动时可用远程心电图监护系统监测。无并发症的患者可在家属帮助下逐步过渡到无监护活动。每周需要门诊随访一次。任何不适均应暂停运动,及时就诊。

3. Ⅲ期康复 指病情处于较长期稳定状态,康复程序一般为 2~3 个月,自我锻炼应该持续终身。

康复目标为巩固Ⅱ期康复成果，控制危险因素，改善或提高体力活动能力和心血管功能，恢复发病前的生活和工作。此期可以在康复中心完成，也可以在社区进行。

全面康复方案包括有氧训练、循环抗阻训练、柔韧性训练、医疗体操、作业训练、放松性训练、行为治疗、心理治疗等。在整体方案中，有氧训练是最重要的核心。运动方式有步行、登山、游泳、骑车、中国传统形式的拳操等。

运动量是康复治疗的核心，要达到一定阈值才能产生训练效应。合理的每周总运动量为700～2000cal（相当于步行10～32km）。在额定运动总量的前提下，训练时间与强度成反比，靶强度运动一般持续10～60分钟。训练频率多数采用每周3～5天的频率。合适运动量的主要标志：运动时稍出汗，轻度呼吸加快但不影响对话，早晨起床时感舒适，无持续的疲劳感和其他不适感。每次训练都必须包括准备、训练和结束活动。充分的准备与结束活动是防止训练意外的重要环节，对预防运动损伤也有积极的作用。

【慢性阻塞性肺疾病康复】

由于大气污染及吸烟人数增加等因素，慢性阻塞性肺疾病（COPD）有逐渐增加的趋势，COPD康复治疗目标在于改善顽固和持续的功能障碍（气道功能和体力活动能力）、提高生活质量、降低住院率、延长生命、减少经济耗费、稳定或逆转肺部疾病引起的病理生理和精神病理学的变化，以期在肺障碍程度和其生活地位允许的条件下恢复至最佳功能状态。

（一）康复评定

呼吸功能评估方法包括气短气急症状分级（根据Berg量表改进）及肺功能测试。运动能力评定可采用分级运动实验测定VO_{2max}、最大心率、最大MET值、运动时间等相关量化指标来评定患者运动能力以及6分钟或12分钟步行、定距离行走等定量行走评定。COPD患者日常生活能力评定可评估COPD患者的日常生活能力。此外，功能评估还包括呼吸肌力量评估（最大吸气压及最大呼气压）、上下肢肌肉力量评估、心理状态评估、营养状态评估、生活质量评估等。

（二）康复治疗

1. 呼吸训练 重建腹式呼吸模式，用缩唇呼气法增加呼气时的阻力，减少肺内残气量，缓解缺氧症状。其方法为经鼻腔吸气，呼气时将唇缩紧，如吹口哨样，在4～6秒内将气体缓慢呼出。同时，增加一

侧胸廓活动，活动上胸部、牵张胸大肌及肩带练习，纠正头前倾和驼背姿势。

2. 排痰训练

（1）体位引流：主要利用重力促进各个肺段内积聚的分泌物排出，不同的病变部位采用不同的引流体位，目的是使此病变部位的肺段向主支气管垂直引流。

（2）胸部叩击、震颤：治疗者手指并拢，掌心成杯状，在引流部位胸壁上双手轮流叩击拍打，并胸壁部加压，在患者深呼气时重复颤摩振动和叩击，有助于排痰。

（3）咳嗽训练：教会患者正确的咳嗽方法，以促进分泌物排出，减少反复感染的机会。先嘱患者深吸气，吸气后要有短暂闭气，关闭声门，通过增加腹内压来增加胸膜腔内压，使呼气时产生高速气流；当肺泡内压力明显升高时，突然将声门打开，即可形成由肺内冲出的高速气流，促使分泌物移动，随咳嗽排出体外。

（4）理疗：如超短波治疗，超声雾化治疗等有助于消炎、抗痉挛、利于排痰、保护黏液毯和纤毛功能。

3. 运动训练 主要采用有氧训练和医疗体操，包括下肢训练、上肢训练及呼吸肌训练，以改善肌肉代谢、肌力、全身运动耐力和气体代谢，提高机体免疫力。

4. 中国传统康复方法 中国传统方法如太极拳、八段锦、五禽戏对COPD有较好的治疗作用，穴位按摩、针灸、拔火罐等也有一定作用。

5. 自然因子治疗 包括日光浴、冷水浴等。日光浴锻炼时间从5～10分钟开始，如果无不良反应，时间可以逐步延长，但要注意避免暴晒，防止发生皮肤灼伤。日光浴可以与游泳、步行等锻炼结合，但要注意避免疲劳。冷水浴要注意循序渐进的原则，一般从夏季冷水洗脸开始，过渡到冷水擦浴，逐步增加冷水浴的面积和时间，逐步降低水温，最后过渡到冷水淋浴，锻炼时可与身体按摩结合。

6. 日常生活指导

（1）能量节省技术：在训练时要求患者费力，以提高身体功能的储备力。但是在实际生活和工作活动中，要强调省力，以节省体力，完成更多的活动。

（2）营养：营养状态是COPD患者症状、残疾及预后的重要决定因子，注意避免营养过剩和营养不良。

（3）心理行为矫正：COPD患者抑郁症常见，心理及行为干预是基本的康复治疗内容。

7. 健康宣教 长期低流量吸氧（小于5 L/min）可提高患者生活质量，使COPD患者的生存率提高2倍，还需注意感冒预防和强调戒烟。

【骨性关节炎康复】

骨性关节炎（osteoarthritis，OA）是中老年人常见的骨关节疾病，最显著症状是疼痛，通常症状和体征限于局部，还可出现局部摩擦音、关节积液、活动受限、关节畸形及关节内游离体等表现。

（一）康复评定

骨性关节炎的评定应针对关节的生物力学及其功能障碍对邻近关节的影响以及对患者的独立性和生活质量影响程度的评定。其主要评定内容有关节活动范围评定、肌力评定、疼痛评定、畸形分析、日常生活能力评定等。

（二）康复治疗

1. 休息与固定 当负荷关节或多关节受累时，应限制其活动量。OA 急性期关节肿痛症状严重，应卧床休息，病变关节局部需夹板或支具短期固定。固定时要维持正确姿势。

2. 疼痛处理 采取热疗法（如热带法、石蜡疗法等）、水疗法、电疗法（低中频电疗法、直流电疗法、高频电疗法）等物理因子治疗，同时酌情加用非甾体抗炎药物治疗。

3. 运动治疗 应视 OA 患者情况而定，早期可进行肌肉等长收缩练习或进行主动加助练习，以防止肌肉萎缩及粘连，保持关节活动度。急性期后也可利用器械进行主动、抗阻运动以增强肌力，增大关节活动范围。

4. 支具与辅助器具 支具常用于炎性疼痛性或不稳定性关节，以减少关节活动，有助于消肿止痛或保持关节功能位，包括手夹板、踝、膝等支具，脊柱支具等。还可使用各种辅助器具，如拐杖、轮椅、持物器、穿衣器、马桶增高垫等。

5. 预防 对体胖超重者宜控制饮食，适当进行体育活动，实行减肥，防止下肢各承重关节长时间超负荷。关节内骨折或关节邻近骨折应准确复位，可以免去继发性骨性关节病。

【人工关节置换术康复】

关节置换术是指用人工关节替代和置换病伤关节。关节置换手术后可出现疼痛和关节活动受限，并进一步影响患者的日常生活活动能力。康复目的不仅可以最大限度增加患者的活动能力及日常生活的功能，而且可以减少术后并发症，促使患者早日回归家庭和社会，重返工作。

（一）康复评定

术后 1 天，2 天，1 周，2 周住院患者以及术后 1 个月、3 个月和半年门诊患者都应进行康复评定。评定内容包括局部伤口情况、关节水肿、关节疼痛、关节活动范围、肢体肌力、活动及转移的能力、步态分析等。

（二）康复治疗

1. 体位的摆放 对于髋关节置换术，应避免髋屈曲超过 90°、下肢内收超过身体中线以及伸髋外旋和屈髋内旋等。卧床时可使用枕头使患者的髋关节外展。

2. 物理因子治疗 可应用冰疗、经皮神经电刺激等帮助消肿、止痛。

3. 预防合并症的练习 为预防手术后伤口感染、肺部感染、深静脉血栓等并发症，术后患者应尽早开始深呼吸训练、咳嗽练习、踝关节"泵"式往返练习和床上活动。

4. 运动训练 肌力训练从手术关节周围肌肉的等长收缩以及非手术关节下肢与双上肢主动活动和抗阻训练，逐步过渡到手术关节周围肌肉的渐进性抗阻训练。关节活动范围的训练从持续被动运动，逐步过渡到关节助力-主动、主动活动，对有挛缩的关节，可以进行屈曲和伸展的牵伸练习。

5. 转移能力的训练 术后逐步进行翻身活动，卧位-起坐转移，坐-站转移，负重练习和步态训练等，术后 5～6 周，患者练习上、下楼梯，骑自行车和乘车等功能性活动。

（陆 敏）

参 考 文 献

崔旭妍.2015.老年疾病的康复.继续医学教育，29（4）：119-120.
弗诺拉特. 2013. DeLisa 物理医学与康复医学理论与实践. 5 版. 励建安，毕胜，黄晓琳，译. 北京：人民卫生出版社.
黄晓琳，燕铁斌.2013.康复医学. 5 版. 北京：人民卫生出版社.
刘星. 2012. 浅谈老年康复医学. 中国医药指南，10（17）：675-676.
南登崑，黄晓琳.2009.实用康复医学. 北京：人民卫生出版社.

第八章 老年综合征及其他

第一节 老年人营养

【老年人营养的基本状况】

（一）营养不良的相关定义

1. 营养风险（nutrition risk） 该概念 2002 年由欧洲学者提出，是指现存的或潜在的营养和代谢状况对疾病或手术有关的不良临床结局的影响。营养风险是指与营养因素有关的出现不良临床结局（如并发症、住院日等）的风险，而不是出现营养不良的风险。

2. 营养不良（malnutrition） 我国肠内肠外营养学会的定义是因能量、蛋白质及其他营养素缺乏或过度，导致机体功能乃至临床结局发生不良影响。营养不良是负能量平衡合并不同程度的炎性活动导致体成分改变、功能减退和不良转归的一种营养状态，包括营养不足和肥胖。

3. 营养不足（undernutrition） 通常指蛋白质-能量营养不良（protein-energy malnutrition，PEM），由能量或蛋白质摄入不足或吸收障碍造成特异性的营养缺乏症状。

4. 营养支持（nutrition support） 经口、肠道或肠外途径为患者提供较全面的营养素。目前，临床上包括口服营养补充（oral nutrition supplement，ONS）、肠内营养（enteral nutrition，EN）和肠外营养（parenteral nutrition，PN）。

5. 肠内营养 是经消化道给予营养素的营养支持方式。根据营养制剂组成不同可分为整蛋白型和氨基酸型；根据途径的不同可分为口服和管饲。

6. 肠外营养 经静脉为无法经胃肠道摄取和利用营养物的患者提供包括氨基酸、脂肪、糖类、维生素及矿物质在内的营养素，以抑制催化代谢，促进合成代谢并维持结构蛋白功能的营养支持方式。

（二）老年营养不良的流行病学

不同老年人群，营养不良的患病率有所差异，取决于不同地理分布、年龄、生活状况及评估方法。总的来说，长期照料机构中的老年人营养不良患病率最高，多个研究表示波动在 35%～85%，老年住院患者的营养不良患病率波动在 35%～65%，社区老年人群为 5%～10%。2012 年全国老年住院患者的营养调查结果显示，营养不良发生率约 15%，营养不良风险占到 50%。我国居民营养和健康状况调查显示，我国 60 岁以上老年人群营养缺乏率平均为 12.4%，农村明显高于城市。在营养素缺乏方面，在正常老年人群中，维生素 C 营养不良发生率为 20%，维生素 A 为 10%，钙、锌离子分别为 18% 和 16.8%。

许多疾病状态决定机体的营养素需求及其代谢选择能力。疾病可引起食欲抑制、吞咽运动改变、消化不良、自我喂食能力丧失，使得老年人群消耗营养素的能力下降。卒中患者是营养不良的高危人群，营养不良发生率波动在 6.1%～62%，20% 的急性卒中患者存在营养不良，卒中 3 周后则有 56.3% 的卒中患者发生营养不良。Giuseppe 等发现痴呆的住院老人中合并营养不良为 59.54%，认知功能良好的合并营养不良的只有 15%。COPD 的并发症之一就是营养不良，26%～70% 的 COPD 患者存在营养不良。抑郁可以引起 36% 的老年患者体重下降，抑郁患者伴发营养不良的概率是非抑郁患者的 2 倍。

（三）老年营养不良的影响因素

老年人是营养不良的高危人群，与其生理、病理以及社会关系、经济状况等密切相关，导致老年人营养不良的危险因素很复杂，主要可分为生理因素、病理因素、社会因素及心理因素（表 8-1）。

表 8-1 老年人营养不良的危险因素

生理因素	病理因素	社会因素	心理因素
味觉下降	口腔卫生	购买食物的能力	抑郁
嗅觉下降	吞咽障碍	准备食物的能力	焦虑
饱感失调	疾病（肿瘤、慢性心力衰竭、COPD、糖尿病）	低收入	孤独
胃排空延迟	药物（利尿剂、降压药、抗抑郁药、抗生素、抗组胺药）	日常生活能力受损	情绪应激性生活事件
胃酸分泌减少	酗酒	缺乏与他人互动的就餐	悲伤
瘦体重降低	痴呆		烦躁不安

1. 生理性改变和不良饮食习惯 随增龄，牙齿松动、脱落影响食物咀嚼；嗅觉和味觉障碍导致食欲下降；渴感减退，引起饮水不足，严重时导致脱水；

胃酸分泌不足、各种消化酶活性下降，影响食物水解和消化；肠蠕动减少，影响营养素的吸收。老年人生活习惯的改变，特别是饮食习惯的改变及活动量的减少，可以导致营养不良发生。在疾病状况下，老年人往往会接受一些不正确的饮食指导（甚至限食或素食）以及活动量减少或活动能力受限导致能量代谢和食物摄入量的改变，也可引起相应的各种营养不良症状。

2. 疾病影响 疾病是引发老年人营养不良最主要原因。各个系统的疾病，不论是急性还是慢性，均可通过影响机体的能量需求、摄入和代谢等环节导致营养不良。如慢性阻塞性肺疾病患者，呼吸肌做功增加，机体能量消耗增大，机体长期处于缺氧状态等因素易发生营养不良。慢性心功能不全患者，消化道淤血使得消化吸收障碍，对脂溶性维生素、钙和铁等吸收容易受损，也是高发蛋白质-能量营养不良的人群。

3. 多药应用影响 老年人共病率高，药物使用种类繁多、基数大。药物几乎对所有营养素的代谢都有潜在影响，常见药物包括：抗惊厥药物，如苯巴比妥、苯妥英钠等，可以诱导生物素、叶酸、钙和维生素 D 缺乏；利尿剂可引起水和矿物质丢失；抗肿瘤药物引起食欲下降。

（四）营养不良对老年人预后影响

1. 老年人营养不良和老年综合征

（1）老年人营养不良和老年肌少症：肌少症（sarcopenia）是与增龄相关的进行性骨骼肌量减少、伴有肌肉力量和（或）肌肉功能减退的综合征。研究结果显示，30 岁后每 10 年肌肉质量损失 3%～5%，60 岁及以上的人群中，丢失的更明显。营养不良的老人合并肌少症为 77.2%，营养不良风险者发生率 45.9%，营养正常者仅 7.1%。

（2）老年人营养不良和老年衰弱综合征：老年衰弱综合征（frailty）是由于老年人机体多系统生理储备减少和失调，使机体脆弱性增加，维持自稳能力降低的一种可识别的临床状态或综合征。衰弱和营养不良之间有着密切关系，老年衰弱综合征的诊断标准之一即非预期体重减轻。Christa 等发现，强壮的老人当中有 1.8%合并营养不良，而衰弱老人中 64%合并营养不良。

2. 老年人营养不良和预后 Maria 等评估了 240 位住院老年患者的营养状态，发现 29% 营养不良老人的基本日常生活能力（ADL）和高级日常生活能力（IADL）均明显下降。Kvamme 等评估了 3286 名老年人的营养状况和健康相关生命质量，发现营养不良老人的健康相关生命质量更低。另外，NHANES

数据显示，体重下降≥5%的老年妇女，失能风险比体重稳定者高 1 倍。

营养不良还可延长老人的住院日数、增加住院费用和死亡率。Kagansky 等历经 2 年随访 414 名≥75 岁的老年人发现，营养不良老人的 2 年生存率＜50%，营养良好老人的 2 年存活率＞70%。成本效益分析显示营养不良的住院患者费用增加 19%。

【老年营养不良的筛查与评估】

（一）营养风险筛查

营养风险筛查是快速、简单评估患者营养风险的过程。如果发现被筛查者存在营养风险，即可制订营养支持方案，一般由临床医师与营养师共同制订。

1. 筛查对象和时机 所有年龄≥65 岁、预计生存期＞3 个月的老年住院患者都应该接受例行营养风险筛查；在长期照料机构，老人在入住时及入住期间每月需进行 1 次营养风险筛查；在康复机构，老人在入住时及入住期间每 15 天需要进行 1 次营养风险筛查。

2. 筛查方法

（1）快速筛查问题：下列问题符合任 1 条，就需要进行简易微型营养评定法（MNA-SF）或 2002 年营养风险筛查（NRS 2002）：①非自主性体重下降；②与平时体重相比，6 个月内下降≥10%或者 3 个月内下降≥5%；③与日常进食相比，经口摄入量减少。

（2）筛查工具

1）营养风险筛查（nutrition risk screening，NRS）：2008 年中华医学会肠外肠内营养指南中推荐 NRS 2002 作为住院患者营养风险筛查的工具，将 NRS＞3 分定义为营养风险，同样也适于老年住院患者（表 8-2）。

表 8-2　NRS 2002 量表

评分	疾病严重程度	营养状态受损评分	年龄
0	—	正常营养状态	≤70 岁
1	①慢性疾病患者因出现并发症而住院治疗 ②患者虚弱但不需卧床 ③蛋白质需要量略有增加，但可以通过口服和补充来弥补	①3 个月内体重丢失＞5% ②或食物摄入量比正常需要量减少 25%～50%	＞70 岁
2	①患者需要卧床，如腹部大手术后 ②蛋白质需要量相应增加，但大多数人仍可以通过人工营养得到恢复	①一般情况差或 2 个月内体重丢失＞5% ②或食物摄入量比正常需要量减少 25%～50%	—

评分	疾病严重程度	营养状态受损评分	续表 年龄
3	①患者在加强病房中靠机械通气支持 ②蛋白质需要量增加而且不能被人工营养支持所弥补 ③通过人工营养可以使蛋白质分解和氮丢失明显减少	①BMI<18.5，且一般情况差 ②或1个月内体重丢失>5%（或3个月体重下降15%） ③或前1周食物摄入比正常需要量减少75%~100%	—

注：NRS 评分=疾病严重程度+营养状态受损评分+年龄评分。总分≥3分者：患者处于营养风险，开始制订营养治疗计划；总分<3分者：每周复查营养风险筛查

2）微营养评定法简表（mini nutritional assessment short form，MNA-SF）：2009年欧洲肠外肠内营养学会（ESPEN）推荐由专业人员询问的MNA-SF。根据病史、体重、进食状况及简单查体共6项简单问题来确定患者是否存在营养不良或风险，并提出低于7分即具有营养不良，应尽早进行营养干预，以期获得更佳的临床结局。此外，MNA-SF也可以作为评估工具（表8-3）。

表8-3 MNA-SF量表

1. 既往3个月是否由于食欲下降、消化问题、拒绝或吞咽困难而摄食减少
0=食欲下降明显　　1=食欲中等度下降
2=食欲正常
2. 既往1个月体重下降多少
0=大于3kg　　1=不清楚
2=1~3kg　　3=无体重下降
3. 活动能力
0=需卧床或长期坐着　　1=能轻微活动，但不能外出
2=能独立外出
4. 既往3个月内有无重大心理变化或急性疾病
0=有
1=无
5. 是否有神经心理问题
0=严重智力减退或抑郁　　1=轻度智力减退
2=无
6. ①BMI（kg/m²）
0=BMI<19　　　　1=19≤BMI<21
2=21≤BMI<23　　3=BMI≤23
6. ②小腿围（CC）（cm）
0=CC低于31cm
3=CC≥31cm

注：MNA-SF筛查时，如取得BMI，按BMI进行筛查；特殊情况下，不能取得BMI，采用CC进行筛查。MNA评估时，不能用CC代替BMI

（二）营养评定

经过营养风险筛查的老年人，若难以制订营养支持方案或不能确定是否存在营养风险时，则由营养专业人员收集老年病史、饮食史、体格检查、人体测量、实验室检查等资料，对患者的营养代谢、机体功能等进行全面检查和评估，制订营养计划。

1. 病史、饮食史及体格检查 营养评估在收集病史和饮食史相关资料时，偏重于营养不良危险因素的询问。WHO专家委员会建议在进行体格检查时应特别注意以下方面：头发、面色、眼、唇、舌、齿、龈、水肿、皮肤、指甲、心血管系统、消化系统、神经系统等。

2. 人体测量学 人体测量是评估营养状态的重要组成之一，也是评估老年人营养状况预后的重要指标。常用的人体测量指标有：体重、体重指数（body mass index，BMI）、上臂围、小腿围、腰围、臀围、皮褶厚度等。体重是最简单的、常规的营养监测指标，其中BMI是绝大多数营养筛查和评估工具的条目之一。皮褶测量可用来评估老年人皮下脂肪储备情况，当皮褶测量显示皮下脂肪储备充足时，上臂围、小腿围则能反映机体肌肉质量和皮下脂肪。腰围、腰臀比能很好反映机体腹内脂肪量。

3. 实验室评估 实验室指标中，血清白蛋白、转铁蛋白、前白蛋白、胆固醇、白细胞计数等通常用来作为营养状态的指标，对评估老年人营养状态和预后是有价值的。但由于这些指标受到衰老、疾病、营养状态多方面因素影响，在解读这些指标结果时需相当谨慎（表8-4）。

表8-4 常用蛋白质营养评价的生化标志物

蛋白质	合成部位	半衰期	参考范围	临床意义	备注
白蛋白	肝脏	18天	>35g/L	摄入不足、长期或严重营养不良	受饮食、肝肾疾病影响，不能早期发现
前白蛋白	肝脏	1.9天	150~300mg/L	急性蛋白质营养不良	创伤、感染下降、肝病时下降
转铁蛋白	肝脏	8~9天	2.5~3.5g/L	营养治疗时上升最快，反映疗效的指标	受铁营养水平影响
纤维黏蛋白	肝脏	4~24小时	>50mg/L	早期蛋白质营养不良的敏感指标	受肝肾疾病的影响

4. 营养评估量表 早期研究已明确，采用单一指标评定住院患者营养状况局限性多，误差较大，近年研究主要集中在探讨复合指标的筛查工具，以提高筛查的敏感性和特异性。

（1）MNA量表：由 Guigoz 于1996年首先提出，用于评估老年人的营养状况，目前在国际上已得到广

泛认可。MNA 量表有 18 个条目，包括膳食评价、人体测量、主观评价、整体评估四方面。MNA 量表敏感性为 96%，特异性为 98%。因其能很好地筛选营养不良风险、简易分析营养不良的原因，适用于社区、医院、护理院等老年人群。UWL 指南推荐使用 MNA 来评估老年人群的营养状况。

（2）SGA 量表：由德国 Detsky 于 1987 年首先提出，以详细的病史和临床查体为基础，不需要人体测量指标和生化指标。通过 SGA 评估发现的营养不足患者并发症发生率是营养良好的 3～4 倍。SGA 量表更多反映疾病状况，并非营养状况，不易区分轻度营养不足，也不能及时反映患者的营养状况变化。此外，SGA 量表为主观评估工具，需要专业人员操作，不能满足快速临床筛查的目的，不适合在医院中常规使用。

【老年人的膳食建议和营养治疗】

（一）我国老年人的膳食指南

良好的饮食结构与习惯不仅有利于健康，还能延缓衰老和预防疾病。中华营养学会根据我国具体情况，提出了中国老年人的膳食宝塔（图 8-1）。膳食宝塔是一种营养合理的膳食模式，极大限度地提供了我国老年人群膳食中容易缺乏的营养素。对于老年人原有不良饮食习惯，应按照膳食宝塔建议循序渐进的改进，养成习惯，持之以恒，达到改善营养状况，预防相关疾病的效果。

膳食宝塔建议以谷薯类、蔬菜水果和豆类组成的植物性食物为主，强调奶制品、豆制品的摄入，限制烹调油和食盐的摄入。即每天食物摄取量为（指生食量）：不超过一个拳头大小的肉类，相当于两个拳头大小的谷类，保证两个拳头大小的奶、豆制品，不少于五个拳头大小的蔬菜水果——十个拳头原则。因老年人身体调节能力下降，对缺水的敏感性下降，容易发生脱水，所以老年人水分的摄取比年轻人更为重要，要主动、少量、多次饮水，不要等到口渴才饮水。更新后的膳食宝塔加上了运动这一项，老年人每天应进行适当的身体活动，运动动作要简单、自然和舒缓，建议每天进行累计相当于步行 6000 步的身体活动量，最好能达到 10 000 步。

（二）老年营养不良的治疗

1. 营养治疗原则

（1）营养干预指针：存在下列一项以上的患者即可采取营养支持，即：①预计 3～5 天不能经口进食或无法达到推荐目标量的 60%；②6 个月内体重丢失 >10% 或 3 个月内体重下降 ≥5%；③BMI＜20kg/m²

者；④已确定存在营养不良的指征或表现。

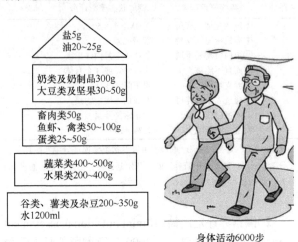

盐5g
油20～25g

奶类及奶制品300g
大豆类及坚果30～50g

畜肉类50g
鱼虾、禽类50～100g
蛋类25～50g

蔬菜类400～500g
水果类200～400g

谷类、薯类及杂豆200～350g
水1200ml

身体活动6000步

图 8-1　中国老年人平衡膳食宝塔（2010）

（2）营养干预的目标量计算见表 8-5。

表 8-5　老年人群各种营养素干预目标值

营养素	目标量	备注
能量	20～30 kcal/（kg·d）	原则：先少后多、先慢后快、逐步过渡，尤其是长期营养不良者。急性期适当减少，康复期适当增加。有严重营养不良者，尤其长期饥饿或禁食者，应严格控制起始喂养目标量，逐渐增加营养素摄入。低体重老人按实际体重 120% 计算，肥胖老年人按理想体重计算
蛋白质	1.0～1.5g/（kg·d）	优质蛋白（乳清蛋白、酪蛋白及大豆蛋白）占 50% 以上。疾病恢复期推荐高蛋白饮食。慢性肾病患者非替代治疗期，摄入蛋白质的目标量在 0.6～0.8g/（kg·d），尚无证据表示，轻、中度慢性肾病者（肌酐清除率 >30 ml/min）需要限制蛋白质摄入量
糖类	总能量的 50%～65%	疾病状态时可适当增减。COPD 患者，降低糖类摄入量
脂肪	≤总能量的 35%	饱和脂肪酸应小于总能量的 10%，多不饱和脂肪酸应占总能量的 6%～11%，尽可能增加单不饱和脂肪酸比例。COPD 患者，建议高单不饱和脂肪酸饮食，机械通气者脂肪供能为 20%～40%
膳食纤维	25～30 g/d	

2. 肠内营养

在我国已有近 40 年的应用历史，现已被临床医师认为是各科营养支持的有效治疗手段之一。肠内营养符合消化生理过程，对循环干扰较少，利于内脏蛋白合成和代谢调节，改善和维持肠道黏膜结构和功能的完整性，防止肠道细菌移位的发生，具有操作方便、便于临床管理和费用较低等优点。尽管如此，肠内营养在我国并没有得到足够重视，发展缓慢，肠外营养与肠内营养比例仍高达（6～10）∶1。这与肠内营

养应用方法和宣教不够,患者因不良反应不愿接受以及医师觉得麻烦等因素有关。肠内营养支持的途径如下:

（1）口服营养支持（ONS）：患者进食量不足目标量80%时，推荐ONS。ONS在两餐间使用，摄入量400~600kcal/d或30g蛋白质。当口服摄入不足目标量的60%时，继续ONS，密切观察病情，必要时可考虑管饲。根据老人吞咽功能情况可以用增稠剂调整ONS质地，有效预防误吸。ONS可在住院患者中开展，也可在社区居家老人中进行，以维持或增强老年人群的营养状态。

（2）管饲途径

1）适应证：昏迷、吞咽障碍经口不能摄入或不足；经口摄入小于目标量60%。

2）管饲类别（表8-6）：①鼻胃管是最常用的肠内营养管饲途径。一般用于不耐受口服或严重呛咳，或需要完全肠内营养者。其有定时推入法和持续滴注法，可部分或全量补充肠内营养。②对那些带管>4周或需长期置管进行营养支持，尤其需要入住长期照料机构且预计寿命>3个月的老年患者，推荐使用经皮内镜下胃造瘘术（PEG）。③严重胃-食管反流、胃潴留或胃瘫者推荐空肠喂养。

表8-6　肠内营养管饲类别选择

疾病状况	有/无	短期管饲	长期管饲
胃或十二指肠连续性不完整	无	鼻胃管	胃造口术（PEG）
动力障碍十二指肠或胰腺疾病	有	鼻十二指肠/空肠管	空肠造口术（PEJ）

注：经皮内镜下胃造口术（percutaneous endoscopic gastrostomy，PEG）、经皮内镜下空肠造口术（percutaneous endoscopic jejunostomy，PEJ）

PEG/PEJ是在内镜引导及介入下，经皮穿刺放置胃造瘘管和（或）空肠营养管，达到肠内营养和（或）胃肠减压的目的。由于PEG/PEJ在直视下置管，能保证置管的准确性，可在患者床旁置管（尤其在ICU病房），置管成功率高、时间短，仅需局部麻醉，造瘘管留置时间长，操作后并发症低且轻微。该项技术在世界范围广泛开展，是中长期肠内营养的首选方法，主要应用于神经科昏迷、吞咽困难、晚期肿瘤患者的营养支持。

3）监测不良反应：管饲时保持患者半坐位或床头抬高30°~45°，可减少吸入性肺炎的发生。胃残余量与吸入性肺炎相关，喂养4小时后胃残余量>250ml，应考虑调整肠内营养的方法，包括改变导管位置、下调输注速度、换用PEG/PEJ或停用肠内营养等。堵管是常见情况，原因包括高能量配方、含纤维配方、管道过细、不合适的导管给药、胃液反流导致整蛋白制剂变性凝固等。导管移位可能导致多种并

发症，除固定牢靠，还应密切观察导管位置，必要时应行影像学检查以确诊。同时，还要避免再喂养综合征（RFS），该综合征系患者经过长期饥饿或营养不良后，提供营养（包括ONS、EN或PN）后发生以低磷血症为特征的严重电解质代谢紊乱、葡萄糖耐受性下降和维生素缺乏以及由此产生的一系列症状。因此，给予营养时应按循序渐进，最初给予总需要量的25%，同时监测和纠正水电解质紊乱，并补充维生素B_1，1周后逐渐达到目标量。

3. 肠外营养

（1）肠外营养的适应证和禁忌证

1）适应证：①患者无法接受（消化道大出血、严重消化吸收障碍、顽固性呕吐、严重应激状态等）或耐受EN；②肠内营养进行1周后不能达到目标量的60%时，即可开始肠外营养。

2）禁忌证：①严重水电解质紊乱、酸碱平衡失调常；②出凝血功能异常；③休克。

（2）肠外营养管道途径见表8-7。

表8-7　肠外营养管道途径选择

	短期（<2周）	中期（2周~3个月）	长期（>3个月）/家庭肠外营养
外周静脉置管（PICC）	√	×	×
	√	√	×
霍恩导管		√	×
输液港		√	×
非隧道式中心静脉置管（CVC）	√	×	×
隧道式中心静脉置管（CVTC）	—	√	√

注：外周静脉置管，进行肠外营养的液体渗透压不超过850mOsmol/L

（3）应用原则：老年人肠外营养液的配置多采用全合一营养液混合方法，根据患者器官功能情况选择适宜的制剂。老年人群常多病共存，服用多种药物，在进行肠外营养时，应考虑营养与药物间的相互作用。此外，老年人基础代谢率低，需防止过度喂养。老年人对电解质调节能力差，易发生电解质紊乱，要适时调整营养方案。由于老年患者进行肠外营养更容易发生并发症，也更为复杂，纠正和治疗所需的时间往往较长。因此，肠外营养期间的规范化操作、定期监测和预防并发症非常重要。

【老年人肥胖】

肥胖目前在全世界呈流行趋势，2010年国家国

民体质监测发现，在 60～69 岁的老年人群中，超重率和肥胖率分别为 39.8% 和 13.0%，比 2005 年有所增长。30～70 岁，体重会逐渐增加；但在 70 岁以后，营养不良危险因素增多，体重会逐年下降。判定肥胖的标准多使用 BMI，BMI 能较好地反映机体的肥胖程度，但在亚洲人群的体脂分布以中心性为特点，在相同 BMI 的情况下，体脂肪含量更高。随着年龄增长，总脂肪增加、瘦体重和骨骼质量减少，脂肪集中再分配，腰围增加。即使终身体重维持不变，身体也会变得相对肥胖。较高的脂肪、较低的瘦体重均与失能有关。

肥胖是一个独立的疾病，也是 2 型糖尿病、冠心病、卒中、骨关节炎、结肠癌等疾病的危险因素。失能在肥胖的老年人群中有所增加。在年轻人群中，肥胖和死亡风险相关。大多数对老年人和死亡的研究发现，老年人和死亡呈 U 形关系，较轻或较重的体重均会增加死亡风险。

老年人群减重计划应达到适度减重的目的，改善与体重相关的健康。不管是能量限制法，还是药物干预法，老年人群在减重的过程中，肌肉和骨骼均会消耗，持续减重会增加骨折和无力的风险。锻炼对减重导致的肌肉损耗有一定补偿作用，有氧运动或短期抗骨质疏松在一定程度可以维持骨骼和肌肉质量。因此，对于肥胖和超重的老年人群，推荐以限制能量摄入和增加身体活动的生活方式进行干预。药物治疗则用于无法控制肥胖的代谢结果或者肥胖成为其他健康问题的严重妨碍性因素。老年人短期减重的研究中，减重能改善高血压、糖尿病，缓解膝关节炎的症状。对非自愿减重的观察性研究发现，减重与不良结果有关。

（蒲虹杉　董碧蓉）

第二节　衰弱与肌少症

【衰弱概述】

衰弱（frailty）是一种躯体储备功能下降、容易导致不良健康结局的最具临床意义的老年综合征，表现为机体脆弱性或易损性（vulnerability）增加、恢复能力和维持自体稳态能力降低。其是衰老、共病、慢性炎症、营养不良、心理等多因素共同作用于机体，机体表现为多系统病理变化及功能减退的动态过程。衰弱增加了老年人跌倒、失能及死亡的风险，其程度的轻重与老年人的临床结局具有高度相关性。衰弱可分为原发性衰弱和继发性衰弱，原发性衰弱是机体生理性老化的结果，与疾病无关，表现为机体的储备功能和应激调适功能的减弱；继发性衰弱则与消耗性疾病相关，如癌症、结核病、心力衰竭等，往往是慢性患者终末期的表现。衰弱可以导致疾病，疾病促发衰弱。CHS 研究（the cardiovascular health study）表明，在老年人群中衰弱独立存在占 26.6%；衰弱和疾病（comorbidity）的共存率为 46.2%，衰弱和疾病可造成失能（disability），三者共存率为 21.5%。尽早甄别这类患者并采取有效的干预措施，是老年医学科区别于其他专科最为显著的技能之一。

截至目前，衰弱的发病机制和病理生理并不十分清楚，普遍认为衰弱与机体老化密切相关。衰弱的发生、发展受到疾病与老化过程的相互作用，基因、环境和生活方式等各方面也作为影响因素参与其中，一般而言，人体骨骼肌的改变，神经-内分泌-免疫系统的功能损害以及个体的营养状态、疾病、精神心理因素、社会环境等的影响都是衰弱发生的重要相关因素。现有的关于衰弱发生的学说主要有：①生理储备显著降低：当机体的一个脏器或是多个脏器整合功能下降至正常生理功能 30% 时，即为衰弱；②多个生理系统失调：白细胞介素 6（IL-6）、C 反应蛋白（CRP）、凝血因子Ⅷ等因子分泌异常可促成衰弱；③缺陷累积：健康不利因素不断累积，当超过维护机体健康有利因素的极限时，机体储备功能显著降低，表现为衰弱；④病理生理变化：随着增龄、疾病等因素，伴随新陈代谢的减弱，消化吸收功能的减弱，出现营养不良、活动耐力不足等，均是衰弱发生和发展的重要关键因素。

据估计，衰弱在 65 岁以上人群中的发生率为 10%～25%，在 85 岁以上人群中高达 30%～45%。出现衰弱的人群占用更多医疗资源和照护资源，更容易发生并发症或其他医院获得性问题。因此，在老年人群中筛查衰弱具有重大意义：①早发现、早干预可以逆转或延缓患者进入失能状态；②维护患者安全，实施针对高龄衰弱患者的护理方案，这是预防不良结局非常有效的方法；③为个体化制订诊疗决策以及是否进入安养项目（临终关怀）提供依据。

【衰弱的评估】

衰弱的评估一般分为两类：一类是 Rockwood 提出的衰弱指数（frailty index），其核心是在考虑躯体功能的基础上，增加精神心理因素和社会环境因素等变量，多维度来评估患者的状态。整个评估涉及 70 项指标，每项缺陷计 1 分。衰弱指数=缺陷项总数/70。当衰弱指数超过 0.67 时，提示机体稳态系统达到崩溃的临界点。衰弱指数的优点在于评估全面，对于不良预后有更精准的判断。但因评估花费时间较长，临床上未普及应用。另一类则是以躯体衰弱（physical frailty）为核心的标准，营养与老化国际学院的老年顾问小组（geriatric advisory panel of the international academy of nutrition and aging）提出了快速、简易可行的筛查方法，即衰弱问卷（FRAIL）；5 个问题中符合 1~2 条，考虑衰弱前期，满足 3 条考虑衰弱。可供在基层医疗机构和养护机构中应用（表 8-8）。

表 8-8　衰弱筛查量表（the "FRAIL" scale）

条目		分值	
		是	不是
fatigue	您感到疲劳吗？	1	0
resistance	您能上一层楼梯吗？	0	1
aerobic	您能行走一个街区的距离吗（500 m）？	0	1
illness	您患有 5 种以上疾病吗？	1	0
lost	您在最近 1 年内体重下降超过 5% 了吗？	1	0

注：评分 0~5 分。0 分：强壮；1~2 分：衰弱前期；3~5 分：衰弱

【衰弱的临床表现】

出现衰弱的老年人主要表现为虚弱、容易疲倦；出现步速减慢、平衡能力差等肌少症的表现，活动能力减弱及活动量减少；进食量减少甚至出现厌食，体重下降明显，表现为营养不良。当在应激状态或疾病情况下，易出现跌倒、骨折、尿潴留等各种并发症，可进一步发展成为失能，进入长期照料机构，最终导致死亡结局，即"3D"，失能、生活依赖和死亡（disability、dependency and death）。抑郁、痴呆即是衰弱的结局，也是促其发生的因素。实验室检查可以发现这类患者的血液中 C 反应蛋白、IL-6、IL-1、TNF-α 等炎性细胞因子水平升高。

【衰弱的预防和干预】

在衰弱出现临床表现 6~12 个月后，机体各系统功能的恶化将进入加速下降期，此时即使全面干预，往往也无法改变临床结局。对于衰弱，最好的干预就是预防。引起衰弱的诸多因素中，应关注生活方式、心理因素、社会环境等可以避免或可逆性因素，去除衰弱的风险因素，综合干预。

针对高危人群开展系统教育，指导调整生活方式，养成运动锻炼的习惯，并给予营养支持。将高危人群和衰弱初期的人群纳入管理范畴，定期进行健康问题筛查，包括慢性病、多重用药、老年综合征、社会环境因素等，以社区和家庭为单位，做好健康管理和慢性病管理。对于老年人而言，维持个体内环境的稳定状态比治疗某一种疾病更具有长远意义。

【肌　少　症】

研究衰弱就不得不提到肌少症（sarcopenia）。有研究认为，肌少症的发生机制和衰弱的发生机制有着一致性，认为是衰弱的核心改变及初期表现，肌少症是临床上识别和干预衰弱的重点。2010 年，European Working Group on Sarcopenia in Older People（简称 EWGSOP）对肌少症的定义为"一类进行性的、广泛性的骨骼肌量和肌力减少"。

（一）肌少症概述

骨骼肌是人体运动系统的动力，肌肉的衰老和萎缩是人体衰老的重要标志。肌少症是近年老年医学研究的热门议题之一。肌少症一词源于希腊语，sarx 为肌肉，penia 为流失，泛指随着年龄的增加伴随的机体肌量减少和肌力下降。正常情况下，肌肉质量和功能的稳定是通过肌细胞的形成和分解来维持，这个平衡状态受到神经-内分泌-免疫系统的调控，也受到营养状态和运动量影响，肌少症的发生机制是这一稳态网络的自身调节和平衡能力减低，导致 α-运动神经元减少、肌纤维的去神经改变以及肌肉运动单位丢失，使机体无力对抗应激源，"生理型"就可能变成"临床表型"（frailty clinical phenotype），出现步态异常、平衡障碍和失能，是导致机体功能和生活质量下降甚至死亡的综合征。

肌少症不是一种疾病，属于老年综合征范畴，在诊断时包括三个要素，即肌肉质量减少、肌肉力量减低和肌肉功能减退。肌肉质量的评价可采用放射剂量很小的双能 X 线骨密度仪和生物电阻抗分析进行测量，计算骨骼肌指数；肌肉力量的评价建议采用握力测量，将男性握力水平低于 30kg，女性低于 20kg 诊断为有肌肉力量减低；肌肉功能的评价可通过 4m 步行实验进行测量，若步行速度小于 0.8m/s，可考虑有肌肉功能的减退。2010 年 EWGSOP 提出肌少症新的诊断及分级标准（表 8-9）。

表 8-9　肌少症的诊断及分级标准

	肌肉质量减少	肌肉力量减低	肌肉功能减退
肌少症前期	+	−	−
肌少症	+	+	−
	+	−	+
严重肌少症	+	+	+

（二）肌少症的危害

（1）肌少症使老年人站立困难、步履缓慢、平衡能力减低，容易跌倒致骨折，增加死亡率、致残率。

（2）影响器官功能，可能会引发心脏和肺部衰竭。

（3）参与胰岛素抵抗和 2 型糖尿病的发病。

（4）独立于其他危险因素，与心血管疾病有关。

（5）影响人体抗病能力和疾病恢复过程。

（三）肌少症的预防与干预

肌少症对骨骼和关节造成影响较大，应通过加强肌肉锻炼和增加肌肉量达到预防的目的。目前主要从饮食和运动两个方面进行干预。

1. 饮食　注意营养均衡，避免长期素食。保证每天从鱼、肉、蛋和豆制品中摄入的优质蛋白质应达到每千克体重 1.2～1.5g；每天要喝 250～500ml 牛奶，牛奶中含有优质蛋白质和易被人体吸收的钙，是预防肌少症最理想的食物。还需要从食物中获取多种维生素，保证机体的需要量。

2. 运动　坚持运动对于肌量和肌力的保持、延缓衰老有显著的作用。研究表明，有氧运动和抗阻运动能不同程度上增加肌肉质量。有氧运动可促进体内的代谢过程，延缓内分泌功能的减退，增加肌肉蛋白和糖原的储备，还可以通过减少身体脂肪从而增加四肢肌肉的相对质量。科学的抗阻运动在降低身体脂肪的同时，能增加肌肉横断面积和数量，有效提高肌肉的力量和耐力。需要注意的是，老年人运动训练的量和强度都应谨慎，运动过程中需要特别注意避免运动不当有增加老年人受伤、诱发心脑血管疾病的危险，因此运动处方前的全面评估非常重要。

3. 药物　激素类药物是最重要的干预骨骼肌衰老的药物之一，睾酮、生长激素可促进肌肉合成，使肌肉力量明显提高，短期内改善肌少症的效果较明显，但因其不良反应的危害也较大，未在临床推广应用。

第三节　跌　　倒

【跌倒的概述】

跌倒（falls）是指身体的任何部位失去平衡而意外触及地面或其他低于平面的物体，它具有意识清楚、非故意性等特点，是导致老年人意外伤害的最主要原因。每年 65 岁以上的老年人中约有 1/3 会发生一次或多次跌倒，而≥80 岁的老年人中跌倒的发生率高达 1/2。随着年龄的增长，跌倒发生率女性高于男性。发生跌倒的场所中居家环境约占 60%，公共场所约占 30%，另有 10% 发生在医院内。

据统计我国每年约有 7% 的 75 岁以上的老年人因跌倒而就医，其中约 10% 的跌倒事件导致骨折、关节脱位等严重损伤，是老年人就医、生活质量降低甚至死亡的一个重要原因。老年人跌倒后产生的恐惧心理，可造成部分老年人自我限制活动范围，最终导致自理能力和活动能力逐渐丧失，生活质量明显下降。

【跌倒的原因】

人体姿势稳定有赖于感觉器官、中枢、肌肉骨骼等功能完好，年龄、生活方式、疾病或外伤可影响这些功能。

1. 年龄相关因素　①人体重要的感觉功能有视觉、听觉、垂直觉、本位觉等，它们彼此关联复杂，随着年龄的增加，视觉改变包括视觉精确度、对比度、暗适应、调节力等减退；听觉减退；本位觉减退。②老年人的生理老化导致神经传递功能衰退和肌肉组织流失，是导致老年人肌力衰退的主因，肌肉细胞减少和力量减弱，退行性改变导致关节活动度和周围软组织柔韧度下降，严重影响行走速度和步态，继而影响患者的平衡功能。

2. 环境相关因素　环境照明不佳、地面过于光滑、危险区域缺乏安全防护设施及醒目的警示标识、居家环境狭窄，设计未考虑老年人特点等。

3. 疾病相关因素　中枢神经系统收集感觉器官的信息，指挥运动器官的活动，几乎中枢神经系统的任何病变都可导致步态平衡紊乱及跌倒。其他系统性疾病可能造成感觉、神经、肌肉骨骼系统的紊乱而引起跌倒（如水电解质紊乱、酸碱平衡失调、高血糖或低血糖、甲状腺功能减退等）。直立性低血压可因脑血流供应不足而致跌倒。

4. 药物相关因素　老年人对药物的耐受性及敏感性受老化因素的影响，更易产生反应迟缓和认知能力下降等不良反应。作用于中枢神经系统的药物，特别是镇静催眠药、抗精神病药和麻醉药，被公认是发生跌倒的显著危险因素。抗高血压药和降糖药物等分别在单个研究中被发现有增加老年人跌倒的危险。

5. 心理相关因素　老年人常有不服老和不愿麻烦别人的心理，对一些超出自身能力的事情，也要尝试自己去做，如搬运笨重物品、跨越障碍物等，这也增加了老年人跌倒的风险。

【跌倒的预防与护理】

跌倒是老年人群常见事件，跌落速度、接触面、跌倒者的保护性反应、组织抗伤害能力、冲击的方向和部位等因素可影响跌倒后损伤的严重程度，从轻微损伤到严重损伤甚至死亡。跌倒的预防旨在进行评估确定危险因素、干预和锻炼，减低跌倒的风险以及跌倒后所致损伤程度。

目前在社区或者医院内对老年人进行跌倒风险评估的各种量表主要是围绕跌倒史、年龄、疾病、药物治疗、躯体移动能力、意识及全身状况等方面赋予分值，根据分值划分不同的风险程度，并给予相应的指导措施。应用较为广泛的是 Morse 跌倒危险因素评价表，见表 8-10。

表 8-10　Morse 跌倒危险因素评价表

项目	评分标准		
近 3 个月有无跌倒	无：0 分	有：25 分	
多于一个疾病诊断	无：0 分	有：15 分	
步行需要帮助	否：0 分	拐杖、助行器、手杖：15 分	轮椅、平车：0 分
接受药物治疗	否：0 分	是：20 分	
步态/移动	正常、绝对卧床：0 分	虚弱：10 分	严重虚弱：20 分
精神状态	自主行为能力：0 分	无控制能力：15 分	

注：危险等级划分为零危险，分值 0～24 分；低度危险，分值 25～45 分；高度危险，>45 分

（1）强化健康安全知识教育，增加老年人的风险防范意识。

（2）老年人居室布局合理、安全：室内光线充足；地面干燥、平坦、没有障碍物；走廊、浴室、卫生间设有扶手；选用防滑地板。

（3）衣着合适，衣裤避免过长。选用舒适、方便行走且备有防滑功能的鞋子，保证老年人活动安全、方便。

（4）根据老年人自身情况，加强体育锻炼和适当运动。例如，太极拳对平衡训练效果最为明显，坚持下肢肌力训练也能降低跌倒的风险。

（5）必要时使用拐杖或助行器以增加行走的稳定性。

（6）加强药物指导，观察药物反应。

（7）积极治疗相关疾病，如高血压、冠心病、直立性低血压等。掌握发病规律，及时做好预防措施。

（8）积极处理跌倒导致的各种损伤（如骨折固定、清创处理等），以避免后遗症的发生及避免影响生活质量。密切观察病情变化，必要时可行相关检查，早期诊断及时治疗。

（9）关注老年人跌倒后的心理状况，减少老年人的精神紧张和恐惧。

第四节　压　　疮

压疮（pressure ulcer）是身体局部组织长期受压，血液循环障碍，局部组织持续缺血、缺氧，营养缺乏，失去正常功能而引起的组织破损和坏死。长期卧床和长期坐轮椅的老年人最容易出现也是最严重的皮肤问题就是压疮。

【压疮发生的原因】

（1）压力因素：压疮不仅可由垂直压力引起，而且也可由摩擦力和剪切力引起，通常是 2～3 种力联合作用引起。

1）当持续性的垂直压力超过毛细血管压（正常为 16～32mmHg），组织就会发生缺氧、血管塌陷，形成血栓，出现压疮，垂直压力是引起压疮的最重要原因。压疮的形成与压力大小、持续时间长短有密切关系。压力越大，持续时间越长，发生压疮的概率就越高。

2）摩擦力是由两层相互接触的表面发生相对移动时产生的，其作用易损害皮肤的角质层。老年人在床上活动或坐轮椅时，皮肤随时都可受到床单和轮椅表面的逆行阻力摩擦，皮肤擦伤后，受潮湿、污染等因素而发生压疮。

3）剪切力是由于骨骼及深层组织的重力作用向下滑行，而皮肤及表层组织由于摩擦力的缘故仍停留在原位，使两层组织产生相对性移位而引起的。两层组织间发生剪切力时，血管被拉长、扭曲、撕裂而发生深层组织坏死。剪切力是由压力和摩擦力相加而成，与体位有密切关系。平时卧床的老年人由平卧位变成半坐位时，身体下滑，皮肤与床铺之间出现摩擦力，加上身体垂直方向的重力，从而导致剪切力的产生，引起局部皮肤血液循环障碍而发生压疮。

（2）老年人皮肤干燥、松弛、缺乏弹性，皮下脂肪变薄，皮肤易损性增加。

（3）皮肤经常受到汗液、尿液及各种渗出引流液的刺激，表皮角质层的保护能力下降，皮肤组织破溃，很容易继发感染。

（4）营养状况是压疮形成的一个重要影响因素。当机体营养摄入不足，蛋白质合成减少，出现负氮平衡，皮下脂肪减少，肌肉萎缩。一旦受压，骨隆突处皮肤及软组织要承受体表和骨隆突双向的压力，局部缺乏肌肉和脂肪组织的保护，容易引起血液循环障碍，出现压疮。

（5）体温升高时机体的新陈代谢率升高，组织细胞对氧的需要增加。加之局部组织受压，使已有的组织缺氧更加严重。因此，伴有高热的严重感染老年人发生压疮的概率升高。

（6）应用石膏固定和牵引时，限制了患者身体或肢体的运动，特别是夹板内衬垫放置不当、石膏内不

平整或有渣屑、矫形器械固定过紧或肢体有水肿时，容易使肢体血液循环受阻而导致压疮发生。

【压疮的预防及护理】

（一）压疮风险评估

绝大多数压疮是能够预防的，科学精心的护理可将压疮的发生率降低到最低程度。综合评估压疮的高危人群、危险因素及易发部位对压疮的预防非常重要。目前，临床多采用 BRADEN 评分表（表 8-11）评估。其分值越少，发生压疮的危险性越高。六项累计总分≤12 分，预示有压疮发生高度危险，12～14 分为中度危险，15～17 分存在轻度危险，≥18 分则无压疮发生危险。

表 8-11 压疮危险因素评估表（BRADEN 评分法）

评价内容	分值及计分标准			
	1分	2分	3分	4分
1.感知能力：对压力所致不舒适状况的反应能力	完全受限：由于意识水平下降或用镇静药后或体表大部分痛觉能力受限所致对疼痛刺激无反应	非常受限：对疼痛有反应，但不能用语言表达，只能用呻吟、烦躁不安表示或痛觉能力>1/2 体表面	轻微受限：对指令性语言有反应，但不能总是用语言表达不适，或有 1～2 个肢体感觉疼痛能力或不适能力受损	无损害：对指令性语言有反应，无感觉受损
2. 潮湿度：皮肤暴露于潮湿中的程度	持续潮湿：每次移动或翻动患者时几乎总是看到皮肤被分泌物、尿液等浸湿	非常潮湿：皮肤频繁受潮，床单至少每班更换一次	偶尔潮湿：皮肤偶尔潮湿，要求额外更换床单大约每天一次	罕见潮湿：皮肤通常是干的，床单按常规时间更换
3. 活动能力：身体活动的程度	卧床：被限制在床上	坐椅子：不能步行活动，不能耐受自身的体重或必须借助椅子或轮椅活动	偶尔步行：白天偶尔步行但距离非常短，大部分时间卧床或坐椅子	经常步行：在白天清醒时室外步行每天至少 2 次，室内步行，至少 2 小时一次
4. 移动能力：改变或控制体位的能力	完全不能移动：在无人帮助下完全不能改变身体或四肢的位置	非常受限：偶尔能轻微改变身体或四肢的位置，但不能经常改变或独立改变体位	轻微受限：尽管只是轻微改变身体或四肢的位置，但可经常移动且独立进行	不受限：可独立进行主要的体位改变，且经常随意改变
5. 营养摄取能力：日常摄取食物的方式	非常差：从未吃过完整一餐；罕见每餐所吃食物>1/3 所供食物；每天吃两餐或蛋白质较少的食物。摄取水分较少或未将汤类列入日常补充食谱；禁食和（或）一直喝流质或静脉输液>5 天	可能不足：罕见吃完一餐；一般仅吃所供食物的 1/2；蛋白质摄入仅为日常量（约 150g）；偶尔吃加餐或少量流质饮食或管饲饮食	充足：大多数时间能吃所供食物>1/2；每日蛋白质摄入达200g 左右；偶尔少吃一餐，但常会加餐；鼻饲或 TPN 期间能满足大部分营养需求	良好：每餐均能吃完或基本吃完；从不少吃一餐；每天通常吃≥200g 优质蛋白（如肉、鱼、蛋）；不要求加餐
6. 摩擦力和剪切力	存在问题：很费力地移动患者；移动患者时皮肤与床单表面没有完全托起；患者坐床上或椅子时经常出现向下滑动；肌肉痉挛、强制性收缩或躁动不安时会产生持续的摩擦力	潜在问题：很费力地移动患者；在移动患者期间皮肤可能有某种程度上抵抗床单、椅子、约束带所产生的阻力；在床上或椅子中大部分时间能保持良好的体位，偶尔有向下滑动	不存在问题：在床上或椅子里能够独立移动；移动期间有足够的肌力完全抬举身体及肢体；在床上和椅子里的所有时间内都能保持良好的体位	

（二）压疮易发部位

压疮多发生于受压及缺乏脂肪组织保护、无肌肉包裹或肌层较薄的骨隆突处。卧位不同，受压点不同，好发部位亦不同。仰卧位时好发于枕骨粗隆、肩胛部、肘部、脊椎体隆突处、骶尾部、足跟部。侧卧位时好发于耳郭、肩峰、肘部、髋部、膝关节内外侧、内外踝处。俯卧位时好发于面颊部、耳郭、肩部、女性乳房、男性生殖器、髂嵴、膝部、脚趾处。坐位时好发于坐骨结节处。

（三）压疮分期

2007 年，美国 UPUAP 讨论更新了更为详细的压疮分期标准，将压疮分为六期：

1. Ⅰ期 淤血红润期，为压疮初期，局部皮肤受压或潮湿刺激后，出现红、肿、热、痛或麻木，短时间内不见消退。局部皮肤完整，有指压不变白的红肿。

2. Ⅱ期 炎性浸润期。表皮、真皮层部分缺损，表现为有光泽或干的浅表、开放的溃疡，伤口床呈粉红色，没有腐肉或淤肿（淤肿显示可疑深部软组织损伤）。也可表现为一个完整或破溃的水疱。

3. Ⅲ期 浅层溃疡期。全皮层缺损，可见皮下脂肪，但没有骨骼、肌腱或肌肉暴露；有腐肉，但未涉及深部组织，可有潜行和窦道。鼻梁、耳、枕部和踝部没有皮下组织，因此Ⅲ期溃疡较为表浅。而一些肥胖的部位会非常深。

4. Ⅳ期 坏死溃疡期，全皮层缺损，伴有骨骼、肌腱或肌肉的暴露。伤口床可能会部分覆盖腐肉或焦痂，常常会有潜行和窦道，可能深及肌肉和（或）支撑组织（如筋膜、肌腱或关节囊），有时伴有骨髓炎。

5. 不可分期阶段 全皮层缺损，伤口床被腐肉（黄色、棕褐色、灰色或褐色）和（或）焦痂（棕褐色、褐色或黑色）覆盖。只有彻底清创后才能测量伤口真正的深度，否则无法分期。

6. 可疑深部组织损伤 局部皮肤完整，呈紫色或黑紫色，或有血疱，伴有疼痛、局部硬结、热或凉等表现，可能会发展为被一层薄的焦痂覆盖，即便接受最好的治疗，也可能会快速发展成为深层组织的破溃。

（四）压疮的治疗与护理

1. 局部创面护理 1958年奥兰（Odland）发现水疱完整的皮肤愈合速度比水疱破溃的皮肤愈合速度快；1962年英国皇家医学会Winter博士在动物（猪）实验中证实了伤口在适度湿润的环境下，细胞再生能力及游移速度较快，其复原速度比完全干燥的环境下快1倍以上；1963年赫曼（Hinman）及美巴克（Maibach）在人体创面上证实了同样的结果；1972年Roveeti提出湿性创面愈合理论，指出湿润、密闭、微酸、低氧或无氧且接近体温的伤口环境为创面愈合的适宜环境，并随之衍生一系列闭合性伤口护理敷料；1981年美国Knighton等研究发现大气氧存在条件时，伤口血管增生速度是大气氧存在时的6倍。2000年8月，美国食品药品监督管理局（FDA）在新颁布的行业指南中特别强调：保持创面湿润环境是标准的伤口处理方法。

目前，临床多运用湿性愈合理论治疗压疮，根据压疮不同时期的特点和需求，选择不同的处理方式和合适的敷料，务必为伤口提供一个湿性愈合的环境，以促进愈合。

（1）Ⅰ期：重点是去除致病原因，防止压疮继续发展。例如，增加翻身次数，避免局部组织长期受压，合理使用减压材料，改善局部血液循环；保持床铺平整、干燥，避免摩擦、潮湿和排泄物对皮肤的刺激。

（2）Ⅱ期：重点是保护皮肤，防止感染发生。除继续加强上述措施外，应注意对出现水疱的皮肤进行护理，未破的小水疱应尽量减少摩擦，防止水疱破裂、感染，使其自行吸收。大水疱（直径≥5mm）可在无菌操作下用注射器抽出疱内液体，外层用半透膜敷料或者水胶体敷料保护。

（3）Ⅲ期：此期应尽量保持局部清洁，采取针对性的治疗和护理措施，定时换药，可使用溃疡糊、生长因子等促进创面修复的药物，选择泡沫敷料覆盖创面，根据渗液情况调整换药频率。

（4）Ⅳ期：此期应清洁疮面，根据伤口床以及患者的情况等选择手术清创、自溶清创、酶学清创等方法，清除坏死组织，采用镁盐、藻酸盐等吸收性敷料保持引流通畅，促进肉芽组织生长，如合并有感染的创面可以使用银离子敷料，多选用自黏性泡沫敷料或者自黏性硅胶敷料覆盖创面。

（5）对不可分期压疮和怀疑深层组织损伤的压疮需进一步全面评估，采取必要的清创措施，根据组织损伤程度选择相应的护理方法。

2. 全身治疗 应积极治疗原发病，增加营养和全身抗感染治疗等。良好的营养是疮面愈合的重要条件，应给予平衡饮食，增加蛋白质、维生素和微量元素的摄入，对于不能保证营养摄入的患者可以通过胃肠外营养给予补充，低蛋白血症患者通过人血清白蛋白或者血浆来提高血浆胶体渗透压，改善皮肤循环。遵医嘱抗感染治疗，预防败血症发生，同时也要给予心理护理，消除不良心理状态。

3. 压疮预防

（1）消除诱发因素：避免局部组织长期受压，定时翻身，间歇性解除局部组织承受的压力，保护骨隆突处和支持身体空隙处，正确使用石膏、绷带及夹板固定，可选择气垫床、减压贴、水胶体敷料等新型减压工具辅助预防压疮。

（2）避免摩擦力、剪切力的作用：患者平卧位时，如需抬高床头，一般不应高于30°。协助患者翻身、变换体位或搬运患者时，应将患者的身体抬离床面，避免拖、拉、推等动作，以免形成摩擦力而损伤皮肤。使用便盆时应协助患者抬高臀部，不可硬塞、硬拉，必要时在便盆边缘垫以软纸、布垫或撒滑石粉。

（3）保护皮肤：保持皮肤和床单的清洁干燥是预防压疮的重要措施。根据需要每天用温水清洁皮肤。避免用肥皂或含有乙醇的清洁用品，以免引起皮肤干燥或使皮肤残留碱性残余物。擦洗过程中，动作应轻柔，不可过度用力，防止损伤皮肤。清洁完皮肤，使其干燥后，可适当使用润肤品，保持皮肤湿润。对皮肤易出汗的部位如腋窝、腘窝、腹股沟等，可使用爽身粉。对有大小便失禁者，可使用凡士林软膏或皮肤保护膜减少尿液、粪便对皮肤的刺激，需注意已破溃的皮肤严禁使用。

（4）促进血液循环：对长期卧床的患者，应每天进行主动或被动的全范围关节运动练习，以维持关节的活动性和肌肉张力，促进肢体的血液循环，减少压疮发生。

（5）增进全身营养：合理的膳食是改进患者营养状况、促进创面愈合的重要条件。对出现压疮的患者应给予高蛋白、高热量、高维生素的饮食，保证正氮平衡，促进创面愈合。

（6）健康教育：使患者及家属了解压疮发生、发展及预防护理知识，能有效地参与或独立地采取正确预防压疮的措施。

第五节　睡　眠　障　碍

【睡眠的概述】

睡眠（sleep）是人类生命活动的一种生理现象，它与觉醒交替出现，呈周期性。人体每天需要睡眠的时间随年龄、性格、个体的健康状况、劳动强度、营养条件、工作环境的不同而有所差异，并随着年龄的增长而逐渐减少。新生儿约 20 小时，儿童为 12～14 小时，成年人为 7～9 小时，老年人因为新陈代谢减慢及体力活动减少，所需睡眠时间相对少些，但有些老年人每天睡眠时间并不比成年人少，只是他们持续睡眠的时间较短而已。一般认为：60～70 岁的老年人平均每天睡 8 小时，70 岁以上的老年人每天睡 9 小时，90 岁以上的高龄老人，每天睡 10～12 小时。正常的睡眠应以精神和体力的恢复为标准，如果睡后疲劳消失，头脑清晰，精力充沛，无论时间的长短都属于正常睡眠。目前大约高达50%的老年人会抱怨他们有睡眠问题，多表现为入睡困难或者睡眠程度变浅，睡眠时间缩短等，即出现睡眠障碍（insomnia）。睡眠障碍是老年人群中较为常见的现象，是指睡眠的始发和（或）维持发生障碍，导致睡眠时间或睡眠质量不能满足个体的生理需要，并且影响日间功能的综合征。老年人的睡眠障碍的临床类型有失眠症、发作性睡病、睡眠呼吸暂停综合征（sleep apnea syndrome，SAS）、不宁腿综合征、快速动眼（REM）睡眠行为障碍（RBD）和周期性肢体运动障碍等。本节主要讲解失眠症。

【睡眠障碍的原因】

1. 生理因素　老年人新陈代谢减慢，大脑皮质的抑制过程减弱或者兴奋过程增强均可影响睡眠质量。

2. 心理因素　首先，老年人的睡眠障碍多由心理压力（如丧偶、应激反应、退休后社会活动减少等）引起。其次，睡前思考、观看刺激性的节目等引起睡前过度兴奋，大脑兴奋性增高，从而导致睡眠障碍。

3. 环境因素　睡眠环境的改变如换房间、床铺，有噪声、强光或过于寒冷、炎热等。

4. 不良的睡眠习惯　部分老年人因为日间活动量不足或者白天睡觉时间过长，干扰了睡眠的节律，吸烟、饮用含咖啡因的饮料等，均会影响夜间睡眠质量。

5. 疾病因素　睡眠障碍常和躯体疾病及精神疾病有关，最常见的是抑郁症、焦虑症、骨关节疾病、慢性阻塞性肺疾病、夜尿增多等。

6. 药物因素　如镇静剂、抗精神病药物、抗高血压药物等。

【睡眠障碍的危害】

老年人发生睡眠障碍最常见的是失眠症，表现为睡眠时间缩短，入睡困难、早醒，夜间睡眠浅、多梦易醒，醒后再入睡困难，白天则表现为疲倦嗜睡等。睡眠障碍虽然不会威胁生命，但长期睡眠障碍可导致老人出现心理问题，抑郁、焦虑，精神疲乏、社交能力和社会功能下降，严重睡眠障碍者甚至出现自杀行为。

【睡眠障碍的评估】

目前，临床用于评价老年人睡眠质量的量表主要是匹兹堡睡眠质量指数量表（PSQI）（表 8-12），该量表是匹兹堡大学 Buysse 教授等于 1989 年编制的。通过询问患者近 1 个月的睡眠情况，评价其睡眠质量，得分越高，表示睡眠障碍越严重。其敏感度为 89.5%，特异度为 86.5%。

表 8-12　匹兹堡睡眠质量指数量表（PSQI）

指导语：下面一些问题是关于您最近 1 个月的睡眠情况，请选择并填写最符合您近 1 个月实际情况的答案。请回答下列问题：

1. 近 1 个月，晚上上床睡觉通常____点钟。

2. 近 1 个月，从上床到入睡通常需要____分钟。

3. 近 1 个月，通常早上____点钟起床。

4. 近 1 个月，每夜通常实际睡眠____小时（不等于卧床时间）。

　　对下列问题请选择 1 个最适合您的答案。

5. 近 1 个月，因下列情况影响睡眠而烦恼：

（1）入睡困难（30 分钟内不能入睡）　　　　　①无　②<1 次/周　③1～2 次/周　④≥ 3 次/周

（2）夜间易醒或早醒　　　　　　　　　　　　①无　②<1 次/周　③1～2 次/周　④≥ 3 次/周

（3）夜间去厕所 　　　　　①无 ②<1 次/周 ③1~2 次/周 ④≥ 3 次/周

（4）呼吸不畅 　　　　　　①无 ②<1 次/周 ③1~2 次/周 ④≥ 3 次/周

（5）咳嗽或鼾声高 　　　　①无 ②<1 次/周 ③1~2 次/周 ④≥ 3 次/周

（6）感觉冷 　　　　　　　①无 ②<1 次/周 ③1~2 次/周 ④≥ 3 次/周

（7）感觉热 　　　　　　　①无 ②<1 次/周 ③1~2 次/周 ④≥ 3 次/周

（8）做恶梦 　　　　　　　①无 ②<1 次/周 ③1~2 次/周 ④≥ 3 次/周

（9）疼痛不适 　　　　　　①无 ②<1 次/周 ③1~2 次/周 ④≥ 3 次/周

（10）其他影响睡眠的事情 　①无 ②<1 次/周 ③1~2 次/周 ④≥ 3 次/周

如有问题，请说明：

6. 近 1 个月，总的来说，您认为自己的睡眠质量

　　①很好 ②较好 ③较差 ④很差

7. 近 1 个月，您用药物催眠的情况

　　①无 ②<1 次/周 ③1~2 次/周 ④≥ 3 次/周

8. 近 1 个月，您常感到困倦，难以保持清醒状态吗

　　①无 ②<1 次/周 ③1~2 次/周 ④≥ 3 次/周

9. 近 1 个月，您做事情的精力不足吗

　　①没有 ②偶尔有 ③有时有 ④经常有

量表的使用和统计方法：PSQI 由 19 个自评和 5 个他评条目构成，其中第 19 个自评条目和 5 个他评条目不参与计分。18 个条目组成 7 个成分，每个成分按 0~3 等级计分，累积各成分得分为 PSQI 总分，总分范围为 0~21 分，得分越高，表示睡眠质量越差。被试者完成试问需要 5~10 分钟。

各成分含意及计分方法如下：

A. 睡眠质量：根据条目 6 的应答计分"很好"计 0 分，"较好"计 1 分，"较差"计 2 分，"很差"计 3 分

B. 入睡时间

　　（1）条目 2 的计分为"≤15 分钟"计 0 分，"16~30 分钟"计 1 分，"31~60 分钟"计 2 分，"≥60 分钟"计 3 分

　　（2）条目 5（1）的计分为"无"计 0 分，"<1 次/周"计 1 分，"1~2 次/周"计 2 分，"≥3 次/周"计 3 分

　　（3）累加条目 2 和 5（1）的计分，若累加分为"0"计 0 分，"1~2"计 1 分，"3~4"计 2 分，"5~6"计 3 分

C. 睡眠时间：根据条目 4 的应答计分，">7 小时"计 0 分，"6~7 小时"计 1 分，"5~6 小时"计 2 分，"<5 小时"计 3 分

D. 睡眠效率

　　（1）床上时间 = 条目 3（起床时间）−条目 1（上床时间）

　　（2）睡眠效率 = 条目 4（睡眠时间）/ 床上时间×100%

　　（3）成分 D 计分位，睡眠效率 > 85%计 0 分，75%~84% 计 1 分，65%~74%计 2 分，< 65% 计 3 分

E. 睡眠障碍：根据条目 5（2）至 5（10）的计分为"无"计 0 分，"<1 次/周"计 1 分，"1~2 次/周"计 2 分，"≥3 次/周"计 3 分累加条目 5（2）至 5（10）的计分，若累加分为"0"则成分 E 计 0 分，"1~9"计 1 分，"10~18"计 2 分，"19~27"计 3 分

F. 催眠药物：根据条目 7 的应答计分，"无"计 0 分，"<1 次/周"计 1 分，"1~2 次/周"计 2 分，"≥3 次/周"计 3 分

G. 日间功能障碍

　　（1）根据条目 8 的应答计分，"无"计 0 分，"<1 周/次"计 1 分，"1~2 周/次"计 2 分，"≥3 周/次"计 3 分

　　（2）根据条目 9 的应答计分，"没有"计 0 分，"偶尔有"计 1 分，"有时有"计 2 分，"经常有"计 3 分

　　（3）累加条目 8 和 9 的得分，若累加分为"0"则成分 G 计 0 分，"1~2"计 1 分，"3~4"计 2 分，"5~6"计 3 分

PSQI 总分 = 成分 A + 成分 B + 成分 C + 成分 D + 成分 E + 成分 F + 成分 G

【睡眠障碍的治疗和护理】

1. 养成规律的作息时间习惯　固定每天上床休息和起床的时间，逐步形成到就寝时便可条件反射地自然进入睡眠状态的习惯。

2. 针对睡眠障碍的原因，减轻或消除影响因素

（1）保持良好的睡前卫生习惯。每天睡前用温水洗脚，一方面促进全身的血液循环，使足部血管缓慢扩张，血流增加，从而减少供给头部的血流，使大脑皮质的兴奋性降低，便于抑制过程的扩散，起到催眠作用；另一方面可以保持脚的清洁卫生，减少脚病，减轻下肢水肿，使全身感到舒适。

（2）提供良好的睡眠环境，卧室的光线尽量暗淡，最适宜的温度为 24~28℃，安静的环境更适合老年人睡眠。

（3）晚餐时间最少在睡前 2 小时，晚餐清淡少量

为宜，以避免消化器官负担过重，否则，既影响消化，又影响睡眠。睡前不饮浓茶、咖啡。

（4）睡前不看刺激的电视、书、报纸等，使思想平静，以利于睡眠。

（5）倾听老人的诉说，及时解决好老人的不安，调整好老人的情绪，使之保持轻松、愉快的心情。告诉患者睡眠和年龄的相关性，坦然接受偶尔出现睡眠障碍的状况。

（6）积极治疗引起睡眠障碍的原发疾病。

3. 在医师的指导下服用安眠药

（1）苯二氮䓬类：苯二氮䓬类药物包括阿普唑仑、三唑仑等，能减少睡眠潜伏期和夜间觉醒次数，中等剂量具有镇静催眠作用。但长期使用该类药物易产生药物依赖和日间遗留效应，导致日间睡眠增加，进一步破坏睡眠周期，并会影响老年人的记忆力、注意力、语言等功能，骤然停药后可能出现戒断综合征，因此不作为老年人长期使用的药物，建议在应激状态下短时间使用。

（2）新型镇静催眠药：如佐匹克隆、唑吡坦等，能有效缩短入睡时间，改善入睡困难的症状，且半衰期相对较短，较少出现日间遗留效应。但长期服用也会导致药物依赖以及焦虑、失眠等停药反应。

（3）抗抑郁药：目前也有将新一代抗抑郁药，如米氮平、阿米替林、曲唑酮等用于治疗合并有抑郁、焦虑或认知功能下降的老年人的睡眠障碍，长期使用不易产生药物依赖，疗效确切。

（4）抗精神病药：如氯丙嗪等，多用于存在老年精神障碍的失眠者，具有较强的镇静作用。使用时应遵循小剂量、短时间应用、逐渐减量至停药的原则。

（5）褪黑素：是机体自身分泌的一类激素，被认为是内源性睡眠的诱导剂，能缩短入睡时间，调节睡眠周期，提高睡眠质量。褪黑素受体激动剂雷美替胺（ramelteon）已被 FDA 批准用于治疗睡眠障碍。

（李　凌　桂慧华　孙亚玲）

第六节　头晕与晕厥

【头　晕】

（一）概况

头晕是一种机体的空间感觉及定位觉的变形和扭曲，其症状包括头重脚轻、站立不稳、眩晕、晕厥前感觉等。老年人的头晕往往持续时间较长。慢性头晕往往伴随着其他神经系统的系列症状，如抑郁、焦虑、功能障碍、跌倒、晕厥等。

（二）临床表现

头晕症状为眩晕，头晕目眩，站立不稳等。通常将其分为晕厥先兆、眩晕、平衡失调和其他。很多老年人多以混合性头晕的症状就诊。

1. 晕厥先兆　是一种头重脚轻或虚弱无力的感觉，常表现为头晕、面色苍白、出汗、恶心等。往往是因为大脑灌注不足，脑功能低下所造成。心血管疾病（包括血管迷走神经症）是老年人发病的常见病因。

2. 眩晕　是一种头部感知到的运动感，如快速转动、倾斜感等。所有的眩晕均为突然发生，头部运动可使症状加重；中枢性及外周性疾病皆可引起眩晕发作。

3. 平衡失调　是躯体有不稳定感，患者常述有要跌倒的感觉。提示为本体感受系统疾病或小脑疾病。

4. 其他　患者主观感觉与上述三类不符。患者可能将其描述为旋转、倾斜、漂浮等非特异性的感觉。老年人头晕往往是多种因素综合作用的结果。

（三）引起头晕的疾病

引起头晕的疾病最常见的为外周前庭疾病，如良性发作性位置性眩晕、梅尼埃病、前庭神经元炎等；中枢神经系统疾病、其他系统性疾病、颈椎病、药物性、精神性等原因同样也可引起头晕。

1. 良性发作性位置性眩晕（benign paroxysmal positional vertigo，BPPV）　突然出现的发作性眩晕，往往伴随恶心和（或）呕吐，与头位变化有关，常伴有旋转性眼震。其机制为内耳耳石的移动引起淋巴液压力的改变。Dix-Hallpike 试验可以明确良性发作性位置性眩晕的诊断。

2. 梅尼埃病　经典的梅尼埃病表现为反复发作的眩晕，伴有耳鸣和耳聋。症状突然发生，多持续数分钟至 1 小时以上，头晕为旋转性，伴有不同程度的恶心、呕吐、耳部胀感和听力减退。基本病理改变为内淋巴液增多和内淋巴系统水肿。

3. 前庭神经元炎　为单纯眩晕发作，不伴有耳聋和耳鸣。眩晕突然发生，部分老年患者有前驱症状，如持续数小时或数日的头重脚轻或平衡障碍；眩晕严重，伴恶心、呕吐、不敢活动，严重病例症状可持续数日。其为前庭神经干上部变性，病因可能为病毒感染。

4. 中枢神经系统疾病　短暂性脑缺血发作（transient ischemic attack，TIA）患者或卒中累及椎-基底动脉系统时常伴有头晕、复视，构音障碍，麻木或无力。患者可能会出现旋转或非旋转的头晕，并伴有其他神经系统症状和体征。

其他可导致老年人头晕的神经系统疾病还包括帕金森病或帕金森综合征、小脑脑桥角肿瘤、多发性硬化、癫痫及基底动脉型偏头痛等。

5. 其他系统性疾病 老年患者多有其他系统性疾病或多病共存于一身，如甲状腺功能减退、贫血、电解质紊乱、高血压、冠心病、充血性心力衰竭、糖尿病、眼部疾病等，使老年人更易发生头晕，其特点是头晕目眩或轻度站立不稳，无眩晕感和眼震，通常不伴有恶心、呕吐。

6. 直立性低血压 老年人眩晕有 2%～15%是直立性低血压导致的，其标准是：由平卧位变为直立位时收缩压下降 20mmHg，舒张压下降10mmHg，抑或由仰卧位、坐位站立后，血压下降时出现的眩晕症状。

7. 颈性眩晕 通常出现模糊的头晕或眩晕，与头的转动相关。椎动脉闭塞是最常见的颈性眩晕血管机制。颈椎退行性改变使颈部本体感受器损伤，也可导致眩晕，患者往往伴有颈部神经根性疼痛。

8. 药物性头晕 多种药物可引起头晕，其中包括抗高血压药、抗心律失常药、利尿剂、抗惊厥药、抗抑郁药、抗焦虑药、抗生素、抗组胺药、非甾体抗炎药、感冒药和睡眠药的过度应用等。这些药物通过不同的机制造成头晕。

9. 精神性头晕 老年人很容易出现失眠、焦虑、抑郁、强迫症、恐惧症和其他精神症状或疾病，而这些情况均可能与老年人头晕有关。

10. 餐后低血压 是指餐后（特别是饮酒后）1～2 小时收缩压下降 20mmHg 或以上并伴有头晕症状。老年人头晕/眩晕应注意考虑此病因。目前，认为餐后低血压和直立性低血压是叠加关系而非协同作用，显示了这两者有不同的病理生理机制。

（四）检查和评估

1. 病史采集 病史采集过程中，应关注患者的症状特点、发作时间、服药史、生活习惯等，对头晕的诊断和鉴别诊断有很大的帮助。

2. 体格检查及实验室检查 除对患者进行血压、心率、心电图、动态心电图等检查外，血常规、血糖、维生素 B_{12}、肾功能、颈部影像学、头部 MRI 也应列入其中，还应测试患者视力、听力、颈部活动度及压痛等，注意是否有复视，自发性眼震，构音障碍，面部麻木，感觉异常，步态不稳等。

3. 诱发试验 包括 Dix-Hallpike 实验及头部冲击实验等。Dix-Hallpike 测试是良性发作性位置性眩晕的诊断方法。患者坐于治疗台上，在治疗者帮助下迅速取仰卧位并把头伸出台边，然后向患侧扭转 45°；头逐渐转正，继续向健侧偏斜 45°；将受试者头部连同身体一起向健侧翻转，使其侧卧于治疗台上，头部偏离仰卧位达 135°维持；恢复坐位，头前倾 20°。如果同侧耳受到影响，那么将导致眩晕和眼球震颤。如果出现眼震，应注意眼震的方向、潜伏期、眼球震颤的持续时间、眩晕持续时间。对良性发作性位置性眩晕的诊断标准是：①眩晕伴随旋转性眼球震颤；②在检查完成 1～5 秒后出现眩晕，眼球震颤；③阵发性眩晕和震颤（10～20 秒）；④反复测试可以使眩晕和眼震强度下降。

（五）治疗

首先应找出头晕的病因，纠正贫血、代谢紊乱、甲状腺功能异常、焦虑抑郁等系统性情况并进行对症治疗。

确诊为位置性眩晕的患者，可进行 Epley 手法试验。Epley 手法关键在于熟知受累的半规管的解剖结构，通过系列的位置变化将异常的耳石从受累的半规管中移回到内耳迷路的球囊。耳石重新复位手法应在诊断手法阳性后立即进行，其他一些耳石复位手法也可以应用，但症状往往不太确定，还需对患者进行有关耳石复位的健康教育。

梅尼埃病的治疗应着重恢复前庭功能，限盐，使用利尿剂，这种传统的疗法，可减少眩晕的发生，但对听力下降无明显改善。

前庭神经元炎主要采取支持治疗，虽然有学者建议早期应用类固醇激素，但有些研究发现与安慰剂组对比，其症状缓解和恢复速度方面差异并不显著。

精神原因所致头晕治疗，除了服用药物，还要与患者密切接触，通过咨询了解生物反馈信息，对改善症状十分有利。

小脑卒中和不稳定的心律失常所引发的头晕是危重症，需住院紧急处理。

（六）小结

头晕是老年人常见的症状。详细的病史询问和体格检查可以鉴别几乎所有类型的头晕。对于大多数患者来说，针对病因的治疗是很重要的，药物往往只能缓解症状。在治疗管理头晕的全过程中，最为关键的是保证患者安全，这需要与患者及家庭进行良好的沟通，一起评估跌倒的风险，通过物理治疗、家庭安全评估和药物应用情况等可极大的防止跌倒的发生。

头晕是老年人常见的临床病症，其症状可能包括头重脚轻、站立不稳、眩晕、晕厥前感觉等。头晕引起的跌倒可能导致骨折，使患者丧失活动能力，最终需他人照料日常生活。多种疾病可引起头晕，如良性发作性位置性眩晕，梅尼埃病，前庭神经元炎等外周前庭疾病，短暂性脑缺血发作，帕金森病，多发性硬化等中枢神经系统疾病也能引起头晕。病史采集和详尽的体格检查对于诊断头晕和鉴别诊断至关重要。在治疗管理头晕的过程中，与患者及家属进行良好的沟通、评估跌倒发生风险、对症进行物理治疗及药物治疗是保证患者安全的关键。

【晕　厥】

（一）定义及流行病学

晕厥是全脑血流量突然减少导致短暂发作性意识丧失的临床综合征，患者因姿势性张力丧失，不能站立而倒地。意识丧失突然发生，随后可自动完全恢复，随着晕厥的恢复，行为和定向力也即恢复。65岁以上人群中晕厥发病呈现一个高峰。晕厥占急诊科就诊患者的3%~5%，占住院患者的1%~3%。预后取决于病因和所受外伤情况及老龄因素。年龄本身即为预后不良的标志。

（二）临床表现

晕厥临床常表现为发病突然、持续时间短暂，其严重程度主要取决于病因、病理机制及发作时的环境。典型的晕厥分为三期：晕厥前期，晕厥期和晕厥后期。老年人由于年龄的增加、各器官功能的减退、认知功能的下降致使其临床表现多不典型。

1. 晕厥前期　出现短暂的、显著的自主神经和脑功能低下的症状，如头晕、昏沉目眩、面色苍白、出汗、恶心、神志恍惚、视物模糊、注意力不集中、耳鸣、全身无力、打哈欠和肢端发冷等，持续数秒至数十秒，多发生在长时间站立时。

2. 晕厥期　患者感觉眼前发黑，站立不稳，意识丧失而倒地，意识丧失的程度和持续时间不尽相同，常在数秒至数十秒后迅速苏醒。发作时可伴有血压下降，脉搏细弱，瞳孔散大，肌张力减低等，一般无括约肌障碍，偶有尿失禁，神经系统检查无明显阳性体征。

3. 晕厥后期　患者脑血流恢复，脉搏逐渐变得有力，呼吸变得快而深，意识恢复，但仍有面色苍白、恶心、出汗、周身无力或不适等，并可有头痛，经数分钟或数十分钟休息可缓解，不遗留后遗症。

（三）病因和分类

表8-13为晕厥的常见病因。

表 8-13　晕厥的常见原因

反射性晕厥综合征
· 血管迷走性晕厥
· 颈动脉窦性晕厥
· 情境相关性晕厥
○ 急性出血
○ 咳嗽、打喷嚏
○ 胃肠道刺激（吞咽、排便、内脏痛）
○ 排尿（排尿后）
○ 运动后
○ 疼痛、焦虑
· 舌咽神经痛、三叉神经痛
直立性低血压性晕厥
· 年龄老化
· 抗高血压药物
· 自主神经功能衰竭
○ 原发性自主神经功能衰竭综合征（如单纯性自主神经功能衰竭、多系统萎缩、伴有自主神经功能衰竭的帕金森病）
○ 继发性自主神经功能衰竭综合征（如糖尿病性神经病）
· 药物（如利尿剂、血管扩张剂、抗高血压药、抗心律失常药物、抗精神病药物等）
· 血容量减少（如出血、腹泻、利尿剂、发热等）
心律失常
· 窦房结功能异常
· 房室传导系统疾病
· 阵发性室上性及室性心动过速
· 植入装置（如心脏起搏器）功能异常诱导的致心律失常作用
结构性心脏病或心肺疾病
· 心脏瓣膜疾病
· 急性心肌梗死或心肌缺血
· 心房黏液瘤
· 心包疾病或心脏压塞
· 肺栓塞和肺动脉高压
脑血管性疾病
· 动脉盗血综合征
多因素性

（四）老年人常见晕厥类型

1. 直立性低血压性晕厥　直立性低血压或体位性低血压定义为从仰卧位改为直立位时，收缩压降低20mmHg或舒张压降低10mmHg以上。其发病机制可分为两类：①压力感受器反射弧受损，基础病多为糖尿病、多发性神经病、脑干肿瘤、急性脑血管病、多发性硬化等；②血容量减少或回心血量减少，如失血、使用利尿剂、肾上腺皮质功能不全、重度下肢静脉曲张、应用血管扩张药等。

2. 颈动脉窦性晕厥　也称为颈动脉窦综合征，由于颈动脉窦反射过敏所致。颈动脉窦及邻近病变如动脉粥样硬化、动脉炎、肿瘤、淋巴结肿大等可刺激颈动脉窦使反射过敏，导致发作性晕厥。转头、领口过紧、低头等颈动脉受压的因素也可诱发。

3. 心源性晕厥　系因心排血量突然减少、血压急剧下降导致脑血流减少并引起晕厥。常见的原因为严重的心律失常、Q-T间期延长综合征、室上性心动过速、阵发性室性心动过速、心肌病、原发性肺动脉高压、右心室流出道梗阻等。老年患者需特别关注其晕厥原因是否为心源性。动态心电图可监测心律失常性晕厥，延长监测时间可增加检出概率。

4. 血管迷走性晕厥 是最常见的一种晕厥类型。晕厥发作的常见诱因是强烈的情感和精神刺激，如身体创伤、紧张、恐惧、疼痛、过度悲伤等均可通过神经反射引起迷走神经兴奋，导致外周小血管广泛扩张、心率减慢、血压下降和脑血流量减少而产生晕厥。

（五）诊断

晕厥是一种发作性症状，患者来医院就诊时往往已恢复意识，故询问病史及目击者的讲述对于晕厥的诊断具有重要意义，医师除了询问病史获取诊断的初步印象，还应该根据情况进行动态心电图、血压体位测试、头颈部影像学、颈动脉窦按摩等进一步检查。

（六）治疗

晕厥的治疗方法主要取决于晕厥的病因，但在晕厥发作当时处理方法基本相似。患者发生晕厥前驱症状无力或已丧失意识时，应立即将患者置于使脑血流最大的位置，最好为仰卧位并将双腿抬高，解开领口，头转向一侧，防止舌后坠，避免误吸。患者意识未恢复前不要服用任何食水或药物，体力未恢复前不要站立。

意识恢复后，医师应详细查询病因及说明如何预防，应首先考虑需急诊治疗的疾病，如内脏大出血、心肌梗死或恶性心律失常等。老年人突发晕厥，应想到完全性心脏传导阻滞或其他心律失常可能。避免温度过热、饥饿、疲劳、情绪激动等不良环境因素。对有直立性低血压患者给予忠告，久坐后或久蹲后避免突然站立，应先活动双腿，确保起立和行走时无头晕，穿紧身弹性腹带和弹力袜也是有益的措施。

应避免服用可能引起直立性低血压的药物，如β受体拮抗剂、利尿剂、抗抑郁药等。颈动脉窦性晕厥的治疗主要让患者尽量减少跌倒风险，松解衣领，学会侧视时转身而不转头，存在缓慢性心律失常的患者可根据病情考虑安装起搏器。

应注意老年晕厥患者的自我保护措施。老年人晕厥时常发生骨折或其他损伤，对反复晕厥的患者，应在浴室地板和浴缸里加铺垫子，房间尽可能配置地毯。患者避免长时间站立不动，这种体位较行走更易诱发晕厥发作。

（七）小结

晕厥是全脑血流量突然减少导致短暂发作性意识丧失的临床综合征，其表现为意识丧失突然发生，持续时间短暂，随即自动完全恢复。多种疾病可引起晕厥发作，预后取决于病因、发病环境、继发损害、潜在疾病等因素。晕厥的诊断和评价需要仔细认真的询问病史，详细的体格检查，测量卧立位血压、心电图等。晕厥治疗的主要目标是延长生命，减少机体继发性损伤和预防复发。

（王 林）

参 考 文 献

成蓓，曾尔亢. 2009. 老年病学. 北京：科学出版社.

李小寒，尚少梅. 2012. 基础护理学. 北京：人民卫生出版社.

王维治. 2006. 神经病学. 北京：人民卫生出版社.

于普林，宋岳涛，刘晓红，等. 2009. 老年专科医生师资培训教材

中国营养学会老年营养分会. 2010. 中国老年人膳食指南（2010）. 济南：山东美术出版社.

中华医学会. 2006. 临床诊疗指南：肠外肠内营养学分册（2006版）. 北京：人民卫生出版社.

中华医学会老年医学分会. 2015. 老年医学（病）科临床营养管理指导意见. 中华老年医学杂志，34（12）：1388-1395.

Alboni P, Dinelli M, Gruppillo P, et al. 2002. Haemodynamic changes early in prodromal symptoms of vasovagal syncope. Europace, 2: 333-338.

Alexandra M, Steven MG. 2014. Diagnosing and treating dizziness. Clin N Am, 98: 583-596.

Alshekhlee A, Shen W, Mackall J, et al. 2009. Incidence and mortality rates of syncope in the United States. Am J Med, 122（2）: 181-188.

Asahina M, Hiraga A, Hayashi Y, et al. 2006. Ischemic electrocardiographic change induced by exercise in a patient with chronic autonomic failure. Clin Auton Res, 16: 72-75.

Boullata JI, Gilbert K, Sacks G, et al. 2014. A.S.P.E.N. clinical guidelines: parenteral nutrition ordering, order review, compounding, labeling, and dispensing. Journal of Parenteral and Enteral Nutrition, 38（3）: 334-377.

Boulos C, Salameh P Barberger-Gateau P. 2016. Malnutrition and frailty in community dwelling older adults living in a rural setting. Clinical nutrition（Edinburgh, Scotland），（1）: 1-6.

Buzea CA, Dan AR, Dan GA, et al.2013. Syncope in elderly patients-is there a place for endomyocardial biopsy. Rom. j. intern.ned, 51（2）: 67-71.

Calkins H, Shyr Y, Frumin H, et al. 1995. The value of clinical history in the differentiation of syncope due to ventricular tachycardia, atrioventricular block, and neurocardiogenic syncope. Am J Med, 98: 365-373.

Colman N, Nahm K, van Dijk JG, et al. 2004. Diagnostic value of history taking in reflex syncope . Clin Auton Res, 14: 37-44.

Corrigan ML, Escuro AA, Celestin J, et al. 2011. Nutrition in the stroke patient. Nutrition in Clinical Practice, 26（3）: 242-252.

Deutz NEP, Bauer JM, Biolo G, et al. 2014. Protein intake and exercise for optimal muscle function with aging: recommendations from the ESPEN Expert Group. Clinical Nutrition, 33（6）: 929-936.

Furman EF, 2006. Undernutrition in older adults across the continuum of care. Journal of Gerontological Nursing, 1（32）: 22-27.

German L, Feldblum I, Bilenko N, et al. 2008. Depressive symptoms and risk for malnutrition among hospitalized elderly people. The journal of nutrition, health & aging, 5（12）: 313-318.

Jr YW, Dunbar SA, Boucher JL, et al. 2013. Nutrition therapy recommendations for the management of adults with diabetes. Diabetes Care, 37: 120-143.

Jung JY, Kim JS, Chung PS, et al. 2009. Effect of vestibular rehabilitation on dizziness in the elderly. American Journal of Otolaryngology-Head and Neck Medicine and Surgery, 30: 295-299.

Kagansky N, Berner YMN, Perelman L, et al. 2005. Poor nutritional habits are predictors of poor outcome in very old hospitalized patients. The American journal of clinical nutrition, 82（4）: 784-791.

Kaiser MJ, Bauer JM, Ramsch C, et al. 2009. Validation of the Mini Nutritional Assessment short-form（MNA®-SF）: A practical tool for identification of nutritional status. Nutr Health Aging, （13）: 782-788.

Katsarkas A. 2008. Dizziness in aging: the clinical experience. Geriatrics, 63（11）: 18-20.

Kondrup J, Rasmussen HH, Hamberg O, et al. 2003. Nutritional risk screening（NRS 2002）: a new method based on an analysis of controlled clinical trials. Clinical nutrition, 22（3）: 312-336.

Kvamme JM, Olsen JA, Horholmen J, et al. 2011. Risk of malnutrition and health-related quality of life in community-living elderly men and women: The Tromsø study. Quality of Life Research, 20（4）: 575-582.

Maarsingh OR, Dros J, Schellevis FG, et al.2010. Causes of persistent dizziness in elderly patients in primary care. Ann Fam Med, 8（3）: 196-205.

Maarsingh OR, Dros J, Weert HCV, et al.2010. Dizziness reported by elderly patients in family practice: prevalence, incidence, and clinical characteristics. BMC Family Practice, 11: 2.

Malone A. 2014. Clinical guidelines from the American Society for Parenteral and Enteral Nutrition. Journal of Infusion Nursing, 37（3）: 179-184.

María Del Consuelo Velázquez Alva Mdel C. 2016. The relationship between sarcopenia, undernutrition, physical mobility and basic activities of daily living in a group of elderly women of Mexico City. 2（28）: 518-521.

Mathus-Vtiegen EM. 2012. Prevalence, pathophysiology, health consequences and treatment options of obesity in the elderly: a guideline. Obes Facts, 3（5）: 460-483.

Morley JE, Haren MT, Rolland Y, et al. Frailty. 2006. Med Clin North Am. 90（5）: 837-847.

Moya A, Sutton R, Ammirati F, et al. 2009. Guidelines for the diagnosis and management of syncope（version 2009）the task force for the diagnosis and management of syncope of the European Society of Cardiology（ESC）. Eur Heart J, 30（21）: 2631-2671.

Newman BH, Graves S. 2001. A study of 178 consecutive vasovagal syncopal reactions from the perspective of safety. Transfusion, 41: 1475-1479.

Norcliffe-Kaufmann LJ, Kaufmann H, Hainsworth R. 2008. Enhanced vascular responses to hypocapnia in neurally mediated syncope. Ann Neurol, 63: 288-294.

Oliveira MR, Fogaca KC, Leandromerhi VA. 2009. Nutritional status and functional capacity of hospitalized elderly. Nutrition Journal, 54（8）.

Orsitto G, Fulrio F, Tria D, et al. 2009. Nutritional status in hospitalized elderly patients with mild cognitive impairment. Clinical Nutrition, 1（28）: 100-102.

Pittiruti M. Harriton H, Biffi R, et al. 2009. ESPEN guidelines on parenteral nutrition: central venous catheters（access, care, diagnosis and therapy of complications）. Clinical Nutrition, 28（4）: 365-377.

Robin Bankhead. 2009. J.B.M.C. and Wessel, enteral access devices: selection, insertion, and maintenance considerations. In: A.S.P.E.N. enteral nutrition practice recommendations. J Parenter Enteral Nutr, 2（33）: 143-149.

Romme JJ, Dijk NV, Boer K R, et al.2008. Influence of age and gender on the occurrence and presentation of reflex syncope. Clin Auton Res, 18: 127-133.

Sobotka L, Schneider SM, Berner YN, et al. 2006. ESPEN Guidelines on Enteral Nutrition: Geriatrics. Clinical Nutrition, 25（2）: 330-360.

Strickberger SA, Benson DW, Biaggioni I, et al. 2006. AHA/ACCF Scientific Statement on the Evaluation of Syncope From the American Heart Association Councils on Clinical Cardiology, Cardiovascular Nursing, Cardiovascular Disease in the Young, and Stroke, and the Quality of Care and Outcomes Research Interdisciplinary Working Group; and the American College of Cardiology Foundation In Collaboration With the Heart Rhythm Society. Circulation, 113: 316-327.

Vanbrabant P, Gillet JB, Buntinx F, et al. 2011. Incidence and outcome of first syncope in primary care: a retrospective cohort study. BMC Family Practice, 12（1）: 102.

Verheyden B, Gisolf J, Beckers F, et al. 2007. Impact of age on the vasovagal response provoked by sublingual nitroglycerine in routine tilt testing. Clin Sci, 113: 329-337.

Wieling W, Thijs RD, Van DN, et al.2009. Symptoms and signs of syncope: a review of the link between physiology and clinical clues. Brain, 132: 2630-2642.

第二篇 老年病学各论

第九章 循环系统疾病

第一节 老年人循环系统病理生理变化

老化进程在心脏血管系统表现出一系列解剖组织学退行性改变及生理功能的下降，这些变化是老年人心血管疾病重要基础和病因之一，在发生发展中起重要作用。了解这些变化特点可正确诊断治疗处理老年人心血管疾病。

【心脏老化主要表现】

1. 心脏解剖学特征

（1）心肌细胞老化典型表现为脂褐素沉积，其可引起细胞内蛋白质合成障碍。心肌间质易发生结缔组织增生、脂肪浸润及淀粉样变。

左心室、室间隔增厚，但左心室腔容积的变化不明显。超声心动图显示 70～79 岁健康老年人较 20～29 岁者左心室后壁厚度增加 25%。

老年人心肌淀粉样变发生率可高达 40%～70%。90 岁以上者可达 100%。老年人心肌以弥漫性病变为主，主要累及心房心室肌、传导系统和冠状动脉。老年人心力衰竭及心律失常应考虑心脏淀粉样变可能。

（2）心包膜下脂肪沉着增加且分布不均，心包增厚、僵硬致使老年人左室舒张期顺应性降低。心内膜包括瓣叶、瓣环及其纤维支架进行性增厚钙化，主要发生在主动脉瓣基底部及二尖瓣环而影响瓣膜功能。器质性心瓣膜病或伴心脏负荷突然增加时，易诱发心力衰竭。

（3）心脏传导系统细胞成分随增龄减少，脂肪浸润及纤维组织增生是老年人病态窦房结综合征重要原因之一。窦房结起搏细胞 40 岁前占 70%，70 岁后减少至 10%～30%。房室束细胞由 10～19 岁的 57%，降至 70～79 岁的 43%。

房室结老化和房室瓣环钙化易引起房室传导阻滞、室内传导阻滞、窦性停搏及心率减慢。因此，老年人心电图常见 PR 间期和 QT 间期、QRS 波时间延长、束支阻滞及 T 波低平。室内传导系统与心脏纤维支架间的纤维化、钙化及退行性变所引起的心脏传导障碍称为原发性传导束退化症。

2. 心脏生理病理特征

（1）心脏顺应性降低：心肌肥厚、心肌间质纤维化、淀粉样变、脂肪浸润及心包增厚等原因均可导致心室顺应性降低。80 岁较 20 岁，舒张早期被动充盈率降低 50%。通过加强左心房收缩使舒张末期主动充盈代偿性增加 46% 时，可产生第四心音。左心房轻度扩大。静息状态下左心室充盈压不升高，但运动时明显升高而引起呼吸困难。

（2）心肌收缩功能降低：心肌收缩功能随增龄而逐渐降低，每年降低 1%。在体力负荷时更明显。

老年人心脏储备能力降低。70 岁时心脏收缩功能储备能力相当 40 岁时的 50%。储备能力降低与心肌肥大、冠状动脉供氧降低、心肌细胞线粒体老化等有关。

（3）心排血量减少：心排血量是评定心功能基本指标。老年人最大运动能力随增龄轻度下降，舒张末期容积轻度增加。心搏量及心排血量均无明显变化。

（4）心瓣膜功能障碍：单纯增龄的瓣膜增厚及僵硬一般不引起明显血流动力学障碍。各瓣膜老年性病理生理见本章第五节老年人心瓣膜病。

（5）窦房结功能减退：窦房结老化自律性降低，表现为最大心率及固有心率增龄性降低。窦房结恢复时间稍延长。静息心率及运动最大心率降低，运动后恢复到静息心率的时间延长。

老年人左心房扩大、心房肌纤维化、淀粉样变均易发生房性心律失常。

【血管老化主要表现】

1. 血管解剖学特征 与年龄有关的血管变化见于动脉、静脉及毛细血管的组织结构的形态及功能变化，在人体衰老和老年疾病中起重要作用。动脉增龄所致老年性退行性变化与病理动脉粥样硬化常合并存在，难以区分，血管老化表现血管内腔逐渐扩大、管壁硬化及伸展性减低，导致血管功能低下。

（1）动脉老化形态学特点：①主动脉周径随增龄而增大；②主动脉弹性及伸展性随增龄而降低；③管壁增厚伴延长屈曲下垂；④主动脉中层细胞数减少，平滑肌变性；⑤间质中基质样沉着物随增龄而增加；⑥硬化的血管内壁所承受的负荷增加易诱发内膜损伤，导致动脉壁内膜脂质沉积。

（2）静脉系统老化：主要表现为静脉内膜增厚弹性减退管腔增大，使血管床扩大，全身静脉压降低。平均静脉压静脉与20～40岁时（95.0±4.4）cm H$_2$O相比，60～70岁时为（71.0±4.0）cm H$_2$O，80岁以上仅（56.0±4.4）cm H$_2$O。

增龄性大动脉阻力升高，静脉压降低，使心脏维持血液循环耗能增加，引起老年人左心室代偿性肥大。同时静脉瓣萎缩易引起静脉曲张。

（3）随增龄，单位面积有功能毛细血管数目减少。部分毛细血管完全闭塞，可出现毛细血管袢区消失或秃发区。此外，毛细血管弹性减退，脆性增加，通透性降低，代谢率降低，导致血流缓慢、组织供氧不足。

2. 血管生理病理特征

（1）血压变化调节差：血压随增龄有升高趋势，尤其收缩压。运动时收缩压升高幅度大于中青年人，恢复至静息血压所需时间延长。

动脉僵硬度随增龄而逐渐增加，动脉扩张度差，舒张压降低，表现为单纯收缩期高血压、脉压增大。收缩压升高与冠心病、心力衰竭、脑卒中及终末期肾病呈连续独立及等级相关，是预后不良的预测因子及独立危险因素。

人血压调节的神经内分泌功能变化：①压力感受器敏感性降低，易发生直立性低血压；②肾素-血管紧张素-醛固酮系统活性降低；③循环中加压素水平升高；④心房钠尿肽水平增高，与肾脏对心钠素反应性降低，清除减缓及左心房扩大有关。

（2）中心静脉压调节功能增龄性减退，导致老年人在热水浴后、进餐后血压降低。脱水、血容量丢失或感染等情况下，中心静脉压调节障碍可导致心排血量急剧降低。组织灌注不足，极易发生意识障碍及衰弱状态。

（3）冠脉循环增龄性变化：鉴别老化冠脉循环与冠心病有一定困难。心血管系统随增龄性变化在冠状动脉方面表现出来的特点有：①冠状动脉流量减少，增龄心脏舒张功能障碍，导致心肌供血不足。应激状态下可出现明显冠状动脉灌注不足现象。②冠状动脉血流灌注速度减慢，由于心肌顺应性降低，射血时间延长，舒张期充盈延长，充盈速度减慢。当心率加快

时，心脏舒张期缩短，加重冠脉灌注不足。③心肌内冠状动脉血管床减少，老年人心肌纤维化、硬化及小冠状动脉硬化致血管床减少，导致冠状动脉储备能力降低。应激时会产生明显缺血、缺氧。

总之，老年人心血管系统老化对老年心脏病发生、发展都有重要作用。

（张存泰）

第二节 老年人心力衰竭

心力衰竭（heart failure，HF）是由于任何心脏结构或功能异常导致心室充盈或射血受损的一组复杂临床综合征，主要表现为呼吸困难和乏力（活动耐量受限）以及液体潴留（肺部、内脏充血，外周水肿），是各种心脏疾病终末阶段的临床表现（简称心衰）。随人口年龄化进程的加快和高血压、冠心病等常见心血管病发病率的上升，心衰的发病率正逐渐升高，是当今最重要的心血管病之一。美国 Framingham 研究显示，心衰主要是中老年疾病，在45～94岁年龄段，年龄每增加10岁，心衰的发病率升高2倍，50岁年龄段患病率为1%，而65岁以上人群可达6%～10%，到80岁增加了10倍，人群中心衰的患病率为1.5%～2.0%，在住院的心衰患者中80%年龄＞65岁。我国心衰流行病调查结果同样发现，心衰患者中≥60岁的患者占50%以上，同样属于中老年疾病，死亡年龄更为偏高。因此，心衰是一种严重危害人类健康的疾病，是老年人死亡的主要原因之一。

【发生机制与病理生理】

1. 发生机制 心衰是由于任何原因的初始心肌损伤（心肌梗死，血流动力负荷过重、炎症）引起心肌结构和功能的变化，最后导致心室充盈或射血功能受损。心衰的主要发病机制之一是心肌病理性重塑（cardiac remodelling）。神经内分泌系统[主要包括肾素-血管紧张素-醛固酮系统（RAAS）和交感神经系统]激活和心肌细胞死亡是心肌重塑的关键因素。神经内分泌系统激活的初始阶段对心功能起一定的代偿作用，但长时间过度的激活却加速了心衰的进展，多种内源性的神经内分泌因子，如去甲肾上腺素（noradrenaline NE）、血管紧张素Ⅱ（angiotensinⅡ，AngⅡ）、醛固酮（aldosterone，ALD）、内皮素（endothelin）、肽类生长因子（如纤维细胞生长因子）、炎症细胞因子（如肿瘤坏死因子，白细胞介素 1β）等，在心衰患者中均表达增加。逐步损害心肌细胞的活性和功能，刺激心肌纤维化，促进心肌重塑，加重心肌损伤和心功能。心功能恶化又进一步激活神经内

分泌因子的释放，形成恶性循环（图9-1）。

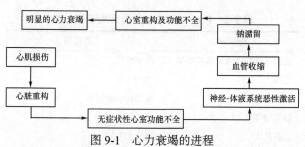

图9-1 心力衰竭的进程

心肌损伤致心室扩张和肥大（心脏重塑），早期由于代偿作用，并不出现心衰征候群。最终，神经-内分泌系统恶性激活，心室功能不全进一步恶化，导致血管收缩过度、水钠潴留及临床心衰表现

由于"心脏老化"（presby-cardia），心肌细胞凋亡、坏死（如心肌梗死、心肌炎）等导致的心肌细胞的丧失以及主动脉硬化、阻抗增加等因素，常导致代偿性心脏肥大和扩张。

2. 病理生理特点

（1）心排血量明显减低：正常情况下，由于心脏增龄性变化，老年人最大心排血量（17～20L/min）比成年人（25～30L/min）明显减少，老年人心衰时，心排血量较成年患者减少更为明显。运动负荷情况下，心脏泵血的反应能力减弱。

（2）较易发生低氧血症：老年患者由于增龄性呼吸功能减退、低心排血量、肺淤血、肺通气/血流比例失调等原因，容易出现低氧血症，即使轻度心衰就可出现明显的低氧血症。

（3）对负荷的心率反应低下：因窦房结等传导组织的退行性变，老年人心衰时心率可不增快，即使在运动和发热等负荷情况下，心率增快也不明显。

（4）舒张型心功能不全更加常见：与年龄相关性动脉及心肌的硬化、心肌增生反应增加有关。

【病因与诱因】

1. 病因 老年人心衰的病因常常为高血压、缺血性心脏病、瓣膜性心脏病、糖尿病性心肌病及贫血造成的心脏病。同时，老年人群中诊断为心肌淀粉样变的也越来越多（表9-1）。

表9-1 心力衰竭的病因

冠状动脉疾病	心肌梗死
	心肌缺血
心室负荷过重	压力负荷过重：主动脉和肺动脉狭窄，体循环和肺循环高血压
	容量负荷过重：瓣膜性心脏病，甲状腺功能亢进、慢性贫血、动静脉瘘、脚气病
心肌疾病	肥厚型心肌病
	扩张型心肌病
	淀粉样变性心肌病
	限制型心肌病
机械性舒张受限性疾病	二尖瓣、三尖瓣狭窄
	缩窄性心包炎

2. 多病因性 临床上老年人往往多病因共存，这些因素的整合对心脏的影响更大，使老年人心衰发展更迅速，症状不明显，病程更短、更复杂。

3. 诱因 心脏以外其他多种疾病的因素也将对心脏疾病产生影响，掩盖或加重心脏疾病的症状和体征，导致漏诊或误诊，甚至误治。

老年人心衰主要诱因：①感染：尤其是呼吸道感染，如患肺炎的老年人9%死于心衰。②心肌缺血：心绞痛或无痛性心肌缺血可触发心衰，尤其老年人由于冠状动脉储备功能下降，心肌缺血时极易发生心脏收缩力下降。老年人发生心内膜下或小灶性心肌梗死即可诱发心衰。③心律失常：老年人心律失常诱发心衰占6.7%～8.8%，尤其是快速心律失常，可使心肌耗氧量增加，心排血量减少，心脏功能受损，心房颤动是器质性心脏病常见的心律失常，也是诱发心衰最重要的因素。④老年患者长期卧床，容易产生深静脉血栓，发生慢性肺栓塞，增加右心室负荷，加重右心衰竭。⑤药物影响：很多药物影响心功能，尤其老年患者耐受力差，如β受体拮抗剂、非二氢吡啶类钙通道阻滞药、某些抗心律失常药、吸入性及静脉注射的麻醉药和抗肿瘤药物均有负性肌力作用。雌激素、皮质激素和非甾体抗炎药能引起水钠潴留，以上药物可以触发和加重心衰。

【临床表现】

老年人心力衰竭的临床表现在许多方面与非老年成人相似，因老年人解剖和生理功能的改变及某些特殊病因，故有其自己的特点。

1. 症状不典型

（1）无症状：成年人心衰多有活动后气促，夜间阵发性呼吸困难和端坐呼吸等典型表现，而在老年人心衰中，即使已处于中度心衰也可完全无症状，一旦存在某种诱因，则可发生重度心衰，危及生命。

（2）常有非特异性症状：①疲乏无力：不少老年人即使有心衰存在，但活动时并不感到明显气短，而是表现为极度疲倦、虚弱、不能行走。②大汗淋漓：尤其是不寻常的面颈部大汗淋漓，往往是心衰的现象。③慢性咳嗽：有些老年慢性心衰患者，特别是单纯左心衰竭，主要症状可为干咳，且白天站立或坐位时较轻，平卧或夜间卧床后加重，肺部可闻及哮鸣音及湿啰音，易误认为支气管炎或肺部感染而延误诊断。④胃肠道症状明显：老年人心衰时以恶心、呕吐、腹痛、腹胀等胃肠道症状表现较成年人多见，主要与肝、胃肠淤血有关。⑤味觉异常：有些老年患者口腔内有一种令人讨厌的味道，由此导致精神苦恼、食欲减退及不断饮水，这种味觉异常可随心衰的控制而消失。⑥白天尿量减少而夜尿增多是部分患者的首发症状，这与心排血量减少而夜间静脉回流增多及卧位时肾血流灌注增加有关。⑦精神神经症状突出：老年心衰患者，往往已有不同程度脑动脉硬化，脑供血减少，从而导致病史叙述不清、意识障碍和失眠比年轻人更为常见。由于低心排血量所致脑血流减少，从而引起的精神神经症状较突出，主要表现为神志不清、反应迟钝、嗜睡和烦躁不安，有时误认为脑血管病变。

2. 体征 老年人心衰体征基本同于其他成年人，但常因并存疾病所掩盖而较隐匿，易混淆。

（1）心浊音界缩小：由于老年性或阻塞性肺气肿，叩诊时心界常比实际心脏为小。

（2）心尖搏动移位：老年人由于脊柱后凸，胸廓畸形，常使心尖搏动移位，故此时不能作为心脏大小的指标。

（3）心率不快或心动过缓：成年人心衰时心率明显增快，而老年人因伴有窦房结功能低下或病态窦房结综合征，心率不快，甚至心动过缓。

（4）老年人肺部啰音不一定是代表心衰表现，不少是由于慢性支气管炎及其他肺部疾患所致，若伴有心动过速及奔马律，则应视为心衰表现，或如医师熟悉患者的体征，在呼吸困难时肺部湿啰音增多或范围扩大，则对心衰仍具有诊断价值。

（5）骶部水肿：长期卧床和衰弱的老年人，发生右心衰竭后水肿首发于骶部而非下肢。老年人踝部水肿多见于心衰，也常见于活动少、慢性静脉功能不全和低蛋白血症等，所以周围性水肿不是老年人心衰的可靠体征。

3. 并发症

（1）心律失常：以窦性心动过缓和心房颤动最多见，室性心律失常、房室传导阻滞亦为常见，这些心律失常可诱发或加重心衰。

（2）肾功能不全：因肾灌注不足可引起尿少和肾前性氮质血症，心肾同时衰竭不仅增加了治疗的难度，而且增加了死亡率。

（3）水电解质及酸碱平衡失调：老年人心衰时因限钠，食欲减退，继发性醛固酮增加及利尿剂等因素，易发生低钾、低镁、低钠、低氯等电解质紊乱；还可发生代谢性碱中毒和酸中毒，使病情加重、恶化，加速死亡。

【诊断与鉴别诊断】

1. 诊断 老年人心衰诊断标准与其他成年人基本相同（表9-2）。

表9-2 Framingham 心力衰竭诊断标准

主要指标	次要指标
夜间阵发性呼吸困难或端坐呼吸	踝部水肿
	夜间咳嗽
颈静脉怒张	劳力性呼吸困难
肺部湿啰音	肝大
心脏扩大	胸腔积液
急性肺水肿	肺活量较最大值降低 1/3
S_3 奔马律	心动过速（心率>120/次/分）
颈静脉压力>16cmH$_2$O	
循环时间>25 秒	

主要或次要指标	
肝颈静脉反流征	治疗后体重减轻≥4.5kg（5天内）

注：诊断心力衰竭，2个主要指标或1个主要指标+2个次要指标

2. 分类 老年人心衰的常见类型如下：

（1）根据时间分为急性心力衰竭和慢性心力衰竭。

（2）根据部位分为左心衰（肺循环淤血）、右心衰（体循环淤血）和全心衰竭（表9-3）。

表9-3 左心衰竭、右心衰竭的诊断

	左心衰竭	右心衰竭
病史	多有冠心病、风湿性心脏病、高血压性心脏病、心肌病、心肌炎等	多有慢性左心衰竭，慢性肺、支气管病或急性肺栓塞等病史
症状	一般活动后气短 平卧气短而高枕缓解 夜间干咳而坐位缓解 夜间阵发性呼吸困难	腹胀、右上腹痛 食欲缺乏、恶心、嗳气 少尿、夜尿增多
体征	肺底呼吸音减弱 双肺底湿啰音 伴或不伴有哮鸣音 左心室或左心房扩大 心尖部舒张期奔马律 P$_2$亢进	颈动脉搏动增强 颈静脉怒张、肝大、双下肢水肿 胸腔积液、腹水 心脏扩大 三尖瓣区舒张期奔马律
实验室检查	胸片：双肺纹理增粗或见到 KerleyB 线 EKG ptfV$_1$阳性 左心室射血分数<0.5或正常	心影增大，上腔静脉扩张搏动 单纯右心衰竭时肺野可清晰

（3）根据功能障碍分为收缩功能障碍性心衰与舒张功能障碍性心衰（表9-4）。

表9-4 心力衰竭功能分类

分类	射血分数（%）	描述
收缩功能障碍性心衰	≤40	指射血分数降低心衰（HFREF）：心室收缩功能障碍使收缩期排空能力减退导致心排血量减少，心室腔扩大、收缩末期容积增大和射血分数降低，对洋地黄类药物有一定效果

续表

分类	射血分数（%）	描述
舒张功能障碍性心衰	≥50	指射血分数保留心衰（HFPEF）：心肌舒缓和（或）顺应性降低使心室舒张期充盈障碍而导致心排血量减少，心肌肥厚、心室腔大小和射血分数正常，舒张功能参数异常，对洋地黄类药物反应不佳。此类型在老年人中更为常见

2013 年美国心脏病基金会/美国心脏协会（ACCF/AHA）对 EF 值在 40%～50%状态做进一步说明：这些患者分入临界组或中间组，特征、治疗方式和预后似乎与 HFPEF 相似。为更好地认识这些患者特征，我们还需要做进一步的研究。

（4）无症状左心室功能不全：无临床"充血"症状，但已有左心室功能障碍、射血分数降低。患者否认有心衰症状，主诉是全身不适和疲劳，而无咳嗽、劳力性呼吸困难、端坐呼吸、肺水肿等表现；体检可发现有第三心音或短的二尖瓣反流性收缩期杂音，胸部 X 线显示心胸比例增大和（或）肺淤血。

3. 鉴别诊断

（1）夜间阵发性呼吸困难：为左心衰竭特征性症状，对于伴有慢性支气管炎、肺气肿老年人，要注意排除是否因支气管内痰液堵塞所致。后者取坐位后不能马上缓解，在咳出痰液后症状才减轻。

（2）急性呼吸窘迫综合征（ARDS）：听诊双肺早期可无啰音，偶闻及哮鸣音，后期可闻及细湿啰音，常规吸氧、强心、利尿无效。

（3）肺部感染：两者可分别单独出现或两者兼有，前者一般有发热、畏寒、咳浓痰等临床表现。心衰患者呼吸困难加剧时可咳粉红色泡沫痰，肺部啰音明显，且随体位而变化，经利尿、强心和扩血管等治疗后可改善症状。

4. 心功能不全程度评估

（1）ACCF/AHA 心衰阶段分级及 NYHA 心功能分级比较：表 9-5。ACCF/AHA 颁布的心衰分级强调疾病的发生和进展，而 NYHA 分级强调运动能力和疾病的表现状态。

表 9-5　ACCF/AHA 心衰分级与 NYHA 心功能分级比较

	ACCF/AHA HF 分级		NYHA 心功能分级
A	存在 HF 高危但没有结构性心脏病或 HF 的症状	无	
B	有结构性心脏病但没有 HF 的体征或症状	I	体力活动不受限制，日常体力活动不引起 HF 的症状
C	有结构性心脏病既往或当前有 HF 症状	I	体力活动不受限制，日常体力活动不引起 HF 的症状
		II	体力活动轻度受限。静息时舒适，但日常体力活动引起 HF 的症状

续表

	ACCF/AHA HF 分级		NYHA 心功能分级
		III	体力活动显著受限。静息时舒适，但低于日常活动可引起 HF 的症状
D	需要特殊干预的难治性 HF	IV	进行任何体力活动都出现 HF 症状，或静息时有 HF 症状

（2）运动耐量测定：多采用活动平板或踏车分级运动试验，以症状限制极量或心率限制次极量强度为运动终点。Weber 根据耗氧量（VO_{2max}）和无氧酵解阈值（AT）将心衰分为 A、B、C、D 四级（表 9-6）。当然，应结合年龄、性别和一般状况对 VO_{2max} 进行综合分析，而不能将其作为不变的指标，如对 60 岁男性而言，VO_{2max} 为 14ml/（kg·m²）代表达到了预期最大运动量的 60%，而对 30 岁的男子来说，则仅达到了 30%。

表 9-6　Weber 运动耐量分级及其评估标准

分级	心功能损害程度	VO_{2max} ml/（min·kg）	AT ml/（min·kg）	CI 峰值 ml/（min·kg）
A	无～轻度	>20	>14	8
B	轻度～中度	16～20	11～14	6～8
C	中度～重度	10～16	8～11	4～6
D	重度	<10	<8	<4

注：VO_{2max}，最大氧摄入量；AT，无氧代谢阈；CI，心排血指数

（3）六分钟步行试验：是一种简便、易行、安全有效的方法，尤其适于老年心力衰竭患者，要求患者在走廊里尽可能行走，测定六分钟内步行的距离。

六分钟内若步行距离<150m，表明心衰程度严重，150～450m 为中度心衰，>450m 为轻度心衰。

六分钟步行试验结果是独立的预测心衰致残率和死亡率的因子，可用于评价患者心脏储备功能，评价药物治疗的疗效，是老年慢性心力衰竭患者最适合的运动试验。

（4）神经内分泌因素：心衰早期即开始的神经内分泌激活与死亡率直接相关。神经内分泌因素包括：去甲肾上腺素（NE）、血管紧张素Ⅱ（AngⅡ）、醛固酮（ALD）、N-心钠素（NTANP）、脑钠肽（BNP）、细胞因子等。其中，最有价值的是 BNP，血浆 BNP 水平大于 100pg/ml，可作为心力衰竭的诊断依据。

【治　疗】

1. 模式转变　心衰的治疗历程：20 世纪 70 年代以前，仅以强心、利尿、限盐和休息，改善血流动力学异常治疗心衰，但不能降低再住院率、死亡率及改善预后；70 年代开始应用血管扩张剂，但仍不能降

低死亡率及改善预后；80 年代开始应用肾素-血管紧张素转换酶抑制剂（angiotensin-converting enzyme inhibitor，ACEI）确立了心力衰竭治疗新里程碑，肯定了以 ACEI 加利尿剂，加或不加洋地黄制剂为心衰的基本治疗。循证医学也证实可降低总死亡率并改善临床症状。90 年代多中心试验肯定了比索洛尔（bisoprolol），美托洛尔（metoprolol）及卡维地洛（carvedilol）的有益作用，确立了 β 受体拮抗剂在治疗慢性收缩性心衰的地位，可使总死亡率降低，并改善症状及提高生活质量。进入 21 世纪，发现醛固酮拮抗剂是继 β 受体拮抗剂后又一个能显著降低心源性猝死率并能长期使用的药物。这一有益作用，使此类药与 ACEI、β 受体拮抗剂并驾齐驱，成为心衰治疗的基石，被称为心衰治疗的"金三角"。如今大量新药如伊伐布雷定以及新技术心室机械辅助装置等的问世，给心衰患者带来了新的选择。40年来心衰治疗的概念已有根本性转变，从改善血流动力学到预防甚至逆转生物学进展，从短期药理学改善措施到机械辅助装置的长期应用性策略。

2. 治疗原则 防治病因，去除诱因，逆转心室重塑，最终达成降低死亡率及改善预后。心衰治疗流程见图9-2。

老年心衰治疗原则与一般心衰类似，但由于老年人心衰时有其特点，故在治疗中有其特殊性，应密切注意，谨慎处理。

（1）去除或减缓基础病因：①抗缺血，药物或冠状动脉血管重建、室壁瘤手术矫正；②瓣膜病，修补或换瓣；③其他，控制高血压、纠正贫血、甲状腺功能亢进治疗等。

（2）去除诱发因素：积极控制感染，去除心律失常，纠正贫血及电解质紊乱，并注意是否并发肺梗死等。

（3）改善生活方式

1）饮食及液体摄入：少量多餐，易于消化，保证足量蛋白质及钾的摄入。心衰患者常有口渴感，因此常导致摄入过量水分和低钠血症。对于严重低钠血症（血钠<130mmol/L）和严重心衰的患者，液体量宜限制在每天 1.5～2.0L，在气温高、呕吐、腹泻时可增加摄入量或减少利尿剂用量。在应用利尿剂，尿量增加时，钠盐饮食限制不必过严。

2）休息与锻炼：应避免不必要的长时间休息，以免引起血栓栓塞疾病，关节、肌肉萎缩、僵硬及排尿困难等合并症的发生，同时长时间的休息易造成心脏神经官能症，不利于康复。

对于重度心衰可先采用床边坐立法，坐于床边的椅子，每天 2 次，依病情改善程度逐渐增加，直至步行每次 3～5 分钟；心衰稳定、心功能较好者，可在

专业人员监护下进行症状限制性有氧运动，如步行，每周 3～5 次，每次 20～30 分钟，但避免作用力的等长运动。

（4）心理和精神异常干预：抑郁、焦虑等不良情绪能加重心衰，是心衰死亡的重要预后因素，及时心理疏导，甚至是使用抗焦虑药物很有必要。

3. 药物治疗

（1）利尿剂：老年心衰患者几乎都有不同程度的水钠潴留，因此应用利尿剂是处理心衰的重要一环。利尿剂不良反应较多，老年人各种生理代偿功能低下，尤易发生，故应严格掌握适应证。

老年患者应用利尿剂基本原则：①剂量适当：小量开始，缓慢利尿，不可过急，老年心衰患者利尿量以每天 1500ml 左右为宜。尽量选择口服利尿剂，如肌酐清除率（Ccr）>30ml/min，选双氢克尿噻 12.5～25mg，1～2 次/天；如 Ccr<30ml/min，只能应用袢利尿剂呋塞米（速尿）20mg，1～2 次/天。②保钾排钾利尿剂联合应用：尤其是保钾利尿剂螺内酯作为醛固酮受体拮抗剂，在 2014 年中国心衰防治指南中，将其适应人群扩大到所有有心衰症状的患者，目标剂量 20mg/d。③监测血生化指标：老年人利尿治疗常致低钠血症和低钾血症，因此在用药前及用药期间监测血生化指标，有助于避免发生尿毒症、低钾血症和低钠血症。④联合用药：不要将利尿剂作为单一治疗，除非有禁忌证或不能耐受，必须与血管紧张素转换酶抑制剂（ACEI），β 受体拮抗剂合用，以减少由利尿剂激活的 RAAS 系统和交感神经系统的不良反应。⑤顽固心力衰竭治疗：出现利尿剂抵抗或顽固心力衰竭时，可静脉给予利尿剂，新指南推荐呋塞米静脉滴注 40 mg，继以 10～40mg/h，或与多巴胺（或多巴酚丁胺）合用。但值得提醒的是，老年人用强利尿剂治疗时，发生尿失禁或尿潴留并不少见，应引起注意。对于有明显液体潴留或伴有肾功能受损的患者，首选袢利尿剂，呋塞米的剂量与效应呈线性关系，最大日剂量可达 160mg。新指南推荐了一种新型利尿剂托伐普坦，其是一种血管加压素 V_2 受体拮抗剂，具有仅排水不利钠的作用，特别适合于顽固性水肿或低钠血症患者。

（2）血管紧张素转换酶抑制剂/血管紧张素受体拮抗药（ACEI/ARB）：此类药具有扩张动静脉，减轻心脏前后负荷，抑制神经内分泌的作用，可逆转左心室肥厚，防止心室重塑，不仅能缓解心力衰竭的症状，而且可降低心力衰竭的死亡率和提高生存率。

适应证和应用原则：①2012 年欧洲心脏病协会（European Society of Cardiology，ESC）心衰诊治指南建议：左心室射血分数 LVEF<40%的心力衰竭患者，均需应用 ACEI；2013 年 ACCF/AHA 心衰管理

指南建议:对所有有近期或远期心肌梗死史或急性冠脉综合征并心功能降低的患者,应当使用 ACEI 以预防症状性心衰和降低死亡率,除非有禁忌证或不能耐受,而且需无限期终身应用。对于不能耐受 ACEI 的患者,尤其是使用 ACEI 后有咳嗽或血管神经性水肿的患者,换用 ARB 是适宜的。②老年人应以最小剂量开始,逐步递增至最大耐受量或目标剂量(表 9-7),应以耐受量为依据,而不以患者治疗反应来决定。剂量调整的快慢取决于每个患者的临床状况,一般每隔 1~2 周剂量倍增 1 次。③ACEI 一般与利尿剂合用,亦可与 β 受体拮抗剂和(或)地高辛合用,一般不需补充钾盐。④应告知患者,症状改善常在给药后 2~3 个月才出现,能防止疾病的进展。但在双侧肾动脉狭窄、血肌酐>265.2 μmol/L、高血钾、严重低血压及左心室流出道梗阻等情况应慎用。

表 9-7 2014 年中国慢性 HF-REF 常用的 ACEI/ARB 及剂量

药物	起始剂量	目标剂量
卡托普利	6.25mg, tid	50mg, tid
依那普利	2.5mg, bid	10mg, bid
培哚普利	2mg, qd	4~8mg, qd
雷米普利	2.5mg, qd	10mg, qd
贝那普利	2.5mg, qd	10~20mg, qd
福辛普利	5mg, qd	20~30mg, qd
赖诺普利	5mg, qd	20~30mg, qd
坎地沙坦	4mg, qd	32mg, qd
缬沙坦	20~40mg, qd	80~160mg, bid
氯沙坦	25mg, qd	100~150mg, qd
厄贝沙坦	75mg, qd	300mg, qd
替米沙坦	40mg, qd	80mg, qd
奥美沙坦	10mg, qd	20~40mg, qd

注:tid,每天 3 次;bid,每天 2 次;qd,每天一次

(3)β 受体拮抗剂:选择性 β₁ 受体拮抗剂美托洛尔(metoprolol)、比索洛尔(bisoprolol)和兼有 β₁β₂、α₁ 拮抗作用的卡维地洛(carvedilol)是经过 3 大经典临床研究(CIBIS-Ⅱ、MERIT-HF 和 COPERNICUS)证实的,具有降低心衰病死率和再住院率的有效药物。

应用原则:①所有慢性收缩性心力衰竭,NYHA 心功能Ⅱ、Ⅲ级患者(LVEF<45%),病情稳定者,除非有禁忌证或不能耐受;NYHAⅣa 级患者在严密监护和专科医师指导下也可应用。②不能应用于"抢救"急性心力衰竭患者,包括难治性心力衰竭需静脉给药者。③必须从小剂量开始:琥珀酸美托洛尔 11.875mg/d,比索洛尔 1.25mg/d,卡维地洛每次 3.125mg,2 次/天,每 2~4 周剂量加倍。④应在 ACEI、利尿剂、洋地黄基础上加用 β 受体拮抗剂。⑤目标剂量因人而异,每个心衰患者交感神经激活的程度不

等。对 β 受体拮抗剂的耐受性亦不相同。因而剂量应以目标心率为准,至清晨静息心率 55~60 次/分,即为最大耐受量或靶剂量。⑥应告知患者,症状改善常在治疗 2~3 个月后出现,不良反应发生在早期,但一般不妨碍应用,长期应用可防止疾病进展。⑦在用药后应密切观察:防止低血压,在治疗开始 3~5 天内注意有无心衰恶化和液体潴留,有无心动过缓或传导阻滞,并及时处理。

禁忌证:①支气管痉挛性疾病;②心动过缓(心率<55 次/分);③二度及以上房室传导阻滞(除非已安装起搏器);④有明显液体潴留,需大量利尿者,暂时不能应用。

老年人应用 β 受体拮抗剂尤需注意:老年人因肾上腺素受体功能相应降低,β 受体敏感性也降低,β 受体拮抗剂代谢-清除能力减弱,常同时合并存在其他疾病,因此更应严密观察,从小剂量开始,逐渐调整剂量,用药更应个体化。

(4)醛固酮受体拮抗剂:心衰患者心室醛固酮生成及活化增加,导致心肌纤维化及重构加重,心功能进一步恶化。ACEI 或 ARB 不能很好地抑制醛固酮生成(源于醛固酮的"逃逸现象"),而醛固酮受体拮抗剂能有效抑制醛固酮带来的不利作用。研究发现,螺内酯、依普利酮可降低心衰患者心源性猝死率,改善心衰预后。

2014 年中国心衰诊治指南建议:醛固酮受体拮抗剂适用于所有 LVEF≤35%、NYHAⅡ~Ⅳ级的患者,且能与 ACEI、β 受体拮抗剂联用。醛固酮受体拮抗剂起始剂量宜小:螺内酯 10mg,每天 1 次,目标剂量为 20mg,每天 1 次;依普利酮 12.5mg,每天 1 次,目标剂量 50mg,每天 1 次。对于高血钾、中重度肾功能受损患者不宜使用。

(5)洋地黄制剂:慢性心力衰竭时使用的洋地黄为地高辛,研究显示对心衰患者总病死率的影响为中性,目前地高辛已不属于常规用药,应用的目的在于改善症状。

应用原则:①适用于 LVEF≤45%,已应用利尿剂、ACEI/ARB、β 受体拮抗剂和醛固酮受体拮抗剂,患者症状仍不能缓解,尤其是伴快速心室率的心房颤动患者;②不主张早期应用,不推荐应用于 NYHA Ⅰ级患者,也不适用于单纯舒张功能障碍性心衰;③应与利尿剂、ACEI 和 β 受体拮抗剂联用;④地高辛常用剂量 0.25mg/d,70 岁以上老年人或肾功能减退者宜给 0.125mg/d 或隔日一次。

老年心衰患者易发生洋地黄中毒,其原因为:①老年人肝功能减退,肾清除率降低;②随增龄心脏对洋地黄的敏感性增加;③老年心衰患者常同时患有多种疾病,同时服用多种药物,药物间的相互作用可

使地高辛的浓度升高致洋地黄中毒。老年人洋地黄中毒与青年人中毒的表现基本相似，但可不以恶心、呕吐等胃肠症状开始，而是先出现头痛、头晕、色视、肌无力、神志改变等神经症状，故应注意认真识别，及时处理。

（6）窦房结电流抑制剂：伊伐布雷定是一种心脏窦房结起搏电流的选择性特异性抑制剂，能降低窦房结发放冲动的频率，从而减慢心率。对减少心肌耗氧、改善冠脉血流有一定作用。其适用于已使用 ACEI/ARB、β 受体拮抗剂、醛固酮受体拮抗剂充分治疗，心率仍≥70 次/分，并持续有症状的患者。起始剂量 2.5mg，每天 2 次，最大剂量 7.5mg，每天 2 次，目标心率控制在 55～60 次/分。

（7）其他改善症状、疗效尚不能肯定的药物

1）正性肌力药物：适用于低心排血量综合征，缓解组织低灌注。当器官灌注恢复或循环淤血改善宜尽早停用。

多巴胺：小剂量扩张肾动脉，促进利尿作用[<3μg/（kg·min）]；大剂量具有正性肌力及收缩血管作用。一般从小剂量开始，逐步加量，适合短期应用。

多巴酚丁胺：常用量 2～20μg/（kg·min），常见不良反应有心律失常、心动过速，偶尔加重心肌缺血而出现胸痛。

磷酸二酯酶抑制剂：米力农，首剂 25～75μg/kg，静脉滴注>10 分钟，继以 0.375～0.75μg/（kg·min）维持，常见不良反应有低血压、心律失常。左西孟旦，其正性肌力作用独立于 β 肾上腺素能刺激，可用于正接受 β 受体拮抗剂治疗的患者。该药能使患者 BNP 明显下降，在缓解临床症状、改善预后方面不劣于多巴酚丁胺。首剂 12μg/kg，静脉滴注>10 分钟，继以 0.1μg/（kg·min）维持，注意低血压和心律失常。

2）血管扩张药：2012 年 ESC 指出，硝酸酯类和肼屈嗪合用可能对非洲裔美国人有益，目前尚无证据支持使用该类药物对中国慢性心衰患者的益处。奈西立肽（重组人 BNP）在降低心脏前后负荷同时，尚能促进排钠利尿、抑制 RAAS 和交感兴奋的作用，可用于改善急性心衰症状，但不改善预后。

3）钙通道阻滞药：对慢性收缩性心力衰竭缺乏有效证据，特别禁用有负性肌力作用的钙通道阻滞药，临床试验仅显示氨氯地平和非洛地平在长期应用时对存活率无不利影响，亦不提高生存率，可用于治疗心衰患者和伴有心绞痛或高血压时。

4）ω-3 脂肪酸：为一组多元不饱和脂肪酸，能降低胆固醇、三酰甘油，参与舒张血管及抗血小板聚集等作用。2013 年 ACCF/AHA 建议对于有 NYHA Ⅱ～Ⅳ级症状者，为降低心血管死亡率，补充 ω-3 多不饱和脂肪酸作为辅助治疗是合理的，而对于心衰住院率

未见明显益处。

5）能量代谢药物：心衰患者可能存在心肌细胞能量代谢障碍，部分改善能量代谢药物如曲美他嗪在冠心病指南中获得推荐，辅酶 Q10 和左卡尼汀在心衰研究中证据不强。

（8）不推荐使用的药物：噻唑烷二酮类（格列酮类）降糖药有引起心衰加重和增加心衰再住院的风险；非甾体抗炎药和环氧化酶-2 抑制剂可引起水钠潴留、肾功能恶化及心衰加重。

（9）心衰合并心房颤动治疗：快速心房颤动可诱发心衰或使心衰症状恶化，对持续性心房颤动不易转复为窦性心律者应联合应用地高辛及 β 受体拮抗剂，使心室率维持在 70～80 次/分，如果反应欠佳，可将胺碘酮与两者之一联用。如果上述方案治疗仍不理想，可考虑行房室结消融和起搏器或心脏再同步化治疗（CRT）。对于近期出现心房颤动者可推荐使用低剂量的胺碘酮转复（心房颤动持续时间超过 48 小时，需在节律控制前给予抗凝治疗或除外心房内血栓形成），心衰合并心房颤动患者发生栓塞并发症的危险性明显升高，需长期抗凝治疗（图 9-2）。

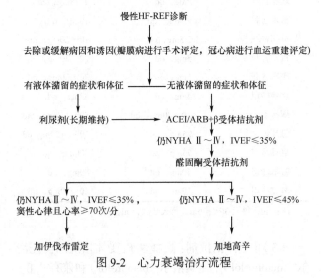

图 9-2　心力衰竭治疗流程

4. 心衰治疗新进展

（1）心脏再同步化及除颤器治疗（CRT-D）：LVEF≤30%，NYHA Ⅱ级，LBBB 及 QRS 时限≥0.15 毫秒。

（2）植入式心脏转复除颤器（ICD）：慢性心衰伴低 LVEF，曾有心脏停搏、心室颤动或室性心动过速伴血流动力学不稳定。

（3）干细胞移植技术。

（4）其他新药及新技术：肾素抑制剂阿利吉仑、重组人松弛素-2 及心室机械辅助装置等。

（郭唐猛　成蓓）

第三节　老年人高血压

高血压（hypertension）是最常见心血管疾病，是全球范围内重大公共卫生问题，据世界卫生组织预测，至 2020 年，非传染性疾病将占我国死亡原因79%，其中心血管疾病将占首位，而高血压作为重要的危险因素参与心血管病发生。

高血压病是随年龄增加而发病升高的疾病，近年其发病率逐年上升，≥60 岁老年人群中，高血压、单纯收缩期高血压（isolated systolic hypertension，ISH）患者超过半数，是老年人最常见疾病，是老年人致残致死原因之一。

老年人高血压在发病机制、临床表现、治疗与预后等方面有其特殊性。2014 年数据显示：我国老年高血压治疗率及达标率仅 32.2%和 7.6%，因此老年人高血压的研究与防治应受到更大重视。

【发病机制】

老年人高血压病发病机制复杂，衰老改变在过程中起一定的作用，主要有：

1. 大动脉顺应性减退　老年人动脉壁发生许多变化，包括粥样硬化与纤维性硬化。大动脉中层弹性纤维减少、胶原纤维增多、中层钙化及内膜粥样硬化等变化导致大动脉弹性减退，管壁扩张性降低，管腔顺应性下降。正常时主动脉壁承受收缩时的冲击力（impact），舒张时弹回（recoil）并维持末梢动脉树的压力，因此收缩压（SBP）和舒张压（DBP）之间的差别不大，脉压较小。年龄老化使之动脉壁的可膨胀性在心脏收缩时下降，不能缓冲冲击力的压力；心室舒张时又无足够的弹性回缩，舒张压正常或降低；从而使脉压增大；血管内的高血压进一步增加动脉的僵硬度，从而使收缩压较舒张压增高更明显。

2. 外周血管阻力显著升高　有研究表明，20～40 岁人群外周血管阻力为（132.3±6.2）kPa，而60～70 岁为（207.5±12.2）kPa 提示老年人外周血管阻力明显高于成年人，随年龄增长，小动脉粥样硬化的程度加重、管腔缩小甚至闭塞；以上均导致血管阻力增加。因此，在老年人高血压的发生与发展过程中，外周血管阻力的显著升高起重要作用。

3. 内分泌激素变化

（1）肾素-血管紧张素-醛固酮系统（RAAS）是调节钠、钾平衡，血容量和血压的重要环节。随年龄老化，RAAS 反应减低，血浆肾素活性和血管紧张素Ⅱ（AngⅡ）水平及醛固酮水平均降低。

（2）β 受体反应性随年龄增加和血压的升高而减弱。而 α 受体数目不变或相对增多，结果导致 α 受体

功能亢进。

（3）老年灭活和清除去甲肾上腺素的能力减弱，血浆去甲肾上腺素浓度上升。

（4）血脂代谢异常：肥胖与高血压并存，且血胰岛素水平增高，被称为代谢性"χ 综合征"，易发生动脉粥样硬化，在老年高血压发病机制中起重要作用。

4. 压力感受器敏感性　在老年人中，位于颈动脉窦和主动脉弓的压力感受器敏感性降低，对血压的突然升高或降低反应减弱，使人体对于血压波动的缓冲能力降低。压力感受器敏感性降低导致老年人直立性低血压。

【临床表现】

1. 单纯收缩期高血压（ISH）较多见　Framingham 指出，≥65 岁的 ISH 患者为混合型高血压者 2 倍。老年人多收缩压随年龄增长而升高，舒张压降低或不变。ISH 是大动脉粥样硬化的结果，并由此导致脉压增大，是老年单纯收缩期高血压另一重要特征，反映大动脉顺应性下降，是反映动脉损害程度的重要标志。它比收缩压或舒张压更能预测心血管事件的发生。

2. 血压波动性大　老年人存在不同程度器官退行性病变，血压调节功能减退，致使老年患者的血压波动范围明显大于其他成年人，尤其是收缩压。老年高血压患者一天内血压波动可在 40/20mmHg 以上，且血压昼夜节律常消失（尤其≥80 岁高龄患者中）；一年内收缩压可波动（61+36）mmHg。约 1/3 老年高血压患者表现夏季血压低而冬季血压高。

3. 直立性低血压　在老年人高血压中较多见，尤其常见于降压治疗过程中。其发生机制可能与压力感受器调节血压的功能减退有关，发生频率随年龄升高以及神经代谢紊乱而增加。故应避免短时间内大幅度降压。对老年人测血压时必须强调测量立位血压。

4. 餐后低血压多见　我国住院老年患者餐后低血压发生率达 74.4%。其机制与老年患者压力感受器敏感性减低、交感神经代偿功能不全等有关。

5. 并发症多且多种疾病共存　老年人高血压的发病基础是动脉硬化，而收缩压的增加又会加重和加速动脉硬化。冠心病、脑卒中为常见且严重的并发症，其发生与血压密切相关。收缩压升高 10～12mmHg 或舒张压升高 5～6mmHg，脑卒中的危险就增加35%～40%，冠心病意外增加 20%～25%。同时，老年人高血压常与糖尿病、高脂血症、动脉粥样硬化、前列腺肥大、肾功能不全等疾病共存。这些疾病相互影响，使老年高血压的治疗变得复杂。

6. 假性高血压　由于老年人动脉硬化，袖带间接法测量血压时，测量值比有创直接法偏高。如患者有持续性血压偏高，但无靶器官损害，且周围动脉触

诊缺乏弹性，上臂 X 线或超声检查有血管钙化影，则应高度怀疑"假性高血压"。

【诊　断】

对老年人测量血压的方法与中青年人相同，但由于血压变异随年龄的增长而升高，因此在确定老年高血压的诊断前，需多次在不同时间测量血压。诊断步骤：①确定血压水平；②识别高血压的继发病因；③寻找其他危险因素，靶器官损害情况（TOD）及并发症，或伴随临床情况来评价总心血管危险性。

1. 临床需评估问题

（1）听诊间歇：在听诊血压时，有时在动脉声音初现的压力水平以下 10～50mmHg 出现一个无声音的听诊间歇。由于不能确认听诊间歇，可低估收缩压的水平。因此，在测量血压时应予以注意。

（2）"白大衣"现象：这是指患者面对医务人员所产生的反应性血压升高。通常在家测量血压正常，而在诊室测血压升高[一般升高（10～15）/（5～10）mmHg]。这种情况下以无创性动态血压检测或在家多次测量血压可明确诊断。

（3）"假性高血压"：由于肱动脉严重硬化时可能会出现假性高血压，如有怀疑应测量卧位血压与立位血压。

2. 诊断标准

（1）高血压分类：2005 年参考借鉴了国外《2003年 WHO/ISH 高血压处理指南》，制订了《中国高血压防治指南》，2010 年出台修订版，有关定义及分类如表 9-8 所示。

表 9-8　我国高血压水平的定义或分类

分类	收缩压（mmHg）		舒张压（mmHg）
正常血压	≤120	和	≤80
正常高值	120～139	和（或）	80～89
高血压	≥140	和（或）	≥90
1 级（轻度）	140～159	和（或）	90～99
2 级（中度）	160～179	和（或）	100～109
3 级（重度）	≥180	和（或）	≥110
单纯收缩期高血压	≥140	和	≤90

注：当收缩压与舒张压属不同级别时，应取较高的级别分类。1mmHg=0.133kPa。上述标准适用于 18 岁以上的成年人，并且在未服用抗高血压药物的情况下

（2）老年高血压病诊断标准：根据 2014 年我国《老年人高血压特点与临床诊治流程专家建议》，在排除假性高血压和继发性高血压前提下，老年高血压诊断标准为：①年龄≥65 岁；②连续 3 次非同日血压坐位测量，收缩压≥140mmHg 和（或）舒张压≥90mmHg；老年单纯收缩期高血压诊断标准为收缩压≥140mmHg，舒张压<90mmHg。

（3）高血压的危险程度分层：2007 版《中国高血压防治指南》主张应根据患者高血压的分级以及患者的危险因素，是否有亚临床器官损害、糖尿病、心血管疾病和肾病等对患者进行危险分层，2010 年进行了修订（表 9-9）。

表 9-9　心血管危险分层的构成

心血管危险因素	靶器官损害	伴临床疾病
高血压 1～3 级	左心室肥厚	脑血管病：缺血性
男性>55 岁；女性>	心电图或超声心动图	卒中、脑出血、短
65 岁	微量蛋白尿和（或）	暂性脑缺血
吸烟	血浆肌酐浓度轻	心脏疾病：心肌梗
糖耐量受损	度升高	死、心绞痛、冠状
血脂异常	证实有动脉粥样斑块	动脉血运重建、充
TC≥5.7mmol/L 或	颈、髂、股或主动脉	血性心力衰竭
LDL-C>3.3mmol	颈-股动脉脉搏波	肾脏疾病：糖尿病肾
或<HDL-C 1.0mmol/L	速度≥12m/s	病、肾功能受损
早发心血管疾病家族史	踝/臂血压指数	（血肌酐男性>
一级亲属发病年龄<	<0.9	133μmol/L，女性>
50 岁		124mol/L；蛋白尿）
腹型肥胖		外周血管疾病
腰围男性≥90cm，女性		视网膜病变：出血或
≥85cm		渗出、视盘水肿
或肥胖 BMI≥28kg/m²		糖尿病，糖化血红蛋
高同型半胱氨酸，>		白≥6.5%
10μmol/L		

注：TC，总胆固醇；LDH-C，低密度脂蛋白胆固醇；HDL-C，高密度脂蛋白胆固醇；BMI 体重指数

根据高血压分级、心血管危险因素、靶器官受损情况及临床情况并发症或糖尿病，2010 版《中国高血压防治指南》将原发性高血压者分为低危组、中危组、高危组、很高危组四层（表 9-10）。

表 9-10　原发性高血压危险性分层

其他危险因素和病史	血压（mmHg）		
	1 级高血压（SBP 140～159 或 DB P90～99）	2 级高血压（SBP 160～179 或 DBP 100～109）	3 级高血压（SBP≥180 或 DBP≥110）
Ⅰ 无其他危险因素	低危	中危	高危
Ⅱ 1～2 个危险因素	中危	中危	很高危
Ⅲ ≥3 个危险因素或靶器官损害	高危	高危	很高危
Ⅳ 临床并发症或糖尿病	很高危	很高危	很高危

注：SBP，收缩压；DBP，舒张压

【治　疗】

（一）治疗目标

老年高血压治疗的主要目的是将血压调整至

适宜水平，最大限度地防止和降低心脑血管病的发病率、病残率和病死率，延长患者生命，提高生活质量。

目前认为老年人高血压的降压目标是：①年龄≥65 岁，应降至 150/90mmHg 以下，如能耐受可进一步降至 140/90mmHg 以下；②年龄≥80 岁，血压一般不宜低于 130/60mmHg；③如果合并冠心病、心力衰竭、肾功能不全和糖尿病，应将血压降至 140/90mmHg 以下。对于老年单纯收缩期高血压患者，2010 版《中国高血压防治指南》建议：当 DBP＜60mmHg，如 SBP＜150mmHg，则观察，可不用药；如 SBP 150～179mmHg，谨慎使用小剂量降压药；如 SBP≥180mmHg，则用小剂量利尿剂、钙通道阻滞药、ACEI 或 ARB 等，鉴于 DBP 过低有害，用药中密切观察病情变化。

（二）治疗策略

对任何年龄高血压患者，特别是老年高血压患者，都应在临床评价和危险性分层后，根据患者不同的危险性层次确定治疗计划，具体参见 2014 年《老年人高血压特点与临床诊治流程专家建议》（图9-3）。是否实施长期降压药物治疗不仅取决于血压水平，还取决于患者并存的危险因素、靶器官损伤和有关并发症状况。

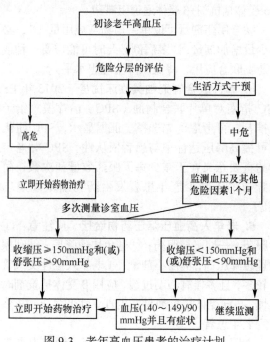

图 9-3 老年高血压患者的治疗计划

（三）非药物治疗

老年高血压的治疗和年轻人一样，首先应从改变生活方式入手，包括减重，采用合理膳食，适当增加体力活动和运动，保持心理平衡及戒烟。各种非药物措施干预试验的结果提示，减轻体重和限制钠盐对降低血压是最有效的措施。

（四）药物治疗

1. 降压药物治疗原则

（1）从小剂量开始，降压速度不宜过快，应逐步降压，多观察药物反应。

（2）应测站立位血压以排除直立性低血压。

（3）为有效地防止靶器官损害，要求一天 24 小时平稳降压，并能防止从夜间较低血压到清晨血压突然升高而导致猝死、脑卒中和心脏病发作，最好选用长效降压药。

（4）选择对合并症有益的药物，为使降压效果增强而不增加不良反应，多采用小剂量两种或两种以上药物联合治疗。

（5）观察药物治疗效果的周期应稍长，一般 1～2 周再调整药物剂量，而随诊周期应缩短，以随时观察药物治疗效果。

（6）避免药物间的相互作用，尤其是非处方药物（如非甾体抗类药），观察不明显的药物不良反应（如虚弱、眩晕、抑郁、混乱）在家监测血压，以免降得过低。

2. 降压药物选择 目前抗高血压治疗一线药物主要有六大类：利尿剂、β 受体拮抗剂、钙通道阻滞药、ACEI、血管紧张素 II（Ang II）受体拮抗药和 α 受体拮抗剂。抗高血压药物选择受许多因素的影响，如患者既往用药史、药物费用、危险因素、有无靶器官受损、临床心血管病、肾脏疾病或糖尿病及患者偏爱等。对于老年患者，应该结合危险因素、靶器官损害及老年人常见心血管病和非心血管疾病等情况合理选择降压药物，并应注意可能影响老年高血压患者药物治疗并发症的因素（表 9-11）。

表 9-11 可能影响老年高血压患者药物治疗并发症的因素

影响因素	潜在并发症
压力感受器活动减弱	直立性低血压
脑自动调节受损	收缩压轻度下降即可诱发脑缺血
血管内容量减少	直立性低血压、容量减少、低钠血症
对低钾血症敏感	心律失常、肌无力
肝肾功能降低	药物蓄积
服用多种药物	药物间相互作用
中枢神经系统改变	抑郁、精神错乱

（1）利尿剂：以低剂量利尿剂，特别是噻嗪类利尿剂为基础治疗老年高血压，能显著减少各种心脑血管事件发病率和总病死率。其作用温和且持续时间

长，降低 SBP 比 DBP 更显著，为治疗老年高血压的首选药物。其适用于 ISH 患者，尤其是合并心力衰竭、水肿的患者。小剂量利尿剂能避免低血钾、糖耐量降低和心律失常等不良反应，且利尿剂价格低廉，有利于长期服用。

可选择应用氢氯噻嗪 12.5mg，1 次/天，吲哒帕胺（imdapamide）；商品名纳催离（Natrilix）1.5mg，1 次/天；并发肾衰竭时可应用呋塞米，在服用利尿剂的同时限制盐的摄入可更有效地降压，且能减少钾的丢失。

（2）钙通道阻滞药：通过阻断血管平滑肌细胞钙通道来降低周围血管阻力起到降压作用，无明显血糖、血脂代谢紊乱，对老年高血压患者特别有效，可作为一线降压药物。

长效制剂如非洛地平（felodipine），5～10mg，1 次/天；硝苯地平控释片（nifedipine）30mg，1 次/天；氨氯地平（amlodipine）5～10mg，1 次/天以及缓释维拉帕米（verapamil）240mg，1 次/天，主要的不良反应有下肢水肿、头晕、心动过速、头痛等。心脏传导阻滞和心力衰竭者禁用非二氢吡啶类钙通道阻滞药。

（3）血管紧张素转换酶抑制剂（angiotensin converting enzyme inhibitors，ACEI）：ACEI 降压疗效明确，可扩张血管、降低周围血管阻力，已证实 ACEI 能显著降低心衰患者的总病死率，对心肌梗死后心功能的改善、2 型糖尿病、糖尿病肾病具有良好的效果，用于老年高血压治疗更有降低心脏前后负荷、不增加心率、不降低心脑肾血流、对心肾有保护作用、不引起直立性低血压、无停药及反跳等特点。常用药物：卡托普利（captopril）12.5～50mg，2～3 次/天；培哚普利（perindopril）4～8mg，1 次/天；西拉普利（cilazapril）2.5～5mg，1 次/天；福辛普利（fosinopril）10～40mg，1 次/天。

ACEI 不良反应：有皮疹、咳嗽、血管性水肿、味觉异常等。肾动脉狭窄者禁用。因该类药可增加血钾浓度，故谨慎同时使用保钾利尿剂。

（4）血管紧张素 Ⅱ 受体拮抗药（ARB）：作用效果与 ACEI 相近，不良反应少，绝少发生咳嗽，此类药物显示出独特的强效降压作用和可靠的耐受性，具有高效、长效、平稳降压等特点，降压的谷峰比值较高，单纯收缩期老年高血压患者可从 ARB 治疗中获益。ARB 制剂有：氯沙坦（losartan）50mg，1 次/天。缬沙坦（valsartan）80mg，1 次/天。

（5）β 受体拮抗剂：对老年高血压疗效较年轻患者差，其降压疗效和减少并发症的发生程度作用较差，且可减少心排血量，增加外周血管阻力，故不适于作为治疗 SHE 患者的一线用药。但由于可减少心肌梗死的复发，且治疗心绞痛、心律失常有效，故适用于老年高血压并有心绞痛，且心率偏快者，尤其是心肌梗死者二级预防，防止猝死与再梗死。其主要不良反应有疲乏、耐力降低等。对有心脏传导阻滞、周围血管病、呼吸道阻塞性疾病者慎用或禁用。常用制剂有：美托洛尔（metoprolol）25～100mg，1～2 次/天；比索洛尔（bisoprolol）2.5～10mg，1 次/天；卡维地洛（carvedilol）12.5～25mg，1 次/天。

（6）α 受体拮抗剂：通过降低周围阻力，显著降低收缩压与舒张压，适用于老年高血压合并前列腺肥大、排尿障碍的患者。但由于会出现严重的直立性低血压、眩晕、晕厥、心悸等（即"首剂效应"），因此应从小剂量开始，睡前服用，不适合作为治疗老年人高血压的一线药物。

3. 降压药联合用药 可利用多种不同机制降压，降压效果好、不良反应少，更有利于靶器官的保护。近年临床研究表明，以长效二氢吡啶类 CCB 为基础的联合降压治疗不良反应小，疗效好，CCB 与 ACEI 或 ARB 联合使用，有更多临床获益；利尿剂和 β 受体拮抗剂长期大剂量联合应用时可加重糖脂代谢异常，非二氢吡啶类 CCB 与 β 受体拮抗剂联合可诱发或加重缓慢性心律失常和心功能不全。

临床有效的两药联合应用：①利尿剂+ARB；②钙通道阻滞药（二氢吡啶类）+β 受体拮抗剂；③钙通道阻滞药+ACEI（或 ARB）；④钙通道阻滞药+利尿剂；⑤α 受体拮抗剂+β 受体通道阻滞药。

联合用药剂量可取单一药物常规用量 1/2，必要时少量增加剂量，许多病例必要时可能需要三种或四种药物联合应用，将血压降至理想水平。

4. 单片联合制剂独具临床优势 2013 年 ESH/ESC 指南对单片联合制剂（SPC）治疗模式给予明确推荐，可考虑优先选择。证据显示，SPC 简化治疗可提高降压达标率与患者依从性。SPC 对老年患者的重要意义在于减少每天服药数量和次数，简化治疗有助于减少老年患者发生药物漏服或遗忘的现象。

5. 老年人高血压降压药物治疗 应注意：①定时服药，长期坚持服药；②避免快速降压；③利尿剂为理想降压药，但需小剂量；④老年人慢性支气管炎者较多，且多伴有心动过缓，应用 β 受体拮抗剂时应谨慎；⑤α 受体拮抗剂易发生直立性低血压，故多不适宜老年患者。

在降压治疗实施过程中，临床医师应根据患者血压控制和不良反应的不同情况，调整治疗方案。凡血压控制达到目标值又无明显不能耐受的不良反应者，应长期坚持适合患者的治疗方案至少一年以上（表9-12）。

表 9-12　高血压长期药物治疗随访实施过程

治疗 3 个月后达到 降压目标值	治疗 3 个月后未达到 降压目标值	有明显不良反应
继续治疗	增加剂量	改用另一类降压药
血压控制 1 年	改用另一类降压药	减少剂量
以上可减少剂量	联合治疗	

【预　防】

预防高血压，应推行健康生活方式，即合理膳食、适量运动、戒烟限酒、心理平衡。预防为主，有病早治，有效控制，防治高血压，防止靶器官损害。

社区是高血压防治另一重要领域。社区防治由政府、卫管部门和专业人员三结合，通过健康教育、卫生促进、疾病监测等工作，降低高血压发生率和其他心血管危险因素。对于行动不便或精神障碍老年人，最好由社区医师负责监督其药物治疗。

（郭唐猛　成蓓）

第四节　老年人缺血性心脏病

缺血性心脏病与冠状动脉粥样硬化性心脏病同义。冠状动脉粥样硬化性心脏病（coronary atherosclerotic heart disease，CAD）简称冠状动脉性心脏病或冠心病（coronary heart disease，CHD）。

冠心病是冠状动脉粥样硬化性阻塞或痉挛使心肌缺血、缺氧而引起的心脏病。根据冠状动脉病变部位、范围、血管阻塞程度和心肌缺血、缺氧发生速度、范围和程度不同而有不同的临床类型。1979 年 WHO 将本病分为五个类型：心绞痛型、心肌梗死型、隐匿型、猝死型、心力衰竭与心律失常型。隐匿型冠心病指患者有心肌缺血的客观证据，但无相关临床症状，也称无症状性心肌缺血；猝死型指原发性心搏骤停，多为心肌缺血、缺氧导致局部发生电生理紊乱，引起严重心律失常、心搏骤停而突然死亡，没有其他诊断依据可寻，既往缺血性心脏疾病的证据可有可无，若发生猝死时无目睹者，则诊断是臆测性的；心力衰竭和心律失常型为长期心肌缺血导致心肌纤维化所致，临床表现为心脏增大、心力衰竭和心律失常，此型又称为缺血性心肌病。临床以心绞痛型和心肌梗死型多见。近年根据心肌缺血发生机制和治疗原则不同将冠心病分为稳定型心绞痛和急性冠状动脉综合征（acute coronary syndrome，ACS）两大类，ACS 包括不稳定型心绞痛（unstable angina，UA）、非 ST 段抬高型心肌梗死（non-ST-segment elevation myocardial infarction，NSTEMI）和 ST 段抬高型心

肌梗死（ST-segment elevation myocardial infarction，STEMI）。本章介绍稳定型心绞痛、NSTEACS 和 STEACS。

亚太地区≥60 岁老年人患缺血性心脏病称为老年缺血性心脏病。

一、稳定型心绞痛

老年稳定型心绞痛（elderly stable angina pectoris）是冠状动脉机械性或动力性狭窄致冠状动脉供血不足，心肌急剧地、暂时地缺血、缺氧所引起的以短暂胸痛为主要表现的临床综合征。

【病因与发病机制】

1. 病因　在老年心绞痛患者中，最常见病因是冠状动脉粥样硬化，约占心绞痛的 90%，粥样硬化斑块固定狭窄造成心肌缺血、缺氧；心绞痛也可由冠状动脉痉挛引起或两者并存，在冠状动脉狭窄的基础上发生冠状动脉痉挛，使心肌氧供需失衡而发生心绞痛。老年人主动脉瓣退行病变、主动脉瓣狭窄、先天性二叶主动脉瓣、风湿性心脏病主动脉瓣狭窄等疾病所致心绞痛不在冠心病心绞痛之列。

2. 诱因　除一般心绞痛常见的诱因如寒冷、饱餐、酷热、顶风行走外，老年人常见的诱因是体力活动和情绪激动。老年人常合并多系统疾病，如肺部感染、糖尿病、血糖控制不好等，也常为老年人心绞痛的诱因。

3. 发病机制　稳定型心绞痛的发病机制主要是冠状动脉粥样硬化使管腔形成固定狭窄基础上出现如寒冷、饱餐、体力活动和情绪激动等诱因致心肌需氧量增加，而此时冠脉供血却不能相应增加以满足心肌对血液的需求时，即可引起心绞痛。在缺血、缺氧的情况下，心肌无氧代谢释放的缓激肽、5-羟色胺或组胺等物质刺激心脏内传入神经末梢而引起疼痛，痛觉传入冲动的强弱及中枢对其调控作用都可影响疼痛的程度。

【临　床　表　现】

1. 临床症状特点

（1）疼痛部位不典型：老年人心绞痛可发生在下颌部到上腹部任何部位，如牙痛、咽喉部疼痛、颈部疼痛、肩背部疼痛、上腹部疼痛、上肢疼痛不适，其特点是每次发作多在同一部位，同样原因诱发。

（2）疼痛性质不典型：由于老年人心脏储备功能下降，且多合并有糖尿病、自主神经病变，当发生心肌缺血时可表现为胸部不适、气促、心悸、呼吸困难、咽喉部不适、全身乏力、上肢酸胀、胃部不适等症状，

而典型的发作性胸痛出现频率相对较低。

（3）疼痛程度较轻：老年人多合并自主神经病变，对疼痛敏感性降低，痛觉迟钝，心绞痛程度常较年轻人低，常有无症状心肌缺血发生。

（4）体征少：心绞痛发作时常见体征有心率增快、血压升高、出汗等，有时可闻及心尖部收缩期杂音，是乳头肌缺血致功能失调引起二尖瓣关闭不全所致。部分老年心绞痛患者可无阳性体征。

2. 心绞痛临床分型 以 WHO 心绞痛临床分型为标准（表 9-13）。

表 9-13　心绞痛临床分型（WHO）

劳力性心绞痛	稳定型劳力性心绞痛
	初发型劳力性心绞痛
	恶化型劳力性心绞痛
静息型心绞痛	卧位型心绞痛
	中间综合征
	梗死后心绞痛
混合型心绞痛	

注：上述类型除稳定型劳力性心绞痛外，皆属于不稳定型心绞痛

【实验室检查】

1. 心电图 半数慢性稳定型心绞痛患者静止心电图正常。心绞痛发作时最常见的是 ST 段压低（≥0.1mV），症状缓解后恢复，有时也可出现 T 波倒置。老年人最常见的心电图异常是非特异性的 ST-T 改变，一过性的完全性左束支传导阻滞常提示有多支冠状动脉病变或左心功能不全，有一定的诊断意义。老年患者出现胸闷等无特异性症状时，立即做心电图检查有 ST-T 改变（图 9-4），并给予硝酸甘油舌下含化，若症状缓解者，则老年心绞痛的诊断可以确立。但需注意患者所用药物是否已经失效，以免造成判断失误。

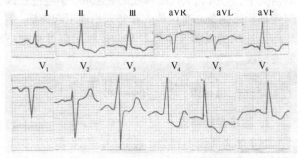

图 9-4　心绞痛发作时心电图改变

患者，男性，79 岁。冠心病、陈旧性下壁心肌梗死、心绞痛史，心绞痛发作时 ST-T 明显改变，发作间歇期心电图正常

2. 运动平板负荷心电图 通过运动增加心脏负荷以激发心肌缺血，阳性结果对冠心病的诊断有一定价值。老年人可因肺功能下降或体能差无法完成检查

而影响结果判断，对老年患者体能较差、有潜在的心功能不全、严重高血压、疑不稳定型心绞痛、无痛性心肌梗死、合并严重心律失常者不宜做该项检查。

3. 动态心电图（Hotler） 监测患者 24 小时心电图，可观察胸痛时心肌缺血，也可发现无痛性心肌缺血，且还可观察到日常生活中心肌缺血发生的频率、持续时间以及各种心律失常，若发现伴随心绞痛发作而出现的 ST-T 改变则有重要的诊断价值。老年人因多种原因不能做运动心电图检查，Hotler 监测有一定的价值。

4. 核素心肌显影检查 ^{201}TI 可早期显示缺血区的部位和范围，其敏感性较高，特异性较强，结合其他临床资料，对老年心绞痛诊断有较大价值。

5. 多层螺旋 CT 冠状动脉成像（CTA） 通过建立冠状动脉三维成像以显示其主要分支管腔狭窄程度和管壁钙化情况，并可显示管壁上的斑块，已被广泛用于无创性诊断冠状动脉病变。CTA 有较高阴性预测价值，但老年人多存在明显钙化病变，会影响其对狭窄程度的判断。

6. 超声心动图 如有节段性室壁运动异常，可根据其部位及异常程度判断受累冠状动脉，结合其他临床资料辅助诊断。超声心动图还可测定左心室射血分数以反映左心室功能，射血分数降低者预后差。

7. 冠状动脉造影 可对冠脉狭窄部位及严重程度做出准确判断，对患者是否需做冠状动脉血运重建也是必不可少的检查手段。老年人做冠状动脉造影及介入治疗是安全可靠、切实可行的。

【诊断与鉴别诊断】

1. 诊断 根据典型心绞痛发作特点和存在的冠心病危险因素一般可以做出诊断；但非典型老年心绞痛的诊断有赖于对老年人独特临床特点的认识并更重视实验室检查所见。

2. 鉴别诊断 老年稳定型心绞痛由于自身临床表现多不典型，应与心脏神经官能症、肋间神经痛、肋软骨炎、食管疾病、胆绞痛、颈椎病等相鉴别，当然首先仍需排除急性冠状动脉综合征、主动脉夹层、急性肺栓塞、急性心包炎等急危重症，根据这些疾病的病史、临床特点及实验室检查不难做出初步诊断，确诊有赖于胸痛发作时的心肌缺血客观依据，如心电图上 ST-T 缺血性改变或心脏负荷试验阳性结果，冠状动脉 CTA、冠状动脉造影显示冠状动脉狭窄性病变有助于诊断和指导进一步治疗。

老年人非心绞痛性胸痛特点是：①持续几小时甚至几天的胸部隐痛、闷痛和针刺样疼痛；②疼痛部位不是一片而是一点，可用 1～2 个手指明确指出疼痛

的位置；③疼痛多发生在体力活动之后而不是在活动当时；④胸痛与呼吸或其他影响胸部的运动有关；⑤胸痛可被其他因素转移，如工作、散步、看书、看电视等；⑥舌下含服硝酸甘油10分钟后才"有效"（排除药物过期失效）。

【治　疗】

治疗目的：主要是缓解症状、减少缺血发作，预防心肌梗死和死亡；新指南更突出生活方式干预和危险因素控制，药物治疗和冠状动脉血运重建更注重改善远期预后。老年稳定型心绞痛治疗原则与中青年患者相同。但因生理退变及社会心理因素导致老年人更易发生心绞痛，如老年人冠状动脉储备下降，稍大运动量的体力活动即可诱发心绞痛；老年人易遭受各种心理刺激如地位改变、丧偶、孤独等并且对精神挫折的耐受能力下降，有不良生活习惯如抽烟、嗜酒的老年人比例升高，老年冠心病患者伴发高血压、心律失常、糖尿病、肺部感染的比例高，上述因素均可诱发老年人心绞痛，故应特别注意对诱因的消除和治疗。

1. 药物治疗

（1）β受体拮抗剂：因其负性频率和负性肌力作用而降低心肌耗氧量以减少心绞痛的发作并增加患者的运动耐量。应遵循剂量个体化的原则，从小剂量开始（尤其是老年人心率多偏慢），使静息心率降至55～60次/分。临床常用的β受体拮抗剂有美托洛尔、比索洛尔等。β受体拮抗剂不宜突然停药，以免引起反跳。

（2）硝酸酯类药物：能扩张冠状动脉，增加冠状动脉血流量，还有扩张静脉减少回心血流量从而降低心脏前负荷的作用，对动脉系统也有轻度扩张作用，降低心脏后负荷和心脏需氧。这类药品种较多，如硝酸甘油、二硝酸异山梨醇酯、5-单硝酸异山梨醇酯等；由于老年人唾液减少，特别是用口呼吸的老年人，硝酸甘油舌下含化溶解速度慢，而喷雾剂经口腔黏膜吸收快，几秒后起作用，可持续1.5小时，特别适合老年人心绞痛发作时应用。硝酸酯类药物易出现耐药性，可能与巯基利用度下降、RAAS激活有关，防止耐药出现的最有效的方法是每天保持足够长的（10小时左右）无药期。

（3）钙通道阻滞药：通过抑制钙离子的内流起到抑制心肌收缩、解除冠脉痉挛、扩张外周动脉从而达到减少心肌氧耗、降低动脉压的作用。常用的有氨氯地平、硝苯地平、地尔硫草、维拉帕米等。老年心绞痛患者合并高血压时可选用氨氯地平治疗。地尔硫草、维拉帕米有负性肌力作用和负性传导作用，对于常伴有缓慢性心律失常的老年心绞痛患者应用时应

密切观察其不良反应。

（4）血小板抑制剂：抑制血小板聚集以预防血栓形成，减少心肌梗死发生。目前常用的抗血小板药有：阿司匹林 100mg/d，氯吡格雷 75mg/d。老年人用药期间应密切观察可能的出血不良反应。

（5）他汀类药物：能降低血脂外尚具有抗炎、稳定斑块作用。常用药物有：阿托伐他汀、瑞舒伐他汀、辛伐他汀等。老年人、低体重、肾功能下降者应警惕他汀类药物的不良反应如肝肾损害、肌病。

（6）ACEI/ARB：临床研究表明，ACEI 可以使冠心病患者的心血管死亡和非致死性心肌梗死等主要终点事件的相对危险性显著降低，故对于合并高血压、糖尿病、心功能不全的稳定型心绞痛患者建议使用 ACEI，不能耐受者以 ARB 替代。常用的有雷米普利、培哚普利、依那普利等。

2. 冠状动脉血管重建治疗　稳定型冠心病患者进行血运重建除考虑改善症状外更应注重改善患者的远期预后。对于高危患者以及已经接受了指南指导的药物治疗仍有顽固性心绞痛或不能耐受药物治疗者选择 PCI。对于左主干严重病变或复杂的多支病变，或合并糖尿病的患者，CABG 应为首选。CABG 与 PCI 相比，获益相同，但 CABG 再次血运重建率低。老年患者介入治疗安全有效，慎重选择适应证，手术成功率高，并发症少，可望获得长期理想的临床效果。

【预　后】

稳定型心绞痛患者的预后与冠状动脉病变的部位、范围及程度有关，总缺血负荷（有症状与无症状缺血之和）可作为预测冠心病患者预后指标。

二、非 ST 段抬高型急性冠状动脉综合征

急性冠状动脉综合征（ACS）是由于冠状动脉血流急剧减少引起心肌缺血或梗死所导致的临床综合征，包括 UA、NSTEMI、STEMI，近年又将前两者归为 NSTEACS，约占 3/4，后者称为 STEACS（即 STEMI），约占 1/4。动脉粥样硬化斑块破裂或糜烂导致冠状动脉血栓形成是大部分 ACS 发病的主要基础，血小板激活在其发病过程中也起非常重要的作用。

UA 和 NSTEMI 的病因相同，但因缺血严重程度不同而导致不同的临床表现，若 UA 伴有血清心肌标志物明显升高即可确定 NSTEMI 的诊断，UA 根据临床表现又可分为：静息型心绞痛、初发型心绞痛、恶化型心绞痛。

【病因与发病机制】

UA 和 NSTEMI 共同的病因和病理特征为在冠状动脉不稳定粥样硬化斑块破裂的基础上发生血小板聚集及血栓形成和（或）冠脉痉挛、微血管栓塞等导致急性或亚急性的心肌供氧减少和缺血加重。

【临 床 表 现】

1. 症状 UA 患者胸部不适的症状与稳定性心绞痛相似，但程度更重、持续时间更长，可达数十分钟，胸痛在休息时也可发生。老年人常合并多种基础疾病，如糖尿病、脑梗死以及对痛觉不敏感导致心绞痛的症状不典型，较多的表现为呼吸困难，也可仅表现为胸部不适、虚弱、乏力、甚至头晕等一些非特异性症状。

2. 体征 与稳定型心绞痛体征相似，但详细体格检查可发现潜在加重心肌缺血的因素，并能为判断预后提供非常重要线索。老年患者可缺如阳性体征。

【实验室检查】

1. 心电图 应在症状出现 10 分钟内记录心电图，多数患者胸痛发作时心电图有一过性 ST-T 改变，除变异型心绞痛改变为 ST 段抬高外 NSTEACS 均表现为 ST 段压低，其心电图变化随症状缓解而完全或部分消失，如心电图变化持续 12 小时以上，则提示发生 NSTEMI 可能。但老年人由于长期冠心病，平素心电图即有不同程度的 ST-T 改变，缺血性胸痛发作时的心电图需与平素心电图比较并连续监测才有可能发现新出现的变化，包括伪改善。

2. 心肌标志物检查 血清心肌标志物水平是鉴别 UA 和 NSTEMI 的主要标准，根据最新的欧洲和美国心肌梗死定义：在症状出现后 24 小时内心脏肌钙蛋白的峰值超过正常对照值的 99 个百分位需考虑 NSTEMI 的诊断。

3. 冠状动脉造影和其他介入性检查 与稳定型心绞痛患者相比，NSTEACS 患者更适合采用血管重建治疗，故考虑需行血运重建术的患者尤其是经药物治疗效果不佳或高危患者应尽早行冠状动脉造影明确病变血管相关信息以帮助指导治疗并评价预后。冠状动脉造影正常或无阻塞性病变者可能诊断有误但也可能是冠状动脉内血栓自溶、冠状动脉微循环障碍或冠状动脉痉挛等，血管内超声（IVUS）、血管镜或 OCT 可能提高病变的诊断率。

4. 其他 心脏超声、多排螺旋 CT 和放射性核素检查结果和稳定型心绞痛结果相似但阳性发现率会更高。

【诊断与鉴别诊断】

根据上述典型的临床症状和辅助检查，尤其是心电图和心肌标志物的变化，NSTEACS 诊断不难确立。尽管 UA 与 NSTEMI 的发病机制相似，但两者的治疗原则有所不同，因此需进行鉴别，两者的鉴别主要参考心电图 ST-T 改变的持续时间和血清心肌标志物的检测结果。

【治 疗】

NSTEACS 是内科严重的具有潜在危险的疾病，其治疗目的有两个：即刻缓解缺血症状和预防严重不良后果发生，包括抗缺血治疗、抗血栓治疗及必要时血管重建治疗。

1. 一般治疗 NSTEACS 患者应卧床休息 12～24 小时，并接受持续心电监护，必要时可给予小剂量镇痛剂和抗焦虑药以缓解患者的疼痛、紧张和焦虑情绪，对于有明确低氧血症的患者（动脉血氧饱和度低于 90%）或存在呼吸窘迫的患者则需补充氧气，注意对于合并慢性阻塞性肺疾病的老年患者吸氧浓度不可太高；同时，应积极处理可能引起心肌耗氧量增加的疾病如甲状腺功能亢进、贫血、快速心律失常。

2. 抗心肌缺血治疗

（1）硝酸酯类药物：可直接扩张正常的和粥样硬化的冠状动脉以缓解心肌缺血，该类药物还可扩张静脉降低心脏前负荷、降低左室舒张末压从而降低心肌耗氧量，硝酸酯类药物可口服、舌下含服或经静脉给药。NSTEACS 患者先给予舌下含服 0.3～0.6mg，继以静脉滴注，开始 5～10μg/min，每 5～10 分钟增加 5～10μg，直至缓解症状或平均压降低 10%，但收缩压不低于 90mmHg，对于老年人平均动脉压不能低于 70mmHg，对于持续性胸痛、高血压、急性左心衰竭的患者在最初的 48 小时内静脉应用硝酸酯类药物有利于控制心肌缺血的进一步发展。

（2）β 受体拮抗剂：对于所有无禁忌证（如心动过缓、心脏传导阻滞、支气管哮喘）的 NSTEACS 者应尽早运用 β 受体拮抗剂，可减少心肌缺血的发作和心肌梗死的发生，对改善近远期预后均有重要作用。建议选择具有心脏 $β_1$ 受体选择性的药物如美托洛尔和比索洛尔，主要采用口服给药，老年人特别注意剂量应个体化，患者安静时心率可调整到 50～60 次/分。

（3）钙通道阻滞药（CCB）：能有效减轻心绞痛症状，故可作为治疗持续性心肌缺血的次选药物，若患者为血管痉挛性心绞痛，CCB 可作为首先药物。截至目前，所有大规模临床试验表明 CCB 单独用于 NSTEACS 并不能预防急性心肌梗死的发生和降低病死率，故目前仅推荐 CCB 用于硝酸酯类和 β 受体拮抗剂充分治疗后仍有持续性心肌缺血的患者或对两者有禁忌证的患者。

3. 抗栓治疗

（1）抗血小板治疗：NSTEACS 患者冠状动脉内大多为白色血栓，血栓成分以血小板为主，故抗血小板治疗是 NSTEACS 药物治疗的基石，可改变其自然病程，降低心肌梗死率及死亡率。

1）阿司匹林：阿司匹林可不可逆地抑制血小板环氧化酶，阻止血栓烷 A_2 的形成，从而抑制血小板聚集。除非有禁忌证，所有 NSTEACS 患者均应尽早服用阿司匹林，首次口服非肠溶制剂或嚼服肠溶制剂 300mg，随后 75～100mg 每天 1 次长期维持。

2）腺苷二磷酸（ADP）受体拮抗剂：通过阻断血小板的 P_2Y_{12} 受体抑制 ADP 诱导的血小板活化，从而抑制血小板聚集。与阿司匹林作用机制不同，联合应用可以提高抗血小板疗效。NSTEACS 患者建议联合使用两者 12 个月。新一代 ADP 受体拮抗剂有氯吡格雷、替格瑞洛等，氯吡格雷首剂 300～600mg 负荷量，继以 75mg 每天 1 次维持，也可用于不能耐受阿司匹林者的长期使用；替格瑞洛首剂 180mg 负荷量，维持剂量 90mg，每天 2 次。术后患者亦建议阿司匹林与 ADP 受体拮抗剂联合使用 12 个月或更久。

3）血小板糖蛋白Ⅱb/Ⅲa（GPⅡb/Ⅲa）受体拮抗剂：激活的血小板通过 GPⅡb/Ⅲa 受体与纤维蛋白原结合，血小板血栓形成，这是血小板聚集的最后通路。该类药常用的有：阿昔单抗、替罗非班、依替巴肽等，口服制剂作用不确定，故目前均静脉应用于 ACS 患者行 PCI 治疗中。

（2）抗凝治疗：NSTEACS 患者除非有禁忌证，均应在抗血小板治疗的基础上常规抗凝治疗，常用抗凝药物有普通肝素（UFH）、低分子量肝素（LMWH）、磺达肝癸钠和比伐卢定。若需紧急介入手术患者，应立即开始应用 UFH、LMWH 或比伐卢定，对于采用药物保守治疗且出血风险高的患者，首选磺达肝癸钠。

4. 其他药物治疗 下列药物被证明可预防再发心肌缺血及保护心脏功能，并能改善患者的预后。

（1）调脂药物：所有 NSTEACS 患者无论基线血脂水平如何均应尽早（24 小时内）开始使用他汀类药物治疗，LDL-C 降至 70mg/dl 以下，因为在 ACS 急性期应用他汀类药物可促使内皮细胞释放 NO，有类硝酸酯的作用，而长期应用他汀类药物有抗炎症和稳定斑块从而降低心肌梗死发生率和冠心病死亡率的作用。

（2）ACEI/ARB：NSTEACS 患者长期应用 ACEI/ARB 能降低心血管事件，故对于无禁忌证（药物过敏、肾衰竭、双侧肾动脉狭窄）患者均应口服 ACEI，不能耐受者用 ARB 代替。

5. 血运重建治疗 NSTEACS 患者可应用 GRACE 评分系统进行危险分层，再依据危险分层决定采取早期保守治疗还是早期侵入治疗。早期保守治疗指早期采用强化药物治疗，若仍有顽固性心绞痛或负荷试验强阳性的患者行冠状动脉造影。而早期侵入治疗的策略是只要没有血运重建的禁忌证，常规做冠状动脉造影，根据冠状动脉造影结果选择 PCI 或 CABG。研究显示，中、高危 NSTEACS 患者能从早期侵入性治疗中获益，而对低危患者不建议行常规侵入性治疗。

（1）经皮冠状动脉介入治疗（PCI）：早期侵入性治疗策略分为即刻（<2 小时）介入、早期介入（<24 小时）及延迟介入（25～72 小时）。对于有顽固性、药物治疗无效的心绞痛、伴有心衰、血流动力学不稳定以及危及生命的室性心律失常患者建议即刻冠状动脉造影及 PCI；对于 GRACE 评分>140 或肌钙蛋白及 ST 有动态改变的患者建议行早期冠状动脉造影及血运重建术；对于心绞痛反复发作且合并下列一项者：GRACE 评分>109，肌钙蛋白升高、ST-T 改变、糖尿病、肾功能不全、LVEF<40%、陈旧性心肌梗死、既往 PCI 或 CABG 诊疗史，建议行延迟介入治疗。

（2）冠状动脉旁路移植术（CABG）：与稳定性心绞痛相比，NSTEACS 患者行 CABG 术的围术期死亡率和心肌梗死发生率增加 2 倍以上，故选择何种血运重建策略需根据临床因素和术者经验谨慎决定。从 CABG 中获益最大的是多支血管严重病变、严重左主干病变及左心功能不全的患者。

【预　后】

NSTEACS 的急性期一般为 2 个月左右，患者在此期间发生心肌梗死或死亡的风险最高；其近期死亡率低于 STEMI，但其长期的心血管事件发生率及死亡率与 STEMI 接近，因此患者应长期坚持药物治疗，控制危险因素。

三、急性 ST 段抬高型心肌梗死

老年人急性 ST 段抬高型心肌梗死（STEMI）是在冠状动脉粥样硬化基础上，冠状动脉内斑块破裂出血、血栓形成或冠状动脉严重持久地痉挛、发生冠状动脉急性阻塞、冠脉血供急剧减少或中断、相应心肌发生持续而严重的缺血导致部分心肌缺血性坏死。

大约 60% 老年人发生 STEMI 与成年人一样，表现为持久的胸骨后疼痛、对组织坏死的一些全身反应以及反映心肌急性缺血损伤和坏死的一系列特征性心电图衍变和血清心肌标志物水平的动态变化。约40%老年人为非典型表现，可表现为无痛性，部分患者以心衰、晕厥、呼吸困难、胃肠道症状起病，可合并心源性休克、心衰甚至猝死。老年 STEMI 发生率明显高于年轻人。在美国，尽管冠心病的死亡率较30 年前下降了 40%，但仍居美国死因首位，致死性心肌梗死中，60%患者年龄大于 75 岁，85%大于 65 岁，年龄本身就是影响 STEMI 预后的重要因素。

【病因、发病机制及病理特点】

1. 病因与发病机制 CAG 显示，绝大部分老年患者均存在 2～3 支冠状动脉粥样硬化病变，不仅局部病损严重，而且病变范围广泛。在冠状动脉粥样硬化基础上并发新鲜血栓是 AMI 的主要原因，3/4 的粥样硬化斑块有破溃出血、继发血栓形成，导致冠状动脉急性闭塞。另外，老年患者神经调节及体液调节功能障碍，儿茶酚胺分泌增加，血小板释放，血栓素 A_2（TXA_2）-前列环素平衡失调，血管紧张素和（或）其他致血管收缩物质释放相应增多，血小板聚集性增高，由其产生的代谢产物 TXA_2 诱发冠状动脉强烈痉挛，进而使原已存在的粥样硬化病变狭窄的部位发展为完全闭塞，发生 AMI。

2. 病理特点

（1）冠状动脉粥样硬化病变的检出率和严重程度随增龄而增加。老年人粥样硬化斑块破裂出血、血栓形成和钙化等复合病变多，因而临床症状重、并发症多、死亡率高。

（2）老年冠心病患者多支病变多见。病变血管依次为：左前降支、右冠状动脉、左回旋支。

（3）老年人冠心病患者侧支循环丰富。老年人由于病程冗长，长期慢性心肌缺血有助于侧支循环的建立，故相对而言老年人易发生 NSTEMI 和无痛性心肌梗死。

【临床表现】

1. 诱因和先兆 约半数的 STEMI 患者有诱因，如剧烈运动、情绪激动、劳累、感染发热、寒冷刺激、药物等；50%以上患者发病前数日有乏力、胸部不适、气急、烦躁等前驱症状，以新发心绞痛或原有心绞痛加重最为突出。但老年人多无前驱症状，也可以找不出明确诱因，发热及感染（大多为呼吸道感染）是老年人尤其是高龄老人常见诱因。感染和发热时心率加快，心肌耗氧量增加，心肌缺血、缺氧加重，是诱发 STEMI 的原因。

2. 症状 STEMI 患者的症状较 NSTEACS 程度重、持续时间长且不易为药物缓解；并且由于严重持久的心肌缺血导致部分心肌的坏死，除心脏本身有严重合并症如各种心律失常、心衰、心源性休克等以外，还可出现心血管系统之外如胃肠道症状和全身症状如发热、心动过速、白细胞计数升高等表现。但老年 STEMI 患者临床表现差异较大，1/3 患者发病急骤，病情严重，近 1/2 患者无明显自觉症状或症状轻微，有典型临床症状的老年 STEMI 患者不到 1/3，高龄老人更少。老年 STEMI 患者可以无胸痛或胸痛轻微，这是由于老年人疼痛阈值高，对痛觉敏感性下降或合并糖尿病时病变累及感觉神经，老年人无痛性 STEMI 占 34%～40%，其中 60 岁以上患者占 18.6%，80 岁以上患者可达 60%～80%。老年 STEMI 合并休克、急性左心衰竭、并发脑血管病、严重心律失常时，胸痛可被忽略或被掩盖。STEMI 首发症状中，胸痛随增龄而减少，气促、意识障碍随增龄而增多。老年 STEMI 常以其他症状为首发症状，如不明原因且难以解释的突然出现心力衰竭、呼吸困难、血压明显下降、休克、脑卒中、意识障碍、全身倦怠、表情淡漠等临床表现时，应跟踪观察心电图及心肌标志物的检查，以免误诊、漏诊。

3. 体征 老年 STEMI 患者常无特异性体征，根据梗死面积的大小和有无并发症而差异很大。梗死范围不大，无并发症者常无特异体征，而有体征者常缺乏特异性。无痛性心肌梗死患者常表情淡漠、沮丧。血压偏低，血压下降程度是衡量心肌梗死轻重的重要标志之一。老年患者心肌梗死后 1～2 天内常可闻及肺部少许湿啰音，左侧多见，并非左心功能不全，发病 24 小时内可闻及第四心音及房性奔马律。

【实验室检查】

1. 心电图 特征性动态心电图改变对 STEMI 的诊断、定位、梗死范围的估计及预后判断有重要意义。

STEMI 特征性心电图表现：①宽而深的病理性 Q 波，弓背向上型损伤性 ST 段抬高和缺血性 T 波倒置。②上述改变的动态演变：超急性期的异常高大不对称 T 波出现于起病数小时内，随后的 2 天内出现 ST 段弓背向上抬高，然后出现病理性 Q 波，是为急性期改变；在数日至 2 周左右 ST 段逐渐回到基线水平且 T 波变平坦或倒置，是为亚急性期；数周至数月后 T 波深倒，是为慢性期。③在特定的导联组合出现上述改变反映了相应部位的心肌梗死，梗死部位以下壁、前间壁、前壁较多见。老年人无 Q 波 AMI 检出率较高。

2. 血清心肌损伤标志物检查 肌钙蛋白（cTn）出现和升高是心肌坏死标志，其水平与心肌坏死范围和预后密切相关。cTnI 和 cTnT 起病 3～4 小时后升高,cTnI 12～24 小时达高峰,7～10 天降至正常;cTnT 24～48 小时达高峰,10～14 天降至正常;肌钙蛋白诊断 STEMI 的敏感性和特异性均高,目前已取代以往的心肌酶如肌酸激酶、谷草转氨酶、乳酸脱氢酶用于诊断 STEMI。肌红蛋白出现早、恢复快,但特异性差。老年 STEMI 患者心肌损伤标志物变化无特有模式,一般峰值较低,且达高峰时间比成年人晚。

3. 冠状动脉及左心室造影　对准确判断冠状动脉病变部位、程度及侧支循环建立情况及选择治疗方案具有重要价值,用于准备行介入治疗的患者。

4. 其他　临床上还有放射性核素、超声心动图作为诊断心肌梗死辅助检查,但与心电图及心肌标志物相比,并不具有诊断的特异性。

【诊断与鉴别诊断】

1. 诊断　根据典型的临床表现和特征性心电图变化以及心肌坏死标志物的动态改变,诊断 STEMI 并不困难。老年人突然发生原因不明的胸闷、恶心、呕吐、大汗淋漓,突发的严重心律失常、休克、心力衰竭或原发性高血压患者血压突然显著下降,或手术后无原因解释的心率快、血压下降、出汗,都应考虑 STEMI 的可能,医师应提高警惕,密切观察临床症状、体征,动态观察心电图及心肌标志物变化,以免漏诊和误诊。

2. 鉴别诊断　非典型病例需与不稳定型心绞痛、急性心包炎、肺动脉栓塞、主动脉夹层和急腹症相鉴别(参见有关章节)。

【治　疗】

STEMI 治疗原则是:尽快恢复缺血坏死心肌的血液供应,以挽救濒死的心肌、防止梗死扩大、保护心脏功能,及时处理各种严重并发症,使患者不但能度过急性期,恢复后还能保持尽可能多的有功能的心肌。

1. 一般治疗　老年患者的一般治疗与成年人相似,包括卧床休息、生命体征监护、吸氧、镇静、缓解疼痛(吗啡、硝酸酯类及 β 受体拮抗剂)等,但对有严重并发症患者以及高龄、体弱的老年患者应适当延长卧床休息时间,下床活动需有人照顾;老年患者对吗啡的耐受性降低,使用时应密切观察不良反应,伴有慢性阻塞性肺气肿、肺部疾病患者忌用吗啡,睡眠不好或焦虑者可酌情给予地西泮镇静,便秘者适当给予缓泻剂以保持大便通畅。

2. 药物治疗

(1)抗血小板治疗:所有 STEMI 患者均需使用

抗血小板药物,治疗方案与 NSTEMI 相同。

(2)抗凝治疗:对于 STEMI 患者无论其是否接受再灌注治疗,均应给予抗凝血酶类药物以阻止纤维蛋白的形成和血小板的激活。肝素在急性 STEMI 患者中的应用视是否溶栓和用什么溶栓剂而方案不同,直接 PCI 患者静脉应用普通肝素联合 GP Ⅱb/Ⅲa 受体拮抗剂,静脉注射比伐卢定,出血风险低,磺达肝癸钠不单独用于 PCI;静脉溶栓者普通肝素常用,依诺肝素疗效肯定、使用方便,但肾衰竭患者需减量。老年 STEMI 患者常伴有多种内科和脑血管严重疾病,抗凝治疗应严密观察重要脏器如颅内和消化道出血等不良反应。STEMI 患者能从 ACEI/ARB 及他汀类药物获益,若无禁忌证均应使用。

3. 再灌注治疗　发病 3～6 小时最多不超过 12 小时开通闭塞的冠状动脉可以挽救濒临坏死的心肌、缩小梗死范围,减轻梗死后心肌重塑以改善预后。

(1)经皮冠状动脉介入治疗(PCI):所有确诊的 STEMI 患者均应尽快转至具备实施介入治疗条件的医院,对符合下列条件的患者施行直接 PCI:发病小于 12 小时伴新出现的完全性左束支阻滞者或发病 12～24 小时但仍有临床和(或)心电图进行性缺血证据、伴心源性休克或心衰者。但对于发病超过 24 小时、无心肌缺血、血流动力学和心电稳定的患者不宜行直接 PCI。

(2)溶栓治疗:STEMI 患者不能行 PCI 又无禁忌证时考虑溶栓治疗。溶栓治疗的临床适应证与 PCI 基本相同,但对 75 岁以上的老年人需慎重权衡利弊再做是否溶栓的决定。溶栓禁忌证包括出血性脑卒中病史、近期缺血性脑卒中、内脏出血、外伤、大手术、未控制的高血压、主动脉夹层等。溶栓常用药物有尿激酶、链激酶、重组组织型纤维蛋白溶酶原激活剂(rt-PA),新型选择性纤溶酶原激活剂(仅作用于血栓部位)有替耐普酶、阿替普酶等。若条件许可,建议优选选择性纤溶酶原激活剂。溶栓再通判断标准,直接指征:冠脉造影 TIMI 达到 2、3 级者表明血管再通;间接指征:抬高的 ST 段 2 小时内回降大于 50%(图 9-5、图 9-6)、胸痛 2 小时内基本消失、2 小时内出现再灌注心律失常。

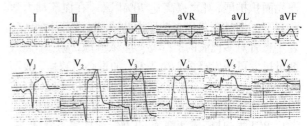

图 9-5　急性下壁前壁心肌梗死溶栓前心电图

患者,男性,78 岁。胸痛 1 小时入院。尿激酶 100 万 U5 分钟内静脉注射后,100 万 U25 分钟内静脉滴注

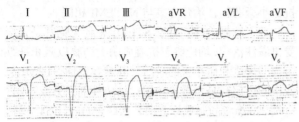

图9-6 急性下壁前壁心肌梗死溶栓后心电图
溶栓后 1.5 小时 $ST_{V_1 \sim V_4}$ 下降 75%

（3）急诊冠状动脉旁路移植术（CABG）：急性 STEMI 患者出现持续或反复缺血、心源性休克、严重心衰，而冠脉解剖特点不适合行 PCI 或出现心肌梗死机械并发症需外科修复时考虑行急诊 CABG。

4. 并发症治疗 老年 STEMI 患者并发心力衰竭、心室破裂、心源性休克等并发症多，且可成为 STEMI 首发症状（常规治疗参照各章节）。

（1）STEMI 并发心律失常：综合各类文献，老年 STEMI 的心律失常发生率约为 77.2%，窦性心动过缓发生率高于成年人。老年人多患有前列腺肥大或青光眼，用阿托品治疗时易发生尿潴留、排尿困难和青光眼急性发作；用异丙肾上腺素治疗可导致室性心律失常甚至扩大梗死面积，故应十分慎重使用。老年人心肌及传导系统有退行性病变，逸搏点频率低，并发高度和Ⅲ度房室传导阻滞时，心脏破裂的机会比成人高，若药物治疗不理想、血压低、心率小于 50 次/分，应及时安置人工心脏起搏器治疗。

（2）STEMI 并发心力衰竭：老年人一旦发生心力衰竭，往往病情复杂、治疗困难、死亡率高。STEMI 伴中度心衰时对利尿剂有较好的疗效，老年人切忌过度利尿，一般情况下尽量口服给药。洋地黄中毒多见于老年人，在必须应用洋地黄制剂时应选用快速制剂毛花苷 C 并严格控制其用量在常规剂量的 1/3～1/2 量，应动态观察肾功能和电解质，防止洋地黄中毒。在合并高血压、二尖瓣反流、室间隔穿孔应用利尿剂无效时，选用血管扩张剂治疗尤其适合。

（3）STEMI 并发心源性休克：STEMI 并发心源性休克多为老年人。既往有心肌梗死、心衰史或前壁心肌梗死的患者在 STEMI 过程中发生休克，意味着梗死面积扩展，死亡率高达 70% 以上。在血流动力学监测下，用升压药、正性肌力药或扩血管药物治疗，老年患者对多巴胺的治疗易产生依赖性，应用不当或剂量过大可诱发严重心律失常，加重心肌缺血，故不宜长期应用。有适应证者立即给予溶栓、PCI 或 CABG 治疗，恢复冠状动脉灌注。对 STEMI 心源性休克患者行 PCI 术，住院成活率为 69.3%，死亡率下降 35%。对改善预后有重要意义，是抢救 STEMI 心源性休克的主要手段。药物治疗无效时，应尽早应用主动脉内气囊反搏（intro-artic balloon pumping，IABP）治疗。虽不能提高患者存活率，但也不失为老年人 STEMI 心源性休克的一种抢救方法。

【预　　后】

STEMI 患者的预后与梗死范围的大小、侧支循环建立情况以及治疗是否及时有关。死亡多发生在第一周尤其在起病数小时内，患者若出现严重心律失常、心源性休克或心力衰竭，预后差，病死率高。

（张黎军　刘昌慧）

第五节　老年人心脏瓣膜病

老年人心脏瓣膜病分为三类：①老年期特有心瓣膜病，即老年退行性心脏瓣膜病（senile degenerative valvular heart disease），又称为老年钙化性心脏瓣膜病；②发生在青少年和中年期而延续至老年的心脏瓣膜病，如风湿性心脏病；③其他原因如先天性瓣膜畸形及缺血、感染等所致的心瓣膜损害。上述原因可导致单个或多个瓣膜结构及功能异常，以二尖瓣及主动脉瓣病变最常见。本章节主要介绍老年退行性心脏瓣膜病。

60 岁以后瓣膜钙化检出率随增龄而明显增高，其中主动脉瓣膜钙化为主合并二尖瓣环钙化者为 67.7%，二尖瓣环钙化为主合并主动脉瓣钙化者为 77.8%。老年钙化性心瓣膜病与性别有关。主动脉瓣病变多见于男性（男：女=4:1），二尖瓣环钙化多见于女性[男：女=1:（2.4～4.0）]。瓣膜退行性变在组织学上的改变主要为心脏瓣膜纤维化及钙盐沉着，可伴有慢性炎症过程，导致瓣膜增厚变形及僵硬度增加，引起瓣膜狭窄或关闭不全。随着年龄的变化，心脏瓣膜、心肌组织和心脏传导系统均会发生退行性变，当钙盐沉积累及冠状动脉和心脏传导系统，甚至主动脉及左心房，又称之为老年心脏钙化综合征（senile cardiac calcification syndrome），是引起老年人心力衰竭、心律失常、晕厥及猝死的主要原因之一。

【病因与发病机制】

1. 病因 老年瓣膜退行性变的病因不明，可能与年龄、性别、原发性高血压、糖尿病、骨质的脱钙及吸烟等因素有关。

2. 发病机制 至今尚不完全清楚，认为与机械压力有关，而目前越来越多的研究结果表明与炎症有关。

（1）机械压力：由于瓣膜承受的压力增加而易发生瓣膜退行性变和钙化，也已证明高血压患者瓣膜退行性变的发生率明显高于非高血压者；左心系统瓣膜病变发生率远大于右心系统；先天性二叶主动脉瓣所承受的压力大于正常的三叶主动脉瓣，故前者更易发生退行性变。综上所述，瓣膜承受的机械压力增加可能是引起其退行性变的原因之一。

（2）慢性炎症学说：在退行性主动脉瓣狭窄的早期和终末期损害的研究中，发现老年钙化性心瓣膜病是在某些因素刺激下，随年龄增长而逐渐进展的疾病。早期损害包括慢性炎症细胞浸润、损伤区及其毗邻纤维层有脂质聚集、纤维层增厚、钙质沉着。其终末期表现为主动脉瓣叶的非接合部位有不规则纤维钙化斑块积聚。目前认为以下的不良刺激因素与瓣膜的炎症反应有关：①肺炎衣原体，在钙化性狭窄的主动脉瓣上，肺炎衣原体检出率高达83%，而在正常的主动脉瓣上仅为44%，表明宿主对感染的反应可能是疾病进展的主要原因；②脂质聚集，采用免疫组化技术显示在瓣膜狭窄的损伤部位有脂质聚集，表明氧化修饰的脂质在炎症过程中起一定作用；③钙调节异常，已证明骨桥蛋白是一种调节正常钙化和病理钙化的白蛋白，其与动脉粥样硬化斑块钙化有关。研究发现从早期到晚期损害的主动脉瓣中，均有这种蛋白表达。其mRNA水平与钙化及巨噬细胞聚积程度有高度的相关性。原位杂交也显示主动脉瓣组织中巨噬细胞能合成骨桥蛋白。调节慢性炎症部位钙化的蛋白还有基质蛋白、骨连蛋白等。

【临床表现】

老年退行性瓣膜病起病隐匿，瓣膜的狭窄及关闭不全的程度多不严重，对血流动力学的影响较小。在相当长的时间里可无症状，甚至终身呈亚临床型。一旦进入临床期，患者病情变化会较快，预后较差，可出现心力衰竭、心律失常、心绞痛、晕厥及猝死。

1. 钙化性主动脉瓣狭窄（calcific aortic stenosis, CAS）

（1）症状：主动脉瓣钙化主要造成瓣膜狭窄，引起心排血量减少，故常见的症状有呼吸困难。严重时发生充血性心力衰竭、心绞痛、晕厥及猝死。当病变累及传导系统时，可出现心律失常。严重的室性心律失常或传导阻滞也是引起晕厥及猝死的主要原因之一。

（2）体征：钙化性主动脉瓣狭窄的杂音不同于一般的主动脉瓣狭窄。其有以下特征：①多为轻度收缩期杂音，也可呈乐音样，但无收缩早期喷射音；②杂音的听诊部位不是胸骨左缘第2肋间，而在心尖部，多向腋下传导而不是向颈部传导；③脉压正常或增宽，这是由于动脉硬化、血管顺应性降低，因此收缩压无明显下降，甚至升高，而舒张压降低，故脉压不

低；④主动脉瓣反流性杂音少见，一旦出现舒张期杂音则表明主动脉瓣钙化程度已很严重。

2. 二尖瓣环钙化（mitral annulus calcification, MAC） 主要累及二尖瓣环、二尖瓣后叶及其邻近心室壁。钙化可延伸到左心房并累及传导系统。

（1）症状：老年性二尖瓣环钙化绝大多数无明显临床症状。当瓣环重度钙化累及后叶时，可出现二尖瓣关闭不全。若钙化物较大且突向心腔时，则可导致瓣口相对狭窄，产生的血流动力学改变引起并发症。

1）心力衰竭：由于二尖瓣关闭不全和（或）狭窄可导致心排血量降低、轻者感到乏力、活动能力受限，重者可出现心力衰竭而表现为劳力性呼吸困难及夜间阵发性呼吸困难。

2）心律失常：由于二尖瓣关闭不全或狭窄可致左房压升高及左心房扩大，因而出现房性心律失常，以心房颤动最为常见。

3）血栓栓塞并发症：当钙化累及瓣叶时可发生血栓。此外，由于左心房扩大合并心房颤动也是导致血栓形成的主要原因之一。当栓子脱落即可引起脑及视网膜动脉栓塞。脑栓塞发生率约为11%。

4）感染性心内膜炎：二尖瓣钙化合并关闭不全引起心内膜损伤，故易导致感染性心内膜炎，甚至瓣周脓肿。

（2）体征：钙化性二尖瓣关闭不全的杂音与一般二尖瓣关闭不全相似，即在心尖部出现全收缩期吹风性杂音并向左腋下传导。当有二尖瓣后叶脱垂或腱索断裂时，则杂音向胸骨左缘和心底部传导。当心尖部出现舒张期杂音时，则90%有二尖瓣环钙化。

3. 列夫病（Levdisease） 是一种老年退化性疾病，是心脏左侧纤维支架硬化症（scleosis of the left side of the cardiac skeleton）或老年心脏钙化综合征进一步发展，累及到双侧束支并发生双侧束支传导阻滞时即称为Lev病。因此，Lev病是伴有双侧束支传导阻滞的心脏左侧纤维支架硬化症。

（1）症状

1）与心脏左侧纤维支架硬化相关症状：①胸闷、气短及心悸等非特异性症状；②约80%患者合并心律失常；③部分患者左心房、左心室扩大，可引起心功能减退。

2）与双侧束支阻滞相关的症状：Lev病呈慢性进行性加重。在双束支阻滞发展到二度或三度房室传导阻滞之前很少引起相关症状。一旦进展到二度或三度房室传导阻滞时，则表明病情严重且预后不良。这是因为Lev病伴发的房室传导阻滞的部位低，心室逸搏起搏点功能不稳定，因此发生心源性晕厥及猝死的危险性显著增加。

（2）体征：最重要的临床特征表现为老年退行性

心瓣膜病，其中最常见是二尖瓣钙化及主动脉瓣钙化。由此产生的心脏杂音及其他相关体征如前所述。

【实验室与其他检查】

1. X 线检查

（1）钙化性主动脉瓣狭窄：于侧位片上可见主动脉瓣钙化影。部分患者可有左心室轻度扩大。升主动脉根部可见狭窄后扩张。

（2）二尖瓣环钙化合并重度关闭不全：常有左心房、左心室增大。在充血性心力衰竭时常有肺淤血表现。于左侧位或右前斜位片上可见二尖瓣环钙化影呈C形，但检出率不高。

（3）Lev病：常有心脏钙化综合征，故在主动脉弓有条状钙化影，冠状动脉、心瓣膜及心包也有钙化征象。心脏多无明显扩大。

2. 心电图

（1）重度主动脉瓣狭窄心电图上可出现左心室肥大伴继发性 ST-T 改变，也可出现室性心律失常或心房颤动等心律失常的心电图改变。

（2）二尖瓣环钙化合并重度二尖瓣关闭不全时，心电图可表现为左心房和（或）左心室肥大的改变，也可出现室性心律失常或心房颤动。

（3）Lev 病最基本最重要心电图表现为左右束支同时发生阻滞。双束支阻滞的心电图有以下类型：①双束支存在程度相同的传导延迟。心电图仅表现为 PR 间期延长，QRS 波正常。②单侧束支完全阻滞，另一侧不全阻滞。心电图可表现为持续性完全性左（或右）束支传导阻滞，另一侧为不全阻滞。随之可间歇出现一度或二度房室传导阻滞。③双束支完全阻滞、心电图表现为完全性房室传导阻滞。QRS 波宽大畸形，心室率常在 40 次/分以下。④双侧束支阻滞交替出现。不同时间的心电图分别有左或右束支传导阻滞。

3. 超声心动图

（1）超声心动图诊断老年退行性主动脉瓣病变敏感性及特异性均较高。其特征如下：①主动脉瓣增厚回声增强。无冠瓣受累率最高，其次为右冠瓣和左冠瓣。可单叶或多叶同时受累。②受累瓣叶开放幅度偏小。引起瓣口狭窄，也可引起关闭不全。③合并主动脉瓣环钙化。④瓣叶边缘甚少波及，无交界处粘连融合，也无瓣叶变形。主动脉瓣狭窄或关闭不全程度多不严重。故老年退行性主动脉瓣狭窄有别于风湿性主动脉瓣病。

（2）二尖瓣退行性变主要累及瓣环，以瓣环钙化为主。当钙化侵入到前叶或后叶的基底部时，瓣膜僵硬缩小且活动受限。可产生二尖瓣反流。很少发生瓣膜狭窄。因此，有别于风湿性二尖瓣病。

（3）Lev 病超声心动图可表现为二尖瓣下回声增强、二尖瓣叶钙化、主动脉瓣叶增厚、反射增强及钙化。左心室乳头肌及冠状动脉也可发生钙化。手术或尸检为对照的资料表明，超声心动图诊断二尖瓣环、主动脉瓣等部位钙化、纤维化的敏感性高达 70%。表明超声心动图是心脏左侧纤维支架硬化症及老年心脏钙化综合征诊断最重要的方法。

【诊断与鉴别诊断】

1. 钙化性主动脉瓣狭窄

老年患者既往无其他心脏病史，若近期内有以下表现之一者，应考虑本病可能：①出现有意义的心脏杂音；②心功能不全；③心律失常，尤为传导阻滞和心房颤动。心脏超声为本病诊断提供重要依据，排除其他心脏病之后即可诊断。

由于钙化性主动脉瓣狭窄的病变首先发生在瓣叶基底部，瓣叶边缘甚少波及，易与风湿性、先天性、梅毒性主动脉炎所引起的主动脉瓣病相鉴别。

2. 二尖瓣环钙化

老年患者既往无心脏病史，若在心尖部听到舒张期杂音则二尖瓣环钙化的可能性达 90%，且显示病变程度严重。杂音部位与瓣膜病理改变之间常无相应关系。多数患者单瓣膜病变可在多个瓣膜出现杂音，给临床诊断带来困难。因此，心脏 B 超在诊断本病中具有重要作用。二尖瓣退行性钙化主要累及瓣环。瓣叶改变少、游离缘不受累，也无瓣膜交界处粘连融合，故很少发生瓣膜狭窄。此有别于风湿性或炎症性二尖瓣病。

3. Lev 病

高龄患者无明显器质性心脏病而出现双束支传导阻滞常为本病的表现。诊断依据有两方面：一是双侧束支阻滞的诊断；二是心脏左侧纤维支架硬化症或老年心脏钙化综合征的诊断。

当患者出现慢性双束支阻滞伴以下特征时应高度怀疑 Lev 病：①年龄＞40 岁；②阻滞部位在希氏束以下的传导系统；③双束支阻滞发展为房室传导阻滞的病史或心电图资料；④X 线和心脏 B 超显示心脏大小正常或轻度扩大，搏动良好；⑤不伴明显而严重的心血管病（如冠心病、心肌病）。

Lev 病心脏老年钙化综合征诊断：心脏 B 超显示二尖瓣下回声增强钙化，主动脉瓣增厚钙化，左心室乳头肌或冠状动脉钙化。

【治　　疗】

1. 钙化性主动脉瓣狭窄

早期无症状者无需特殊治疗，但应动态观察。当出现并发症时则应做相应处理。

（1）重视对并存基础病的治疗：与老年退行性心瓣膜病有关的主要疾病包括原发性高血压、糖尿病、高脂血症等，对上述疾病应积极治疗并予以控制。

（2）控制心绞痛：心绞痛发作时，可用小剂量硝酸酯类药物，大剂量可引起血压过低应避免使用。对严重单纯性主动脉瓣狭窄、有青光眼或颅内高压者则不宜用硝酸酯类药。药物治疗无效时，应考虑冠状动脉及主动脉严重狭窄，需在冠状动脉造影后给予相应的介入治疗或手术治疗。

（3）防治晕厥：首先应针对引起晕厥的原因进行处理：①严重心动过缓引起晕厥者应植入起搏器；②快速心房颤动者则应控制心室率；③严重主动脉瓣狭窄则应考虑手术治疗以解除机械性梗阻。

（4）手术治疗：可行手术换瓣或经皮主动脉瓣置换术。

钙化性主动脉瓣狭窄手术换瓣指征：凡有心绞痛、晕厥或心力衰竭者均应考虑手术换瓣。跨瓣压差≥50mmHg、瓣口面积≤0.75～0.8cm^{2}可作为手术换瓣的考虑指标。术前冠状动脉造影有冠状动脉病变者可同时换瓣及移植。手术不受年龄限制。

瓣膜选择原则：①生物瓣：适合以下患者，如老年伴肺部疾患；合并冠心病、有肾功能不良、心功能不全（EF<40%）；预期患者寿命<10年者；无抗凝治疗条件者及有出血倾向者。生物瓣不易形成血栓，故不需终身服抗凝剂。植入10年的瓣膜完好率为75%～85%。②机械瓣：60岁以下有抗凝治疗条件者应选择机械瓣。当机械瓣植入者有颅内出血时，应暂停用华法林。对多数患者只需暂停抗凝剂1～2周即可。

2. 二尖瓣环钙化

（1）内科治疗：患者若无症状且心功能正常者无需特殊治疗。有合并症者应做相应处理。①减少二尖瓣口反流、可选用转化酶抑制剂和硝酸酯类药物以减轻心脏负荷。②预防感染性心内膜炎：二尖瓣环钙化及合并二尖瓣关闭不全常有心内膜及心瓣膜损伤，因此易发生感染性心内膜炎。在创伤性检查（如心导管检查）或口腔咽喉部手术时，均应预防性使用抗生素以防止感染性心内膜炎发生。③心房颤动：由于二尖瓣环钙化常合并瓣膜关闭不全、左心房扩大或伴心脏传导系统退行性变，故易发生心房颤动。

有心房颤动者处理：①控制心室率，持续快速心房颤动需用药物控制心室率。地高辛和β受体拮抗剂是常用的药物，必要时两者联合应用。调整β受体拮抗剂剂量，使心室率维持在70次/分左右。②心律转复及窦性心律的维持：首选胺碘酮，也可用普罗帕酮，450～600mg顿服，终止心房颤动的成功率较大。③心房颤动血栓栓塞并发症预防，由于持续性心房颤动时动脉栓塞的发生率较高，尤其二尖瓣环钙化并关闭不

全者，应常规给予抗凝治疗。用华法林使INR（国际标准化比值）维持在2～3。目前一些新型口服抗凝药物，如达比加群、阿哌沙班、利伐沙班等，其预防心房颤动卒中作用并不差于华法林，且严重出血并发症更低。以上药物均不能使用者可用阿司匹林。

心力衰竭处理参见第九章第二节。

（2）外科治疗

1）手术治疗适应证：二尖瓣叶重度脱垂或腱索断裂合并严重二尖瓣关闭不全引起心衰者应考虑手术治疗。

2）手术方式选择：①二尖瓣成形术，能获得长期满意的效果，手术死亡率低，不需终身用抗凝剂。②人工瓣膜置换术，不能行二尖瓣成形术者可考虑人工瓣膜置换术。有关生物瓣和机械瓣选择的原则与主动脉狭窄者相同。③经皮二尖瓣介入治疗，与传统的手术相比创伤小，更为安全，但其远期效果有待进一步观察。

3. Lev 病　目前以对症治疗为主。

（1）控制与治疗易患因素：高血压、主动脉瓣下狭窄、高脂血症等有可能加速心脏纤维支架硬化症的进程，对控制高血压至关重要。

（2）双侧束支阻滞阶段的治疗：双束支阻滞心电图表现为完全性左束支传导阻滞伴H-V间期延长的高龄患者，发生晕厥及猝死的概率较高。应积极植入人工心脏起搏器。

（3）发生晕厥治疗：已发生晕厥者可在短时间内再发晕厥，必须尽早植入人工心脏起搏器。资料表明，三度房室传导阻滞患者诊断后1～2年内死亡率高达50%。植入人工心脏起搏器后，患者寿命与正常对照组相近。因此，心脏起搏器植入是Lev病患者理想治疗方法。

（杨　彬　张金枝）

第六节　老年人心律失常

心律失常（cardiac arrhythmias）发生率随增龄而增高。随着我国人口老龄化，老年人心律失常发病率将增高，发病人数也将明显增多。老年人心律失常往往为多病因性，如心肌缺血、心肌梗死、心肌病、心力衰竭、内分泌疾病、肺心病等；诱发因素也多种多样，如应激、感染、酸碱失衡、电解质紊乱、药物等。

增龄所引起的退行性变使得老年人窦性心率下降，老年人缓慢性心律失常的发生率比年轻人高，尤其是各种阻滞性心律失常比年轻人多见。从心律失常的发生机制来说，老年人心律失常自律性、折返性与触发性三种机制常常共存并相互渗透、相互影响。从心律失常发生部位与类型来说，老年人多部位、多类型心律失常共存的情况更为多见，甚至快速性心律失

常与缓慢性心律失常共存。老年人心律失常时症状不典型，常被其他疾病所掩盖，易发生漏诊与误诊。老年人往往患有多种疾病、全身多器官功能减退甚至衰竭，药物治疗矛盾多，抗心律失常药物的致心律失常作用比中青年人发生率高。因此，对老年人的心律失常及其治疗必须给予足够的重视。本节主要介绍病态窦房结综合征与心房颤动。

一、病态窦房结综合征

病态窦房结综合征（sick sinus syndrom）是由于窦房结冲动的形成障碍或窦性冲动向心房的传导受阻，从而引起严重心动过缓、窦房阻滞或窦性停搏，导致重要器官供血不足的临床综合征。患者可在显著的心动过缓基础上，合并多种心律失常，如快速性房性心律失常和房室传导阻滞。病态窦房结综合征最典型、最严重的症状是晕厥，为老年人晕厥的常见原因。

【病因与发病机制】

老年人病态窦房结综合征最常见原因是窦房结及其邻近组织的硬化性退行性变。随着年龄增长，老年人窦房结 P 细胞逐渐减少，而弹性纤维、网状胶原纤维增加，同时伴脂肪浸润与钙化，成为老年人发生病态窦房结综合征的病理基础。缺血性心脏病是老年人病态窦房结综合征的第二位原因。窦房结的血液供应来自窦房结动脉，当冠状动脉病变影响窦房结供血时，即可发生显著的窦性心动过缓或窦房阻滞，如急性下壁心肌梗死患者并发窦房结功能不全者近 50%。引起老年人病态窦房结综合征的其他原因包括：甲状腺功能减退、心肌病、高血压、淀粉样变性、心包炎、心肌炎、风湿性心脏病、二尖瓣脱垂、系统性红斑狼疮、肌萎缩、血色素沉着症、恶性肿瘤、创伤等。

【临床表现】

病态窦房结综合征在 70 岁以上发病率明显增加。通常起病隐匿，进展缓慢，临床表现多样。老年病态窦房结综合征患者早期临床表现不典型，症状轻微，表现为胸闷、心悸、头晕、乏力等。随着病程进展，因严重心动过缓或长时间窦性停搏而出现心、脑、肾等重要器官供血不足的表现，如黑矇、晕厥先兆或晕厥，也可表现为原有心脏病恶化，如心绞痛或心力衰竭加重，极严重者可因长时间的心脏停搏而猝死。

【实验室检查】

1. 心电图检查
（1）心电图特征：持久而显著的窦性心动过缓，

是最早出现也是最常见的表现，心率<50 次/分，甚至<40 次/分。

（2）窦房阻滞：为窦房结冲动向心房的传导发生延缓或阻滞。一度窦房阻滞心电图无法诊断；三度窦房阻滞时所有的窦性冲动均不能传导到心房，心电图上见不到 P 波，为交界性或室性逸搏心律，与窦性停搏难以鉴别。心电图仅能诊断二度窦房阻滞。二度 I 型窦房阻滞表现为 PP 间期逐次缩短直至出现长间歇，长 PP 间期短于短 PP 间期的 2 倍；二度 II 型窦房阻滞表现为显著延长的 PP 间期，长 PP 间期为短 PP 间期的整数倍。

（3）窦性停搏：为窦房结冲动形成障碍，又称窦性静止。心电图表现为一个或多个 PP 间距延长，长 PP 间距与短 PP 间距无整数倍关系。长 PP 间距常超过 1.5 秒，长间歇后可出现交界性或室性逸搏，亦可出现交界性或室性自主律。

2. 动态心电图检查 有助于发现短阵和间歇性的窦性心动过缓、窦房阻滞和窦性停搏。由于病变程度和累及范围不同，病态窦房结综合征心电图表现多样。

（1）病变主要局限于窦房结及其周围组织，心电图表现为显著而持久的窦性心动过缓、窦性停搏（图 9-7）与窦房传导阻滞（图 9-8）。

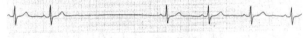

图 9-7 窦性停搏

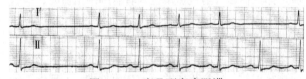

图 9-8 二度 II 型窦房阻滞

（2）心动过缓-心动过速综合征（bradycardia-tachycardia syndrom）：又称慢-快综合征。病变范围包括窦房结、心房肌及房内传导系统。在显著的窦性心动过缓基础上，出现阵发性快速房性心律失常，如阵发性房性心动过速、心房扑动或心房颤动。

应注意与快-慢综合征（tachycardia-bradycardia syndrom）鉴别，此类患者的特点为阵发性心房颤动反复发作，发作终止后出现超过 3 秒的窦性停搏，而在心房颤动发作前无窦性停搏，心房颤动射频消融后心房颤动不再发作，窦房结功能完全恢复正常。

（3）病变范围广泛，除窦房结外，同时累及房室结，又称双结病变，是病态窦房结综合征最严重的类型。其特点是窦性心动过缓与房室传导阻滞并存。

3. 窦房结功能测定 可疑病态窦房结综合征者，经心电图和动态心电图检查不能确诊者，可行窦房结功能测定。应注意固有心率检测中需静脉注射阿托品与普萘洛尔可能诱发不良反应，窦房结恢复时间与窦房传导时间诊断病态窦房结综合征的敏感性和特异性有限，目前在老年患者均较少应用。

（1）固有心率（intrinsic heart rate，IHR）测定：IHR 是指窦房结在没有自主神经的作用下，表现出的自身节律的频率。IHR 随着年龄增长而下降，故正常值需用年龄加以较正，预测的 IHR 正常值=118.1-（0.57×年龄）。病态窦房结综合征患者 IHR 值低于正常值。

（2）窦房结恢复时间（sinus node recovery time，SNRT）：以食管电生理检查技术或心内电生理检查技术检测，SNRT 正常值低于 1500 毫秒，老年人>1600 毫秒为异常，SNRT 受心率的影响，为消除基础心率快慢对其影响，采用校正的窦房结恢复时间（CSNRT）>550 毫秒为异常。

（3）窦房传导时间（sinus atrial conduction time，SACT）：SACT 受多种因素如窦房阻滞和窦性心律不齐的影响，重复性较差，对病态窦房结综合征的诊断价值较窦房结恢复时间小，>200 毫秒有诊断意义。

4. 药物试验

（1）阿托品试验：静脉注射阿托品 0.02～0.04mg/kg，于注射前，注射后 1 分钟、3 分钟、5 分钟、10 分钟、20 分钟、30 分钟描记心电图，心率<90 次/分为阳性或诱发心律失常如窦房阻滞、窦性停搏、交界性逸搏、心房颤动等也支持诊断。阿托品对于青光眼患者禁用，并可能引起尿潴留，故在老年患者的应用受到限制。

（2）异丙肾上腺素试验：将异丙肾上腺素 0.5mg 加入 250ml 液体中，以 1～2μg/min 速度静脉滴注，心率达不到 90 次/分为阳性。老年人常合并器质性心脏病，异丙肾上腺素可能加重心肌缺血与诱发心律失常，已很少应用。

【诊　　断】

老年人心率缓慢时均应考虑病态窦房结综合征的可能，但诊断前一定要注意排除内分泌疾病、药物影响以及电解质紊乱等情况。排除其他疾病或药物所致，具备以下三项中的一项即可诊断：①窦房阻滞；②窦性停搏≥2 秒；③严重而持久的窦性心动过缓，24 小时内多数时间心率≤50 次/分。

应注意的是，老年人心动过缓常见，部分老年人夜间心率最慢可低于 30 次/分，但如果最快心率达 90 次/分以上，无窦房阻滞、房室阻滞及窦性停搏>2 秒等严重心律失常，可能属于正常范围，可密切观察。

【治　　疗】

1. 病因治疗　对心肌缺血、心肌炎症和退行性变等基本疾病进行治疗，如防治心肌缺血、改善心肌代谢、调脂、控制高血压等。甲状腺功能减退、酸碱失衡、电解质紊乱、药物影响等所致者，可通过病因治疗恢复窦房结功能。

2. 药物治疗　治疗病态窦房结综合征的药物，如阿托品、异丙肾上腺素及氨茶碱等，无肯定疗效，且在老年患者易诱发不良反应，仅在紧急情况或无起搏条件时应用。

3. 起搏治疗　循证医学研究表明，病态窦房结综合征患者植入永久心脏起搏器并不能延长生存期，但可显著改善患者的临床症状和提高生活质量。是否植入起搏器主要取决于患者的临床症状是否与心动过缓相关。如果患者无心动过缓相关的症状，不需要接受治疗，定期随访观察即可。当患者有明确的与心动过缓相关的症状时，必须植入永久起搏器。如果患者的临床症状可能和心动过缓相关，可以考虑植入永久起搏器。首选的起搏模式为频率适应性双腔起搏（DDDR），而不推荐右心室单腔起搏，以减少起搏器综合征的发生率，并降低诱发心房颤动和心功能不全的风险。病态窦房结综合征合并快速性心律失常时，应用抗心律失常药物可能加重心动过缓，应在植入起搏器基础上使用抗心律失常药物。

随着人均寿命的延长，接受起搏治疗的老年人日趋增多，在接受起搏治疗的患者中，老年人所占的比例逐渐升高，病态窦房结综合征则是老年人植入起搏器的主要适应证。即使是高龄老人，只要充分做好术前准备、术中谨慎操作，起搏治疗依然是安全的。

二、心 房 颤 动

心房颤动（atrial fibrillation）简称房颤。心房因快速无序的电活动而失去有效收缩，房室结对心房激动呈现递减传导，造成极不规则的心室率，导致心脏泵血功能下降，心房内附壁血栓形成。房颤是老年人最常见的持续性心律失常，房颤发病率随增龄而增高。房颤在总体人群中的患病率为 0.4%～1.0%，<55 岁组的患病率为 0.1%，>80 岁组的患病率则高达 9%；各年龄组男性患病率均高于女性；房颤显著增加老年人心脑血管并发症和死亡率。

【病因与发病机制】

房颤多发生于老年器质性心脏病患者，也常见于无器质性疾病的老年人。高龄所致心脏的退行性变可能是房颤的首位危险因素。房颤的病因多种多样，能够对心房肌产生影响并引起心房压力升高、心房扩大、缺血、纤维化或炎性浸润等改变的疾病均为房颤的病因。与房颤相关的常见疾病有：高血压、冠心病、心力衰竭、风湿性心脏瓣膜病、肺源性心脏病、预激综合征、缩窄性心包炎、甲状腺功能亢进、糖尿病等。某些因素（如情绪激动、感染、急性酒精中毒、酸碱失衡、电解质紊乱、手术等）可为房颤的诱因。

房颤发生需触发因素和维持基质。心房或其特殊部位（如肺静脉近心端或前庭部）的异常电活动触发或驱动心房肌并伴颤动样传导是房颤的发生机制，心房内复杂的多子波折返可能是其维持机制。目前尚没有一种学说能够完全解释房颤的发生，在一个患者中可能多种电生理机制并存。

【临床表现】

房颤临床表现轻重不一，老年人房颤的临床表现主要取决于心室率的快慢、原发疾病的轻重、心脏结构和功能有无异常以及并发症的有无。

1. 分类 房颤分类方法很多，根据房颤发作的持续时间将心房颤动分为阵发性房颤（paroxysmal AF）、持续性房颤（persistent AF）、长程持续性房颤（long-standing persistent AF）和永久性房颤（permanent AF），见表9-14。急性房颤发作指首发房颤、阵发性房颤的发作期或长程持续性房颤的加重期。

表9-14 房颤临床分类和定义

分类	定义
阵发性房颤	发作后7天内能够自行或干预后终止的房颤，发作频率不固定
持续性房颤	持续时间超过7天的房颤
长程持续性房颤	持续时间超过12个月的房颤
永久性房颤	医师和患者共同决定放弃恢复或维持窦性心律的一种房颤类型（反映患者和医师对房颤的治疗态度，而非房颤自身病理生理特征）

2. 症状 最常见心悸、胸闷、运动耐量下降。部分老年人房颤时心室率慢，无明显症状，往往体检时发现。房颤时每搏心排血量下降25%以上，在已有心功能损害患者，如心室肥厚和扩张、心脏瓣膜损害、陈旧性心肌梗死等，房颤常是诱发和加重心力衰竭的主要原因。

老年人因心脏储备功能差或同时伴器质性心脏病，对快速房颤的耐受性更差，严重者诱发或加重心功能不全、心绞痛，甚至急性肺水肿。心力衰竭并发房颤时，房颤是引起心源性死亡和全因死亡增加的重要危险因素。阵发性房颤终止时的窦性静止是心脏停搏的重要原因，心脏停搏达3秒或以上常引起黑矇，

甚至晕厥，老年人可因晕倒发生脑外伤或骨折。

3. 体征

（1）原有心脏病体征：如心脏增大、心脏杂音等。

（2）房颤征：心率快慢不一，节律绝对不规整，心音强弱不等，脉搏短绌。

（3）栓塞征：房颤持续48小时以上，左心房血栓形成的风险增加。左心房血栓脱落即造成体循环栓塞，其中以脑动脉栓塞发生率高、危害大，是致残和致死的重要原因。其中，90%是脑动脉栓塞（缺血性脑卒中），10%是外周动脉栓塞或者肠系膜动脉栓塞等。脑卒中的发生率，非心脏瓣膜病房颤患者是对照组的5.6倍，心脏瓣膜病房颤患者是对照组的17.6倍；非心脏瓣膜病房颤患者每年栓塞事件的发生率为5%左右，是非房颤患者的2～7倍。老年房颤患者血栓栓塞的发生率高于年轻患者。

【实验室检查】

1. 心电图与动态心电图检查 房颤典型心电图表现是：①P波消失，代之以形态、振幅、间距绝对不等的颤动波（f波），通常V_1导联最明显，f波的频率为350～600次/分。②RR间距绝对不规则；QRS波的形态多正常，也可因发生室内差异传导而致QRS波宽大畸形。心电图检查还有助于发现其他异常，如左心室高电压或左心室肥大、心肌缺血或心肌梗死。动态心电图检查有助于发现阵发性房颤及无症状的房颤以及有无其他心律失常。

如在应用抗心律失常药物过程中，房颤患者的心室律突然变得规整，应考虑以下情况：①转复为窦性心律；②演变为房性心动过速或心房扑动，呈2：1或4：1的固定房室比例下传；③发生完全性房室传导阻滞（图9-9）或非阵发性交界区性心动过速，最常见的原因为洋地黄中毒。

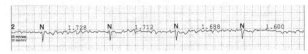

图9-9 心房颤动伴完全性房室阻滞

2. 检验 肝功能、肾功能、甲状腺功能、血电解质、出凝血时间等检测。甲状腺功能亢进是房颤的重要原因之一。老年人甲状腺功能亢进时症状往往不典型，房颤可能为主要临床表现。

3. 超声心动图检查 所有房颤者初始评估时都应行超声心动图检查，以明确心脏结构和功能有无异常，心房有无扩大及有无附壁血栓。左心房血栓敏感性和特异性最高，检测方法是经食管超声心动图检查，可用于指导房颤复律和射频消融。

4. 影像学检查 胸部正侧位片或肺部CT检查，

必要时进行肺动脉 CTA 检查。

5. 其他 必要时肺功能测定。睡眠呼吸暂停是老年人房颤的高危因素之一，对于可疑患者行睡眠呼吸监测。

【治　疗】

老年房颤治疗应从老年人病理生理特点、基础疾病、心功能状态等综合考虑。房颤治疗包括：①控制心室率，缓解症状；②转复和维持窦性心律；③抗凝治疗，减少和预防血栓栓塞；④预防新发房颤或房颤复发的上游治疗。

理论上采取节律控制可改善患者的心功能状态、提高生活质量、减少血栓栓塞的发生，比心室率控制更具优势。然而，近年来一系列临床试验均未发现两者在主要心血管事件和总体预后上存在差别。由于老年人常存在窦房结、房室结功能低下，老年人房颤的治疗常优先选择控制心室率。在应用抗心律失常药物之前，应仔细查找并针对房颤的急性、可逆性病因和诱因进行治疗和纠正。

1. 控制心室率 又称室率控制，对于老年房颤患者有重要意义，是最常采用的治疗措施。充分的心室率控制可使左心室射血分数明显增加。室率控制的优点为安全、有效、患者易于接受；心室率控制的缺点为：房颤仍存在，心房电重构和结构重构终将使房颤演变为永久性，且心房将逐步扩大，血栓栓塞风险增加。老年房颤患者选择室率控制药物前需充分评估心肺功能，通常将心室率控制在安静状态下<80 次/分，轻度活动后 90～100 次/分。静脉给药用于急性期心室率控制，口服给药用于长期维持治疗。老年房颤患者用药剂量应充分注意个体化，避免发生心动过缓和房室阻滞。

控制心室率药物包括：β 受体拮抗剂、洋地黄类、非二氢吡啶类钙通道阻滞药及胺碘酮等。β 受体拮抗剂是无禁忌证患者的首选药物；洋地黄类适用于心力衰竭或低血压的患者；慢性阻塞性肺疾病和哮喘患者首选非二氢吡啶类钙通道阻滞药；胺碘酮用于左心功能不全患者，长期维持仅用于其他药物禁忌或无效时。无预激的急性房颤患者，推荐静脉使用 β 受体拮抗剂或非二氢吡啶类钙通道阻滞药。预激并房颤的患者，禁用洋地黄类、非二氢吡啶类钙通道阻滞药及胺碘酮，因增加心室反应，并可能导致心室颤动。

2. 转复和维持窦性心律 又称节律控制。不管采用何种复律方式，复律前都应依据房颤持续时间而采用恰当的抗凝。房颤复律后是否需长期抗凝基于 CHA2S2-VASc 风险评分。对老年持续性房颤心室率不快者，一般不进行复律治疗。

（1）直流电复律：首选电复律的情况是：①房颤致血流动力学恶化，包括伴进行性心肌缺血加重、症状性低血压、心衰；②预激并房颤心室率快速致血流动力学不稳定。

房颤持续时间≥48 小时或时间不详者，复律前应至少抗凝治疗 3 周，复律后继续抗凝治疗 4 周。紧急电复律治疗时抗凝治疗可应用肝素静脉注射或低分子量肝素皮下注射。

（2）药物复律：急性房颤无器质性心脏病者，可选用 I c 类药物（如普罗帕酮）；伴器质性心脏病者，宜选用Ⅲ类药物（如胺碘酮、伊布利特）。复律后维持窦律，常用药物有胺碘酮、奎尼丁、普鲁卡因胺等。胺碘酮对房颤的转复及维持窦性心律疗效佳，不良反应小，促心律失常作用弱于其他抗心律失常药物。

3. 抗凝治疗

（1）房颤者血栓栓塞及出血风险评估：预防血栓栓塞是房颤治疗的重要策略。风湿性瓣膜病和人工瓣膜置换术后的患者有较高的血栓栓塞危险，需终身服用华法林抗凝。非瓣膜病房颤患者的抗栓治疗包括抗凝和抗血小板治疗，治疗方案的选择应基于对血栓栓塞风险和出血风险的评估。阵发性房颤同样具有血栓栓塞危险，抗凝治疗的方法亦取决于危险分层。

2014 年，AHA/ACC/HRS 房颤患者管理指南推荐采用 CHA2DS2-VASc 评分取代 CHADS2 评分（表9-15）对房颤患者进行危险分层。HAS-BLED 评分有助于评价房颤患者抗凝治疗出血风险（表 9-16），评分≤2 分为出血低风险者，评分≥3 时提示出血风险增高。对 HAS-BLED 评分≥3 的老年患者，应该注意筛查并纠正增加出血风险的因素，适当减少抗栓药物剂量，并加强监测。

表 9-15　非瓣膜病性房颤卒中危险 CHA2DS2-VASc 评分

危险因素	评分（分）
充血性心衰/左心室功能障碍（C）	1
高血压（H）	1
年龄≥75 岁（A）	2
糖尿病（D）	1
卒中/TIA/血栓栓塞病史（S）	2
血管疾病（V）	1
年龄 65～74 岁（A）	1
性别（女性）（Sc）	1

表 9-16　HAS-BLED 评分

临床特点	计分（分）
高血压（H）	1
肝肾功能异常（各1分）（A）	1 或 2
卒中（S）	1
出血（B）	1

续表

临床特点	计分（分）
INB 值易波动（L）	1
老年（如年龄>65 岁）（E）	1
药物或嗜酒（各 1 分）（D）	1 或 2

注：高血压，收缩压>160mmHg；肝功能异常，慢性肝病（如肝纤维化）或胆红素>2 倍正常上限，谷丙转氨酶>3 倍正常上限；肾功能异常，慢性透析或肾移植或血清肌酐>200μmol/L；出血，指既往出血史和（或）出血倾向；INR 值易波动，指 INR 不稳定，在治疗窗内的时间<60%；药物，指合并应用抗血小板药物或非甾体抗炎药

（2）房颤者抗栓药物选择：CHA2DS2-VASc 积分 0 者无危险因素，不需抗栓治疗；积分 1 分为低危患者，口服抗凝药物或阿司匹林，或不进行抗栓治疗均可；积分≥2 分为高危患者，需用抗凝药物；对大多数房颤患者推荐新型口服抗凝药物或华法林。

1）华法林治疗可使房颤患者卒中的相对危险度降低 64%，每年发生卒中的绝对危险度降低 2.7%，且一级预防与二级预防获益相同。华法林在老年房颤患者预防脑卒中的有效性和安全性已得到多项研究的证实。2011 年 ACCF/AHA/HRS 房颤指南建议，≥75 岁人群应用华法林预防栓塞的 INR 为 1.6～2.5。华法林的抗凝效果肯定，但应注意不同个体的有效剂量差异较大，老年人尤其如此。

2）抗血小板药物：阿司匹林预防房颤卒中的有效性远不如华法林，75 岁以上房颤患者口服阿司匹林不能有效减少栓塞事件，而出血风险高于年轻患者。阿司匹林的推荐剂量为 75～150mg/d，增加剂量并不增加疗效，且不良反应增加。氯吡格雷每天 75mg，不需监测 INR，但预防卒中的效益不如华法林。氯吡格雷与阿司匹林合用，与单用阿司匹林相比可减少卒中，但大出血风险增加，预防卒中的作用也不如华法林。

3）新型口服抗凝药：近年研究证实新型口服抗凝药物明显减少卒中和血栓栓塞并发症，同时显著降低颅内出血风险。代表药物有：直接凝血酶抑制剂达比加群酯（dabigatran）；直接 Xa 因子抑制剂利伐沙班（rivaroxaban）、阿哌沙班（apixaban）与依度沙班（edoxaban）。新型口服抗凝药不需要常规监测凝血功能，便于老年房颤患者长期治疗，但应注意选用较小剂量、严密观察。费用高是新型口服抗凝药广泛使用的障碍。终末期肾病或透析患者禁用达比加群和利伐沙班，仍选用华法林抗凝。

4）普通肝素和低分子量肝素：静脉或皮下应用普通肝素或低分子量肝素，通常用于华法林开始前或停用华法林期间的短期替代抗凝治疗。

4. 预防新发房颤或房颤复发的上游治疗　房颤的二级预防中，ACEI 和 ARB 可减少房颤复发风险 45%～50%。作为新发房颤的一级预防，对左心室射血分数减低的心衰患者、高血压患者，推荐应用一种 ACEI 或 ARB 治疗；对冠状动脉移植术后患者，推荐应用他汀类药物治疗。不建议将 ACEI、ARB 和他汀类药物应用于无基础心脏病患者房颤的一级预防。

5. 房颤其他治疗方法　包括射频消融、左心耳干预等。

（1）射频消融：在房颤治疗中发挥着越来越重要的作用，虽然高龄不是射频消融的禁忌证，但目前主张年龄<75 岁的阵发性房颤或持续性房颤患者，如症状明显、抗心律失常药无效或不能耐受，可以考虑射频消融；当射频消融无法耐受时，可选择房室结消融联合永久性心室起搏治疗控制心室率。

（2）左心耳干预：左心耳是房颤患者血栓的主要形成部位，57% 的瓣膜性房颤血栓和 90% 的非瓣膜性房颤血栓均来自左心耳。行其他心脏手术的老年患者，在不增加手术风险的情况下可谨慎考虑行左心耳切除术。经皮左心耳封堵术创伤较小，对以下老年房颤患者可提供选择的方案：不适合长期口服抗凝药物者，口服抗凝药仍发生卒中或栓塞事件者，HAS-BLED 评分≥3 分的出血高风险者。

（朱刚艳　何　勇）

第七节　老年人感染性心内膜炎

感染性心内膜炎（infective endocarditis，IE）指因细菌、真菌和其他微生物（如病毒、立克次体、衣原体、螺旋体等）直接感染而产生心瓣膜或心室壁内膜的炎症，有别于由于风湿热、类风湿、系统性红斑狼疮等所致的非感染性心内膜炎。老年人感染性心内膜炎从本质与其他人群感染性心内膜炎并无不同之处，但老年人感染性心内膜炎在流行病学特点、病因分布和临床表现等许多方面具有其特殊性。临床应重视老年人感染性心内膜炎特点，充分认识年龄对感染性心内膜炎患病的影响以及诊治过程中的注意事项，减少漏诊、误诊发生，对提高诊疗水平和改善老年感染性心内膜炎患者生存质量有着重要意义。

【流行病学资料】

尽管卫生保健水平不断提高，但是感染性心内膜炎发病率在过去二三十年内没有明显下降，似乎还有上升的趋势。近年随人口老龄化，先天性和瓣膜性心脏病患者存活时间延长，各种导管和人工装置体内植入不断增加，导致发生院内感染机会增加，老年人罹

患感染性心内膜炎病例越来越多。在发达国家每百万住院患者每年发生 10~50 例不等。近 30 年来感染性心内膜炎患者年龄中位数已从 30 岁升高到 50 岁。据 Harris 报道：目前大约有 1/4 感染性心内膜炎患者年龄超过了 60 岁。

感染性心内膜炎的年患病风险具有明显年龄依赖性：80 岁以上人群患该病的危险是普通人群 5 倍；60 岁以上患者男女之比为 8:1，且一般人群患者男女比不小于 2:1，提示老年男性患病率高。

感染性心内膜炎多发于原有心脏病基础之上。老年退行性心瓣膜病患病率不断上升，老年男性以主动脉瓣钙化为主，老年女性以二尖瓣环病变为主；研究结果表明，60 岁以上感染性心内膜炎患者约 50% 发生在瓣膜退行性病变基础上。因为瓣膜退行性病变较轻时不易检出，所以老年人感染性心内膜炎发生在 "正常" 心脏基础上较多，达 30% 以上，不易早期预防。

【病　　因】

感染性心内膜炎发生必需条件：首先是存在可黏附细菌的受损瓣膜或心内膜；其次是存在致病菌。

1. 存在受损瓣膜或心内膜　老年人心脏本身往往有动脉粥样硬化斑块、二尖瓣环钙化及多种病变存在，易产生血流压力阶差并引起湍流或喷流，损伤低压腔局部内膜。内膜损伤后暴露内层胶原，使血小板在该处聚集和纤维蛋白沉积，形成无菌性血栓性心内膜炎。无菌性血栓性心内膜炎形成后，血流中的细菌可黏附其上。因此，老年人是发生感染性心内膜炎的高危人群。老年男性以主动脉瓣钙化为主，而老年女性则以二尖瓣环的病变为主。此外，肥厚梗阻型心肌病、膜型主动脉瓣瓣下狭窄及二尖瓣脱垂伴关闭不全，也可并发本病。

近年来，感染性心内膜炎发生于原无心脏病变者日益增多，尤其多见于接受长时间经静脉治疗、静脉注射麻醉药成瘾、由药物或疾病引起免疫功能抑制患者。静脉药瘾者、血管内人工假体者（如人工机械瓣膜置换器、伞片封堵者和起搏器植入者）、院内感染者、血液透析患者是目前感染性心内膜炎的主要高危人群。

2. 血流中存在可黏附于瓣膜或心内膜的细菌并在其上繁殖　并非所有存在于血流中的细菌均可黏附在瓣膜上。致病菌必须能结合葡聚糖，且能耐受血清内抗体的杀菌力，具有在瓣膜表面集落化的特征。黏附性与细菌产生葡萄糖的量成正比，最高是金黄色葡萄球菌；其次是链球菌、表皮葡萄球菌；最低是大肠埃希菌、克雷伯肺炎杆菌。

老年感染性心内膜炎患者的主要病原菌为葡萄球菌和链球菌。葡萄球菌包括金黄色葡萄球菌和表皮葡萄球菌，占老年人感染性心内膜炎 20%~30%。老年人住院机会较多，院内感染金黄色葡萄球菌的可能性相应增加。人工瓣膜感染性心内膜炎的致病菌早期为金黄色葡萄球菌、表皮葡萄球菌及革兰阴性杆菌，晚期以链球菌为主。链球菌的特殊菌种常随年龄增长而异。55 岁以上致病菌以草绿色链球菌为主。粪链球菌所致的老年感染性心内膜炎也多见，可能与泌尿生殖系统检查或疾患有关。革兰阴性杆菌感染的感染性心内膜炎在老年人群中也不少见，致病菌有嗜血杆菌、假单胞菌属、肠道克雷伯杆菌属以及沙雷菌属等，多与腹腔内感染有关。

近年由于普遍使用广谱抗生素，致病菌种已明显改变，几乎所有已知致病微生物都可能引起本病，且过去罕见的耐药微生物病例增加，两种细菌的混合感染时有发现。真菌尤为多见于心脏手术和静脉注射麻醉药物成瘾者中，长期应用抗生素或激素、免疫抑制剂、静脉导管输注高营养液等均可增加真菌感染的机会，其中以念珠菌属、曲霉菌属和组织胞浆菌较多见。

【病　　理】

本病基本病理变化为在心瓣膜表面附着由血小板、纤维蛋白、红细胞、白细胞和感染病原体沉着而组成的赘生物，呈白色、红色或灰色，菜花样、息肉样和疣状结节，小者在 1.0cm 以下，大者甚至阻塞瓣膜口。当病变严重时，心瓣膜可形成深度溃疡，甚至发生穿孔；偶见乳头肌和腱索断裂。

本病赘生物比风湿性心内膜炎所产生者大而脆，容易脱落而形成感染性栓子，随大循环血流播散到身体各部产生栓塞，尤以脑、脾、肾和肢体动脉为多，引起相应脏器的梗死或脓肿。本病常有微栓或免疫机制引起的小血管炎，如皮肤黏膜瘀点，指甲下线状出血，Osler 结节和 Janeway 损害等。感染病原体和体内产生相应的抗体结合成免疫复合物，沉着于肾小球的基膜上，引起局灶性肾小球肾炎或弥漫性或膜型增殖性肾小球肾炎，甚至可引起肾衰竭。

【分　　类】

近年来，人工瓣膜、老年退行性瓣膜病变和经静脉吸毒者越来越多，成为感染性心内膜炎的促发因素，器械相关性感染性心内膜炎的发生率增高，这些都引起关注。

欧洲心脏协会（ESC）2009 年提出按照感染部位及是否存在心内异物将感染性心内膜炎分成四类，将区别早期及晚期人工瓣膜感染性心内膜炎时间由 60

天更改为 1 年。分类如下：①左心自体瓣膜感染性心内膜炎；②左心人工瓣膜感染性心内膜炎（瓣膜置换术后 1 年内发生者称为早期人工瓣膜感染性心内膜炎，1 年之后发生者称为晚期人工瓣膜感染性心内膜炎）；③右心感染性心内膜炎；④器械相关性感染性心内膜炎（包括发生在起搏器或除颤器导线上的感染性心内膜炎，可伴或不伴有瓣膜受累）。

心内膜炎也根据感染来源分成三类：①社区获得性感染性心内膜炎；②医疗相关性感染性心内膜炎（院内感染和非院内感染）；③经静脉吸毒者的感染性心内膜炎。

活动性 IE 指有下述之一：①IE 患者持续发热且血培养多次阳性；②手术时发现活动性炎症病变；③患者仍在接受抗生素治疗；④有活动性感染性心内膜炎的组织病理学证据。感染性心内膜炎的再发有两种情况：①复发：指首次发病后 6 个月内由同一微生物引起感染性心内膜炎再次发作；②再感染：是指不同微生物引起的感染，或在首次发病后超过 6 个月由同一微生物引起感染性心内膜炎再次发作。

【临床表现】

老年人感染性心内膜炎的临床表现多变，明显发热在老年人相对少见，而非特异性症状如疲乏、消瘦及中枢神经系统症状较为多见；另外，心脏杂音常被误认为老年退行性瓣膜病而忽视。人工心脏起搏器性心内膜炎更常见于老年人，容易误诊，且预后更差。

1. 典型表现 感染性心内膜炎多伴有发热、心脏杂音、贫血、栓塞、皮肤病损、脾大和血培养阳性等，但老年人症状常不典型。老年人感染性心内膜炎有如下特点：①临床表现更为多变，明显的发热在老年人相对少见，而非特异性症状如疲乏、消瘦及中枢神经系统症状较为多见；②心脏杂音常被误认为老年退行性瓣膜病而忽视；③人工心脏起搏器性心内膜炎更常见于老年人，容易误诊，且预后更差；④感染途径，老年患者以消化道和泌尿道感染途径更常见。

2. 症状及体征

（1）肺部感染：在老年人常见，发热常被认为由肺部感染引起，反复运用多种抗生素而发热未被完全控制，致使多次血培养阴性。延误治疗，死亡率高。

（2）以各类中枢神经症状起病，定向障碍甚至昏迷。由脑内微血栓、弥漫性血栓性脑膜脑炎、菌性动脉瘤破裂、大脑中动脉栓塞引起。

（3）心脏杂音：80%～85% 的自体瓣膜心内膜炎有心脏杂音，老年患者易出现杂音强度和性质的变化或出现新杂音（尤以主动脉瓣关闭不全多见），腱索断裂或瓣膜穿孔是感染性心内膜炎出现新的杂音的重要原因，常提示预后不良。

（4）周围体征：周围表现如皮肤瘀点、线状出血、Roth 斑、Osler 结节、紫癜、Janeway 结节、杵状指等多为非特异性表现，由于抗生素的广泛应用，现已不多见（图 9-10）。

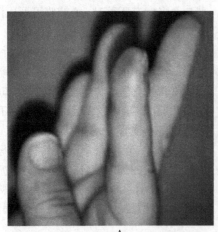
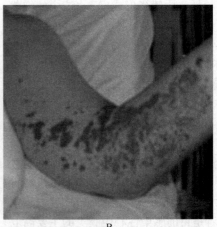

图 9-10 感染性心内膜炎的典型皮肤表现
A.为链球菌性心内膜炎者典型的 Osler 结节；B.为植入起搏器后葡萄球菌心内膜炎者皮肤严重紫癜

（5）贫血：50%～70% 的患者可出现进行性贫血，多表现为正常细胞、正常色素性贫血，无网织红细胞增生。多为轻中度贫血，后期可达重度贫血，主要由于感染抑制骨髓所致。

（6）脾大：见于 30% 的病程超过 6 周的感染性心内膜炎患者，急性者少见，其质地柔软，一般为轻中度肿大，可伴轻度压痛。发生脾栓塞时，则疼痛剧烈。脾大是感染性心内膜炎与风湿性心脏病鉴别诊断的重要依据之一。

（7）骨关节与肌肉疼痛：可出现骨骼及关节压痛，其特点是孤立的单关节疼痛和不对称性单侧肌肉痛，可出现于病程的早期，抗生素治疗后数周才逐渐消失。骨关节肌肉疼痛可由骨膜炎、关节炎或骨膜出血等引起，也可由局部血管栓塞所致。晚期可以发现杵状指（趾），占 10%～20%。

3. 并发症

（1）心脏并发症包括心力衰竭、心肌脓肿、急性心肌梗死、化脓性心包炎和心肌炎。

（2）动脉栓塞常发生于病程晚期，也可为首发症状或在感染控制后数周至数月发生。有效的抗生素治疗可迅速降低栓塞发生率。

（3）大多数患者有肾损害，包括肾动脉栓塞、肾梗死、免疫复合物所致继发性肾小球肾炎及肾脓肿。

（4）神经系统损害：30%～40%的患者有神经系统受累的表现。脑栓塞常见，占其中 50%，主要累及大脑中动脉及其分支。少见的有颅内出血、中毒性脑病、脑脓肿和化脓性脑膜炎，后三种情况主要见于急性患者，尤其是金黄色葡萄球菌性心内膜炎。

（5）细菌性动脉瘤：是一种细菌所致侵袭性动脉炎，多见于亚急性者，受累动脉依次为近端主动脉（包括主动脉窦）、脑、内脏和四肢，一般见于病程晚期。颅内动脉瘤易致脑出血。

（6）转移性脓肿：多发生于肝、脾、骨骼和神经系统。

【实验室检查】

1. 血培养检查 感染性心内膜炎患者中有 75%～85%血培养阳性。阳性血培养是诊断本病的最直接证据。适当的抽血培养可使 80%～99%的患者得到细菌学诊断。在应用抗生素前 24～48 小时内采集 3～4 个血标本。先前应用过抗生素的患者应至少每天抽取血培养，共 3 天，以期提高血培养的阳性率。取血时间以寒战或体温骤升时为佳，每次取血应更换静脉穿刺的部位，皮肤应严格消毒。常规应做需氧和厌氧菌培养，在人造瓣膜置换，较长时间留置静脉插管、导尿管或有药瘾者，应加做真菌培养。

2. 基本检验 红细胞和血红蛋白降低，偶可有溶血现象。白细胞计数在无并发症的患者可正常或轻度增高，有时可见到核左移。红细胞沉降率大多增快。半数以上患者可出现蛋白尿和镜下血尿。

3. 心电图 无特异性，并发栓塞性心肌梗死、心包炎时可显示特征性改变。

4. 放射影像学检查 胸部 X 线检查仅对并发症如心力衰竭、肺梗死的诊断有帮助，当置换人造瓣膜患者发现瓣膜有异常摇动或移位时，提示可能合并感染性心内膜炎。计算机化 X 线断层显像（CT）或螺旋CT对怀疑有较大的主动脉瓣周脓肿时有一定的诊断作用。

5. 超声心动图检查 有经胸检查（TTE）和经食管检查（TEE）两种途径，对于感染性心内膜炎诊断、处理以及随访均有重大价值。TTE/TEE 的适应证包括：①一旦怀疑患者有感染性心内膜炎可能，TTE 是首选的影像学技术，应尽早检查；②高度怀疑感染性心内膜炎而 TTE 正常时，推荐 TEE 检查；③TTE/TEE 呈阴性结果但临床上仍高度怀疑感染性心内膜炎的患者，应在 7～10 天后再行 TTE/TEE 检查；④感染性心内膜炎治疗过程中一旦怀疑出现新的并发症（新杂音、栓塞、持续发热、心力衰竭、脓肿、房室传导阻滞），应立即重复 TTE/TEE 检查；⑤抗生素治疗结束时，推荐 TTE 检查以评价心脏和瓣膜的形态学及功能。

超声心动图诊断感染性心内膜炎主要标准是：①赘生物；②脓肿；③人工瓣膜裂开（超声表现为瓣周漏，可伴有或不伴有瓣膜的摇摆运动）（图 9-11）。

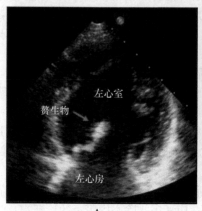
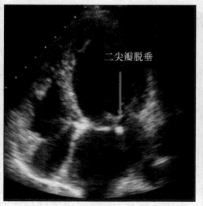
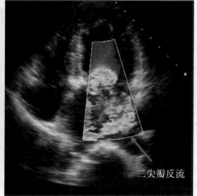

图 9-11 感染性心内膜炎患者超声心动图检查图像（同一患者）

A.二尖瓣前叶大的赘生物；B.可见二尖瓣脱垂；C.见严重二尖瓣反流

诊断感染性心内膜炎 TTE 敏感性为 40%～63%；TEE 为 90%～100%，敏感性和特异性均高于 TTE，特别有助于检出脓肿和准确测量赘生物大小。大多疑有感染性心内膜炎患者可考虑 TEE 检查，包括 TTE 结果已经呈阳性者。

TTE/TEE 检查结果阴性不能完全排除感染性心内膜炎诊断，因有严重瓣膜病变（二尖瓣脱垂、退行性钙化、人工瓣膜）、赘生物很小（<2mm）、赘生物已脱落或未形成赘生物时，超声不易或不能检出赘生物。超声心动图可能误诊感染性心内膜炎原因是：多种疾病均显示类似赘生物图像，包括风湿性瓣膜病、瓣膜黏液样变性、瓣膜血栓、腱索断裂、系统性红斑狼疮患者的利-萨病变（Libman-Sacks lesions，一种非细菌性心内膜炎，常累及二尖瓣）、心腔内小肿瘤（如纤维弹性组织瘤）等。此外，如何诊断局限于心腔内器械表面的感染性心内膜炎以及如何早期准确检出小型脓肿尚未解决。

6. 心导管检查和心血管造影　对诊断原有心脏病，尤其是合并冠心病有价值，可评估瓣膜功能。但心导管检查和心血管造影可能使赘生物脱落引起栓塞或引起严重的心律失常，加重心力衰竭，需慎重考虑，严格掌握适应证。

7. 放射性核素 ^{67}Ga（稼）心脏扫描　对心内膜炎炎症部位和心肌脓肿诊断有帮助，但需 72 小时后才能显示阳性，且敏感性和特异性明显不如二维超声心动图，有较多的假阴性，故临床应用价值不大。

8. 血清免疫学检查　机体体液免疫系统产生特异性抗体及非特异性抗体，40%～50%类风湿因子阳性，IgG 亦增加。约 90%患者的循环免疫复合物（CIC）阳性，且常≥100μg/ml，比无心内膜炎的败血症患者高，具有鉴别诊断价值。血培养阴性者亦然。所有免疫学改变在病原菌被清除后才能恢复正常。

【诊断与鉴别诊断】

1. 诊断标准　目前多采用 1994 年诊断标准，即所谓 Duke 标准。它建立于微生物数据和心脏超声图像基础上。2000 年对 Duke 标准进行了重新修订，对血培养阴性感染性心内膜炎和金葡菌感染感染性心内膜炎的诊断做了进一步说明。凡发热患者有 1 种或多种感染性心内膜炎的主要表现：如存在基础心脏病变或是易患人群；新出现杂音或杂音强度、性质有改变；贫血、血尿、脾大，白细胞计数升高；伴或不伴栓塞。阳性血培养和超声心动图检出赘生物对进一步明确诊断有重要价值。

（1）主要标准

1）血培养阳性依据：①两次分开的血培养有感染性心内膜炎的典型细菌：草绿色链球菌、牛链球菌组、HACEK [指一组革兰阴性杆菌：嗜血杆菌属（H）、放线菌属（A）、人心杆菌属（C）、啮蚀艾肯菌属（E）、金氏杆菌属（K）]或社团获得性金黄色葡萄球菌或肠球菌；②持续的血培养阳性，与感染性心内膜炎相一致，至少取 3 处不同静脉穿刺部位的血样进行血培养，血培养抽取时间相隔 12 小时以上，所有三次、四次或四次以上多数血培养阳性，首次与最后一次抽取时间至少相隔 1 小时。

2）心内膜受累依据：超声心动图包括：①在心瓣膜或瓣下结构，或反流血液冲击处，或在植入的人工瓣膜上见有摆动的心内团块，且不能以其他解剖学变化来解释；②心内脓肿；③新出现人工瓣膜移位，有新的瓣膜反流。

（2）次要标准：存在基础疾病和易患人群：①存在发生感染性心内膜炎的基础心脏疾病或静脉滥用药物者（如静脉吸毒）；②发热，体温≥38℃；③主要动脉栓塞、化脓性肺栓塞、真菌性动脉瘤、颅内出血、结膜出血、Janeway 结节；④免疫学现象有肾小球肾炎、Osler 结节、Roth 斑、类风湿因子阳性；⑤细菌学依据，血培养阳性但不符合上述主要标准或与感染性心内膜炎一致的活动性细菌感染的血清学证据；⑥超声心动图有感染性心内膜炎的表现，但未达主要标准。

有上述两项主要标准或一项主要标准+三项次要标准或五项次要标准即可诊断为感染性心内膜炎。凡有一项主要标准+一项次要标准，或三项次要标准则诊断疑似感染性心内膜炎。

为提高疑似感染性心内膜炎诊断率，2015 年 AHA 成人感染性心内膜炎管理声明中强调：所有疑似感染性心内膜炎患者应尽快进行 TTE 检查。①初始 TTE 检查阴性但仍疑患感染性心内膜炎或初始 TTE 检查阳性但可能存在心脏内并发症者应进行 TEE 检查；②初始 TEE 检查阴性但仍高度怀疑感染性心内膜炎者应在 3～5 天内复查 TEE，特别是临床症状出现变化患者。

2. 鉴别诊断

（1）需与急性风湿热、系统性红斑狼疮、左房黏液瘤、肺炎球菌和革兰阴性杆菌感染相鉴别。

（2）神经或精神症状为主要表现者，老年人应注意与脑动脉硬化所致脑血栓形成、脑出血及精神改变相鉴别。

3. 排除诊断　修改版的 Duke 诊断标准提出存在以下任何情况，应考虑排除心内膜炎的诊断：①心内膜炎表现已明确为其他诊断；②抗生素治疗 4 天或更短时间后，心内膜炎临床表现缓解；③抗生素治疗 4 天或更短时间后，外科手术或尸检未发现感染性心内膜炎病理学证据；④未满足上面疑诊或确诊感染性心内膜炎临床标准。

【治 疗】

治疗原则：消除致病微生物，减少并发症，降低死亡率，防止复发。及早治疗可以提高治愈率，早期诊断和适当的治疗，包括手术治疗，可使老年患者的预后得到明显的改善。在应用抗生素治疗前应抽取足够血培养，根据病情轻重推迟抗生素治疗数小时乃至1～2天并不影响本病治愈率和预后。而明确病原体，采用最有效抗生素是治愈本病最根本因素。感染性心内膜炎的抗微生物治疗随着感染性心内膜炎危险因素的变化及抗生素的滥用，普通的标准治疗对耐药菌和血培养阴性感染性心内膜炎多无效。

1. 抗生素的应用

（1）应用原则：清除赘生物中病原微生物，需根据药代动力学特点来给药。①选用杀菌剂：如青霉素、链霉素、先锋霉素、万古霉素等；②维持较高抗生素血清浓度：按体外杀菌浓度的4～8倍给药；③选用静脉、长疗程给药：一般给药4～6周，人工瓣膜植入后应延长至6～8周或更久；④尽早治疗：在连续血培养4～6次后即开始经验性治疗，根据临床特点及可能感染途径、致病菌可选用两种不同抗菌谱抗生素联合应用。

（2）对各种类型致病菌所致感染性心内膜炎的药物治疗

1）草绿色链球菌心内膜炎：仍以青霉素为首选，多数患者单独应用青霉素已足够。对青霉素敏感性差者宜加用氨基糖苷类抗生素，如庆大霉素（gentamycin）12～24万U/d；妥布霉素（tobramycin）3～5mg/（kg·d）或阿米卡星（阿米卡星）1g/d。青霉素是细胞壁抑制剂类，和氨基糖苷类药物合用，可增进后者进入细胞内起作用。对青霉素过敏的患者可用红霉素、万古霉素或第一代的头孢菌素。但要注意的是，有青霉素严重过敏者，如过敏性休克，忌用头孢菌素类，因其与青霉素可出现交叉过敏反应（约1%）。

2）肠球菌性心内膜炎：对青霉素G敏感性较差，需用200万～4000万U/d。因而宜首选氨苄西林（ampicillin）6～12g/d或万古霉素和氨基糖苷类抗生素联合应用，疗程6周。对耐药菌株可选用喹诺酮类、舒巴坦-氨苄西林和碳青霉烯类等药物。

3）金黄色葡萄球菌性心内膜炎：若非耐青霉素的菌株，仍选用青霉素G治疗，1000万～2000万U/d和庆大霉素联合应用。耐药菌株可选用第一代头孢菌素类，万古霉素、利福平（riforpin）和各种耐青霉素酶的青霉素，如苯唑西林（oxacillin）等。表皮葡萄球菌侵袭力低，但对青霉素G效果欠佳，宜用万古霉素、庆大霉素、利福平联合应用。

4）革兰阴性杆菌性心内膜炎：病死率较高，但作为本病病原菌较少见。一般以β-内酰胺类和氨基糖苷类药物联合应用。

5）绿脓杆菌性心内膜炎：可选用第三代头孢菌素，其中以头孢他啶（ceftazidine）最优，也可选用哌拉西林（piperacillin）和氨基糖苷类合用或多糖菌素B（polymyxin B）。

6）沙雷菌属：可用哌拉西林钠或氨苄西林加上氨基糖苷类药物。厌氧菌感染可用 0.5%甲硝唑（metronidazole，灭滴灵）或头孢西丁（cefoxitin）。也可选用头孢哌酮钠（对厌氧菌属中的脆弱拟杆菌无效）。

7）真菌性心内膜炎：死亡率高达80%～100%，药物治愈极为罕见，应在抗真菌治疗期间早期手术切除受累的瓣膜组织，尤其是真菌性的PVE，且术后继续抗真菌治疗才有可能提供治愈的机会。药物治疗仍以两性霉素B（amphotericin B）为优，0.1mg/（kg·d）开始，逐步增加至1mg/（kg·d），总剂量1.5～3g。两性霉素 B 的毒性较大，可引起发热、头痛、显著胃肠道反应、局部的血栓性静脉炎和肾功能损害，并可引起神经系统和精神方面的改变。氟尿嘧啶(5-FC，fluorouracil)是一种毒性较低的抗真菌药物，单独使用仅有抑菌作用，且易产生耐药性；其和两性霉素 B 合并应用，可增强杀真菌作用，减少两性霉素 B 的用量及减轻 5-FC 的耐药性。5-FC 用量为 150mg/（kg·d），静脉滴注。

8）临床高度疑诊而反复血培养阴性者，可凭经验按肠球菌及金葡萄球菌感染，选用大剂量青霉素和氨基糖苷类药物治疗2周，同时做血培养和血清学检查，除外真菌、支原体、立克次体引起的感染。若无效，改用其他杀菌剂药物，如万古霉素和头孢菌素。感染心内膜炎复发时，应再治疗，且疗程宜适当延长。

2. 预防性用抗生素原则 既往指南和临床实践均倡导通过预防性用抗生素来预防感染性心内膜炎，这种预防策略的有效性从未在临床试验中得到证实，亦无循证医学的支持。

2016 年感染性心内膜炎中国指南强调：对高危人群预防性应用抗生素，并防止继发感染，尽量避免有创检查及操作。抗生素预防只考虑用于高危患者，其他瓣膜性或先天性心脏病患者不再推荐抗生素预防。

高危患者包括：①人工瓣膜或心瓣膜修复采用人工材料的患者。②既往有感染性心内膜炎病史的患者。③青紫型先天性心脏病，未手术修复或有残留缺损、姑息性分流或通道、先天性心脏病采用人工材料经手术放置或经皮导管技术送入完全修复后 6 个月内；人工材料或装置植入部位持续存在残留缺损者；

梗阻性肥厚型心肌病者。④长期服用糖皮质激素者。⑤使用注射毒品吸毒者。

高危患者根据危险程度推荐用抗生素预防感染性心内膜炎：①牙科操作，仅在涉及齿龈或牙根尖周围组织的手术，或需要口腔黏膜穿孔操作的情况下考虑抗生素预防。对非感染组织局部麻醉注射，浅龋治疗，拆线，牙科 X 线检查，可拆卸修复/矫正装置/矫正牙套放置或调整，乳牙脱落后或口唇/口腔黏膜损伤等情况不推荐抗生素预防。②呼吸道、胃肠道、泌尿生殖器及皮肤软组织的操作：如支气管镜、喉镜、鼻或气管内插管、胃镜、结肠镜、膀胱镜、经食管超声心动图、阴道镜等检查，阴道或剖宫产手术及皮肤和软组织手术等，均不推荐预防性应用抗生素。

3. 手术治疗 近年来手术治疗的开展，使感染性心内膜炎病死率有所降低，尤其在伴明显心衰者，死亡率降低更为明显。老年人手术风险与年轻患者相似。

（1）需考虑手术治疗情况：①自体瓣膜心内膜炎手术治疗主要是难治性心力衰竭；其他有药物不能控制的感染，尤其是真菌性和抗生素耐药的革兰阴性杆菌心内膜炎。②人工瓣膜置换术后感染，内科治疗不能控制。③并发细菌性动脉瘤破裂或多发性栓塞、化脓性并发症等。④先天性心脏病发生感染性心内膜炎，经系统治疗，仍不能控制时，手术应在加强支持疗法和抗生素控制下尽早进行。

人工瓣膜心内膜炎病死率较自体瓣膜心内膜炎高。单用抗生素治疗 PVE 死亡率为 60%，采用抗生素和人造瓣再造手术方法可使死亡率降至 40% 左右。一旦怀疑 PVE 宜数小时内至少抽取 3 次血培养后即使用至少两种抗生素治疗。早期 PVE 致病菌大多侵袭力强，一般主张早期手术。后期 PVE 大多为链球菌引起，宜内科治疗为主。真菌性 PVE 内科药物治疗仅作为外科紧急再换术的辅助治疗，应早期做再换瓣术。耐药革兰阴性杆菌 PVE 亦宜早期手术治疗。为降低手术后的残余感染率，术后应持续使用抗生素 4～6 周。

2015 年 ESC 明确表示：感染性心内膜炎不仅要早期诊断、早期抗生素治疗，还需联合早期手术治疗，突出了外科治疗重要性。

（2）需接受紧急手术治疗情况：①主动脉瓣或二尖瓣 NVE，或 PVE 伴严重反流或阻塞引起心衰症状，或超声心动图显示血流动力学耐受差；②局部感染未控制（脓肿、假性动脉瘤、瘘及增大的赘生物）；③真菌或多重耐药微生物感染者；④主动脉瓣或二尖瓣 NVE，或 PVE 伴稳固的赘生物＞10mm，尽管接受了适当的抗生素治疗仍有＞1 次栓塞事件者。

【预　　后】

住院感染性心内膜炎患者死亡率为 9.6%～26%。影响感染性心内膜炎预后主要因素包括：患者病情特征、是否有心脏和非心脏并发症、病原微生物种类、超声心动图征象。有心力衰竭、血管周围炎、金黄色葡萄球菌感染之一者，其死亡风险极大，如三者并存，风险达 79%，常需在感染性心内膜炎急性期实施手术。

1 型糖尿病、左心室功能不全、脑卒中、持续感染、肾衰竭等，均为感染性心内膜炎预后不良的重要因素。目前，约 50% 患者在住院期间接受外科手术。有外科指征而手术风险较高、无法实施手术者预后差。

（刘承云　刘雨微）

第八节　老年人心肌疾病

心肌病是非冠心病、高血压、瓣膜病和先天性心脏病等原因所引起的心肌结构及功能异常，曾命名为原发性心肌病。目前分类强调了遗传和基因致病作用，并根据形态学特异性和功能表现，分为肥厚型心肌病（HCM）、扩张型心肌病（DCM）、限制型心肌病（RCM）、致心律失常性右室心肌病（ARVC）、未分类心肌病五类，如图 9-12 所示。其病因分为家族性心肌病和非家族性心肌病。

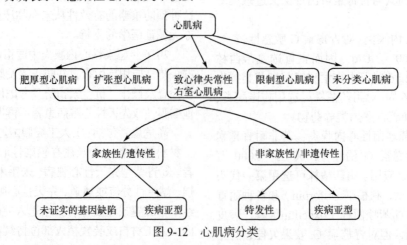

图 9-12　心肌病分类

一、肥厚型心肌病

肥厚型心肌病（hypertrophic cardiomyopathy，HCM）是一种原发于心肌的遗传性疾病，以心室壁不对称性肥厚并累及室间隔，心室腔缩小，左心室血液充盈受阻，左心室舒张期顺应性下降为特征的心肌疾病。根据左心室流出道有无梗阻可分为梗阻型和非梗阻型两型。本病多见于年轻人，近年由于诊断技术发展和人口老龄化，在老年人中有逐渐增多趋势。HCM 呈家族性发病占 1/3，散发性发病占 2/3。

【病因与发病机制】

肥厚型心肌病常有家族史，故认为是一种常染色体显性遗传的家族遗传性疾病，是由于编码心肌肌节蛋白基因缺陷所致。目前已鉴定出 18 个致病基因，约 400 个点突变。50%～85% 的患者的基因突变存在于 β 肌球蛋白重链基因（MYH）、肌钙蛋白 I 基因（cTnT）和肌球蛋白结合蛋白-C 基因（MYBPC），其中 MYBPC 见于老年患者。其他致病基因有肌球蛋白轻链基因 1 和肌球蛋白轻链基因 2、肌动蛋白、α-原肌球蛋白、α-肌球蛋白重链、肌性 LIM 蛋白、肌联蛋白基因。这些基因突变造成的肌节收缩和（或）调节异常是 HCM 的主要原因。此外，儿茶酚胺活性增强、原癌基因表达异常、钙调节异常等机制被认为参与散发病例的发病。

肥厚型心肌病主要病理特征是左心室（偶尔为右心室）心肌肥厚，心肌肥厚呈对称性或非对称性。组织学特征为心肌细胞肥大、形态特异、排列紊乱，尤以左心室室间隔改变明显。其主要病理生理改变为：①左心室流出道梗阻；②舒张功能异常；③心肌缺血。

【临床表现】

部分患者无自觉症状，可因猝死或在体检中发现。

1. 症状

（1）呼吸困难：多于劳累后出现，是由于左心室顺应性减低，舒张末期压升高，进而肺静脉压升高，肺淤血所致。与室间隔肥厚伴存的二尖瓣反流可加重肺淤血。

（2）胸痛：多于劳累后出现，疼痛性质与心绞痛相似，但可不典型，是由于肥厚的心肌需氧增加而冠状动脉供血相对不足所致。

（3）乏力、头晕与晕厥：多在活动时发生，活动或情绪激动时由于交感神经作用使肥厚的心肌收缩加强，加重流出道梗阻，心排血量骤减而引起症状。

（4）心悸：可能与心功能减退和并发心律失常有关。

（5）心力衰竭和猝死：多见于晚期患者，由于心肌顺应性减低，心室舒张末期压显著增高，继而心房压升高，且常合并心房颤动。晚期患者心肌纤维化广泛，心室收缩功能也减弱，易发生心力衰竭与猝死。

2. 体征

（1）可有心浊音界扩大，心尖冲动向左下移位，有抬举性冲动。

（2）有流出道梗阻时，可于胸骨左缘下段第 3、4 肋间心尖区内侧闻及较粗糙的喷射性收缩期杂音，广泛传导至胸骨缘下端、腋部及心底部，但不传导至颈部血管，可伴有收缩期震颤。凡能减低心肌收缩力或增加心脏负荷的措施，均能使流出道阻塞程度减轻，而使杂音强度减弱，如使用 β 受体拮抗剂、取下蹲位、举腿等。凡能增强心肌收缩力或减轻心脏负荷的措施如含服硝酸甘油或做 Valsalva 动作，均能使流出道阻塞程度加重，因而使杂音强度增强。

（3）约半数患者心尖部可闻及收缩期杂音，此杂音可随流出道阻塞程度加重而增强，随流出道阻塞程度减轻而减弱。

（4）部分患者最终出现左侧心力衰竭症状和体征。个别累及右心室者，可出现肝大、水肿、颈静脉充盈等右侧心力衰竭体征。

【辅助检查】

1. 心电图检查 因心肌肥厚的类型不同而有不同的表现：①左心室肥厚或高电压；②胸前导联常出现巨大倒置 T 波（T＞1.0mV），心尖肥厚型心肌病者常表现为以 V_3 和 V_4 为中心的巨大的倒置 T 波；③ I、aVL、II、III、aVF 或左胸导联（V_1～V_6）可出现深而不宽病理性 Q 波；④有时 V_1 见 R 波增高，且 R/S 比值增大；⑤可有各种心律失常。

2. 超声心动图 可显示心室壁与室间隔均肥厚、室间隔的非对称性肥厚及心尖部心肌肥厚，非对称性室间隔肥厚者舒张期室间隔的厚度与左心室后壁之比 ≥1.3 和（或）室间隔厚度 ≥18mm，心尖肥厚型者前侧壁最厚处可达 14～34mm。心室腔明显变小，收缩期甚至呈闭塞状。有梗阻的病例可见室间隔流出道部分向左心室内突出，二尖瓣前叶在收缩期向前方运动（SAM）。左心室舒张功能减退。多普勒超声测定或负荷时（包括运动和给药）左心室流出道阶差 ≥30mmHg 伴左心室腔内压力升高，表明流出道阻力增加。

3. 磁共振心肌显像检查（CMR） 可补充探查超声未能明确的解剖结构，例如，二尖瓣和乳头肌，特别是右心室和左心室心尖部的肥厚。CMR 可直接动态观察肥厚心肌收缩和血流的关系，也能够更好地了解肥厚心肌的分布。钆对比剂延迟强化磁共振心肌成像（LGE-CMR）可更好地观察心肌纤维化和梗死的区域。对于肥厚型非梗阻性心肌病（HNCM），磁共振心肌显像（CMR）可能更有诊断价值。

4. X线胸片 可见左心室增大。

5. 其他检查 左心室造影、核素心肌造影和心肌灌注显像可显示心室形态或结构异常，心导管检查可显示左心室流出道压力阶差，冠状动脉造影有助于确定是否同时存在冠状动脉病变，心内膜心肌活检、基因诊断和筛选对HCM确诊有重要参考价值。

【诊断、分型与鉴别诊断】

1. 诊断 左心室后壁厚度≥15mm诊断左心室肥厚。对临床或心电图表现类似冠心病的患者，结合心电图、超声心动图、磁共振心肌显像及心导管的检查即可做出诊断。如有阳性家族史更有助于诊断。左心室流出道压力阶差达到或超过30mmHg可作为HCM患者猝死、严重心力衰竭、脑卒中的独立预后因素。

2. 分型 通常HCM分为三种类型：①梗阻型，安静时压力阶差>30mmHg；②隐匿型梗阻，负荷运动后压力阶差>30mmHg；③无梗阻型，安静和负荷后压力阶差均低于30mmHg。HCM压力阶差>50mmHg可作为外科手术或酒精消融指征。

3. 鉴别诊断 本病主要与高血压性心脏病、主动脉瓣狭窄等相鉴别。

【治 疗】

治疗原则：弛缓肥厚的心肌，防止心动过速及维持正常窦性心律，减轻左心室流出道狭窄和抗室性心律失常。

减低或解除流出道梗阻方法：药物治疗、外科手术、双腔起搏以及酒精消融等。HCM演变为扩张型心肌病伴心力衰竭可按扩张型心肌病治疗方法进行处理。

1. 一般治疗 避免劳累、情绪激动、突然用力、避免可能引起加重左心室流出道梗阻加重的诱发因素。

2. 药物治疗 有症状HCM药物治疗主要目的是减轻劳力性呼吸困难、心悸及胸闷等症状。①有或无梗阻成年HCM患者均应服用β受体拮抗剂。窦性心动过缓或严重传导异常者慎用。若小剂量β受体拮抗剂无法控制心绞痛或呼吸困难症状，可逐步滴定至最大剂量，静息心室率在60~65次/分。②也可考虑维拉帕米，自低剂量开始，滴定至480mg/d，严重心力衰竭或窦性心动过缓者慎用。③单用β受体拮抗剂或维拉帕米无效者，可考虑联合应用丙吡胺。④ACEI或ARB对改善收缩功能正常的HCM临床症状效果不明，梗阻患者应慎用。

HCM合并房颤：①无论是阵发性、持续性还是永久性房颤，均应用华法林抗凝，维持国际标准化比值（INR）在2~3；②新型抗凝药物可减低血栓风险，但无HCM治疗的证据；③房颤控制心室率用β受体拮抗剂和非二氢吡啶类钙通道阻滞药；抗心律失常药物用丙吡胺和胺碘酮；④症状顽固或不宜服用抗心律失常药物者可考虑进行射频消融术。

3. 手术治疗 对药物治疗无效、症状严重、左心室流出道梗阻的HCM患者，可考虑外科室间隔切除术或酒精间隔消融术。

4. 双腔起搏（DDD） 若患者不能或不愿意手术治疗，可植入DDD起搏器，房室顺序起搏，可缓解左心室流出道梗阻症状。

【预 后】

本病预后因人而异，可从无症状到心力衰竭、猝死，房颤可促进心力衰竭发生，少数还可合并感染性心内膜炎或栓塞。一般成人10年存活率为80%，死亡多为猝死。

二、扩张型心肌病

扩张型心肌病（dilated cardiomyopathy，DCM）是一类既有遗传又有非遗传原因造成的复合型心肌病。出现左心室或双室扩大、收缩功能障碍，却没有其他负荷异常因素（如高血压、瓣膜病）或冠脉病变造成的整体收缩功能损害。DCM是心肌疾病的常见类型。DCM导致左心室收缩功能降低、进行性心力衰竭、室性和室上性心律失常、传导系统异常、血栓栓塞和猝死。DCM是心力衰竭第三位原因。

一些情况下，遗传倾向可与外部因素或环境因素相互作用导致发病。西方DCM患者25%有家族史，且多为常染色体显性遗传。有家族性早发心源性死亡、传导系统疾病或骨骼肌疾病者应高度怀疑家族性DCM。美国对晚期DCM流行病学调查患病率为36.5/10万。我国DCM患病率约为19/10万。

【病因与发病机制】

1. 病因 DCM病因分遗传性/家族性和非遗传性/非家族性。

目前DCM家系中采用候选基因筛查和连锁分析策略已定位26个染色体位点与该病相关，并从中成功找出22个致病基因。不同基因产生突变和同一基因不同突变都可引起DCM并伴随不同临床表型。一般情况下，遗传倾向可与外部因素或环境因素相互作用。其发病与基因易感性也有关。

非遗传因素包括：抗肿瘤、抗精神病等药物使用，乙醇、可卡因、兴奋剂等中毒或过量，硒、锌、维生素

B_1 等营养素缺乏，与电解质障碍以及内分泌疾病和自身免疫疾病等也有关。病毒性心肌炎是公认致病因素。

2. 病理　DCM 心腔扩大，以左心室扩大为主，心肌细胞丢失，间质胶原增殖，胶原表型构成比例改变；残余心肌细胞肥大、蛋白合成增加，室壁继而变薄、心脏扩大等一系列变化，成为心室重构过程。心室重构进展必然导致严重不可逆的心力衰竭。

由于心室收缩及舒张功能严重障碍，心排血量及射血分数（EF）可明显降低，而左室舒张末期压（LVEDP）及左房压（LAP）升高，导致肺淤血，可继发肺动脉高压；心室扩张常引起二尖瓣及三尖瓣反流，反流量与心力衰竭的严重程度相关；血流迟缓促使附壁血栓形成，致周围血管栓塞和肺栓塞较多见。

心肌纤维化病变累及传导系统，常合并各种类型心律失常。

【临床表现】

起病隐匿，多数老年人因慢性心衰、心律失常而就诊。心衰多为渐进性，早期因心排血量降低表现为活动后疲乏无力、活动耐量下降、心悸等。因不同程度的肺淤血可逐渐出现呼吸困难、端坐呼吸、夜间阵发性呼吸困难等症状，甚至出现肺水肿。病程晚期出现右侧心力衰竭症状。听诊心尖部可闻及收缩期杂音、S_3 和（或）S_4 奔马律，并随心功能改善减轻或消失；可伴有心律失常，以房颤多见。随病情进展，逐渐出现肝脏增大、压痛、下肢水肿及多浆膜腔积液等症状及体征。

【辅助检查】

1. X 线检查及心血管造影　心影呈普大型，多为中至重度增大，有肺淤血表现。心室造影可见心室腔明显扩大，左心室收缩及舒张功能均明显降低，射血分数（EF）亦明显下降。

2. 放射性核素检查　核素心肌灌注显像示心肌弥漫性放射性分布不均。心腔明显扩大，以左心室扩大为著，室壁运动普遍减弱。该检查具有无创伤、简便、安全等优点，适用于老年患者。

3. 超声心动图（UCG）　心室内径增大，以左室为主，弥漫性室壁收缩运动减弱，左室壁厚度正常或稍薄。常有二尖瓣、三尖瓣反流频谱，EF 值下降。

4. 心电图（ECG）　可出现异常 Q 波及 ST-T 改变，但无特异性。

【诊断与鉴别诊断】

1. 诊断　老年人有心脏扩大，伴或不伴有心力衰竭或心律失常，而无明显病因可寻者，应警惕本病可能。扩张型心肌病诊断时，需排除其他特异性心肌病。

2. 鉴别诊断　包括其他疾病所导致的心肌病。

（1）冠心病晚期缺血性心肌病：①冠心病（CHD）大多有心肌梗死或慢性长期心绞痛病史，而扩张型心肌病无典型心绞痛史；②冠心病常伴有高血压、糖尿病、高脂血症等危险因素，而 DCM 则少见；③CHD 晚期心脏可呈普大型，但左心室扩大程度不如 DCM；④超声心动图、核素及心室造影示 CHD 为局限性室壁运动障碍，而 DCM 为弥漫性运动减弱；⑤核素心肌灌注显像示 CHD 为节段性放射稀疏，而 DCM 为弥漫性分布不均；⑥必要时行冠状动脉造影检查来鉴别。

（2）酒精性心肌病：长期过量饮酒（WHO 标准：女性＞40g/d，男性＞80g/d，饮酒 5 年以上）；既往无其他心脏病病史；早期发现戒酒 6 个月后临床状态得到缓解。饮酒是导致心功能损害的独立原因，建议戒酒 6 个月后再做临床状态评价。

（3）糖尿病心肌病：临床特征主要以心室舒张功能不全为主，随着病程进展也会出现收缩功能不全。其诊断可参考下列几点：①糖尿病病史。②症状与体征：心肌病多发生于长期糖尿病患者，常有高血压，可能同时合并严重动脉粥样硬化性心脏病。潜在性心肌病临床上无症状和体征，但超声心动图检测可发现心室功能减退。早期主要是舒张功能减退的表现，如劳力性呼吸困难、不典型胸痛等。当心肌病进展时，临床表现与大多数典型扩张型心肌病的表现相似，如疲乏、呼吸困难、端坐呼吸、胸痛、心悸等。体检可发现踝部水肿、肝脏肿大、腹水、奔马律、颈静脉压升高等。③超声心动图：早期左心室舒张功能减退，无心腔大小改变；晚期心室腔明显扩大，室壁运动减弱，收缩功能降低。④胸部 X 线检查：晚期心脏明显扩大，可有肺淤血表现。⑤放射性核素检查：对发现早期心肌病有帮助，运动试验时左心室射血分数降低。⑥心导管检查：对心肌病诊断帮助不大，主要在于排除冠心病存在。

（4）中毒性心肌病：长时间暴露于有毒环境，如化疗药物、放射性、微量元素缺乏等，既往无其他心脏病病史，发生心脏扩大和心力衰竭，原因不明。

（5）心动过速性心肌病：慢性心动过速发作时间超过每天总时间的 12%～15%，包括窦房折返性心动过速、房性心动过速、持续性交界性心动过速、心房扑动、心房颤动和持续性室性心动过速等；心室率多在 160 次/分以上，少数可能只有 110～120 次/分，与个体差异有关。

【治　疗】

治疗目的：①缓解症状，改善生活质量；②保护心肌，延长存活时间。轻度心力衰竭主要在于保护心肌；重度心力衰竭者必须减轻负荷，增强心肌收缩力，兼顾心肌的保护，预防造成其他器官损害。

1. 积极防治诱发心衰因素　如感染、劳累、情绪激动等。

2. 用药个体化，小剂量联合用药　不同作用类药物可以联合选用。

（1）正性肌力药物如洋地黄类、多巴酚丁胺、米力农等。

（2）利尿剂常用配伍为呋塞米、螺内酯或氨苯蝶啶，间歇使用，应注意电解质平衡。

（3）血管扩张剂可减轻前后负荷，如硝酸甘油、硝酸异山梨酯、ACEI 等。

（4）抗凝剂防治血栓和栓塞，使用中注意出血倾向。

（5）β 受体拮抗剂，如比索洛尔、美托洛尔、卡维地洛等。宜从小剂量开始，重度心衰者禁用。干体重时方可使用。

卡维地洛既能阻断 β_1 受体也能阻断 α 受体而引起血管扩张的作用。最近美国多中心卡维地洛研究显示轻、中、重度心力衰竭患者经该药治疗后病死率有显著降低，生活质量明显改善，住院次数和时间显著减少。

（6）辅助药物：磷酸肌酸钠、左卡尼汀、曲美他嗪、ATP、C_0Q_{10}、FDP 等改善心肌代谢。

3. 心脏移植　DCM 晚期患者可延长寿命，但老年人不予采纳。

【预　后】

该病一旦出现心衰，预后不佳。

三、限制型心肌病

限制型心肌病（restrictive cardiomyopathy，RCM）是心室（单/双心室）充盈、舒张受限而室壁厚度和收缩功能正常或轻度受损为主要特征的一类非缺血性心肌病。其收缩容积正常或降低、舒张容积正常或降低以及正常情况下发生的限制性左心室生理学异常。

RCM 生理学异常特点为：心肌僵硬度增加所致左室充盈状态，表现为心室压力显著升高而心室容积仅轻度增加。引起 RCM 病因包括特发性、家族性和全身系统性疾病。家族性 RCM 通常为常染色体显性遗传。

损害收缩功能的心内膜病理变化（纤维化、纤维弹性组织增生和血栓）也可导致限制性心室生理学异常，根据嗜酸粒细胞是否增多可进一步将其分为两个亚组：伴嗜酸粒细胞增多心内膜心肌病（现归类于嗜酸粒细胞增多综合征）和无嗜酸粒细胞增多的心内膜心肌病，如心肌心内膜纤维化（EMF）。临床 PCM 需与缩窄性心包炎鉴别。前者无心包增厚。

四、致心律失常性右室心肌病

致心律失常性右室心肌病（arrhythmogenic right ventricular cardiomyopathy，ARVC），又称为右室心肌病，是一种进行性的右室心肌肌肉障碍的遗传性心肌病。组织学表现为右心室心肌被脂肪和纤维组织进行性替代为特征。尽管 ARVC 较为罕见，估计发病率为 1/5000，但在欧洲某些地区，ARVC 是青年猝死的常见原因。多数 ARVC 为基因 *plakophilin-2* 和其他心肌细胞桥粒蛋白变异的常染色体显性遗传，但也有一些病例确认为常染色体隐性遗传。

ARVC 病变主要累及右心室前壁漏斗部、心尖部及后下壁，三者构成"发育不良三角"。右心室功能障碍（局部或整体），伴或不伴左心室疾病，同时有组织学证据和(或)符合相应标准的心电图异常表现。心脏磁共振成像（cardiovascular magnetic resonance，CMR）作为诊断标准之一，建议疑诊者行 CMR 检查有助于鉴别诊断。ARVC 右心室需与导致右心室扩张和右心室功能下降的先心病如房间隔缺损、三尖瓣下移畸形鉴别。

ARVC 临床表现复杂多样，患者半数以上有不同程度心悸，1/3 发生过晕厥，近 1/10 以恶性心脏事件首发。ICD 治疗可预防心源性猝死，有建议在有室性心动过速或晕厥证据的高危患者安装。

五、未分类的心肌病

1. 左心室致密化不全（LVNC）　特点为左心室具有明显的肌小梁和深部小梁间隐窝、变薄的致密化心肌为特征的心肌病。室壁常增厚，心外膜致密变薄而心内膜增厚。一些患者可伴有左心室扩张、收缩功能障碍。

目前尚不能明确 LVNC 是否为一种单独的心肌病。LVNC 可单独出现或与先天性心脏疾病如 Ebstein 畸形或发绀型心脏病及神经肌肉疾病联合出现。LVNC 通常为家族性，至少 25% 无症状亲属有不同程度的超声心动图异常。

2. Tako-Tsubo 心肌病　暂时性左室心尖球形综合征或 Tako-Tsubo 心肌病的特点为短暂的左室心尖和（或）心室中段收缩功能障碍，冠状动脉造影无阻塞性冠状动脉疾病。患者可表现为突发"心绞痛样"

胸痛、广泛 T 波倒置，甚至 ST 段抬高以及心肌酶轻度升高。多数报道病例为绝经后女性，通常于症状发生前有情绪激动或生理应激。大多数患者去甲肾上腺素浓度升高。左心室功能通常在数天或几周后恢复正常，罕有复发者。

（柯琴梅 管思明 李 伟）

第九节　动脉粥样硬化与血脂代谢

心血管疾病导致全球总死亡比例从 20 世纪初的 1/10 发展的 21 世纪的 1/3，已成为全球首位死因，且流行趋势不断加剧，是全球重要的公共卫生问题。我国心血管疾病的流行趋势与全球完全相似。其中，动脉粥样硬化是这类疾病发病一重要原因。

动脉粥样硬化（atherosclerosis，AS）是以血管内膜瘤、粥样化和（或）附壁血栓形成为病变特征的动脉疾病。动脉粥样硬化性疾病包括：冠心病、脑卒中、腹主动脉瘤和外周动脉疾病。疾病发生发展过程漫长，无症状动脉粥样硬化早在儿童时期就可已经存在。动脉粥样硬化性疾病多见于 40 岁以上中老年人，但近年来临床发病趋于年轻化，且首次发病就有致死、致残的高风险。有报道，男性约 60%、女性约 45% 首发症状为急性心肌梗死，70% 首发症状为脑卒中。

【病因与发病机制】

AS 病因复杂，一般认为是遗传和环境等多因素相互作用的结果，这些因素称为 AS 危险因素。目前传统公认的危险因素包括：①不可逆性危险因素：年龄、性别、种族、家族史；②可逆性危险因素：血脂异常、高血压、糖尿病、腹型肥胖、不健康生活方式包括膳食不平衡（饮食缺少蔬菜水果、肉类和油脂量过高、食盐摄入过多、大量饮酒）、缺乏运动、吸烟和精神紧张。近年来，"新"的危险因素不断涌现：包括 C 反应蛋白、脂蛋白α、纤维蛋白原、同型半胱氨酸、尿酸、巨细胞病毒感染等。

目前传统的危险因素仍是动脉粥样硬化的主要危险因素，≥40 岁个体应至少每 5 年按"心血管疾病相对危险评估量表"进行危险评估，≥60 岁人群为心血管疾病高危人群，对该人群应更积极干预危险因素。

动脉粥样硬化是多种复杂机制作用的结果，主要围绕三种学说：脂质浸润学说、血栓形成学说和损伤反应学说。大量证据表明动脉粥样硬化与血管损伤后发生的一系列生物学过程有关，即高脂血症、高血压、糖尿病、吸烟等动脉粥样硬化危险因素或细菌、病毒及其他微生物长期反复作用引起动脉内皮损伤，导致内皮细胞的功能变化及内皮完整性破坏，低密度脂蛋白胆固醇（LDL-C）渗入血管壁及血小板黏附聚集于损伤处，循环血液中的单核细胞趋化黏附至内皮下分化为巨噬细胞，摄入富含胆固醇的脂蛋白颗粒形成泡沫细胞，同时分泌趋化因子和炎症因子，继而泡沫细胞凋亡、坏死，并与 T 细胞、平滑肌细胞、内皮细胞、炎症细胞等共同引起粥样硬化斑块形成，继发斑块破裂，血栓形成，管腔狭窄，导致临床心血管事件的发生。

【老年人血脂代谢特点】

随年龄增长，脂蛋白代谢发生许多改变，与激素水平的变化有关。儿童时期高密度脂蛋白胆固醇（high density lipoprotein cholesterin，HDL-C）水平通常较高，而 LDL-C 水平通常较低。进入青春期后，男性 HDL-C 水平开始下降，并持续低于女性；LDL-C 水平逐渐升高，但在女性由于雌激素的影响 LDL-C 的上升幅度小于男性。绝经期后，女性 LDL-C 水平明显上升并超过男性，欧美国家报道女性总胆固醇（triglyceride，TC）和 LDL-C 水平 60 岁达高峰，而男性于 50 岁左右即达高峰，70 岁后开始下降，我国的研究结果显示达高峰年龄较欧美国家推迟 10 岁左右。

年龄相关的血脂谱的改变为体内脂质转运和代谢上某些环节变化的结果。人体肝细胞表面 LDL 受体数量随年龄增长而逐渐减少，致使 LDL-C 分解代谢率降低，血循环中 LDL-C 升高。另外，老年人自肠道吸收胆固醇增加或胆汁中排泄胆固醇减少，肝脏的胆固醇储量增加，通过反馈机制抑制 LDL 受体的表达。老年期的脂肪组织增加，胰岛素抵抗等因素加速体内脂解作用，为肝脏合成极低密度脂蛋白胆固醇（very low-density lipoprotein cholesterin，VLDL-C）提供较多的游离脂肪酸。

【血脂异常与动脉粥样硬化】

脂质在血浆中以脂蛋白形式运输，水溶性脂蛋白复合物核心是胆固醇酯和三酰甘油，表面覆盖有单层磷脂、游离胆固醇和载脂蛋白。血浆中主要脂质有乳糜微粒（chylomicron，CM）、VLDL、LDL 和 HDL。CM 和 VLDL 都以 TG 为主，所以这两种脂蛋白统称为富含 TG 脂蛋白。LDL 被称为富含胆固醇脂蛋白，血浆中胆固醇约 65% 在 LDL 中。

血脂异常指血液脂质或脂蛋白组成成分含量异常，是产生动脉粥样硬化的条件，包括 TC、TG、VLDL 及 LDL 水平增高和 HDL，尤其 HDL_2 水平降低。近来认为载脂蛋白 apoA 降低与 apoB 和脂蛋白 Lp（a）

增高也是动脉粥样硬化危险因素。各种脂蛋白产生动脉粥样硬化危险程度不同。有研究表明，餐后高脂血症（主要是 CM 浓度升高）亦是冠心病的危险因素。CM 代谢残骸即 CM 残粒可被巨噬细胞表面受体所识别而摄取，因而可能与动脉粥样硬化有关。目前，多数学者认为血浆 VLDL 水平升高是冠心病的危险因素。LDL 是 VLDL 代谢终产物，其致动脉粥样硬化性能已被确定。

1. 总胆固醇与动脉粥样硬化　在 Framingham 研究中，TC 水平高于 275mg/dl（7.1mmol/L）与 TC 低于 200mg/dl（5.1mmol/L）组人群比较，反复发生心肌梗死或冠心病死亡的危险增加 4 倍，而所有原因引起死亡危险增加约 3 倍；同时，发现高 TC 血症是冠心病的独立危险因素之一，在老年组更是冠心病最主要危险因素。近年来大规模降低胆固醇一、二级临床试验结果也充分证明，降低血浆高胆固醇水平，可减少冠心病发病率和死亡率，也可降低心脑事件发生率。在对 58～64 岁最易发生冠心病危险事件年龄阶段人群进行调查的证明，血浆胆固醇水平随年龄增长而升高；患者血浆胆固醇水平降低程度越大，则冠心病危险性减少越明显。

2. 低密度脂蛋白胆固醇与动脉粥样硬化　LDL-C 是致 AS 最主要的脂蛋白，近 20 年来，自 4S 研究开始至今已有无数大型临床研究证实，无论患者有无冠心病，也无论患者 LDL 脂蛋白水平是否升高，降低 LDL-C 就能获益。

LDL-C 是向周围组织运送胆固醇的主要载体，导致动脉粥样硬化的主要机制有：①损害内皮细胞，引起损害处血小板聚集，易于形成血栓。此外，血小板释放出平滑肌生长因子，促进平滑肌细胞的增殖。②LDL-C 颗粒通过内皮细胞或内皮细胞间隙进入动脉壁，使 LDL 中的胆固醇易于沉积于细胞内基质而被细胞吞噬。

除了 LDL-C 浓度外，LDL-C 的组成成分也影响动脉粥样硬化的易患程度。TG 可从 CM 和 VLDL 经胆固醇酯转运蛋白转运到 LDL，然后经肝脂酶水解，产生比正常 LDL-C 颗粒更小、更致密的 LDL-C 颗粒。小而致密的 LDL 引起心肌梗死的危险比大而轻的 LDL 高 3 倍。小而致密的 LDL-C 常见于有 TG 浓度增高，HDL-C 浓度降低，肥胖和患高血压的人群。小而致密的 LDL 引起冠心病危险增加的机制是多方面的：①小而致密的 LDL-C 唾液酸含量减少，从而增加了 LDL-C 与血管壁结合的能力；②更易通过血管内皮细胞；③在血循环中停留时间长，有更多机会进入动脉壁而被巨噬细胞摄取，因此更易促进泡沫细胞的形成；④更易抑制内皮源性舒张因子的释放，使管腔变窄而促进斑块破裂。

LDL-C 氧化修饰后形成的氧化型低密度脂蛋白（ox-LDL）在动脉粥样硬化的发生发展过程中起着更重要的作用：诱导 AS 发生中单核细胞黏附并迁移到血管内皮细胞；抑制 NO 的产生而使血管收缩；增加基质金属蛋白酶-9 并减少其组织抑制剂 TIMP-1 的表达促进粥样斑块的破裂和血管重构；增加内皮细胞和平滑肌细胞碱性成纤维细胞生长因子的表达而诱导平滑肌细胞的增殖；减少内皮细胞组织型纤溶酶原激活物并增加纤溶酶原激活物抑制物-1 的释放，从而抑制内皮的纤溶活性，引起血小板的黏附和聚集；刺激内皮细胞表达巨噬细胞集落刺激因子和单核细胞趋化蛋白-1，引起单核细胞聚积、分化为巨噬细胞促进脂质斑块的发展。

3. 高密度脂蛋白与动脉粥样硬化　HDL 主要在肝脏和小肠合成，通过以下途径将胆固醇清除或输送到肝脏进行代谢：①一部分由肝脏合成分泌的 HDL 颗粒所组成，主要含有 apoE，可被肝脏 apoE 受体识别；②未含 apoE 的 HDL 被肝细胞吞噬；③由肝细胞肝三酰甘油脂酶介导的胆固醇酯摄取；④胆固醇酯转运蛋白催化 HDL 的胆固醇酯转移到 VLDL、IDL 和 LDL，后三者经肝脏 LDL 受体作用而分解。

流行病学研究已表明，HDL-C 浓度与动脉粥样硬化的发病呈负相关。Framingham 心脏研究认为，在男性和超过 49 岁的女性人群中 HDL-C 是冠脉疾病最有力的脂质预测因子。HDL-C 每升高 1mg/dl，男性冠状动脉疾病的危险减少 2%，女性减少 3%。随后大量流行病学的研究验证了这一观点。正常 HDL-C 发挥抗动脉粥样硬化作用机制见图 9-13。

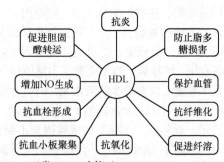

图 9-13　正常 HDL 功能（Namiri-Kalantari 2015，3）

虽然流行病学资料显示 HDL-C 水平与动脉粥样硬化性疾病发生呈显著负相关，但人为升高 HDL-C 水平是否可以降低心血管病风险？

目前升高 HDL-C 最强药物为胆固醇酯转运蛋白抑制剂。但结果令人失望，在 ILLUMINATE 研究中，托塞曲匹使 HDL 升高 70%，但全因死亡率增加 60%；在 dal-OUTCOMES 研究中，达塞曲匹使 HDL-C 增加 31%～40%，但心血管事件的风险无有益改善；evacetrapib 使 HDL-C 增加 54%～129%，但也未能减少心血管终点事件；目前关于安塞曲匹的 REVEAL 试验仍在继续。

烟酸是目前已上市的调脂药物中升高 HDL-C 水平最为有效的药物，但 AIM-HIGH 研究发现缓释烟酸联合辛伐他汀并没有进一步减少心血管事件而被提前 18 个月终止。HPS2-THRIVE 研究也未降低主要心血管事件风险。

以往认为 HDL-C 仅仅作为胆固醇逆向转运的载体，但 Oram 等的研究却发现在胆固醇逆向转运过程中 ATP 结合盒转运子 A1 与 apoA I 相互作用可激活 JAK2/STAT3 信号通路发挥抗炎作用。

目前认为，HDL-C 不仅具有抗炎作用，某些 HDL-C 反而具有促炎作用。研究发现，易患动脉粥样硬化的近交系小鼠具有促炎的 HDL-C，而对动脉粥样硬化抵抗的近交系小鼠具有抗炎 HDL-C。此外，在急性期反应期间，HDL-C 也失去了抗 LDL-C 氧化的作用。作为 HDL-C 最主要蛋白成分的载脂蛋白 A I（apolipoprotein，apoA I）在胆固醇逆向转运过程中发挥了重要作用。已有研究发现重组的 apoA I/磷脂复合物可显著减少冠状动脉粥样硬化斑块体积。此外，一些研究也发现，apoA I 类似肽（mimetic peptide）具有抗炎、抑制动脉粥样硬化的作用。因此，不能单纯以 HDL-C 水平来评价 HDL-C 的功能及其与动脉粥样硬化之间的关系。

4. 三酰甘油（TG）与动脉粥样硬化　血浆中 TG 主要存在于 CM 和 VLDL 中，血浆 TG 浓度增高反映了血浆 CM 和（或）VLDL 水平的增高。近年提出剩余心血管风险因子中 TG 是重要的风险。

虽然 TG 和冠心病的关系尚没有 LDL-C 与冠心病的关系那么确定，但流行病学研究提示，TG 在判断冠心病危险时起重要作用。在 PROCAM（prospective cardiovascular munster）研究中，在心肌梗死患者和冠心病死亡组中，39% 的 TG 浓度在 200mg/dl 以上，而在无心肌梗死或卒中的存活者中 21% 的 TG 在 200mg/dl 以上。赫尔辛基心脏研究资料的随后分析发现，TG 大于 200mg/dl 伴 LDL-C 与 HDL-C 比值大于 5 的亚组，与 TG 低于 200mg/dl 伴 LDL-C 与 HDL-C 比值等于或小于 5 的亚组相比，心脏事件的相对危险性是 3.8。另有研究发现，当 TG 小于 1.3mmol/L 时，大而轻的 LDL-C 较多，而 TG 大于 1.3mmol/L 时，小而致密 LDL-C 增加，提示 TG 可促进小而致密 LDL 生成。

有研究提示，TG 可能是绝经后妇女冠心病的独立危险因素。临床上高三酰甘油血症常与老年人糖尿病、肥胖、脂肪肝相关。

5. 载脂蛋白（apolipoprotein，apo）**与动脉粥样硬化**　载脂蛋白是位于脂蛋白表面的蛋白质，以多种形式和不同比例存在于各类脂蛋白中。各类脂蛋白也因其所含载脂蛋白种类不同而有不同功能和不同代谢途径。不同脂蛋白至少有以下作用：如与脂质亲和作用而使脂质具有水溶性；转运胆固醇和 TG；激活脂蛋白脂酶和卵磷脂胆固醇酰基转移酶等。对动脉粥样硬化发生和发展有很大影响。迄今报道载脂蛋白 20 余种，研究较多的有 apoA、apoB、apoC、apoD、apoE 及 apo（a）等。

（1）apoA：分为 apoA I，apoA II 和 apoA IV。apoA I 和 apoA II，大部分布在 HDL 中，是 HDL 主要载脂蛋白。apoA I 主要分布 CM、HDL_2 和 HDL_3 中，约占三类脂蛋白中蛋白质含量 33%、65% 和 62%，主要参与胆固醇逆向转运过程；apoA II 在 CM、HDL_2 和 HDL_3 中分别占 7%～10%、15% 和 25%，参与维持 HDL 结构，并激活肝脂酶，水解 CM 和 VLDL 中的 TG 和磷脂。apoA IV 生理功能目前尚不清楚。

apoA I 基因缺陷可引起 Tangier 病，特点是血浆中 apoA I 缺乏或明显减少，常伴有严重的低 HDL 血症，可导致动脉粥样硬化。

（2）apoB：是动脉粥样硬化重要的预测指标。在高脂蛋白血症、糖尿病、动脉粥样硬化、心肌梗死等疾病可升高；心肌局部缺血和肝功能不全时水平可下降。该基因在肝、肠组织细胞中表达。肝细胞中产物为 $apoB_{100}$，主要分布于 VLDL、IDL 和 LDL 中，占这三类脂蛋白中蛋白质含量的 25%、60% 和 95%，是 VLDL、IDL 和 LDL 结构蛋白，参与脂质转运及 VLDL 的合成、装配和分泌；也是介导 LDL 与相应受体结合必不可少的配体；肠细胞中产物为 $apoB_{48}$，主要分布于 CM 中，占其蛋白质含量 5%。缺失了 $apoB_{100}$ 的 N 末端同 LDL 受体结合的结构域，参与外源性脂质消化吸收和运输。

（3）apoC：一般认为其在 VLDL 中含量升高可使富含 TG 的脂蛋白分解及消除减慢，因而可引起部分患者发生高 TG 血症。其可分为 apoC I、apoC II 和 apoC III。apoC III 主要分布于血浆 HDL、VLDL 和 CM 中，分别占这三类脂蛋白中的蛋白质含量 2%、40% 和 36%。apoC I 可激活胆固醇酰基转移酶，apoC II 可激活脂蛋白脂酶，而 apoC III 则抑制脂蛋白脂酶活性，同时使 HDL 特别是 HDL_2 分解代谢率降低。

（4）apoE：是一个多态性蛋白，有三个常见的异构体，即 E_2、E_3、E_4。主要存在于 CM、VLDL、IDL 和部分 HDL 中。apoE 浓度与血浆 TG 含量呈正相关，具有与 LDL 受体结合功能，还可与 apoE 受体结合具有某种免疫调节作用；参与神经细胞的修复；明显影响正常人血浆胆固醇水平，$apoE_2$ 降胆固醇作用是 $apoE_4$ 升胆固醇作用的 2～3 倍，但 $apoE_2$ 使血浆 TG 水平升高。研究表明 apoE 等位基因 ε4 是冠心病重要遗传标记，冠心病组患者中 ε2/ε3 基因型有较低 LDL-C 水平，从而认为 apoE 基因多态性可能通过影响血脂水平而影响冠心病的发生。

6. Lp（a）与动脉粥样硬化 电泳时位于 β 和前 β 脂蛋白之间。其基本结构与 LDL 相同，只增加一个 apoA，通过二硫键结合于 $apoB_{100}$。白种人和东方人群血浆中 Lp（a）水平呈高度偏态分布，大多数人处于较低水平，而黑人 Lp（a）水平呈钟形分布。一般认为 Lp（a）＞0.30g/L 可能是冠心病危险因子，与传统危险因素并不相关。Lp（a）可被丙二醛、氧化物、硫氢化物、同型半胱氨酸等修饰，而修饰后的 Lp（a）具有更强的致动脉粥样硬化作用。研究表明：血浆 Lp（a）水平升高与动脉粥样硬化相关有明显遗传倾向或家族聚集性和种族差异。在冠心病患者一级亲属中，血浆 Lp（a）水平升高者多见。

【治　疗】

动脉粥样硬化从青少年开始，经数十年发展而成为致残或致死的疾病。循证医学已有充分证据表明，动脉粥样硬化一级预防和二级预防干预措施对其发生发展有明显疗效。

1. 治疗性生活方式改变 生活方式治疗包括：①控制饮食胆固醇摄入；②增加体力运动；③维持理想体重；④控制高血压、吸烟等其他心血管危险因素。

2. 药物治疗

（1）调节血脂药：老年人高脂血症发病率明显高于年轻人，因而患冠心病者也较年轻人明显多。北欧辛伐他汀生存研究（4S 研究）结果表明：对老年冠心病患者的高胆固醇血症进行治疗，可很大程度降低冠心病死亡率和总死亡率，其临床获益与年轻人基本相同。许多研究探索他汀类药物能否延缓甚至逆转动脉粥样斑块，ARBITER、ESTABLISH、REVERSAL、SATURN、METEOR、ASTEROID 研究发现，用阿托伐他汀或瑞舒伐他汀控制 LDL-C 到 60～80mg/dl 时，可延缓甚至逆转斑块进展。最近发表的 IMPROVE-IT 研究发现辛伐他汀联合依泽麦布将 LDL-C 降至 53.7mg/dl，与辛伐他汀单药（LDL-C 降至 69.5mg/dl）比较可减少 2%心血管事件绝对风险（相对风险减少 6.4%），而不良反应无明显增加。有学者提出人类合适 LDL-C 水平为 1.3～1.8mmol/L（50～70mg/dl）。2014 年中国胆固醇教育计划血脂异常防治专家建议降胆固醇治疗的目标值见表 9-17。

表 9-17　中国胆固醇教育计划降胆固醇治疗目标值（2014 专家共识）

临床疾患和（或）危险因素	LDL-C 目标值
动脉粥样硬化性心血管疾病	＜1.8mmol/L
糖尿病合并高血压其他危险因素*	＜1.8mmol/L
糖尿病	＜2.6mmol/L
慢性肾病（3 期或 4 期）	＜2.6mmol/L
高血压合并 1 项其他危险因素*	＜2.6mmol/L
高血压或 3 项其他危险因素*	＜3.4mmol/L

* 其他危险因素包括：年龄（男性≥45 岁，女性≥55 岁），吸烟，HDL-C＜1.04mmol/L，体重指数≥28kg/m²，早发缺血性血管病家族史

1）3-羟基-3-甲基戊二酰辅酶 A（HMG-CoA）还原酶抑制剂：即他汀类药物。HMG-CoA 还原酶是机体组织合成胆固醇的限速酶，抑制该酶的活性能有效降低内源性胆固醇的合成，并代偿性促进肝细胞 LDL 受体的合成，使细胞膜 LDL 受体数目增多及活性增强，增加肝细胞对 LDL 的摄取，降低胆固醇的水平。同时，也使 apoB 及 apoE 得以清除。给予大剂量时，TG 水平也可有一定程度降低。常用代表药物有：辛伐他汀（simvastatin），普伐他汀（pravastatin），氟伐他汀（fluvastatin），阿托伐他汀（atrovastatin），瑞舒伐他汀（rosuvastatin）。

2）胆固醇吸收抑制剂：依折麦布，主要与小肠细胞的刷状缘 NPC1L1 表达部位特异性结合，选择性抑制食物及胆汁来源胆固醇的吸收。最近发表的 IMPROVE-IT 研究发现与单用辛伐他汀比较，联合使用依折麦布可使主要心血管终点事件显著降低 6.4%。

3）苯氧乙酸类：即贝特类药物。本类药物可能抑制脂肪组织的脂解，刺激脂蛋白脂酶的活性，此双重作用均能使游离脂肪酸减少，肝脏 VLDL 的合成与分泌降低。此外，它还可能促进肝细胞 LDL 受体的活性，使 LDL 代谢加速，因此贝特类药物可降低血 TG 和 LDL-C。近年来发现，非诺贝特通过激活过氧化物酶激活增殖受体（PPAR），能增加 apoA Ⅰ、apoA Ⅱ的基因表达，减少 apoC Ⅲ基因表达，从而能增加血中 apoA Ⅰ、apoA Ⅱ及 HDL 的浓度，减少 apoC Ⅲ的浓度，导致血中 CM 及 VLDL 的降解加速，减少血浆 TG 水平，进而降低血浆小而密 LDL 水平。常用代表药物有：微粒化非诺贝特（fenofibrate）。

一项纳入近 17 000 例轻中度慢性肾病患者的 Meta 分析发现，贝特类治疗可使主要心血管事件风险降低 30%，并使心血管死亡风险降低 40%。另有研究发现，贝特类药物对 TG＞200mg/dl 且 HDL＜35mg/dl 的患者有益。推荐贝特类药物用于上述患者（推荐等级Ⅱb 级）。

4）烟酸：属 B 族维生素，可显著升高 HDL-C 水

平，还可使致动脉粥样硬化的小而密的 LDL 颗粒转变为大而轻的颗粒。该类药物虽可降低 TG 并升高 HDL-C，但临床研究却未发现显著减少患者的心血管事件及全因死亡率，因此不推荐作为首选药物。除非患者具有显著升高的 TG 或不能耐受他汀类药物治疗。

5）ω-3 脂肪酸：主要成分为 20 碳 5 烯酸（EPA），22 碳 6 烯酸（DHA），其调脂作用尚不十分明了，可能与抑制肝内脂质及脂蛋白的合成有关，临床观察对降低 TG 有一定疗效。

6）前蛋白转化酶枯草溶菌素 9（proprotein convertase subtilisin/kexin type 9，PCSK-9）抑制剂：是目前最新一类降胆固醇药物。PCSK-9 可增加 LDL 受体在肝细胞中的降解，减少肝细胞表面的 LDL 受体数量，从而提高 LDL-C 的生成率。PCSK-9 抑制剂通过阻断这一过程，以全新的方式发挥强效降胆固醇作用。目前上市的药物有 evolocumab 及 alirocumab。

其中，FDA 批准 alirocumab 用于经过饮食控制与最大耐受剂量他汀类药物治疗后 LDL-C 仍不能达标的杂合子型家族性高胆固醇血症或动脉粥样硬化性心血管疾病（ASCVD），包括冠心病、缺血性卒中、外周动脉疾病等的成年患者。虽然有研究显示该类药物的心血管益处，但由于均不是将心血管事件作为一级终点或二级终点，因此其对临床心血管终点事件的影响仍有待论证。目前，已有四项安慰剂对照的临床研究正在评价 PCSK-9 抑制剂的心血管益处。

7）多廿烷醇：是一种新型植物调脂药。通过激活腺苷酸激酶途径抑制 HMG-CoA 活性或增加其降解，从而抑制胆固醇合成；还可增加 LDL-C 受体，增加 LDL-C 的清除。给予 10～20mg/d 可使 LDL-C 降低 20%～30%，一般在用药 6～8 周后起效。该药物无反跳现象，长期治疗作用持续存在。2008 年多廿烷醇中国专家共识推荐其用于高 TC 血症、高 LDL-C 血症或低 HDL-C 血症患者心血管疾病的预防，尤其适用于老年人、肝功能异常和不能耐受他汀类药物的高胆固醇血症患者。

为安全使用调脂药物，老年人应注意以下几点：①起始剂量不宜过大，在监测肝功能和血肌酸激酶（CK）条件下逐渐增加剂量。如肝氨基转移酶超过正常上限 3 倍，应暂停给药。定期监测 CK，如 CK 超过正常上限 5 倍需减少用药剂量，如 CK 超过正常上限 10 倍应暂停用药。②肌病是由于肌溶解引发的严重的不良反应，表现有为肌痛、肌压痛、肌无力、乏力和发热等症状，血 CK 升高超过正常上限 10 倍，有肌病症状时应停药。用药期间如有其他可能引起肌溶症的急性或严重情况，如败血症、创伤、大手术、低血压和抽搐等，应暂停给药。③关于联合使用调脂药物，目前仅有他汀类药物联合使用胆固醇吸收抑

剂具有临床循证医学证据。临床上为了使 LDL-C 水平达标，可联合使用他汀类药物与依折麦布，可显著减少大剂量他汀类药物所致不良反应。

迄今为止他汀类药物仍是临床研究证据最为充分的降胆固醇药物，胆固醇吸收抑制剂及 PCSK-9 抑制剂，均只是作为他汀类药物的替代或补充，在他汀类药物治疗基础上应用或用于不能耐受他汀类药物治疗者。

（2）血管紧张素转换酶抑制剂（ACEI）：其抗动脉粥样硬化的机制可能为该类药物可抑制血管内膜增生及胶原形成以及使缓激肽增加等作用，致使具保护作用的一氧化氮和前列环素增加。我们的实验证实福辛普利可显著增加脐静脉内皮细胞一氧化氮合酶及一氧化氮表达，并减少 ICAM-1 表达，从而能抑制动脉粥样硬化的进展。

（3）β 受体拮抗剂：研究发现，急性心肌梗死（AMI）患者长期服用 β 受体拮抗剂可增加 LVEF。AMI 后早期应用 β 受体拮抗剂，能缩小梗死面积。在无禁忌证的情况下，β 受体拮抗剂可作为治疗 AMI 的常规药物应用，目前推荐急性心肌梗死 AMI 发病后应尽早使用 β 受体拮抗剂，疗程至少应达 6 个月以上。兼有 α、β_1、β_2 受体拮抗作用的卡维地络（carvedilol），具有独特的抗氧化效应，研究证明，该药治疗冠心病或心功能不全等比其他 β 受体拮抗剂疗效更佳。

（4）抗血小板与抗凝治疗：抗血小板聚集和黏附的药物，可防止血栓形成，可能有助于防止血管内阻塞性病变的发展。目前，临床上已使用的抗血小板药物共有三类，即阿司匹林、噻吩吡啶类（包括噻氯匹啶 ticlopidine 及氯吡格雷 clopidgrel）和血小板膜糖蛋白（GP）Ⅱb/Ⅲa 受体拮抗剂[包括非特异性竞争性抑制剂阿昔单抗（abciximab），肽类抑制剂（eptifibatide），非肽类抑制剂（tirofiban）及合成的非肽类抑制剂（lamifiban）]。

3. 基因、寡核苷酸及细胞治疗　基因治疗对遗传性家族性高脂血症更为合适。目前，进行试验药物包括 LDL-C 受体基因及 PCSK-9 反义寡核苷酸。此外，血管生成素-1 基因是另一有希望基因。由于心脏侧支循环建立是一个多环节、多因素作用过程，联合基因治疗也是目前研究方向之一。

（王　斌　管思明　方　欣）

第十节　老年人下肢动脉硬化闭塞症

周围动脉粥样硬化疾病（peripheral artery disease，PAD）指心脑血管之外的主动脉及其分支动脉因动脉

粥样斑块、血栓形成、栓塞、动脉炎等所致血管狭窄、闭塞或瘤样扩张的疾病。病变主要与动脉硬化有关，炎症性、遗传性发育不良和创伤性周围动脉疾病仅占所有 PAD 病例 5%～10%。PAD 是心脑血管病独立危险因素，其发生心血管事件与全因死亡率是无 PAD 患者的 1.6～2.0 倍。PAD 患病率随年龄增长而增加。资料显示，美国 40 岁以上人群 PAD 患病率 4.3%，其中 65 岁以上人群患病率 13%。2003 年北京某地区 60～95 岁老年居民患病率 16.4%，2010 年武汉地区 60 岁以上人群患病率 24.1%。重视和有效防治 PAD 对老年人有其重要临床价值和社会意义。狭义的 PAD 指下肢动脉硬化闭塞症。

下肢动脉硬化闭塞症（ASO）是由于动脉硬化造成下肢供血动脉的内膜增厚、管腔狭窄或闭塞，病变肢体血供不足，出现下肢间歇性跛行、疼痛、皮温降低，乃至溃疡、坏死等临床表现的慢性进展性疾病，常为全身动脉硬化血管病变在下肢的表现。本节重点简述下肢动脉粥样硬化性闭塞症（ASO）的临床诊治。

【病因与病理生理】

下肢动脉粥样硬化性闭塞症（ASO）的主要病因是动脉硬化。相关危险因素包括高龄、吸烟、糖尿病、高血压、高脂血症、高同型半胱氨酸血症、慢性肾功能不全及炎性因子如高敏 C 反应蛋白（hs - CRP）等，参与 ASO 发生与发展。

下肢血管内皮损伤，炎性反应和动脉内膜脂质沉积、继之发生动脉内膜增厚和粥样斑块形成，引起血管壁纤维化和钙化，使动脉管腔狭窄甚至闭塞。病变进行性加重而侧支循环不能及时建立和满足肢体血供时，肢体出现缺血症状，严重者发生缺血性坏死。

【临 床 表 现】

1. 好发中老年人 应警惕早期不典型表现，如下肢轻度麻木，检测踝肱指数（ABI）可运动后降低等。

2. 典型表现

（1）间歇性跛行：主要症状，由运动诱发，下肢运动后产生疲乏、疼痛或痉挛，多在小腿后方，导致行走受限。休息片刻（10 分钟内）症状可缓解，再次运动后症状再出现。跛行距离可提示缺血程度。

（2）缺血性静息痛：患肢静息下出现持续疼痛是下肢严重缺血临床表现，预示近期缺血性坏死风险。已有坏疽者多伴严重静息痛。

（3）严重肢体缺血（CLI）：典型表现静息痛（持续≥2 周）、溃疡、坏疽，踝收缩压＜50mmHg 或趾收缩压＜30mmHg 等。糖尿病者病变可更重。

3. 体征 轻度 ASO 常不引起体征。慢性 ASO

早期视诊可见皮肤薄而苍白萎缩，患肢多汗和发绀；晚期趾或足跟部溃疡（偶见于腿或足上），溃疡常被黑色的坏死组织（干性坏疽）所围绕。中-重度 ASO 常引起周围动脉脉搏（腘动脉、胫后动脉、足背动脉）减弱或缺如，以致两侧肢体脉搏显著不一。听诊腹股沟动脉远端可闻及血管杂音，患侧肢体血压降低或测不出，两侧肢体血压相差＞20mmHg。

患肢抬高及下垂试验：患者平卧抬高患肢 45° 1～2 分钟，如足部皮肤颜色消失和缺血性疼痛恶化提示供血不足；如在踝关节背屈运动后才出现皮肤苍白，提示缺血程度较轻；让患者迅速坐起将患肢下垂，正常足部呈现暗红色（下垂性发红，静脉充盈在 10 秒内），当静脉充盈时间＞15 秒，提示缺血；＞20 秒和＞30 秒提示严重缺血和侧支循环不足。

4. 急性下肢栓塞 急性阻塞可能来自动脉粥样硬化斑块破裂和血栓形成，或心脏、胸腹主动脉栓子栓塞所致。急性肢体缺血诊断标准：肢体突发 5P 表现：包括严重疼痛（pain）、极性感觉（polar）（冷感）、感觉异常（paresthesia）（感觉缺失）、肢体苍白（pallor）和无脉（pulse lessness）。

血管远端可扪及的脉搏可粗略定位阻塞动脉分叉部（如股动脉脉搏可扪及时，阻塞在股总动脉分叉部；腘动脉搏动可扪及时，阻塞在腘动脉分叉部）。严重病例可引起运动功能丧失。6～8 小时后触摸时肌肉可有压痛。

【实验室检查】

1. 动脉硬化检测 此检查简单、无创，对老年人尤为适用。检测主要项目包括以下两方面：

（1）踝肱指数（ankle-brachial index，ABI）和趾肱指数（toe-brachial index，TBI）：2015 年中国外科的相关指南认为，ABI 测定反映下肢动脉狭窄程度，正常为 1.0～1.4，临界为 0.91～0.99 可诊断下肢缺血。如临床高度疑诊但静息 ABI 正常，可运动负荷（平板试验）后再测。运动后 1 分钟 ABI 下降 20% 诊断阳性。ABI 用于初筛及治疗后评价。

TBI 测定用于动脉钙化影响 ABI 准确性时，常见于长期糖尿病、终末肾病和高龄者，TBI 正常＞0.7。TBI＜0.7 可诊断下肢缺血。

（2）肱踝脉搏波传导速度（pulse wave velocity，PWV）：可直接反映大动脉弹性。PWV＞1400cm/s 是检测动脉粥样硬化性心血管疾病一独立变量。

PWV 和 ABI 也作为心血管危险事件重要预测因素。

2. 超声检查 二维超声可测内中膜厚度、斑块大小和性质，结合彩色多普勒可诊断狭窄或闭塞部位、程度，并提供血流动力学参数，可作为筛选和诊断首选准确方法。局限性在于其准确性受约仪器和操作者水平。

3. 影像学检查 CT 血管成像和磁共振血管成像有助于了解闭塞或狭窄血管的部位、程度及支架植入或血管旁路移植术后病情的随访评估，是无创性血管影像学检查，在 PAD 诊断、疗效判断及预后评估方面有重要的指导意义。

数字减影血管造影（DSA）用于明确判断闭塞或狭窄血管的部位、程度及其侧支循环建立的情况，是手术或经皮腔内血管成形术（PTA）先决条件，较少用于诊断。

【诊断与鉴别诊断】

1. 诊断标准 下肢 ASO 诊断标准：①>40 岁；②有吸烟、糖尿病、高血压、高血脂等危险因素；③有下肢缺血临床表现（间歇性跛行、下肢静息痛、足温低、毛发少或足部皮肤发绀等）；④缺血肢体远端动脉搏动减弱或消失；⑤ABI ≤0.9；⑥多普勒超声、CTA、MRA、DSA 等影像显示下肢动脉狭窄或闭塞性病变。符合前四条可临床诊断。ABI 和彩色超声可判断下肢缺血程度。若需腔内治疗或手术，应根据需要行 MRA、CTA、DSA 检查。诊断流程见图 9-14。

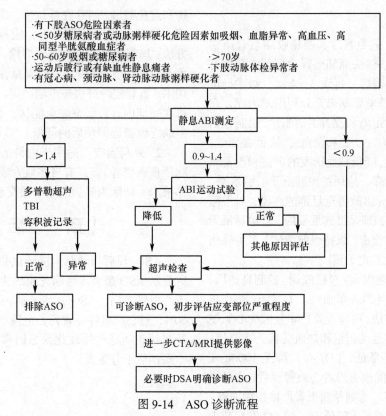

图 9-14 ASO 诊断流程

2. 临床分级分类 采用 Fontaine 分期与 Rutherford 分级，见表 9-18。

表 9-18 下肢 ASO 分级分类（来源 2015 中华外科指南）

Fontaine 分期		Rutherford 分级		
分期	临床表现	分级	分类	临床表现
I	无症状	0	0	无症状
IIa	轻度间歇性跛行	I	1	轻度间歇性跛行
IIb	中～重度间歇性跛行	I	2	重度间歇性跛行
		I	3	重度间歇性跛行
III	静息痛	II	4	静息痛
IV	组织溃疡、坏疽	III	5	轻度组织缺损
		IV	6	组织溃疡、坏疽

Fontaine 分期中：①无症状期阶段，需要通过临床检查来诊断。②间歇性跛行期为最典型临床症状，表现为患肢行走痛，休息后很快缓解。疼痛部位有助于动脉阻塞部位判断，主髂动脉 PAD 可能引起臀部、大腿或小腿的跛行；髋部疼痛；男性勃起功能障碍（Leriche 综合征）。股腘动脉病变跛行典型发生在小腿。③静息痛期为更严重动脉阻塞时表现，休息状态下肢也无法得到充分氧供应的严重肢端缺血。常为脚或者脚趾持续性冷和仰卧位疼痛，如患肢下垂可减轻疼痛；但晚期即使下垂肢体疼痛也不缓解，继之出现坏死性病变。④组织坏死期：病变严重出现始于脚趾和肢体远端缺血性溃疡。动脉溃疡非常痛，并常继发于局部轻微创伤，如果不改善局部血液循环，溃疡会

变干变黑最后坏死称为坏疽。患肢远端缺血性溃疡和坏疽渐向上扩展（但很少超过膝关节），易合并复杂局部感染，迅速引起进行性蜂窝织炎，甚至骨髓炎和败血症而需要截肢。

3. 与其他闭塞性周围动脉疾病鉴别 如多发性大动脉炎、血栓闭塞性脉管炎及动脉栓塞症等。此外，需与神经源性跛行、红斑性肢痛等相鉴别，但这些疾病无脉搏减弱、消失等血管病变表现，一般不难鉴别。

【治　　疗】

治疗目的：减少心血管事件，改善肢体不适症状，提高患者生活质量。

1. 内科治疗

（1）一般治疗：避免寒冷和避免收缩血管药物（如假麻黄碱，在许多治头痛和感冒治疗药中常含有此成分）；适当体育锻炼：每周3~4次，每次行走35~50分钟的运动是重要却未充分利用的治疗，它可增加无症状行走的距离和改善生活质量，机制包括促进侧支循环，改善内皮功能和微血管，降低血黏度，改善红细胞的可塑性，降低缺血诱发的炎症和改善氧的摄取；为减轻夜间痛，应保持患肢低于心脏水平，将床头抬高10~15cm以改善至足部的血流；对于糖尿病患者，预防性足护理是极其重要的，它包括每天对足的损伤和病变的检查，保持患肢清洁，避免外伤和穿过紧裤袜等生活方式干预。

（2）积极纠正危险因素：包括戒烟，控制高血压、高血脂、高血糖和高半胱氨酸血症。①戒烟：是预防发生心血管事件的方法，可降低死亡率并减少心肌梗死发生率，同时改善运动耐量和缺血症状。②调脂：ASO被视为冠心病等危证，LDL-C应降至100mg/dl以内。他汀类药治疗除改善患者心血管预后，还可增加患者最大步行距离。③糖尿病患者严格控制血糖：可减少ASO发病。HbA1c降低1%，ASO发病减少22%。④高血压者血压应控制在140/90mmHg以下，虽五类抗高血压药在影响间歇性跛行方面无差别，但均可改善心血管病预后，降低卒中、心肌梗死死亡率。

（3）抗血小板和抗凝治疗：阿司匹林预防剂量75~325mg/d或氯吡格雷75mg/d，可使ASO患者主要血管事件、死亡率明显降低。对伴冠心病、缺血性脑血管病或经皮球囊血管成形术后，或支架植入术后、外科血管术后患者，还需要阿司匹林和氯吡格雷双重抗血小板治疗。

（4）改善患肢血液循环：己酮可可碱（pentoxifylline），每次200~400mg，每天3次；西洛他唑（Cilostazol），每次50~100mg，每天2次等有助于改善患者跛行症状和增加运动耐量。

其他可能减轻跛行症状药物正被研究之中，包括l-精氨酸（内皮依赖性血管扩张剂的前体）、一氧化氮、扩血管的前列腺素和血管生成因子[如血管内皮生长因子（VEGF），碱性成纤维细胞生长因子（bFGF）]；在严重肢体缺血患者长期胃肠外用扩血管的前列腺素可能减少疼痛和促进溃疡愈合。基因治疗为目前研究热点之一，通过介入手段，在缺血部位动脉注射已进行基因编码生长因子，如VEGF、bFGF、血管生成素1、bFGF联合VEGF、血管生成素1联合VEGF等，可促进缺血组织的血管生成，增加血流灌注，改善临床症状。

（5）血管再通介入治疗：目标减轻症状，治愈溃疡和避免截肢。对存在静息痛、难以愈合的缺血性溃疡、同时ABI明显降低者，应考虑血管再通治疗。方法：局部动脉内药物灌注溶栓、经皮经腔血管成形术及血管内支架植入术、经皮血管腔内斑块旋磨及旋切术、血管腔内斑块超声消融等。血管再通介入治疗可在短期内有效缓解缺血症状、改善患者生活质量，但缺乏改善远期预后的证据。

2. 外科治疗 适用于内科治疗无效和大中型动脉严重病变者，方式有自体血管或人工血管动脉旁路移植术、动脉内膜剥脱术、腰交感神经切除术等。

【预　　后】

ASO预后与动脉粥样硬化的程度密切相关。研究显示ASO患者5年病死率约为30%，其中75%死于心血管疾病。ASO患者心肌梗死危险增加20%~60%，冠心病事件导致死亡危险增加2~6倍。因此，及时纠正动脉粥样硬化易患因素和伴发疾病对改善本病预后十分重要。

（彭　雯）

第十一节　老年人心血管病外科治疗

手术治疗是心血管疾病治疗的重要组成。心血管疾病发病率在老年人群约占40%。随着人口老龄化，老年人心脏手术病例和需手术治疗病例逐年增多。

近20年，随心血管外科技术大幅度进步，手术器械改良和新器械发明应用，围手术期处理优化和患者保护技术的改进，临床医疗综合管理科学化、合理化等，老年人心脏手术成功率已有很大提高，手术死亡率也明显下降。手术适应证逐渐扩大。

需看到，相比其他成年患者，老年心脏病患者手术治疗难度及危险性更大，术后并发症更多、死亡率更高。原因是：①老年人心脏病病程长，心功能差，病变程度重；②老年患者合并症多，多合并冠心病、原发性高血压、糖尿病、慢性肺疾病、肾功能不全、脑血管病等；③老年人重要器官储备功能不足，常致术后发生器官功能不全和并发症；④老年人大动脉及脑动脉硬化，易发生栓塞及脑动脉供血不足，神经系统并发症发生率高。

由于老年人伴发病多，重要脏器储备功能不足，机体防御和适应能力下降，耐受重大手术创伤能力下降，心脏手术风险更高，老年患者仍是心脏手术的高危人群，80 岁以上高龄老人心脏手术死亡率仍较高。因此，对老年患者，尤其 80 岁以上高龄患者的心脏手术应严格掌握手术适应证，详尽术前检查，充分术前准备，权衡手术利弊，以提高手术安全度和疗效。

本节简述老年人心脏病手术治疗中心肌血运再建术和瓣膜置换术外科治疗的基本重点，疾病相关诊疗及其他内容请见本章第四节老年人缺血性心脏病和第五节老年人心脏瓣膜病。

【老年人冠心病的外科治疗】

老年人冠心病发病率高，手术治疗风险高。术前应综合考虑，采用合适手术方案，以使老年，尤其高龄患者获益。

冠状动脉旁路移植术（coronary artery bypass graft，CABG），亦称冠状动脉搭桥术，多年临床实践证明能有效解除和缓解心绞痛症状，改善心肌供血，避免心肌梗死发生。手术并发症和死亡率都很低，是公认的有效治疗方法。

1. 适应证

（1）左主干狭窄大于 50% 或其残留通畅部分直径小于 1mm，尤其合并右冠状动脉病变或左心室功能受损者；左主干狭窄严重者，应急诊手术。

（2）1～2 支病变，狭窄严重或在重要位置不能进行介入治疗的患者，即使心绞痛症状不重，也应手术治疗。

（3）三支冠状动脉病变，尤其存在左心室功能受损，症状明显或合并糖尿病者，CABG 的存活率优于内科治疗。

（4）心绞痛症状经正规内科药物治疗仍不能控制，而冠状动脉造影证实至少一支以上主要冠状动脉严重狭窄、不稳定心绞痛频繁发作、近期可能发生心肌梗死者，更应积极手术。

（5）出现心肌梗死并发症，如左室室壁瘤形成、左室内附壁血栓形成、严重二尖瓣关闭不全、室间隔穿孔，并因此影响到心脏功能或导致心律失常者。

（6）在 PTCA 过程中冠状动脉受损，出现难以缓解的心绞痛症状，而且心电图有明确的缺血性改变。

（7）介入治疗（如 PTCA、冠状动脉内支架植入或冠状动脉内激光旋切）后冠状动脉再狭窄，或外科冠状动脉搭桥术后桥血管堵塞或冠状动脉出现新的狭窄性病变并导致心绞痛症状再发或心肌梗死者。

2. 禁忌证

（1）冠状动脉造影显示为弥漫性病变且管腔 <1.0mm。

（2）陈旧性大面积心肌梗死，心脏明显扩大，射血分数低于 20%，核素扫描提示无存活心肌，手术对于改善心功能帮助不大。

（3）病变弥漫又合并不能治疗的其他疾病者。

3. 老年人冠状动脉旁路移植术权衡

（1）年龄不是决定是否接受外科治疗唯一因素，高龄冠心病患者并非冠状动脉旁路移植术手术禁忌。凡适用于低龄患者的手术适应证亦适用于高龄患者。

高龄患者重要脏器功能状态是确定是否手术和采用何种手术方法的重要因素：高龄冠心病患者左主干病变和多支血管病变多见，左心功能不全和脑卒中较多，糖尿病、肺功能不全等合并症也较多。冠状动脉旁路移植术手术死亡率及住院死亡率均较低龄组高，术后并发症，特别是脑卒中风险也高于低龄组，是高龄患者冠状动脉旁路移植手术问题所在。

（2）美国国立医学数据库资料显示：24 461 例年龄≥80 岁冠状动脉旁路移植术者，术后 30 天、1 年、3 年死亡率分别为 10.5%、19.3% 和 28.8%，而 65～70 岁者分别 4.3%、7.8% 和 13.1%，差别非常显著。

（3）术前预测老年患者手术死亡率危险因素：最重要是 NYHA 心功能分级或左心室射血分数（LVEF），两者几乎呈线性关系。LVEF<20% 者与 LVEF>20% 者比较，其手术死亡率可能增加 10 倍之多。急诊手术是第二位危险因素，老年患者急诊手术死亡率明显增加。纽约一组资料显示，≥80 岁患者择期手术死亡率 2.8%，限期手术 13.5%，而急诊手术则高达 33.3%。再次冠状动脉旁路移植术也是危险因素之一。

（4）高龄患者术中正确处理非常重要。

4. 冠脉旁路移植术术式选择

（1）体外循环冠状动脉旁路移植术（ONCABG）：为经典手术方式，其优点为：手术视野清楚、术者操作从容、桥管口吻合精确、术后近远期通畅度高；其缺点为：体外循环扰乱生理功能，给机体带来一定创伤。

（2）非体外循环冠状动脉旁路移植术（OPCABG）：为治疗多支血管病变的常用方法，适于大多数冠状动脉旁路移植术者，尤其是体外循环高风险者（高龄、左心室功能不全、慢性肾衰竭、慢性阻塞性肺疾病、脑梗死后、升主动脉粥样硬化、再次手术、凝血功能不良等）。相对禁忌证为冠状动脉弥漫钙化、直径细小（小于 1.5mm）、术中血流动力学不稳定者。比 ONCABG 手术死亡率、脑卒中发生率、主要心血管事件发生率低。

（3）微创冠状动脉旁路移植术（MIDCABG）：适于单支血管病变，能进行局限的再血管化治疗。临床荟萃分析显示早期和晚期（>30 天）的死亡率分别为 1.3% 和 3.2%。

（4）机器人辅助冠状动脉旁路移植术（TECABG）：实现了最大限度微创伤，提高了手术速度和安全性。目前使用达芬奇手术机器人系统，由控制台、计算机控制系统和机械臂组成。其主要应用于前降支单支血管病变，缺点为：手术时间过长，难适用于所有部位血管，费用昂贵，缺少技术培训。

（5）杂交手术（Hybrid）：是联合应用心脏外科 MIDCABG 和心脏内科 CPI 技术对冠状动脉多支血管病变进行血运重建，适用于对心脏内、外科均为高风险、高难度患者，如老年、动脉硬化、肝肾肺功能不全及脑卒中患者。该方法微创手术和支架植入先后顺序还不确定，远期疗效有待进一步观察。

【老年人心脏瓣膜病手术】

老年退行性心脏瓣膜病也称非炎症性钙化性心瓣膜病，是随年龄增长、瓣膜老化的退行性变和钙质沉积所致。临床以主动脉瓣和二尖瓣及其瓣环常易受累，瓣膜钙化性改变是老年退行性瓣膜病特征。

1. 老年人主动脉瓣狭窄　钙化性主动脉瓣狭窄为重要病因。主动脉瓣退行性钙化常合并冠状动脉病变。主动脉狭窄也可见先天性二叶或单叶瓣畸形，患者常于 50 岁或 60 岁后出现症状。

（1）手术适应证：瓣膜手术时机渐趋向于尽量早期。其适应证有：①临床上呈现心绞痛、晕厥或心力衰竭者，出现症状 2~3 年内有较高猝死发生率，故应尽早手术治疗；②无症状或症状轻微者如瓣膜狭窄明显，跨瓣压差超过 10.0kPa，应手术，以防猝死可能；③瓣膜压差小于 6.67kPa，瓣口面积≤0.8cm^2，心电图示进行性左心室肥厚，主动脉瓣钙化严重者亦应手术；④中度以上主动脉瓣狭窄，同时需行升主动脉手术、冠状动脉旁路移植手术或其他心脏瓣膜手术者。

（2）手术方式：主动脉瓣置换是治疗主动脉瓣狭窄的主要方法，包括：①传统开胸瓣膜置换。对 70 岁以上，特别是预期寿命不长患者，手术方式尽可能简捷，创伤尽可能小，手术时间尽可能短。对合并冠心病患者，同期行冠状动脉旁路移植手术，可提高此类患者手术成活率。②经导管主动脉瓣植入术，适合高龄、存在一些基础疾病、手术危险因素高、不宜接受传统外科开胸换瓣手术患者，尤其存在主动脉瓣置

换手术禁忌证患者，可采用经导管主动脉瓣置换术。

老年患者单纯主动脉瓣置换术手术后远期生存率与正常同龄人接近。多数患者术后生活能够自理，并恢复中度以上体力活动。有症状未接受手术治疗主动脉瓣狭窄患者生存率低且生活质量明显下降。

2. 老年人主动脉瓣关闭不全　临床多见主动脉瓣狭窄合并主动脉瓣关闭不全，单纯老年性主动脉瓣关闭不全相对较少见。其病因主要是长期高血压、升主动脉进行性扩张。急性主动脉瓣关闭不全主要见于急性主动脉夹层和感染性心内膜炎所致瓣环结构或瓣叶毁损。慢性主动脉瓣关闭不全患者 5 年生存率为 75%，若发生充血性心衰，50% 患者 2 年内死亡。

（1）适应证：①临床心绞痛或左心室衰竭症状，可数年内病情恶化或猝死，应争取尽早手术；②无症状者心胸比>0.55，舒张压<6.67kPa，超声心动图左室收缩末直径>55mm，应手术；③左心功能不全者应尽早手术。左室心肌病变重，射血分数<25%者，手术危险增加、术后疗效不佳。

（2）禁忌证：全身营养状况很差，心肌病变为主，心功能 4 级，EF 小于 30%，伴呼吸及肾功能不全，当视为手术禁忌。

（3）手术方式：老年人多用瓣膜置换手术。>70 岁、特别预期寿命不长者，仍尽可能用简捷，创伤小的术式；合并升主动脉扩张尽量用人工材料加固等升主动脉成形术，避免高风险带瓣管道移植手术。

3. 老年人二尖瓣关闭不全　病因多为退行性变和缺血性病变。退行性二尖瓣关闭不全主要由瓣叶脱垂引起，缺血性二尖瓣关闭不全主要由瓣叶活动受限造成。中度关闭不全可出现临床症状；重度关闭不全症状显著，左心房压力在心脏收缩时急骤升高。

适应证：症状和超声心动图二尖瓣反流量、左心房顺应性及左室心功能等指标确定手术与否，判断手术时机。左室功能改变是决定手术重要因素。其适应证包括：①左心室功能正常无症状者，严重二尖瓣反流伴正常左心室功能者；②有症状、中度以上反流者，无论左心室功能正常与否均应手术；③无症状中度以上反流，心功能不正常者，应尽早手术；④症状很重，反流量大，心功能很差，LVESD>50mm，EF<30%，手术风险高，应积极内科治疗，心衰控制或心功能改善后相当一部分可获手术机会；⑤慢性心房颤动：术前心房颤动是术后患者长期生存降低的独立预测因素。

4. 二尖瓣狭窄　老年人少见，病因有二尖瓣叶和瓣环钙化、感染性心内膜炎合并较大的赘生物等。此处不细述。

【老年人瓣膜置换术瓣膜类型选择】

生物瓣适应证：高龄患者，合并明显缩短预期寿

命疾病患者；不愿抗凝治疗窦性心律者；难遵医嘱进行抗凝治疗者。宜选用机械瓣膜情况：不愿再次手术者；慢性肾功能不全继发甲状旁腺功能亢进者。合并心房颤动需长期抗凝者。

影响老年人瓣膜手术预后因素和环节较多，年龄虽至关重要，但把握好术前术后每个诊治环节，可大大降低老年人瓣膜手术死亡率，显著提高老年患者生活质量。

（刘小斌 张凯伦）

思 考 题

1. 老年人心室顺应性降低的原因和临床意义是什么？

2. 老年人冠状动脉循环生理特点及临床意义是什么？

3. 老年人心力衰竭常见诱因有哪些？

4. 老年人心力衰竭的症状与体征有哪些特点？

5. 列举老年人心力衰竭治疗常用药物并简述适应证及注意要点。

6. 简述老年人高血压发病机制。

7. 简述老年人高血压特点和治疗。

8. 简述缺血性心脏病的概念及分类。

9. 简述老年人心绞痛的临床症状特点。

10. 老年人 ST 抬高型急性心肌梗死常见并发症及其特点有哪些？

11. 心脏超声在诊断老年人心瓣膜病的作用有哪些？

12. 钙化性主动脉瓣狭窄发生晕厥的原因有哪些？应如何处理？

13. 如何诊断老年病态窦房结综合征？

14. 老年人心房颤动的治疗目的和原则是什么？

15. 老年心房颤动并发脑卒中的高危因素有哪些？

16. 老年心房颤动的治疗目的及原则是什么？

17. 简述扩张型心肌病的诊断、鉴别诊断和治疗。

18. LDL 和 HDL-C 在动脉硬化中有哪些作用？

19. 简述常用调脂药种类及作用机制。

20. 下肢动脉硬化症的检查和诊断标准是什么？

第十章　呼吸系统疾病

第一节　老年人呼吸系统的病理生理变化

人体的呼吸系统在 25～30 岁生长发育成熟，肺功能亦达峰值。30 岁以后呼吸系统随着增龄组织结构逐渐出现退行性改变，各项功能也开始减退。进入老年期后，这退行性改变日趋明显和加速。

【呼吸系统解剖学的老化改变】

1. 鼻　黏膜逐渐变薄，腺体萎缩，鼻道增宽并比较干燥，对气流的加温与湿化作用减弱。

2. 咽喉　咽黏膜及淋巴组织逐渐萎缩，特别是腭扁桃体明显萎缩。咽喉部肌肉及弹性组织也逐渐萎缩、肌力减退、软组织松弛，熟睡时易致腔道塌陷、舌后缩、腭脱垂而发生睡眠呼吸暂停；喉黏膜变薄、上皮细胞角化、甲状软骨出现钙化，感觉钝化，使咳嗽与喉反射减弱而易发生异物误吸。声带弹性随老化也有所下降。

3. 气管-支气管　气管-支气管黏膜逐渐萎缩，但也可能出现增生，甚至鳞状上皮化生。上皮纤毛变稀、出现倒伏和摆动频率及力度降低，使气道清除功能减弱。黏液腺、浆液腺及黏膜下弹力组织逐渐萎缩，纤维组织增加、软骨出现骨化或钙化。小气道由于杯状细胞增多、管壁弹性减弱、周围组织的弹性纤维减少而易发生狭窄、塌陷及分泌物堵塞，并导致感染。关于上述气管-支气管树老化改变还有争议，因为它们也可能因吸烟、感染及空气污染所致，很难判断其中退行性变化与病理变化成分。但是，可以肯定的一点是，吸烟、感染及空气污染将加剧这退行性变化。支气管树参与咳嗽反射的慢适应牵张受体（slowly adapting stretch receptor）、快适应牵张受体（rapidly adapting stretch receptor）、支气管 C-纤维受体（bronchial C-fiber receptor），密度随增龄变稀，敏感性下降，使咳嗽反射随增龄减弱。

4. 肺　呼吸性支气管-肺泡管-肺泡囊扩张、肺泡数目减少、剩余肺泡代偿性扩张、肺泡壁变薄、肺泡总表面积缩小。30 岁时，人肺泡总表面积约为 75m^2，此后约每 10 年减少 4%。肺小动脉硬化、血管内膜胶原纤维增生、肺泡壁毛细血管床显著减少，使肺组织

循环血流灌注减少和肺动脉压升高。肺间质中弹力纤维减少并出现断裂、胶原纤维交联增加，导致肺组织的弹性回缩力明显下降。有报道称，20%高龄老人肺血管壁与肺泡间隔可见有淀粉样蛋白（amyloid）沉积。肺的破坏性改变如肺泡膜穿孔在老化中相当常见，但它也可能是吸烟、感染及空气污染引起的亚临床性损害。有学者将这种肺退行性结构改变称之为"老人肺"，它主要表现为：①肺表面呈灰黑色（长期尘埃吸入沉积）；②剖开胸腔时，肺脏回缩速度慢并回缩程度小（肺组织弹性回缩力差）；③体积较小、重量较轻、质地松软（肺实质减少，含气量增加）；④可见肺泡融合、肺泡减少、肺泡扩张（老年肺气肿）；⑤肺泡壁变薄、泡壁毛细血管床及血流量减少；⑥肺泡间隔弹力纤维减少，甚至消失，交联的胶原蛋白增多；⑦呼吸性支气管-肺泡管-肺泡囊扩张。

5. 胸廓　老人易发生骨质疏松（osteoporosis），胸腰椎易因重力逐渐被压缩、弯曲变形，胸部脊柱后凸，肋骨趋于水平位，部分老人呈现桶状胸（barrel chest）。肋软骨逐渐骨化、钙化，胸廓的顺应性与弹性回缩力均显著下降。肋间肌与膈肌亦常因营养不良而萎缩，加之胸廓变形和肋间隙增宽而主要依靠腹式呼吸；膈肌变薄、肌力及横膈曲率下降使吸气动力明显减退、咳嗽力量不足、痰液不易咳出。

【呼吸系统功能的老化改变】

1. 通气功能　老年人的潮气量（TV）与肺总量（TLV）增龄变化不大或略有减少；肺活量（VC）和补呼气量（ERV）、补吸气量（IRV）随增龄显著下降，特别是与胸廓-肺弹性回缩力、小气道功能关系密切的 ERV，70～80 岁老人的 VC 已只有青年人的 40%～50%；残气量（RV）与功能残气量（FRV）随增龄明显增加，青年人 RV/TLV 比值为 20%～25%，而老人可能超过 40%；最大通气量（MVV）、用力肺活量（FEC）、第一秒用力呼气量（FEV$_1$）、峰流量（PEF）、最大呼气流量（FEF$_{75\%}$、FEF$_{50\%}$、FEF$_{25\%}$）、用力呼气中段流量（FEF$_{25\%～75\%}$）、FEV$_1$/FEC（FEV$_{1.0\%}$）等流量指标都随增龄明显下降；闭合气量（CV）则随增龄上升。所以，老年人肺功能测定时不能沿用一般人的判断标准，应以年龄来修正。

2. 换气功能　老年人由于肺泡总表面积减少、气体分布不均、肺血流减少、通气/血流（V/Q）比失

调、生理分流量增加等原因，换气功能也随增龄减退，弥散量（DLco）年降低率约 0.5%。其主要表现为：动脉血氧分压（PaO_2）、混合静脉血氧分压（PvO_2）、血氧饱和度（SaO_2）降低；肺泡气-动脉血氧分压差（$D_{A-a}O_2$）增加。PaO_2 与 $D_{A-a}O_2$ 的年龄修正公式：

PaO_2（mmHg）=102 –（0.33 × 年龄）；$D_{A-a}O_2$（mmHg）≤1.4±（0.43 × 年龄）。

CO_2 的弥散系数 20 倍于 O_2，所以 $PaCO_2$ 的老化改变不明显。

3. 呼吸运动的整合-调控与动力

（1）中枢调节：老年人脑干与颈动脉化学感受器对 PaO_2 降低、$PaCO_2$ 升高的敏感性下降，反馈调节能力亦随增龄而减退。有资料表明，老人对低氧的通气反应降低 50%，对高 CO_2 的通气反应下降 40%，15%～30%的老年人存在睡眠呼吸暂停综合征，但一般程度比较轻微而没有明显症状。

（2）呼吸肌：老化过程中，呼吸肌逐渐萎缩，加之可能存在的营养不良，呼吸肌的收缩力及耐力逐渐衰退，膈肌张力、跨膈压、吸气阻力、最大吸气压及呼气压随增龄明显下降。由于中枢调节和呼吸肌功能的衰退，在疾病打击下易发生低氧血症和高碳酸血症。

（3）肺、胸廓顺应性：老化过程中，肺顺应性增加，胸廓顺应性下降，胸腔负压值减小，小气道等压点下移。但是，老化的肺组织弹性下降、表面活性物质分泌减少也可能导致肺顺应性上升。还有研究显示，随着老化机体对气道阻力及弹力负荷的知觉减退，对呼吸困难症状的感知性也逐渐钝化。

（4）肺功能储备：最大摄氧量（VO_2max）或最大耗氧量[ml/（kg·min）]是反映人体运动耐受能力的主要指标，随增龄 VO_2max 明显降低。有研究显示，VO_2max 从 25 岁时的 55ml/（kg·min）逐渐降至 75 岁时的 25ml/（kg·min），体育锻炼可以减缓其下降速率。VO_2max 是肺通气-弥散功能、心脏泵功能、血液携氧功能及肌肉摄氧能力的综合反应。老人的肺功能储备的衰退远比静息状态下的通气-弥散功能减退来得突出，所以在应激状态下易发生缺氧。

4. 防御屏障功能和免疫功能　随着老化，上呼吸道对吸入气体的过滤、加温、湿化作用减弱，支气管黏膜上皮的黏液-纤毛排送廓清功能下降，喉反射钝化，咳嗽反射减弱，导致呼吸道的防御屏障功能逐渐衰退。气管-支气管的黏液-纤毛排送廓清功能主要得益于其内衬细胞的纤毛定向节律运动。纤毛运动的动力源自于纤毛周围微管结构中的动力蛋白（dynein），后者具有 ATP 酶活性。随衰老，特别是长期不良环境因素或吸烟的影响，纤毛中的动力蛋白减少或缺乏使纤毛节律运动的频率与幅度降低。气管-

支气管的另一个老化改变表现为由浆细胞与上皮细胞共同合成释放的分泌性免疫球蛋白 A（SIgA）趋于减少，也有文献认为 SIgA 并不随增龄减少，只是气道 IgA、IgG 对外源性抗原的反应性明显降低，使病原微生物容易在气管-支气管上皮黏附、定植、侵入而发生感染。细胞免疫功能随老化下降，研究证明，老年人的淋巴细胞对促有丝分裂素诱导的母细胞化反应（blastogenic response）明显减弱，皮肤迟发性变态反应亦明显减弱。有人认为细胞免疫功能下降可能导致老人陈旧性结核复燃。

5. 分泌功能

（1）肺表面活性物质（pulmonary surfactants，PS）：是类脂质与糖蛋白的复合物，其中主要成分是二棕榈酰磷脂酰胆碱（DPPC）。PS 由肺Ⅱ型细胞合成-储存-释放，其主要功能是降低肺泡表面张力，维持肺正常的顺应性。PS 还是重要的生理防御和抗损伤因子，它有助于吸入性异物的排除，对肺泡巨噬细胞有保护作用，能促进巨噬细胞、单核细胞、中性粒细胞对细菌的吞噬作用，加强巨噬细胞、单核细胞对肿瘤细胞的细胞毒性，抑制淋巴细胞增生及肺对吸入性抗原的过敏反应。PS 对肺的过氧化损害有良好保护作用，实验证明 PS 具有超氧化物歧化酶（SOD）和过氧化氢酶样作用。此外，PS 中还有抗蛋白酶因子，可减缓肺气肿的发生发展。老化过程中肺Ⅱ型细胞逐渐萎缩，合成释放 PS 也随着减少，故老年人容易发生肺部感染、肺萎陷、肺水肿、肺气肿。

（2）蛋白酶/抗蛋白酶的平衡：肺内存在着蛋白酶/抗蛋白酶的平衡。前者主要包括弹性蛋白酶（neutrophil elastase，NE）、组织蛋白酶 G（cathepsin G，CAG）、肺内基质金属蛋白酶（matrix metalloproteinase，MMP），它们担负着衰老和病变物质的清除作用，能降解多种肺细胞外基质（如弹力蛋白、胶原蛋白、黏蛋白、糖蛋白等）；后者主要包括有源自血浆的 α1-抗胰蛋白酶（α1-antitrypsin，α1-AT）和 α1-抗糜蛋白酶（α1-antichymotrypsin，α1-ACT）以及肺内局部分泌的抗白细胞蛋白酶（antileukoprotease，ALP）、弹性蛋白酶特异性抑制剂（elastase specific inhibitor，ESI）、金属蛋白酶组织抑制剂（tissue inhibitor of metallo proteinase，TIMP）等。正常状态下，低位气道含有大量抗蛋白酶，它们可将蛋白酶作用限制在适当程度，使其不至于损害正常肺组织。随着老化，特别是加上不良环境因素或吸烟影响，肺内炎性因子表达增加和体液保护功能减退使肺组织局部蛋白酶/抗蛋白酶平衡失调而易受各种细胞释放的蛋白酶损害。

（3）活性氧/抗氧化剂的平衡：体内活性氧包括氧自由基（如超氧阴离子、羟自由基等）和活性高的非自由基氧代谢产物（如过氧化脂质、变价金属离子等）。氧自由基主要由炎症细胞的辅酶Ⅱ（reduced from of nicotinamide-adenine dinucleotide phosphate, NADPH）氧化酶活化、缺血（氧）再灌（给氧）时黄嘌呤氧化酶催化、吸入高浓度氧及毒性物质（如烟草烟雾、石棉等）产生。活性氧虽有杀菌作用，但对细胞和细胞外基质均有明显的损害作用。正常肺组织及气道的细胞外液中含有大量的抗氧化物质，如超氧化物歧化酶（SOD）、过氧化氢酶（CAT）、谷胱甘肽过氧化物酶（GSH-Px）、维生素 E、维生素 A 等，它们能及时清除活性氧，防止活性氧对肺组织的损害。随着衰老，机体体内活性氧代谢产物产生蓄积增加，抗氧化物质不足。活性氧/抗氧化剂的平衡失调是呼吸系统退行性改变基础之一。

（薛存宽）

第二节 老年肺炎

肺炎（pneumonia）是指终末气道、肺泡和肺间质的炎症，可由细菌、病毒、真菌、寄生虫等致病微生物以及放射线、吸入性异物等理化因素引起。老年肺炎（eldely pneumonia）的发病率与死亡率远较青年人高，它临床表现多不典型，往往容易漏诊或误诊。老年肺炎半数以上是由细菌感染引起，条件致病菌、革兰阴性菌、厌氧菌、真菌及混合性感染远比青年人多见。老化与罹患多种慢性疾病所致机体防御屏障和免疫功能下降是老年肺炎发病率升高的主要原因。对老年肺炎的临床表现不典型性认识不足常致使诊断延误或治疗措施失当。老年肺炎患者的基础疾病与严重合并症多是死亡率升高的主要原因。

【病因与发病机制】

1. 流行病学　老年肺炎的总发病率因诊断标准及检查技术的不同，各家统计报告差异甚大。有资料报告，美国肺炎的发病率：<45 岁年龄段为 91.6/10 万；45～64 岁年龄段为 277.2/10 万；≥65 岁年龄段为 1012.3/10 万；美国老年肺炎病死率为 10.77%。陈萍等综合国内资料报告：65 岁以上老年社区获得性肺炎（community acquired pneumonia, CAP）的发病率为 1.6‰，75 岁以上老人的 CAP 发病率为 11.6‰。天津医院连续四年的统计资料，老年医院内获得性肺炎（hospital acquired pneumonia, HAP）的发病率为 1.93%（112/5812），比其他年龄段高 5～10 倍。据上海市第一人民医院资料，60～69 岁年龄段肺炎病死率为 2.7%；≥90 岁年龄段则高达 66.6%。综合多

家资料，75 岁以上老年肺炎的病死率为 50%～61%，比青年人高 3～4 倍；80 岁以上者老人肺炎为第一死因，90 岁以上的老人则 50% 可能死于肺炎；肺炎在老年患者尸检中发现率为 25%～60%。总之，老年肺炎的发病率与死亡率都远远高于青年，并随增龄几乎呈直线上升。

2. 病因　绝大多数老年肺炎是由感染所致，其中又以细菌为最常见。据多数文献报告，老年 CAP 仍以肺炎链球菌为最常见，其次为流感嗜血杆菌（尤其原有 COPD 者）、金黄色葡萄球菌、肺炎克雷伯杆菌等；老年 HAP 的病原菌以革兰阴性杆菌最为多见，占 50%～70%，其中尤以肺炎克雷伯杆菌、铜绿假单胞杆菌、肠杆菌属及变形杆菌多见（表 10-1）。

表 10-1　老年肺炎的病原概况

院内获得性肺炎（HAP）	大致发病率（%）	社区获得性肺炎（CAP）	大致发病率（%）
肺炎链球菌	40	革兰阴性杆菌	60
嗜血流感杆菌（多见于COPD患者）	15	铜绿假单胞杆菌	25
肠杆菌	10	肺炎克雷伯杆菌	10
肺炎克雷伯杆菌		大肠埃希菌	8
大肠埃希菌		嗜血流感杆菌	7
金黄色葡萄球菌	10	嗜肺军团菌	6
嗜肺军团菌（报道发生率差异大）	10	变形杆菌	4
其他病原菌	15	金黄色葡萄球菌	15
铜绿假单胞杆菌		其他病原菌	25
卡他莫拉菌		肺炎链球菌	
厌氧菌		厌氧菌	
无乳链球菌等		肠球菌	
病毒/真菌	5	病毒/真菌	

无论是老年 CAP，还是 HAP，厌氧菌都是非常常见的病原菌，特别是高龄、衰弱、意识或吞咽障碍的患者。综合国外近年报道，吸入性肺炎的厌氧菌检出率为 63%～100%，肺脓肿的厌氧菌检出率为 85%～100%，坏死性肺炎的厌氧菌检出率为 85%～100%；国内报道中吸入性肺炎、肺脓肿、支气管肺癌并感染的厌氧菌检出率分别为 82.4%、100% 和 46.2%。穆魁津综合国内资料后报告，社区获得性肺炎患者采用环甲膜穿刺抽吸或纤支镜保护套取材的细菌学检测，厌氧菌感染占 21%～33%。

老年患者厌氧菌感染比例更高。误吸是厌氧菌肺炎最主要的原因，45% 正常人可能在睡眠中发生误吸，有意识障碍的患者则高达 70%（包括隐匿性误吸）。下呼吸道感染中常见的厌氧菌种有脆弱类杆菌、产黑类杆菌、口腔类杆菌、具核梭杆菌、韦荣球菌、消化链球菌、厌氧球菌。

老年人是嗜肺军团菌的高危易感人群。该病的发病率与年龄直接相关，老年人的发病率是年轻人的2倍。军团菌肺炎大多数为散发，偶有暴发性流行。流行可能与水或集中式空调系统污染有关。

衰弱老人是真菌的易感者，特别是免疫抑制剂或强力广谱抗生素的受用者，最多见的是白色念珠菌。

老年肺炎往往是多种病原体的混合感染，有报道称老年肺炎的复合感染率高达40%，其中尤以非发酵菌（铜绿假单胞杆菌、产碱杆菌、不动杆菌）+厌氧菌、非发酵菌+白色念珠菌、革兰阳性球菌+厌氧菌为多见。

老年病毒性肺炎也可见及，常见引起老年病毒性肺炎的有流感病毒、副流感病毒、合胞病毒及腺病毒。其中，最主要的是流感病毒，它的发生率与年龄明显相关，70岁以上老人的发病率4倍于40岁以下者，美国老年人占其流感相关死亡率的90%。2002～2003年冬-春全世界33个国家和地区流行的"传染性非典型肺炎"（严重急性呼吸综合征，SARS）中有7447人染病，死亡552人；仅我国2002年11月16日～2003年5月13日确诊5086例，死亡262例，举世震惊。现基本确定其病原体为冠状病毒的亚型变种。现有资料表明，SARS可侵犯18个月至78岁的所有人群，但多元相关分析显示，每增加10岁SARS发病率将增加1.8倍。据北京市的疫情报告，SARS死亡患者中，≥65岁老年人占30%。因此，老年人不仅是SARS的重要易感人群，其病死率也明显高于其他年龄段。

3. 发病机制　健康人口、咽部寄居着各种致病性与非致病性微生物，特别是细菌。在正常情况下，唾液中的蛋白酶及分泌性IgA能阻止细菌在黏膜表面黏附和增生，细菌只在黏膜表面的分泌物中黏着并随分泌物被排除；一些非致病菌还可以抑制致病菌生长，使口、咽部的菌群处于相对平衡状态，病原菌处于非活跃增生状态。呼吸道黏膜表面有一层分泌型蛋白覆盖，如纤维连接蛋白（Fn）等，它们可以阻止革兰阴性杆菌与黏膜表面受体结合、黏附并侵入；吞咽反射、咳嗽反射可以阻止口、咽部异物和病原微生物进入下呼吸道；气管-支气管树的黏液-纤毛排送系统可以清除侵入的病原微生物。

衰老过程中，特别是患有各种慢性疾病，如COPD、糖尿病、神经系统疾病、营养不良、肿瘤等时，机体的免疫功能及上呼吸道防御屏障功能下降，易罹患肺炎。老人，特别是虚弱高龄慢性病患者，口腔卫生状况往往较差，口、咽部细菌密度升高，菌群平衡失调。65岁以上老人口腔革兰阴性杆菌分离率较年轻人上升了10倍，达20%，患有基础疾病的甚至可高达60%。随着老化，呼吸道黏膜表面的纤维连接蛋白和分泌性IgA逐渐减少，病原菌易在黏膜黏附、侵入。老人咽喉部黏膜萎缩、感觉减退，咳嗽与喉反射减弱而易导致异物误吸（特别是长期卧床虚弱患者，神志或意识障碍、吞咽障碍、胃食管反流患者，胃管鼻饲、大剂量镇静剂使用者）。大量资料证明，上呼吸道寄殖菌的吸入是老年肺炎的主要致病原因。有学者采用同位素铟示踪检查，发现71%的老年CAP患者有吸入现象，而对照组仅为10%。另外，胃液氢离子浓度与肺炎发病率存在明显负相关，胃酸下降时胃内细菌繁殖大大增加。有资料表明，胃酸<3.4时，HAP发病率为41%；胃酸>5.0者发病率为69%。

除病原微生物外，变态反应、药物、化学、物理及放射线等因素也可以引起老年肺炎。

老年肺炎大多数表现为支气管肺炎和节段性肺炎，多侵犯下叶和上叶后段，其病理变化视病因不同而有所不同。就一般病原微生物肺炎而言，吸入含菌气溶胶、深睡中吸入唾液（隐匿性误吸）、呛吸食物-饮料-胃内容物或源自血循环的病原菌进入肺泡后生长繁殖并释放毒素，引起肺泡毛细血管扩张、充血、水肿、浆液渗出；继而肺泡内大量中性粒细胞、吞噬细胞渗出呈现早期实变；进而肺泡内充满白细胞、红细胞、白细胞碎片及纤维蛋白呈现充血实变；随着纤维蛋白性渗出物被白细胞破裂释放出的蛋白溶酶溶解后吸收或咳出，细胞碎片被巨噬细胞吞噬或咳出，肺泡重新充气，肺组织逐渐恢复正常。

【临床表现】

老年肺炎临床表现大多不太典型，发病一般不如青年人肺炎那么急骤，寒战、高热、胸痛及铁锈色痰较少见，其临床表现因病原体的毒力、原身体健康状态及心-肺基础疾病状况不同而有较大差异。

1. 老年肺炎临床特点　①起病相对缓慢，主诉常较少而含混，约半数以上患者无典型高热、咳嗽、咳痰；常见有低热、呼吸急促、心动过速。②全身症状往往较肺部症状更明显，常表现有食欲缺乏、乏力、倦怠、精神委靡、意识模糊、营养不良等；咳嗽、咳痰、胸痛则相对较轻。③可能缺乏明显肺部症状，而仅仅表现为基础疾病与全身状况的恶化。④因原潜在有器官功能不全，肺炎易并发多器官功能衰竭与休克，病情多较重。⑤肺部体征以双肺底或局限性啰音、呼吸音减弱为多见，而肺实变体征不明显。⑥部分患者可以没有白细胞总数的明显升高，但多有中性粒细胞升高和核左移。⑦X线表现：80%以上呈现为支气管肺炎，多表现为两肺中下野内中带肺纹理增粗增多和沿肺纹理分布的斑片状模糊、密度不均阴影。节段性肺炎亦常见及，甚少有大叶性肺炎。金黄色葡萄球菌与厌氧菌肺炎易侵犯胸膜，形成脓胸或脓气胸。⑧病灶吸收缓慢，病程较长。⑨常为多种病原菌合并感染，耐药情况比较多见。

2. 老年肺炎分类 老年肺炎分为社区获得性肺炎（CAP）和院内获得性肺炎（HAP）。

（1）老年 CAP（老年人在社区感染发生肺炎）：患者通常原来身体及肺部状况尚可，常以受凉为诱因，以上呼吸道症状为前驱。起病较急，开始常表现有中度发热（少数亦可为高热或体温正常）、鼻塞、流涕、咽部不适、乏力，继而出现咳嗽、咳痰（多为黄黏痰），常有胸闷、气促、呼吸困难、心悸。一些高龄体弱、长期卧床、脑血管疾病、痴呆等患者因呛食或隐匿性误吸而发生吸入性肺炎。这类患者起病较急，发热、中毒症状突出，常见有精神委靡或神志模糊、呼吸困难、发绀、咳嗽、咳痰（部分患者还可有恶臭痰）、咯血、心悸，甚至出现呼吸衰竭、休克或心力衰竭等。值得警惕的是，不少患者缺乏呼吸道症状而以消化道症状（如食欲缺乏、恶心、呕吐、腹泻）或精神-神志变化（如乏力、倦怠、精神委靡、意识模糊）为主要表现。常见的体征有肺底或局限性啰音、呼吸音减弱、痰鸣，多数患者呼吸加快，约半数患者出现心动过速与期外收缩，而肺实变征并不常见。

（2）老年 HAP（因其他疾病住院的老年人在医院内感染发生肺炎）：患者发病可无明显诱因，也可因受凉、情绪刺激或医源性因素诱发（如胃管鼻饲、气管插管、麻醉、手术、药物等），多呈亚急性起病，有的起病隐袭，临床症状更加不典型和轻重不一。若原有慢性肺疾病患者，其呼吸道症状多表现为原有症状加重，痰由原白黏痰转为黄黏痰或脓痰，痰量增多且不易咳出，胸闷、气促更加突出，呼吸困难、发绀、心动过速更加多见，常并发呼吸衰竭。若继发于非呼吸系统疾病，如脑血管意外、心血管疾病、肝或肾衰竭、手术后等，则临床表现更加复杂和不典型，常表现为原有症状加重，气促、倦怠、精神委靡、意识模糊、发热、咳嗽、咳痰可能并不突出。体征与 CAP 相似，但呼吸困难、发绀、心动过速更加常见。HAP 的病情往往比较严重、病程迁延、合并症较多。

【合 并 症】

老年肺炎合并症相当多见，并且严重地影响预后，主要有以下几种：

1. 呼吸衰竭 中重度 COPD 基础上发生肺炎、严重吸入性肺炎易诱发呼吸衰竭，使病情急剧恶化。

2. 心力衰竭 原患有严重心脏病的肺炎患者常因缺氧、毒血症、水-电解质平衡紊乱、心律失常等原因诱发心力衰竭。

3. 休克 老年肺炎患者由于免疫功能低下或病原菌毒力强，或大量胃内容物误吸而易诱发中毒性休克，病情险恶，预后较差。

4. 消化道大出血 重症或衰竭的老年肺炎患者可以合并消化道大出血，它常是应激性溃疡或弥散性血管内凝血（DIC）的征象。

5. 胸膜炎、脓胸及脓气胸 老年肺炎在病程中常累及胸膜，多数引起的是较轻的反应性胸膜炎；金黄色葡萄球菌、铜绿假单胞杆菌、厌氧菌等感染可引起坏死性炎症，有时向胸膜穿破而导致脓胸或脓气胸。

【实验室检查】

1. 白细胞计数 白细胞总数常 $>1 \times 10^9/L$，中性粒细胞多在 80% 以上；衰弱、重症或免疫功能低下的老年患者白细胞总数可以不高，但中性粒细胞比例仍高，并可见核左移或中毒颗粒。

2. 病原体检查 痰直接涂片和痰培养做革兰染色检查仍是病原体鉴定的最主要手段，但关键是无污染的合格的痰标本发现或分离到病原体。在抗生素治疗前的血培养约有 10% 的患者可望获得阳性结果。为获得无污染的合格的痰标本，对疑难肺炎患者必要时可采用环甲膜穿刺、保护性毛刷（PSB）、保护性支气管-肺泡灌洗（PBAL）、经皮肺穿刺（TLB）取样做（含厌氧菌和 L 型菌）病原菌培养+革兰染色检查，或经 24 小时厌氧菌培养后做气相色谱检测。大约 10% 老年肺炎患者血培养可分离到特异病原体，并且很少误导治疗，对轻症老年肺炎患者无需列为常规检查；而对于重症肺炎和早期治疗无效患者血培养是有价值的。

免疫扩散法、聚合酶链反应（PCR）、DNA 探针、荧光标记抗体等方法的应用可以提高阳性率。

3. 降钙素原（PCT）、C 反应蛋白（CRP）检测 大量资料表明，CRP、PCT 可以作为细菌性感染的标志物，还有助于病情监测和预后判断。

4. 血清学检查 血清学检查对怀疑衣原体、各种病毒及军团病感染等病因诊断很有价值，由于恢复期患者抗体滴度至少患病后 2~3 周才明显升高，所以它的价值主要在于流行病学调查而不是临床诊断。

5. 其他 老年肺炎常伴合并症，特别是呼吸衰竭、酸碱失衡、电解质紊乱、心律失常、肾功能不全等，故必要时应及时进行血气分析、血液生化检测、心电图检查、心脏 B 超、心衰标志物——B 型脑钠肽（BNP）及其 N 末端 B 型脑钠肽原（NT-proBNP）检查分析以明确诊断。

【X 线 检 查】

X 线胸片对老年肺炎的诊断非常重要，80%以上表现为支气管肺炎，少数呈节段性肺炎，少见有典型的大叶性肺炎。合并有脓胸或脓气胸者则有相应的 X 线征。胸部 CT、MRI 检查常能提供有关 X 线浸润病因的重要信息。同一部位短期内多次发生肺炎或规范积极治疗下肺部阴影迁延 6～8 周以上不愈应警惕肿瘤引起阻塞性肺炎的可能，应做纤维支气管镜、CT、MRI 检查。

【诊断与鉴别诊断】

1. 诊断 对于老年单纯的 CAP，具有发热、咳嗽、咳痰、肺部湿啰音、白细胞总数和中性粒细胞升高、X 线胸片有炎症阴影者诊断并不困难；对有明显呛吸史的老人，具有发热、痰量增多或恶臭痰、呼吸困难、肺底湿啰音、中性粒细胞升高、X 线胸片有炎症阴影者诊断也比较容易；对于缺乏明显肺部症状与体征，主要表现为消化道、中枢神经系统或循环系统障碍者则容易漏诊或误诊。对于具有下列征象的老年患者应高度警惕肺炎的可能：①不能用其他原因解释的精神委靡、意识障碍、呼吸急促、心动过速、食欲锐减；②不能用其他原因解释的心功能不全、休克、呼吸衰竭；③不能用其他原因解释的原慢性肺疾病患者肺部表现加重；④不能用其他原因解释的发热、白细胞总数和（或）中性粒细胞升高；⑤既往健康者出现轻微呼吸道症状、咳痰及肺部湿啰音。

拟诊肺炎患者应及早进行病原体鉴定。抗生素治疗前的血培养、痰检是非常重要的。但值得指出的是，由于病原菌的鉴定通常以咳痰培养作为依据，而咳痰难免被口咽正常寄殖菌所污染，老年患者往往难以得到合格痰（涂片低倍镜每视野下鳞状上皮细胞<10 个、白细胞>25 个，有资料表明老年患者痰标本合格率仅 35%），故假阴性率和假阳性率均高。即使是综合其他方法检查，仍可能有半数的患者难以明确鉴定病原体。

X 线胸片是老年肺炎诊断的重要手段。但肺炎初期，特别是脱水患者胸片可能是正常的，纠正脱水24 小时后才会出现浸润病灶影。短期内同一部位多次发生肺炎者应警惕肺癌的可能。

2. 鉴别诊断 老年肺炎有时需与下列疾病鉴别。

（1）心力衰竭：左心衰竭的呼吸困难、心悸更加突出，不能平卧，两肺底密集中、小湿啰音，PaO_2 显著降低、$PaCO_2$ 正常或降低，多有心脏病病史而别于肺炎。

（2）肺栓塞：起病急骤，胸痛、呼吸急促往往更

突出，心电图常有 $S_IQ_{III}T_{III}$ 动态典型变化及 $V_{1～2}T$ 波倒置、肺性 P 波及右束支传导阻滞而有别于肺炎。必要时可进行同位素肺通气/灌注扫描检查以资鉴别。

（3）肺结核：有结核病史、X 线胸片常有陈旧结核灶、淋巴细胞增高、抗生素治疗效果差、痰结核菌检查阳性而别于肺炎。

（4）其他：伴有消化道症状者应注意与急性胃肠炎鉴别；休克型肺炎应与其他原因所致的休克相鉴别。

【治 疗】

老年肺炎必须及早给予抗生素治疗，注意支持和对症治疗，加强护理，积极防治合并症，促其良好康复。

1. 抗菌药物治疗 一经诊断立即给予抗生素治疗，不必等待病原菌鉴定与药敏结果。老年肺炎抗菌药物治疗的原则为早期、足量、针对致病菌选药、重症者联合用药、适当延长疗程。老年人口服吸收不稳定，宜注射给药。老年患者往往存在（或潜在）肾功能不全，凡经肾排泄的抗菌药物（如氨基糖苷类、部分头孢类等）应慎重或减量，一般可以血清肌酐水平作判选标准；凡有肝功能损害者，对经肝脏清除的抗生素（如红霉素、氯霉素、头孢哌酮、乙氧萘青霉素等）应慎重或减量。理想的是根据痰培养与药敏试验选择抗生素。在目前痰培养可靠性欠佳和鉴定周期长的情况下，一般开始采用经验治疗，然后根据病原菌检查与敏感试验，并结合临床予以修正。抗菌药物治疗应注意个体化。平素健康情况尚好，没有严重慢性疾病和重要脏器功能不全的中轻症患者可以选用一般的抗生素，在体温、血常规正常，痰液减少并转白色 3～5 天后可停药观察；高龄、衰弱，伴有严重慢性疾病或并发症的重症患者应选用强效广谱抗生素或联合用药，宜在体温、血常规正常，痰液减少并转白色 5～7 天后停药观察。原则上抗生素应用到 X 线胸片上的阴影基本或完全吸收。部分老年人，尤其是COPD 或长期卧床患者，肺底常持续或断续有细小湿啰音，不应强调湿啰音完全消失作为停药指征。具体抗菌药物选择可见表 10-2。

表 10-2 老年肺炎的抗菌药物选择

	首选	次选
1. 致病菌未明确时的经验治疗		
CAP	青霉素，羟氨苄西林或加红霉素	哌拉西林，第二、三代头孢菌素或加氨基糖苷类，或加万古霉素
HAP	哌拉西林，大剂量青霉素或第二代头孢菌素	第三、四代头孢菌素或喹诺酮类
可疑吸入性肺炎	克林霉素，氨基糖苷类加替硝唑	第二、三代头孢菌素，左氧氟沙星

续表

	首选	次选
2. 致病菌明确后的治疗		
肺炎链球菌	青霉素，红霉素，头孢唑啉	吉他霉素，头孢肤肟
嗜血流感杆菌	氨卞青霉素，头孢孟多	头孢呋辛，第三代头孢菌素
革兰阴性杆菌	哌拉西林，环丙沙星，泰门叮，第三、四代头孢菌素，或亚胺培喃	左氧氟沙星，或加氨基糖苷类
铜绿假单胞菌	哌拉西林，环丙沙星，美洛西林，头孢他啶	亚胺培喃，替卡西林或加氨基糖苷类
金黄色葡萄球菌	苯唑西林，头孢唑啉	头孢孟多，万古霉素
ESBL 酶菌株	亚胺培喃	头孢孟多，第四代头孢菌素
MRSA 菌株	万古霉素，去甲万古霉素	氟喹诺酮，利福平
军团菌	红霉素	利福平，环丙沙星
厌氧菌	克林霉素，替硝唑，大剂量青霉素	第二、三代头孢菌素，左氧氟沙星，亚胺培喃
支原体、衣原体	红霉素，克拉霉素，罗红霉素	四环素
真菌	氟康唑	伊曲霉素，氟胞嘧啶，两性霉素 B

注：ESBL，超广谱 β 内酰胺酶；MRSA，耐甲氧西林金黄色葡萄球菌

2. 全身支持治疗 资料表明，53%老年肺炎患者存在有各种基础疾病，84%老年肺炎患者存在有营养不良，还可能存在多种器官功能和（或）免疫功能低下。所以，在有效抗菌药物治疗的同时应充分注意全身状况和各器官功能的调整。发热和呼吸困难者不显性失水增加，应注意补液与电解质、酸碱平衡，以利排痰和减少并发症；给予高热量流质饮食的同时应注意肠外营养和维生素的补充，必要时应给予白蛋白或新鲜血浆；一些天然多糖的中药制剂，如人参多糖、灵芝多糖、黄芪多糖等都有良好的增强免疫与辅助杀灭病原体作用，可酌情给予。

3. 对症治疗 急性期患者应给予氧疗，保证 $PaO_2 > 60mmHg$、$SaO_2 > 90\%$。高热者应给予物理降温，使体温保持在 38℃以下。应鼓励患者咳嗽、排痰，必要时给予祛痰剂或雾化吸入。除非剧烈干咳，一般避免使用强效镇咳剂或镇静剂。

4. 并发症治疗 老年肺炎的并发症比较常见并后果严重。积极治疗并发症是提高重症肺炎救治效果的关键。原没有严重 COPD 的呼吸衰竭多属Ⅰ型，应加强氧疗，必要时可给予高频喷射氧疗，仍不能纠正者可考虑机械通气；原有严重 COPD 的患者可能发生Ⅱ型呼吸衰竭，若经祛痰、气道平滑肌解痉、吸痰及低流量氧疗仍然无效者可考虑高频喷射给氧+呼吸兴奋剂，仍然无效者应及早给予机械通气治疗。心力衰竭者给予利尿剂、强心剂或血管扩张剂。并发

肝、肾功能不全或消化道出血者应及早给予相应治疗。

5. 护理 在老年肺炎的整个病程中精心护理是非常重要的。老年肺炎应住院治疗，早期应卧床休息、保持室内空气新鲜与适当的温湿度，严密观察病情变化。衰弱或重症患者应定时翻身、拍背，及时吸痰。

（薛存宽）

第三节 老年慢性阻塞性肺疾病

慢性阻塞性肺疾病（chronic obstructive pulmonary disease，COPD）是以持续气流受限为特征的慢性呼吸系统疾病，气流受限呈进展性，是世界范围内发病率和死亡率最高的疾病之一，更是老年人的常见病、多发病（简称慢阻肺）。随着社会老龄化，可预测未来数年内其患病率及死亡率将进一步上升。2001 年 4 月，世界卫生组织与美国国立心、肺、血液研究所合作制订了慢性阻塞性肺疾病防治全球倡议（GOLD），每年发布修订更新。

【定　义】

COPD 是一种常见的、以持续气流受限为特征的、可以预防和治疗的疾病。其气流受限通常呈进展性，与气道和肺对有毒颗粒或气体的慢性炎症反应增强有关。急性加重和合并症影响整体严重程度。

【发病机制】

COPD 的发病机制尚未完全明了。目前认为 COPD 的特征是累及气道、肺实质以及肺血管的慢性炎症，在肺不同部位有肺泡巨噬细胞、T 淋巴细胞（尤其是 $CD8^+$）和中性粒细胞增加。活化的炎症细胞释放各种炎性介质，包括白三烯 B_4（LTB_4）、白细胞介素 8（IL-8）、肿瘤坏死因子 α（TNF-α）和其他介质，这些介质能破坏肺的结构和（或）促进中性粒细胞炎症反应。除炎症外，肺部的蛋白酶和抗蛋白酶失衡及氧化与抗氧化失衡也在 COPD 发病中起重要作用。吸入有害颗粒或气体可导致肺部炎症；吸烟能诱发炎症并直接损害肺脏；COPD 的各种危险因素都可产生类似的炎症过程，从而导致 COPD 的发生。

【危险因素】

引起 COPD 的危险因素包括个体因素和环境因素两方面，两者相互影响。

1. 个体因素

（1）遗传因素：流行病学研究结果提示 COPD 易患性与基因有关，但肯定不是单基因疾病，其易患性涉及多基因。目前，唯一比较肯定的是不同程度 α1-抗胰蛋白酶缺乏。其他如谷胱甘肽 S 转移酶基因、基质金属蛋白酶组织抑制物-2 基因、血红素氧合酶-1 基因、肿瘤坏死因子 α 基因、白细胞介素（IL）-13 基因、IL-10 基因等可能与 COPD 发病也有一定关系。

（2）气道高反应性：支气管哮喘和气道高反应性是 COPD 危险因素，气道高反应性可能在接触吸烟或某些环境损伤因素后产生。

（3）肺的发育：肺发育与妊娠过程中的发育进程、出生时体重和儿童期接触的环境因素有关。儿时肺功能值明显减低者，其发展为 COPD 的危险性升高。

2. 环境因素

（1）吸烟：为 COPD 重要发病因素，吸烟开始的年龄越早，吸烟时间越长，每日吸烟量越多，患病率越高。吸烟能使支气管黏膜鳞状上皮化生使纤毛变短，不规则，纤毛运动发生障碍，降低局部抵抗力，削弱肺泡吞噬细胞的灭菌能力，易引起支气管感染。吸烟者肺功能异常率增高，FEV_1 的年下降率较快，死于 COPD 的人数较非吸烟者多。被动吸烟增加了肺的总吸入颗粒，增加了肺的负担，也可加重呼吸道症状，促进 COPD 的发生。在妊娠期吸烟影响子宫内胎儿肺的生长发育并有可能影响胎儿的免疫系统。

（2）职业粉尘和化学物质：当职业粉尘及化学物质（过敏原、刺激雾和烟雾、工业废气及室内空气污染等），接触足够强度和时间时，可单独引起 COPD。如接触某些特殊物质、刺激性物质、有机粉尘及过敏原可引起气道的高反应性，尤其在已经有气道损伤时更明显。

（3）空气污染：空气中的有害气体如氯、氧化氮、二氧化硫、臭氧等对支气管黏膜有刺激和细胞毒性作用。空气中的烟尘或二氧化硫明显增加时，COPD 急性发作显著增多。空气中污染物质可对支气管黏膜造成损伤，使纤毛清除功能下降，导致呼吸道防御功能减弱，易引发感染。烹调时产生的大量油烟和燃料产生的烟尘也是 COPD 的危险因素。

（4）呼吸道感染：是 COPD 发生、发展的一个重要因素，肺炎链球菌和流血嗜血杆菌可能是 COPD 急性发作的主要病原菌。病毒（如鼻病毒、腺病毒和呼吸道合胞病毒）也对 COPD 的发生和发展起重要作用，肺炎支原体和肺炎衣原体与 COPD 发病的直接关系仍需进一步阐明，有报道 COPD 在急性加重期肺炎支原体抗体增加。儿童期严重的呼吸系统感染与成年期的肺功能下降及呼吸系统症状发生有关。

（5）社会经济地位：COPD 的发病与患者社会经济地位呈负相关。这也许与室内外空气污染的程度不同、营养状态及社会经济地位差异等有一定的相关性。

【临床表现】

1. 病史 COPD 老年患者病史具有以下特征：①多有长期大量吸烟史；②有较长期有害物质接触史，如粉尘、烟雾、有害颗粒或有害气体接触史；③有家庭 COPD 聚集倾向；④多在中年以后发病，症状好发于秋冬寒冷季节，常有反复呼吸道感染及急性加重史。随疾病进展，急性加重变得频繁，后期可发生低氧血症和（或）高碳酸血症，并可发生肺源性心脏病。

2. 症状

（1）慢性咳嗽：通常是 COPD 的首发症状，初起咳嗽呈间歇性，晨起加重，以后早晚或整日均有咳嗽。但夜间咳嗽并不显著。有少数患者可无咳嗽症状而出现明显的气流受限。

（2）咳痰：黏液性痰，合并感染时有脓痰，痰量增多，任何形式的慢性咳痰均可提示 COPD。

（3）气短或呼吸困难：是 COPD 标志性症状，也是大多数患者就医的原因，也是引起生活自理能力下降及对疾病产生焦虑心理的主要原因，逐渐加重，随着时间的增加而呈持续性，以至日常活动甚至休息时也感气短，患者诉："呼吸费力"、"沉重"、"缺乏空气"或"憋气"。运动及呼吸道感染时症状加重。

（4）喘息和胸闷：是 COPD 非特异性症状。部分患者特别是重度患者有喘息，胸部紧闷感通常劳力后发生，与呼吸费力、肋间肌等容性收缩有关。

（5）全身性症状：晚期患者常体重下降，食欲减退、营养不良，外周肌肉萎缩和功能障碍、精神抑郁和（或）焦虑等，合并感染时可咳血痰或咯血。

3. 体征 早期 COPD 体征可不明显，随着病情的发展可出现桶状胸。

（1）视诊及触诊：胸廓形态异常、胸部过度膨胀、前后经增大、剑突下胸骨下角（腹上角）增宽及腹部膨隆等；常见呼吸变浅，频率增快，辅助呼吸肌，如斜角肌及胸锁乳突肌参加呼吸运动；触觉：语颤减弱或消失。重症可见胸腹矛盾运动；患者呼吸时常采用缩唇呼吸，以增加呼出气量；呼吸困难加重时，常采取前倾坐位；低氧血症者可出现黏膜及皮肤发绀，伴右心衰竭者可见下肢水肿、肝脏增大。

（2）叩诊：肺叩诊可呈过清音，心浊音界缩小或不易叩出肺下界，肝浊音界下移。

（3）听诊：两肺呼吸音可减低，呼气延长、心音遥远，并发感染时肺部可有干、湿啰音。如剑突下出现心脏搏动及心音较心尖部明显增强时，提示并发肺源性心脏病。

【实验室检查与特殊检查】

1. 肺功能检查 是判断气流受限最好的客观指标，其重复性好，对 COPD 的诊断、严重度评价、疾病进展、预后及诊疗等均有重要意义。

（1）为能早期做出诊断，应对有慢性咳嗽、咳痰和危险因素接触史患者（包括无呼吸困难者）均及时行肺功能检查。

（2）肺功能主要指标：包括用力肺活量（FVC）、第一秒用力呼气量（FEV_1）及 FEV_1/FVC。取三次测量的最大值，并要求三次测量中最大值与最小值差异小于 5% 或 150ml。

判断气流受阻应行支气管舒张试验，即吸入支气管舒张剂后 FEV_1 占预计值的比。支气管舒张试验对 COPD 临床诊疗有重要价值：①可获知患者能达到最佳肺功能检查状态；②与预后有更好相关性；③可预测患者对支气管舒张剂和吸入皮质激素的治疗反应。

（3）判断：FEV_1/FVC＜70% 提示持续气流受限。气流受限程度用支气管舒张剂后，FEV_1 占预计值百分比，可分为四级，即 GOLD 分级（表 10-3）。

表 10-3 COPD 气流受限分级

气流受限分级	肺功能 FEV_1/FVC＜70%者 基于吸入支气管舒张药后 FEV_1 值
GOLD1 级轻度	FEV_1/FVC＜70%；FEV_1＞80%预计值
GOLD2 级中度	FEV_1/FVC＜70%；50%≤FEV_1＜80%预计值
GOLD3 级重度	FEV_1/FVC＜70%；30%≤FEV_1＜50%预计值
GOLD4 级极重度	FEV_1/FVC＜70%；FEV_1＜30%预计值或 FEV_1＜50%预计值并呼吸衰竭

2. 胸部 X 线检查 对确定肺部并发症以及与其他疾病（如肺间质纤维化、肺结核）鉴别有重要意义，早期 COPD 胸部 X 线检查可无明显变化。以后可出现肺纹理增加，紊乱等非特征性改变，主要 X 线征为：肺过度充气，肺容积增大，胸腔前后径增长，肋骨走向变平，肺野透亮度增加，横膈位置降低，心脏悬垂狭长，肺门血管纹理呈残根状，肺野外周血管纹理纤细稀少等，有时可见肺大疱形成。并发肺动脉高压和肺源性心脏病者，除右心增大的 X 线征象外，还可肺动脉圆锥膨隆，肺门血管影扩大及右下肺动脉增宽等。

高分辨 CT 对诊断有疑问时有助于鉴别诊断，同时高分辨 CT 对辨别小叶中央型或全小叶型肺气肿及确定肺大疱的大小和数量，有很高的敏感性和特异性，对预计肺大疱切除或外科减容手术等的效果有一

定的价值。

3. 动脉血气检查 对晚期患者十分重要。FEV_1＜40% 预计值者，具有呼吸衰竭或右心衰竭临床征象者，均应做血气检查，异常时首先表现为轻、中度低氧血症，随着疾病进展，低氧血症逐渐加重并出现高碳酸血症。

呼吸衰竭血气诊断标准为：在海平面，呼吸空气条件下动脉氧分压（PaO_2）＜60mmHg 伴或不伴动脉血二氧化碳分压（$PaCO_2$）升高（≥50mmHg）。Ⅰ型呼衰 PaO_2＜60mmHg，$PaCO_2$ 正常。Ⅱ型呼衰 PaO_2＜60mmHg，$PaCO_2$≥50mmHg。

4. 其他检验 低氧血症即 PaO_2＜55mmHg 时，血红蛋白及红细胞可升高，血细胞比容＞55% 可诊断为继发性粒细胞增多症，当并发感染时，痰涂片可见大量中性粒细胞，痰培养可检出各种病原菌，常见者为肺炎链球菌、流感嗜血杆菌、肺炎克雷伯杆菌等。

【诊断与鉴别诊断】

1. 诊断

（1）对有呼吸困难、慢性咳嗽、咳痰者和（或）有 COPD 危险因素暴露者，均应考虑 COPD 诊断，尤其年龄＞40 岁者。应及时行肺功能检查。

（2）肺功能检查是确诊的必备条件。标准化肺功能检查十分重要。FEV_1/FVC＜70% 则提示持续气流受限。吸入支气管舒张剂后 FEV_1 反应气流受限程度。

（3）COPD 不是慢性支气管炎+肺气肿，并需排除哮喘可逆性气流受限。若仅有症状而无持续性气流受限，尚不能诊断 COPD，应视为 COPD 高危期。

2. 鉴别诊断

（1）哮喘：COPD 应重点鉴别哮喘，尽管鉴别时存在一定困难。哮喘常在儿童期发病，每天症状变化大，夜间或凌晨症状明显，常伴有过敏体质，过敏性鼻炎和（或）湿疹。部分有哮喘家族史，主要为可逆性气流受限。而 COPD 多于中年后起病，症状缓慢进行，逐渐加重，多有长期吸烟史或有害气体、颗粒等接触史，活动后气促明显，主要为不可逆性气流受限。必要时做支气管激发试验、支气管舒张试验和（或）PEF 昼夜变异率来进行鉴别。部分患者中两种疾病可重叠存在，2014 年 GOLD 指南定义为哮喘-COPD 重叠综合征（ACOS）。

（2）支气管扩张症：具有反复发作咳嗽、咳痰特点，合并感染时有大量脓痰或有反复和多少不等咯血史，肺部以湿啰音为主，多固定在一侧的下肺，可有杵状指（趾），X 线多见肺纹理粗乱，支气管造影或肺 CT 可以鉴别。

（3）肺结核：各年龄均可发病，多有局部症状或结核中毒症状，如发热、乏力、盗汗、消瘦、咯血等，胸部 X 线表现为肺部浸润或结节样病灶，部分痰结核杆菌阳性，可确诊。

（4）闭塞性毛细支气管炎：年轻起病，多为非吸烟患者，可能有风湿性关节炎病史或是烟雾接触史，主要是小气管腔内肉芽组织阻塞造成的疾病，肺功能多为限制性改变。肺 CT 及肺活检病理有助于确诊。

（5）弥漫性泛细支气管炎：肺功能有阻塞性损害，发病率为 11.1/10 万，男女之比为 1.4∶1。各年龄组均可发病，同吸烟无密切关系，几乎同时有慢性鼻窦炎，胸部 X 线片和高分辨 CT 显示弥漫性小叶中心性小结节影和肺过度充气。

（6）充血性心力衰竭：有高血压、冠心病等心脏病史，双肺底可闻及湿啰音，胸部 X 线显示心脏扩大、肺水肿，肺功能检查提示容量受限，无气流受限。

【COPD 综合评估】

根据患者临床症状、气流受限程度、急性加重风险、是否存在合并症（呼吸衰竭、心力衰竭）等方面进行综合评估，以指导个体化治疗。

1. 症状评估 通过症状问卷（CAT 问卷）（表 10-4）和呼吸困难问卷（mMRC 分级）（表 10-5）了解和评估。症状较少：CAT<10 或 mMRC 为 0～1，患者 A、C；症状较多：CAT≥10 或 mMRC≥2，患者 B、D。

表 10-4 呼吸症状 CAT 问卷

CAT（COPD 评估测试）		
我从不咳嗽	□1 □2 □3 □4 □5	我一直咳嗽
我一点痰也没有	□1 □2 □3 □4 □5	我有很多很多痰
我一点也没有胸闷的感觉	□1 □2 □3 □4 □5	我有很重的胸闷的感觉
当我爬坡或爬一层楼时，我并不感到喘不过气来	□1 □2 □3 □4 □5	当我爬坡或爬一层楼时，我感觉非常喘不过气来
我在家里的任何劳动都不受慢阻肺的影响	□1 □2 □3 □4 □5	我在家里的任何活动很受慢阻肺的影响
每当我外出时都外出	□1 □2 □3 □4 □5	因为我有慢阻肺，我所以从来没有外出过
我睡眠非常好	□1 □2 □3 □4 □5	因为我有慢阻肺，我的睡眠非常不好
我精力旺盛	□1 □2 □3 □4 □5	我一点精力都没有

注：评分>30 分，非常严重；20<评分≤30，严重，10<评分≤20，中等，<10 分，病情轻微

表 10-5 呼吸困难 mMRC 分级问卷

请在适合你的每个选项后面打钩（只选择一个）	
mMRC 0 级：我只在剧烈活动时感到呼吸困难	□
mMRC 1 级：我在平地快速行走或爬坡时会感到呼吸困难	□
mMRC 2 级：由于呼吸困难，我平地走路要比同龄正常人要慢或者走一段路程后我必须停下来呼吸	□
mMRC 3 级：在平地走路约 100 米或几分钟后，我必须停下来呼吸	□
mMRC 4 级：由于严重呼吸困难我无法离开房间或者连脱衣服也感到困难	□

2. 气流受限程度评估 检查吸入支气管舒张剂后肺功能 FEV_1 值，气流受限程度分四级（表 10-3）。

轻度者，通常伴有或不伴咳嗽、咳痰。此时患者多未意识到自身肺功能异常。中度者通常症状逐渐加重，伴有典型活动后气促，并因呼吸困难或疾病加重常去就医。重度者气短加剧，并反复出现 COPD 急性加重，影响生活质量，必须恰当处理。极重度者，临床常伴呼吸衰竭或右心衰竭征象，生活质量显著下降。并可因急性加重危及生命。GOLD 1～2 级归低风险，包括患者 A 和 B；GOLD 3～4 归高风险，包括患者 C 和 D。

3. 急性加重风险评估 以上年急性加重次数和需住院次数评估。急性加重风险低指急性加重≤1次/年，且不需住院治疗，为患者 A 和 B；急性加重风险高指急性加重≥2 次/年或出现 1 次需住院治疗的急性加重。

4. 合并症评估 老年 COPD 常有合并症，合并症对老年 COPD 预后有重要影响。对老年 COPD 合并症更应仔细筛查，常规检查和合适治疗。

5. COPD 综合评估 见图 10-1 和表 10-6。风险评估依据 GOLD 分级或急性加重病史，选择最高风险级别。综合评估将患者分组，以指导治疗。

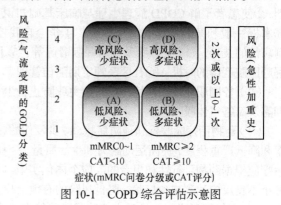

图 10-1 COPD 综合评估示意图

表 10-6 COPD 综合评估

患者	临床特征	肺功能分级	急性加重（次/年）	CAT 评分	mMRC 评分
A	低风险、症状较少	GOLD 1～2	≤1	<10	0～1

续表

患者	临床特征	肺功能分级	急性加重（次/年）	CAT评分	mMRC评分
B	低风险、症状较多	GOLD 1~2	≤1	≥10	≥2
C	高风险、症状较少	GOLD 3~4	≥2	<10	0~1
D	高风险、症状较多	GOLD 3~4	≥2	≥10	≥2

【分　　期】

COPD 病程分急性加重期和稳定期。急性加重期指在疾病过程中，患者短期内咳嗽、咳痰、呼吸困难加重，痰液颜色或黏度改变，呈脓性或黏液脓性，可伴有发热，神志改变，发绀或原有发绀加重，外周水肿，右心功能不全等表现，需更改原治疗。稳定期指患者咳嗽、咳痰、呼吸困难等症状稳定或症状轻微。

【COPD 治疗】

COPD 治疗的目标：①减轻症状，防止病情发展；②缓解或阻止肺功能下降；③改善运动能力，提高生活质量；④预防和治疗并发症；⑤防治急性加重，降低死亡率。治疗包括：疾病评价和监测，减少危险因素、稳定期治疗，急性加重期治疗。

1. 稳定期治疗

（1）教育和管理：对稳定期 COPD 治疗的总体原则是根据疾病的严重程度进行分级治疗。通过教育与管理可提高患者及其有关护理人员对 COPD 的认识和自身处理疾病的能力，更好地配合治疗和加强预措施，减少反复发作的次数，维持病情稳定，提高生活质量。其主要内容有：①教育和督促患者戒烟；②使患者了解 COPD 病理生理与临床基础知识；③掌握一般和某些特殊的治疗方法；④学会自我控制病情的技巧，如腹式呼吸及缩唇呼吸锻炼等；⑤了解赴医院就诊的时机；⑥社区医师定期随访管理。

（2）控制职业性或环境污染，避免或防止粉尘、烟雾及有害气体吸入。

（3）药物治疗能改善和预防症状，减少发作的频率和降低严重程度，提高运动耐力和生活质量。药物治疗应根据药物可行性和患者的反应个体化实施，以最小不良反应达到减少症状、降低风险的有效治疗。

1）支气管舒张剂：松弛支气管平滑肌使支气管舒张，缓解气流受限，是控制 COPD 症状的主要治疗措施，短期按需应用可缓解症状，长期规划应用可预防和减轻症状，增加运动耐力。但不能使所有患者的 FEV_1 得到改善，主要的支气管舒张剂有 β_2 受体激动剂，抗胆碱药物甲基黄嘌呤类。

a. β_2 受体激动剂：已知气道平滑肌和肥大细胞具有 β_2 受体，应用高选择性的 β_2 受体激动剂可减少血管的不良反应，尤其是吸入性的 β_2 受体激动剂作为首选。短效 β_2 受体激动剂的雾化吸入剂有沙丁胺醇、特布他林等，吸入后数分钟开始起效，15~30 分钟达到峰值，持续疗效 4~5 小时，每次剂量 100~200μg（每喷 100μg），24 小时不超过 8~12 喷。主要用于缓解症状，按需使用。长效 β_2 受体激动剂的雾化吸入剂有沙美特罗与福英特罗等，作用持续 12 小时以上，有利于缓解夜间与清晨症状。

b. 抗胆碱药物：是一种抗 M 胆碱类平喘药，可以阻断节后迷走神经通路，降低迷走神经兴奋性。抗胆碱药物可阻止乙酰胆碱和支气管平滑肌上的毒蕈碱受体相互作用引起的细胞内——磷酸环鸟苷酸的升高，使支气管舒张。吸入性抗胆碱药物如异丙托溴铵（溴化异丙托品），吸入后其作用只局限于肺部而扩张支气管并不作用全身，同 β_2 受体激动剂联合吸入治疗可加强支气管舒张作用且持久。用法：间歇期长期治疗，每次 2 喷，每天数次（平均 3~4 次），最好每隔 4 小时吸 1 次。发作期治疗，需 2~3 喷，2 小时后可再吸 1 次。噻托溴铵为长效抗胆碱药物，作用长达 24 小时以上，吸入剂量为 18μg，每天 1 次。对阿托品类药品过敏者禁用。前房角狭窄的青光眼或前列腺肥大而尿道梗阻的患者慎用。

c. 茶碱类药物：能抑制磷酸二酯酶提高平滑肌细胞内的 CAMP 浓度，可解除气道平滑肌痉挛，改善心每搏输出量、扩张全身和肺血管，增加水盐排出，兴奋中枢神经系统，同时具有腺苷受体的拮抗作用，刺激肾上腺分泌肾上腺素，增加呼吸肌的收缩，增强气道纤毛清除功能和抗炎作用。缓释片或控释片每天 1 次或 2 次口服可达稳定的血浆浓度，对 COPD 有一定效果。血茶碱浓度 >5mg/L，即有治疗作用；当 >15mg/L 时不良反应明显增加，注意监测血药浓度。吸烟可加速其在体内的清除，充血性心力衰竭、感染、发热可减慢此药在体内的清除。西咪替丁、大环内酯类药物、氟喹诺酮类药物和口服避孕药等可使茶碱血浓度增加。磷酸二酯酶抑制剂-4（PDE-4）罗氟司特具有比茶碱更强的药理作用，可用于评估为 C 组、D 组患者的备选药物。

支气管扩张剂的应用选择，要根据患者个体情况及其综合评估（急性加重风险高低分组）。一般优先选吸入剂；长效剂作用更持久。不同作用机制药物可联合用药增强支气管舒张作用，减少不良反应。如短效 β_2 受体激动剂与抗胆碱药物异丙托溴铵联合应用，比各自单用可使 FEV_1 获得较大与较持久改善；β_2 受体激动剂、抗胆碱药物和（或）茶碱联合应用，肺功能与健康状况可获得进一步改善。药物治疗推荐详见表 10-7。

表 10-7 COPD 稳定期药物治疗（2016 GOLD）

患者	首选建议	替代选择	其他选择
A	SAMA 必要时（按需）或 SABA 必要时	LAMA 或 LABA 或 SABA+SAMA	茶碱类
B	LAMA 或 LABA	LAMA+ LABA	SABA 和(或) SAMA 茶碱类
C	ICS+LABA 或 LAMA	LAMA+LABA 或 LAMA+PDE4 抑制剂 或 LABA+PDE4 抑制剂	SABA 和(或) SAMA 茶碱类
D	ICS+LABA 和(或)LAMA	ICS+LABA+LAMA 或 ICS+LABA+PDE4 抑制剂 或 LABA+LAMA 或 LAMA+PDE4 抑制剂	羧甲基半胱氨酸 SABA 和(或) SAMA 茶碱类

注：SABA，短 β_2 受体激动剂；LABA，长效 β_2 受体激动剂；SAMA，短效抗胆碱药；LAMA，长效抗胆碱药；ICS，吸入糖皮质激素、PDE4 抑制剂，磷酸二酯酶 4 抑制剂

2）糖皮质激素：$FEV_1 < 60\%$ 预计值的 COPD 者，规律吸入糖皮质激素可改善症状，减少急性加重次数。但长期吸入不阻止 COPD 者 FEV_1 降低，故不推荐长期吸入糖皮质激素单药。长期吸入糖皮质激素仅适用有症状 COPD 且治疗后肺功能有改善者；并建议中-重度 COPD 患者吸入糖皮质激素并联合支气管舒张剂治疗。长期吸入糖皮质激素可增加罹患肺炎和骨折的风险，老年患者更应严格掌握适应证，根据治疗效果确定是否继续糖皮质激素吸入治疗。不推荐长期口服糖皮质激素治疗。有报道认为，对血和痰中嗜酸粒细胞增多者糖皮质激素应用优于非增高者。

3）其他药物

a. 祛痰药（黏液溶解剂）如盐酸氨溴索，乙酰半胱氨酸等，对部分痰液黏稠者有效。

b. 抗氧化剂如 N-乙酰半胱氨酸及免疫调节剂：对降低 COPD 急性加重程度可能具有一定作用，但尚未得到确证，不推荐常规使用。

c. 疫苗：推荐减毒流感活疫苗每年秋季使用一次，可减少 COPD 严重疾病和病死率；肺炎球菌多糖疫苗可减少社区获得性肺炎发生率，$FEV_1 < 40\%$ 和 >65 岁 COPD 者亦可用。

d. 增强 α1-抗胰蛋白酶的治疗：仅用于严重遗传性 α1-抗胰蛋白酶缺乏的肺气肿患者。

e. 中医治疗：COPD 在我国中医属"喘证"与"肺胀"范畴，中医辨证施治有利于患者恢复。

（4）氧疗：COPD 稳定期进行长期家庭氧疗对具有慢性呼吸衰竭的患者可提高生存率。长期氧疗对血流动力学、血液学的特性、运动能力、肺生理和精神

状态都会产生有益的影响。对有以下指征的 Ⅲ 级患者应长期家庭氧疗：①$PaO_2 \leq 55mmHg$ 或 $SaO_2 \leq 88\%$ 伴或不伴高碳酸血症。②PaO_2 55～60mmHg 或 $SO_2 < 89\%$ 且伴有肺动脉高压、心力衰竭、水肿或红细胞增多症（血细胞比容 >55%）。长期氧疗的目标是使基础 PaO_2 增加到至少 60mmHg 以上和（或）SaO_2 升至 90% 以上，这样才可维持重要器官的功能，保证周围组织的氧供。家庭氧疗要求是经鼻导管吸入氧气，流量为 1.0～2.0L/min，吸氧持续时间 >15h/d。

（5）康复治疗：目标是减轻症状，改善生活质量以及增加体力和积极投入日常活动。康复治疗包括呼吸生理治疗、肌肉训练、营养支持、精神治疗与教育等多方面措施。在呼吸生理治疗方面包括帮助患者咳嗽，用力呼气以促进分泌物清除；使患者放松，进行缩唇呼吸以及避免快速浅表的呼吸以帮助克服急性呼吸困难等措施。在肌肉训练方面有全身性运动（步行、登楼梯、踏车等）与呼吸肌锻炼（腹式呼吸肌锻炼）等。营养支持方面，应达到理想的体重；同时避免过高糖类饮食或高热量摄入，以免产生过多二氧化碳。

（6）外科治疗：包括肺大疱切除术、肺减容术、肺移植术，患者要根据胸部 CT、动脉血气、肺功能、患者耐受性及伴随症状的全面分析，选择恰好的手术指征。

2. 急性加重期治疗 治疗目标是使当前急性加重的危害最小化。

（1）确定 COPD 急性加重原因：引起 COPD 加重的常见原因是气道感染和空气污染，主要是细菌、病毒感染，但有 1/3 找不到原因。肺炎、充血性心力衰竭、气胸、胸腔积液、肺栓塞、心律失常等可以引起与 COPD 加重相似的症状，需加以鉴别。

（2）诊断和严重程度评估

1）气促加重是 COPD 加重期主要表现，常伴有喘息、胸闷咳嗽加剧、痰量增多，痰的颜色和黏度发生改变及发热等，同时亦可出现身体不适、失眠、嗜睡、疲乏、抑郁及意识模糊。运动耐受力下降，发热和（或）胸部 X 线异常时可能为 COPD 加重的征兆，痰量增加及出现脓性痰常提示细菌感染。

2）急性加重期病情严重度评估

a. 应进行患者加重期与加重前病史、症状、体征、肺功能测定、动脉血气分析及实验室检查结果比较，注意指标的急性改变值比绝对值更重要。严重 COPD 者神志改变是病情恶化重要指标，一旦出现需及时送医院诊治。

b. 急性加重期不推荐肺功能检查，因患者难以配合完成也不准确。$FEV_1 < 1.0L$ 提示气流严重受限。

c. 动脉血气分析：对评价加重期严重程度非常必要，当 $PaO_2 < 60mmHg$ 和（或）$SaO_2 < 90\%$ 提示

呼吸衰竭，如果 $PaO_2 < 50mmHg$、$PaCO_2 > 70mmHg$ 以及 $pH < 7.3$ 提示病情危重，需严密的监护或转 ICU 行有创或无创机械通气治疗。

d. 胸部 X 线检查和心电图检查：X 线胸片有助于 COPD 加重同其他有相似症状的疾病鉴别。心电图检查有助于诊断右心室肥厚、心律失常及心肌缺血。

肺螺旋 CT 扫描和血管造影或测定血浆 D-二聚体是诊断 COPD 合并肺栓塞的主要手段。而核素肺通气-血流灌注扫描在此诊断价值不大，低血压及高流量吸氧后 PaO_2 不能升至 60mmHg 以上也提示肺栓塞可能。如果高度怀疑合并肺栓塞，临床上需同时处理 COPD 加重和肺栓塞。

e. 其他实验室检查：全血红细胞计数有助于了解红细胞增多症或出血，白细胞计数通常意义不大。部分患者可增高和（或）出现中性粒细胞核左移。COPD 加重并出现脓痰，即可作为应用抗生素的指征，最常见的致病菌是肺炎球菌、流感嗜血杆菌和卡他莫拉菌。在经验抗菌治疗的同时做痰培养、抗生菌敏感试验，以指导临床治疗。血生化检查可了解电解质紊乱（低钠、低钾、低氧等）、糖尿病危象或营养不良（低白蛋白）等所致的 COPD 加重以及是否存在代谢性酸碱平衡。

（3）急性加重期治疗措施：急性加重期治疗分院外治疗、住院治疗和住院 ICU 治疗。总治疗原则如下：

1）控制性氧疗：氧疗是 COPD 急性加重期基础治疗，无严重合并症者氧疗较容易达到 $PaO_2 > 60mmHg$ 或 $SaO_2 > 90\%$，但可能发生潜在 CO_2 潴留，因此开始氧疗 30 分钟后应查动脉血气，确保氧疗有效而无 CO_2 潴留或酸中毒增加。

2）抗生素：当患者呼吸困难和咳嗽加重，伴有痰量增多及脓痰时，应根据患者当地常见病原菌类型及药敏试验情况积极选用抗生素。多数 COPD 急性加重由细菌感染诱发，抗感染治疗很重要。因 COPD 易反复发作，老年人机体免疫力低下，广谱抗生素应用及激素应用极易继发真菌感染，造成二重感染，宜采取预防和抗真菌措施，同时要防止老年人多器官损伤及功能衰竭，注意各脏器保护。

3）支气管舒张剂治疗：急性加重期通常选用短效吸入性 β_2 受体激动剂治疗，如疗效不显著则可加用抗胆碱药物。对较严重者，可考虑静脉滴注茶碱类药物；监测血茶碱浓度对估计疗效和不良反应有一定意义。

4）糖皮质激素：COPD 加重期住院者宜在应用支气管舒张剂基础上加服或静脉使用糖皮质激素。推荐口服泼尼松龙 30～40mg/d，连续 10～14 天，也可静脉给予甲泼尼龙。延长给药时间不仅不能增加疗效，反使不良反应增加。

5）机械通气：无创性机械通气，COPD 急性加重期患者应用无创性正压通气（NIPPV），可以降低 $PaCO_2$，减轻呼吸困难，从而降低气管插管和有创机械通气的使用，缩短住院天数，降低患者的病死率。有创性机械通气：在积极药物和创性机械通气治疗后，患者呼吸衰竭仍进行性恶化，出现危及生命的酸碱失衡和（或）神志改变时宜用有创性机械通气治疗。

6）其他措施：注意出入水量及电解质的平衡，营养支持治疗（肠内或静脉高营养），对于卧床、红细胞增多症或脱水患者，注意防止血栓形成，可给予低分子量肝素治疗。积极排痰治疗（如刺激咳嗽、叩击胸部、体位引流等方法），老年人尤其注意伴随疾病，如糖尿病，冠心病，高血压治疗及合并症（如休克，弥散性血管内凝血，上消化道出血，肝、肾功能不全等）的治疗。

7）COPD 末期姑息治疗、临终关怀：姑息治疗、临终护理和临终关怀对晚期 COPD 患者同样重要，需考虑 COPD 患者独特性，让患者及其家属知道疾病最严重后果、临终时接受监护及由此带来的经济花销，同时让医护和家属充分了解患者意愿。目的是减少患者痛楚，有尊严地走完人生最后道路。

（刘 建）

第四节　老年人肺源性心脏病

肺源性心脏病（pulmonary heart disease）简称肺心病，是指由支气管肺组织病变、胸廓疾病、肺血管病变或呼吸调节功能异常损伤肺组织的结构和功能，导致肺循环阻力增加、肺动脉高压，引起右心负荷增加，右心室肥厚、扩大，右心功能衰竭的一种心脏病。因肺部疾病或低氧导致肺动脉高压，不同于肺静脉性肺动脉高压、特发性肺动脉高压和血栓栓塞性肺动脉高压。根据发病急缓分为急性肺心病和慢性肺心病，以慢性肺心病最多见，本章节简述慢性肺心病。

慢性肺源性心脏病（chronic pulmonary heart disease）简称慢性肺心病，在我国属于常见病和多发病，患病率大约 0.49%。患者年龄多 40 岁以上，患病率随年龄增长而升高，男女无显著性差异。慢性肺心病多由慢性阻塞性肺疾病（COPD）所致，病程呈慢性渐进发展的过程，常见于中老年人，尤其 60 岁以上老年人，又称为老年人肺源性心脏病，患病率占所有老年人心脏病第二位，仅次于冠心病。

【病因与发病机制】

1. 病因

（1）慢性支气管、肺部疾病：①病变原发于支气管，其中以 COPD 最为多见，在我国 80%～90%慢性肺心病的原因为 COPD，是老年慢性肺心病最主要的病因，其次为支气管哮喘（4.44%）和支气管扩张（2.81%）；②病变发生于肺实质或间质，如重症肺结核（5.91%）、尘肺（1.24%）、结节病、特发性肺纤维化、过敏性肺泡炎及结缔组织疾病肺损害等。

（2）胸廓运动障碍性疾病：较支气管、肺疾病少见。严重的脊柱后凸、侧凸，脊柱结核，强直性脊柱炎，胸膜广泛粘连及胸廓成形术后造成严重的胸廓或脊柱畸形，可引起胸廓活动受限、肺组织受压、支气管扭曲变形、肺泡通气不足、肺血管收缩，从而导致肺循环阻力增加，肺动脉高压发展为慢性肺心病。

（3）肺血管疾病：少见。广泛或反复发生的多发性肺小动脉栓塞及肺小动脉炎、特发性肺动脉高压等均可发生血管内膜增厚、管腔狭窄、阻塞，引起低氧血症、肺动脉高压和右心室负荷加重，发展成慢性肺心病。

（4）神经肌肉疾病：较罕见。如重症肌无力、脑炎、吉兰-巴雷综合征、肌营养不良等由于呼吸中枢的神经兴奋性降低或神经肌肉的传递功能障碍或呼吸肌麻痹、呼吸运动减弱，导致肺泡通气不足。

（5）其他：睡眠呼吸暂停综合征、肥胖-低通气综合征和先天性口咽畸形均可产生低氧血症，使肺血管收缩反应性增强，导致肺动脉高压及肺心病。

2. 发病机制

（1）肺动脉高压：是多种基础肺胸疾病导致慢性肺心病的共同发病环节。

1）肺血管功能性改变：缺氧是肺动脉高压形成最重要原因，一方面使肺小动脉持续收缩；另一方面影响血管内皮细胞功能，引起肺血管重构，从而引起肺动脉高压。目前研究发现，吸烟对肺血管结构和功能也可产生影响。肺血管炎症反应参与肺血管的早期重构，并在肺动脉高压的发生发展中发挥起始作用。

2）肺血管器质性改变：肺心病患者反复发生支气管周围炎、间质炎症，由此波及邻近的肺小动脉分支，造成动脉壁增厚、狭窄或纤维化，使肺毛细血管床面积大大减少，肺循环阻力增加，导致小动脉中层增生肥厚，进一步加重了肺循环阻力。

3）血容量增多和血液黏稠度增加：CODP 严重者可出现长期慢性缺氧，促红细胞生成素增多，导致继发性红细胞生成增多，血液黏稠度升高，使肺血管阻力升高。肺血流量增加而肺血管不能相应扩张，引起肺动脉高压。

（2）心功能改变：见图 10-2。慢性胸肺疾病影响右心功能机制主要为肺动脉高压引起右心室的后负荷增加，右心室后负荷增加后，右心室壁张力增加，心肌耗氧量增加；此外，右冠状动脉阻力增加，右心室心肌血流量减少，心肌供氧量减少。另外，低氧血症和呼吸道反复感染时细菌毒素对心肌可以产生直接损害。这些因素长期作用，最终造成右心室肥厚、扩张和右侧心力衰竭。

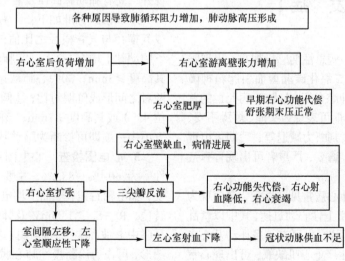

图 10-2 肺动脉高压对左、右心功能影响

肺动脉高压是慢性肺心病形成的重要环节，针对慢性肺心病肺动脉高压的治疗成为临床研究热点，近年关于吸烟、肺血管炎症因素、全身炎症等引起肺动脉高压的机制受到关注。

【临 床 表 现】

慢性肺心病作为一种慢性病，发展缓慢。除了原有基础疾病的症状、体征外，主要逐渐出现肺、心功能衰竭和多脏器受损，而老年人往往多病共存，使其临床症状不典型而易误诊、漏诊。

1. 肺、心功能代偿期 此期患者心功能良好，肺功能部分代偿，主要是原发病表现。

（1）症状：表现基础病症状，如 COPD 患者表现为慢性咳嗽、咳痰、喘息、气促，活动后心悸、呼吸困难、乏力和劳动耐力下降，有不同程度发绀等缺氧表现。偶有胸痛，与右心缺血或因炎症波及胸膜有关。急性感染时以上症状加重。

（2）体征：可见胸肺疾病体征，如肺气肿患者可见发绀、桶状胸、肋间隙增宽、肺部叩诊过清音、肺底活动度减小、听诊呼吸音减弱等，急性加重期并肺部感染时双肺可闻及干湿啰音。心浊音界因肺气肿而不易叩出；心音遥远。肺动脉高压和右心扩大体征，如肺动脉瓣听诊区第二心音亢进，$P_2>A_2$，三尖瓣区可闻及收缩期杂音，剑突下搏动增强。可有颈静脉充盈、肝界下移等体征。

2. 肺、心功能失代偿期 表现为上述症状加重，出现呼吸衰竭和心力衰竭。呼吸衰竭多发生在急性呼吸道感染，主要表现为缺氧和二氧化碳潴留所致的一系列症状，严重者可出现肺性脑病。心力衰竭以右心衰竭为主，常与呼吸衰竭并存，主要表现为心悸、气急、腹胀、尿少等。患者出现明显发绀、球结膜充血、水肿，颈静脉怒张，急性加重期并发肺部感染时双肺可闻及干湿啰音，心率加快，剑突下可闻及收缩期杂音甚至出现舒张期杂音或舒张期奔马律。肝大且有压痛、肝颈静脉回流征阳性，下肢水肿，重者可出现腹水、肺水肿和全心衰体征。

老年人常合并多器官系统损害，包括水电解质紊乱、肺性脑病、酸碱失衡、肝肾损害、休克等。

【并 发 症】

1. 常见并发症

（1）肺性脑病：肺心病急性期感染加重，出现呼吸功能衰竭所致缺氧、二氧化碳潴留而引起精神障碍、神经系统症状的一种综合征，是肺心病死亡的首要原因，应积极防治。早期可表现为头痛、烦躁不安、恶心、呕吐、视力下降、判断力减退等；后期可出现神志恍惚、癫痫样发作、谵妄，严重者可出现昏睡甚至昏迷。

（2）心律失常：是肺心病常见并发症，多表现为房性期前收缩及阵发性室上性心动过速，其中以紊乱性房性心动过速最具特征性，也可有心房扑动及心房颤动。少数病例由于急性严重心肌缺氧，可出现心室颤动以至心搏骤停。

（3）水、电解质代谢紊乱：肺心病急性发作期，因缺氧和二氧化碳潴留、心力衰竭、Ⅱ型呼吸衰竭以及肺心病晚期合并多器官功能损害等，可发生各种不同类型的酸碱平衡失调及发生水电解质紊乱，如水钠潴留、呼吸性酸中毒、呼吸性碱中毒合并代谢性酸中毒等。

（4）上消化道出血：肺心病晚期严重并发症，主要是由于缺氧和高碳酸血症引起胃黏膜屏障损害；其次肺心病患者长期处于慢性应激状态；此外使用肾上腺皮质激素等药物治疗时，在胃黏膜屏障减弱的基础上使胃黏膜损伤，导致出血。

（5）弥散性血管内凝血（DIC）：因肺心病患者长期缺氧导致血液黏稠度升高，血流缓慢；急性发作期感染损伤血管内皮，激活凝血因子；低血压、休克使内脏灌注不足导致缺氧，造成酸中毒，有利于血管内微血栓形成。

（6）休克：慢性肺心病并发休克不多见，一旦发生，预后不良。

2. 老年COPD易出现的并发症 老年人慢性肺心病具有病程长、起病隐匿、临床表现不典型等特点，除以上常见并发症外，还易发生自发性气胸、肺叶段性肺炎、支气管肺癌、肺栓塞和肺梗死、肺结核、冠心病等并发症，但常误诊为原发病急性加重，临床中应注意鉴别。

【辅 助 检 查】

1. 血液检查 可见红细胞、血红蛋白升高，电解质及酸碱失衡，部分患者可见肝肾功能异常。凝血功能检查有助于了解有无高凝状态。血流动力学检查可了解红细胞变形性等变化。

2. X线检查 除有胸、肺基础疾病及急性感染表现外，尚有肺动脉高压及右心室肥大。

X线诊断标准如下：①右下肺动脉干≥15mm，或其横径与气管横径之比值≥1.07或经动态观察右下肺动脉干增宽>2mm；②肺动脉段中段明显突出或其高度≥3mm；③中心肺动脉扩张和外周分支纤细，两者之间形成鲜明对比；④圆锥部显著凸出（右前斜位45°）或其高度≥7mm；⑤右心室增大。具有以上五项中一项即可诊断为肺动脉高压。

3. 心电图检查 心电图对慢性肺心病诊断的阳性率为60.1%～88.2%，主要表现有右心室肥大的改变，如电轴右偏，额面平均电轴≥+90°，重度顺钟向转位，$R_{V_1}+S_{V_5}\geq1.05mV$ 及肺型P波（Ⅱ、Ⅲ、aVF导联中P波高尖）。也可见右束支传导阻滞及低电压图形，可作为诊断慢性肺心病的参考条件。由于重度顺钟向转位，在 V_1、V_2 甚至延及 V_3，可出现酷似陈旧性心肌梗死图形的QS波。

4. 超声心动图检查 通过测定右心室流出道内径≥30mm，右心室内径≥20mm；右心室前壁的厚度≥5.0mm或前壁波动幅度增强；左、右心室内径的比值<2；右肺动脉内径≥18mm或肺动脉干≥20mm；右心室流出道/左心室内径比值>1.4；肺动脉瓣曲线出现肺动脉高压征象者。通过以上指标以诊断肺心病。

5. 血气分析　用以判断有无缺氧、CO_2 潴留、酸碱平衡紊乱及其严重程度，对指导慢性肺心病急性发作期治疗意义重大。

6. 其他　肺功能检查对早期或缓解期肺心病患者有意义。痰细菌学检查对急性加重期肺心病可以指导抗生素的选用。心电向量图主要显示右心房、右心室增大的表现，目前已很少应用。CT 检查在肺心病的诊断中仅起辅助诊断作用。核素心血管造影可以精准地反映右心室的功能。右心导管检查是判断肺动脉高压的金标准，可直接获得准确、可靠的血流动力学资料，是一项创伤性检查，一般不作为慢性肺心病的常规检查。

【诊断与鉴别诊断】

1. 诊断　患者有慢性支气管炎、肺气肿、其他肺胸疾病或肺血管病等原发性基础疾病；引起肺动脉高压、右心室增大或右心功能不全表现，如 $P_2 > A_2$、颈静脉怒张、肝颈静脉回流征阳性、肝大压痛、下肢水肿等，并有心电图、X 线胸片、超声心动图有右心增大肥厚的征象，可以做出诊断。

2. 鉴别诊断　慢性肺心病需与以下疾病鉴别：

（1）冠状动脉粥样硬化性心脏病（冠心病）：慢性肺心病与冠心病都常见于老年患者，尤其是有些老年人同时有肺气肿体征，使诊断更为困难。冠心病有典型的心绞痛、心肌梗死的病史或心电图表现，若有左心衰竭的发作史、原发性高血压、高脂血症、糖尿病史更有助鉴别；体检、X 线及心电图检查呈左心室肥厚为主的征象。部分老年肺心病患者也可合并冠心病，目前对两病并存的诊断尚无统一诊断。对于肺心病合并冠心病诊断可参考以下两个条件：①有典型心绞痛史和心肌梗死病史；②心电图提示左胸导联有恒定的缺血性 ST-T 改变。次要条件为年龄、高血压史、心电图提示并发室性心律失常、$A_2 > P_2$。凡肺心病诊断明确，符合主要条件之一者，可诊断为肺心病合并冠心病，仅具备次要条件为合并冠心病可疑。冠心病合并肺心病的患者，其右心室梗死的可能性大。肺心病合并冠心病的临床诊断率不高，冠状动脉造影是确诊的唯一选择。

（2）风湿性心瓣膜病：风湿性心脏病三尖瓣疾患应与肺心病的相对三尖瓣关闭不全相鉴别。前者往往有风湿性关节炎和心肌炎的病史，其他瓣膜如二尖瓣、主动脉瓣常有病变，X 线、心电图、超声心动图有特殊表现。

（3）原发性心肌病：原发性心肌病右心力衰竭引起肝大、肝颈静脉回流征阳性、下肢水肿，可与慢性肺心病混淆。但原发性心肌病以中青年多见，多为全心增大，呈球形，无慢性呼吸道疾病病史，无明显肺气肿体征，无肺动脉高压的 X 线表现等。

（4）缩窄性心包炎：有心悸、气促、发绀、颈静脉怒张、肝大、腹水、水肿及心电图低电压等，需与慢性肺心病鉴别。但缩窄性心包炎多有结核病及急性心包炎病史，脉压小，可有心包钙化等，一般通过病史、X 线、心电图检查不难鉴别。

【治　疗】

1. 缓解期　采用综合治疗措施，增强老年患者的免疫功能，延缓胸肺原发疾病的进展，去除急性发作的诱发因素，减少急性加重期的发生次数，积极进行呼吸锻炼，长期使用家庭氧疗等使肺、心功能得到部分恢复。

2. 急性加重期　积极控制感染，保持呼吸道通畅，改善呼吸功能，纠正缺氧、二氧化碳潴留，控制呼吸衰竭和心力衰竭，处理并发症。

（1）控制感染：有效迅速地控制及预防呼吸道感染是治疗肺心病的关键之一，抗生素应用初期经验性治疗，尽可能广覆盖杀灭病原菌，同时行痰培养和药敏试验，指导抗生素目标性治疗。常用的有青霉素类、氨基糖苷类、喹诺酮类及头孢类抗生素。院外感染以革兰阳性菌为主，院内感染以革兰阴性菌多见，老年人常为兼有厌氧菌的混合感染。选用广谱抗生素时必须注意可能的继发真菌感染。

（2）保持呼吸道通畅：常见措施有加强护理，如翻身、拍背、吸痰、雾化吸入等，及时清除气道内分泌物及异物。若患者有支气管痉挛，需积极使用支气管扩张剂，如 β_2 受体激动剂、抗胆碱药、茶碱类药物，必要时使用糖皮质激素。

（3）合理氧疗：可以提高 PaO_2，纠正缺氧和二氧化碳潴留，降低呼吸肌做功和肺动脉高压，减轻右心负荷。

（4）纠正水、电解质、酸碱失衡：慢性肺心病急性加重期患者常出现酸碱失衡伴水电解质紊乱，应注意针对不同情况，进行相应的预防和治疗。

（5）降低肺动脉压：①戒烟，是 COPD 有效治疗方法，也是 COPD 合并肺动脉高压、慢性肺心病的基本治疗；②长程氧疗，坚持长期低流量吸氧，每天 ≥15 小时，持续数月，可有效降低肺动脉压，并可明显降低慢性肺心病患者的病死率，延长生存时间；③血管扩张剂，目前治疗肺动脉高压指南不推荐用内皮素调节剂治疗 COPD 合并肺动脉高压；④吸入一氧化氮（NO），有用于急性加重期，但 COPD 所致肺心病稳定期，NO 禁忌使用；⑤他汀类药物，动物实验结果显示辛伐他汀能抑制香烟烟雾诱导的肺气肿和肺血管重构，抑制肺动脉高压形成，但缺乏大规模临床随机对照研究证实其疗效和安全性。

（6）控制心力衰竭：慢性肺心病右心衰竭，一般在积极控制感染、改善呼吸功能后能得到相应改善，尿量增多，水肿消退，肿大肝缩小、压痛消失等，不需常规用利尿剂。病情较重者或上述治疗无效者可适当应用利尿、强心或正性肌力药。

1）利尿剂：可消除水肿，减少循环血容量，减轻右心前负荷。用药应小剂量、短疗程、间歇用。老年人特别应注意利尿后痰黏稠不易咳出，低钾、低钠、低氯等电解质紊乱等，故应监测尿量和血电解质。

2）强心剂：老年肺心病患者因缺氧对洋地黄类药物耐受性很低，易诱发心律失常，甚至猝死。强心剂仅适用于合并心房颤动等快速心律失常、合并急性左心衰竭或祛除诱因后右心衰竭无明显感染者。用药应注意纠正低氧血症和低钾血症，以防洋地黄中毒。

（7）加强营养支持治疗：老年慢性肺心病患者大多处于营养不良状态，营养不良会加重呼吸肌疲劳和呼吸衰竭，一般给予要素饮食、各种维生素，酌情使用复方氨基酸和营养液补充，纠正低蛋白血症等。

（8）积极治疗并发症：老年肺心病患者并发症多，合并三至四个器官衰竭者病死率分别为>50%和>90%，其处理参见有关章节。应积极预防并发症发生，包括酸碱失衡和电解质紊乱、心律失常、上消化道出血、肾功能不全、肺性脑病、弥散性血管内凝血（DIC）等，一旦发生应早期治疗。

【预　　后】

慢性肺心病呈缓缓渐进加重过程，并常由呼吸道感染而反复急性加重，对心、肺、全身脏器亦是反复打击。随着肺功能的损害病情加重，右心衰竭的出现是肺心病预后不良的经典指标。肺动脉高压提示COPD患者预后不良，轻度肺动脉高压的COPD患者5年生存率约为50%，而重度肺动脉高压者5年生存率小于20%。长程氧疗可以改善肺动脉高压，从而改善预后。积极治疗虽不能根治肺心病，但在一定程度上可以延缓病情，提高生活质量。

【预　　防】

防治引起肺心病的支气管、肺胸和血管疾病；患者改变不良生活习惯，提倡戒烟；积极防治原发病的诱发因素，如接种流感疫苗、肺炎疫苗，治理空气污染等；做好卫生宣传，普及卫生知识，增强抗病能力。

老年慢性肺心病预防：老年人抵抗力弱，肺心病急性发作时病情重、变化快，尤其是冬季。故应增强御寒能力，进行防寒训练，保暖避免受凉；注意休息，防治过度劳累；戴口罩，防止有害气体吸入。

（王　桦　汪琦）

第五节　老年人肺结核

肺结核（pulmonary tuberculosis）是结核分枝杆菌引起的慢性呼吸系统传染病。结核分枝杆菌可侵及许多脏器，以肺结核最为常见。排菌患者是重要的传染源。人体感染结核菌后不一定发病，当抵抗力降低或细胞介导的变态反应升高时，才可能引起临床发病。

老年结核是指在老年期发病或老年前期发病未彻底治疗而迁延至老年期者。老年结核已成为老年医学研究的内容之一。

【病因与发病机制】

1. 结核菌　结核杆菌属放线菌目，分枝杆菌科，分枝杆菌属。使人类致病的主要为人型结核杆菌，牛型极少，前者烟酸试验阳性，后者阴性，可以鉴别。结核杆菌细长而略弯，不易染色，而经品红加热能染成红色，且不被酸性乙醇脱色，故称为抗酸杆菌，对外界抵抗力强，在阴湿处能生存5个月以上；阳光暴晒下2小时，5%～12%甲酚皂（来苏）溶液接触2～12小时，70%乙醇接触2分钟或煮沸1分钟，即可被杀灭。最简便的灭菌方法是直接焚毁带有病菌的痰纸。结核菌生长缓慢，增殖一代需要15～20小时，生长成可见的菌落一般需4～6周，至少需3周。

结核菌壁为含有高分子质量的脂肪酸、脂质、蛋白质及多糖类组成的复合成分，与其致病力、免疫反应有关，在体内脂质能引起单核细胞、上皮样细胞及淋巴细胞浸润而形成结核结节，蛋白质可引起过敏反应及中性粒细胞和单核细胞浸润，多糖类则参与某些免疫反应（如凝集反应）。

2. 传染源及传播途径

（1）传染源：开放性肺结核患者的排菌是结核杆菌传播的主要来源，我国少数民族地区患者中牛型结核杆菌分离率较高，可能与牛奶消毒不严有关。

（2）感染途径：呼吸道传播为最主要途径，患者咳嗽、打喷嚏排出的飞沫中带有结核杆菌。当健康人吸入含菌飞沫进入肺泡可引起感染。患者随地吐痰，干燥后结核杆菌随尘埃飞扬，亦可造成吸入感染。其他如经消化道、皮肤伤口、泌尿生殖系统等感染途径均很少见。

3. 发病机制

（1）内源性发病：目前认为内源性复燃是老年结核的主要发病机制。在儿童期和青少年时期患原发性结核，进入老年期后由于免疫功能下降，呼吸器官的退行性变，患者其他慢性病如糖尿病等以及免疫抑制剂的应用，均可使潜伏灶内的结核菌重新繁殖，成为老年时内源性再感染的根源。

（2）外源性发病：老年外源性感染分为两种情况。初次感染：老年前期未感染，进入老年期首次感染。再次感染：发病前曾患结核，已生物学治愈后再次从外界感染发病，此种情况极少见。再次感染可通过 DNA 指纹分析技术来判明。

4. 老年结核病增多原因

（1）人口老龄化：由于人们平均寿命延长、人口老龄化，我国 60 多以上的老年人已超过 1 亿，而且还呈继续增长的趋势，使老年结核发生的机会随之增加，另外一些老年前期结核病未治愈，进入老年期而成为老年结核患者，从而增加了老年结核患者的人数。

（2）老年人免疫功能下降：随着老化，机体各种功能均有明显改变，而免疫系统改变与老年人身体健康直接相关，老年肺结核患者免疫功能的特点表现为细胞免疫降低，体液免疫升高。有资料表明结核菌素试验（OT 1：2000）老年人肺结核组无反应率及弱阳性反应率显著高于中青年肺结核患者组，而 IgG、IgA、IgM、C$_3$ 均显著高于健康老年对照组。

（3）伴有慢性疾病：许多慢性疾病，如糖尿病、营养不良、胃切除术后、酗酒、恶性肿瘤等易引起免疫功能降低而导致结核病复燃，同时由于饮食结构的改变，糖尿病患者率升高也是老年结核增多的原因之一。

（4）其他因素：老年人的精神心理状态不佳，经济条件下降，社会家庭的关怀不够，延误诊断，治疗不及时，医疗设施不完善以及医务人员对老年肺结核的认识不足等多种原因所致；还有一些老年人害怕长胖而严格限制蛋白质的摄入引起营养不良所致。

【临 床 表 现】

1. 症状

（1）全身症状：典型的症状为午后低热乏力、食欲减退、消瘦盗汗等，但老年患者的表现多不典型，发热、咯血、盗汗的比例比中青患者低，多以疲劳、咳嗽、呼吸困难、食欲缺乏、精神委靡为主。

（2）呼吸系统症状：老年肺结核患者的呼吸系统症状，易被长年慢性支气管炎的症状所掩盖，常不典型，有时甚至因继发感染而高热，甚至发展至败血症或呼吸衰竭才去就医。气急、咳嗽、呼吸困难症状常见。

2. 合并症及并发症 老年肺结核合并症较多，以呼吸系统合并症多见，如慢性支气管炎、肺气肿、肺癌、混合感染、自发性气胸、哮喘、肺心病等。还有其他系统疾病如糖尿病、高血压、冠心病、贫血等。并且老年人的肺外结核的发生率比中青年患者高。

老年肺结核病临床症状不典型，比较复杂多样，病情轻重、急缓以及有无伴发基础疾病、合并症等，均影响其早期诊断。因发热、咯血、盗汗等出现频率较低，而非特异性症状，如慢性咳嗽、咳痰、食欲减退、呼吸困难、消瘦等多见，但易被医师或患者忽视，因而日常诊疗工作要充分认识老年肺结核的不典型表现。

【实验室与特殊检查】

1. 结核杆菌检查 痰结核杆菌检查是确诊肺结核的主要手段和依据，而痰涂片是目前最常用的检查手段，涂片阳性率可高达 50% 左右，连续多次涂片可提高阳性率。结核杆菌培养法具有很高的敏感性和特异性，培养后可进行药敏试验，随着耐多药结核杆菌增多，药敏越显重要。培养发现老年患者耐药率高，属多耐药菌。

2. 结核菌皮肤试验 怀疑老年肺结核时常需要进行 PPD（结核杆菌的纯蛋白衍生物）皮肤试验，但老年人阳性率低并且反应的高峰时间可后移超过 72 小时，宿主对 PPD 的超敏反应可随着年龄增加而消退。但国外有人做试验提示，反复做 PPD 试验可使 PPD 的阳性率增加，认为是一种助强效应（boosting effect），并非是结核杆菌感染所致的结核菌素试验阳性结果。另有人认为，PPD（−）的老年人一旦 PPD（＋）（≥15mm）提示有新的感染。抗结核抗体在老年人活动性结核患者中常有较高的滴定度，对诊断有一定的参考意义。

3. 胸片 老年肺结核典型的 X 线表现，如肺尖部纤维灶，胸膜增厚、空洞、斑片状阴影这一类诊断较明确，但较少见，多为不典型改变，复杂多样化，易被误诊。中下肺野的病变比中青年人多，浸润型肺结核病灶范围较大，甚至呈环状影，易误诊为肺炎或肺癌。有空洞形成时易误诊为肺脓肿。肺门纵隔淋巴结核、血行播散型肺结核及胸膜炎，在诊断时常易被误诊为中心性肺癌、肺泡癌、转移性肺癌及恶性胸腔积液。

4. 其他检查 肺部 CT、MRI、纤维支气管镜、胸腔镜检查可帮助进一步诊断及鉴别诊断。应用分子生物学及基因工程技术，如聚合酶链反应（PCR）、核酸探针、染色体核酸指数技术等，提高对结核杆菌的敏感、快速、特异性诊断。

【诊断与鉴别诊断】

1. 诊断 肺结核分为四型，Ⅰ型：原发性肺结核；Ⅱ型：血行播散型肺结核；Ⅲ型：继发型肺结核，其中包含有浸润型肺结核、慢性纤维空洞型肺结核和干酪样肺炎等；Ⅳ型：结核性胸膜炎。

老年肺结核虽常无自觉症状，无特异症状及体征，仍应详细询问病史，有无结核患者密切接触史、肺结核及肺外结核病史，有无诊断、治疗史，询问有无糖尿病和使用免疫抑制剂情况，以提供诊断线索。如出现咳嗽、咳痰 2 周以上不缓解或在原呼吸道疾病症状加重超过 2 周均应常规做 X 线检查，及时做痰涂片找抗酸杆菌以及血清学分子生物学、肺 CT 等，必要时做纤维支气管镜行病理学、细胞学、酶学等各方面检查。对高度疑诊的患者可先行抗结核药物治疗性诊断。

2. 鉴别诊断 由于老年人合并症、并发症较多，有报道老年人肺结核的误诊率为 6.7%～49.6%，甚至有的尸检后才能确诊。误诊的病种有慢性支气管炎、肺气肿、支气管扩张症、感冒、肺炎、肺脓肿、肺癌、伤寒、败血症、纵隔淋巴瘤、结节病等。因而临床要提高对老年人肺结核的认识，注意同以上疾病鉴别。

【治 疗】

1. 药物治疗

（1）老年人结核病化学药物治疗原则：同其他各年龄组，应遵守早期、联用、适量、规律和全程原则，但老年人治疗用药更应强调个体化，根据病情不同选用不同化疗药物和方案。①初治：未经抗结核治疗或治疗未满 1 个月者称为初治。②复治：初治失败，即经正规化疗 6 个月，痰菌仍未阴转或病灶进展恶化，治愈后复发或不规则化疗累计超过 3 个月者均属复治。

（2）常用抗结核药物

1）异烟肼：杀菌力强，可以口服，不良反应少，主要是抑制结核杆菌脱氧核糖核酸（DNA）的合成，并阻碍细胞壁的合成。口服后吸收快，渗入组织，通过血脑屏障，杀灭细胞内外的代谢活跃或静止的结核杆菌。常用剂量为成人每天 300mg（或每天 4～8mg/kg），一次口服。偶有周围神经炎、中枢神经系统中毒、血清谷丙转氨酶升高等。

2）利福平：主要杀死结核菌的机制是抑制菌体的 RNA 聚合酶，阻碍其 mRNA 的合成。对细胞内外代谢旺盛及偶尔繁殖的结核菌均有作用。成人每天 1 次，空腹口服 450～600mg。不良反应轻，有消化道不适、肝功能损害。长效利福霉素类衍生物如利福喷丁在人体内半衰期长，每周口服一次，疗效与每天服用利福平相仿。

3）链霉素：氨基糖苷类抗生素，主要是干扰结核杆菌酶的活性，阻碍蛋白质合成。对细胞内的结核杆菌作用较小。成人每天肌内注射 0.5～0.75g。间歇疗法为每周 2 次，每次肌内注射 1g，妊娠妇女慎用，不良反应主要是第Ⅷ对脑神经损害（眩晕、耳鸣、耳聋），肾功能不良者不宜使用，药物过敏（皮疹、剥脱性皮炎、药物热等，过敏性休克较少见）者禁用。老年人患者原则上不选用此类药物。

4）吡嗪酰胺：杀灭噬细胞内酸性环境中的结核杆菌。每天 1.5g 分 3 次口服，偶见高尿酸血症、关节痛、胃肠不适及肝损害等不良反应。

5）乙胺丁醇：对结核杆菌有抑菌作用，与其他抗结核药物联用时，可延缓细菌对其他药物产生耐药性。剂量为 25mg/kg，每天 1 次口服，8 周后改为 15mg/kg，不良反应偶有胃肠不适、球后视神经炎、视力减退、视野缩小、中心盲点等，一旦停药多能恢复。

6）对氨基水杨酸钠：为抑菌药，其抗菌作用可能在结核杆菌叶酸的合成过程中与对氨苯甲酸竞争，影响结核杆菌的代谢。剂量为成人每天 8～12g，每天 2～3 次口服。亦可每天 12g 加入 5%～10%葡萄糖液 500ml 中避光静脉滴注。1 个月后改为口服。不良反应有食欲减退、恶心、呕吐、腹泻等。饭后服用可减轻胃肠反应。

2. 化疗方案

（1）初治：老年结核初治一般以异烟肼、利福平、吡嗪酰胺、乙胺丁醇或异烟肼、利福平、吡嗪酰胺为主要方案，疗程 6～9 个月。需注意肝肾功能及合并症等药物相互作用。

（2）复治：老年复治者绝大多数未经正规治疗，复治病例细菌大多耐药或病灶组织严重破坏并有广泛纤维增生，治疗困难较大。如既往为联合用药且基本规则，只是疗程不足或治愈后复发，则原方案药物可能仍敏感或不规则化疗 3 个月左右无病情恶化，估计产生耐药性机会不大，以上情况仍可按初治选择治疗方案。但不同个体对复治化疗方案中五种一线抗结核药耐受性不同，上海市最新资料显示，老年组不耐受标准复治方案者占 98.8%，其中因不良反应不能耐受者占 50.4%，因基础病不能耐受者占 48.4%。因而对复治的耐药结核病患者实施个体化治疗方案，应根据既往用药史，药物敏感试验结果及肝肾功能情况选用抗结核药物，亦可加用二线抗结核药物如卷曲霉素或阿米卡星，乙硫异烟胺或丙硫异烟胺，氟喹诺酮等，组成联合化疗方案，还可加用对氨基水杨酸钠静脉滴注。制订复治耐药结核杆菌方案原则是：联用至少三种未曾用过、对该药尚敏感的药物。

3. 对症治疗

（1）毒性症状：结核病的毒性症状在有效抗结核治疗 1～2 周内多可消失，一般不必特殊处理。干酪样肺炎、急性粟粒性肺结核、结核性脑膜炎、渗出性胸膜炎伴有高热等严重结核毒性症状。在有效的抗结核治疗基础上慎用糖皮质激素，如泼尼松 15～20mg/d，分 3 次口服，待毒性症状减轻后，泼尼松递减，1 个月左右逐渐撤停。

（2）咯血：仅痰中带血或小量咯血，以对症治疗为主，休息、止咳、镇静等。老年体衰、肺功能不全者，慎用强镇咳药，以免因抑制咳嗽反射及呼吸中枢使血块不能排出而引起窒息。

中等或大量咯血时应严格卧床休息。注意预防和抢救窒息：观察神志、呼吸、血压等变化以便及时抢救。注意体位引流，患者取患侧卧位，头低脚高位，使血易咯出，清除口、鼻腔内血块，保持呼吸道通畅，必要时气管插管，便于吸引，保持气管充分通畅，防止健侧吸入。

对大咯血者止血药物应用仍以垂体后叶素静脉治疗效果比较肯定；纤维支气管镜直视下，出血局部直接用血管收缩剂或促凝血制剂，利于引流及定位止血；支气管动脉栓塞，经血管造影定位后注入明胶海绵等进行栓塞，可有效控制出血。

4. 免疫制剂应用 老年人免疫功能减退，在化疗效果不佳时加用胸腺素、免疫调节剂等，可提高治疗效果。

5. 合并症治疗 老年人肺结核患者合并症多，治疗结核病同时，应积极治疗合并症才能改善预后。如糖尿病者血糖控制在理想水平，有利于肺结核治愈。

6. 加强营养，支持及心理治疗 老年人消化功能差，多有营养不良。治疗中要加强营养支持治疗以加速机体康复。对老年抑郁症、老年神经官能症、老

年痴呆患者，应加强心理护理，建立治疗信心，坚持正规用药。医务人员及家属要监督用药完成疗程，保证疗效。

7. 手术治疗 当肺结核与肺癌难以鉴别时，复诊单侧纤维厚壁空洞、长期内科治疗未能使痰菌转阴者、单侧毁损肺伴支气管扩张，已丧失功能并有反复咯血或继发感染者，可做肺叶或全肺切除。结核性脓胸和（或）支气管和胸膜瘘经内科治疗无效且伴同侧活动性肺结核时，宜做肺叶胸膜切除。

手术禁忌证：支气管黏膜活动性结核病变，而又不在切除范围之内者，全身情况差或有明显心、肺、肝、肾功能不全者。

（刘 建）

第六节 间质性肺疾病

间质性肺疾病（interstitial lung disease，ILD），是一组主要累及肺间质、肺泡和（或）细支气管的弥漫性炎症性疾病，是以弥漫性肺泡单位慢性炎症和间质纤维化为主要病理特征的一大组疾病，晚期肺组织广泛纤维化，所以亦称为弥漫性肺纤维化（diffuse pulmonary fibrosis，DPF）。ILD 包括近 200 个病种，其共同特征为活动性呼吸困难、X 线胸片示弥漫阴影、限制性通气功能障碍伴气体交换障碍。ILD 可呈急性、亚急性及慢性经过，但大多缓慢进展，最终发展为弥漫性肺间质纤维化和蜂窝肺，导致呼吸功能衰竭而死亡。

【概 述】

近年来，ILD 概念发生了一系列变化，ILD 现普遍被称为弥漫性肺实质病变（diffuse parenchymal lung disease，DPLD），因为 ILD 也累及肺泡和细支气管等肺实质。而特发性肺纤维化（idiopathic pulmonary fibrosis，IPF）专指普通型间质性肺炎（usual interstitial pneumonia，UIP），而不包括其他间质性肺炎。原 IPF 名称用特发性间质性肺炎（idiopathic interstitial pneumonia，IIP）来代替。美国胸科协会（ATS）和欧洲呼吸协会（ERS）对 IIP 疾病名称和诊断标准进行了规范化界定（图 10-3）。

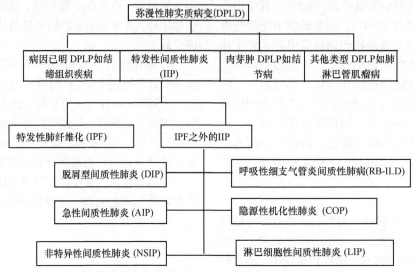

图 10-3　弥漫性肺实质病变（DPLD）的分类（ATS/ERS.2002）

ILD 确切发病率不详，近年来发病率呈上升趋势。美国估计的患病率为（5～10）/10 万人口，好发于中老年人，1/3 以上 ILD 60 岁后才出现症状。老年人肺纤维化除 IPF 外，另一常见原因是继发性肺纤维化（secondary pulmonary fibrosis，SPF），继发于慢性肺部疾病（肺结核、支气管扩张和机化性肺炎等）。

ILD 分类目前尚无统一标准，可分为病因已明和未明，前者称 SPF（表 10-8）；后者称 IIP（表 10-9），占 ILD 的 2/3。2002 年 ATS/ERS 发布了关于 IIP 分类的新标准。该标准是结合了临床-影像-病理诊断之后的临床诊断名称，而不再是单纯的病理诊断名称。病理诊断应在原病理诊断后加上"型"，如 DIP 型、UIP 型和 NSIP 型等，而 AIP 相应的病理诊断是"病因不明的弥漫性肺泡损伤"（diffuse alveolar damage，DAD）。

表 10-8　病因明确的 ILD

职业/环境相关的 ILD
无机粉尘（硅沉着病、石棉沉着病、煤工肺尘埃沉着病等）
有机粉尘/外源性过敏性肺泡炎、空调-湿化器肺、有害气体/烟雾
　（二氧化硫、氮氧化物、金属氧化物、烃化氧化物等）
药物/治疗相关的 ILD
抗肿瘤药物、抗生素、心血管药物、口服避孕药物、违禁药物、非甾体抗炎制剂、口服降糖药物、抗痉挛药、高浓度氧疗、放射线照射等
肺感染相关的 ILD
血行播散型肺结核、卡氏肺囊虫病、病毒性肺炎
慢性心脏疾病相关的 ILD
左心室功能不全、左至右异常分流
ARDS 恢复期
癌性淋巴管炎
慢性肾功能不全相关的 ILD
移植物排斥反应相关的 ILD

表 10-9　特发性间质性肺炎分类（2013 年 ERS）

特发性间质性肺炎（IIP）
主要的特发性间质性肺炎
特发性肺纤维化（IPF）/ 隐源性致纤维化肺泡炎（CFA）、非特异性间质性肺炎（NSIP）、
呼吸细支气管炎伴间质性肺病（RB-ILD）、脱屑性间质性肺炎（DIP）、隐源性机化性肺炎
（COP）、急性间质性肺炎（AIP）
罕见的特发性间质性肺炎
淋巴细胞性间质性肺炎（LIP）
胸膜肺弹力纤维增生症（PPEF）
不能分类的特发性间质性肺炎

【特发性肺纤维化】

IPF 是指原因不明并以普通型间质性肺炎（UIP）为特征性病理改变的一种慢性炎症性间质性肺疾病，是 IIP 的一种类型。其临床特征是进行性呼吸困难、双下肺捻发音、X 线胸片示弥漫性网格状阴影、限制性肺通气功能障碍和弥散功能下降。IPF 曾用名较多，包括隐原性致纤维化肺泡炎（cryptogenic fibrosing alveolitis，CFA）、UIP、Hamman-Rich 综合征等。IPF 是最常见的慢性间质性肺疾病，也是老年人常见病之一，男性多于女性，发病年龄多在 40～70 岁，且发病率和死亡率随年龄增加。目前，虽仍无大规模的 IPF 流行病学调查研究，但 IPF 发病率呈现明显的增长趋势。

1. 发病机制和病理特点　IPF 病因不明，可能与遗传因素、病毒感染、某些药物及自身免疫等因素有关，是局限于肺部的、慢性、进行性纤维化性间质性肺炎的一种特殊形式。其主要发生于老年人，组织学和（或）影像学表现为 UIP。

IPF 确切发病机制目前也不清楚。传统理论认为

发病过程包括肺泡炎和间质纤维化，中心环节是慢性肺泡炎。即在各种刺激因素作用下，多种细胞包括肺泡巨噬细胞、中性粒细胞和淋巴细胞等在肺泡的间质聚集并持续存在，其中肺泡巨噬细胞可能起着关键作用，它可被在肺内沉着的含有 IgG 的免疫复合物等激活，随之引起一系列的炎症过程，引起肺泡壁、血管和气道损伤，随后发生不适当的修复，纤维形成，最后导致肺实质不可逆的重建。炎症过程在其中占很重要的地位。但多年的研究发现在确诊为 IPF 的许多病例中炎症反应常常是较轻微的，且临床的一些炎症反应的指标不能很好地反映该病的转归，抗炎治疗在大多数患者中疗效甚微。

IPF 新发病机制认为肺纤维化是由于肺泡上皮损伤和异常修复所致：多种原因导致肺泡Ⅰ型上皮损伤、脱落，上皮基底膜破坏，成纤维细胞被激活并进入肺泡腔内，在病灶部位增殖，同时肺泡上皮细胞异常增生，最终导致肺泡与肺间质的纤维化。在以上病理过程中炎症反应很轻或不存在，这可解释为什么激素等抗炎药在治疗上缺乏理想疗效。在以上纤维化过程中有多种介质参与，如转移生长因子（TGF-β）、肿瘤坏死因子（TNF-α）、血小板衍生因子（PDGF）、胰岛素样生长因子（IGF-1）、内皮素（ET-1）、白细胞介素家族（1L-2、IL-8）等，可促进纤维化过程。另外一些细胞因子如 IFN-γ 却有抗纤维化的作用。因此，促纤维化因子与抗纤维化因子之间的失衡是肺纤维化的重要环节。

此外，氧自由基在 IPF 的肺损伤中亦有一定作用。另外，遗传、病毒感染、吸烟、环境因素也可能是 IPF 的潜在危险因素。

病理改变主要是间质性肺泡炎和纤维化。不同时期的病理变化不同，病变呈不均匀分布，不同的病变混合存在。早期主要表现为肺泡炎，肺泡间隔增厚，肺泡腔内有大量肺泡巨噬细胞，肺泡结构无明显破坏。当病情进展，逐渐形成以间质炎为主的病变，表现为肺泡间隔明显增厚，有较多的以巨噬细胞为主的细胞浸润，成纤维细胞增殖伴有纤维素性渗出物和水肿液；肺泡壁结构可改变，肺泡腔变窄，甚至闭锁。随着病变进一步发展，成纤维细胞不断增殖，纤维化持续进行，正常肺泡成分大量丧失，代之以广泛的纤维组织，肺泡腔及小气道闭锁。而附近的终末细支气管可因牵拉而扩张，形成所谓的蜂窝肺。

2. 临床表现　急性型 IPF 罕见，发病年龄轻，病程短。绝大多数为慢性型，中年以上发病，男性多于女性，平均病程为 4～6 年，少数年长者可保持多年相对稳定不变。

（1）症状：起病隐匿，进行性加重的劳力性呼吸困难是最主要的症状，占 84%～100%；另一常见症状为刺激性干咳，常较严重。少有肺外器官受累，但可出现全身症状，如疲倦、厌食及消瘦等。发热、关节疼痛、胸痛少见。病情进展时可表现为呼吸道症状增加、肺功能结果恶化、HRCT 上纤维化进展、急性呼吸衰竭或死亡。

（2）体征：80%的患者有双下肺吸气末捻发音（Velcro 音）或细湿啰音。50%或更多的患者出现杵状指（趾），但不伴有肺性骨关节病，可有呼吸增快，活动后更明显。晚期，静息状况下甚至吸氧时仍有浅快呼吸，并出现发绀。可有肺心病、右心功能不全的体征。

（3）IPF 自然程：有三种情况：①大多数 IPF 患者肺功能在数年内恶化；②少数患者维持稳定或快速下降；③部分患者虽以往稳定，但可能经历急性呼吸功能恶化。IPF 是一种致死性疾病，有些回顾性研究提示 IPF 从诊断到死亡的中位生存期 2～3 年。最常见死亡原因是肺部疾病进展（60%），其他原因包括冠状动脉疾病、肺栓塞和肺癌。

（4）IPF 合并症：可能隐匿或明显，包括肺高压、胃食管反流、阻塞性睡眠呼吸暂停、肥胖和肺气肿。这些情况对 IPF 患者的影响尚不清楚。

3. 实验室检查

（1）影像检查

1）胸部 X 线：早期可见双下肺野磨玻璃样密度增高阴影，仔细观察可见有小点状改变。随病情进展肺野内出现网状、结节状阴影。晚期肺体积缩小，双肺纤维条索阴影弥漫分布于全肺，其间可见直径多在 3～15mm 大小的多发性囊状透光影（蜂窝肺）。病变多为双侧弥漫性，多位于基底部、周边部或胸膜下区。纵隔、肺门区淋巴结增大少见，不侵犯胸膜，约 5%早期 IPF 患者 X 线胸片正常。

2）CT 和 HRCT：可更敏感、准确地发现肺部的病变和分析病变的性质。HRCT 还可用于 IPF 的活动性评价和疗效观察。病变多出现在脏层胸膜下的肺组织。小叶间胸膜增厚是 IPF 的一种常见征象。病程的不同时期，可出现磨玻璃样模糊阴影、网格结节状影、蜂窝肺。

3）核医学显像：70%以上的 IPF 患者 ^{67}Ga 肺扫描阳性（摄取量增加）。核素 ^{99m}Tc-DTPA 观察肺泡毛细血管通透性在 ILD 的改变，有助于早期诊断和判定病变活动性。

（2）肺功能检查：可提供诊断依据，并可观察病情进展和疗效。典型改变为限制性通气功能障碍，表现为肺总量（TLC）、功能残气量（FRC）和残气量（RV）下降。第一秒用力呼气量/用力肺活量（FEV_1/FVC）正常或增加；一氧化碳弥散（D_LCO）降低；通气/血流比例失调，PaO_2、$PaCO_2$ 下降，运

动后 PaO_2 明显下降,肺泡-动脉血氧分压差$[P_{(A-a)}O_2]$增大。

（3）支气管肺泡灌洗（BALF）检查：有助于排除其他肺疾病（如肿瘤、感染、外源性过敏性肺泡炎、结节病和肺泡蛋白沉积症等），但诊断价值有限。

（4）血清学检查：多无异常发现，缺乏特异性。可见红细胞沉降率增快，丙种球蛋白、乳酸脱氢酶水平升高，抗核抗体和类风湿因子等可呈弱阳性反应。

（5）肺活检：是最可靠的诊断方法，经上述检查未能确诊的病者，均应做肺活检。可通过纤维支气管镜（TBLB）、电视胸腔镜（VATLB）或开胸肺活检（OLB）检查，不宜做经皮穿刺肺活检。肺活检可排除 ILD 类似临床表现的疾病，并能确定疾病的活动性、严重度、预后等。首选 TBLB，未能确诊者再考虑 VATLB 或 OLB。临床上不能确诊是 IPF 或其可能性小时，应积极做外科性肺活检；而临床上有把握诊断 IPF 时，可不行肺活检。肺活检的组织病理学呈 UIP 改变。

4. 诊断与鉴别诊断

（1）诊断：根据欧洲呼吸年会（ERS）2015 年发布的"IPF 诊治指南"：基于多项临床研究，HRCT 诊断 UIP 准确性可达到 90%～100%。因此，根据 UIP 的 HRCT 特点可作为独立的 IPF 诊断手段，具备 UIP 典型 HRCT 表现者不必行病理活检，从而废除了 2000 年 ATS/ERS 共识中提出的主要和次要诊断标准。

IPF 诊断条件：①排除其他间质性肺疾病（ILD：如家庭或职业环境暴露相关 ILD，结缔组织疾病相关 ILD 和药物毒性相关 ILD）；②高分辨率 CT（HRCT）表现为 UIP 者，不建议行外科肺活检；③不典型者（可能、疑似诊断者）需接受肺活检。

（2）鉴别诊断：诊断 IPF 需要排除肺泡癌、慢性阻塞性肺疾病和肺结核等。临床和 X 线胸片的特点及 BALF 中的细胞学和肺活检的病理改变是重要的鉴别诊断依据。此外，还需要与其他类型的 IIP 相鉴别。

5. 治疗 迄今，对肺纤维化尚无肯定有效的药物治疗方法。随着新型药物的研发及对传统药物临床观察数据的增加，2015 年 IPF 联合诊治指南对治疗提出更多的建议。

（1）抗炎治疗：不推荐临床医师在 IPF 患者中使用泼尼松、硫唑嘌呤和 N-乙酰半胱氨酸（NAC）联合治疗。但在 IPF 急性加重时大部分患者仍可使用糖皮质激素。

（2）尼达尼布：是口服的三联小分子酪氨酸激酶抑制剂（TKI）。该药物的靶点是生长因子受体。它可降低 IPF 患者肺活量（FVC）的下降速度，减缓疾病进展。FDA 在 2014 年 10 月批准该药用于 IPF 治疗。但目前证据主要集中在肺功能为轻-中度受损的患者中，且治疗长期影响尚未可知。

（3）吡非尼酮：又名甲本吡啶酮，是一种小分子化合物，它能够抑制胶原的合成，减少多种细胞因子的产生。在采用 FVC 下降率和死亡率为指标来评估 IPF 患者的疾病进展程度的研究中，吡非尼酮显示了其有效性。因此，新指南建议使用该药对 IPF 进行治疗。用法：100～600mg，3 次/天。但吡非尼酮的不良反应较广，治疗费用高，均是临床需要面临的问题。

（4）不推荐用药：基于多项临床研究数据，指南也给出了多种证据级别不等的不推荐用药，包括华法林在内的抗凝药物、选择性内皮素受体拮抗剂安贝生坦、磷酸二酯酶-5 抑制剂西地那非、内皮素受体 A 和 B 双重拮抗剂波生坦或马西地坦。

（5）抑酸治疗：对于合并胃食管反流患者，建议抑酸治疗。

（6）中医中药：有报道复方丹参、川芎嗪等可延长患者的带病生存时间和提高患者的生活质量。

（7）其他对症治疗：氧疗，改善心、肺功能，防治肺部继发感染及康复治疗等都是十分重要治疗措施。

（8）肺移植：在治疗中出现严重的肺功能损害、氧依赖和病情恶化，且符合移植标准的患者应考虑肺移植术，多行单肺移植。移植后的 5 年生存率为 50%～60%。有学者认为肺移植术是提高 IPF 患者生存率唯一有效手段。

（向　菲　杨卫兵）

第七节　老年人睡眠呼吸障碍

睡眠呼吸障碍（sleep disordered breathing，SDB）或呼吸暂停（sleep apnea）是指一组发生在睡眠状态下的呼吸疾病，表现为睡眠过程中反复间断出现呼吸停顿或低通气。呼吸停顿（apnea）指口和鼻腔气流停止持续≥10 秒；低通气（hypopnea）指当呼吸气流降低至正常 50% 以下，并伴氧饱和度下降 4%。呼吸紊乱指数（respiratory disturbance index，RDI）指睡眠过程中每小时出现呼吸暂停或低通气次数，代表睡眠呼吸障碍的程度。SDB 分为阻塞性和中枢性两种类型，前者主要有上气道局部解剖因素，加上睡眠时气道肌肉过度松弛，气道发生塌陷甚至完全闭塞，吸气流量受限。尽管患者呼吸努力增加，但气流并不增加，气流通过狭小塌陷的管腔发生震荡，形成鼾声，严重者管腔完全闭塞，呼吸停顿。根据疾病严重程度，阻塞性 SDB 分为睡眠单纯性鼾症、上气道阻力综合征和阻塞性睡眠呼吸暂停综合征（obstructive sleep apnea syndrome, OSAS）。中枢性 SDB 由呼吸中枢功能衰退所致。呼吸神经元不能有效刺激运动神经激活呼吸过程，导致呼吸动力缺乏。常见于心力衰竭和脑卒中患者。同时合并有中枢性和阻塞性睡眠呼吸暂停，称为混合性 SDB。

国外报道 SDB 以 RDI 大于 10 为标准，老年男性发病率为 70%，老年女性为 56%，而年轻人发病率分别为 15% 和 5%。SDB 随年龄增大，发病率增加，在老年人中十分常见。

【病因与发病机制】

大多数患者可以找到导致睡眠时反复发生呼吸停顿和（或）低通气的因素，包括睡眠时呼吸控制异常、睡眠姿势和体位、循环时间和心排血量、上气道形态学改变及遗传因素等。

1. 中枢性 SDB 发病机制 见表 10-10。

表 10-10 中枢性睡眠呼吸暂停的发病机制

呼吸调节或肌肉功能的缺陷
中枢性肺泡低通气综合征（原发、继发）、呼吸神经肌肉疾病、呼吸驱动短暂的波动、睡眠开始时的不稳定性
继发于高通气引起的低碳酸血症、低氧血症、如心肺疾病、心血管疾病、肺充血、中枢神经系统疾患、循环时间的延长
中枢呼吸驱动反射性抑制
食管反流
吸入
上气道塌陷

2. 阻塞性 SDB 特征 发病三个基本特征已阐明，即：①上气道的阻塞，常见咽部，如肥胖患者上气道周围脂肪增多，气道外压增高，导致管腔狭窄；肢端肥大症、甲状腺功能减退症，可能由于上气道组织增生或黏液水肿，导致管腔狭窄且易于塌陷；咽部、舌和下颌解剖结构异常，如下颌后缩或下颌过小，颈子过粗过短等也可导致管腔狭窄。②咽腔的大小受上气道肌肉张力影响，觉醒时气道肌张力较高，睡眠时上气道肌张相应降低，快动眼睡眠期（REM）肌张力最低，此期呼吸暂停的次数往往最多。OSAS 患者上气道肌纤维断裂、神经脱髓鞘，导致肌张力下降，也是气道管腔易于塌陷的重要原因。③咽腔的大小取决于咽腔关闭压和开放压的平衡，吸气时胸膜腔内压降低，管壁倾向于塌陷；呼气时胸膜腔内压升高，管壁倾向于开放，因此气流限制和呼吸停顿仅发生在吸气相。

3. 遗传因素 SDB 有家族聚集倾向。长相的遗传，使得家族中许多人有易患 SDB 的颌面测量学特征。研究发现对高碳酸血症和低氧的敏感也有家族性，睡眠中易于发生周期性呼吸。肥胖亦有遗传倾向。

【病理生理改变与临床表现】

SDB 主要病理生理变化是睡眠期间反复出现呼吸暂停或低通气所导致的低氧血症和（或）高碳酸血症以及睡眠结构的改变，引起一系列临床表现和多器官功能的损害（图 10-4）：包括睡眠期间症状、白天的症状和器官功能损害与合并症。

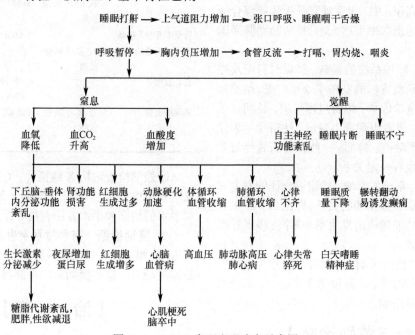

图 10-4 OSAS 病理生理改变示意图

1. 睡眠期间症状 打鼾是 OSAS 主要症状，由于气流通过狭窄的咽部时咽腔软组织发生颤动所致。老年患者即使病情较重，鼾声可能较小；夜间憋醒与窒息，个别严重者可因窒息而死亡；其他症状还有失眠、遗尿、惊叫、夜游等。

2. 白天症状 白天过度困倦（excessive daytime sleepiness，EDS）往往是 OSAS 最突出症状，因夜间反复睡眠中断，睡眠质量下降所致。轻者仅有注意力不集中，间歇打瞌睡。严重患者在与人谈话，甚至驾车、骑自行车时也会打瞌睡。晨起头痛，多见于女性。可出现神经精神症状，如记忆力减退、性格改变、焦虑、抑郁等，老年患者尤其明显。老年患者嗜睡程度低于非老年患者，即 EDS 与 AHI 并不呈正相关。

3. 器官功能损害和并发症表现

（1）对循环系统的影响：40%～60%的 OSAS 患者并发高血压，并且临床症状大多在早晨最高，清晨头痛、头晕明显，单纯药物治疗效果差。接近 80% 的难治性高血压患者并发 SDB 有效治疗呼吸暂停后，高血压常可下降，有的甚至可降至正常范围。左心重量增加、心室壁增厚、心脏每次搏动射出的血量减少；OSAS 患者在睡眠过程中的 ST 段下降的发生十分频繁，易发缺血性心脏病；几乎有一半的睡眠呼吸暂停综合征患者会出现各种各样的心律失常，常以窦性心动过缓、窦性停搏、房室传导阻滞为主，有些心律失常甚至是致命的。

（2）对呼吸系统的影响：OSAS 患者多为肥胖者，易出现限制性通气功能障碍，出现通气/血流比例失调，引起血氧降低。10%～20%睡眠呼吸暂停综合征者出现动脉高压，中、重度睡眠呼吸暂停综合征患者肺动脉高压的患病率可达 55%。持久肺动脉高压能引起肺心病。

（3）对神经、精神系统的影响：睡觉时打鼾及呼吸暂停可以增加脑血管病的发病率及死亡率，是脑血管病的一个独立危险因素；患者过度嗜睡，长期处于睡眠不足的状态。患者出现智力减退、性格及行为异常、人际关系常不融洽、抑郁症、睡眠呼吸暂停与老年痴呆症的发生也有一定关系。

（4）对内分泌系统的影响：代谢综合征的发生与睡眠呼吸暂停疾病有很密切的关系；男性 OSAS 患者性欲减退及勃起功能障碍的发生率非常高；睡眠呼吸暂停可以加重肥胖。

（5）对肾脏功能的影响：睡眠呼吸暂停综合征患者夜间睡眠时尿量增多，次数可达 3 次以上，部分患者尿中蛋白质含量增加。

【诊断与鉴别诊断】

1. 诊断 SDB 的诊断并不难，根据病史、体征

和对睡后 15 分钟以上的观察，则可做出推测性诊断。注意 SDB 的易患因素：①40～60 岁的男性患者；②肥胖；③上气道或颌面的异常如扁桃体肥大、腭垂肥大粗短或下颌后缩畸形、小颌等；④甲状腺功能减退；⑤经常服用镇静药；⑥饮酒。但确诊分型，了解疾病轻重程度和治疗效果的观察，则需进行多导睡眠图（PSG）的监测检查，观察患者睡眠时整夜脑电图、眼动图、肌电图、心电图、脉搏、血氧饱和度（SaO$_2$）的记录，用热敏电阻测定鼻和口腔气流、阻抗以及胸腹式呼吸测定。根据呼吸紊乱指数（RDI）将 SDB 分为轻度、中度及重度三级。轻度 RDI 5～10 次/小时；最低 SaO$_2$≥86%；中度 RDI 20～50 次/小时，最低 SaO$_2$ 80%～85%；重度 RDI＞50 次/小时，最低 SaO$_2$≥79%。多次睡眠潜伏时间试验（mutiple sleep latency test，MSLT），可评估患者嗜睡的程度，对 SDB 的诊断有一定价值。方法是让患者白天在无灯光、无任何刺激的睡眠实验室内每隔 2 小时检查一次，共进行 5 次睡眠检查，观察患者 5 次的平均入睡时间。正常成人平均 12 分钟，严重患者往往小于 5 分钟，发作性睡病小于 8 分钟，同时有两次或以上可记录到 REM 睡眠。（表 10-11）

表 10-11 鼾症患者诊断和处理

无症状		正常	
无呼吸暂停证明	不需睡眠检查	异常	预防性劝告
无症状			预防性劝告
无呼吸暂停证明	初筛检查	明显异常	OSAS 治疗
	初筛检查	轻度异常或正常	
	autoCPAP 系统诊断	OSAS	
轻至中度白天嗜睡		无 OSAS	
严重白天嗜睡	全夜多导睡眠监测		OSAS 治疗
右心衰竭		不能诊断 OSAS	其他治疗或进一步检查
高碳酸血症	全夜多导睡眠监测	诊断 OSAS	其他治疗或进一步检查积极治疗 OSAS

影像学检查包括 X 线摄片、CT、MRI 以及纤维支气管镜检查等，主要用于判断下颌形态、阻塞部位，对手术的指征和手术方法有指导意义。

2. 鉴别诊断 有些睡眠疾患也有 EDS 症状，需与 SDB 相鉴别，如发作性睡病、不宁腿症和周期性肢体运动症。这些疾病有的可能与 SDB 并发。

【治　疗】

1. 内科治疗

（1）一般治疗：建议患者戒烟酒，睡觉取右侧卧

位，睡前勿饱食，避免服用安眠药及停止注射睾酮，治疗与发病有联系的疾患。肥胖者需控制体重，逐渐减肥，使体重下降 5%～10%，对改善症状及睡眠呼吸暂停，提高 SaO$_2$，有肯定疗效。对合并甲状腺功能减退症患者，逐渐补充甲状腺素的治疗，可使睡眠呼吸暂停完全消失或显著改善。对肢端肥大症患者，手术切除垂体肿瘤或服用控制生长激素分泌的药物，亦可减轻症状，避免病情发展。

（2）药物治疗：使用增加上气道开放，减低上气道阻力的药物，如麻黄碱滴鼻或非特异性抗炎药喷鼻（如丁地去炎松等）。服用呼吸兴奋剂，如甲羟孕酮。服用普罗替林（protriptyline）和氯丙嗪（chlorimipromazine），可抑制快动眼睡眠，减轻由此引起的低通气和呼吸暂停。

（3）经鼻面罩持续气道正压通气（CPAP）治疗：CPAP 对 OSAS 患者尤以中重度及中枢性 SDB 患者是一个常用的最有效的首选治疗。CPAP 治疗后患者的呼吸暂停次数减少或消失，SaO$_2$ 上升，睡眠结构改善，生活质量提高。坚持应用，可改善远期预后。目前，双水平正压通气（BIPAP）具有吸气、呼气正压可分别调节及呼吸同步等功能，增加了患者 CPAP 治疗的适应性，扩大了临床应用范围（表 10-12）。

表 10-12　鼻 CPAP 和鼻通气治疗指征

鼻 CPAP 指征	鼻通气指征
阻塞性睡眠呼吸暂停	伴有神经肌肉疾病的呼吸衰竭
中枢性睡眠呼吸暂停	脊柱侧突
睡眠呼吸暂停伴慢性肺病	中枢性呼吸睡眠暂停
夜间哮喘	
严重打鼾	

（4）口腔正畸及矫治器治疗：根据作用方式和部位的不同，大致分为三类：①鼾声治疗装置，仅用于治疗鼾声的矫治，不适用于治疗 OSAS。其作用部位大多在软腭，如由 Paskow 发明的可调节性软腭上托器，其原理是通过矫治器的塑料扣，轻轻地上托软腭，并限制软腭在睡眠期间颤动，来降低或消除鼾声。②舌治疗装置，引舌向前以防止上气道阻塞的治疗方法。由 Samelson 发明的舌治疗装置，其作用原理是在睡眠期间戴用时，其前端的囊腔内产生负压，通过该负压吸引舌体向前。但患者的耐受差，影响推广使用。③改变下颌姿势的矫治器，用于治疗轻、中度的 OSAS。其原理可能是通过前移和（或）向下移动下颌位，使颏舌肌等肌肉张力增大，从而使舌根部及舌骨向前移，最终扩大上气道，并促进儿童下颌生长发育。其适宜于不能耐受 CPAP、行外科手术危险性较大的、阻塞部位在下咽部及对治疗又不积极配

合者。

2. 外科治疗　治疗目的为解决 OSAS 患者上气道狭窄和梗阻。由于手术为有创性手段，应严格掌握手术适应证，手术疗法更多地用于对 CPAP 治疗不适应的患者。①气管切开或气管造口术，对 OSAS 伴严重夜间睡眠时低氧导致的昏迷、肺心病、心力衰竭或心律失常的患者，是解除上气道阻塞引起的致命性窒息最有效的救命措施。由于 CPAP 治疗的应用，需要此种手术治疗者已减少。②鼻阻塞性疾病的治疗，该治疗需根据不同的原因及鼻塞的严重程度，而采用鼻翼的修复术、鼻中隔矫正术、鼻息肉摘除术、肥大下鼻甲切除术及腺样体摘除术等。③腭垂腭咽成形术（uvnlo palato pharyngo plasty，UPPP），是目前较常用的手术治疗方法，其手术指征为长软腭、过多的侧咽壁及扁桃体组织肥大。④颌面外科手术，适合于下颌异常的患者。

【预　　后】

国内外均有资料显示，严重 OSAS（RDI＞20～30 次/小时），如不治疗，远期死亡率增加。

（汪金峰）

第八节　老年人肺栓塞

肺栓塞是由内源性或外源性栓子堵塞肺动脉引起肺循环和右心功能障碍的临床综合征，包括肺血栓栓塞、脂肪栓塞、羊水栓塞、空气栓塞、肿瘤栓塞等。

肺血栓栓塞症（pulmonary thrombo embolism，PTE）是最常见急性肺栓塞类型，占急性肺栓塞大部分，是来自静脉系统或右心血栓阻塞肺动脉及其分支，导致肺循环和呼吸功能障碍，即通常称为急性肺栓塞。本章重点针对老年 PET。

老年人常存在基础心、肺疾病，有与肺栓塞类似临床表现及实验室检查异常，使诊断困难、误诊漏诊率高。原有心肺疾病老年患者，肺栓塞引起血流动力学变化更明显，溶栓抗凝治疗引起出血的危险性也较其他年龄组成人要高，诊治难度更高。

【病　　因】

老年人肺栓塞常见病因有：

1. 血栓形成　DVT 是引起 PTE 主要血栓来源。有学者认为血流淤滞，血管壁损伤及血凝异常是引起深静脉血栓形成主要条件。老年人由于其他疾病长期卧床、患糖尿病等基础疾病易诱发血栓形成。

2. 心脏病　尤其常见心房颤动合并心衰者。右

心房或右心室附壁血栓脱落可致肺栓塞，感染性心内膜炎也可有赘生物脱落成为炎性栓子。

3. 肿瘤 肺、胰、消化道和生殖系统的肿瘤易合并癌性栓子而致肺栓塞，其中肺癌最为常见，且肺栓塞又往往是肿瘤存在的信号。

【临床表现】

肺栓塞缺乏特异性临床症状和体征，个体差异性大。多数患者因呼吸困难、胸痛、先兆晕厥、晕厥和（或）咯血而被疑诊 PE。老年人仍常有与年轻人同样的典型临床表现，如呼吸困难、胸痛、咳嗽、心悸、焦虑等症状和呼吸急促、心动过速等体征，只有咯血老年人较少发生。然而，老年人对症状反应较迟钝或伴有其他心肺疾病症状，常造成老年 PE 的漏诊和误诊。

1. 症状

（1）呼吸困难为最常见症状之一，在中央型 PE 急剧而严重，而在小的外周型 PE 可以轻微而短暂。既往存在心衰或肺部疾病的老年患者，呼吸困难加重可能是 PE 的唯一症状。

（2）胸痛：包括胸膜炎性胸痛和心绞痛样疼痛。前者是栓塞累及到胸膜所致；后者可能与冠状动脉痉挛、心肌缺血有关。

（3）晕厥：虽不常见，可为唯一或首发症状，因大面积栓塞引起心排血量降低、脑供血不足所致。

（4）咯血：多为小量咯血，大咯血少见，多在栓塞后 24 小时内发生，持续 2～3 天，咯血可为鲜红色或暗红色。

（5）烦躁、惊恐甚至濒死感，与胸痛和低氧血症有关。

（6）咳嗽，多为干咳或伴少量黏痰或血痰。

（7）发热：多为低热，体温不超过 38.5℃，高于38.5℃应考虑合并感染。

2. 体征

（1）呼吸系统体征：大面积肺栓塞并发肺不张时，可出现气管移向患侧，膈肌上抬，病变部位叩呈浊音。部分病例可闻及哮鸣音和湿啰音，也可闻及肺血管性杂音，还可闻及胸膜摩擦音或有胸腔积液体征。

（2）循环系统体征：主要是急、慢性肺动脉高压和右心功能不全的体征。心率增快，可出现心律失常。肺动脉瓣区可出现第二心音亢进或分裂，三尖瓣区可闻及收缩期杂音。还可出现右心性奔马律，出现右心衰竭时可有颈静脉怒张、肝脏肿大、肝颈静脉回流征阳性、下肢水肿等。急性肺栓塞或重症肺动脉高压时可出现少量或中等量心包积液。老年患者由于原有的慢性心肺疾病，心肺功能处于边缘状态，同样程度的肺栓塞常引起严重的肺动脉高压。

（3）其他体征：常有低热、呼吸频率增快、心动过速、发绀等，大面积肺栓塞时可血压下降，虽罕见，但往往提示中央型 PE 和（或）血流动力学储备严重降低。

【实验室检查】

1. 常规检验 尚无敏感的特异性实验室诊断指标，常见以下改变：白细胞计数升高（很少超过15×10^9/L）、红细胞沉降率增快、谷草转氨酶正常或轻度升高、血清胆红素升高、乳酸脱氢酶和磷酸肌酸酶升高等。

2. 动脉血气分析 PaO_2 下降、肺泡动脉血氧分压差 $P_{A\text{-}a}O_2$ 增加或呼吸性碱中毒。老年患者因有基础心肺疾病，故与年轻患者比较常出现血气异常，血气正常有利于排除老年 PE 的诊断。但由于随年龄的增加，会出现动脉血氧分压降低和肺泡动脉氧分压差增加，COPD 及充血性心衰者，PaO_2 低下无重要诊断意义。

3. D-二聚体检测 对肺栓塞有高度的敏感性，但特异性较低，肺炎、心肌梗死、心力衰竭、肿瘤、出血或外科手术均可增高。其阴性对肺栓塞的排除诊断有较大价值。D-二聚体特异性随年龄增长而减低，建议使用年龄校正的临界值以提高老年患者 D-二聚体的评估价值（50 岁以上年龄×10μg/L）。

4. 心电图检查 肺栓塞心电图无特异性改变，在老年患者常反映原有的心肺疾病。最常见的改变是胸前导联 V_1～V_4 及肢体导联 Ⅱ、Ⅲ、aVF 的 T 波倒置和 ST 段下降。比较有意义的改变是 $S_1Q_{III}T_{III}$ 型，即Ⅰ导联 S 波变深，Ⅲ导联出现深 Q 波和倒置的 T 波。其他可能出现的心电图改变有：肺型 P 波、完全性或不完全性右束支传导阻滞、电轴右偏、顺钟向转位、心律失常（室性或室上性期前收缩、心房颤动、心房扑动）等。在各种年龄组 PE 引起的心电图改变均相似。

5. 胸部 X 线检查 典型改变为尖端指向肺门，底边朝向胸壁的楔形阴影，也可呈带状、球状、不规则形肺不张影；也可表现为区域性肺血管纹理变细、稀疏或消失，肺野透亮度增加；慢性的可为肺动脉圆锥膨隆以及右心室扩大征、右下肺动脉干增宽，可出现胸腔积液。因无特异性，仅凭 X 线胸片无法确诊或排除肺栓塞。但老年患者有呼吸困难、胸痛、心动过速等症状的同时，如果胸部 X 线片正常，仍有助于排除 PE。

6. 超声心动图 在提示诊断和除外其他心血管

疾病方面有重要价值。当发现有肺动脉高压、右心室高负荷和肺心病征象时，可提示或高度怀疑肺栓塞。老年人由于基础疾病，常有右心室异常，故特异性不高。

7. CT 肺动脉造影（CTPA） 直接征象为肺动脉内低密度充盈缺损，部分或完全包围在不透光的血流之内的"轨道征"或者呈完全充盈缺损，远端血管不显影；间接征象包括肺野楔形条带状的高密度区或盘状肺不张，中心肺动脉扩张及远端血管分布减少或消失等。其主要局限性是对亚段及以远肺动脉内血栓的敏感性较差。应结合患者临床可能性评分进行判断。低危患者如果 CT 结果正常，即可排除 PE。高危患者阴性结果并不能除外单发的亚段 PE。CT 显示段或段以上血栓，能确定 PE 但对可疑亚段或以远血栓，则需进一步结合下肢静脉超声、肺通气灌注扫描或肺动脉造影等检查明确诊断。

8. 放射性核素肺扫描 诊断亚段以远 PE 中具有特殊意义。典型征象是与通气不匹配的呈肺段分布的肺灌注缺损，如肺灌注扫描有充盈缺损，应加做肺通气扫描。肺通气/灌注扫描的常见结果及评价：①肺通气和灌注扫描均正常，可除外症状性肺栓塞；②肺通气扫描正常，灌注缺损，可诊断肺栓塞；③部分肺的通气及灌注显像均有缺损，不能诊断为肺栓塞（不包括肺梗死），可见于任何肺实质疾病；④肺通气扫描异常，灌注无缺损，为肺实质疾病。

9. 磁共振肺动脉造影（MRPA） 避免了注射有肾毒性的造影剂的缺点，更适合老年人群，但敏感度较低，尚不能作为单独的检查用于排除 PE。

10. 肺动脉造影 是诊断 PE 的金标准，直接征象有肺动脉内造影剂充盈缺损，伴或不伴"轨道征"的血流阻断；间接征象有肺动脉造影剂流动缓慢，局部低灌注，静脉回流延迟。对老年人风险性较大，通常在各种无创性检查尚不能确诊时采用，应掌握好适应证及禁忌证。适应证有：①肺通气/灌注扫描不能确诊，但临床又高度怀疑肺栓塞者；②考虑行外科手术治疗者。禁忌证包括出血危险和肾功能不全。

11. 深静脉血栓检测 由于肺栓塞栓子绝大多数来自下肢深静脉，因此深静脉血栓的检测可以间接诊断肺栓塞。除常规下肢静脉超声外，对可疑患者推荐行加压静脉超声成像（compression venous ultrasonography，CUS）检查，即通过探头压迫静脉观察等技术诊断 DVT，静脉不能被压陷或静脉腔内无血流信号为 DVT 的特定征象。

【诊断与鉴别诊断】

1. 诊断 一般按疑诊、确诊及求因三步骤进行。

老年人（特别是长期卧床或手术后、原患有心脏病者）不明原因出现呼吸困难、心悸或有胸痛者应注意排除肺栓塞，若同时下肢有肿胀、压痛、静脉曲张或心房颤动时应更加警惕。

X 线胸片、动脉血气分析、心电图、D-二聚体、心脏彩超、下肢静脉彩超等检查提示诊断 PTE 时需做进一步确诊检查，如 CTPA、肺通气/灌注扫描、MRPA、肺动脉造影等，多能明确诊断。在有条件医院应迅速行相关检查尽快确诊治疗。

对确诊患者应进行下肢深静脉超声检查明确是否存在深静脉血栓及栓子来源，并寻找相关危险因素。关键在于加强对肺栓塞的认识，提高警惕性。因肺栓塞的临床表现无特异性，易误诊为其他心、肺疾病，常见的需进行鉴别的疾病有冠状动脉供血不足、急性心肌梗死、肺炎、主动脉夹层、肺不张、胸膜炎等。

2. 不具备检查条件时的疑诊 对基层医疗单位检查条件受限、患者情况允许时，2015 年中国专家共识推荐三步走：①评估肺栓塞可能性（表 10-13）。②初始危险分层，根据患者临床状况对疑诊者的严重程度进行初始危险分层，评估早期死亡风险（住院或 20 天病死率），并据分层决策下步诊疗。休克或持续低血压为高危可疑急性肺栓塞（图 10-5）。③逐级选择检查确诊。

表 10-13 急性肺栓塞可能性评估

Wells 简化版标准		Geneva 简化版标准	
既往肺栓塞或 DVT 病史	1	既往肺栓塞或 DVT 病史	1
心率≥100 次/分	1	心率 75～94 次/分	1
过去 4 周有手术史或制动史	1	心率≥95 次/分	2
咯血	1	过去 1 个月内有手术史或骨折史	1
肿瘤活动期	1	肿瘤活动期	1
DTV 临床表现	1	单侧下肢痛	1
其他鉴别诊断可能性低于肺栓塞	1	下肢深静脉触痛和单侧肿胀	1
		>65 岁	1
评估：0～1 可能性小；≥2 可能		评估：0～2 可能性小；≥3 可能或 0～1 低度可能；2～4 中度可能；≥5 可能	

【治　疗】

（一）危险度分层

治疗时必须迅速准确进行病情的危险程度分层，以制订和实施相应治疗方案。

1. 基于危险分层的急性肺栓塞治疗策略 具体见图 10-5。

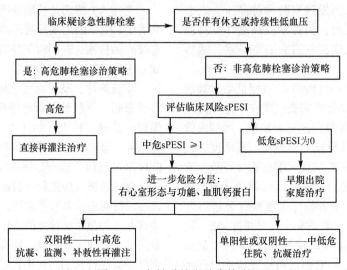

图 10-5　急性肺栓塞治疗策略

2. 高危急性肺栓塞　一旦确诊，应迅速启动再灌注治疗。起始抗凝首选普通肝素；直接再灌注治疗是最佳选择；有溶栓禁忌或溶栓失败伴血流动力学不稳定者可行外科血栓清除术；对全量全身溶栓禁忌和溶栓失败者，也可行经皮导管介入治疗。

3. 中低危急性肺栓塞　需进行有效临床预后风险评分，用简化肺栓塞严重指数（sPESI）区分中危者和低危者。中危者需进一步评估风险，严密监测，必要时启动补救性再灌注治疗。中低危急性肺栓塞不推荐常规全身溶栓治疗。除外严重肾功能不全，皮下注射低分子量肝素或磺达肝癸钠是大多数的最佳选择。

（二）急性期治疗措施

1. 一般处理　卧床、安静、保暖、镇痛，监测呼吸、心率、血压、静脉压、心电图、血气等变化。

2. 血流动力学和呼吸支持　①改善通气、纠正缺氧：吸氧，可选用鼻导管或面罩给氧，机械通气时需注意尽量减少其不良的血流动力学效应。②治疗右心功能不全：血压正常者可用多巴酚丁胺和多巴胺等。③抗休克：适当补充液体，但注意避免过多液体负荷，可使用血管加压药物。

3. 抗凝治疗　临床疑诊 PTE 时，如无禁忌，如活动性出血/凝血功能障碍/未控制的严重高血压等，即应开始抗凝治疗。常用的抗凝药物有：肝素、低分子量肝素和华法林。肝素的推荐用法：2000～5000U 或 80U/kg 静脉注射，继之以 500～1000U/h 持续静脉滴注维持，使 APTT 时间较对照延长 1.5～2.5 倍。肝素的使用时间为 7～10 天。低分子量肝素用法：一般为 3000～6000U/12h 皮下注射。华法林用法：因其起效时间较长，因而初期使用肝素或低分子量肝素，以后华法林维持。一般在肝素或低分子量肝素开始应用后的第 1～3 天加用口服华法林抗凝，初始剂量为 3.0～5.0mg/d，与肝素或低分子量肝素至少要重叠应用 4～5 天，测定 PT 较对照延长 1.5～2.5 倍，国际标准化比率达 2.0～2.5 时，即可停用肝素或低分子量肝素，一般疗程为 3～6 个月。其主要并发症为出血，可用维生素 K 对抗。非维生素 K 依赖的新型口服抗凝药物不适于严重肾功能损害患者。

4. 溶栓治疗　可迅速溶解部分或全部血栓，恢复肺组织再灌注，减轻肺动脉阻力，降低肺动脉压，改善右心室功能，减少严重肺栓塞患者的病死率。溶栓指征：广泛型急性肺栓塞，非广泛型合并右心功能不全者。绝对禁忌证：活动性内出血，近期自发性颅内出血。相对禁忌证：14 天内大手术、分娩或创伤、器官活检或不能压迫的血管穿刺，10 天内消化道出血，15 天内严重创伤，1 个月内神经外科或眼科手术，难于控制的高血压（收缩压＞180mmHg），3 个月内的缺血性脑卒中，近期曾行心肺复苏，口服抗凝药应用，感染性心内膜炎，严重肝肾功能不全，糖尿病出血性视网膜病变，高龄（年龄大于 75 岁）等。溶栓时间窗：症状发作后 2 周内。常用药物有：尿激酶（UK）、链激酶（SK）及重组组织型纤溶酶原激活剂（rt-PA）。溶栓方案：链激酶负荷量 25 万 U，30 分钟静脉滴注完，接着以 10 万 U/h 维持 24 小时。尿激酶负荷量 4400U/kg 在 10 分钟左右给予，接着按每小时 2200U/kg，维持 12 小时。rt-PA 我国成人按 50mg，在 2 小时左右静脉滴注完。

5. 介入治疗　导管介入治疗急性肺栓塞适应证：①急性大面积肺栓塞；②血流动力学不稳定；③溶栓疗法失败或禁忌证；④经皮心肺支持（PCPS）禁忌

或不能实施者；⑤具有训练有素的导管实施队伍。介入治疗方法包括经皮导管溶栓、经皮导管吸栓、经皮导管、导丝碎栓。

6. 外科治疗

（1）急性肺栓塞外科治疗：肺动脉血栓清除术主要用于伴有休克大面积 PTE，中心静脉压升高、肾衰竭、内科治疗失败或有溶栓禁忌证不宜内科治疗者。死亡率较高。

（2）慢性血栓栓塞性肺动脉高压外科治疗：肺动脉血栓内膜剥离术可通过减低右心后负荷，增加心排血量，改善通气血流比例失调等改善患者的症状。适应证：NYHA 心功能Ⅲ或Ⅳ级者；肺血管阻力＞30kPa/（L·s）；肺动脉造影显示病变起始于肺叶动脉起始处或近端。

【预　　防】

本病主要是预防下肢深静脉血栓形成。血流淤滞、静脉壁异常、血液凝固性增强是静脉血栓形成的三大诱因：①避免血流淤滞，术后提倡尽早离床；②脑血管疾病等长期卧床患者，在他人帮助下做下肢按摩活动；③预防用小剂量肝素、低分子量肝素或华法林；④对用抗凝治疗后仍反复发生肺栓塞者，建议安装下腔静脉滤器。

（黄骁燕　刘晓晴）

第九节　老年人呼吸衰竭

呼吸衰竭（respiratory failure）简称呼衰，是指各种原因引起的肺通气和（或）换气功能严重障碍，以致不能进行有效的气体交换，导致缺氧或伴二氧化碳潴留，从而引起一系列生理功能和代谢紊乱的临床综合征。在海平面大气压、静息状态下、呼吸空气时，动脉血氧分压（PaO_2）低于 8kPa（60mmHg）或伴有二氧化碳分压（$PaCO_2$）高于 6.7 kPa（50mmHg），并排除心内解剖分流和原发性心排血量降低等因素，即为呼吸衰竭。老年人随着年龄的增长，肺脏的生理功能逐渐减退，机体的免疫功能及对刺激的反应能力均下降，又常有多种慢性疾病，极易发生呼衰，如不及时处理，常危及患者生命。

【病因与发病机制】

1. 病因
呼衰的病因繁多，常见的有如下几方面：

（1）呼吸道病变：气管-支气管炎症、痉挛、分泌物、肿瘤、异物等引起气道阻塞，以致通气不足或伴有气体分布不匀导致通气/血流（V/Q）比例失调，发生缺氧（O_2）和二氧化碳（CO_2）潴留。

（2）肺组织病变：肺炎、重度肺结核、肺气肿、肺水肿、弥漫性肺纤维化、急性呼吸窘迫综合征（ARDS）、硅沉着病等，可引起肺容量及有效弥散面积减少，肺顺应性减低，肺内右至左分流增加，V/Q比例失调，导致缺 O_2 或伴 CO_2 潴留。

（3）肺血管病变：肺栓塞、肺血管炎、肺毛细血管瘤、多发性微血栓形成等，使 V/Q 比例失调和部分动-静脉分流，引起低氧血症。

（4）胸廓胸膜病变：如胸廓外伤、畸形、手术创伤、大量气胸或胸腔积液等，影响胸廓活动和肺脏扩张，导致通气减少，吸入气体分布不匀，影响换气功能。

（5）神经中枢及其传导系统和呼吸肌疾患：脑血管病变、脑炎、脑外伤、电击、药物中毒等直接或间接抑制呼吸中枢。脊髓灰质炎、多发性神经炎及重症肌无力等导致呼吸肌疲劳无力均可引起通气不足。

（6）其他：糖尿病酮症酸中毒和高渗性昏迷，严重黏液性水肿，碱血症，严重低钠血症、低钾血症及低渗血症，电击，溺水，蛇咬伤，过量吸毒，过量麻醉药，农药中毒等，均可引起呼衰或使其进一步恶化。

2. 发病机制

（1）通气不足：在静息状态呼吸空气时，总肺泡通气量（VA）约为 4L/min，才能保持正常的肺泡氧分压（PaO_2）和二氧化碳分压（$PaCO_2$）。VA 减少，则 PaO_2 下降，$PaCO_2$ 上升。呼吸空气条件下（吸入氧浓度为 20.93%，CO_2 接近零），$PACO_2$ 与 VA 和 CO_2 产生量（VCO2）的关系亦可以下列公式反映：$PaCO_2 = 0.863 \times VCO_2/VA$。由于 $PaCO_2$ 直接影响 $PaCO_2$，可见通气不足（VA 下降）时 $PaCO_2$ 升高。PaO_2 和 $PaCO_2$ 与 VA 关系见图 10-6。

（2）通气/血流比例失调：肺泡通气量与其周围毛细血管血流量的比例必须协调，才能保证有效的气体交换。正常每分钟肺泡通气量（V）为 4L/min，肺毛细血管总血流量（Q）为 5L/min，两者比例为 0.8；如 V/Q＜0.8，则形成肺动-静脉样分流；V/Q＞0.8，则生理无效腔增加，见图 10-7。V/Q 比例失调，产生缺 O_2，并无 CO_2 潴留。此因静-动脉血 CO_2 分压差较小仅 0.8kPa（6mmHg），CO_2 弥散力大约为 O_2 的 20 倍，可借健全的肺泡过度通气，排出较多的 CO_2，甚至排出过多引起呼吸性碱中毒，使血红蛋白氧解离曲线左移，不利氧合血红蛋白释放 O_2 给组织细胞利用，因而加重组织缺 O_2（图 10-7）。

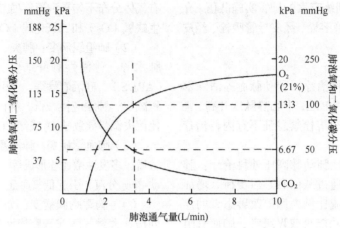

图 10-6　肺泡氧和二氧化碳分压与肺泡通气量的关系

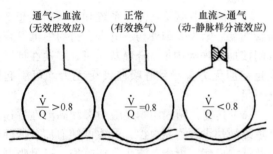

图 10-7　通气/血流比例对气体交换的影响

（3）肺动-静脉样分流：由于肺部病变如肺泡萎陷、肺不张、肺水肿和肺炎实变等均可引起肺动-静脉样分流增加，使静脉血未接触肺泡气进行气体交换，直接流入肺静脉。当存在肺内分流时，提高吸氧浓度并不能提高分流静脉血的血氧分压。分流量越大，吸氧后提高 PaO_2 效果越差。

（4）弥散障碍：氧的弥散能力仅为 CO_2 的 1/20，故弥散障碍主要影响氧的交换，产生单纯缺 O_2（图 10-8）。

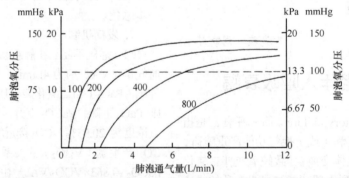

图 10-8　不同氧耗量时肺泡通气量与肺泡氧分压的关系（曲线旁数字表示氧耗量 ml/min）

（5）氧耗量：氧耗量增加是加重缺 O_2 的原因之一，如发热、寒战、呼吸困难和抽搐等均增加氧耗量。如果同时伴有通气功能障碍，将会出现严重的低氧血症。

3. 缺氧、二氧化碳潴留对机体的影响

（1）对中枢神经的影响：脑组织耗氧量为全身耗氧量的 1/5～1/4。缺 O_2 可引起脑细胞功能障碍，毛细血管通透性增加，脑水肿，最终引起脑细胞死亡。急性缺氧会引起烦躁不安、全身抽搐，可在短时间内引起死亡。逐渐出现的缺 O_2，症状出现较轻微和缓慢。轻度缺 O_2 可引起注意力不集中、智力减退、定向障碍；随着缺 O_2 加重，当 PaO_2 < 6.7kPa（50mmHg）时，可导致烦躁不安、精神恍惚、谵妄；< 4kPa

（30mmHg）时，会使神志丧失，乃至昏迷；< 2.7kPa（20mmHg）则会发生不可逆转的脑细胞损伤。

CO_2 潴留使脑脊液氢离子浓度增加，影响脑细胞代谢，降低脑细胞兴奋性，抑制皮质活动；但轻度的 CO_2 增加，对皮质下层刺激加强，间接引起皮质兴奋，患者往往先有失眠、精神兴奋、烦躁不安的先兆症状。若 $PaCO_2$ 继续升高，皮质下层受抑制，使中枢神经处于麻醉状态。

缺 O_2 和 CO_2 潴留均会使脑血管扩张，血流阻力减少，血流量增加以代偿之。严重缺 O_2 和 CO_2 潴留会发生血管通透性增加，引起脑间质水肿和脑细胞内水肿，导致颅内压增高，挤压脑组织，压迫血管，进而加重脑组织缺 O_2，形成恶性循环。

（2）对心血管系统的影响：缺 O_2 可使心率加快，心搏出量增加，血压升高，冠状动脉血流量相应增加，以维持心肌活动增加所需的氧和能量。心肌对缺 O_2 十分敏感，早期轻度缺 O_2 即在心电图上显示出来。急性严重缺 O_2 可导致心室颤动或心搏骤停。长期慢性缺氧可导致心肌纤维化、硬化。缺 O_2 能引起肺小动脉收缩而增加肺循环阻力，导致肺动脉高压和增加右心负荷，最终导致肺源性心脏病。

CO_2 潴留可使心率加快，心排血量增加，血压略升，使脑血管、冠状血管舒张，皮下浅表毛细血管和静脉扩张，而肾、脾和肌肉的血管收缩。

（3）对呼吸的影响：当 $PaO_2 < 8kPa$（60mmHg）时，主要通过颈动脉窦和主动脉体化学感受器的反射作用使呼吸中枢兴奋，通气量增加。如缺 O_2 程度缓慢加重，这种反射迟钝。

CO_2 是强有力的呼吸中枢兴奋剂，吸入 CO_2 浓度增加，可使 $PaCO$ 增加，$PaCO_2$ 每增加 1mmHg，通气量增加 2L/min，但吸入 CO_2 浓度超过 12% 时，通气量不再增加，呼吸中枢处于被抑制状态。临床上慢性高碳酸血症患者，并无通气量相应增加，反而有所下降，这与呼吸中枢反应迟钝、肺组织损害严重、胸廓运动受限及肾功能的代偿、无明显 pH 降低有关。

（4）对肝、肾和造血系统的影响：缺 O_2 可直接或间接损害肝细胞使谷丙转氨酶上升，但随着缺 O_2 的纠正，肝功能逐渐恢复正常。PaO_2 降低时，肾血流量、肾小球滤过量、尿量和钠排出量增加。当 $PaO_2 < 5.3kPa$（40mmHg）时，肾血流量减少，肾功能受到抑制。

轻度 CO_2 潴留会扩张肾血管，增加肾血流量，随之尿量增加；当 $PaCO_2 > 8.6kPa$（65mmHg），pH 明显下降，肾血管出现痉挛，致血流量减少，HCO_3^- 和 Na^+ 再吸收增加、尿量减少。

组织氧分压低可使红细胞生成素产生增加，促使红细胞增生，引起继发性红细胞增多，有利于增加血液携氧量，但亦增加血液黏稠度。当血细胞比容超过 0.55 时，会明显加重肺循环阻力和右心负担。

（5）对酸碱平衡和电解质的影响：严重缺 O_2 可抑制细胞能量代谢的中间过程，如三羧酸循环、氧化磷酸化作用和有关酶的活动。这不但降低产生能量效率，还因产生乳酸和无机磷引起代谢性酸中毒。由于能量不足，体内离子转运的钠泵功能障碍，使细胞内 K^+ 转移至血液，而 Na^+ 和 H^+ 进入细胞内，造成细胞内酸中毒和高钾血症。代谢性酸中毒产生的固定酸与缓冲系统中 HCO_3^- 起作用，产生 H_2CO_3 增多，使组织 CO_2 分压升高。

pH 取决于 HCO_3^- 与 H_2CO_3 的比值，前者靠肾调节（需 1～3 天），而 H_2CO_3 调节靠肺（仅需数小时）。

急性呼衰 CO_2 潴留可使 pH 迅速下降，如与代谢性酸中毒同时存在时，可因严重酸中毒引起血压下降、心律失常，乃至心搏骤停。而慢性呼衰因 CO_2 潴留发展缓慢，肾减少 HCO_3^- 排出，不致使 pH 明显降低。因血中主要阴离子 HCO_3^- 和 Cl^- 之和为一常数，当 HCO_3^- 增加，则 Cl^- 相应降低，产生低氯血症。

【分　类】

呼衰可按发病缓急、动脉血气改变和病理生理等进行分类。

1. 按病程分类

（1）急性呼衰：患者既往无呼吸道疾病，呼吸功能正常，由于某种突发因素，引起通气或换气功能严重损害，呼吸抑制或呼吸功能突发衰竭，机体难以很快代偿。

（2）慢性呼衰：呼吸功能损害逐渐加重，虽有缺 O_2 或伴 CO_2 潴留，通过机体代偿适应，临床症状较轻，仍能从事日常生活活动，称为代偿性慢性呼衰。若在此基础上，因合并感染或其他原因增加呼吸生理负担，则发生严重缺 O_2、CO_2 潴留和酸中毒，称为失代偿性慢性呼衰或慢性呼衰急性加重。

2. 按动脉血气分析分类

（1）Ⅰ型呼衰：缺 O_2 而无 CO_2 潴留，$PaO_2 < 8kPa$（60mmHg），$PaCO_2$ 降低或正常，见于换气功能障碍的病例，如间质性肺疾病、心源性肺水肿、ARDS 等。

（2）Ⅱ型呼衰：缺 O_2 伴 CO_2 潴留，$PaO_2 < 8kPa$（60mmHg），$PaCO_2 > 6.7kPa$（50mmHg），是由于肺泡通气不足所致。若伴换气功能障碍，则缺 O_2 更为严重，如慢性阻塞性肺疾病（COPD），为老年人呼衰的主要原因，约占 80% 以上。

3. 按病理生理分类　分为泵衰竭（如神经肌肉疾病所致）和肺衰竭（呼吸器官如气道、肺和胸膜病变引起者）。

4. 根据病变部位分类　分为中枢性呼衰和周围性呼衰。

【临床表现】

除引起慢性呼衰的原发疾病症状体征外，主要是缺 O_2 和 CO_2 潴留所致的呼吸困难和多脏器功能损害的表现。症状的轻重与缺 O_2 和 CO_2 潴留的程度、机体的适应和代偿均有密切关系。

1. 呼吸困难　表现为呼吸频率、节律和幅度的改变，如中枢性呼衰可呈潮式、间歇式或抽泣样呼吸；中枢神经抑制性药物中毒表现为呼吸匀缓、表情淡漠、昏睡。COPD 患者呼吸费力伴呼气延长可伴有哮鸣音，严重时发展为浅快呼吸，辅助呼吸肌活动加强，呈点头或提肩呼吸。并发二氧化碳麻醉时，则出现浅慢呼吸或潮式呼吸。

2. 发绀 为缺 O_2 的典型表现。当动脉血氧饱和度（SaO_2）低于 90% 时，可在血流量较大的口唇、甲床出现发绀。老年人发绀不一定与缺 O_2 和呼吸困难的程度一致，因发绀的程度与还原型血红蛋白含量、皮肤黏膜色素沉着的程度、局部循环等因素的影响相关。所以红细胞增多者发绀更明显，而贫血者则发绀不明显或不出现。严重休克等原因引起的末梢循环障碍的患者，即使 PaO_2 尚正常，也可出现发绀，称作外周性发绀。而真正由于 SaO_2 降低引起的发绀，称作中央性发绀。

3. 精神神经症状 急性严重缺 O_2 可出现精神错乱、狂躁、昏迷、抽搐等。慢性缺 O_2 轻者仅有智力和定向功能障碍。CO_2 潴留常表现为先兴奋后抑制的现象。兴奋症状包括失眠、烦躁、躁动，夜间失眠而白天嗜睡（昼夜颠倒）现象。但此时切忌用镇静剂或催眠药，以免加重 CO_2 潴留，发生肺性脑病（肺脑）。老年人呼衰并发肺脑多见，肺脑表现为神志淡漠、肌肉震颤或扑翼样震颤、间歇抽搐、昏睡，甚至昏迷等。体检球结膜充血水肿明显。神经系统检查时可出现腱反射减弱或消失，锥体束征阳性等。确诊依靠动脉血气分析。

4. 循环系统症状 缺 O_2 使心率增快、心搏出量增加，血压升高。因长期缺氧肺小动脉收缩，产生肺动脉高压、肺心病、右心衰竭时，出现肝大，下肢水肿。CO_2 潴留作用于血管平滑肌使外周体表静脉充盈、皮肤充血、湿暖多汗、血压升高、心搏出量增大而致脉搏洪大；因脑血管扩张，产生搏动性头痛。晚期由于严重缺 O_2、酸中毒引起心肌损害，出现周围循环衰竭、血压下降，甚至心室颤动，心搏骤停。

5. 消化和泌尿系统症状 严重呼衰除对肝、肾功能有影响外，还可导致胃肠道黏膜充血水肿、糜烂渗血或应激性溃疡，引起上消化道出血。

以上症状可随缺 O_2 和 CO_2 潴留的纠正减轻或消失。

【诊　断】

慢性呼衰失代偿期，根据患者有呼吸系统慢性疾病或其他导致呼吸功能障碍的病史，有缺 O_2 和（或）CO_2 潴留的临床表现及动脉血气分析结果，诊断并不困难。动脉血气分析除能确诊外，还能反映其性质和程度，对指导氧疗、机械通气各种参数的调节以及纠正酸碱平衡和电解质紊乱均有重要价值。但必须注意老年人 PaO_2 随增龄而下降的特点；老年呼衰的程度不仅取决于 PaO_2 或 $PaCO_2$ 的变化程度，而且取决于变化的速度及机体代偿情况及原

发基础疾病等多种因素。

【治　疗】

呼衰可直接危及生命，必须采取及时而有效的抢救措施。除原发病的治疗外畅通呼吸道、改善通气、合理氧疗、控制感染，纠正缺 O_2 和 CO_2 潴留及代谢功能紊乱，加强支持治疗，防止并发症。

1. 建立通畅气道 注意口咽部护理和鼓励患者咳痰；对于痰多、黏稠难咳出者，多翻身拍背，协助痰液排出；给予祛痰药使痰液稀释；还可用多孔导管经鼻孔或口腔吸出口咽部分泌物或胃内反流物；对有气道痉挛的患者，雾化吸入 β_2 受体激动剂如 0.1%～0.2% 沙丁胺醇或选择性 M 受体拮抗剂如 0.01%～0.015% 异丙托溴铵溶液。还可用布地奈德或地塞米松溶液雾化吸入；必要时用纤维支气管镜吸出分泌物。

2. 氧疗 通过增加吸入 O_2 浓度，从而提高 PAO_2 及 PaO_2 和 SaO_2，增加可利用的 O_2。合理的氧疗还能减轻呼吸做功和降低缺氧性肺动脉高压，减轻右心负荷。

（1）I 型呼衰氧疗：应给予较高浓度吸氧（>35%），使 PaO_2 提高 8kPa（60mmHg）或 SaO_2 在 90% 以上。此类患者主要的病变是氧合功能障碍，由于通气量足够，高浓度吸 O_2 后并不会引起 CO_2 潴留。对 V/Q 比例失调和肺内动-静脉样分流性缺 O_2，因氧疗并不能增加分流静脉血的氧合，吸 O_2 较难提高 PaO_2。若肺内动-静脉样分流超过 30%，虽吸入高浓度氧（>50%）亦难纠正缺 O_2。长期吸入高浓度氧可引起氧中毒。

（2）II 型呼衰氧疗：氧疗原则应低浓度（<35%）持续给氧，理由如下：因为 II 型呼衰呼吸中枢对 CO_2 的敏感性降低，主要靠缺氧刺激颈动脉窦、主动脉体化学感受器兴奋呼吸，吸入高浓度 O_2，PaO_2 迅速上升，使外周化学感受器失去了低氧血症的刺激，患者的呼吸变慢而浅，$PaCO_2$ 随之上升，严重时可陷入 CO_2 麻醉状态。此外，吸入高浓度的 O_2 解除低氧性肺血管收缩，使肺内血流重新分布，有可能加重 V/Q 比例失调，引起生理无效腔与潮气量之比（VD/VT）的增加，从而使有效肺泡通气量减少，$PaCO_2$ 进一步升高。实践证明，间歇氧疗并不能防止 CO_2 潴留。此类患者吸氧时 PaO_2 达到 6.7～8.0kPa（50～60mmHg）即可。II 型呼衰患者氧疗后，$PaCO_2$ 可能有一定程度的升高，若轻度升高且保持某一稳定水平不再升高，则所吸氧浓度为合理氧浓度；若患者吸氧后 $PaCO_2$ 明显上升，应降低吸氧浓度，密切观察；若患者 $PaCO_2$ 继续升高，而低氧血症无改善，则应考虑应用机械通气。

（3）氧疗方法：常用的氧疗法为鼻导管或鼻塞、双腔鼻管吸氧。吸入氧浓度（FiO_2）与吸入氧流量大致呈如下关系：$FiO_2=21+4\times$ 吸入氧流量（L/min）。FiO_2 还与潮气量、呼吸频率、每分钟通气量和吸呼比等因素有关。对于肺源性心脏病伴有 Ⅱ 型呼衰患者，长期夜间氧疗（1～2L/min，每天 10 小时以上）有利于降低肺动脉压，减轻右心负荷，提高生活质量及 5 年存活率。在呼衰过程中器官组织缺氧，不一定完全是由于肺通气或氧合功能不全，可因器官灌注不足、严重贫血、重症代谢性碱中毒等引起，则应给予纠正。

3. 增加通气量、减少 CO_2 潴留 CO_2 潴留主要是肺泡通气不足引起的，只有增加肺泡通气量才能有效地排出 CO_2。除基础的治疗外机械通气治疗呼衰的疗效已肯定；而呼吸兴奋剂的应用，应视患者的具体情况而定。

（1）呼吸兴奋剂：呼吸兴奋剂通过刺激呼吸中枢或周围化学感受器，增加呼吸频率和潮气量以改善通气。同时，也伴随氧耗量和 CO_2 产生量相应增加，且与通气量呈正相关，应用不当则得不偿失。但因此法方便、经济，且有一定疗效，故仍较广泛使用于临床，但应掌握好其临床适应证。

呼吸兴奋剂包括有尼可刹米（可拉明）、洛贝林、多沙普仑（doxapram）、阿米三嗪（almitrine）等。尼可刹米可兴奋呼吸中枢，增加通气量，有一定的苏醒作用，可先静脉缓慢注射 0.375g，随即以 1.875～3.75g 加入 500ml 液体中，按 25～30 滴/分静脉滴注。密切观察患者的神志、睫毛反应、呼吸频率、幅度和节律，动脉血气的变比，以便调节剂量。如出现皮肤瘙痒、烦躁等不良反应，需减慢滴速。若经治疗 4～12 小时无效或出现肌肉抽搐等严重不良反应应停用，必要时进行机械通气。

（2）机械通气：是抢救患者生命的重要措施，宜尽早应用，尽可能避免等到呼吸心跳濒临停止或甚至已停止后再考虑用机械通气而错失良机。

机械通气目的：①增加通气量，改善 V/Q 比例，减少动-静脉样分流；②改善肺的氧合功能；③减轻呼吸做功，降低 O_2 耗量，从而纠正缺 O_2 和 CO_2 潴留；④维护重要脏器的功能。

应用指征：目前尚无统一标准，严重呼衰合并存在下列情况时，宜尽早进行人工通气。①意识障碍，呼吸不规则；②气道分泌物多且有排痰障碍；③频繁呕吐有反吸的可能性；④全身状态较差，疲乏无力者；⑤严重低氧血症和（或）CO_2 潴留，经吸 O_2 浓度>35%后，$PaO_2\leq6kPa$（45mmHg），$PaCO_2>10.6kPa$（70mmHg），或呼吸频率 30～40 次/分，pH<7.2～7.25 者；⑥合并多器官功能损害者。

人工气道选择：应根据具体情况来选用。呼衰早期即采用面罩或鼻罩进行无创性通气支持。注意清除气道分泌物，加强呼吸道的湿化和密切监护，促进患者早日康复。若无创通气效果不佳者，再改用气管插管或切开，近年较多采用经鼻插管，因该法患者耐受性好，可停留较长时间，但对气道护理要求高，否则分泌物引流不畅，引起堵管，甚至鼻窦炎。也有的经采用口插管，72 小时未能脱机者改行气管切开。合理应用机械通气，多采用同步性能好的通气模式，如流量触发加压力支持模式等。

4. 纠正酸碱平衡失调和电解质紊乱 针对常见酸碱平衡失调类型进行治疗。

（1）呼吸性酸中毒：由于肺泡通气不足，CO_2 在体内滞留产生高碳酸血症，改变了 HCO_3^-/H_2CO_3 的正常比例（20：1），导致呼吸性酸中毒。慢性呼衰者、通过血液缓冲系统和肾脏调节作用（分泌 H^+，重吸收 HCO_3^-），使 pH 接近正常。呼吸性酸中毒的治疗主要是增加肺泡通气量，一般不宜补碱。

（2）呼吸性酸中毒合并代谢性酸中毒：由于低氧血症、血容量不足、心排血量减少和周围循环障碍，引起体内固定酸如乳酸等产生增加；肾功能损害影响酸性代谢产物的排泄，因此在呼酸的基础上并发代谢性酸中毒。阴离子中的固定酸增多，HCO_3^- 相应减少，pH 下降。治疗上应积极治疗代谢性酸中毒的病因，适量补碱，如补充 5%碳酸氢钠（ml）=[正常 HCO_3^-（mmol/L）–测得 HCO_3^-（mmol/L）]×0.5×体重（kg），或先一次给予 5%碳酸氢钠 100～150ml 静脉滴注，使 pH 升至 7.25 左右即可，不宜急于将 pH 调节至正常范围，否则有可能加重 CO_2 潴留。

（3）呼吸性酸中毒合并代谢性碱中毒：在慢性呼吸性酸中毒的治疗过程中，常由于应用机械通气不当，使 CO_2 排出太快或由于补充碱性药物过量，可产生代谢性碱中毒，pH 偏高，BE 为正值。治疗时应防止以上发生碱中毒的医源性因素和避免 CO_2 排出过快，并给予适量补氯和补钾，以缓解碱中毒。低钾不易纠正时，应多注意补镁。当 pH>7.45 而且 $PaCO_2$ 不高（≤60mmHg）时，可考虑使用碳酸酐酶抑制剂如乙酰唑胺（醋氮酰胺），促进肾排出 HCO_3^-，纠正代谢性碱中毒。常用剂量为 0.25g，口服 1～2 次即可。亦可考虑补充精氨酸盐。

5. 抗感染治疗 呼吸道感染是呼衰最常见的诱因，老年人免疫功能低下常反复发生感染，且不易控制，如不及时处理轻度感染也可导致失代偿性呼衰发生，而临床表现多不典型，往往无发热，白细胞计数不升高，常以气促加重、痰量增加、食欲减退或意识不清为症状等。因此，应根据痰菌培养和药物敏感试验的结果，选择有效的药物以控制呼吸道感染。在经验治疗中，常需要使用广谱高效的抗菌药物如第三代头孢菌素、氟喹诺酮类、哌拉西林（氧哌嗪青霉素）等。

6. 并发症防治 肺性脑病是呼衰的主要并发和死亡的主要原因。除上述治疗外，有烦躁不安、抽搐和精神症状者，可酌情选用对呼吸中枢影响小、作用时间短的镇静剂，禁用吗啡、哌替啶及巴比妥类药物。脑水肿时脱水过多易引起血液浓缩、痰液黏稠和电解质紊乱，故以轻至中度脱水为宜。慢性呼衰常合并慢性肺源性心脏病、右心功能不全，急性加重时可合并消化道出血、休克和多器官功能衰竭等，应积极防治。

7. 营养支持 呼衰患者因摄入热量不足和呼吸功能增加、发热等因素，导致能量消耗增加，多数存在混合型营养不良，会降低机体免疫功能，使感染不易控制；呼吸肌无力和疲劳，以致发生呼吸泵功能衰竭，使抢救失败或病程延长。故抢救时应常规给予鼻饲高蛋白、高脂肪、低糖类饮食（比例宜按照：糖类占45%～50%，蛋白质占15%～20%，脂肪占30%～35%）以及适量多种维生素和微量元素的饮食；必要时做静脉高营养治疗。

（李元桂　杨卫兵）

第十节　老年人肺癌

原发性支气管肺癌（primary bronchogenic carcinoma）简称肺癌，肺癌是起源于支气管黏膜或腺体的恶性肿瘤，为当前世界各地最常见的恶性肿瘤之一，已成为人类癌症死亡的主要原因。在美国肺癌的发病率男性大约为80/10万，其中60～79岁男性大约为60/10万；女性发病率大约为50/10万，其中60～79岁女性大约为40/10万，65岁以上约占2/3，其中位发病年龄约为69岁。肺癌发病率在40岁以后开始迅速升高，直到大约75岁时达高峰。根据我国北京及上海市等资料推测，2000年老年人肺癌的发病率为青壮年男性的18倍左右，女性的9倍左右，死亡率为青壮年男性的28倍左右，女性的49倍左右，居老年癌症发病率和死亡率的首位。

【病因与发病机制】

病因与发病机制迄今尚未明确，一般认为肺癌的发病与下列因素有关：

1. 吸烟 是肺癌的第一危险因素，大部分肺癌患者的发病与吸烟有关。被动吸烟亦容易引起肺癌。

2. 空气污染 包括室内小环境和室外大环境污染，如油烟、汽车尾气、工业废气等。城市肺癌发病率高于农村，大城市又比中、小城市的发病率高。

3. 职业致癌因子 职业性致癌物质如砷、石棉、铬、镍、煤焦油、芥子气、二氯甲基醚及电离辐射已被国际组织公认。

4. 饮食与营养 食物中长期缺乏维生素A、β胡萝卜素及微量元素（锌、硒）等易发生肺癌。维生素E、维生素B_2的缺乏在肺癌患者中较为突出。

5. 其他 慢性支气管炎、肺结核、结节病、肺纤维化等与肺癌危险度显著相关；肺癌的发生与某些癌基因（如 ras 族、myc 族）的活化和抗癌基因（如 p53、p16）的丢失密切相关；此外，病毒感染、真菌毒素、机体免疫功能低下、内分泌失调及遗传等因素在肺癌的发生中可能有一定综合作用。

【病理与分类】

1. 解剖学部位分类 分为中央型肺癌和周围型肺癌。

2. 组织学分类 目前多数按细胞分化程度和形态特征分为小细胞肺癌（small cell lung cancer，SCLC）（约占1/4）和非小细胞肺癌（non-small cell lung cancer，NSCLC），包括鳞状上皮细胞癌（简称鳞癌）、大细胞癌和腺癌。其中，鳞癌占肺癌的40%～50%，多见于老年人。近期研究认为腺癌有增加的趋势。鳞癌和腺癌与吸烟密切相关。

【临床表现】

1. 肺癌临床表现 与其部位、大小、类型、发展阶段有无并发症或转移有密切关系。有5%～15%的患者发现肺癌时无症状。肺癌常见表现见表10-14。

2. 肺癌的肺外表现 即副癌综合征表现，见表10-15。

表10-14　肺癌症状和体征

原发肿瘤症状和体征	全身症状和体征	肿瘤转移症状和体征	
		局部转移	远处转移
咳嗽、咳痰	厌食	声嘶	骨痛
咯血	体重下降	上腔静脉压迫综合征	中枢神经系统改变
胸闷、气急和喘鸣	疲劳、虚弱	言语困难	区域淋巴结肿大
胸痛	杵状指	霍纳综合征	黄疸
发热、寒战和出汗	副癌综合征	胸痛	腹痛

表10-15　肺癌副癌综合征

分类	综合征	常见组织学类型
内分泌和代谢	库欣综合征	小细胞癌
	抗利尿激素分泌不当综合征	小细胞癌
	高钙血症	鳞癌
	男性乳腺发育	大细胞癌

续表

分类	综合征	常见组织学类型
结缔组织和骨骼	杵状指和肥大性肺性骨关节病	鳞癌、腺癌和大细胞癌
神经和肌肉	周围神经病变	小细胞癌
	亚急性小脑退行性病变	小细胞癌
	肌无力（兰伯特-伊顿综合征）	小细胞癌
	皮肌炎	所有类型肺癌
心血管	血栓性静脉炎	腺癌
	无菌性血栓性心内膜炎	腺癌
血液系统	贫血、DIC、嗜酸粒细胞增多症	所有类型肺癌
	血小板增多症	所有类型肺癌
皮肤	黑棘皮病、多形红斑	所有类型肺癌

【辅 助 检 查】

1. 影像学检查 胸部 X 线检查是诊断肺癌最基本的方法。可通过 X 线透视，正、侧位胸部 X 线摄片，发现块影或可疑肿块阴影。进一步选用 CT、磁共振（MRI）、放射性核素扫描、正电子发射体层扫描技术（PET）、支气管或血管造影等检查，以明确肿块的形态、部位、范围及与心脏大血管的关系，对患者的分期和预后很重要。

2. 细胞学检查 痰脱落细胞检查：其阳性诊断率取决于标本是否符合要求、细胞学家水平的高低、肿瘤类型及送标本的次数（3～4 次为宜）等因素，非小细胞癌的阳性率高于小细胞癌，一般在70%～80%。应用流式细胞技术和 PCR 技术可提高诊断率。胸腔积液脱落细胞检查亦有助于细胞学的诊断。

3. 组织学检查 纤维支气管镜检查对明确肿瘤的存在和获取组织供组织学诊断均具有重要意义。对近端气道内的肿瘤经纤支镜刷检结合活检阳性率为90%～93%。对远端气道病变，可在荧光屏透视指导下经纤维支气管镜活检，亦可采用经支气管针刺吸引。此外，还可用血卟啉衍化物结合激光或用亚甲蓝支气管内膜染色后活检，以提高早期诊断的阳性率。应用 CT 引导下经胸壁穿刺活检，成功率可达 90%。纵隔镜下组织活检的应用，增加了肺癌的诊断率。必要时可做开胸活检。

4. 肿瘤标志物 癌相关抗原，如癌胚抗原、糖链抗原、神经肽类和神经元类等检查对发现肺癌缺乏特异性，对判断转移和复发均无肯定的应用价值。

5. 基因检测 由于原癌基因的激活和抑癌基因的缺失可导致肺癌的发生，因此癌基因产物如 *c-myc* 基因扩增，*ras* 基因突变，抑癌基因 *Rb*、*p53* 异常等的检测有助于早期诊断肺癌。对脱落细胞 DNA 定量分析可作为肺癌的辅助诊断手段。在非小细胞肺癌中，检测 *EGFR*、*EML4-ALK* 等基因突变，有助于肺癌的靶向治疗。

【诊断与鉴别诊断】

1. 肺癌诊断 诊断流程见图 10-9。肺癌治疗效果取决于肺癌的早期明确的诊断，只要详细询问病史，认真体格检查和相关的辅助检查，进行综合判断，大部分肺癌可以确诊。肺癌的早期诊断应包括两方面：其一是患者对肺癌的防治知识的认识，对任何有可疑肺癌表现患者应及时进一步检查；其二是医务人员应对肺癌早期征象提高警惕，避免漏诊和误诊。老年患者特别是长期吸烟（包括已戒烟）者，如遇下列情况，需高度警惕肺癌：①无明显诱因的顽固性刺激性咳嗽，或慢性咳嗽性质发生变化，治疗无效者；②持续或反复在短期内痰中带血而无其他原因可解释者；③某一肺段或肺叶反复发生肺炎或肺炎迟迟不能吸收者；④原因不明的肺脓肿，无中毒症状，无大量脓痰，无异物吸入史，抗感染治疗治效果不显著者；⑤肺部片状或结节状阴影经抗感染治疗无效，长期存在者；⑥X 线检查局限性肺气肿或段叶性肺不张，孤立性圆形病灶和单侧肺门阴影增大者；⑦原因不明的顽固性胸腔积液；⑧原因不明的男性乳房发育、杵状指、肌痛、肌无力等应警惕肺癌。影像学是发现肺癌征象的常用而有价值的方法，细胞学和病理学检查是肺癌确诊必要手段。

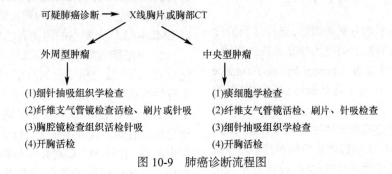

图 10-9　肺癌诊断流程图

2. 临床分期 肺癌临床分期如表 10-16 所示。

表 10-16 肺癌 TNM 分期标准

分期		TNM
0 期		Tis 原位癌
I 期	I$_a$ 期	T$_1$N$_0$M$_0$
	I$_b$ 期	T$_2$N$_0$M$_0$
II 期	II$_a$ 期	T$_1$N$_1$M$_0$
	II$_b$ 期	T$_2$N$_1$M$_0$ 或 T$_3$N$_0$M$_0$
III 期	III$_a$ 期	T$_3$N$_1$N$_0$、T$_1$N$_2$M$_0$、T$_2$N$_2$M$_0$ 或 T$_3$N$_2$M$_0$
	III$_b$ 期	T$_4$N$_0$M$_0$、T$_4$N$_1$M$_0$、T$_4$N$_2$M$_0$、T$_1$N$_3$M$_0$、T$_2$N$_3$M$_0$、T$_3$N$_3$M$_0$ 或 T$_4$N$_3$M$_0$
IV 期		任何 T，任何 N，M$_1$

注：分期不包括隐性肺癌即 T$_X$N$_0$M$_0$；T，表示原发肿瘤；T$_0$，无原发肿瘤征；T$_X$，由支气管肺癌分泌物中找到有诊断意义的肿瘤细胞，但 X 线和纤维支气管镜检查未证实有肿瘤病灶，称为隐性肺癌；Tis，示原位癌；T$_1$，肿瘤最大直径≤3cm，被肺组织或脏胸膜所包裹，支气管镜检查无叶支气管近端受侵犯的表现；T$_2$，肿瘤最大直径>3cm，或肿瘤侵犯脏胸膜，或伴有阻塞性肺炎或肺不张，肿瘤可侵犯肺门，但不超过气管隆凸下 2cm，未累及一侧全肺叶，且无胸腔积液；T$_3$，任何大小的肿瘤直接侵犯胸壁、膈肌、纵隔、胸膜或心包，但未累及心脏、大血管、气管、食管或椎体，也包括肺上沟肿瘤以及主支气管肿瘤，距离隆凸 2cm 之内，但未累及隆凸的肿瘤；T$_4$，任何大小的肿瘤侵犯纵隔及心脏、大血管、气管、食管、椎体、隆凸或有恶性胸腔积液；N，示局部区域性淋巴结的侵犯；N$_0$，未发现局部淋巴结侵犯；N$_1$，支气管周围的或同侧肺门淋巴结，或两侧均有；N$_2$，肿瘤转移至同侧纵隔淋巴结和隆凸下淋巴结；N$_3$，肿瘤转移到对侧纵隔淋巴结，对侧肺门淋巴结，同侧或对侧斜角肌淋巴结或锁骨上淋巴结；M，示远处转移；M$_0$，未发现远处转移；M$_1$，已有远处转移

3. 鉴别诊断 肺癌常与某些肺部疾病共存或其影像学形态表现与某些疾病相类似，易误诊或漏诊，需及时进行鉴别以利早期诊断。常需鉴别的疾病有：肺结核，包括肺结核球常需与周围型肺癌鉴别；肺门淋巴结核易与中央型肺癌混淆；急性粟粒型肺结核应与弥漫性肺泡癌相鉴别；肺炎应与癌性阻塞性肺炎相鉴别；肺脓肿应与癌性空洞继发感染相鉴别；结核性渗出胸膜炎应与恶性胸腔积液相鉴别。

【治　疗】

肺癌的组织学诊断和分期明确后，选择适当治疗方案。老年患者是否有能力耐受治疗显得格外重要。根据患者的行为表观量表（karnofsky performance status，KPS）评分，体重下降是肺癌预测生存期的指标。老年人对生活质量的要求胜过生存期，用严重的治疗引起的不良反应换取短期生存是没有意义的。但即使是老年人，癌症也应得到积极的治疗。许多医师怀疑老年人是否能承受积极的化疗，临床老年人化疗毒副反应并不比年轻人大，在精神和生活压力方面还小于年轻人。

1. 非小细胞肺癌（NSCLC）治疗 NSCLC 治疗高度依赖于准确的临床分期，I 期和 II 期首选治疗是手术治疗，部分 III a 期亦可手术治疗。I 期患者术后 5 年存活率为 60%～80%，II 期 5 年存活率为 40%。老年人需强调术前准备，评估肺功能，确定最佳手术程序，在完全切除肿块前提下，尽可能保护正常肺组织。>70 岁不是手术禁忌证。关于肿块完全被切除患者术后接受辅助化疗或放疗以望减少复发可能：大样本随机对照分析术前、术后放疗并没有改善生存率；最近荟萃分析亦没有证明肿块完全被切除患者接受放疗能改善生存率；截至目前，无足够证据推荐术后辅助性化疗。近期新化疗药物应用如铂制剂、紫杉醇、诺维本等，可能对提高生存率有益。III 期患者接受手术治疗 5 年存活率低于 10%，有报道术前应用丝裂霉素、异环磷酰胺、顺铂辅助化疗可提高生存率。III 期老年患者如身体状况较好亦可考虑此治疗。不能手术 III 期 NSCLC 放疗是最常用治疗方法。放疗对减轻肿瘤引起的症状如咳嗽、咯血、呼吸困难等非常有益。对 KPS 评分较高患者可结合辅助性化疗，提高生存率，减少远处转移。III b 期和 IV 期老年患者用以铂剂为基础的化疗近期生存率有所提高，而与化疗相关毒副反应亦很大。对于 KPS 评分较高，在有力支持治疗前提下，其化疗与年轻人相比，疗效和不良反应无明显差异，仅骨髓毒性更明显。最近老年患者用 vinorelbine 单药化疗[用法：30mg/（m^2·d），第 1 天和第 8 天使用，每 3 周为 1 个周期，最多可用 6 个周期]，其生存率和生活质量均有提高，骨髓毒性低，不良反应少。已被 FDA 批准为治疗 NSCLC 的化疗药物。Gemcitabine 也可作为单药化疗药物用于老年患者[用法：1000mg/（m^2·w），连续 3 周，间隔 1 周，最多可用 6 个周期]。

靶向治疗是以肿瘤组织或细胞所具有的特异性分子为靶点，利用分子靶向药物特异性阻断该靶点的生物学功能，选择性从分子水平逆转肿瘤细胞的恶性生物学行为，从而达到抑制肿瘤生长甚至使肿瘤消退的目的。以 EGFR 为靶点的药物有吉非替尼、厄洛替尼和阿法替尼；以 VEGF 为靶点的药物有贝伐单抗；以 EML4-ALK 为靶点的药物有色瑞替尼。

2. 小细胞肺癌治疗 SCLC 的治疗主要以联合化疗和（或）放疗相结合的治疗。由于 SCLC 是一种全身性疾病，手术治疗不作为标准的治疗方法，单一手术治疗已被抛弃。仅对少数早期患者采用手术后加化疗可能有益。我国主张先化疗、后手术，可提高 5 年生存率。由于 SCLC 对化疗药物敏感，且为全身性疾病，因此化疗是 SCLC 治疗的重要的组成部分。SCLC 对放疗同样敏感，因此放疗亦是早期 SCLC 治

疗的重要治疗手段。局限期 SCLC 的治疗目前主张化疗和放疗相结合，增加疗效，延长生存期。对于老年患者，这种治疗必须权衡其引起的毒副反应，特别是骨髓抑制、肺毒性、疲劳和贫血。因此，老年患者支持治疗是治疗成功的关键。预防性头颅放疗（prophylactic cranial irradiation，PCI）目前仍有争议，适用于放化疗后完全缓解患者，其脑转移的发生率下降约 50%，3 年生存率提高 5%。对老年患者是否有益尚不清楚。老年患者是否接受连续全程放化疗仍有争议，主要考虑老年肺癌患者耐受力低，常存在 COPD 和吸烟、药物代谢的改变、糖尿病、心血管疾病等合并症，全程放化疗往往有骨髓抑制、肝肾功能损害。因此，老年患者需减少药物或放疗剂量，延长治疗间期，减少治疗周期。单药化疗如足叶乙苷口服[剂量 200mg/（$m^2 \cdot d$），第 1～5 天使用，每 3 周为 1 个周期]或静脉注射[剂量 100mg/（$m^2 \cdot d$），第 1～5 天使用，每 3 周为 1 个周期]，亦有良好疗效，并改善生存率。加用集落刺激因子如 G-CSF、促红细胞生成素，可增加治疗强度。总之，所有患小细胞癌的老年患者都应适当的放化疗，以改善生活质量和生存率。

3. 生物缓解调节剂（BRM）治疗 BRM 为小细胞肺癌提供了一种新的治疗手段，如干扰素、白细胞介素 2、转移因子、胸腺素、集落刺激因子及促红细胞生成素在肺癌的治疗中都能增加机体对化疗、放疗的耐受性，提高疗效。老年肺癌患者尤其适宜。

【预 防】

加强环境和劳动保护，防止粉尘和有害气体吸入；减少吸烟人群，大力宣传戒烟；防治慢性肺部疾病等对肺癌的预防都有积极意义。对高危人群定期行 X 线检查和痰细胞学检查，提高肺癌的早期诊断率，及时治疗，可提高肺癌患者的生活质量和生存率。

【预 后】

肺癌预后取决于早期诊断和及时治疗。早期肺癌手术切除部分可获痊愈。目前，对于中晚期肺癌采用多学科综合治疗，其预后亦有所改善。一般认为老年患者较年轻患者预后稍好。

（汪金峰）

思 考 题

1. 简述呼吸系统的老化增龄改变及其临床意义。

2. 老年人为什么易患肺炎?为什么易患厌氧菌肺炎或真菌性肺炎?

3. 简述老年肺炎的临床特征。

4. 诊断 COPD 的标准是什么?

5. COPD 与慢性支气管炎、支气管哮喘有哪些区别?

6. 简述慢性肺心病的发病机制。

7. 慢性肺心病的诊断标准有哪些要点?

8. 老年人肺结核有何临床特点?

9. 老年人抗结核药物治疗应注意什么?

10. 简述 IPF 的概念及诊断标准。

11. 何谓睡眠呼吸障碍?

12. 老年人急性肺栓塞诊断程序是什么?

13. 简述老年人急性肺栓塞溶栓治疗指征和禁忌证。

14. 老年人呼吸衰竭的临床特点及治疗原则是什么?

15. 应高度怀疑老年人肺癌的症状和体征有哪些?

16. 论述老年人肺癌的治疗特点。

参 考 文 献

耿德章. 2002. 中国老年医学. 北京：人民卫生出版社.

美国国立心、肺、血液研究所，WHO. 2001. 北京：慢性阻塞性肺疾病防治全球倡议.

彭文伟. 2000. 现代感染性疾病与传染病学. 北京：科学出版社.

王吉耀. 2005. 内科学（上册）. 北京：人民卫生出版社.

王乐民，魏林. 2001. 肺栓塞与深静脉血栓形成. 北京：人民卫生出版社.

削和平. 2007. 重视复治肺结核化疗方案的制定. 中华结核和呼吸杂志，30（6）：401-402.

徐凯峰，朱元珏. 2003. 从特发性肺纤维化到特发性间质性肺炎：概念上的变迁. 中华结核和呼吸杂志，26：236-238.

姚婉贞，徐永健. 2007. 慢性阻塞性肺疾病. 北京：北京大学医学出版社.

叶任â，陆再英. 2004. 内科学. 北京：人民卫生出版社.

于润江. 2002. 间质性肺疾病的分类. 中华结核和呼吸杂志，25：516-519.

俞森洋. 2003. 现代呼吸治疗学. 北京：科学技术文献出版社.

中华医学会呼吸病学分会慢性阻塞性肺疾病学组. 2007. 慢性阻塞性肺疾病诊治指南（2007 年修订版）. 中华内科杂志，46（3）254-261.

朱元珏，陈文彬. 2003. 呼吸病学. 北京：人民卫生出版社.

Band OM, Lshii Y, Sugiyama Y. 1999. Elevated plasma brain natriuretic peptide levels in chronic respiratory failure with corpulmonale. Respir Med, 93（7）：507-514.

Brocklehurst IC. 1998. Geriatric medicine and gerontology. London：Harcourt Brace & Co.Ltd

Edward DC，Carolyn HW. 1998. Geriatric respiratory medicine. Chest, 114：1704-1733.

Osterlind K. 2001. Chemotherapy in small cell lung cancer. Eur Respir J, 18：1026-1043.

第十一章　消化系统疾病

第一节　老年人消化系统病理生理变化

随着我国经济的不断发展，医疗条件的不断提高，人民的生活水平逐渐改善，健康状态越来越好，老年与高龄老人的比例明显上升。随着年龄的增加，老年人消化器官的形态结构也在进行性地衰退，从而影响到消化系统器官的生理功能的发挥，与年轻人、中年人比较，老年人的器官功能衰退比较明显，容易产生病理变化，老年患者以消化系统为主诉就诊的约占18%，几乎所有的老年人均或多或少出现过消化系统的症状。老年人有不少易发生的消化系统疾病，而且老年消化系统疾病也有其特点。了解和掌握老年人消化系统病理生理变化特点与易发疾病的特点对于临床医师是非常必要的。

【老年人消化系统病理生理特点】

老化是生物的生理现象，随着年龄的增长，消化系统器官会出现退化，功能减弱。①分泌功能减弱：老年人唾液腺、胃、肠、胰腺分泌功能减弱，从而影响消化与吸收功能。②动力功能减弱：老年人消化道（食管、胃肠）的蠕动减弱，从而造成消化道的通过时间延长，食物、粪便排空延迟。③括约肌功能减弱：老年人括约肌压力降低，食管下段括约肌与幽门括约肌压力降低会增加反流的发生，而肛门括约肌异常会产生大便失禁。④抵抗损伤因素能力下降：老年人消化道黏膜屏障功能降低，极易产生黏膜破损；屏障功能降低，易发生肠道细菌易位；肝脏实质细胞减少，药物代谢与解毒作用降低。

【老年人消化系统疾病特点】

与年轻人或中年人比较，老年人消化系统的疾病谱与临床表现有其特点：①消化系统器官功能减弱相关疾病多见，如胃食管反流病、萎缩性胃炎、憩室病、慢性便秘。②器质性疾病较功能性疾病多见，如消化系统肿瘤。③并发症与重症多见，如消化性溃疡常表现为出血、穿孔或恶变。④伴发多脏器功能受损多见，一是容易诱发其他脏器功能损伤；二是老年可能有多个脏器疾病。⑤临床表现不典型多见，老年人患疾病常以不典型的症状出现，如急腹症无明显腹痛，感染时白细胞计数不升高。⑥精神心理症状多见，社会与家庭对老年人的关爱不够，常得不到足够的心理安慰，老年人疑病、恐病非常多见；老年人的心理调节能力比较差，故出现忧郁、焦虑发生普遍。

【老年人口腔与咽部病理生理变化】

老年人牙齿组织退变，骨质疏松，牙釉质和牙本质磨损脱落，导致咀嚼功能明显减退，影响机械性消化功能。老年人唾液腺分泌量减少，影响淀粉类食物的消化，还容易造成口干，严重者出现吞咽困难。老年人中枢系统疾病多见，如脑血管意外、帕金森病、阿尔茨海默病，常会影响到口咽肌群的收缩及食管上括约肌的运动，多出现口咽性吞咽困难。

【老年人食管病理生理变化】

食管由上食管括约肌、食管体部、下食管括约肌组成，起着传输食物和防止胃内容物反流的作用。老年人食管的病理生理变化：①食管动力减弱：食管体部平滑肌萎缩，功能减退，推进性蠕动能力下降，对食物及酸清除能力降低；②食管括约肌功能减弱：下食管括约肌压力下降，导致胃内容物反流至食管，甚至反流至食管上段，此时食管上括约肌功能减弱会造成反流物入口咽，甚至肺部，患者出现与反流相关的食管外症状；③黏膜的防御功能受损：老年人唾液分泌物相对减少、上皮黏膜屏障障碍、局部血流减少、修复能力下降，极易发生黏膜损伤；④老年人常合并有多种慢性病，长期应用抗胆碱能药物、钙通道阻滞药、硝酸类药物等药物，会影响下食管括约肌与食管体部动力功能。

基于老年人的病理生理变化，常发疾病主要为胃食管反流病、食管裂孔疝、Barrett食管，主要的特点为：①胃食管反流病发病率高，老年人胃食管反流病的发病率为25%～35%，70岁以上老年人胃食管反流病的发生率是50岁以下的3倍；②症状不典型，老年人食管炎出现胃灼热、反流、疼痛的比例较年轻人少，而吞咽困难、厌食、呕吐较多，食管外症状较多见，如慢性咳嗽、哮喘；③重度食管炎比例高，70岁以上老年人重度食管炎达23.4%，而50岁以下仅为3.1%，而且食管炎的严重程度与症状不相符；④食管裂孔疝常见，老年人胃食管反流病伴有食管裂孔疝的比例较高，70 岁以上患者有食管裂孔疝的高达 62%；⑤Barrett 食管发生率高，Barrett 食管的平均年龄为 55～65 岁，且长段 Barrett 多见，发生上皮瘤变的多，有报道近 30% 的老年 Barrett 伴有上皮瘤变。

【老年人胃病理生理变化】

胃由贲门、胃底、胃体、胃窦和幽门组成，具有重要的生理功能，如受纳与储存、消化与排空功能、分泌功能等。老年人胃的病理生理变化与常发疾病的特点包括：①胃动力减弱，由于老年人平滑肌细胞、内源性神经元、Cajal 间质细胞及胶质细胞数量减少，造成胃动力功能减弱，出现固体和液体胃排空有所减慢，后者可能与老年性厌食症、消化不良等相关，进一步引起体重下降、营养不良。在老年人中，胃底顺应性也下降，与老年人早饱症状相关，也可诱发老年性厌食症。此外，老年人多发的疾病如糖尿病、神经源性或结缔组织疾病也易导致胃动力异常，包括胃顺应性、胃窦扩张收缩及胃排空异常，引起相应的上消化道症状。②胃酸分泌下降，老年人胃壁细胞数量减少，胃酸分泌下降，可能导致铁吸收不良和维生素 B_{12} 缺乏同时造成对病原微生物的抵抗力降低、小肠细菌过度生长。老年人易发生萎缩性胃炎、功能性消化不良。③胃黏膜的防御功能受损，在老年人，胃黏液和碳酸氢盐分泌减少、前列腺素产生下降、胃黏膜血流减少等，导致胃的防御机制明显受损。防御机制的减弱使老年人在外源性攻击因子如感染、乙醇、药物等因素作用下更容易发生相关的疾病，如慢性胃炎、胃溃疡、非甾体抗炎药（NSAID）相关性胃黏膜损伤，易伴发上消化道出血。④胃的感觉功能降低，给予老年人标准营养餐刺激，与年轻人相比，老年人症状反应更低，说明老年人胃的感觉功能也受损。⑤胃癌，我国是胃癌的高发国家，由于老年人多存在萎缩性胃炎和胃酸分泌下降以及幽门螺杆菌感染率高，加上不良饮食习惯和吸烟等，在这些因素的共同作用下，老年人更易发生胃癌，其中男性高于女性，高发年龄为 60～74 岁。

【老年人小肠病理生理变化】

小肠是消化管中最长的部分，主要负责食物营养物质的消化与吸收，小肠绒毛是吸收营养物质的主要部位。老年人小肠的病理生理变化最常见的是消化吸收功能降低，进入中年以后，小肠的绒毛变短、变宽，小肠黏膜萎缩、变薄，导致有效吸收面积减小。而且，随着年龄增长，小肠黏膜刷状缘乳糖酶、蔗糖酶分泌逐渐减少，加之胰酶和胆盐缺乏，导致食物不能充分消化。另外，小肠细菌生长过度在老年人中发生率较青年人明显升高，过度细菌繁殖分解营养物质产生大量脂肪酸，使小肠吸收水和电解质障碍。这些病理生理改变是导致老年人营养物质消化吸收障碍的主要原因。临床调查发现，在所有因消化道疾病而住院的老年患者中，约有 12% 的人伴有不同程度的吸收不良综合征。在 70 岁后回肠的乳糖酶双糖酶活力下降，对脂肪吸收只剩有限的储备能力，因此老年人稍多食脂肪易发生腹泻。维生素、金属离子及微量元素的消化和吸收功能均有所下降，以维生素 D、钙的吸收功能下降最明显，易出现骨质软化和骨质疏松。

肠道的血供来源于腹腔干、肠系膜上动脉和肠系膜下动脉三支主干动脉。随着年龄增加，老年人动脉硬化相关疾病发生率明显升高，缺血性肠病多见于 60 岁以上老年人。动脉硬化若累及腹腔内三支主干动脉中的两支以上，即可发生急性或慢性缺血性肠病，主要有肠系膜动脉栓塞、动脉血栓形成、非闭塞性肠梗死，是老年人常见的消化科急诊，病死率高达 60%～96%，以腹痛、便血和腹泻为主要临床症状。

【老年人结肠与直肠病理生理变化】

结肠有吸收、分泌、细菌消化与协助排便的作用，而直肠主要是参与排便过程。老年人结肠和直肠神经肌肉退化，各项功能减弱。常见的疾病有结肠憩室、慢性便秘、缺血性肠病、息肉与恶性肿瘤。①结肠憩室多见：消化道结缔组织退化，肠道结构削弱，肠管弹力下降，当肠腔内压力升高或腔外有牵拉即可形成结肠憩室，40 岁以前极少发生结肠憩室，60 岁左右有 30%、70 岁时达 50%，而 80 岁则高达 66% 出现结肠憩室，东方老年人以右半结肠为多见，而西方老年人以乙状结肠最常见。②缺血性肠病较多：老年人动脉粥样硬化、结肠血供障碍、药物、风湿性疾病等均是发生缺血性结肠炎的因素，75%～90% 的缺血性结肠炎患者为 60 岁以上老人，常见部位为脾曲、降结肠、乙状结肠，常同时伴有高血压、冠心病或脑卒中，是 60 岁以上老年人下腹痛、血便的主要原因。③血管畸形易出血：老年人下消化道血便的另外一个重要原因是肠道血管畸形，与年轻人的先天性血管畸形不同，老年人肠道血管畸形为血管退行性变造成的，常见于右半结肠，可表现为间歇性下消化道出血。④慢性便秘常见：年龄增加影响了结直肠的神经肌肉解剖或功能，运动缓慢加之老年人纤维摄取减少，出现慢性便秘是非常普遍的现象，80 岁以上老年人患病率高达 37.3%，由于肛门括约肌功能减低，大便失禁也不少见。⑤息肉与结直肠癌发病率高：随着年龄增长，肠道上皮细胞增殖活性增加，易形成息肉，同时肠道对致癌物质的敏感性增加。有报道大于 65 岁的老年人群结直肠息肉的检出率高达 50%～60%，更需要提醒大家相当多的结直肠癌或大息肉没有任何症状，故筛查是及时发现结直肠癌和息肉的重要手段。

【老年人肝脏病理生理变化】

肝脏是人体物质代谢的主要场所，其主要生理功能为解毒、代谢、分泌胆汁、免疫防御。老年人肝脏病理生理变化与老年人疾病的发生有不少特点：①随着肝脏细胞数量、血流量的减少，老年肝脏在营养物质的合成、分解代谢方面呈现不同程度的减退，易发生脂质代谢紊乱、蛋白质与维生素缺乏相关疾病，如高脂血症、非酒精性脂肪肝、低蛋白血症、脂溶性维生素缺乏症等；②肝细胞具有分泌胆汁的功能，肝细胞数量的减少，会导致胆汁的生成减少，因此老年人消化不良的发生率高；③肝脏的库普弗细胞能吞噬清除外来的抗原分子，维持肝脏的免疫稳态，随着年龄的增长，库普弗细胞数量的下降，使得免疫清除与识别功能减退，因此老年人自身免疫性肝病的发生率呈现小高峰；④老年人常伴有多种疾病，服用药物种类多，肝脏的解毒功能则随着年龄的增长而减退，容易发生药物性肝炎；⑤长期的肝脏慢性炎症或有害物质暴露，肝硬化、肝癌的发病率在老年人群中明显升高，老年人肝癌的发病数占同期肝癌发病数的 19%～23%；⑥肝血管瘤、肝多发性囊肿等随着年龄的增长也易于增大增多。

【老年人胆系、胰腺病理生理变化】

胆系包括胆囊、肝内胆管和输胆管（肝左管、肝右管、肝总管和胆总管）。这些管道将肝分泌的胆汁输送到十二指肠腔或储藏在胆囊。老年人胆系病理改变特点：①老年人胆囊黏膜皱襞增厚，胆管内腺体数量、弹性纤维数量和厚度增加；②老年人胆囊平滑肌对胆囊收缩素（CCK）反应性下降，胆囊收缩力下降；③老年人胆汁代谢异常，胆固醇分泌量增加，胆酸生成减少，胆固醇浓度增加，容易诱发胆石形成。20%老年人患有胆系疾病，其发病特点为：①胆石症，发病率随年龄增加，60～70 岁时发病率 42.7%，70～80 岁时增至 51.9%，合并基础病如血脂异常，更易诱发胆固醇结晶形成结石；②急性胆囊炎，老年人绝大多数胆囊炎均与胆囊结石存在因果关系，以老年男性患胆总管结石者居多；③胆囊癌，老年人胆囊炎与胆囊癌发病关系密切，45 岁以上慢性胆囊炎需警惕慢性炎症演变成癌肿。

胰腺为腹膜后脏器，横位于后腹壁上部，能够分泌消化食物不可缺少的消化酶，且胰岛细胞又具有内分泌功能，是一个重要的内外分泌器官。老年人胰腺病理生理改变特点：①胰腺组织结构改变，随着年龄增加，胰腺位置下移，胰管直径增宽，主胰管约每 10 年扩张 8%，胰管上皮细胞增生，叶间组织纤维化、腺细胞退化；70 岁以后胰腺体积缩小，重量减轻；②胰酶分泌变化：老年人受食物刺激时胰液分泌总量减少，胰蛋白酶和淀粉酶活性降低，故老年人常有非溃疡性消化不良。老年人易发的胰腺疾病的特点：①急性胰腺炎，老年人胆道结石发生率高，因此在老年急性胰腺炎患者中胆源性占 65%～75%，且老年人重症急性胰腺炎死亡率较年轻人高。②慢性胰腺炎：胰腺因炎症反复发作导致慢性胰腺炎，胰腺萎缩，纤维化与钙化，腺泡细胞内仅含少量酶原颗粒，胰管多伴有狭窄，最终导致胰腺内、外分泌功能丧失；临床 50%老年患者合并有隐性糖尿病。③胰腺癌：发病年龄以 45～70 岁多见，发生率 3.6%～5%，居恶性肿瘤致死第 5 位。

（侯晓华）

思 考 题

1. 老年人病理生理改变与疾病的关系如何？
2. 常见的老年消化系统疾病有哪些？

第二节 老年人胃食管反流病

胃食管反流病（gastroesophageal reflux disease，GERD）是指由于胃、十二指肠内容物反流入食管，引起胃灼热、反流、胸骨后疼痛等症状或食管黏膜损伤的疾病，包括反流性食管炎（reflux esophagitis，RE）和内镜检查阴性的非糜烂性胃食管反流病（non-erosive reflux disease，NERD）。老年人由于自身的生理功能变化和长期胃酸腐蚀的累积作用，其发生 GERD 的病理生理、临床表现及治疗与普通人群有一定的区别。

【流 行 病 学】

目前有关老年人 GERD 的流行病学研究不多，芬兰 487 例 65 岁以上老年人群流调报告显示，54%男性和 66%女性每月出现一次以上的反流症状；美国的 62 岁以上老年人群流调报告显示，14%的患者每周出现一次以上胃灼热症状，美国梅奥临床医学中心 1997 年比较年轻人和老年人（≥65 岁）反酸和（或）胃灼热周/月症状发生率，两者未见差异。总体而言，现有证据显示 GERD 的发生率不随年龄增加而升高。

【病因与发病机制】

GERD 病因与发病机制主要与下食管括约肌（lower esophageal sphincter，LES）功能、食管黏膜屏障功能、食管体部清除能力降低以及反流物对食管黏膜的攻击增强有关。

1. LES 压力（LESP）降低 LES 是食管紧接贲门处长 3~4cm 略有增厚的环形肌，正常人静息压为 10~30mmHg，在抗反流上具有重要作用。正常人也可发生胃食管反流，属于生理现象。LES 压力降低，经常处于松弛状态，频发的一过性 LES 松弛（transient LES relaxations，TLESR）是引起胃食管反流的主要因素。目前研究证实，年龄本身不影响 LES 静息压力，但老年患者常服用某些药物，可降低 LES 压力，如钙通道阻滞药、茶碱、硝酸酯类、苯二氮䓬类、麻醉剂、β受体激动剂、抗胆碱药物、黄体酮等。目前尚无有关年龄影响 TLER 的报道。食管裂孔疝（hiatal hernia，HH）是老年人发生 GERD 和 RE 的重要原因，Khajanchee 的研究表明，约 60% 老年患者存在食管裂孔疝，目前认为，首先，HH 患者 LES 压力带与膈肌压力带分离，膈肌脚对 LES 高压带辅助作用缺失，导致食管抗反流屏障功能减弱；其次，因疝囊的膨胀作用使胃食管连接处的横截面面积增加，液体反流发生增多；再次，疝囊对酸性物质有容纳器作用，可以截留食管酸清除期间清除入胃的酸性物质，在反流发生时，随着吞咽引起食管下括约肌的松弛，疝囊内截留的酸性物质可再次反流入食管，诱发症状。HH 是 GERD 发生的独立危险因素，食管炎发生率与疝囊直径呈正相关，研究表明，老年人合并直径大于 3 cm 的食管裂孔疝者 100% 有 GERD 症状。

2. 食管体部清除能力降低 生理状态时，吞咽后食管体部出现原发性蠕动，即推进性蠕动。反流发生时，反流物扩张食管，诱发继发性蠕动，达到清除反流物的作用。GERD 患者食管体部的这种清除能力常降低，表现为：①食管体部对湿咽的有效收缩率降低；②非蠕动性收缩增加；③食管远端收缩波幅降低。此外，研究表明老年 GERD 患者食管体部同步收缩较普通人群明显增加，无效蠕动增多；食管敏感性下降，反流物诱发继发性蠕动减少。Ferriolli 等的研究还证实老年 GERD 患者虽然反流频率与年轻人无差异，但单次反流持续时间明显延长，提示继发性蠕动功能减退参与了老年人 GERD 的发生。

3. 食管黏膜屏障功能破坏 食管黏膜的防御机制是由黏液屏障（黏液层和 HCO_3^- 离子浓度）、细胞屏障（上皮细胞和细胞间连接结构）以及上皮下血供和血液 HCO_3^- 浓度等组成，目前尚无有关老年人食管黏膜防御屏障改变的研究，但有研究表明老年人存在唾液分泌减少，唾液 HCO_3^- 对胃酸的中和能力减退，可能是老年人 GERD 的致病因素之一。

4. 反流物攻击因子 胃酸和胃蛋白酶是反流物中损害食管黏膜的主要成分，虽然随着年龄增加，胃黏膜泌酸能力减退，但老年人常合并胃排空延迟，易致胃内容物反流，某些药物如钙通道阻滞药、茶碱、可乐定、抗胆碱药物、多巴胺、黄体酮等也可导致胃排空延迟。目前，尚无老年人碱反流改变的报道。

5. 食管感觉异常 GERD 患者存在内脏敏感性，表现为食管球囊扩张感知阈和痛阈降低、酸敏感增加。老年人食管对痛觉感觉功能减退，表现为食管对化学性/机械性刺激痛觉阈值升高，且该改变与年龄呈正相关，是老年 GERD 患者胸痛、胃灼热症状严重程度低于普通人群的原因。

6. 其他 老年人因本身基础疾病原因，需服用某些药物，对食管产生直接损伤，诱发 GERD，包括 NSAIDs 类药物、阿司匹林等。此外，老年人合并糖尿病、口腔疾病等均是发生 GERD 的易患因素。

【病 理】

RE 病变主要位于食管下段，亦可累及食管中段。轻度 RE 黏膜弥漫性或区域性充血水肿，血管模糊，黏膜可呈颗粒状，触之易出血。中重度炎症可出现糜烂或溃疡，炎性渗出物。病变晚期可因纤维结缔组织增生，瘢痕形成导致食管狭窄。组织学诊断标准是：①食管鳞状上皮增生，包括基底细胞层增生，大于黏膜全层的 15%；②黏膜固有层乳头突起数量增多，超过黏膜全层的 2/3，浅层毛细血管扩张，充血和（或）出血；③上皮层内中性白细胞和淋巴细胞浸润；④黏膜糜烂或溃疡形成，炎细胞浸润，肉芽组织形成和（或）纤维化；⑤Barrett 食管（Barrett esophagus）是指齿状线 3cm 以上的食管鳞状上皮被变异的柱状上皮细胞所替代的组织学改变，是反流物慢性刺激的结果，由于可以发生食管腺癌，被认为是癌前病变。

【临床表现】

1. 胸骨后疼痛与胃灼热 是 GERD 的典型症状，多由反流物刺激食管引起。胸骨后疼痛和胃灼热多在餐后特别是饱餐后出现，常伴有反酸、反食。弯腰、咳嗽、仰卧、酗酒等可诱发和加重胃灼热，服用制酸剂常可缓解。

2. 反酸 亦为 GERD 的典型反流症状，是胃内容物反流到咽部和口腔，不伴有恶心。反流物可含胃酸或胆汁，也可为食物。其他消化道症状有打嗝、嗳气、恶心、上腹饱胀等。

3. 咽下困难 早期可有咽异感症、间歇性咽下困难，多由食管痉挛或运动功能失调或炎症所致。晚期因食管狭窄，咽下困难呈持续性，进干食明显，常伴有呕吐。当咽下困难逐渐加重时，胃灼热逐渐减轻。炎症加重或并发食管溃疡时，可发生吞咽疼痛，多在摄入酸性或过烫的食物时发生。

4. 食管外表现 因反复胃食管反流，易发生慢性咽喉炎、哮喘发作、肺炎、肺纤维化等。

老年人 GERD 症状特点：近来，Fass 和 Ofman 提出将 GERD 临床表现分为典型症状、不典型症状及消化道外症状三类。典型症状是胃灼热、反酸；不典型症状为胸痛、上腹部疼痛、上腹饱胀和恶心；消化道外症状包括口腔、咽喉部、肺症状。其中，反酸、胃灼热是 GERD 的主要症状，见于 70%患者。老年人 GERD 临床症状谱常不典型，Räihä 的研究表明，仅 25%老年 GERD 患者主要临床表现为反酸，老年人 GERD 更多以如呕吐、食欲缺乏、吞咽困难、呼吸道症状、声嘶及餐后饱胀等非典型症状为主，其中约 60%患者至少有一项以上的呼吸道症状（声嘶、慢性咳嗽、哮喘）。

此外，老年人 GERD 的症状严重程度常低于疾病严重程度。Johnson 的研究表明，老年重度 RE 患者有严重胃热症状的比例为 21%，显著低于年轻患者（82%）。

【并　发　症】

1. 食管狭窄 因胃酸的慢性刺激和炎症的反复发作，食管壁可有纤维结缔组织增生，管腔变窄。这种消化性狭窄一般较短，往往位于食管远段与胃黏膜相接处上方。食管狭窄可引起咽下困难、梗噎、呕吐、胸痛等症状。老年人因症状表现不典型，食管炎常不能得到及时有效治疗，食管狭窄发生率较普通人群增高。

2. 出血 因食管黏膜糜烂或溃疡，可发生少量出血，表现为黑粪，粪便潜血阳性。偶尔发生大出血。

3. Barrett 食管 为食管鳞状上皮化生为胃或小肠的柱状上皮，可以并发溃疡、出血、穿孔、癌变。老年人 Barrett 食管发生率显著高于一般人群。

【特　殊　检　查】

1. 内镜与活组织学检查 内镜是诊断 RE 的主要方法。RE 可表现为黏膜发红、片状出血、糜烂、溃疡、狭窄、息肉样增生等。老年人食管炎常较年轻人更重，Zhu 等的研究发现，约 21%老年患者 RE 为 III～IV 级，显著高于年轻患者（3.4%），Collen 等的研究也表明老年患者重度食管炎和 Barrett 食管发生

率显著高于年轻患者（81%VS.47%）。

2. 24 小时食管 pH 监测 是诊断 GERD 的重要方法。将 pH 电极放置在 LES 上方 5cm 处，保留 24 小时。食管 pH 一般呈中性（5.5～7.0），当 pH 迅速降低时可提示有食管酸性胃液反流。DeMeester 评分法正常值<14.72 分（95%可信限）。15～50 分为轻度胃食管反流，51～100 分为中度，大于 100 分为重度。24 小时食管 pH 监测能明确症状是否与反流有关以及体位、进食、昼夜对反流的影响等。对胃食管碱性反流可用 24 小时 Bilitec2000 监测仪进行监测。

3. 食管阻抗检测 可精确检测反流事件，不受反流物酸碱度影响。用于 PPI 每天 2 次治疗失败的患者。

4. 食管测压检查 是诊断食管动力异常的重要手段。虽不能反映 GERD，但 LES 静息压<6mmHg，频繁发生 TLESR，以及随后的食管蠕动收缩波幅低下和消失，上食管括约肌功能异常，则为产生反流的病理生理学基础。临床上常将测压与 24 小时食管 pH 监测同步进行，分析 LES 食管运动功能对反流的影响。

5. 食管吞钡 X 线检查 可了解有无器质性损害，如食管狭窄、溃疡和伴随的胃肠疾病，还可确定有无食管裂孔疝以及排除食管贲门失弛缓症、癌肿、憩室等引起的继发性食管炎。

6. 核素扫描 患者吞服 ^{99m} 锝标记的凝胶后取仰卧位，用 γ 照相机计数食管内有无过多反流的核素。该试验不仅能显示酸性反流，而且能显示胆汁碱性反流。

【诊断与鉴别诊断】

1. 诊断 ①经常发作与体位改变有关的胃灼热、反胃、胸骨后疼痛以及咽下困难或吞咽疼痛等；不明原因的非季节性哮喘、夜间发作性呛咳、反复发作性肺炎或慢性咽喉炎等，应疑似 GERD。②内镜和活组织学检查可了解有无 RE 的黏膜病变，并可排除其他器质性疾病。③通过 24 小时食管 pH 监测或核素检查证实有无病理性反流的客观依据。临床上还可采用质子泵抑制剂（proton pump inhibitor, PPI），在较短时间内对疑似 GERD 的患者进行 PPI 实验性治疗，PPI 标准剂量，2 次/天，共 7 天，患者症状消失即可做出判断，其敏感性可达 80%。

2. 鉴别诊断 老年人以胸骨后疼痛为主要表现者，应与心绞痛或心肌梗死鉴别，后者心电图检查异常，可有心脏病史。有吞咽困难或疼痛者，应与感染性食管炎和药物性食管炎鉴别。RE 溃疡位于食管远

端。感染性食管炎的炎症和溃疡呈弥漫性分布，更多累及食管近端，确诊需要病原学证据。念珠菌感染可出现白色伪膜，较易辨认。某些口服药物，如氯化钾、奎尼丁、四环素等可引起药物性食管炎，溃疡常发生在食管狭窄和药物郁积处，如主动脉弓狭窄处出现单个并且深的溃疡。GERD 还需与其他食管动力性疾病（食管贲门失弛缓症、弥漫性食管痉挛）、食管癌、慢性胃炎、消化性溃疡、功能性消化不良、肝胆胰疾病等相鉴别。

【治　疗】

治疗目的是愈合 RE、快速缓解症状、防治并发症、预防复发及提高生活质量。在治疗措施上应抑制胃酸，改善抗反流屏障功能，增强食管体部清除能力及提高黏膜抵抗力。

1. 一般治疗　主要为生活方式的改变。睡时抬高床头 10～20cm。避免疲劳和精神压力过大。超重者需减轻体重。不穿紧身衣裤。禁烟酒，避免过食和睡前进食。应低脂、低糖饮食，避免巧克力、咖啡、辛辣、酸性食品。此外，还应避免使用降低 LES 压力的药物，包括 β-肾上腺素激动药（异丙肾上腺素）、α-肾上腺能拮抗剂（酚妥拉明）、抗胆碱药（阿托品）、多巴胺受体激动剂、钙通道阻滞药、茶碱、咖啡因等。

2. 药物治疗

（1）抑酸剂：可升高胃液 pH，灭活胃蛋白酶，减少酸对食管黏膜的损伤。胃内碱化可促进促胃液素的释放，增加 LES 压力，减少反流。制酸剂仅用来缓解急性症状，改善轻度反流，但对反流性食管炎的愈合作用甚微。H_2 受体拮抗剂治疗 GERD 推荐使用双倍剂量，因为治疗 GERD 比治疗消化性溃疡需要更强的抑酸。PPI 抑制胃酸的作用强、时间长、起效快，优于 H_2 受体拮抗剂。奥美拉唑（omeprazole）20mg 或兰索拉唑（lansoprazole）30mg，或泮托拉唑 40mg，或雷贝拉唑 10mg，或埃索美拉唑 40mg，1 次/天或 2 次/天，疗程 4～8 周。GERD 常需一般剂量或小剂量质子泵抑制剂维持治疗 6 个月，埃索美拉唑和雷贝拉唑可作按需（on-demand）治疗。

（2）促动力药：增加 LES 压力，改善食管运动功能，增强食管酸廓清能力，促进胃排空，防止反流。多潘立酮（domperidone）是一种多巴胺 D_2 受体拮抗剂，常用剂量 10mg，3 次/天。莫沙比利（mosapride）是胃肠促动力药，选择性地作用于 $5-HT_4$ 受体，刺激肌间神经丛乙酰胆碱释放，从而增加 LES 压力，促进食管和胃肠运动，常用剂量 5～10mg，3～4 次/天。

（3）黏膜保护剂：可增强食管黏膜的抗反流屏障，减少反流物对食管黏膜的刺激和损伤。硫糖铝（sucralfate）每次 1g，4 次/天。三钾二橼铬合铋（tripotassium dicitrate bismuthate）每次 120mg，4 次/天。甲基前列腺素 E 200μg，3 次/天。藻酸制剂也可与唾液和胃酸作用，产生浮游的黏膜凝胶，起到抗反流的屏障作用。

3. 内镜食管扩张术　食管严重狭窄者可行食管扩张术，必要时可行手术治疗。

4. 手术治疗　经内科正规治疗无效或有严重并发症者，可考虑手术治疗。一般采用腹腔镜下胃底折叠术或内镜下贲门黏膜缝扎术。Barrett 食管伴重度不典型增生和腺癌患者宜行手术切除。

【预　后】

GERD 是慢性和易复发性疾病，老年患者需长期服药治疗，多数停药后易复发。大多数患者经内科治疗可缓解，预后良好，与 GERD 有关的病死率低。食管狭窄、Barrett 食管癌变以及食管大出血和穿孔是影响老年患者预后的主要因素。

（刘劲松）

思　考　题

1. 简述胃食管反流病（GERD）、反流性食管炎（RE）及非糜烂性反流性食管炎（NERD）的定义。
2. GERD 的病因与发病机制与哪些因素有关？
3. 简述老年人 GERD 的诊断与鉴别诊断。
4. 简述老年人 GERD 的治疗。

第三节　老年人慢性胃炎

老年人慢性胃炎（chronic gastritis）系年龄大于 60 岁的患者由于各种原因引起胃黏膜呈非糜烂的炎性改变，组织学以显著炎症细胞浸润、上皮增殖异常、胃腺萎缩及瘢痕形成等为特点。慢性胃炎特别是慢性萎缩性胃炎的患病率一般随年龄增加而上升，在老年人群中患病率较高，由于多数慢性胃炎患者无任何症状，因此难以获得确切的患病率。估计的慢性胃炎患病率大致与当地人群中 Hp 感染率平行，可能高于或略高于 Hp 感染率。慢性胃炎人群中，慢性萎缩性胃炎的比例在不同国家和地区之间存在较大差异，一般与胃癌的发病率呈正相关。我国慢性萎缩性胃炎的患病率较高，内镜下肉眼观察和病理诊断的符合率有待进一步提高。病变轻者不需治疗，当有上皮增殖异常、胃腺萎缩时应积极治疗。幽门螺杆菌感染是最常见的病因。

【分　类】

慢性胃炎的分类方法很多，中华医学会消化病学分会 2012 年制订了《中国慢性胃炎共识意见》，根据慢性胃炎内镜与病理组织学改变和病变在胃内的分布部位，结合可能病因，将慢性胃炎进行分类。

慢性胃炎的内镜诊断，是指内镜下肉眼或特殊成像方法所见的黏膜炎性变化，需与病理检查结果结合做出最终判断。慢性萎缩性胃炎的诊断有内镜诊断和病理诊断，而内镜下判断的萎缩与病理诊断的符合率较低，确诊应以病理诊断为依据。

内镜下将慢性胃炎分为慢性非萎缩性胃炎（non-atrophic gastritis）[即旧称的慢性浅表性胃炎（superficial gastritis）]及慢性萎缩性胃炎（atrophic gastritis）两大基本类型。如同时存在平坦或隆起糜烂、出血、黏膜皱襞粗大或胆汁反流等征象，则可依次诊断为慢性非萎缩性胃炎或慢性萎缩性胃炎伴糜烂、胆汁反流等。由于多数慢性胃炎的基础病变都是炎性反应（充血渗出）或萎缩，因此将慢性胃炎分为慢性非萎缩性胃炎及慢性萎缩性胃炎是合理的，也有利于与病理诊断的统一。

慢性非萎缩性胃炎内镜下可见黏膜红斑、黏膜出血点或斑块、黏膜粗糙伴或不伴水肿及充血渗出等基本表现。而其中糜烂性胃炎有两种类型，即平坦型和隆起型，前者表现为胃黏膜有单个或多个糜烂灶，其大小从针尖样到最大径数厘米不等；后者可见单个或多个疣状、膨大皱襞状或丘疹样隆起，最大径 5～10mm，顶端可见黏膜缺损或脐样凹陷，中央有糜烂。浅表性胃炎：又称非萎缩性胃炎，病理组织学是指不伴有胃黏膜萎缩性改变、胃黏膜层见以淋巴细胞和浆细胞为主的慢性炎症细胞浸润的慢性胃炎，幽门螺杆菌感染是这类慢性胃炎的主要病因。

慢性萎缩性胃炎内镜下可见黏膜红白相间，白相为主，皱襞变平甚至消失，部分黏膜血管显露；可伴有黏膜颗粒或结节状等表现。萎缩性胃炎病理组织学是指胃黏膜已发生了萎缩性改变的慢性胃炎，常伴有肠上皮化生。慢性萎缩性胃炎可再分为多灶萎缩性（multifocal atrophic）胃炎和自身免疫性（autoimmune）胃炎两大类。前者表现为萎缩性改变在胃内呈多灶性分布，以胃窦为主，多由幽门螺杆菌感染引起的慢性浅表性胃炎发展而来；后者表现为萎缩改变主要位于胃体部，由自身免疫引起。

特殊类型胃炎（special forms gastritis）的内镜诊断，必须结合病因和病理。其种类很多，由不同病因所致，临床上较少见。特殊类型胃炎的分类与病因、病理有关，包括感染性胃炎、化学性、放射性、淋巴细胞性、ménétrier 病、肉芽肿性、嗜酸细胞性及其他感染性疾病所致者等。

【病　理】

各种病因所致的胃黏膜炎性反应称为胃炎。以急性炎性细胞（中性粒细胞）浸润为主时称为急性胃炎，以慢性炎性细胞（单个核细胞，主要是淋巴细胞、浆细胞）浸润为主时称为慢性胃炎。当胃黏膜在慢性炎性细胞浸润同时见到急性炎性细胞浸润时称为慢性活动性胃炎或慢性胃炎伴活动。胃肠道黏膜是人体免疫系统的主要组成部分，存在着生理性免疫细胞（主要是淋巴细胞、组织细胞、树突状细胞、浆细胞），常规镜检时，免疫细胞与慢性炎性细胞目前在病理组织学上难以区分。病理学家建议基于实际工作的可行性，将高倍镜下平均每个腺管仅一个单核细胞浸润者不作为"病理性"胃黏膜对待（超过此值则可视为病理性）。

慢性胃炎的过程是胃黏膜损伤与修复的一种慢性过程，主要组织病理学特征是炎症、萎缩和肠化生、异型增生。炎症表现为黏膜层以淋巴细胞和浆细胞为主的慢性炎症细胞浸润，初在黏膜浅层，称为表性胃炎。病变继续发展，可波及黏膜全层。由幽门螺杆菌感染引起的慢性胃炎常见淋巴滤泡形成。有中性粒细胞浸润时显示有活动性炎症，称为慢性活动性胃炎，多提示存在幽门螺杆菌感染。

慢性炎症过程中出现胃黏膜萎缩，主要表现为胃黏膜固有腺体（幽门腺和泌酸腺）数量减少甚至消失，并伴纤维组织增生、黏膜肌增厚，严重者胃黏膜变薄。萎缩常伴有肠化生，表现为胃固有腺体被肠腺样腺体所代替，依据肠化生细胞黏液性质及有无潘氏细胞，可将肠化生分为小肠型和大肠型；完全型和不完全型。当发生萎缩特别是伴有肠化生改变时，则称为慢性萎缩性胃炎。

胃上皮或化生的肠上皮在再生过程中发生发育异常，形成异型增生（dysplasia），又称为不典型增生（atypical hyperplasia），表现为细胞异型性和腺体结构紊乱，世界卫生组织国际癌症研究协会推荐使用的术语是上皮内瘤变。异型增生是胃癌的癌前病变。根据异型程度分为轻、中、重三度，轻度者常可逆转为正常；中度以上不典型增生被认为是癌前状态，重度者有时与高分化腺癌不易区别，应密切观察。大多数慢性胃炎由幽门螺杆菌引起，病理组织学检查多可发现幽门螺杆菌，其主要见于黏液层和胃黏膜上皮表面及小凹间，在肠化生和异型增生部位很少存在。

在慢性胃炎向胃癌的进程中，化生、萎缩及异型增生被视为胃癌前状态。

【病因与发病机制】

老年人慢性胃炎主要病因有以下几方面：

1. 幽门螺杆菌感染 幽门螺杆菌（helicobacter pylori，Hp）感染是慢性活动性胃炎最主要的病因。螺杆菌属细菌感染与慢性胃炎螺杆菌属细菌目前已有近 40 种，新的细菌还在不断发现中。Hp 或海尔曼螺杆菌（helicobacter heilmannii）感染会引起慢性胃炎。Hp 感染率与胃炎活动度相关，并随年龄增加而上升，老年人 Hp 感染率较其他年龄组均高。但 Hp 感染与慢性胃炎临床症状之间无明确关系。1983 年 Marshall 和 Warren 发现 Hp 为革兰阴性菌，微需氧，$3\mu m \times 0.5\mu m$ 大小，弯曲状或 S 形，端侧有鞭毛，可在胃内穿过黏液层移向胃黏膜，因其有黏附素能贴紧上皮细胞而长期定居于胃窦黏膜小凹处及其邻近上皮表面繁衍，不易去除。Hp 含尿素酶，能分解尿素产生 NH_3，既能保持 Hp 定居和繁殖局部中性的微环境，又能损伤上皮细胞膜；幽门螺杆菌分泌空泡毒素 A（vacuolating cytotoxin A，VacA）等物质而引起上皮细胞受损；其细胞毒素相关基因（cytotoxin associated gene A，CagA）蛋白能引起强烈的炎症反应；菌体胞壁还可作为抗原诱导免疫反应。这些因素的长期存在，导致胃黏膜的慢性炎症。

Hp 感染与慢性活动性胃炎的关系符合 Koch 提出的确定病原体为疾病病因的四项基本法则（Koch's postulates）：80%～95%的慢性活动性胃炎患者胃黏膜中有 Hp 感染，而 5%～20%的 Hp 阴性率则反映了慢性胃炎病因的多样性；Hp 相关性胃炎患者 Hp 的胃内分布与炎性反应一致；根除 Hp 可使胃黏膜炎性反应消退，一般中性粒细胞消退较快，淋巴细胞、浆细胞消退需较长时间；志愿者和动物模型已证实 Hp 感染可引起慢性胃炎。在结节状胃炎（nodular gastritis）中，Hp 的感染率最高，可接近 100%。该型胃炎多见于年轻女性，胃黏膜病理组织则以大量淋巴滤泡为主。

Hp 感染几乎都会引起胃黏膜活动性炎性反应，长期感染后部分患者可发生胃黏膜萎缩和肠化；宿主、环境和 Hp 因素的协同作用决定了 Hp 感染后相关性胃炎的类型和发展。Hp 感染几乎都会引起胃黏膜活动性炎性反应；胃黏膜活动性炎性反应的存在高度提示 Hp 感染。长期 Hp 感染所致的炎性反应、免疫反应可使部分患者发生胃黏膜萎缩和肠化。Hp 相关性慢性胃炎有两种常见类型：全胃炎胃窦为主胃炎和全胃炎胃体为主胃炎。前者胃酸分泌增加，发生十二指肠溃疡的危险性增加；后者胃酸分泌减少，发生胃癌的危险性增加。宿主（如白细胞介素 1B 等细胞因子基因多态性）、环境（吸烟、高盐饮食等）和 Hp 因素（毒力基因）的协同作用决定了 HP 感染相关性胃炎的类型以及萎缩和肠化的发生和发展。

根除 Hp 可使部分患者的消化不良症状得到改善。多数 Hp 相关性胃炎患者无任何症状；有消化不良症状者就其症状而言可归属于广义的功能性消化不良的范畴。因此，根除 Hp 是否可消除慢性胃炎消化不良症状可基于功能性消化不良的研究结果。Meta 分析表明，根除 Hp 可使部分功能性消化不良患者的症状得到长期改善，是消除或改善消化不良症状治疗方案中最经济有效的策略。研究表明，治疗前胃黏膜炎性反应和活动性程度高或以上腹疼痛为主者，根除 Hp 后症状改善更显著。

根除 Hp 可消除 Hp 相关性慢性胃炎活动性，使慢性炎性反应程度减轻，防止胃黏膜萎缩和肠化进一步发展；可使部分患者的萎缩得到逆转。大量研究证实，根除 Hp 可使慢性胃炎胃黏膜组织学发生改变，包括消除活动性，减轻慢性炎性反应的程度。Meta 分析表明，根除 Hp 可使部分患者的胃黏膜萎缩得到逆转，但肠化似乎难以逆转。一些因素可影响萎缩、肠化逆转的判断，如活检部位差异、随访时间的长短、Hp 感染胃黏膜大量炎性细胞浸润造成的萎缩假象等。萎缩发展过程中可能存在不可逆转点（the point of no return），如超过该点就难以逆转。多数研究表明，根除 Hp 可在一定程度上防止胃黏膜萎缩和肠化的进一步发展。

Hp 相关性胃窦炎易发生十二指肠溃疡，多灶萎缩者易发生胃溃疡。部分 Hp 相关性胃炎（<20%）可发生消化性溃疡：以胃窦炎性反应为主者易发生十二指肠溃疡，而多灶萎缩者易发生胃溃疡。部分慢性非萎缩性胃炎可发展为慢性萎缩性胃炎。

2. 海尔曼螺杆菌感染 亦可引起慢性胃炎。在慢性胃炎患者中，海尔曼螺杆菌的感染率为 0.15%～0.20%。与 Hp 感染相比，海尔曼螺杆菌感染者胃黏膜炎性反应程度较轻，根除海尔曼螺杆菌也可使胃黏膜炎性反应消退。海尔曼螺杆菌感染也可引起胃黏膜相关淋巴样组织（mucosa-associated lymphoid tissue，MALT）淋巴瘤。

3. 老年人慢性胃炎的自身易患因素

（1）老年人随年龄增加而出现牙列缺损，食物咀嚼不充分或者未咀嚼吞下入胃。老年人味觉下降，食管、胃黏膜逐渐萎缩，蠕动力差，喜吃刺激性食物或长期饮浓茶、酒、咖啡、过度吸烟等引起炎症。

（2）老年人常患有多种慢性病，服多种药物也能产生药物性胃炎，甚至产生胃糜烂及胃出血。

（3）老年人因年龄因素和胃黏膜营养因子缺乏，易发生慢性萎缩性胃炎。老年人胃黏膜存在不同程度的退行性变，常见小血管扭曲、小动脉壁玻璃样变和管腔狭窄，造成胃黏膜血供不足，导致黏膜营养不良、分泌功能低下以及黏膜屏障功能减退等。肠化生、幽门腺化生和萎缩性改变程度也随年龄而增加、范围扩大，但炎性细胞浸润程度与年龄无关。此外，胃黏膜的营养因子如促胃液素、表皮生长因子等的减少也是慢性胃炎发病因素之一，残胃易发生炎症也可能由于 G 细胞数减少，促胃液素营养作用减弱，而损伤胃黏膜屏障，并影响上皮细胞修复，所以有人说萎缩性胃炎是老化现象之一。

（4）老年人幽门括约肌松弛、胃-幽门-十二指肠协调运动失调等因素，造成十二指肠液反流，含胆汁和胰液的肠内容物削弱胃黏膜屏障功能，使胃黏膜易受胃液-胃蛋白酶的损害，称为胆汁反流性胃炎，发生于胃窦部。

4. 自身免疫 壁细胞受损后，可作为自身抗原刺激机体免疫系统而产生壁细胞抗体（parietal cell antibody，PCA）和内因子抗体（intrinsic factor antibody，IFA），终致壁细胞总数减少，引起胃酸分泌减少乃至缺失；由壁细胞分泌的内因子丧失，引起维生素 B_{12} 吸收不良，出现巨幼红细胞性贫血，称为恶性贫血。本病在北欧发病率较高。

5. 其他 外源因素，如吸烟、酗酒、服用 NSAID 等药物、某些刺激性食物等均可反复损伤胃黏膜。

【临床表现】

老年人慢性胃炎病程迁延，症状无特异性，常较轻微或无明显症状，有症状者主要为消化不良且为非特异性；消化不良症状的有无和严重程度与慢性胃炎的内镜所见及胃黏膜的病理组织学分级无明显相关性。症状与病理改变也不一致。常见的临床症状有：

（1）消化不良症状：部分慢性胃炎患者可出现上腹痛、饱胀等消化不良症状。进食后上腹部饱胀、嗳气以及程度不同的食欲减退，少数出现恶心、嘈杂感，流清口水，无反酸。有消化不良症状的慢性胃炎与功能性消化不良患者在临床表现和精神心理状态上无显著差异。有学者发现，85%的功能性消化不良患者存在胃炎，且51%合并 Hp 感染。该数据在不同地区因 Hp 感染率而异。部分慢性胃炎患者可同时存在胃食管反流病和消化道动力障碍，尤其在一些老年患者，其下食管括约肌松弛和胃肠动力障碍尤为突出。流行病学研究显示，50%～70%的老年人存在慢性萎缩性胃炎。不同内镜表现和病理组织学结果的患者症状无特异性，且症状的严重程度与内镜所见和病理组织学分级无明显相关性。

（2）类似溃疡症状：表现为上腹部疼痛，有时出现规律性痛伴反酸、嗳气，少数可有上消化道出血表现，一般为少量出血。疼痛时进食或服碱性药物可使疼痛缓解，但多次服抗溃疡病药无效，胃镜及 X 线检查无溃疡。

（3）胃癌样症状：表现为上腹部无规律性痛，进食后加重，服碱性药物无效，伴食欲减退、体重下降、消瘦、贫血等，经胃镜检查并无胃癌。

（4）维生素 B_{12} 缺乏的临床表现：自身免疫性胃炎可出现明显厌食和体重减轻，可伴有贫血。典型恶性贫血时，可发生舌炎、舌萎缩和周围神经病变，如四肢特别是两足感觉异常。

【实验室与其他检查】

1. 胃镜与活组织学检查 是慢性胃炎最可靠的诊断方法。为准确判断并达到高度的可重复性，胃黏膜活检标本的基本要求为：活检取材块数和部位由内镜医师根据需要决定；活检组织取出后尽快固定，包埋应注意方向性。慢性胃炎观察内容包括五项组织学变化和四个分级。五项组织学变化包括 Hp 感染、慢性炎性反应（单个核细胞浸润）、活动性（中性粒细胞浸润）、萎缩（固有腺体减少）、肠化（肠上皮化生）。四个分级包括：0 提示无，+提示轻度，++提示中度，+++提示重度。同时，光学活检可选择性对可疑部位进行靶向活检，有助于提高活检取材的准确性。活检应根据病变情况和需要，取两块或更多。内镜医师应向病理医师提供取材部位、内镜所见和简要病史等资料。有条件时，活检可在色素或电子染色放大内镜引导下进行。活检重点部位应位于胃窦、胃角、胃体小弯侧及可疑病灶处。根据病变分布，内镜下慢性胃炎可分为胃窦炎、胃体炎、全胃炎胃窦为主或全胃炎胃体为主。内镜下较难做出慢性胃炎各种病变的轻、中、重度分级，主要是因现有内镜分类存在人为主观因素或过于繁琐等缺点，合理而实用的分级有待进一步研究和完善。

2. 放大内镜结合染色 对内镜下胃炎病理分类有一定帮助。放大胃镜结合染色，能清楚地显示胃黏膜微小结构，对胃炎的诊断和鉴别诊断及早期发现上皮内瘤变和肠化具有参考价值。目前，亚甲蓝染色结合放大内镜对肠化和上皮内瘤变仍保持了较高的准确率。苏木素、靛胭脂染色也显示了对上皮内瘤变的诊断作用。内镜电子染色技术结合放大内镜对慢性胃炎诊断及鉴别诊断有一定价值。共聚焦激光显微内镜可以实时观察胃黏膜的细微结构，对于慢性胃炎以及肠化和上皮内瘤变与活组织检查诊断一致率较高。电子染色结合放大内镜对于慢性胃炎以及胃癌前病变具有较高的敏感度和特异度，但其具体表现特征及分型尚无完全统一的标准。共聚焦激光显微内镜等光学活组织检查技术对胃黏膜的观察可达到细胞水平，能够实时辨认胃小凹、上皮细胞、杯状细胞等细微结构变化，对慢性胃炎的诊断和组织学变化分级（慢性炎性反应、活动性、萎缩和肠化）具有一定的参考价值。

3. Hp 检测 Hp 感染的诊断已成为慢性胃炎的常规检查，有非侵入性、侵入性两大类检测方法。

（1）非侵入性检查有：①^{13}C-或 ^{14}C-尿素呼气试验，敏感性和特异性均较高，常作为筛选及根除 Hp 治疗后复查的首选方法，该检查不依赖内镜，患者依从性好、准确性较高，为 Hp 检测的金标准之一，目前被广泛用于各医院；②血清 Hp 抗体测定，适于流行病学调查，但不宜作为 Hp 根除的证实试验；③聚合酶链反应能特异性检出活检组织、胃液、唾液及粪便等标本内的 Hp。

（2）侵入性检查方法有：①活检标本快速尿素酶试验，灵敏度为 90%，特异性高，价廉简便易行；②胃黏膜组织切片染色镜检（如银染、改良吉姆萨染色或免疫组化染色）；③细菌培养，活检标本微需氧环境下培养；其中，胃黏膜组织切片染色镜检也是 Hp 检测的金标准之一。细菌培养多用于科研。

4. 血清学检查 自身免疫性胃炎患者血清促胃液素水平常明显升高，有恶性贫血时尤甚；血清中多数可测得抗壁细胞抗体和抗内因子抗体，但维生素 B_{12} 水平低下，当胃体黏膜出现明显萎缩时空腹血清促胃液素水平明显升高。多灶萎缩性胃炎血清促胃液素水平正常或偏低。

5. 胃液分析 自身免疫性胃炎均有胃酸缺乏，病变弥漫而严重者，五肽促胃液素试验可显示无酸分泌。多灶萎缩性胃炎胃酸分泌不受影响，有时反而增多；但若大量 G 细胞丧失，则胃酸分泌减少。

6. X 线检查 部分患者气钡双重对比造影时并无异常表现，或在萎缩性胃炎时见有黏膜皱襞平坦和减少；胃窦炎症时见局部痉挛性收缩、皱襞增粗、迂曲等。X 线、核素可检测胃肠运动、排空速度、胃容量、胃窦在消化期与消化间期运动状况及是否存在逆向运动等。

【诊　断】

鉴于多数慢性胃炎患者无任何症状，即使有症状也缺乏特异性，而且缺乏特异性体征，因此根据症状和体征难以做出慢性胃炎的正确诊断。慢性胃炎的确诊主要依赖内镜检查和胃黏膜活检，尤其是后者的诊

断价值更大。同时，应明确有无 Hp 感染及可能的病因或诱因。Hp 感染是慢性胃炎的主要病因，建议作为慢性胃炎病因诊断的常规检测。在慢性胃炎中，胃体萎缩者血清促胃液素 G17 水平显著升高，胃蛋白酶原Ⅰ或胃蛋白酶原Ⅰ和Ⅱ的比值降低；胃窦萎缩者，前者降低，后者正常；全胃萎缩者则两者均降低。因此，血清促胃液素 G17 以及胃蛋白酶原Ⅰ和Ⅱ的检测有助于判断胃黏膜有无萎缩和萎缩的部位。萎缩性胃体炎可由 Hp 感染或自身免疫所致，怀疑自身免疫所致者建议检测血清促胃液素、维生素 B_{12} 以及壁细胞抗体、内因子抗体等。如疑为自身免疫性胃炎，应检测血中抗壁细胞抗体、内因子抗体及血清促胃液素，有恶性贫血时可发现巨幼细胞贫血，应了解是否存在血清维生素 B_{12} 水平降低和维生素 B_{12} 吸收障碍。

根据我国 2012 年《中国慢性胃炎共识意见》，慢性胃炎诊断除表明胃炎类型和分布范围外，对病因也应尽可能加以描述。例如，浅表性胃炎伴糜烂，胃窦为主，Hp（＋）。

【治　疗】

慢性胃炎治疗原则：①消除或削弱攻击因子；②增强胃黏膜防御能力；③促进胃动力；④对症支持治疗，缓解症状。慢性胃炎的治疗目的是缓解症状和改善胃黏膜组织学；治疗应尽可能针对病因，遵循个体化原则。慢性胃炎消化不良症状的处理与功能性消化不良相同。无症状、Hp 阴性的慢性非萎缩性胃炎无需特殊治疗；但对慢性萎缩性胃炎，特别是严重的慢性萎缩性胃炎或伴有上皮内瘤变者应注意预防其恶变。

（一）对因治疗

（1）Hp 阳性的慢性胃炎有胃黏膜萎缩、糜烂或消化不良症状者，推荐根除 Hp。Hp 相关性胃炎是否均需根除 Hp 尚缺乏统一意见。根据我国 2012 年《中国慢性胃炎共识意见》及 2012 年《第四次全国幽门螺杆菌感染处理共识报告》，对 Hp 感染引起的慢性胃炎，特别是有炎症活动者，应予根除治疗，包括：①慢性胃炎伴胃黏膜萎缩、糜烂者；②慢性胃炎伴消化不良症状者；③计划长期使用 NSAID 的慢性胃炎；④有胃癌家族史者。慢性胃炎的主要症状为消化不良，其症状应属于功能性消化不良。根除治疗可使 Hp 阳性的功能性消化不良患者症状得到长期缓解。根除 Hp 可使胃黏膜组织学得到改善，对预防消化性溃疡和胃癌等有重要意义，对改善或消除消化不良症状也具有费用疗效比优势。

目前，Hp 根除方案甚多，可归纳为：①铋剂+

两种抗生素（阿莫西林 500mg、甲硝唑 400mg、四环素 500mg、克拉霉素 250mg）均每天 2 次×（10～14）天；②质子泵抑制剂（PPI）+两种抗生素（阿莫西林 500mg、甲硝唑 400mg、四环素 500mg、克拉霉素 250mg）均每天 2 次×（10～14）天；③PPI+推荐方案一，组成四联疗法。此外，方案中甲硝唑 400mg 可用替硝唑 500mg 代替；Hp 对甲硝唑耐药率已较高，耐药影响疗效；呋喃唑酮抗 Hp 作用强，不易产生耐药性，可用呋喃唑酮 100mg 替代甲硝唑 400mg；PPI+铋剂+两种抗生素组成的四联疗法多予治疗失败者。

（2）十二指肠-胃反流：可使用助消化、改善胃肠动力等药物。

（3）自身免疫：可考虑使用糖皮质激素。

（4）胃黏膜营养因子缺乏：补充复合维生素等，改善胃肠营养，有恶性贫血时，注射维生素 B_{12} 后可获得纠正。

（二）对症治疗

有胃黏膜糜烂和（或）以反酸、上腹痛等症状为主者，可根据病情或症状严重程度选用抑酸剂、H_2 受体拮抗剂或质子泵抑制剂（PPI）。

胃酸和胃蛋白酶在胃黏膜糜烂（尤其是平坦糜烂）、反酸和上腹痛等症状的发生中起重要作用，抗酸或抑酸治疗对愈合糜烂和消除上述症状有效。抗酸剂作用短暂；包括奥美拉唑、埃索美拉唑、兰索拉唑、雷贝拉唑和泮托拉唑等在内的 PPI 抑酸作用强而持久，可根据病情或症状严重程度选用。某些患者选择适度抑酸治疗可能更经济且不良反应较少。

根据患者症状可选用促动力药、消化酶制剂等。上腹饱胀、恶心或呕吐等为主要症状者可用促动力药，而伴胆汁反流者则可应用促动力药和（或）有结合胆酸作用的胃黏膜保护剂。具有明显的进食相关的腹胀、食欲缺乏等消化不良症状者，可考虑应用消化酶制剂。

胆汁反流也是慢性胃炎的病因之一。幽门括约肌功能不全导致胆汁反流入胃，后者削弱或破坏胃黏膜屏障功能，使胃黏膜遭到消化液作用，产生炎性反应、糜烂、出血和上皮化生等病变。上腹饱胀或恶心、呕吐的发生可能与胃排空迟缓相关，胃动力异常是慢性胃炎不可忽视的因素。促动力药如莫沙必利、盐酸伊托必利和多潘立酮等可改善上述症状，并可防止或减少胆汁反流。胃黏膜保护剂如硫糖铝、替普瑞酮、吉法酯、瑞巴派特、依卡倍特等可改善胃黏膜屏障，促进胃黏膜糜烂愈合，但对症状改善作用尚有争议。而有结合胆酸作用的铝碳酸镁制剂，可增强胃黏膜屏障并可结合胆酸，从而减轻或消除胆汁反流所致的胃黏膜损害。

在排除了胃排空迟缓引起的饱胀、胃出口梗阻、胃黏膜屏障减弱或胃酸过多导致的胃黏膜损伤（如合并有消化性溃疡和较重糜烂者）情况下，可针对进食相关的腹胀、食欲缺乏等消化不良症状而应用消化酶制剂（如复方阿嗪米特、米曲菌胰酶、各种胰酶制剂等）缓解相应症状。

有消化不良症状而伴有慢性胃炎的患者，症状与慢性胃炎之间并不存在明显的关系，症状治疗事实上属于功能性消化不良的经验治疗。抑酸或抗酸剂（如 H_2 受体阻断剂或质子泵抑制剂）、胃黏膜保护剂（如铋剂、硫糖铝、前列腺素 E、双八面体蒙脱石等）、促胃肠动力剂（如多潘立酮、莫沙比利等）、中药或中成药（如胃复春、六味安消等）均可试用。这些药物除对症治疗作用外，对胃黏膜上皮修复及炎症消除也有一定作用。

（三）关于癌前状态的处理

异型增生是胃癌的癌前病变，应予高度重视。对于胃黏膜有肠化和不典型增生者，应耐心解释，消除其恐癌心理。老年性萎缩和肠化生往往属年龄变化。轻、中度异型增生是可逆的，β 胡萝卜素、维生素 C、维生素 E 和叶酸等抗氧化维生素以及锌、硒等微量元素或许可帮助其逆转。伴有炎症及活动者需积极治疗，防止腺体继续被破坏；无炎症者，可选用强固胃黏膜上皮、促进黏液分泌、活化细胞代谢类药物治疗，如硫糖铝、前列腺素 E、双八面体蒙脱石等有一定作用。对异型增生除给予上述积极治疗外，关键在于定期随访。对肯定的重度异型增生则宜予预防性手术，目前多采用内镜下胃黏膜切除术。

慢性萎缩性胃炎尤其是伴有中重度肠化或上皮内瘤变者，要定期内镜和病理组织学检查随访。一般认为，中、重度慢性萎缩性胃炎有一定的癌变率。为了既减少胃癌的发生，又方便患者且符合医药经济学要求，活检有中至重度萎缩并伴有肠化的慢性萎缩性胃炎 1 年左右随访 1 次，不伴有肠化或上皮内瘤变的慢性萎缩性胃炎可酌情内镜和病理随访。伴有低级别上皮内瘤变并证明此标本并非来自于癌旁者，根据内镜和临床情况缩短至 6 个月左右随访 1 次；而高级别上皮内瘤变需立即确认，证实后采取内镜下治疗或手术治疗。为了便于对病灶监测、随访，有条件时可考虑进行胃黏膜定标活检（mucosa target biopsy, MTB）。该技术采用胃黏膜定标活检钳和定标液对活检部位进行标记定位，同时取材活检，可对可疑病变进行准确定位和长期随访复查。糜烂性胃炎建议的定标部位为病灶处，慢性萎缩性胃炎的定标部位为胃窦小弯、胃窦大弯、胃角、胃体小弯、胃体大弯及病灶处。但需指出的是，萎缩病灶本身就呈灶状分布，原定标部位变化不等于未定标部位变化。不能简单拘泥于与上次活检部位的一致性而忽视了新发病灶的活检。目前认为萎缩或肠化的范围是判断严重程度的重要指标，这是定标活检所不能反映的。

根除 Hp 可能减缓癌变进程和降低胃癌发生率，但最佳的干预时间为胃癌前病变（包括萎缩、肠化和上皮内瘤变）发生前。较多研究发现，Hp 感染有促进慢性萎缩性胃炎发展为胃癌的作用。根除 Hp 可以明显减缓癌前病变的进展，并有可能减少胃癌发生的危险。根除 Hp 对于轻度慢性萎缩性胃炎将来的癌变具有较好的预防作用。根除 Hp 对于癌前病变病理组织学的好转有利。某些具有生物活性功能的维生素，如维生素 C 以及微量元素硒可能降低胃癌发生的危险度。对于部分体内低叶酸水平者，适量补充叶酸可改善慢性萎缩性胃炎病理组织状态而减少胃癌的发生。

（四）其他治疗

精神心理因素与消化不良症状发生相关，老年人慢性胃炎患者若伴有睡眠障碍、精神心理因素明显者，常规治疗无效和疗效差者，可给予抗抑郁药或抗焦虑药进行精神心理治疗；中医中药可用于慢性胃炎的治疗。有的老年人患者可结合针灸、气功、太极拳、医疗体育等手段配合治疗。但不可忽视平日的饮食状况，注意避免坚硬、粗糙、过咸、过辣、过热的食物，进餐时注意要细嚼慢咽，而且最好每天都能少食多餐。最好能戒掉吸烟、喝酒等不良嗜好，对胃有刺激的药物最好尽量不用。平时注意生活调理，避免精神过度紧张。适当休息，注意气候变化，防止受凉。注意保持乐观豁达情绪，可以有效改善症状，防止复发。

【预　　后】

慢性胃炎的转归包括逆转、持续稳定和病变加重状态。老年人慢性胃炎预后良好。浅表性胃炎经积极治疗大多数可痊愈，仅少数发展为萎缩性胃炎，慢性萎缩性胃炎多数稳定，特别是不伴有 Hp 持续感染者。但中重度者不加任何干预则可能进一步发展。伴有上皮内瘤变者发生胃癌的危险性有不同程度的增加。某些患者随着年龄增加，因衰老而出现萎缩等组织病理学改变，更新的观点认为无论年龄，持续 Hp 感染可能导致慢性萎缩性胃炎。反复或持续 Hp 感染、不良饮食习惯等均为加重胃黏膜萎缩和肠化的潜在因素。通常难以使萎缩性病变逆转，但其肠化和轻、中度不典型增生，经适当治疗后可望改善，甚至逆转。水土中含过多硝酸盐和亚硝酸盐、微量元素比例失调，吸烟、长期饮酒，缺乏新鲜蔬菜与水果及所含的必要营养素，经常食用霉变、腌制、熏烤和油炸食品等快餐食物，过多摄入食盐，有胃癌家族史，均可增加慢性萎缩性胃炎患病风险或加重慢性萎缩性胃炎，甚至增加癌变可能。慢性萎缩性胃炎常合并肠化，少数出现上皮内瘤变，经历长期的演变，少数病例可发展为胃癌。低级别上皮内瘤变大部分可逆转而较少恶变为胃癌。重度不典型增生属癌前状态，则宜手术治疗。

（李云桥　徐可树）

思　考　题

1. 简述老年人幽门螺杆菌相关性胃炎的治疗原则及方案。
2. 老年人慢性胃炎的实验室检查方法有哪些？
3. 简述老年人胃癌前病变的处理及预后。
4. 老年人慢性胃炎的分类方法有哪些？

第四节　老年人消化性溃疡

消化性溃疡（peptic ulcer）指胃肠道黏膜被自身消化而形成的溃疡，可发生于食管、胃、十二指肠、胃-空肠吻合口附近及含有胃黏膜的梅克尔憩室。胃、十二指肠球部溃疡最为常见，即胃溃疡（gastric ulcer，GU）和十二指肠溃疡（duodenal ulcer，DU）。消化性溃疡系全球常见多发病，约有 10%的人曾罹患此病。我国消化性溃疡疾病分布特点为：南方高于北方，城市高于农村，男性多于女性，DU 多于 GU 且两者之比约为 3∶1，但在胃癌高发区则 GU 多于 DU。DU 好发于青壮年，GU 的发病年龄较之平均晚十年。随着社会老龄化，中老年人消化性溃疡呈增多趋势，且 GU 与 DU 发病率大致相同。

【病因与发病机制】

胃十二指肠黏膜具有一系列防御和修复机制，包括黏液/碳酸氢盐屏障、黏膜屏障、黏膜血流量、细胞更新、前列腺素和表皮生长因子等，使得胃十二指肠黏膜能够抵御胃酸、胃蛋白酶、微生物、胆盐、乙醇、药物和其他有害物质的侵袭损害，维护黏膜的完整性。消化性溃疡的发生是由于对胃十二指肠黏膜有损害作用的侵袭因素与黏膜自身防御-修复因素之间失去平衡的结果。这种失衡可能是由于侵袭因素增强，亦可能是防御-修复因素减弱，或两者兼而有之。GU 和 DU 发病机制上存在不同之处，前者主要是防御-修复因素减弱，后者主要是侵袭因素增强。老年人胃黏膜血流量等黏膜屏障作用差，是其 GU 高发的原因之一。

1. 幽门螺杆菌感染　幽门螺杆菌（helicobacter pylori, Hp）感染是消化性溃疡的主要病因。Hp 感染致消化性溃疡的机制有多种假说：①"漏屋顶"假说，把胃黏膜屏障比喻为"屋顶"，保护其下方黏膜组织免受胃酸（"雨"）的损伤。当黏膜受到 Hp 损害时（形成"漏屋顶"），就造成"泥浆水"（H^+反弥散），导致黏膜损伤、溃疡形成。②六因素假说，综合胃酸-胃蛋白酶、胃化生、十二指肠炎、Hp 感染、高促胃液素血症和碳酸氢盐分泌六个因素，解释 Hp 在 DU 发病中作用。胃窦 Hp 感染、遗传因素等引起高胃酸分泌，直接损伤上皮或引起继发炎症使十二指肠黏膜发生胃化生，为 Hp 在十二指肠黏膜定植创造条件。十二指肠 Hp 感染加重了局部炎症（十二指肠炎），炎症又促进胃化生。这一恶性循环使十二指肠黏膜持续处于炎症和损伤状态，局部碳酸氢盐分泌减少，削弱了十二指肠黏膜的防御因素。而 Hp 感染所致的高促胃液素血症刺激胃酸分泌，增强了侵袭因素。侵袭因素的增强和防御因素的削弱，导致溃疡形成。

2. 胃酸和胃蛋白酶　消化性溃疡的最终形成是由于胃酸-胃蛋白酶自身消化所致。胃蛋白酶由主细胞分泌的胃蛋白酶原经盐酸激活转变而来，它能降解蛋白分子，对黏膜具有侵袭作用；而胃蛋白酶生物活性受制于胃液 pH。因此，胃酸的存在是溃疡发生的决定因素。

GU 患者的基础酸分泌（BAO）和最大酸分泌（MAO）多属正常或低于正常，仅发生幽门前区或合并 DU 的 GU 患者的胃酸排出量可高于正常。DU 患者胃酸分泌增多。

3. 药物　长期服用非甾体抗炎药（NSAID）、糖皮质激素、氯吡格雷、化疗药物、双磷酸盐、西罗莫司等药物的患者可以发生溃疡。NSAID 是导致胃黏膜损害最常用的药物，长期摄入 NSAID 可诱发消化性溃疡（与 GU 的关系更为密切），妨碍溃疡愈合，增加溃疡复发率和出血、穿孔等并发症的发生率。NSAID 损伤胃十二指肠黏膜的原因除药物直接作用外，主要通过抑制前列腺素合成，削弱后者对胃十二指肠黏膜保护作用。在美国约 5%的 DU 和 25% GU 与长期服用 NSAID 有关。

4. 遗传因素　单卵双胎同胞发生溃疡的一致性高于双卵双胎；某些遗传综合征，如多发性内分泌腺瘤病 I 型（Wermer 综合征）、系统性肥大细胞增多症、Neuhauser 综合征等，消化性溃疡为其临床表现的一部分。

5. 胃排空障碍　十二指肠-胃反流可导致胃黏膜损伤；部分 DU 患者的胃排空特别是液体排空较正常人加快，使十二指肠球部的酸负荷增大而易遭损伤。部分 GU 患者则存在胃运动障碍，表现为胃排空延缓和十二指肠-胃反流。前者使胃窦部张力增高，刺激胃窦黏膜中的 G 细胞分泌促胃液素，进而增加胃酸分泌；后者主要由于胃窦-十二指肠运动协调和幽门括约肌功能障碍所致。反流液中的胆汁、胰液和溶血磷脂酰碱（卵磷脂）均对胃黏膜具有损伤作用。

6. 应激和心理因素　急性应激可引起应激性溃疡已是共识。但在慢性溃疡患者，情绪应激和心理矛盾的致病作用尚存异议。临床观察表明，心理因素如长期精神紧张、焦虑或情绪波动者易患消化性溃疡，尤其是 DU。

7. 其他危险因素　吸烟增加消化性溃疡的发生率、影响溃疡愈合、促进溃疡复发和增加溃疡并发症发生率。酒、浓茶、咖啡等能刺激胃酸分泌，摄入后易产生消化不良症状。高盐饮食可损伤胃黏膜，增加 GU 发生的危险性。很少部分溃疡形成可能与 1 型单纯疱疹病毒（HSV-1）局部感染有关，亦可能是巨细胞病毒感染所致。

【病　理】

DU 多发于球部，前壁较常见；GU 多在胃角和胃窦小弯。GU 大多发生在幽门腺区（胃窦）与泌酸腺区（胃体）交界处的幽门腺区一侧。幽门腺区黏膜可随年龄增长因假幽门腺化生和(或)肠化生而扩大，使其与泌酸腺区黏膜的交界线上移，故老年 GU 的部位较高，多位于胃体上部、胃底。因此，GU 并发梗阻在老年消化性溃疡不多见。如出现幽门梗阻应首先考虑胃癌可能。溃疡一般为单发，也可多个，呈圆形或椭圆形。DU 直径多小于 1cm，GU 比 DU 稍大，直径大于 2cm 为巨大溃疡。

【临床表现】

本病的临床表现不一，部分患者可无症状或以出血、穿孔等并发症为首发症状。一般特点有：①慢性过程呈反复发作，病史可达几年甚或十几年。②发作呈周期性，与缓解期相互交替。季节性发作，多在秋冬和冬春之交发病，可因心理因素或服用 NSAID 等而诱发。③发作时上腹痛呈节律性。DU 表现为饥饿痛、夜间痛，进食后缓解；GU 可于餐后 0.5～1 小时发生饱胀痛、灼痛等。

近年，老年人消化性溃疡呈增多趋势，症状多不典型，无症状或症状不明显者较多。上腹痛为主要症状，可为钝痛、灼痛或胀痛，多无节律性。腹胀、食欲缺乏、体重减轻、贫血、粪便潜血阳性较常见。溃疡痛系内脏痛，呈不明确上腹痛特点。如疼痛加剧而部位固定，放射至背部，且不为抗酸剂缓解，常提示后壁慢性穿孔；突发上腹剧痛并延及全腹，需注意急性穿孔；突发眩晕、乏力、面色苍白者，应考虑并发出血。老年人中位于胃体上部或高位溃疡及胃巨大溃疡者较多见，需与胃癌相鉴别。

消化性溃疡缺乏特异性体征。在溃疡活动期，多数患者有上腹部局限性轻压痛，DU 压痛点常偏右，缓解时无明显体征。少数患者可因慢性失血或营养不良而有贫血。部分 GU 患者的体质较瘦弱。

消化性溃疡特殊类型表现如下：

（1）NSAID 所致溃疡：系 NSAID 药物损伤胃十二指肠黏膜达黏膜肌层者。老年人群因心脑血管病及关节病变较之青年人更多地使用 NSAID 和（或）糖皮质激素，且耐受性差。因此，老年人发生 NSAID 溃疡的危险性增加，其中阿司匹林常引起胃黏膜损害，而其他 NSAID 类药多致十二指肠损伤。内镜表现与症状不一致，常并发上消化道出血。

（2）巨大溃疡、球后溃疡：胃溃疡直径≥3cm 或十二指肠溃疡直径≥2cm 者称为巨大溃疡。男性多于女性，发病率高峰年龄男性为 60～70 岁、女性为 70～80 岁。巨大胃溃疡患者多以出血为首发表现，上腹痛可向胸部、脐部或下腹部放射，部分患者以贫血、消瘦、低蛋白血症、低热、红细胞沉降率快而就诊，必须与胃癌相鉴别。巨大十二指肠溃疡多位于球后壁，可形成穿透性溃疡，易发生狭窄、梗阻。而球后溃疡为发生于球部以下的溃疡，夜间痛和背部放射痛更多见，药物疗效较差，易并发出血；球后溃疡若超越十二指肠第二段者，常表示存在促胃液素瘤。

（3）复合性溃疡：指胃和十二指肠同时发生的溃疡，DU 往往先于 GU 出现。复合性溃疡幽门梗阻的发生率较单独 GU 或 DU 为高。GU 如合并 DU，其恶性机会相对较少。

（4）幽门管溃疡：病理生理与 DU 相似，胃酸一般增多。其常缺乏典型溃疡的周期性、节律性腹痛，餐后上腹痛多见，抗酸剂疗效差，发生幽门梗阻、穿孔或出血等并发症较多。

（5）难治性溃疡：指正规治疗 8 周（DU）或 12 周（GU）后，经内镜检查确定未愈的溃疡和（或）愈合缓慢、复发频繁的溃疡。随着强烈抗胃酸分泌作用的质子泵抑制剂（PPI）的问世及消化性溃疡病因新认识带来的防治策略的改变，真正难以愈合的消化性溃疡已极为少见。

【并　发　症】

老年人溃疡并发症随年龄而有所增加，自有效治疗消化性溃疡药物相继问世和抗 Hp 治疗普遍开展后，消化性溃疡的并发症现已显著下降。

1. 出血　消化性溃疡是上消化道出血中最常见的病因，十二指肠球部溃疡较胃溃疡易发生。老年人消化道出血量及反复出血概率较大，并发大出血率占老年消化性溃疡的 20% 以上，但出血量与临床表现不一致。10%～20% 的消化性溃疡患者以出血为首发症状，在 NSAID 相关溃疡者中这一比率更高。在上消化道出血的各种病因中，消化性溃疡出血占 30%～50%。出血量的多少与被溃疡侵袭的血管的大小有关。侵袭较大动脉时，出血急而量多；而溃疡基底肉芽组织的渗血或溃疡周围黏膜糜烂出血的量一般不大。溃疡出血的临床表现取决于出血的速度和量的多少。轻者只表现为黑便，重者出现呕血以及失血过多所致循环衰竭的临床表现，严重者可发生休克。消化性溃疡患者在发生出血前常有上腹疼痛加重的现象，但一旦出血后，上腹疼痛多随之缓解。部分患者，尤其是老年患者，并发出血前可无症状。应争取在出血 24～48 小时内进行急诊内镜检查。内镜检查的确诊率高，不仅能观察到出血部位、病变和出血状态，还可在内镜下采用注射或喷洒止血药物、止血夹钳夹、激光、微波、热电极等方法止血。

2. 穿孔　居并发症的第二位，其病死率也随年龄增长而剧升。①溃疡穿孔溃破入腹腔可引起弥漫性腹膜炎（游离穿孔）；②溃疡穿孔至受阻于毗邻实质脏器，如肝、胰、脾等（穿透性溃疡）；③溃疡穿孔入空腔器官形成瘘管。老年人可仅有不明确的腹痛、轻或中度压痛、肌紧张，此与年轻人穿孔的剧烈腹痛及板样腹不同。因此，严密观察及 X 线腹部透视确认诊断尤显重要。

3. 幽门梗阻　主要由 DU 或幽门管溃疡引起。溃疡活动时因炎症、痉挛导致暂时性梗阻，可随炎症好转而缓解；由溃疡瘢痕收缩造成者呈永久性梗阻。与中青年相比，老年人 GU 位置较高，发生梗阻不多见；若出现幽门梗阻，首先应排除胃窦癌引起的梗阻。

4. 癌变　溃疡由良性演变为恶性的概率很低，少数 GU（1% 以下）可发生癌变，且始于溃疡边缘，而 DU 一般不发生癌变。对 45 岁以上 GU 病史长者，需警惕溃疡恶变，应内镜下活检追踪复查，直至溃疡完全愈合。

【辅　助　检　查】

1. 胃镜检查和黏膜活检　胃镜是消化性溃疡的首选方法，其目的在于：确定有无病变、部位及分期；鉴别良性、恶性；治疗效果的评价；对合并出血者可给予止血治疗；胃镜不仅可对胃十二指肠黏膜直接窥视、摄影录像，还可在直视下取活检做病理检查和 Hp 检测。它对消化性溃疡的诊断以及良、恶性溃疡鉴别的准确性优于 X 线胃肠钡餐检查。

2. X 线胃肠钡餐检查　X 线钡餐适宜于：了解胃

的运动情况；胃镜禁忌者；不愿接受胃镜检查者和没有胃镜时。气钡双重对比造影能更好地显示黏膜象。龛影为溃疡直接征象，对溃疡诊断有确诊价值。间接征象包括局部压痛、胃大弯侧痉挛切迹、十二指肠球部激惹和球部畸形等，仅提示溃疡可能。

3. 幽门螺杆菌检测 已成为常规检测项目。侵入性检查：基于胃镜活检，包括快速尿素酶试验（RUT）、胃黏膜直接涂片染色镜检、胃黏膜组织切片染色镜检（如 WS 银染、改良 Giemsa 染色、甲苯胺蓝染色、免疫组化染色）、细菌培养、基因检测方法（如 PCR、寡核苷酸探针杂交等）、免疫检测尿素酶（IRUT）等，需做胃镜检查和胃黏膜活检，同时还可诊断胃十二指肠疾病。非侵入性检查：^{13}C- 或 ^{14}C-尿素呼气试验（UBT）、粪便 Hp 抗原检测（HpSA，依检测抗体可分为单抗和多抗两类）、血清及分泌物（唾液、尿液等）抗体检测以及基因芯片和蛋白芯片检测等，患者对此类检查依从性较好，但仅可提供有无 Hp 感染的信息。

4. 胃液分析 GU 患者的胃酸分泌正常或低于正常，部分 DU 患者则增多，但与正常人有很大重叠。同时，老年人胃酸降低多因年龄而不均为疾病所致，故胃液分析对消化性溃疡诊断和鉴别诊断价值不大。目前其主要用于促胃液素瘤的辅助诊断，如果 BAO＞15mmol/h、MAO＞60mmol/h、BAO/MAO 比值＞60%，提示有促胃液素瘤可能。

5. 血清促胃液素测定 消化性溃疡时血清促胃液素较正常稍高，但意义不大，不宜列为常规。如疑有促胃液素瘤则应做此项检查。血清促胃液素水平一般与胃酸分泌成反比，胃酸低，促胃液素高；胃酸高，促胃液素低；促胃液素瘤时则两者均升高。

6. 粪便潜血试验 了解溃疡有无合并出血。

【诊　断】

病史分析很重要，典型的周期性和节律性上腹痛是诊断消化性溃疡的主要线索。但必须指出，有溃疡样症状者不一定均患消化性溃疡；老年人消化性溃疡患者症状常不典型，更有一部分患者可无疼痛症状。因此，确诊不能单靠病史，尚需结合内镜和（或）X 线胃肠钡餐检查，前者尤有诊断价值。内镜下溃疡可分为三个病期，其中每一病期又可分为两个阶段：①活动期（active stage，A）：溃疡基底部蒙有白色或黄白色厚苔。周边黏膜充血、水肿（A1）或周边黏膜充血、水肿开始消退，四周出现再生上皮所形成的红晕（A2）。②愈合期（healing stage，H）：溃疡缩小变浅，苔变薄。四周再生上皮所形成的红晕向溃疡围拢，黏膜皱襞向溃疡集中（H1）或溃疡面几乎为再生上皮所覆盖，黏膜皱襞更加向溃疡集中（H2）。③瘢痕期

（scar stage，S）：溃疡基底部的白苔消失，呈现红色瘢痕（S1），最后转变为白色瘢痕（S2）。

【鉴别诊断】

本病的主要临床表现为上腹疼痛，需与其他有上腹疼痛症状的疾病鉴别。此外，亦需与有胃溃疡、十二指肠溃疡的胃泌素瘤鉴别。

1. 功能性消化不良（functional dyspepsia） 是指具有上腹痛、饱胀、早饱、嗳气、食欲缺乏、恶心、呕吐等上腹不适症状，而无溃疡及肝胆胰均无器质性疾病的一组临床综合征，其病程一般超过 6 个月。胃镜检查可正常或仅有轻度胃炎。

2. 慢性胆囊炎和胆石症 疼痛多位于右上腹，并与进食油腻食物有关，可向右肩背放射，伴黄疸、发热。B 超、CT 及内镜或逆行性胆管造影等影像学检查有宜于诊断。

3. 胃癌 鉴别有赖于 X 线胃肠钡餐、内镜及活检。对于疑为胃癌者，应多点取材活检；一次阴性者，必须短期内内镜复检并活检。

4. 胃泌素瘤 亦称 Zollinger-Ellison 综合征，系胰腺非 B 细胞瘤分泌大量促胃液素所致。鉴别要点：溃疡发生于不典型部位、多发、具难治性，有过高胃酸分泌及空腹高促胃液素血症（＞200pg/ml，大多＞500pg/ml）。

【治　疗】

治疗目的在于去除病因、控制症状、促进愈合溃疡、预防复发和避免并发症。

（一）一般治疗

规律生活、劳逸结合，避免过度劳累、紧张，必要时可给镇静药。定时进餐，避免辛辣、过咸食物及浓茶、咖啡等饮料。戒烟、戒酒，纠正不良生活习惯。服用 NSAID 者，应尽可能停服。

（二）药物治疗

自 20 世纪 70 年代以来，消化性溃疡的治疗经历了 H_2 受体拮抗剂（H_2RA）、PPI 和根除 Hp 三次里程碑式的进展，使溃疡愈合率达到 95% 左右，相应的外科手术大幅度减少。

1. 抑制胃酸分泌 溃疡的愈合特别是 DU 的愈合与抑酸强度和时间成正比，药物治疗中 24 小时胃内 pH＞3 总时间可预测溃疡愈合率。碱性抗酸药物（如氢氧化铝、氢氧化镁及其复方制剂）中和胃酸，对缓解溃疡疼痛有一定效果，但愈合溃疡疗效低，目前已不用或仅作为活动性溃疡的辅助治疗。

临床上常用的抑酸剂有 H_2RA 和 PPI 两大类。H_2RA 是治疗消化性溃疡的主要药物之一，疗效好，长期使用不良反应少。PPI 作用于壁细胞泌酸终末步骤中的关键酶——H^+-K^+-ATP 酶，使其不可逆失去活性，导致壁细胞内的 H^+ 不能转移至胃腔中而抑制胃酸分泌。待新的 H^+-K^+-ATP 酶生成时，壁细胞才恢复泌酸功能。因此，PPI 抑制胃酸分泌作用比 H_2RA 更强且持久。目前，至少有五种 PPI 已用于临床，分别为奥美拉唑（omeprazole）、兰索拉唑（lansoprazole）、泮托拉唑（pantoprazole）、雷贝拉唑（rabeprazole）和埃索美拉唑（esomeprozole）。一般剂量为奥美拉唑 20mg、兰索拉唑 30mg、泮托拉唑 40mg、雷贝拉唑 10mg 和埃索美拉唑 20mg，每天晨起空腹一次口服；根除 Hp 治疗时剂量加倍。一般疗程 DU 为 4 周（PPI）或 6 周（H_2RA），GU 为 8 周，溃疡愈合率服用 H_2RA 为 65%~85%，PPI 为 80%~100%。

2. 根除 Hp 治疗 根除 Hp 可治愈大多数 Hp 相关性溃疡。现已对 Hp 相关性溃疡的处理达成共识，即不论溃疡初发或复发，活动或静止，有无并发症史，均应根除 Hp 治疗。

（1）根除 Hp 的方案：消化性溃疡不论活动与否，都是根除 Hp 的主要指征之一，迄今尚无单一药物能有效根除 Hp，而联合应用抑酸剂、抗菌药物或起协同作用的胶体铋剂的治疗方案，则行之有效。根除 Hp 的治疗方案可分为三大类：质子泵抑制剂（PPI）为基础或胶体铋剂，或 PPI 和胶体铋剂为基础的方案。一种 PPI 或一种胶体铋，或 PPI 和胶体铋剂，加上克拉霉素（clarithromycin）、阿莫西林、甲硝唑（或替硝唑）、左氧氟沙星、呋喃唑酮等抗菌药物中的两种，组成三联或四联疗法（表 11-1）。对有并发症和经常复发的消化性溃疡患者，应追踪 Hp 的疗效，一般应在治疗后至少 4 周复检 Hp。根除 Hp 可显著降低溃疡的复发率。由于耐药菌株的出现、抗菌药物的不良反应、患者依从性差等因素，部分患者胃内 Hp 难以清除，此时应因人而异制订多种根除 Hp 方案。

表 11-1　根除 Hp 疗法方案

PPI 或胶体铋剂		抗菌药物	
奥美拉唑	40mg/d	克拉霉素	500~1000mg/d
兰索拉唑	60mg/d	阿莫西林	1000~2000mg/d
雷贝拉唑	20mg/d	甲硝唑	800mg/d
埃索美拉唑	40mg/d	替硝唑	1000mg/d
泮托拉唑	40mg/d	左氧氟沙星	500mg/d
枸橼酸铋钾（胶体次枸橼酸铋）	480mg/d	呋喃唑酮	400mg/d
选择一种 PPI 或胶体铋，或 PPI 和胶体铋剂		选择两种	

上述剂量分 2 次服，疗程 10~14 天

初次治疗失败者，可用 PPI、胶体铋剂合并两种抗菌药物的四联疗法。第四次全国幽门螺杆菌（Hp）感染处理共识会议（2012 年 4 月江西井冈山）建议 PPI 三联+铋剂的四联疗法可以用于一线治疗，推荐在补救治疗中加入呋喃唑酮、喹诺酮类抗生素，对于反复治疗失败的患者建议进行药物敏感试验。

（2）根除 Hp 治疗结束后是否继续抗溃疡治疗：对此意见尚未统一。治疗方案疗效高而溃疡面积又不大时，单一抗 Hp 治疗 2 周就可使活动性溃疡愈合。若根除 Hp 方案疗效偏低、溃疡面积较大、抗 Hp 治疗结束时患者症状未缓解或近期有出血等并发症，应在抗 Hp 治疗结束后继续用抑酸剂治疗 2~4 周。

（3）抗 Hp 治疗后复查：确定治疗后 Hp 是否根除的试验应于治疗完成后不少于 4 周时进行。难治性溃疡或有并发症史的 DU，应确立 Hp 是否根除。GU 有潜在恶变的危险，应在治疗后适当时间做胃镜和 Hp 复查。

3. 保护胃黏膜治疗 胃黏膜保护剂主要有三种：铋剂、弱碱性抗酸药、前列腺素类药物米索前列醇（misoprostol）。这些药物治疗 4~8 周的溃疡愈合率与 H_2RA 相似。铋剂：这类药物相对分子质量较大，在酸性溶液中呈胶体状，与溃疡基底面的蛋白形成蛋白-铋复合物，覆于溃疡表面，阻断胃酸、胃蛋白酶对黏膜的自身消化。此外，铋剂还可通过包裹 Hp 抗体，干扰 Hp 代谢，发挥杀菌作用。短期服用除舌苔和粪便发黑外，很少出现不良反应；为避免铋在体内过量蓄积，不宜连续长期服用，肾功能不良者忌用铋剂。弱碱性抗酸药：常用铝碳酸镁、硫糖铝等，这类药物主要与其黏附于溃疡面上，阻止胃酸和胃蛋白酶继续侵袭溃疡面，促进内源性前列腺素合成和刺激表皮生长因子分泌等有关；除引起便秘外，不良反应少。米索前列醇具有抑制胃酸分泌、增加胃十二指肠黏液/碳酸氢盐分泌和增加黏膜血流的作用；腹泻是其主要不良反应，还可引起子宫收缩，孕妇忌服。

4. NSAID 溃疡的治疗和预防 对 NSAID 相关性溃疡，应尽可能暂停或减少 NSAID 剂量，并检测 Hp 感染和进行根除治疗。用 PPI 治疗，GU 或 DU 的愈合可能不受或较少受到继续服用 NSAID 的影响，故当未能中止 NSAID 治疗时，应选用 PPI 进行治疗。既往有消化性溃疡病史或有严重疾病、高龄等因素对溃疡及其并发症不能承受者，可预防性地同时服用抗溃疡药。米索前列醇可预防 NSAID 诱发的 GU 和 DU。PPI 亦能起到预防作用，但标准剂量的 H_2RA 则否。对于联合使用 NSAID 和糖皮质激素患者，应适当给

予胃黏膜保护剂，如 PPI 或米索前列醇，或换用选择性 COX-2 抑制剂。

5. 难治性溃疡的治疗 首先需做临床和内镜评估，证实溃疡未愈，明确有无 Hp 感染、服用 NSAID 和胃泌素瘤的可能性，排除类似消化性溃疡的恶性溃疡及其他病因如克罗恩病等所致的良性溃疡。明确原因者应做相应处理，如根除 Hp、停服 NSAID。加倍剂量的 PPI 可使多数非 Hp、非 NSAID 相关的难治性溃疡愈合。对少数疗效差者，可做胃内 24 小时 pH 检测，如 24 小时中半数以上时间的 pH<2，则需调整抗酸分泌治疗药物的剂量。

6. 预防溃疡复发 Hp 感染、服用 NSAID、吸烟等是影响溃疡复发的危险因素，应尽量去除；溃疡频繁复发时，需排除促胃液素瘤。Hp 与大多数消化性溃疡相关，根除 Hp 后，溃疡的复发率显著降低、Hp 再感染率（1%～3%/年）也很低。因此，确定有无 Hp 感染非常重要。在根除 Hp 治疗中，由于耐药菌株的出现、抗菌药物不良反应、患者依从性差等因素，在一个甚至两个疗程治疗后仍有部分患者的 Hp 未能得到根除。有并发症的溃疡和难治性溃疡容易复发，高龄或伴有严重疾病者对溃疡及其并发症不能承受，这些都是预防复发的重点对象。

维持治疗曾是预防溃疡复发的主要措施，但与根除 Hp 治疗相比，维持治疗需长期服药，停药后溃疡仍会复发，疗效也不如前者。所以需对维持治疗效果做重新评价。由于存在 Hp 阴性溃疡、根除 Hp 后仍有少部分溃疡复发、目前根除治疗方案的疗效尚难达到百分之百以及 Hp 根除后仍有再感染等原因，维持治疗仍有一定地位。实际上，根除 Hp 治疗与维持治疗互补，才能最有效地减少并发症和溃疡复发。维持治疗指征：有复发史的非 Hp-非 NSAID 溃疡、根除 Hp 后仍复发的溃疡或 Hp 难以根除的溃疡，长期服用 NSAID、高龄或伴有严重疾病对溃疡及其并发症不能承受者。维持治疗的方法：维持治疗的药物包括 H$_2$RA 和 PPI，可用标准剂量半量 H$_2$RA、全量 H$_2$RA 或标准剂量 PPI。一般患者可先用标准剂量半量 H$_2$RA 维持，对多项溃疡复发危险因素共存者，可采用全量 H$_2$RA 或标准剂量 PPI 维持。对维持治疗中复发的溃疡应积极寻找可除去的病因，H$_2$RA 半量维持者应改为全量，全量维持者则需换成 PPI。维持治疗的时间长短，需根据具体病情决定，短者 3～6 个月，长者 1～2 年，甚至更长时间。

（三）消化性溃疡治疗的策略

对内镜或 X 线检查诊断明确的 DU 或 GU，首先要区分有无 Hp 感染。Hp 阳性者应首先抗 Hp 治疗，必要时在抗 Hp 治疗结束后再给予 2～4 周（DU）或 4～6 周（GU）抗酸分泌治疗。对 Hp 阴性的溃疡包括 NSAID 相关性溃疡，可按过去的常规治疗，即服任何一种 H$_2$RA 或 PPI，DU 疗程为 4～6 周，GU 为 8 周。至于是否进行维持治疗，应根据溃疡复发频率、患者年龄、服用 NSAID、吸烟、合并其他严重疾病、溃疡并发症史等危险因素的有无，综合考虑后决定。至于外科治疗，由于内科治疗的进展，大多数消化性溃疡已不需要外科手术治疗。况且手术治疗本身的并发症可能降低患者的生活质量，也无助于溃疡复发。外科治疗目前仅限少数有并发症者。手术适应证：①大量出血经药物、胃镜及血管介入治疗等紧急处理无效时；②急性穿孔、慢性穿透溃疡；③瘢痕性幽门梗阻；④内科治疗无效的顽固性溃疡；⑤不能排除恶性的胃溃疡。

【预　后】

内科有效的治疗，使消化性溃疡预后远较过去为优，有效的药物治疗可使溃疡愈合率达到 95%，其病死率显著下降至 1% 以下。年龄是影响消化性溃疡患者穿孔和出血发生率的一个强的独立因素。消化性溃疡患者穿孔和出血的死亡率随年龄增长而上升，30 岁以下患者的病死率几乎等于零；老年患者的死亡主要由于并发症，特别是大出血和急性穿孔引起。溃疡的大小、Hp 成功根除及萎缩性胃炎都是影响溃疡愈合的独立因素。

（李云桥　徐可树）

思　考　题

1. 简述老年人消化性溃疡的定义、病因与发病机制。
2. 简述老年人消化性溃疡的临床特点与并发症。
3. 阐述老年人消化性溃疡的治疗。
4. 简述老年人消化性溃疡的鉴别诊断。

第五节　老年人肝硬化

肝硬化（hepatic cirrhosis）是由一种或多种原因引起的以肝组织弥漫性纤维化、假小叶和再生结节形成为组织学特征的慢性进行性肝病。临床上以肝功能减退和门静脉高压为主要表现，常伴有多系统受累，晚期易发生消化道出血、肝性脑病、继发性感染等严重并发症。老年人肝硬化起病隐匿，并发症和伴发病多，易出现多器官功能衰竭，病死率较高。

【病因与发病机制】

老年人肝硬化的病因很多,在我国以病毒性肝炎为主,欧美国家以酒精中毒多见。

1. 病毒性肝炎 主要以乙型、丙型病毒重叠感染,通常要经过慢性肝炎,尤其是慢性活动性肝炎阶段演变而来,其发病机制主要与病毒抗原持续存在,反复发生肝损害以及胶原刺激因子持续存在所致肝纤维化不断进展有关。

2. 非酒精性脂肪性肝炎 近年来临床流行病学调查显示,年龄大于 50 岁、伴有 2 型糖尿病、体重指数明显增加、谷丙转氨酶异常的非酒精性脂肪性肝炎(NASH)易发展为肝硬化,认为 NASH 也是老年肝硬化的常见病因。

3. 酒精中毒 长期大量酗酒可因慢性酒精中毒导致肝硬化,合并乙型或丙型肝炎病毒慢性感染者可明显加速肝硬化的发展。乙醇及其中间代谢产物(乙醛)对肝脏的直接损害是其主要机制。

4. 循环障碍 肝静脉和(或)下腔静脉阻塞、慢性心功能不全以及缩窄性心包炎可致肝脏长期淤血、肝细胞变性及纤维化,最终发展为淤血性肝硬化。

5. 长期胆汁淤积 任何原因引起肝内、外胆道梗阻,持续胆汁淤积,皆可发展为胆汁性肝硬化。根据胆汁淤积的原因,可分为原发性胆汁性肝硬化和继发性胆汁性肝硬化。

6. 免疫疾病 自身免疫性肝炎及累及肝脏的多种风湿免疫性疾病可进展为肝硬化。

7. 药物或化学毒物 长期服用损伤肝脏的药物及接触四氯化碳、磷、砷等化学毒物可引起中毒性肝炎,最终演变为肝硬化。

8. 血吸虫病 长期或反复感染血吸虫病,虫卵沉积在汇管区可刺激结缔组织增生,从而导致血吸虫病性肝纤维化。血吸虫病合并乙型肝炎病毒感染者发生肝硬化的概率更大。

9. 其他 营养障碍、遗传和代谢性疾病等均可引起肝硬化,但后者引起的肝硬化在老年人少见。此外,尚有部分肝硬化患者原因不明,称为隐源性肝硬化。

【临床表现】

老年人肝硬化通常起病隐匿,可潜伏数年至数十年,有时仅有脾大这唯一体征,多数患者以肝功能失代偿期为就诊时的首发症状。肝功能失代偿期主要为肝功能减退和门静脉高压两大类临床表现,同时可有全身多系统损害。

(一)代偿期肝硬化

10%~20%代偿期肝硬化患者可无症状,常在影像学、组织学检查时发现。其他患者可有食欲减退、乏力、消化不良、腹泻等非特异性症状。临床表现同慢性肝炎,鉴别常需依赖肝脏病理。

(二)失代偿期肝硬化

症状较明显,主要有肝功能减退和门静脉高压两类临床表现。

1. 肝功能减退

(1)全身症状:营养状况较差,消瘦乏力,精神委靡,面色黝暗无光泽(肝病面容),可有不规则低热、夜盲及水肿等。

(2)消化道症状:食欲缺乏,厌食,进食后常感上腹饱胀不适、恶心或呕吐、腹泻等。黄疸发生率高,持续时间较长且较深,这是由于老年人胆红素代谢能力低下所致,提示肝细胞损害明显。

(3)出血倾向和贫血:表现为鼻、牙龈出血,皮肤瘀斑和胃肠道出血等,主要与肝脏合成凝血因子减少、脾功能亢进和毛细血管脆性增加等有关。患者常有不同程度的贫血,是由于营养不良、肠黏膜吸收障碍、胃肠道失血和脾功能亢进等因素引起。

(4)内分泌失调:主要有雌激素增多,雄激素减少,有时糖皮质激素亦减少。由于肝脏对雌激素灭活能力减弱,导致雌激素水平增高,使外周毛细血管扩张,表现为面部、颈胸部、肩背部和上肢等上腔静脉引流区域出现蜘蛛痣和(或)毛细血管扩张;在手掌大鱼际、小鱼际和指端腹侧部位有红斑,称为肝掌。由于肾上腺皮质功能减退,患者面部(尤其是眼眶周围)和其他暴露部位,可见皮肤色素沉着。

2. 门静脉高压 门静脉系统阻力增加和门静脉血流量增多,是门静脉高压的发生机制。脾大、侧支循环的建立和开放、腹水是门静脉高压的三大临床表现。

(1)脾大:脾脏因长期淤血而肿大,一般为轻、中度大,有时可为巨脾。晚期脾脏大引起红细胞、白细胞和血小板计数量减少,称为脾功能亢进。

(2)侧支循环的建立和开放:临床上有三支重要的静脉侧支开放,包括食管和胃底静脉曲张、腹壁和脐周静脉曲张、痔核形成。此外,肝脏与膈肌、脾脏与肾脏韧带、腹部器官与腹膜后组织间的静脉,也可相互连接。

(3)腹水:老年肝硬化患者腹水发生率高于中青年患者,而且多为顽固性腹水,除了与门静脉高压有关外,还与老年人营养状况差、肝脏蛋白合成能力减退、血浆胶体渗透压降低以及某些体液因子灭活不完全等因素有关。腹水量大时常可形成脐疝，并由于膈肌抬高出现呼吸困难和心悸。部分大量腹水患者可伴发胸腔积液，多见于右侧。

【并 发 症】

1. 上消化道出血 是老年人肝硬化最常见的并发症。多因食管静脉曲张破裂或胃底静脉破裂发生呕血或黑便，部分患者因并发门静脉高压性胃病或消化性溃疡出血。有些老年患者出血量虽较少，但症状重，预后差，死亡率高。

2. 肝性脑病（hepatic encephalopathy, HE） 为老年人肝硬化最严重的并发症之一。多有明显诱因，如高蛋白饮食、消化道出血、感染、大量排钾利尿剂的应用、放腹水不当、便秘以及应用催眠镇静药物和外科手术等。其起病多呈慢性进行性，主要表现为高级神经中枢的功能紊乱（如性格改变、智力下降、行为失常、意识障碍等）以及运动和反射异常（如扑翼样震颤、肌阵挛、反射亢进和病理反射等）。部分患者无明显临床表现和生化异常，仅能用精细的心理智能试验（如数字连接试验、符号连接试验）和（或）电生理检测才可做出诊断，称为轻微肝性脑病。

3. 原发性肝癌（primary carcinoma of the liver） 老年人肝硬化易并发原发性肝癌，多在大结节性或大小结节混合性肝硬化基础上发生。如患者短期内出现肝迅速增大、持续性肝区疼痛、肝表面发现肿块或血性腹水等，应高度怀疑并发原发性肝癌可能，需做进一步检查。

4. 胆石症 肝硬化患者胆结石发生率增高，约为 30%，且随肝功能失代偿程度而加重，胆石症发生率升高。肝硬化患者胆石症发生率男女之间无显著差异，胆囊及肝外胆管结石均较常见。

5. 感染 老年肝硬化患者机体免疫功能低下及营养状况欠佳，易并发细菌感染，如自发性腹膜炎、胆道感染，肺部、肠道及尿路感染，败血症等。因老年人反应迟钝，并发自发性腹膜炎时症状常不典型，大多无发热，亦无明显腹膜刺激征，若不及时抽腹水送检易漏诊，最终导致感染性休克、肝性脑病或肝肾综合征而危及生命。

6. 电解质和酸碱平衡紊乱 长期钠摄入不足及利尿、大量放腹水、腹泻和继发性醛固酮增多均是导致电解质紊乱的常见原因。低钾血症、低氯血症容易诱发肝性脑病，持续重度低钠血症容易引起肝肾综合征，预后较差。

7. 肝肾综合征（hepatorenal syndrome, HRS） 肝硬化失代偿期患者由于有效循环血容量不足等因素，使肾血流量减少，肾内血流分布改变，皮质及肾小球相对供血不足，滤过率降低，以致发生类似肾衰竭的综合病征。其主要临床特点为自发性少尿或无尿，进行性氮质血症，稀释性低钠血症和低尿钠，但无肾脏器质性病变，诊断主要依据临床特点及肾功能检查。

8. 肝肺综合征 在排除原发心肺疾患后，具有基础肝病、肺内血管扩张和动脉氧合功能障碍。临床上主要表现为肝硬化伴呼吸困难、发绀和杵状指（趾），预后较差。肺内血管扩张可通过胸部 CT 及肺血管造影显示。慢性肝病患者具有严重低氧血症（$PaO_2 < 6.7kPa$）应疑诊；$PaO_2 < 10kPa$ 是诊断肝肺综合征的必备条件。

9. 门静脉血栓形成或海绵样变 门静脉血栓形成的临床表现变化较大，当血栓缓慢形成时，侧支循环丰富，多无明显症状，常被忽视，往往首先由影像学检查发现。急性或亚急性发展时，表现为中重度腹胀痛或突发剧烈腹痛、脾大、顽固性腹水、肠坏死、消化道出血及肝性脑病等，腹穿可抽出血性腹水。门静脉海绵样变也可视为门静脉的血管瘤，其原因与门静脉炎、肝门周围纤维组织炎、血栓形成、红细胞增多、肿瘤侵犯等有关。

【诊断与鉴别诊断】

1. 诊断 临床诊断需结合病史、体检、生物化学检查、影像学检查等进行综合分析判断，诊断依据如下：

（1）病因根据：如 HBV、HCV、HDV 感染史，长期嗜酒史，药物中毒史，血吸虫病史及引起肝硬化的相关肝外疾病史（如心源性疾病）。

（2）肝脏质地与皮肤改变：触诊时肝脏质地坚实或坚硬，边缘锐利不规则，表面不平有结节感。肝面容对诊断亦具有主要意义；蜘蛛痣、肝掌常见于肝硬化，对诊断具有相对参考意义。

（3）门静脉高压临床表现：包括脾大、腹水、腹壁静脉曲张及食管胃底静脉曲张出血等。

（4）肝脏储备功能受损：低血清白蛋白血症伴高球蛋白血症，凝血酶原时间（PT）延长及国际标准化比值（INR）升高，伴或不伴血清胆红素及氨基转移酶水平升高。

（5）影像学检查：超声、CT 或 MRI 检查发现肝脏缩小、表面不光滑甚至凹凸不平、门静脉及脾静脉内径增宽、脾大、腹水等；内镜检查有食管、胃底静脉曲张。

具备上述 5 条中任何 4 条可确定诊断，具备 3 条者为可能诊断，对疑诊病例、隐源性肝硬化需借助肝活检组织学检查确证。

2. 鉴别诊断

（1）与表现为肝大的疾病鉴别：主要有慢性肝炎、原发性肝癌、华支睾吸虫病、肝棘球蚴病、血液病等。

（2）与引起腹水的疾病相鉴别：如结核性腹膜炎、缩窄性心包炎、慢性肾炎、腹腔内肿瘤等。

（3）与肝硬化并发症的鉴别：①上消化道出血：应与消化性溃疡、糜烂出血性胃炎、胃癌等鉴别；②肝性脑病：应与低血糖、尿毒症、糖尿病酮症酸中毒等鉴别；③肝肾综合征：应与慢性肾小球肾炎、急性肾小管坏死等鉴别；④肝肺综合征：应与肺气肿、肺栓塞等鉴别。

【治　疗】

现有的方法尚不能逆转已发生的肝硬化，老年人肝硬化治疗的主要原则是加强护肝和支持治疗，积极防治并发症，改善预后。老年患者用药剂量要适当，以免造成药物性肝损害。

1. 一般治疗　代偿期应适当减少活动，失代偿期则应卧床休息，以利于肝细胞修复和再生。饮食上应给予足够热量、高蛋白质、维生素丰富而又易于消化的食物，肝功能显著损害或有肝性脑病先兆时，应限制或禁食蛋白质，有腹水时应限制钠的摄入；老年人常有习惯性便秘，应注意保持大便通畅；禁用损害肝脏的药物。

2. 药物治疗

（1）抗病毒治疗：复制活跃的 HBV、HCV 可使用抗病毒药物针对病因治疗。

（2）门静脉高压的药物治疗：降低门静脉压力的药物主要有两类：①肾上腺素受体拮抗剂，国外首推普萘洛尔。由于老年人心脏储备功能下降，常伴有冠心病、心律失常，长期服用可使有效循环血容量减少且抑制心脏传导系统，从而影响心功能，故对老年肝硬化患者应慎用。②血管扩张剂，可减少肝内门静脉血流的阻力，从而减低门静脉压力，常用的药物有硝酸酯类、硝苯地平、哌唑嗪等。

（3）护肝治疗：护肝药物种类很多，其共同特点为促进损伤的肝细胞再生，保护肝细胞免于或减轻损伤。临床上常用的有多烯磷脂酰胆碱、葡醛内酯、水飞蓟宾、维生素 C、肌苷、还原型谷胱甘肽等。老年人肝脏对药物代谢功能下降，盲目使用过多药物，有增加肝脏负担之虞，因此选用药物应少而精，避免滥用药。

（4）并发感染的治疗：对于肝硬化并发的感染，一旦疑诊，应立即经验性抗感染治疗。自发性细菌性腹膜炎、胆道感染及肠道感染的抗生素选择，应遵循早期、广谱、足量、肝肾毒性小的原则，首选第三代头孢菌素。

3. 腹腔积液的治疗　首先应去除加重腹水的诱因，如过量水钠摄入、低钾血症、感染、门静脉血栓形成或发生肝癌等。利尿剂的使用最为广泛，应用时应从小剂量开始，间歇给药，主张排钾与保钾利尿剂联合使用，以每天减轻体重不超过 0.5kg 为宜，以免诱发肝性脑病、肝肾综合征及电解质和酸碱平衡紊乱等并发症。对于难治性腹水的治疗，可采用少量放腹水加输注白蛋白、提高血浆胶体渗透压、经颈静脉肝内门体分流术（TIPS）等方法处理。

4. 门静脉高压的手术治疗　手术治疗的目的主要是降低门静脉压力和消除脾功能亢进，有各种分流、断流、限流术和脾切除术等。其适应证主要有：①食管、胃底静脉曲张破裂出血，经非手术治疗无效者；②巨脾伴脾功能亢进者；③食管静脉曲张出血高危患者。

5. 肝移植手术　适用于常规内外科治疗无效的晚期肝硬化患者，可提高患者的存活率。

【预　后】

肝硬化的预后与病因、病变类型、肝功能代偿程度及有无并发症等因素有关。酒精性肝硬化、肝淤血引起的肝硬化一般较病毒性肝硬化预后为好。以肝实质细胞损害为主的肝硬化较肝间质损害为主者预后差。黄疸持续不退、凝血酶原时间明显延长、胆酶分离者预后差。出现并发症时，预后均较差，死亡原因多为肝性脑病、上消化道出血、继发感染和肝肾综合征等。

（徐可树　张君丽）

思　考　题

1. 肝硬化的病因有哪些？
2. 门静脉高压有哪些主要临床表现？
3. 老年人肝硬化易出现哪些并发症？
4. 老年人肝硬化的主要治疗措施有哪些？

第六节　老年人急性胰腺炎

急性胰腺炎（acute pancreatitis，AP）是各种病因所致的胰酶激活，胰腺组织自身消化的急性化学性炎症，伴或不伴有其他器官功能改变。随着我国人口老龄化，老年人 AP 发病呈上升趋势，其临床症状不典型，病情进展快，并发症多，预后较差，病死率高。

【病　因】

AP 病因较多，我国主要是胆道疾病、高脂血症及乙醇因素。国外主要是胆道疾病及乙醇因素。老年人 AP 最常见的病因是胆道疾病，约占 50% 以上，乙醇因素少见。其他如创伤、感染、肿瘤、药物等在老年人中亦较常见。

1. 胆道疾病　胆石症、胆道感染、胆道蛔虫、Oddi 括约肌痉挛、壶腹部狭窄等均可引起 AP，其中以胆石症最为常见。胆胰共同通路的梗阻，导致胆汁反流进入胰腺，造成胰实质损害。单纯胰管梗阻也可引起胰腺损害。

2. 创伤　内镜下逆行性胰胆管造影术（endoscopic retrograde cholangio pancreatography，ERCP）术后、腹部外伤、腹部手术等可引起 AP。老年人因手术创伤导致的 AP 约占 12.5%，其中 ERCP 引起老年人 AP 亦较常见。

3. 高脂血症　三酰甘油 ≥11.3mmol/L，易发生 AP，可能与高三酰甘油引起的胰腺微循环障碍有关。随着生活水平提高及饮食结构的改变，老年人高脂血症发病率上升，高三酰甘油血症性胰腺炎也越来越常见。

4. 感染　病毒（柯萨奇病毒、腮腺炎病毒等）、寄生虫（蛔虫等）感染等也可引起 AP。

5. 胰腺癌　老年人是胰腺癌的高发人群，约 1% AP 继发于胰腺癌。

6. 药物　利尿剂、磺胺、糖皮质激素等均可引起 AP。老年人常因患多种疾病服用多种药物，因此药物是诱发老年人 AP 不可忽视的因素。

7. 特发因素　20%～30% 老年人 AP 原因不明，称为特发性 AP。有文献报道，绝大部分特发性 AP 是由胆道微结石引起。

【发病机制与病理生理】

AP 的发病机制复杂，与多种因素有关。各种原因导致胰蛋白酶原激活，活化的胰蛋白酶可以激活其他胰酶，导致胰腺自身消化。激活的胰酶破坏胰腺组织本身，导致出血和胰腺组织坏死；同时，活化的胰酶入血可导致其他器官受损。另外，肠道细菌易位，多种炎性因子（如白细胞介素 1、肿瘤坏死因子 α、血小板活化因子、核因子-κB 等）活化，可以加重炎性损伤。各种因素共同作用，产生级联放大炎症效应，超过机体抗炎能力时，炎症迅速向全身扩散，引起多器官功能衰竭。

【病　理】

程度不同的水肿、出血和坏死是 AP 的基本病理改变。根据病理学改变，AP 分为急性水肿型胰腺炎和急性出血坏死型胰腺炎。

1. 急性水肿型　病变多局限于胰体尾部。大体上见胰腺肿大变硬，包膜紧张。光镜下见间质充血水肿并有中性粒细胞及单核细胞浸润，可发生局限性脂肪坏死，但无出血。

2. 急性出血坏死型　病变以广泛的胰腺坏死、出血为特征。大体上见胰腺肿大，质软，出血呈暗红色，严重者整个胰腺变黑，分叶结构模糊。腹腔内有血性腹水或血性混浊渗出液。胰腺周围组织可见散在的黄白色皂化斑或小块状的脂肪坏死灶。光镜下见胰腺组织呈大片凝固坏死，间质血管炎或坏死。坏死胰腺组织可合并感染，形成胰腺脓肿。

【临床表现】

老年人 AP 临床表现同青壮年基本相同，但其症状不典型、病情进展快、易恶化、并发症多、病死率高。

1. 症状

（1）腹痛：是主要临床症状。起始于中上腹，可放射至背部。由于老年人反应迟钝，对痛觉敏感性差，腹痛多轻微或无腹痛。

（2）恶心、呕吐：呕吐剧烈而频繁，呕吐物为胃十二指肠内容物，上消化道出血可为咖啡样内容物。

（3）腹胀：腹胀以上腹部为主，腹水时更加明显。患者停止排便或排气，肠鸣音减弱或消失。邻近胰腺的上段小肠和横结肠麻痹扩张。

（4）发热：常呈中度发热，部分老年人发热不明显，可能与老年人体温调节中枢对炎症刺激不敏感有关。

（5）其他：黄疸可见于胆源性胰腺炎或由于胆总管被水肿的胰头压迫所致。SAP 患者可出现脉搏细速，血压下降，低血容量乃至休克。胃肠出血时可发生呕血和便血。血钙降低时，可出现手足抽搐。严重者可有 DIC 表现。

2. 体征　水肿型胰腺炎时，压痛只限于上腹部，常无明显肌紧张。出血坏死型胰腺炎压痛明显，并有肌紧张和反跳痛，范围较广或延及全腹。少数患者可于左腰部出现青紫色斑（格雷·特纳征），在脐周也可有青紫色斑（卡伦征）。

【并　发　症】

老年人 AP 并发症发生率高达 73%，包括局部及全身并发症。

1. 局部并发症

（1）胰腺假性囊肿：AP 初期，胰腺周围液体积聚，尚未形成完整包膜，后期形成完整包膜，称为胰腺假性囊肿，大约 4 周形成。此包膜无上皮组织，内含胰腺分泌物、肉芽组织等。囊肿持续增大时，可出现腹痛、胃流出道梗阻及黄疸等。囊壁穿破可引起胰源性腹水。

（2）胰腺脓肿：胰腺液化坏死合并细菌感染，形成胰腺脓肿。穿刺物细菌或真菌培养阳性。

（3）其他局部并发症还包括消化道瘘、胃流出道梗阻、腹腔出血、坏死性结肠炎等。

2. 全身并发症

（1）器官功能衰竭：决定 AP 的严重程度，包括呼吸、循环、肾等功能衰竭。

1）呼吸功能衰竭：可出现呼吸加快、呼吸困难和发绀等急性呼吸窘迫综合征（acute respiratory distress syndrome，ARDS）表现。老年人 SAP 器官受损最常见的是肺，呼吸功能衰竭也是老年人 SAP 导致死亡的最主要因素。

2）循环功能衰竭：轻者出现心率增快和心律不齐症状，重者可引起心肌梗死、休克、心室颤动，甚至死亡。老年人常伴有心血管基础疾病，较青壮年更容易出现循环功能衰竭。

3）肾衰竭：部分患者出现少尿、无尿等表现。

（2）胰性脑病（pancreatic encephalopathy，PE）：病因尚不明确，可能与低氧血症、低血钙、脑缺血及某些酶类有关，表现为反应迟钝、定向力障碍、谵妄、语言障碍、昏迷等。

（3）其他全身并发症还包括全身炎症反应综合征（systemic inflammatory response syndrome，SIRS）、腹腔间隔室综合征（abdominal compartment syndrome，ACS）等。

【临床分型】

依据器官功能衰竭是否出现及其持续的时间进行临床分型。

1. 轻症急性胰腺炎（mild acute pancreatitis，MAP）　主要表现为腹痛、恶心、呕吐；腹膜炎范围限于上腹部，体征轻；血、尿淀粉酶升高，不伴有器官功能衰竭及局部或全身并发症，通常在 1～2 周内恢复，病死率极低。

2. 重症急性胰腺炎（severe acute pancreatitis，SAP）　占 AP 的 5%～10%。除上述症状外，腹膜炎范围扩及全腹，体征重，腹胀明显，肠鸣音减弱或消失，可有黄疸，意识模糊或谵妄，腹水呈血性或脓性，可出现上消化道出血、休克。且伴有持续的器官功能衰竭（持续 48 小时以上），改良 Marshall 评分（表 11-2）≥2 分，病死率高达 36%～50%。

3. 中度重症急性胰腺炎（moderately severe acute pancreatitis，MSAP）　临床表现介于轻症及重症胰腺炎之间，伴有一过性的器官功能衰竭（48 小时内可自行恢复），病死率为 1.9%。

表 11-2　改良 Marshall 评分系统

评分项目	0	1	2	3	4
呼吸（PaO₂/FiO₂）	>400	301～400	201～300	101～200	<101
循环（收缩压 mmHg）	>90	<90，补液可纠正	<90，补液不能纠正	<90，pH <7.3	<90，pH <7.2
肾脏（Cr，μmol/L）	<134	134～169	170～310	311～439	>439

注：FiO_2 为吸入气中氧浓度，按照空气（21%）及纯氧 2L/min（25%）、4L/min（30%）、6～8L/min（40%）、9～10L/min（50%）

【辅助检查】

1. 实验室检查

（1）淀粉酶测定：血清淀粉酶在发病后 2～12 小时内升高，持续 3～5 天，为诊断本病的一项敏感指标。血清淀粉酶超过正常值 3 倍可诊断本病。尿淀粉酶升高较晚，发病后 12～24 小时内升高，持续 1～2 周。但因其受尿量影响，常作为诊断本病的辅助指标。淀粉酶值的高低，与病变的轻重程度并不完全成正比。

（2）血清脂肪酶测定：起病后 24～72 小时开始上升，持续 7～10 天，其特异性及敏感性均高于淀粉酶，为诊断本病的一项重要指标。

（3）C 反应蛋白（C-reactive protein，CRP）：是组织损伤和炎症的非特异性标志物，有助于评估与监测 AP 的严重性。发病 72 小时后 CRP>150mg/L，提示胰腺组织坏死。

（4）其他项目：包括白细胞计数升高、高血糖、肝功能异常、血清正铁白蛋白、电解质、血气分析及 DIC 指标异常等。

2. 影像学检查

（1）B 超：可作为 AP 初筛检查方法，尤其对胆源性 AP 可探查胆囊结石、胆管结石，对诊断有一定帮助。B 超检查对于老年人 AP 的诊断不如青壮年人敏感，可能与老年人胰腺萎缩及组织纤维化有关。另外，因 B 超检查受胃肠道积气干扰较大，影响观察结果，其临床应用亦存在一定局限性。

（2）CT：诊断 AP 的标准影像学方法，可观察胰腺病变的性质、部位及范围，还可发现胰腺外并发症，如胸腔积液、腹水、胃流出道梗阻等。增强 CT 可更好地观察胰腺坏死范围，发病 1 周左右进行。根据 CT 增强表现进行改良的 CT 严重指数（modified CT severity index，MCTSI）标准评分，评分≥4 分可诊断为 MSAP 或 SAP（表 11-3）。

表 11-3　改良的 MCTSI 评分

计分（分）	胰腺炎性反应	胰腺坏死	胰腺外并发症
0	正常胰腺	无	
2	胰腺和（或）胰周炎性改变	坏死范围 ≤30%	胸腔积液、腹水，胃流出道梗阻等
4	单发或多个积液区或胰周脂肪坏死	坏死范围 ≥30%	

（3）MRI：较 CT 检查无明显优越性，可作为诊断 AP 的辅助手段。

【诊断与鉴别诊断】

1. 诊断标准　①典型的腹痛症状；②血清淀粉酶和（或）脂肪酶活性至少高于正常上限值 3 倍；③符合 AP 影像学改变。临床符合以上三项特征中的两项，即可诊断为 AP。

2. 分级诊断　临床上常依据有无局部并发症、器官功能衰竭是否出现及其持续的时间、急性生理与慢性健康 II 评分（acute physiology and chronic health evaluation II，APACH II）、改良 MCTSI 评分及改良 Marshall 评分等指标评估病情严重程度，确定 MAP、MSAP 及 SAP（表 11-4）。

表 11-4　AP 的分级诊断

	MAP	MSAP	SAP
器官衰竭	无	48 小时内恢复	>48 小时
局部并发症	无	有	有
APACH II 评分	<8 分	≥8 分	≥8 分
改良 MCTSI 评分	<4 分	≥4 分	≥4 分
改良 Marshall 评分	<2 分	<2 分	≥2 分

3. 完整诊断　应包括疾病诊断、病因诊断、分级诊断、并发症诊断，如 AP（胆源性、重度、ARDS）。

4. 鉴别诊断　老年人 AP 需与消化性溃疡急性穿孔、急性胆囊炎、胆石症、急性肠梗阻等急腹症及心肌梗死鉴别。

【治　疗】

老年人 AP 的治疗原则基本同青壮年，主要是去除病因，控制炎症，改善临床症状，防治并发症。

1. 动态观察及评估　应密切观察患者症状、体征，各项实验室指标变化，动态观察影像学改变，及时评估 AP 的严重程度及预后。

2. 器官功能的维护

（1）液体复苏：早期快速进行，以维持循环稳定和水电解质酸碱平衡。输液种类包括晶体液（葡萄糖液、生理盐水、乳酸林格液等）和胶体液（血浆、白蛋白、羟乙基淀粉、低分子右旋糖酐等）。老年人对缺血缺氧尤为敏感，更需维持内环境稳定，并加强生命体征、血流动力学及实验室各项指标的监测，如动态监测中心静脉压（CVP）、心率、血压、尿量、血细胞比容（Hct）及混合静脉血氧饱和度（SvO_2）等。

（2）呼吸功能的维护：监测血气变化，轻症给予鼻导管或面罩吸氧，病情加重给予机械通气和糖皮质激素等，必要时行气管镜下肺泡灌洗术。老年人呼吸道容易受累，应常规吸氧。一旦出现低氧症状，需早期积极处理。

（3）肾功能的维护：积极治疗原发病变、控制水的摄入量和纠正电解质紊乱，必要时考虑透析。

（4）其他器官功能的维护：导泄药（如生大黄、芒硝、乳果糖等）及肠道黏膜屏障保护剂（氨酰胺制剂等）可促进肠道功能恢复。质子泵抑制剂（如奥美拉唑等）可治疗上消化道出血。

3. 减少胰液分泌

（1）禁食与持续胃肠减压：避免胃酸及食物对胰腺刺激，减少胰液分泌。

（2）质子泵抑制剂（如奥美拉唑）、H_2 受体阻滞药（如法莫替丁）、生长抑素及其类似物（奥曲肽）等可抑制胰腺外分泌，其中生长抑素疗效较好。蛋白酶抑制剂（如乌司他丁、加贝酯）对胰蛋白酶、磷脂酶、纤溶酶、弹性蛋白酶等有抑制作用，早期足量应用可减少并发症，降低病死率。

4. 止痛　必要时给予哌替啶止痛。吗啡及胆碱受体拮抗剂（如阿托品等），因其分别引起 Oddi 括约肌痉挛及肠麻痹而不宜使用。

5. 营养支持　MAP 患者症状缓解后即可经口进食。MSAP 或 SAP 患者应尽早行肠内营养（EN），有利于维持肠黏膜屏障稳定，减少肠道细菌易位，降低感染并发症发生率，常用方式为鼻空肠管置入。

6. 抗生素应用　AP 继发感染，考虑其细菌主要来源于肠道细菌易位以及血胰屏障的存在，早期选择主要针对革兰阴性菌及厌氧菌的，脂溶性强，能有效通过血胰屏障的广谱、强效抗生素，临床上常用如碳青霉烯类（亚胺培南、美罗培南）或三代头孢菌素联合抗厌氧菌药物（头孢他啶甲硝唑），或喹诺酮类联合抗厌氧菌药物（环丙沙星甲硝唑）等。疑有真菌感染时可经验性抗真菌治疗。老年人 AP 以胆源性胰腺炎最为常见，且机体免疫力较差，易合并感染，应尽早给予抗生素治疗。

7. 内镜治疗　胆源性 AP 如合并胆道梗阻需及时解除梗阻行 ERCP 治疗，包括鼻胆管引流、取石术或内镜下十二指肠乳头括约肌切开术（endoscopic sphincterotomy，EST）等。

8. 局部并发症的处理　大多数胰腺假性囊肿可自行吸收，如囊肿持续增大（＞6cm），出现胃流出道梗阻、黄疸等症状，或继发感染时，则应内镜引流治疗及外科手术。胰腺脓肿如充分抗生素治疗后脓肿仍不能吸收，首选内镜下穿刺引流，如引流效果差考虑外科手术。

9. 中医中药　清胰汤或大黄等中药可促进胃肠道内毒素排泄，降低炎性细胞因子和炎性介质的产生，对 AP 有良好治疗作用。

10. 手术治疗　绝大部分 AP 采取非手术治疗，手术仅针对少数胰腺局部继发感染和出现严重并发症（消化道瘘、胰瘘、腹腔出血等）内科治疗无效的患者。老年人常合并其他基础疾病，病情发展快，容易恶化，一旦出现感染及并发症应及早手术，提高生存率。

【预　　后】

老年人 MAP 一般恢复较好，预后尚可。老年人 SAP 由于基础疾病复杂，病情进展快，并发症多，病死率高，预后较差。

（宋　敏　吴　杰）

思　考　题

1. 简述急性胰腺炎的病因和病理生理。
2. 阐述急性胰腺炎的诊断、鉴别诊断以及治疗。

第七节　老年人上消化道出血

上消化道出血（upper gastrointestinal hemorrhage，UGH）是指屈氏韧带以上的消化道包括食管、胃、十二指肠、胃空肠吻合术后上段空肠以及胰管和胆管疾患引起的出血。其发病率为（19.4～57.0）/10万，死亡率为 8.6%。老年人由于生理上的退化变性特点，胃黏膜萎缩，黏膜下血管粥样硬化，往往使出血速度加快，不能控制；同时，老年人常有心脑血管慢性基础病，出血可诱发多器官功能衰竭，使得老年人发病率和死亡率均明显高于中青年人。认识老年人消化道出血的特殊性，及时而有效地处理，可望降低死亡率。

【病因与发病机制】

消化性溃疡仍是老年人上消化道出血的最主要原因，约占老年人消化道出血病因中的 50% 以上，其中胃溃疡较十二指肠球部溃疡多见一些，老年人胃溃疡特点是胃底贲门多于幽门溃疡，而且溃疡直径巨大，为 2.5～3.0cm，故一旦溃疡累及黏膜下层小动脉，血管硬化而脆，呕血量大而不易制止。脑血管意外、严重创伤、手术、多器官功能衰竭等应激状态及服用 NSAID、阿司匹林或其他抗血小板聚集药物、糖皮质激素等所致的急性胃黏膜病变，近年来在老年人常见的上消化道出血原因中逐渐增多。食管贲门黏膜撕裂综合征（Mallory-Weiss 综合征）也常见于老年哮喘、老年便秘患者，腹内压的升高导致胃内压升高，有可能使贲门张力突然上升而撕裂。食管裂孔疝在 70 岁以上老年人占 70% 之多，裂孔疝伴有反流食管炎的老人约占 2/3，食管炎引起食管黏膜糜烂、渗血，粪便隐血常呈持续性阳性。上消化道肿瘤包括食管癌，胃癌也是老年人居多，癌肿的溃烂可有呕血。慢性胆囊炎、胆管炎是老年人常见好发病，胆道的炎症可损害胆管黏膜，临床引起胆源性的柏油样便（tarry stool）。其他病因可见于食管溃疡、食管胃底静脉曲张，全身性疾病在消化道的表现如尿毒症、血液病，偶有因胸主动脉瘤破裂而表现上消化道出血。

【临床表现】

上消化道出血的临床表现取决于出血量、出血速度、出血部位及性质，与患者年龄、心肾功能等全身情况有关，老年人上消化道出血症状与中青年相同，有呕血（hematemesis）或黑粪（melena），通常呕血表现占 50%，黑粪占 30%，同时有呕血和黑粪者占 20%。慢性小量出血则以粪便潜血阳性为主；出血部位在屈氏韧带以上时，临床表现以呕血为主，但也可以出现黑粪，如出血后血液在胃内潴留时间较久，因经胃酸作用变成酸性血红蛋白而呈咖啡色。如出血速度快而出血量又多，呕血的颜色是鲜红色。如出血速度慢，出血量较少也可以仅仅表现为黑粪。呕血量过大时可以出现黑粪，有黑粪的人不一定有呕血，食管疾病引起的出血往往是鲜红色，胃内出血是咖啡色，十二指肠的出血多为柏油样粪。

腹痛较少见或仅有非特异性腹痛，其原因可能与老年人反应迟钝、病情叙述不清、缺乏典型症状有关。例如，老年人溃疡病很少发生节律性腹痛而无痛性溃疡发生率较高；老年人胃癌症状隐匿，甚至很多老年人到了消化道恶性肿瘤晚期也没有明显的腹痛，仅有肿瘤相关性的其他症状，如消瘦、贫血等。出现明显梗阻时腹痛才变得明显而剧烈。

在急性上消化道大量出血时，因为体内血液迅速减少而造成休克。临床主要表现为烦躁不安、口干、心悸、头晕、皮肤苍白、四肢厥冷、脉搏细速、血压降低、尿量减少，甚至知觉丧失等。在休克被控制后多数可出现发热，但体温在38℃上下，3～5天后可自行消退。老年人器官储备功能低下，加之老年人常有脑动脉硬化、高血压、冠心病、慢性支气管等老年基础病，虽出血量不大，也可引起多器官功能衰竭，增加了死亡危险。

由于老年人常有肾动脉硬化，因此上消化道出血后引起肠源性氮质血症较中青年人多。肠源性氮质血症指在大量上消化道出血后，血液蛋白的分解产物在肠道被吸收，以致血中尿素氮升高。在出血停止的情况下，氮质血症往往持续4天以上，经过补足血容量、纠正休克而血尿素氮渐降至正常。

老年人腹部检查时压痛较少见或较轻，甚至在出现穿孔时，腹膜刺激征也没有中青年患者那么明显；贫血体征的明显与否取决于出血量及出血速度；长期慢性失血性贫血可导致贫血性心脏病，产生诸如心脏扩大等相应体征。

【实验室检查】

胃液、呕吐物或粪便潜血试验阳性。可因失血后出现贫血，急性出血患者为正细胞正色素性贫血，慢性失血患者则呈小细胞低色素性贫血。网织红细胞可见上升。肾功能检查血尿素氮、肌酐可有上升。

【诊断与鉴别诊断】

（1）老年人主诉不清楚，故呕血、黑粪必须与咯血相区分，首先应与某些口、鼻、咽部或呼吸道病变出血咽下血液所致者加以区别，也需与肺结核、支气管扩张、支气管肺癌、二尖瓣狭窄所致的咯血相区别。此外，口服禽畜血液、骨炭、铋剂和某些中药也可引起粪便发黑，有时需与上消化道出血引起的黑粪鉴别。

（2）出血量的估计：每天上消化道出血量5～10ml，粪便潜血试验可呈阳性，每天出血量在50～100ml，可出现黑便，呕血者表明胃内储积血量在250ml以上，一次出血量超过400～500ml，可出现全身症状，如头晕、心悸、乏力等；若数小时内失血量超过1000ml或循环血容量的20%，即可发生急性周围循环衰竭或出血性休克。因此，出血量的估计主要根据血容量减少所致的周围循环状态的反应和效果加以判断。休克指数（心率/收缩压）是判断失血量的重要指标（表11-5）。

表 11-5　上消化道出血病情严重程度分级

分级	出血量（ml）	血压（mmHg）	心率（次/分）	血红蛋白（g/L）	症状	休克指数
轻度	<500	基本正常	正常	无变化	头晕	0.5
中度	500～1000	下降	>100	70～100	晕厥、口渴、少尿	1.0
重度	>1500	收缩压<80	>120	<70	肢冷、少尿、意识模糊	>1.5

注：1mmHg=0.133 kPa；休克指数=心率/收缩压

临床上对脉搏、血压的动态观察，必要时监测中心静脉压和血乳酸水平，对老年人消化道出血量估计及判断出血是否停止最为重要。呕血、黑便或血便的频率和计量对出血量的估计也有帮助；血红蛋白测定、红细胞计数及血细胞比容也可提供估计出血量的参考。

（3）出血的部位和病因诊断：主要依据急诊内镜检查、X线胃肠钡剂检查及需要时做选择性腹腔血管造影。急诊内镜（电子胃镜或电子结肠镜）检查是急性消化道出血病因诊断的重要手段和首选的方法。要求出血后24小时内进行检查，事前要静脉输血或补液，以恢复血容量及稳定有效血循环。在有经验的内镜医师操作下，诊断阳性率可高达90%～95%，并可在内镜直视下施行各种止血治疗。内镜检查若无阳性发现，可进行选择性腹腔血管造影，如腹腔动脉、肠系膜上动脉、肠系膜下动脉造影，多可明确诊断，同时还可经动脉造影的导管进行介入性止血治疗。X线胃肠钡剂检查多在出血停止后7～10天进行，疑为小肠出血，可行小肠钡剂造影，也可以考虑胶囊内镜或单（双）气囊小肠镜检查。

怀疑胆源性或胰源性引起的上消化道出血者，在急性出血制止之后，可行逆行胰胆管造影、腹部CT和磁共振检查。

【治　疗】

老年人急性上消化道出血，尤其是大量出血，当属急危重症，应即进入重症监护病室，由消化专科医护人员施行救治。治疗原则为：①重症监护；②迅速补充血容量，恢复和稳定有效血循环；③积极采取止血措施；④严密防范和处理重要器官并发症。

1. 监护内容与一般急救措施　密切观察病情变化，如定时记录脉搏、血压、呼吸与神志改变，老年患者常需要心率与心电图监护；记录呕血、黑便或便血频度与量；注意呼吸道通畅，需要时吸氧，严防呕吐物误吸；记录每小时排尿量、每天出入液量、意识障碍者应留置导尿管；接诊后立即静脉输液、血型检查及配血；定时检测血红蛋白、红细胞计数和血细胞比容、尿素氮、肝肾功能、电解质与血气分析等；患者宜绝对卧床休息，烦躁不安者酌情给予少量镇静剂。

2. 迅速补充血容量　由于动脉硬化、凝血功能减退等病理生理因素，老年人消化道出血不易自然止血，常发生失血性休克和其他器官功能衰竭。临床应迅速补充血容量，尽快静脉输液，用生理盐水、林格液、低分子右旋糖酐等，输液开始宜快；应及时输入全血，恢复有效循环血容量，务必使肢端皮肤温暖、脉率<110 次/分，尿量每小时>30ml，输血最宜用新鲜全血。为防止因输液输血过量、过快引起急性肺水肿，根据中心静脉压调节输液量和速度，比较安全和有效。

3. 止血措施　止血的方法很多，可供选择。根据出血的病因、失血的速度和失血量、患者当时的全身情况及有无伴发重要脏器的疾病而定，也与急救医疗设备和经治医师的经验有关。原则上先用药物止血最为简便，同时做好其他止血措施的准备。

（1）药物治疗：H₂ 受体拮抗剂和质子泵抑制剂（PPI）能提高胃内 pH，促进血小板凝集和纤维蛋白凝块的形成，避免血凝块过早溶解，有利于止血和预防再出血，又可治疗消化性溃疡，常用的 PPI 针剂有埃索美拉唑、奥美拉唑、泮托拉唑、兰索拉唑、雷贝拉唑等，常用的 H₂ 受体拮抗剂包括雷尼替丁、法莫替丁。临床资料表明：PPI 的止血效果显著优于 H₂ 受体拮抗剂，它起效快并可显著降低再出血的发生率，尽可能早期应用 PPI。内镜检查前应用 PPI 可以改善出血症状的内镜下表现，从而减少内镜下止血的需要；内镜治疗后，应用大剂量 PPI 可以降低高危患者再出血率，并降低死亡率。

血管加压素、垂体后叶素、三甘氨酰赖氨酸加压素（特利加压素）等通过收缩内脏血管床小动脉，减少门静脉系血流量和降低门静脉压力，常用于食管静脉曲张破裂或门脉高压性胃病大出血，对消化性溃疡、急性胃黏膜损害、肠道血管畸形、平滑肌瘤等出血，也有止血作用。但对有冠心病或高血压病患者应慎用或禁用。近年来主张血管加压素与硝酸甘油同时使用，以减少其心脏血管不良反应。

人工合成的生长抑素类似物如奥曲肽、施他宁和伐普肽，不但可减少内脏血流量 30%～40%，且有抑制胃肠激素的分泌作用，其主要应用范围与血管加压素相同，且不良反应少，对食管静脉曲张破裂止血成功率在 80%～90%，对消化性溃疡出血止血率为 87%～100%。

（2）内镜直视下止血：起效迅速，疗效确切，应作为治疗的首选。在有经验的内镜医师做急诊内镜检查后，即在内镜直视下进行止血。常用的内镜止血方法包括药物局部注射、热凝止血和机械止血三种。药物注射可选用 1∶10 000 肾上腺素盐水、高渗钠-肾上腺素溶液等，其优点为简便易行；热凝止血包括高频电凝、氩离子凝固术、热探头、微波止血等，止血效果可靠；机械止血主要采用各种止血夹，尤其适用于活动性出血，但对某些部位的病灶难以操作。对食管静脉曲张破裂，可予曲张静脉内或外注射硬化剂、组织胶及经内镜多点橡皮环套扎止血，止血成功率常在 90% 以上。

（3）介入治疗：对出血病因（灶）明确但经上述急救治疗未能取得止血效果者或对出血病因和部位不明的持续出血者，应考虑做急诊选择性腹部动脉造影，通过靶血管高压恒量注射血管加压素或栓塞治疗；胃食管曲张静脉反复破裂或出血不止而又不允许急诊外科手术治疗者，可做经颈静脉肝内门体静脉支架分流术（TIPS），以挽救生命。

（4）外科手术治疗：关于手术治疗时机的选择问题，提出两点供参考。第一，老年人消化道出血施行急诊手术风险性较大，≤60 岁死亡率 7.5%，≥60 岁升至 25.2%，不宜作为首选治疗方法，应力争先止血，稳定有效血循环和维护重要脏器功能；第二，老年人容易发生消化道大出血及并发失血性休克，非手术治疗又不易止血或止血后再发出血，非手术止血不可，但病死率较高。因此，老年人消化道出血与青壮年患者相比，尽可能做好术前准备，包括控制高血压、糖尿病，选择日期以保证手术安全，术后需防止并发症的发生。

（熊枝繁）

思　考　题

1. 老年人上消化道出血死亡率为何比青年人高？
2. 老年人上消化道出血一般治疗要重视哪些方面？

第八节　老年人便秘与腹泻
一、老年人便秘

正常老年人的排便习惯因人而异。若排便习惯改变，大便频率减少，每周排便次数少于 3 次，粪便干硬和（或）排便困难，即为便秘（constipation）。排便困难包括排便费力、排出困难、排便不尽感、排便费时及需手法辅助排便。便秘是老年人消化系统疾病最常见的症状，达到门诊老年患者的 60% 以上，其总体发病率为 24%～37%，女性患者多于男性患者，随年龄增长而加重，严重影响老年人的生活质量。

【病因与发病机制】

老年人慢性便秘大部分为功能性疾病所致，此外一些器质性疾病以及不少药物也可引起便秘。

1. 精神与社会心理因素 精神情绪过于紧张或抑郁、焦虑，生活不规律，工作秩序紊乱及应激状态都会抑制排便反射，或使已出现的便意消失。老年抑郁症和老年痴呆可使大脑皮质对排便的控制失调，导致粪便难以排出。

2. 与老化相关的结肠生理功能异常 包括肠肌间神经丛的神经元及神经递质减少，对直接刺激反应下降，肠肌层功能障碍；左半结肠胶原沉积增加，结直肠顺应性异常，导致动力障碍；结肠环肌层抑制性神经传入振幅减小，节段性运动失调，此外60岁及以上人群中血浆脑内啡与结肠受体结合增加等。这些与老化相关的生理功能改变导致老年人群更易罹患便秘。另外，自主神经功能异常、结肠内分泌5-羟色胺的细胞和Cajal间质细胞减少、结肠黏膜氯离子通道功能障碍也与慢性便秘相关。

3. 肛门直肠功能障碍 随年龄增长，肛门直肠功能退化，直肠依从性增加，感受性降低，刺激达不到明显的感受程度，同时最大挤压力下降，直肠壁失去弹性，使老年人容易发生便秘。老年人的结肠传输功能减弱，排空时间延长，集团运动不足以产生明显便意，而节段性收缩失调又使粪便在结肠原地阻滞不前，造成水分大量吸收，粪便坚硬，排出困难。此外，腹肌及盆底肌群的收缩力低下，排便压力不足以超过肛门括约肌压力，此矛盾造成了大便迟迟不能排出。此外，老年人静息和最大肛门括约肌压力降低又可导致排便失禁。

4. 饮食因素 低纤维低热量饮食是常见原因。老年人由于活动少，消耗少以及牙齿咀嚼功能减弱、食欲减退等原因，进食少，尤其纤维素摄入少，使胃肠道得不到有效的刺激，排空减慢，直肠的便意冲动减弱，易致便秘。

5. 药物影响 老年人往往患有多种疾病，需服用多种药物。一些药物也可导致便秘的发生，如镇痛剂（非甾体抗炎药、鸦片类）、麻醉剂、抗酸剂、抗惊厥药、抗组胺药、降压药（钙拮抗剂、可乐定）、抗帕金森药、镇静剂、抗抑郁药（尤其是三环类的抗抑郁药）、止痉药、铁剂、单胺氧化酶抑制剂等，均可导致便秘。

6. 疾病因素 肠道疾病（如动力减弱、憩室、疝、炎症、IBS、肿瘤、肠腔狭窄或梗阻、肠扭转、结直肠术后、直肠膨出、直肠脱垂、肛周疾病等）、内分泌和代谢性疾病（如严重脱水、高钙血症、低钾血症、糖尿病、甲状腺功能减退症、甲状腺功能亢进症、多发内分泌腺瘤、慢性肾病、尿毒症等）、肌病（如淀粉样变性病、皮肌炎、系统性硬化病等）、中枢及外周神经系统疾病（如老年痴呆、帕金森病、多发性硬化症、脊髓损伤等）以及发热、虚弱、卧床、休克等疾病状态均可导致排便困难。

【临床表现与分类】

1. 临床表现 老年人便秘的主要表现是排便次数减少和排便困难。许多老年患者每周排便少于2次，严重者长达2~4周才排便1次。排便不畅，排便时间明显延长，可达30分钟以上。有时每天排便多次，但排出困难，粪便干硬如羊粪状，有排不尽感。常伴有腹胀、腹痛。全身症状可有头晕、头痛、乏力、食欲缺乏、焦虑、心烦及坐卧不安等。

体检腹部触诊有时可在左下腹扪及条索状肿块，如排便后肿块消失，可证实为粪块。肛门指诊可发现有无肛门狭窄、痔疮、肛裂、直肠癌及存留粪块，并可判断肛门括约肌功能状态及反射的敏感性。

2. 分类 老年人便秘的分类，病因上可分为原发性便秘和继发性便秘，原发性便秘又包括功能性便秘（functional constipation，FC）、功能性排便障碍（functional defecation disorder，FDD）和便秘型肠易激综合征（irritable bowel syndrome with constipation，IBS-C）。按病程可分为一时性、急性及慢性便秘，慢性便秘的病程至少为6个月。功能性疾病所致便秘的病理生理学机制尚不明确，按照可能的病理生理学机制，可分为弛缓型、痉挛型及直肠型。而"中国便秘诊治指南"则分为以下四型：

（1）慢传输型便秘（slow transit constipation，STC）：由于肠壁神经的兴奋性低下以及肠张力减弱，结肠传输延缓，肠内容通过缓慢，集团运动达不到推动大量粪便到直肠引起便意的程度，久之粪便干硬，排出困难。其主要症状为排便次数减少、粪便干硬、排便费力，此型最为多见。

（2）排便障碍型便秘（defecatory disorder）：即功能性排便障碍，患者排便过程中腹肌、直肠、肛门括约肌和盆底肌肉不能有效地协调运动，直肠推进力不足，感觉功能下降，从而导致直肠排空障碍。其主要表现为排便费力、排便费时、需要手法辅助排便等，又分为不协调性排便和直肠推进力不足两个亚型。

（3）混合型便秘：患者存在结肠传输延缓和肛门直肠排便障碍的证据。

（4）正常传输型便秘（normal transit constipation，NTC）：IBS-C多属这一型，发病与精神心理异常有关，患者表现为腹痛、腹部不适，排便后可改善。

【并　发　症】

1. 心、脑血管意外　便秘患者往往需要用力排出大便，这对于患有高血压、动脉硬化、冠心病的老年人十分危险，有可能诱发心绞痛、短暂性脑缺血发作以及心肌梗死和脑出血，甚至猝死。

2. 肠梗阻　严重便秘可导致肠梗阻，特别是在直肠型便秘的患者，粪便长期存于直肠，形成坚硬的粪石团块，排出十分困难，甚至要用器械将其捣碎或手术取出。

3. 粪性溃疡　多系粪石等刺激，造成肠黏膜损伤。也有部分患者与结肠血供不良有关。

4. 大便失禁　在便秘的同时，可发生充溢性大便失禁。另外，老年人便意阈值增高，括约肌功能低下，对粪便失去敏感及控制，也常伴随大便失禁。

5. 尿潴留、尿道感染　男性便秘患者，其直肠内容物可压迫增生的前列腺，造成尿频和排尿困难，久之膀胱容量增大，逼尿肌无力，形成尿潴留，而且易发生尿道感染。

6. 肠道病变　由于排便费力，肛门括约肌功能失调，直肠部分或全部黏膜容易脱出肛门以外，形成直肠脱垂。还可导致痔疮、肛裂，随之发生肛门疼痛和出血。但先天性巨结肠在慢性便秘的老年患者中罕见。

【诊断与鉴别诊断】

1. 诊断　慢性便秘的诊断主要基于症状，可借鉴罗马Ⅲ标准中功能性便秘诊断标准。

（1）病史与体格检查：病史诊断十分重要。对老年人便秘应仔细询问病史，了解患者的排便习惯和心理精神状态以及既往病史和用药史，并进行必要的体格检查，包括全身检查、腹部体检和直肠指诊，排除低位直肠和肛门病变如肿瘤、炎症粘连和狭窄、肠套叠及肛周疾病等，还可初步了解肛门括约肌和耻骨直肠肌功能。

（2）实验室检查：便常规和粪便潜血试验应作为常规检查和定期随访项目，同时还需对全身和其他系统疾病引起的便秘进行鉴别，如甲状腺功能减退症、甲状旁腺功能亢进引起的高血钙，癌症晚期体质衰弱等引起的便秘等。

（3）结肠镜检查：用以确定直结肠有无器质性病变，如肿瘤、炎症、狭窄等。长期服用泻药的患者常见结肠黑变病，肠黏膜变黑，显微镜下可见黑色素沉积。有报警征象者，包括粪便潜血试验阳性、贫血、

消瘦、明显腹痛、腹部包块、有结直肠息肉史和结直肠肿瘤家族史的患者均应进行结肠镜检查。

（4）钡餐与钡剂灌肠检查：在无禁忌情况下，钡餐及钡剂灌肠检查可观察胃肠道排空情况，可初步排除器质性病变。钡剂灌肠适用于观察结肠病变。

（5）腹部 X 线检查：可显示大便在结肠中的数量及分布，并有助于确定肠梗阻及梗阻部位。

（6）肠道动力和肛门直肠功能的检测：对症状顽固的难治性便秘患者，应全面了解肠道和肛门直肠功能及形态学异常情况，这些检查包括结肠传输试验、测压法、球囊逼出试验、排粪造影及肛门测压结合腔内超声等。

（7）精神心理评估：慢性便秘患者常伴睡眠障碍、焦虑抑郁情绪等，特别是老年患者常常并存其他慢性疾病，易导致精神心理及情绪异常或者认知功能障碍，在经过调整生活方式和经验治疗仍不能缓解症状时，应进行精神心理和认知功能评估，及时给予相应处理。

2. 鉴别诊断　对近期内出现便秘或伴随症状发生变化的患者，鉴别诊断尤其重要。对有报警征象的老年患者均应进行实验室、影像学和结肠镜检查，以明确便秘是否为器质性疾病所致、是否伴有结直肠的形态学改变。

【治　疗】

治疗目的是缓解症状，恢复正常肠道动力和排便生理功能。总原则是个体化的综合治疗。对大多数老年性便秘，通过饮食和生活方式的改变以及适当地应用泻剂和灌肠剂可以改善。对器质性病变引起的继发性便秘，首先应祛除病因。一时性便秘可用生理盐水、开塞露、甘油栓等灌肠或肛门塞入解除。功能性便秘是老年人便秘的主要形式，其治疗可分为非药物治疗和药物治疗。

1. 非药物治疗　首先，从心理上应解除排便恐惧与焦虑。不要滥用泻药，因为长期服用泻药会使结肠排空异常，直肠容积压力阈值提高，对药物形成依赖，不利于正常排便。此外，避免使用可能引起便秘的药物。应多饮水，尤其是对于应用利尿剂的老年人。保证高纤维饮食，食物不宜过精，应多食粗粮、杂粮，如糠、全麦、燕麦、坚果等。如果饮食中不能保证足够纤维，甲基纤维素、亚麻籽也有帮助。每天参加适量的体力活动和锻炼，可刺激排便，增强腹部肌肉，有助于排便。便秘患者应该在清早，尤其早餐后尝试排便，那时结肠动力最强。

2. 药物治疗　通常在饮食和生活方式改变后仍无效的患者，可考虑通便药物治疗，目的是促进结肠

排便反射及粪便排出。选择时应考虑循证医学证据、安全性、药物依赖性和价效比。根据便秘产生的原因选择不同的泻剂。

（1）滑润性泻药：多为含油脂泻药。对老年人便秘较为合适，能软化粪便，润滑肠壁，使大便易于排出。麻仁润肠丸，口服6～9g。液状石蜡，晚睡前口服20～30ml。

（2）渗透性泻药：对于大多数便秘患者，渗透性泻剂有效且安全。可增加肠腔渗透压，吸附水分，软化大便，促进排便。可用于轻、中度患者，药物有乳果糖、山梨醇、乳酸基等。乳果糖在结肠中可被分解成乳酸和乙酸，可促进生理性细菌的生长。聚乙二醇也是一种高渗性泻剂，近年来用于清洁肠道，为全结肠镜检做准备。硫酸镁只适合短期应用，且禁用于肾功能不全的患者。开塞露含有硫酸镁、山梨醇和甘油，能增加直肠内容积，引起排便意识，但对直肠有刺激作用。

（3）容积性泻药：为不易被肠壁吸收的盐类、容易吸水的亲水胶体及纤维素类，在肠内形成高渗及膨化状态，增加粪便含水量和粪便体积，刺激肠蠕动，产生便意而排便。此类泻药更适宜低渣饮食的老年人，不仅通便，还能控制血脂、血糖，预防结肠癌发生。药物有琼脂类、甲基纤维素等，应多饮水，对于需限制水分摄入的患者应慎用。常用药物有欧车前、麦麸等。

（4）刺激性泻药：作用于肠神经系统，增加肠道动力和刺激肠道分泌，包括蓖麻油和蒽醌类如番泻叶、大黄、果导片、芦荟等，泻下作用强，但可产生腹痛、结肠黑变病等不良反应，还可导致蛋白质丢失和水电解质紊乱、直肠肌丛损害而形成泻剂结肠等。因此，老年人应慎用，仅在缓泻药无效时使用。

（5）灌肠剂：当有粪块时可应用自来水或磷酸氢盐等灌肠。肥皂水灌肠可损害肠黏膜，产生绞痛，应避免。因为随着年龄的增长，直肠体积增加，灌肠剂通常应达到500～1000ml。

（6）促动力药：莫沙必利（mosapride）选择性作用于5-HT$_4$受体，刺激肌间神经丛乙酰胆碱释放，从而促进全肠道运动。常用剂量为5～10mg，3次/天。普鲁卡比利是一种高选择性、特异性的5-HT$_4$受体激动剂，可减轻便秘相关症状，安全性和耐受性良好，提高老年人生活质量。另外，velusetrag和norcisapride是新的选择性5-HT$_4$受体激动剂，目前仍在进行相关研究。

（7）促分泌药：包括氯离子通道激活剂（鲁比前列酮）和鸟苷酸环化酶C（GC-C）激动剂（利那洛肽），两者均可刺激肠液分泌和肠道运动而促进排便。

（8）精神心理治疗：对于便秘合并精神心理或认知障碍的患者，给予抗抑郁焦虑药物治疗或者转至精神心理专科接受治疗。

（9）其他方法：有报道益生菌和中医药治疗均能有效缓解便秘症状；针灸、按摩推拿及骶神经刺激治疗也有助于改善症状。

3. 生物反馈治疗 近年来有文献报道采用生物反馈法治疗便秘，生物反馈治疗对恢复患者中枢排便反射具有积极作用，尤其对于盆底功能失调的患者，疗效较好。

4. 手术治疗 真正需要外科手术的慢性便秘患者尚属少数，当症状严重影响生活质量且经过一段时间严格的非手术治疗无效，可考虑手术治疗，但一定要掌握好手术适应证，术前充分评估、完善相关检查、全面了解肠道和肛门直肠功能及形态学异常严重程度等，有针对性地选择手术方式。

二、老年人腹泻

腹泻（diarrhea）是一种常见症状，表现为大便频率和（或）容量的改变，即排便次数较平时明显增多，如每天超过3次，粪量增加，粪质稀薄或性状异常，如含有黏液、脓血、脂肪等，可同时伴随大便急迫、绞痛、腹胀和大便失禁。老年人经常有胃酸过少或胃酸缺乏，肠蠕动减慢或黏膜免疫功能降低，对感染性腹泻更敏感。老年人对腹泻导致的体液丢失和低血容量耐受性更差，因此病死率明显高于年轻人。

【病理生理与发病机制】

从病理生理学角度，腹泻可分为渗透性、分泌性、渗出性及胃肠道运动功能障碍四种类型。

1. 渗透性腹泻 是指摄入含有渗透性物质的食物或药物，使肠腔内渗透压升高，促使大量液体被动进入肠腔而引起腹泻，其病因可分为外源性和内源性。老年人渗透性腹泻主要是外源性，即由于摄入不易吸收的物质如硫酸镁、硫酸钠、含有柠檬酸盐的泻剂、含有氢氧化镁的抗酸剂以及口香糖、食用糖和水果中含有的一些糖类如甘露醇、山梨醇、果糖等引起。内源性病因又分为先天性和获得性，前者包括双糖酶缺乏、葡萄糖-半乳糖或果糖吸收不良、肠激酶缺乏等，世界上80%的人口存在原发性乳糖酶缺乏，其中美国黑人和犹太人的患病率最高。获得性病因包括吸收不良、胰腺功能不全、麸质过敏性肠病、甲状腺功能亢进、肾上腺皮质功能不全、贾第鞭毛虫感染等，也发生于胃切除术和迷走神经切断术后，倾倒综合征、短肠综合征和慢性小肠缺血或者小肠切除术后的患者。

2. 分泌性腹泻 是由于肠上皮细胞分泌过多的

水和电解质进入肠腔,超过肠道吸收能力时所引起的腹泻。引起分泌性腹泻的病因很多,主要为细菌肠毒素感染,最典型的例子是霍乱弧菌毒素引起的腹泻。此外,药物如非甾体抗炎药(NSAID)、含有镁离子的抗酸剂、抗心律失常药物、β受体拮抗剂、地高辛、氯噻嗪类、茶碱、甲状腺制剂、ACE抑制剂、促动力药等亦可引起分泌性腹泻。内源性或外源性促分泌物,如某些肽、生物胺、激素、前列腺素、胆酸、脂肪酸、某些泻药等,均具有促进肠道分泌的作用。在病理情况下,一些肿瘤可产生大量促分泌物而引起分泌性腹泻。典型例子是血管活性肠肽瘤(VIP瘤),亦称胰性霍乱。还有促胃液素瘤(Zollinger-Ellison综合征)、副甲状腺腺瘤、小细胞肺癌等。广泛性回肠病变、远端回肠切除>100cm或先天性胆酸重吸收障碍及远端结肠绒毛状腺瘤等均可引起分泌性腹泻。

3. 渗出性腹泻 是肠黏膜完整性因炎症、溃疡等病变受到破坏,造成大量渗出引起的腹泻。感染是渗出性腹泻最常见的病因,包括细菌、病毒、寄生虫、真菌感染等。某些非感染性因素也可造成肠黏膜损伤,引起炎症渗出而导致腹泻,如免疫因素、肿瘤、物理化学因素及血管性疾病等。

4. 胃肠运动功能障碍 因肠运动亢进,减少肠上皮吸收的时间和面积,使肠腔内液体向前推进而引起的腹泻,见于肠易激综合征、类癌综合征、甲状腺功能亢进、甲状腺髓样癌、胃部分切除或迷走神经切除后、回盲瓣切除术后及糖尿病性神经病等。肠运动减弱也可使肠内容物滞留,肠菌过度生长,造成肠微生物失衡而引起腹泻。

【临床分类】

腹泻根据病程可分为急性腹泻与慢性腹泻两种,超过2个月者属慢性腹泻。急性腹泻的原因有肠道致病菌及毒素、饮食、药物、感染和缺血;慢性腹泻的原因有胆酸吸收不良、糖类吸收不良、胶原血管疾病、饮食、药物、内分泌紊乱、激素代谢紊乱、感染、炎症性肠病、吸收不良、肿瘤、放射性肠炎、胃切除及小肠切除术等。然而,大约25%的腹泻病因不明。

多数老年人腹泻属于急性腹泻,具有自限性。通常是由于感染(病毒、细菌或寄生虫)、药物或食物不耐受引起。当老年人进食大量的水果或豆类时可能发生急性腹泻。急性血性腹泻可能由于缺血、憩室或者炎症性肠病导致。中毒性腹泻有两种形式:食物中毒和感染性胃肠炎,前者是由于摄入细菌外毒素污染的食物而引起(如金黄色葡萄球菌、蜡样芽孢杆菌、厌氧的革兰阳性的梭状芽孢杆菌所产生的毒素),后者由产生外毒素的细菌感染所导致(如大肠杆菌、难辨梭状芽孢杆菌、霍乱弧菌、肉毒杆菌、副溶血性弧菌等)。

根据大便性状可分为水性、血性和脂性腹泻。血性腹泻包含有血液和白细胞,是由于末端回肠和结肠黏膜受损及炎症所导致。老年患者的常见原因包括缺血性肠炎、结肠肿瘤、炎症性肠病(克罗恩病和溃疡性结肠炎)和放射性肠炎。一些感染可能发展至血性腹泻,如埃尔森菌属、巨细胞病毒、阿米巴痢疾等。脂肪泻是由于食物中脂肪消化不良或吸收障碍所致,表现为粪便量大、恶臭,漂浮着脂肪粒。胰腺外分泌不足,特别是脂肪酶缺乏是导致消化不良的主要原因。胆管梗阻、胆汁淤积性肝脏疾病、回肠疾病等引起胆盐缺乏以及小肠黏膜疾病如麸质敏感性肠病、腹腔疾病、热带口炎性腹泻、贾第鞭毛虫病、克罗恩病、惠普尔(Whipple)疾病等均可导致脂肪泻。消化不良或吸收障碍的患者尽管饮食正常或增多,但常常伴有体重减轻。

老年人腹泻的病因以慢性胰腺炎或其他疾病导致的吸收不良为多。老年人易发生感染,应用抗生素概率高,可致抗生素相关性腹泻。老年人因便秘应用泻药多见,尤其是刺激性泻药如酚酞、番泻叶等易致腹泻。降压药如利血平、胍乙啶等亦可致腹泻。老年人还易出现肠功能紊乱和菌群失调,均可导致腹泻。

【诊　　断】

腹泻是多病因引起的症状,必须进行全面、详细的病史询问和检查,才能得出正确诊断。

首先需要确定患者是否是腹泻、大便失禁或者是大便干结导致的溢出性失禁,然后确定腹泻的分类和鉴别诊断及腹泻的特征。老年人严重腹泻可导致脱水,需要住院治疗。

病史和体格检查为腹泻的病因诊断提供线索,确定腹泻的严重程度。食物中毒通常是进食后6~12小时出现症状,而沙门菌属、弯曲杆菌属等通常12~48小时出现。血性大便常提示感染和炎症、肿瘤,也可发生于缺血性肠炎。有动脉粥样硬化的患者出现无痛性血便时提示结肠缺血。明显的腹部压痛需要立即明确病因。

1. 病史与临床表现

(1)性别、籍贯、职业:一般资料很重要。例如,结肠癌多见于中老年人男性患者,炎症性肠病(包括克罗恩病、溃疡性结肠炎)多见于中青年,甲状腺功能亢进或甲状腺功能减退多见于女性患者,血吸虫病见于流行区的农民和渔民等。要注意询问接触史、服药史、过敏史、饮食习惯（牛奶和糖类）、家族史（特别是糖尿病、遗传性息肉病等）、旅行情况、腹部手术史和放射治疗史。

（2）起病和病程：起病急，腹泻次数频繁，且伴发热、腹痛、恶心、呕吐者，多为肠道感染性疾病，小肠感染常为水样泻，大肠感染常含血便。炎症性肠病、吸收不良综合征、肠易激综合征等引起的腹泻，可长达数年至数十年，常呈间歇性发作。结肠癌引起的腹泻很少超过2年。

（3）排便情况、粪便外观与腹痛性质：病变在直肠和（或）乙状结肠的患者多有频繁便意和里急后重，每次排粪量少或只排出少量气体和黏液，可混有脓血，腹痛位于下腹部或左下腹部，便后可稍减轻。小肠病变的腹泻每次粪量较多，腹泻次数相对较少，无里急后重，粪便稀烂呈液状，腹痛位于脐部，多为间歇性阵发性绞痛伴肠鸣音亢进。小肠吸收不良者，粪呈油腻状，多泡沫，含食物残渣，有恶臭。慢性痢疾、血吸虫病、溃疡性结肠炎、直肠癌等病引起的腹泻，每天排便次数不多，粪便常带脓血。肠结核常有腹泻和便秘交替现象。粪量大于每天5L，应考虑霍乱（米汤样大便）或内分泌性肿瘤引起的腹泻。肠易激综合征的功能性腹泻多在清晨起床后和餐后发生，粪便有时含大量黏液。影响睡眠的夜间腹泻多系器质性疾病所致。

（4）伴随症状：慢性腹泻伴发热时，要考虑阿米巴病、肠结核、淋巴瘤及炎症性肠病等。显著消瘦和（或）营养不良要考虑引起小肠吸收不良的各种疾病、胃肠道恶性肿瘤、克罗恩病及甲状腺功能亢进等。有关节炎症状者要考虑炎症性肠病、Whipple病。肠易激综合征常伴情绪改变、头晕、失眠、健忘等。腹泻伴严重消化性溃疡表现者要排除Zollinger-Ellison综合征。

2. 实验室检查

（1）粪便检查：均应行常规粪便、隐血检查和粪便培养。粪便中乳铁蛋白和钙卫蛋白可反应肠道炎症。可行粪便脂肪定性（苏丹染色）和定量检查。必要时行粪便电解质浓度和24小时排量测定，粪便渗透压和血浆-粪便溶质差测定及粪便滤液pH测定。有严重腹泻和发热，血便，粪便中含白细胞或病程迁延（>14天）的患者应做大便培养。到地方病流行区旅游或生活的患者，大便标本应做虫卵或寄生虫培养。

当诊断不明时，最简单最重要的检查就是大便定量，收集72小时粪便，可获得有关大便重量和脂肪吸收效率的信息。大便脂肪浓度>9.5g/100提示胰腺分泌不足或胆汁性腹泻。

（2）血液检查：血常规、血电解质检查（钾、钠、钙、氯、磷、铁、微量元素）、血浆叶酸和维生素B_{12}浓度、尿素氮、肌酐以及营养参数如白蛋白、总蛋白等。

（3）小肠功能试验：包括检查粪便中不消化食物和粪脂测定或做脂肪平衡试验观察其粪中脂肪排量，粪脂量超过正常时反映小肠吸收不良，可因小肠黏膜病变，小肠内细菌过度生长或胰腺外分泌不足等原因引起；D-木糖吸收试验阳性者反映空肠疾病或小肠细菌过度生长引起的吸收不良；还可做乳糖耐量试验了解小肠黏膜有无乳糖酶的缺乏。另外，氢呼气试验可了解有无乳糖或其他双糖吸收不良，对小肠内细菌过度生长或小肠传递过速有价值；回肠功能不良或切除过多及小肠细菌过度生长时，^{14}C-甘氨酸呼气试验可显示肺呼出的$^{14}CO_2$和粪排出的$^{14}CO_2$明显增多。胰功能试验异常时表明小肠吸收不良由胰腺疾病引起。

（4）血浆激素和介质测定：对分泌性腹泻的诊断有重要意义，包括血浆血管活性肠肽（VIP瘤）、促胃液素（Zollinger-Ellion综合征）、5-羟色胺、P物质、组胺、前列腺素（类癌）、降钙素（甲状腺髓样癌）、甲状腺激素（甲状腺功能亢进或甲状腺功能减退）、尿5-羟吲哚乙酸（类癌）等检测。

（5）腹部B超：为无创和无放射性检查方法，应优先应用于腹部检查。

（6）X线检查：根据病情需要，选择腹部平片、上消化道钡餐、钡灌肠检查等。腹部平片有助于了解胰腺有无钙化，后者提示慢性胰腺炎。还可显示部分肠梗阻或解剖异常。上消化道钡餐检查可提示有无Zollinger-Ellison综合征、胰腺疾病、胃手术后状态或其他产生腹泻的器质性疾病。CT和选择性血管造影检查可发现原发和转移肿瘤。

（7）内镜检查：乙结肠镜可直接显示直肠和下段结肠黏膜情况，可观察有无病变提示，如肿瘤、阿米巴痢疾、溃疡性结肠炎、结肠克罗恩病、缺血性肠炎及肠道特异性炎症等，并可行黏膜活检，是很有价值的检查手段。小肠镜可观察十二指肠和空肠近端病变并做活检。小肠黏膜绒毛萎缩变平可见于多种原因引起的小肠吸收不良。如果无麦麸饮食治疗后萎缩的绒毛恢复正常，则可作为诊断成人乳糜泻的依据。怀疑胆道和胰腺疾病时，ERCP有重要价值。

【治　疗】

腹泻是临床症状，应给予病因及支持和对症治疗。

1. 病因治疗　急性腹泻一般呈自限性，需要液体支持治疗。伴有水泻的老年患者应严密监测和住院治疗。感染性腹泻需要给予抗生素。慢性胰腺炎导致的消化不良性腹泻，可给予胰酶替代治疗。肠菌过度生长引起的腹泻可给予益生菌维持肠微生物的平衡。乳糖不耐受和麦麸性乳糜泻所致的腹泻需在饮食中分别剔除乳糖或麦麸类成分。高渗性腹泻应停用造成高渗的食物或药物。胆盐重吸收障碍引起的腹泻可用考来烯胺吸附胆汁酸而止泻。胆盐缺乏性的腹泻，可用中链脂肪酸治疗，因为中链脂肪酸不经胆盐水解即可被吸收。

2. 对症治疗

（1）腹泻严重者，应给予补充液体和电解质，纠正腹泻所引起的失水、电解质紊乱及酸碱平衡失调。

（2）止泻药：使用止泻药的原则是①严格掌握适应证，以免发生不良反应；②诊断不明或不能排除感染、中毒时，慎用；③避免成瘾，对严重失水、非感染性腹泻者可短期使用。

常用止泻药有：①吸附剂：蒙脱石粉为一种天然黏土，有较强的吸附作用，并可增强肠道黏膜屏障功能。另外，还有白陶土、药用炭、果胶等，对轻度腹泻安全有效。②肠黏膜保护剂：如氢氧化铝凝胶、鞣酸蛋白等，具有保护胃肠黏膜、收敛止泻作用。③抑制肠道分泌：次水杨酸铋，脑啡肽酶抑制剂（消旋卡多曲颗粒，但本品不推荐老年患者使用）。④肠动力抑制剂：地芬诺酯和洛哌丁胺（商品名：易蒙停）可抑制肠平滑肌收缩，减少蠕动；减少肠壁神经末梢释放乙酰胆碱，直接抑制肠蠕动。当腹泻严重而无感染时可试用。

（叶　梅）

思　考　题

1. 简述老年人便秘的病因与发病机制。
2. 阐述老年人便秘的治疗。
3. 阐述老年人腹泻的病因、诊断及治疗。

第九节　老年人缺血性肠病

缺血性肠病（ischemic bowel disease）是指肠壁血液灌注不良引起的肠壁缺血性病变，可累及整个消化道，主要累及结肠，老年人常见。随着人口老龄化、动脉硬化相关疾病发病率增加，各种无创性或有创性检查技术的发展，缺血性肠病的患病率也有所增加。按病因和发病机制可分为急性肠系膜缺血（acute mesenteric ischemia, AMI）、慢性肠系膜缺血（chronic mesenteric ischemia, CMI）和缺血性结肠炎（ischemic colitis, IC）。根据病因和病理将缺血性肠病分为肠系膜动脉栓塞、肠系膜动脉血栓形成、肠系膜静脉血栓形成和肠系膜血管非闭塞性缺血。

【病因与发病机制】

引起老年人肠缺血的主要病理基础是血管本身的病变、血栓形成或栓塞和血流量不足或血液的高凝状态。

1. 血管病变、血栓形成或栓塞　最常见的原因是动脉粥样硬化、糖尿病等。肠系膜动脉的阻塞主要由动脉粥样硬化和风湿性心脏病引起的血栓形成或栓塞。老年人伴有心脏血管基础疾病如高血压、风湿性心脏瓣膜病、心肌梗死、心房颤动、细菌性心内膜炎等，均有发生血栓形成或栓塞的可能，而发生肠缺血、缺氧和坏死。当黏膜下血管发生广泛的凝血和坏死时，可发生腹泻、血便和腹痛。当进一步发展波及肠肌层和浆膜层时，可以发生肠穿孔和腹膜炎等严重并发症。

2. 血流量不足或血液的高凝状态　动脉粥样硬化患者如果遇到严重心律失常、心力衰竭、休克等常引起内脏血流量下降，同时在大量应用利尿剂、强心药或合并有肠梗阻、肠扭转等情况下，会加重这种低血流状态而诱发肠缺血。真性红细胞增多症、血小板增多症、肿瘤等疾病使血液呈高凝状态，导致血流缓慢，血栓形成或堵塞肠道血管可诱发该病的发生。代谢性酸中毒和严重感染也可影响血管的舒缩功能，加重肠管的缺血性损伤。

【临床表现】

1. 急性肠系膜缺血（AMI）　AMI的三联征：剧烈上腹痛或脐周痛而无相应的体征，器质性心脏病合并心房颤动，胃肠道排空障碍。早期临床表现缺乏特异性，其特点为突发剧烈腹痛伴频繁呕吐和腹泻为主要症状，而查体可无明显异常。约75%患者仅潜血阳性，15%患者可伴有血便；部分患者可发现肠梗阻；部分重症患者可出现溃疡及穿孔。一般在腹痛24小时后，可以出现果酱或鲜红色的血便，这是肠梗死的可靠征象。呕吐物为暗红色血性液体；腹腔穿刺可以抽出血性液体。随着肠坏死和腹膜炎的发展，腹胀渐趋明显，肠鸣音消失，出现腹部压痛、腹肌紧张等腹膜刺激征。本病起病急，病死率高。

2. 慢性肠系膜缺血（CMI）　典型症状为餐后腹痛、厌食和体重减轻。腹痛位于脐周或左下腹多见（与缺血的肠段有关），多发生于餐后，1~2小时达到高峰，随后腹痛逐渐减轻，取蹲坐位或卧位可使部分患者腹痛缓解。腹痛的发生与餐后胃肠道活动增多、代谢增加和血供不足有关。部分患者可有恶心、呕吐、腹胀，吸收不良者可发生脂肪泻。患者惧怕进食出现体重下降。体格检查发现患者消瘦、营养不良、腹部体征与症状不相符，即使是在严重腹痛发作时，腹部压痛轻微而无肌紧张和反跳痛。

3. 缺血性结肠炎（IC） 典型症状为腹痛、多位于左下腹部，为突发绞痛，轻重不一，进食后加重。腹痛多伴有便意，部分患者可在 24 小时内排出与粪便相混合的红色或暗红色血便。其他症状有厌食、恶心、呕吐、低热等。体格检查发现左下腹轻中度压痛，发生肠梗死时可出现压痛，反跳痛、肌紧张等腹膜炎体征。肠鸣音开始亢进，后逐渐减弱甚至消失。

【实验室与辅助检查】

无论是急性肠系膜缺血还是慢性肠系膜缺血或缺血性结肠炎，都缺乏特异性检查方法，需要结合病史综合考虑。

1. 实验室检查 血白细胞、血或腹水淀粉酶、血清肌酸激酶、乳酸脱氢酶、碱性磷酸酶都可增高，但对缺血性肠病的诊断无特异性。D-二聚体升高对诊断肠缺血有一定意义，D-二聚体 $>0.9mg/L$ 时，对本病诊断特异性 92%、敏感性 60%、准确性 69%，但其升高程度与病情严重程度的关系仍不清楚。肠脂肪酸结合蛋白（intestinal fatty acid binding protein，I-FABP）是由肠上皮细胞分泌的一种水溶性蛋白质，肠道缺血受损时能迅速进入血循环，最终从尿液排出体外，血清和尿液 I-FABP 升高可望成为肠缺血、肠坏死的敏感指标，有待进一步研究。

2. 腹部 X 线检查 是 AMI 最基本的检查。最典型征象是指压征，为增厚的肠壁黏膜下水肿所致。部分患者因肠痉挛致肠腔内气体减少，亦有部分患者因肠梗阻范围较广致肠腔内充满气体。钡灌肠检查可见受累肠段痉挛、激惹；病情发展后期，可由于黏膜下水肿、皱襞增厚等原因致肠管僵硬似栅栏样；同时，肠腔内钡剂充盈形成扇形边缘。溃疡形成后，可见黏膜粗糙，呈齿状缺损。后期出现管状狭窄和囊袋形成。钡剂检查可能加重肠缺血甚至引起肠穿孔，腹膜刺激征阳性患者禁忌钡剂检查。

3. 超声检查 B 超能显示腹腔动脉、肠系膜上动脉、肠系膜下动脉和肠系膜上静脉的狭窄和闭塞；脉冲多普勒超声能测定血流速度，对血管狭窄有较高的诊断价值。同时，超声检查还可见肠壁增厚、腹水、门静脉-肠系膜静脉内积气。

4. 计算机体层摄影（CT）检查 CT 增强扫描和 CT 血管成像（CTA）可观察肠系膜动脉主干及其二级分支的解剖情况。AMI 直接征象为肠系膜上动脉不显影、腔内充盈缺损、平扫可为高密度（亚急性血栓）；间接征象有肠系膜上动脉内积气、肠系膜水肿、肠型增厚。肠壁积气、腹水等则提示肠管坏死。CMI 直接征象为动脉狭窄、动脉不显影、腔内充盈缺损等；

间接征象有血管壁钙化、侧支形成、肠腔扩张、肠系膜水肿、肠壁增厚。

5. 结肠镜检查 是缺血性结肠炎主要诊断方法。镜下表现为肠黏膜充血、水肿、瘀斑、黏膜下出血，黏膜呈暗红色、血管网消失，可有部分黏膜坏死，继之黏膜脱落、溃疡形成。病变部位与正常肠段之间界限清晰，一旦缺血改善，其症状消失快，病变恢复快，是与其他肠炎相鉴别的关键之一。镜下所见出血结节是 IC 的特征性表现，由黏膜下出血或水肿形成所致。病理组织学可见黏膜下层有大量纤维素血栓和含铁血黄素细胞，为此病特征。

AMI 如累及结肠，内镜改变与 IC 大致相同；CMI 内镜检查无确切意义，但可排除其他病症。

6. 选择性血管造影 是诊断急性肠系膜缺血的主要方法。阳性征象有：①栓子，肠系膜上动脉内的圆形充盈缺损，伴远端血管完全或次全闭塞。②血栓形成，常在肠系膜上动脉起始处，可见血管突然中断，可伴有反应性血管收缩，管径普遍变细。③肠系膜静脉血栓形成，表现为门静脉、肠系膜静脉系统发生闭塞，伴有血管腔内充盈缺损或静脉侧支形成；并可在诊断的同时直接进行血管内药物灌注治疗和介入治疗，但对于选择性血管造影正常者，不能排除非闭塞性血管缺血。

【诊断与鉴别诊断】

缺血性肠病在临床上无特异性诊断方法，因而早期确诊比较困难。老年人有动脉粥样硬化、原发性高血压、心血管病（心律失常、心脏瓣膜病、心力衰竭、近期心肌梗死）、糖尿病等病史，症状有恶心、呕吐、腹痛、腹泻和血便，伴有里急后重，而大便检查不支持细菌性感染，结合相应的实验室及辅助检查应考虑本病。肠壁组织病理学检查以缺血性改变为主要特点，伴血管炎、血栓形成及血管栓塞病变者即可确诊。

缺血性结肠炎需要与炎症性肠病（溃疡性结肠炎、克罗恩病）鉴别，虽然炎症性肠病的临床表现与缺血性结肠炎类似，但具有炎症性肠病的病史和病变特征，具有复发率高的特点。此外，慢性缺血性肠病还需要与肠肿瘤、肠结核或其他肉芽肿性肠疾病等区别。

急性肠系膜缺血需与急腹症鉴别，如胆囊炎和胆石症、急性胰腺炎、急性肠梗阻、消化道穿孔、急性阑尾炎、急性出血性局限性肠炎和一些绞窄性疾病，如绞窄性腹外疝、肠扭转、肠套叠和卵巢囊肿扭转等，可根据病史、X 线检查、内镜检查及组织学检查鉴别开来。

【治 疗】

（一）内科治疗

1. 积极治疗原发病 如纠正心力衰竭和心律失常，补充血容量，同时尽可能避免使用促进肠缺血的血管收缩剂和洋地黄类药物，以免诱发或加速肠管坏死；慎用肾上腺糖皮质激素，以免坏死的毒素扩散和促发肠穿孔。

2. 营养支持治疗 禁食，必要时胃肠减压，纠正水电解质和酸碱平衡失调，加强营养支持治疗，以促进肠黏膜细胞功能的恢复。密切观察血压、脉搏、每小时尿量等，必要时需要监测中心静脉压或肺毛细血管楔压，以便合理应用血管活性药物。

3. 抗生素 选用足量、广谱而有效的抗生素，抗菌谱应覆盖需氧菌及厌氧菌。

4. 应用血管扩张剂 根据病情的急缓可应用：罂粟碱 30mg 肌内注射，每天 1～3 次，严重时可用 30mg/h 的速率静脉泵入；丹参 30～60ml 加入 250～500ml 葡萄糖注射液中，静脉滴注，每天 1～2 次；前列地尔 10μg，静脉滴注，每天 1 次，以上药物疗程 3～7 天，少数患者可用至 2 周。

5. 抗栓治疗 急性期抗血小板治疗，可用阿司匹林每天 200～300mg 或氯吡格雷每天 150～300mg，且密切观察，防止出血；抗凝及溶栓治疗，主要适用于肠系膜静脉血栓形成，确诊后尽早使用尿激酶 50 万 U，静脉滴注，每天 1 次；并给予肝素 20mg，静脉滴注，每 6 小时 1 次，疗程 2 周，使用过程中要注意出血倾向，监测出、凝血功能以便随时调整剂量。抗凝治疗不能溶解已形成的血栓，但能抑制血栓蔓延，配合机体自身的纤溶系统溶解血栓。对于急性肠系膜动脉血栓，一旦诊断，对有适应证者应尽早进行介入治疗。

（二）介入治疗

1. AMI 的介入治疗

（1）适应证：①肠系膜上动脉主干阻塞、无明确肠管坏死证据、血管造影能够找见肠系膜上动脉开口者；②存在外科治疗的高风险因素（如严重心脏病、慢性阻塞性肺气肿、动脉夹层等），确诊时无肠坏死证据；③外科治疗后再发血栓、无再次手术机会，有进一步治疗价值者。

（2）禁忌证：①就诊时已有肠坏死的临床表现。②导管不能找见肠系膜上动脉开口者。③存在不利血管解剖因素，如严重动脉迂曲、合并腹主动脉瘤-肠系膜上动脉瘤，手术风险大、成功率低者；肾功能不全为相对禁忌，但预后较差，要综合考虑。

（3）方法：①溶栓治疗，可经导管选择性注入尿

液酶 20 万 U、罂粟碱 30～120mg，同时配合全身抗凝及扩张血管药物和应用；②机械性清除栓子，可用导管抽吸栓子和血栓，或者用器械清除栓子和血栓；③其他，术中给予解痉剂，用血管内保护器、植入支架等。

2. CMI 的介入治疗 治疗 CMI 的目的是解除腹痛、改善营养不良、预防突发肠梗死。而无症状 CMI 是否需要治疗，尚存争议，对严重狭窄且可能诱发急性血栓者建议介入治疗。

适应证：①腹腔动脉或肠系膜上动脉狭窄＞70%，且有症状者；②两支及两支以上系膜动脉（腹腔动脉、肠系膜上动脉、肠系膜下动脉）病变、狭窄程度＞50%者；③肠系膜动脉狭窄或阻塞，外科治疗后发生再狭窄；④无症状的腹腔动脉或肠系膜上动脉狭窄，存在胰、十二指肠动脉瘤或瘤样扩张者；⑤肠系膜上动脉主干夹层造成管腔狭窄，具有血流动力学意义，无外科治疗指征者；⑥主动脉夹层内膜片或假腔累及肠系膜动脉开口、有肠缺血症状者。

禁忌证：①存在肠管坏死或腹腔炎症；②肠系膜动脉主干狭窄合并多发末梢分支病变；③肠系膜动脉狭窄，病变同时累及多支空、回肠动脉开口；④大动脉炎引起的肠系膜动脉狭窄、动脉炎处于活动期；⑤存在其他不适宜做血管造影和介入治疗的情况。

方法：①单纯球囊扩张术：疗效有限，术后 6 个月内复发狭窄率达 60%～70%；②植入支架：治疗腹腔动脉、肠系膜上动脉开口处狭窄宜首选球囊扩张式支架。

介入治疗肠系膜动脉狭窄的技术成功率为 90%～95%，临床有效率 80%～95%，并发症发生率 0～10%，随访 3 年以上的通畅率为 82%～89%。

（三）手术治疗

手术治疗主要的手术方式有动脉栓子摘除术和肠系膜动脉血管重建术（mesenteric artery reconstruction, MAR）。诊断急性肠系膜动脉栓塞时，12～16 小时以内，应积极开展肠系膜动脉取栓术，可避免肠坏死或缩小肠切除范围。已发生部分肠坏死时，也应先取栓，使大部分可逆的肠管恢复血运，然后再切除坏死肠袢。根据肠缺血的性质、程度和范围，还可采取局部动脉内膜切除术（local endarterectomy, LEA）、血管再植术、血管成形术、经主动脉动脉内膜切除术（transaortic endoarterectomy, TAE）、动脉搭桥术（bypass grafting, BPG）等。

【预 后】

缺血性肠病常无特有的临床表现，误诊、漏诊率

较高，治疗的成功依靠早期诊断和及时的介入和手术。国外报道，AMI 患者 90 天、1 年和 3 年累积生存率分别为 59%、43% 和 32%。IC 轻症多为一过性，通常在 1～3 个月内恢复，并不留后遗症；重症经积极处理，约半数可在 24～48 小时内缓解，1～2 周病变愈合，严重者 3～7 个月愈合，少数恶化或进入慢性期。多器官功能衰竭、严重感染、心肌梗死是影响患者预后的主要因素，但多数老年患者一般情况较差，并发症和伴发病多，对手术治疗及介入治疗的耐受性差，治疗不及时死亡率高。

（熊枝繁）

思 考 题

1. 缺血性肠病的临床特点是什么？
2. 老年人缺血性肠病最常见的病因是什么？
3. 老年人缺血性肠病怎样治疗？

第十节　老年人消化系肿瘤

一、老年人食管癌

食管癌（esophageal carcinoma）是老年人常见的消化道恶性肿瘤之一。中国是食管癌的高发国家，也是世界上食管癌死亡率最高的国家之一，其标化的年死亡率为（14.59～234）/10 万，2015 年 CA: A Cancer Journal for Clinicians 的数据显示平均死亡率为 37.5/10 万，占各种恶性肿瘤的第 2 或第 3 位。国外食管癌的死亡率占第 7 位。我国食管癌的发病呈地区性分布，高发区一般位于贫困地区，如河南省林县、大别山地区、新疆哈萨克族聚居区，其发病率、死亡率在各种肿瘤中居首位。男女比例约为 2：1，发病率随年龄增加，50～70 岁为发病和死亡高峰，占全部的 60% 以上。

【病因与发病机制】

食管癌的病因不完全清楚，一般认为是多因素综合作用的结果。

1. 饮食因素与慢性食管刺激　吸烟、饮酒、进食过快过烫、粗糙食物、喜酸菜等习惯以及某些食管病变如食管贲门失弛缓症、食管憩室、反流性食管炎、食管良性狭窄及食管黏膜白斑等对食管黏膜造成的慢性刺激，可引起食管上皮增生，导致癌变。Barrett 食管发展为食管癌的危险性较一般人群高 30～40 倍。

2. 营养因素和微量元素　食管癌高发区多在贫困地区，自然条件差，饮食中缺乏维生素 A、维生素 B_2、维生素 C、维生素 E、烟酸、动物蛋白、脂肪、新鲜蔬菜、水果。流行病学调查显示，食管癌高发区水和土壤中钼、硒、锰、铁、镍、锌等微量元素含量较低。

3. 亚硝胺类化合物　亚硝胺类化合物是很强的致癌物质，亚硝胺及其前体可通过饮水和食物摄入人体。从膳食中摄入亚硝胺的量与食管癌的发病率呈正相关。

4. 真菌与病毒的致癌作用　各种霉变食物能产生致癌物质，黄曲霉素 B_1、串珠镰刀菌、交链孢霉、白地霉菌等不仅能将硝酸盐还原成亚硝酸盐，还能分解蛋白质，增加食物中胺含量，促进亚硝胺的合成。此外，人乳头瘤状病毒和 EB 病毒与食管癌的发生有关。

5. 遗传因素　食管癌常表现为家族聚集现象，提示食管癌存在遗传倾向。一些癌基因如 C-myc、EGFR、cyclin D、Int-1、HER-1 等在食管癌中表达增强，而抑癌基因如 Rb、p53、APC、MCC、DCC、p16 等则表达缺失或低下。

【病　理】

食管癌好发于食管中段（占 50%～60%），其次为食管下段（20%～30%），上段少见。早期食管癌是指原位癌和早期浸润癌，前者为上皮内癌，后者癌浸润黏膜下层，但未侵及肌层。早期食管癌一般根据内镜或手术标本所见，分为隐伏型、糜烂型、斑块型及乳头型。中晚期食管癌可分为髓质型、蕈伞型、溃疡型、缩窄型、腔内型及未定型。病理类型 90% 以上为鳞状上皮细胞癌，起源于食管黏膜，少数为腺癌，占 5% 左右，来自 Barrett 食管，还有少数为未分化癌和癌肉瘤。老年人食管癌组织以中高分化者为多，低分化者少见。一般认为食管癌的发生存在由炎症、异型增生、癌的发展序贯过程。

食管癌的食管壁内扩散较常见，可直接浸润邻近器官和组织如气管、肺、主动脉、胸膜等；亦可经淋巴管转移，可累及纵隔、腹部及颈部淋巴结等；血行转移较少见，主要见于晚期病例，常转移至肝、肺、骨、肾、肾上腺、腹膜及脑。

对食管癌的临床病理分期，国际抗癌联盟（UICC）TNM 分期法见表 11-6。

表 11-6　国际抗癌联盟（UICC）TNM 分期（1997）

分期	肿瘤	淋巴结	远处转移
0 期	Tis	N_0	M_0
Ⅰ 期	T_1	N_0	M_0
Ⅱ A 期	T_2	N_0	M_0
	T_3	N_0	M_0

续表

分期	肿瘤	淋巴结	远处转移
ⅡB 期	T_1	N_1	M_0
	T_2	N_1	M_0
Ⅲ 期	T_3	N_1	M_0
	T_4	N_1	M_0
Ⅳ 期	任何 T	任何 N	M_1
ⅣA 期	任何 T	任何 N	M_1a
ⅣB 期	任何 T	任何 N	M_1b

注：Tis，原位癌；T_1，肿瘤侵及腔内和黏膜下层；T_2，肿瘤侵及肌层；T_3，肿瘤侵及食管外膜；T_4，侵及邻近器官；N_0，无区域淋巴结转移；N_1，有区域淋巴结转移；M_0，无远处转移；M_1a，有腹腔淋巴结转移；M_1b，有其他远处转移

【临床表现】

1. 早期食管癌的主要症状 老年人早期食管癌的症状多不明显，间断发生，易被忽视。常见的症状如下：

（1）胸骨后灼痛：胸骨后烧灼感、针刺痛或牵拉痛，以咽下过热、粗糙或刺激性食物时为著。初始症状较轻，可反复发作。

（2）食管内异物感：可早期出现，随着病情进展，可出现吞咽哽咽感，甚至疼痛等。

（3）食物通过停滞感：吞咽食物或饮水时，有食物通过缓慢并停滞的感觉。

（4）咽部干燥与紧缩感：咽部的一种异样感觉，与咽食管括约肌收缩有关。

（5）上腹部疼痛：表现为持续性隐痛或烧灼痛，多在吞咽食物时出现，食后减弱或消失。

2. 中晚期食管癌的主要症状

（1）进行性吞咽困难：是食管癌最典型的症状。开始进食固体食物时明显，后期进液体食物亦感困难。吞咽困难与食管癌的机械性梗阻、不规则狭窄以及食管壁破坏和失去弹性有关。伴有的食管壁炎症、水肿、痉挛等，加重吞咽困难。

（2）吞咽疼痛：多为隐痛、灼痛或刺痛，吞咽时加重，系由癌组织溃烂、浸润或近段食管炎所致，疼痛可涉及颈、肩胛、前胸和后背等处。

（3）呕吐：系梗阻的食管近段扩张和潴留引起，吞咽困难加重时可出现呕吐，呕吐物多为吞咽不能通过的食物和分泌物。

（4）其他症状：晚期患者，由于长期摄食不足，出现明显脱水、营养不良、消瘦和恶病质；当癌组织侵及或压迫喉返神经引起声带麻痹，可出现声嘶或失音，多见于食管上段癌；当癌肿侵及邻近器官并发穿孔时，可发生食管-支气管瘘、肺炎、肺脓肿、纵隔脓肿及大出血等；如有肺、肝、脑等重要脏器转移，可能出现呼吸困难、黄疸、腹水、昏迷等症状。

3. 体征 早期体征可缺如。晚期出现消瘦、贫血、营养不良、脱水或恶病质等体征。当癌转移时，可出现相应脏器病变的体征。

【实验室与其他检查】

1. 内镜检查 是诊断食管癌的主要手段，可直接观察癌肿形态，并可在直视下做活组织学检查，以确定诊断。可用黏膜染色方法提高内镜检出率。用Logul 碘液染色，正常鳞状细胞因含糖原而着棕褐色，癌组织不着色；用甲苯胺蓝染色，食管黏膜不着色，但癌组织可染成蓝色。超声内镜能判断癌浸润深度，对黏膜各层以及食管外病变的判断很有帮助。新的内镜技术的发展，如窄带光谱内镜（NBI）、色素内镜、红外内镜、分子影像技术等，可以促进食管癌的早期诊断与发现。

2. 食管X线检查 早期食管癌X线钡餐造影的征象，可有食管局部黏膜增粗、扭曲、紊乱、交错、边缘毛糙甚至中断，小溃疡龛影或小结节状充盈缺损，管壁局限性僵硬和扩张不良等。中晚期患者可见病变黏膜充盈缺损或块影，管壁僵硬，管腔狭窄，近端食管扩张。

3. 食管黏膜脱落细胞学检查 常采用食管拉网法进行细胞学检查，方法简便，诊断阳性率可达90%，适用于大规模的人群普查。

4. CT 检查 可显示癌灶大小、浸润范围以及与邻近纵隔器官的关系，还可判断淋巴结有无肿大及远处脏器有无转移。

【诊断与鉴别诊断】

老年人食管癌的诊断主要依靠内镜活组织学检查、刷检和细胞学检查，超声内镜和CT检查有助于临床病理分期。凡出现进食后停滞感或吞咽不适者，应尽快做相应检查以明确诊断。

食管癌应与食管贲门失弛缓症、胃食管反流病、食管良性狭窄、食管裂孔疝、食管平滑肌瘤、食管憩室、食管静脉曲张、纵隔肿瘤、胸内其他肿瘤压迫食管等疾病鉴别。

【治疗】

老年食管癌患者只要有手术适应证，应积极争取手术治疗。但随着内镜技术的进展，早期食管癌如高级别瘤变或黏膜内癌，可以通过内镜治疗，内镜下黏膜剥脱术（ESD）具有良好治疗效果。

研究表明，老年患者行食管根治术，其术后并发症及死亡率与年轻人比较无显著性差异。中晚期患者，如有远处转移，一般状况较差，而且合并其他脏器病变不能耐受手术者，可做姑息治疗。手术治疗主要包括食管癌根治性切除术，姑息性切除术，食管癌切除后食管重建术及减状术，后两者均适用于中晚期 T_3、T_4 期患者。

放射治疗主要适用于手术难度大的上段食管癌和不能切除的中、下段食管癌，可选用 ^{60}Co、直线加速器、电子感应加速器等做体外照射，也可行体外和食管腔内两者结合进行放射治疗。

食管癌对化疗不敏感，对不能手术及放疗者，化疗可使部分患者肿瘤缩小，症状缓解，延长生命。单纯化疗疗效差，可与手术、放疗配合进行治疗。

近年来，经内镜注射抗癌药物、内镜激光或微波、内镜下食管扩张术及内支架留置术等方法，为中晚期食管癌患者的姑息治疗提供了新的手段，取得一定疗效。

【预　　后】

早期食管癌手术切除后 5 年生存率可达 90% 以上，而中晚期患者仅为 6%～15%，故早期诊断十分重要。出现症状而未经治疗的食管癌患者，生存期一般在一年以内。早期发现、早期诊断与早期手术可显著改善预后。食管癌患者，如病变位于食管上段，病变长度超过 5cm，浸润食管肌层，癌细胞分化程度差及已有转移，预后不良。肿瘤的临床病理分期而非年龄是影响预后的重要因素，但多数老年患者一般情况较差，并发症和伴发病多，对手术及放化疗的耐受性差，预后较差。

【预　　防】

老年人食管癌的预防措施包括：①养成良好生活习惯，禁烟酒，多吃新鲜蔬菜水果及食物；②多补充维生素，尤其是维生素 A、维生素 B_2、维生素 C 和维生素 E；③积极防治反流性食管炎，对食管上皮中、重度不典型增生者给予维生素 A、B 族维生素及抗氧化治疗；④开展防癌教育，对高危人群应监测随访，定期内镜或食管脱落细胞学检查，争取早期发现，早期诊断，早期合理治疗，以改善预后，提高生存率。

二、胃　癌

胃癌（carcinoma of stomach）是消化道最常见的恶性肿瘤，其死亡人数在我国居恶性肿瘤的首位。在多数西方发达国家胃癌的发病率较低，曾经是高发国的日本发病率也正在逐年下降。我国胃癌的发病率以

青海、宁夏、甘肃最高，广西、广东、贵州最低。男性比女性多见，45 岁以上的人群患病较多，老年人多发于 70 岁以上，但近年来 35 岁以下的青年人胃癌也不少见。2015 年 CA: A Cancer Journal for Clinicians 的数据显示平均发生率 67.9/10 万，平均死亡率 49.8/10 万，老年人的胃癌病程短，进展快，以淋巴转移为主，易出血，以黑便为主，多发贫血，手术率低，早期诊断对于提高胃癌患者的生存率起重要作用。

【病因与发病机制】

尽管经过数十年来的深入研究，胃癌的病因仍然无定论，多数学者认为胃癌的发病与以下因素有关：

1. 环境因素　胃癌的地理分布特点是：在北半球，胃癌高发区位于纬度较高的地区，在南半球则趋向海拔较高的地区。我国属于胃癌高发区，高发区的发病可能与地质、土壤及水源中盐类和微量元素的含量有关，因为高发区水土中硒、镍、钴的含量和硫酸盐的含量常高于低发区。

2. 食物因素　胃癌高发区居民喜食盐腌食品，其中含有大量多环芳烃类物质和硝酸盐及亚硝酸盐，在动物中证实为强致癌剂。另外，高发区居民冬季缺乏新鲜蔬菜和水果，因而维生素 A 和维生素 C 的摄入不足。维生素 C 可阻断亚硝酸盐与二级胺合成具有强致癌作用的亚硝胺。维生素 A 则能逆转胃黏膜肠上皮化生及不典型增生等癌前病变的癌变过程。

3. 幽门螺杆菌（Hp）　国内外的流行病学资料提示，Hp 感染率高的地区及人群多同时是胃癌的高发地区及人群。国外资料提示，细胞毒性相关基因（*CagA*）阳性的 Hp 感染者发生胃癌的可能性大。

4. 遗传因素　流行病学资料提示，胃癌的发病率有一定的家族聚集性。另外，癌基因的激活和抑癌基因的失活也是胃癌癌变过程中重要的分子事件，微卫星不稳定性在胃癌也是常见的现象，这些变化是与胃癌宿主的遗传相关还是致癌因素对胃黏膜细胞的后天影响尚需进一步研究。

5. 癌前疾病与癌前病变　临床上所指的癌前疾病通常包括萎缩性胃炎、胃溃疡、胃息肉及残胃等，癌前病变主要指病理组织学的肠上皮化生（intestinal metaplasia）及异型增生（dysplasia）。这些癌前疾病对老年性患者尤其需要注意。

【病　　理】

胃的任何部位均可发生胃癌，通常以胃窦部最多见，老年人胃癌除胃窦多见外，胃底贲门及胃体也较多见。根据侵犯胃壁的深度可将胃癌分为早期

胃癌和进展期胃癌。早期胃癌不超过黏膜下层、中期胃癌一般指侵及肌层者，穿破肌层侵及浆膜及浆膜外者称为晚期胃癌，临床上将中晚期胃癌合称进展期胃癌。

1. 早期胃癌 是指癌细胞局限于黏膜层或黏膜下层，无论病变表面范围的大小、有无淋巴结转移均称为早期胃癌。癌细胞局限在黏膜层称为黏膜内癌，有人将未突破腺体基底膜的癌称为原位癌。癌灶直径小于 1cm 者称为小胃癌，小于 0.5cm 称为微小胃癌。早期胃癌按其大体形态，即癌灶与正常黏膜表面之间的凹凸程度分为以下几个类型：Ⅰ型（隆起型）、Ⅱ型（表面型）、Ⅱa 型（表面隆起型）、Ⅱb 型（表面平坦型）、Ⅱc 型（表面凹陷型）和Ⅲ型（凹陷型）。事实上，临床上所见的早期胃癌有的并不以单一类型表现，各种类型可同时出现在同一癌灶上，此型称为混合型，如Ⅱa+Ⅱb，Ⅱb+Ⅱc，Ⅱc+Ⅲ等。

2. 进展期胃癌

（1）大体分型：通用的分型是根据 Borrmann 方法将胃癌分成四型，即Ⅰ型（息肉样型）、Ⅱ型（局限溃疡型）、Ⅲ型（溃疡浸润型）、Ⅳ型（弥漫浸润型）。若癌灶限于胃窦及幽门并使幽门管增厚变硬，形成狭窄，X 线下呈漏斗状，称为硬癌。若癌灶累及胃壁大部或全部，使整个胃壁呈弥漫性增厚变硬，胃腔变小，称为革袋胃，此型较少。

（2）组织学类型：胃癌的组织学分型分为乳头状腺癌、管状腺癌、黏液腺癌、黏液细胞癌、低分化腺癌、未分化癌及一些比较少见的胃癌如腺鳞癌、类癌、肝样腺癌，壁细胞样腺癌等。Lauren 根据胃癌的组织细胞学特点，还将胃癌分为肠型胃癌和弥漫型胃癌两种类型，我国有人根据生长方式将胃癌分成膨胀型胃癌和浸润型胃癌两种类型。

3. 转移途径

（1）直接蔓延：胃癌的浸润可沿胃壁各层向浆膜扩散，并可穿透浆膜蔓延至邻近器官如胰腺、肝脏、脾、胆总管、横结肠及大网膜等。

（2）淋巴转移：是最常转移的途径，占胃癌转移的 70%。癌细胞沿黏膜下层的淋巴管向肿瘤附近的淋巴结转移，然后到达脾门、肝总动脉旁及胃左动脉旁等处的淋巴结，最后可到达腹主动脉旁、胰十二指肠后及肝门部的淋巴结。有时还可沿胸腔的淋巴管转移至锁骨上及腋窝的淋巴结，转移至左锁骨上的淋巴结又称为 Virchow 淋巴结。

（3）血行播散：胃癌可经血流转移至肝、肺、肾、脑、脾等器官。

（4）种植转移：胃癌细胞穿破浆膜层后可脱落种植到腹腔其他器官的浆膜上或壁腹膜。最常发生种植转移的是盆腔内的直肠前陷窝和卵巢，转移到卵巢的

胃癌称为 Krukenberg 肿瘤。

4. 临床病理分期 目前对胃癌的临床病理分期仍采用 1988 年国际抗癌联盟修订的标准。该标准考虑到肿瘤浸润深度（T），淋巴结受累情况（N）和远处转移状态（M），通称 TNM 分期法。

【临床表现】

胃癌起病多隐匿，尤其是老年人，早期多无症状，随着病情的发展可出现上腹不适、隐痛、泛酸、嗳气，常被误诊为胃炎，中晚期可出现上腹痛、消瘦、进行性贫血，甚至呕血、黑便等，但这些都不是胃癌特异的症状。很多早期胃癌患者无任何体征，即便是中晚期患者有时也只有上腹部轻度压痛，极少数患者可在上腹部可扪及肿块，质坚而不规则，邻近器官及组织有浸润时包块的活动度小，可有压痛，一般胃窦部的肿瘤容易扪及包块。有幽门梗阻者上腹部可见胃型，蠕动波，并可闻及震水音。当癌肿转移时可出现相应体征，如肝转移可扪及肝大，可见黄疸。远处转移可见左锁骨上淋巴结肿大。有卵巢转移可扪及下腹包块。全身表现可有皮肤苍白，下肢水肿等。

【诊断与鉴别诊断】

早期诊断是根治胃癌的关键。但早期胃癌并无特殊临床表现，容易被忽视。对老年患者要重点警惕：①近期出现上腹不适、疼痛、食欲减退、不明原因的贫血、消瘦、粪便潜血持续阳性者；②原有胃病患者，近期症状加重；③过去胃镜活检发现有肠上皮化生或不典型增生者；④胃息肉特别是多发性腺瘤样息肉、慢性胃溃疡、残胃和糜烂性胃炎患者；⑤老年人突然出现不明原因的上消化道大出血患者；⑥有胃癌家族史者。

对以上患者应进行全面体检，必要时进行 X 线钡餐检查，胃镜活检等以便及时得到确诊。纤维胃镜检查并活体组织检查是确诊胃癌最有效、最可靠的方法，超声胃镜可以进一步了解胃癌的形态大小、浸润深度及转移范围，有助于黏膜下肿瘤的鉴别。实验室检查粪便潜血试验及检测胃癌的肿瘤标志物（CEA、CA19-9、CA72-4、MGAgs）等，用于胃癌高危人群的筛查、胃癌的鉴别诊断、胃癌复发或转移的监测以及胃癌的疗效观察及预后判断。

新的内镜技术的发展，如窄带光谱内镜（NBI）、色素内镜、红外内镜、分子影像技术等，可以促进胃癌的早期诊断与发现。

同时，胃癌需与良性胃溃疡、胃息肉、胃皱襞巨肥症及黏膜下病变鉴别诊断。

【治　疗】

外科手术仍是治疗胃癌的主要手段，因老年患者症状不典型，患者住院时已到中晚期，加上全身状况不佳，外科治疗的疗效不够满意，可辅以适当化疗、放疗，多数还可适当考虑免疫治疗或中医药治疗，以提高患者的免疫能力及抗病能力。

但随着内镜技术的进展，早期胃癌如高级别瘤变或黏膜内癌，可以通过内镜治疗，内镜下黏膜剥脱术（ESD），同样具有良好治疗效果。

1. 手术治疗　对于全身状况较好，能耐受手术，又无远处转移的患者，均应进行剖腹探查并争取行根治性切除术。依据病情可选用根治性胃次全切除术或根治性全胃切除术。对于不能进行根治性切除术的患者，如有必要可行姑息性手术，能暂时缓解部分症状，但不能延长存活时间，如在不能切除癌体情况下做胃肠吻合以解除梗阻、出血或穿孔等并发症。

2. 化学治疗　化疗本身并不能根治胃癌，但可以延缓肿瘤发展，减轻症状，延长生命，因而也是胃癌治疗的重要手段，但化疗药物都有一定的不良反应，对于老年患者也需要根据全身状况，慎重选择。常用的药物有氟尿嘧啶（5-FU）类、丝裂霉素（MMC）类、蒽环类抗生素如阿霉素（ADM）、铂类化合物如顺铂、阿糖胞苷（Ana-C）、鬼臼乙叉苷（足叶乙苷，VP-16）等。单一用药不仅疗效差，而且容易诱导耐药性发生。联合用药不仅可增强其综合抗癌效果，还可减少单药剂量，降低对人体的毒副反应。此外，有些药物联合应用还具有协同作用，我国常用的联合用药方案有如下几种：FAM 方案、MFC 方案、MF 方案等。

除了上述经口服或静脉的各种化疗方案外，临床上对部分患者采用动脉灌注化疗。经股动脉将导管插至胃左动脉或胃十二指肠动脉，然后将导管尾部固定在腹股沟剖腹探查术中直接插或皮下，尾部接上一小药泵，不断将化疗药推入肿瘤局部。此外，为了提高手术的治疗效果，有人还主张进行术前或术中化疗。早期胃癌手术切除后一般不主张化疗。

3. 免疫治疗　多数人认为肿瘤的发生与人体免疫力低下有关，因而旨在提高或恢复人体免疫力的各种方法均在尝试进行，特别对于老年胃癌患者，应用较多。目前，应用较为普通的有两大类：①非特异性免疫增强剂，其中包括 OK432、云芝多糖、香菇多糖、左旋咪唑等。②生物反应调节剂，其中包括干扰素、白细胞介素 2、肿瘤坏死因子等。上述这些制剂均能在一定程度上提高或改善患者的非特异性免疫力，对手术及化疗有一定的辅助作用。

4. 中医中药治疗　根据中医理论及患者征侯，可对胃癌进行辨证施治。临床经验证明，单用中药虽然不能根治胃癌，但有助于患者接受手术、化疗后免疫功能的改善和造血功能的恢复，具有延长生存期、改善症状、提高治愈率的效果。

5. 内镜下局部治疗　随着新型胃镜及内镜附件的发展改进，已发展了多种内镜下治疗胃癌的技术。其中，早期胃癌内镜下黏膜切除术（endoscopic mucosa resection，EMR）效果最好。早期胃癌病灶 2.5cm 以下者，EMR 可完整切除病灶。术后 5 年生存率达 95%左右。其他还有内镜下胃癌的激光治疗、光动力学治疗、胃内冷冻治疗、微波凝固治疗、射频治疗等。

6. 支持治疗　胃癌是一种严重的消耗性疾病，对全身状况差的老年胃癌患者的支持治疗不仅有利于患者对各种抗癌治疗的实施及耐受，而且有利于提高晚期患者的生存质量，如补充营养，维持水电解质平衡，纠正贫血，预防感染及其他对症治疗等。

【预　后】

胃癌的预后常与宿主的多种因素有关，如症状出现时间、瘤体大小、浸润深度、组织类型、转移状况，治疗效果及宿主的体质等。未经治疗或不能进行手术的患者多在症状出现后一年内死亡。有报道老年人早期胃癌术后 5 年生存率可达 94%，晚期胃癌术后辅以化疗等治疗后，5 年生存率多不超过 40%，手术时已有淋巴结广泛转移者预后差。

【预　防】

由于胃癌的确切病因目前尚不清楚，故缺乏有效的预防方法，多数人认为应从如下几个方面着手：①多食新鲜蔬菜水果，增加维生素 A、维生素 C 的摄入量，少进腌熏食品，防止高盐饮食；②积极治疗慢性萎缩性胃炎、胃溃疡、胃息肉等癌前疾病，根治幽门螺杆菌，对伴有肠上皮化生及不典型增生者要定期进行内镜检查及活检随访，及时治疗防患于未然；③定期对高发区人群进行筛查，找出高危人群，对其进行密切追踪，一旦发现癌变病例及早治疗。

三、老年人大肠癌

大肠癌（colorectal cancer）是结肠和直肠黏膜发生的恶性肿瘤，流行病学调查显示近 30 年大肠癌的发病率呈上升趋势，在各类恶性肿瘤中大肠癌发病率在西方国家位于第二或第三位，在我国位居第四位。2015 年 CA: A Cancer Journal for Clinicians 的数据显示该病平均发生率为 37.6/10 万，平均死亡率为

19.1/10 万，老年人大肠癌发病率高，病因与发病机制尚未完全阐明，临床表现以便血、大便习惯改变、腹痛、肠梗阻为主，病死率高，危害性大。

【病因与发病机制】

大肠癌的病因未完全阐明，主要是环境因素与遗传因素的综合作用，其发生涉及多个癌基因和抑癌基因的改变，表现为多基因、多步骤的协同累积作用。

（一）环境因素

流行病学研究提示大肠癌是一种典型的环境生活方式癌，环境作用大于遗传因素，其发生与生活方式和膳食结构密切相关。

1. 纤维 饮食中缺乏纤维是大肠癌发病的高危因素。纤维食物的防癌机制包括：①在结肠被细菌酵解产生短链脂肪酸，短链脂肪酸呈酸性，减低肠道 pH，成为不利于癌发生的环境；②增加大便体积，稀释肠道中的致癌物质，加速排出；③吸附胆酸并抑制其转化，次级胆酸被认为是大肠癌的促癌剂；④改变肠道菌群，老年人因为牙齿脱落或牙齿病变，摄入纤维可能减少，肠道菌群可能失调。

2. 高脂肪和高蛋白 高脂肪和高蛋白饮食是大肠癌的高危因素，可能与引起大量胆汁酸分泌入肠道及肠道菌群改变有关。

3. 其他 饮食中缺少硒、钙等微量元素或具有抗氧化功能的维生素 A、维生素 C、维生素 E 和叶酸者易患大肠癌，其中钙的防癌作用，近年受到特别重视。

（二）遗传因素

与遗传密切相关的大肠癌，如家族性非息肉性结肠癌、家族性腺瘤性息肉癌变等，均发生在青中年患者。然而，老年患者家族中患大肠癌或其他癌症的发生率高于一般人群，提示大肠癌具有遗传易感性，但不及中青年人明显。与大肠癌相关的原癌基因主要有 K-ras、C-myc，抑癌基因有 APC、DCC、MCC、p53、nm23 等。

（三）疾病与其他危险因素

1. 大肠息肉 腺瘤性息肉是癌前病变，经不典型增生过程可癌变，老年是腺瘤好发的年龄。此外，腺瘤恶变一般发生在腺瘤发病 10～15 年以后，故腺瘤恶变在老年大肠癌病因学中有重要意义。其他类型的息肉，如增生性、错构瘤，发生腺瘤样变后也可能癌变。

2. 炎症性肠病 溃疡性结肠炎和克罗恩病都可发生癌变，其中溃疡性结肠炎的癌变率更高。其发病机制与慢性炎症刺激、不典型增生有关，炎症性肠病发病 8～10 年后癌变率以每年 0.5%～1%递增，第 15 年为 2.5%，至 30 年达到 34%。

3. 年龄 老龄是公认的大肠癌的危险因素，其机制可能与老年人致癌或抑癌基因突变、致癌因素的长期积累或激素代谢改变等有关。

4. 其他因素 有报道胆囊切除术后大肠癌，尤其是右半结肠癌发病率升高，可能与刺激胆酸进入大肠增加有关，多数学者认为血吸虫肠病与大肠癌无病因联系，但是我国有学者认为大肠癌伴血吸虫患者的预后较差。

【病 理】

60%～70%的大肠癌位于左半结肠和直肠，但最近有报道老年人右半结肠癌的发病率增加。大体形态分为隆起型、溃疡型和浸润型。组织学为腺癌，少数为未分化癌和黏液腺癌，老年人以腺癌多发。其主要转移至局部淋巴结和肝脏，也可转移至远处淋巴结、肺、脑等部位。

大肠癌的病理分期仍广泛采用 1935 年 Dukes 提出的分期原则，我国全国大肠癌病理研究协作组于 1987 年制订的大肠癌的分期标准如下：

原位癌：位于黏膜内未穿透肌层。

Dukes A 期：癌肿侵入黏膜下层，未突出肌层，无淋巴结转移。

A₁ 期：即早期大肠癌，癌肿限于大肠黏膜层及黏膜下层，不伴有淋巴结转移。

A₂ 期：癌肿侵入浅肌层，但未累及深肌层。

A₃ 期：癌肿已侵入深肌层，但未穿出深肌层。

Dukes B 期：癌肿已穿出深肌层，侵入浆膜层、浆膜外或肠周围组织，但无淋巴结转移。

Dukes C 期：癌肿已经发生淋巴结转移。

Dukes D 期：已有远处转移。

【临 床 表 现】

老年人大肠癌的临床表现与肿瘤所在部位有关。直肠癌以便血为主；左半结肠癌多表现为黏液血便或便血、大便习惯改变或肠梗阻；右半结肠癌多表现为腹痛、腹部包块或不明原因贫血。大肠癌便血多为持续少量，如肿瘤侵犯大血管也可致大出血。出血的性状与肿瘤部位有关，直肠癌多为鲜血，附着在大便表面，大便变细、变扁。右半结肠癌则表现为黑便或暗红色便，有时大便颜色正常，但粪便潜血试验持续阳性。大便习惯改变可为便秘或腹泻，或便秘腹泻交替，常突然发生，顽固，伴有便血。腹痛多为隐痛，如发生肠穿孔、肠梗阻则表现为剧烈腹痛。贫血系长期慢性失血所致，尤以右半结肠癌多见。老年患者因贫血可出现头晕、心悸、体重减轻等全身症状。由于老年人早期症状不明显，常常延误诊断，多以并发症就诊，尤以合并肠梗阻为多见。

部分患者在腹部触诊时可扪及肿块，直肠癌患者直肠指诊可触及直肠壁肿块，并有触痛，指套常染有血迹。

老年人大肠癌以急腹症发病者较多见，据报道占18%～45%，明显高于非老年组。急腹症类型依次为肠梗阻（45%）、急性腹痛（21%）、肠穿孔（10%）及下消化道大出血（6%）。

【诊断与鉴别诊断】

老年人不明原因的便血、大便习惯改变或贫血，都应考虑大肠癌的可能。直肠指诊是直肠癌确诊手段之一，如触及直肠肿块、指套染有血迹，脱落细胞检查发现癌细胞即可确诊。粪便潜血试验检查可作为初筛方法，持续阳性，应进一步做结肠镜检查或钡剂灌肠检查。结肠镜检查同时可取活组织检查，可以确诊。新的内镜技术的发展，如窄带光谱内镜（NBI）、色素内镜、红外内镜、分子影像技术等，可以促进大肠癌的早期诊断与发现。

大肠癌的肿瘤标志物主要有癌胚抗原（CEA）、CA19-9、CA50、CA242、CA72-4、组织多肽抗原（TPA）、免疫抑制酸性蛋白（IAP）等。CEA动态观察对疗效评价和预后判断有一定的帮助。

老年人大肠癌以便血为主，应与痔疮、痢疾、肠血管畸形、结肠憩室及结直肠炎症性疾病鉴别诊断。大便习惯改变者应与肠易激综合征、肠寄生虫病、肠结核及肠炎症性疾病相鉴别。不明原因的贫血应与大肠癌以外的其他消化系统疾病、血液系统疾病及其他系统疾病鉴别。肠梗阻、腹部肿块者应与其他病因相鉴别。

【治 疗】

大肠癌的治疗是以手术为主的综合治疗，对大肠癌早期（Dukes A 期和 B 期）可行手术切除，术后随访；对 Dukes C 期，建议以 5-FU 为基础药物的 6 个疗程正规化疗（直肠癌应配合放疗）；对 Dukes D 期则根据病例复发危险度进行个体化的辅助治疗（直肠癌应配合放疗）。大肠癌根治术后的辅助治疗目的在于消灭亚临床病灶，包括血管、淋巴管、腹腔内、局部及远处种植的癌细胞，以提高治愈率。但随着内镜技术的进展，早期大肠癌如高级别瘤变或黏膜内癌，可以通过内镜治疗，内镜下黏膜剥脱术（ESD）同样具有良好治疗效果。

1. 手术治疗 老年大肠癌患者一经确诊，如无严重的心、肺、脑、肝、肾等重要脏器病变，无广泛转移，无中毒衰竭，无明显的精神及心理障碍，应行手术治疗。高龄并非禁忌证，文献中不乏 9 旬老年人大肠癌术后康复的报道。随着术前评估准确性的提高，围手术期营养支持疗法的进展，麻醉及术后监护的完善，老年人大肠癌术后 1 个月内死亡率已从 20 世纪 50～70 年代的 30%左右，降到 80 年代的 5.5%～5.8%。影响术后死亡率的主要原因是同时存在的重要脏器的疾病而非高龄本身。术式应视病灶情况而定，尽可能行根治切除，直肠癌者应尽可能保留肛门功能。

2. 化疗 结直肠癌对化疗不敏感，故不能作为根治手段。临床上常用术前化疗防止术中扩散，术后化疗防止复发或作为不能手术患者的综合治疗手段之一，也常与放疗联合应用以增加姑息治疗的疗效。5-FU 对结直肠癌效果较好，但其治疗反应率仅在 30%左右。5-FU 持续疗法的剂量为 $300mg/(m^2 \cdot d)$，大剂量冲击疗法可高达 $2.6g/(m^2 \cdot d)$。老年人应严格按照体表面积来确定用药剂量，临床上可采用 5-FU 单药化疗或与四氢叶酸、铂类、干扰素等联合化疗。

3. 放射治疗 结直肠癌对放疗也不敏感，但放疗可用于减轻癌性疼痛，预防复发，术前放疗可提高手术切除率。放疗对直肠癌的疗效优于结肠癌，而且不良反应也较结肠癌少和轻。

4. 内镜治疗 内镜治疗以创伤小、术后恢复快、全身和局部并发症少等优点更适宜于老年人。早期黏膜内癌可行结肠镜下黏膜切除术。息肉局部恶变者可行结肠镜下息肉摘除术，如术后病理证实病灶局限，未侵犯息肉蒂部或黏膜下层，不必追加肠切除术。90 年代以来，腹腔镜下结肠切除术已经展开和应用。此外，经结肠镜水（气）囊扩张、激光治疗及放置支架常用于肿瘤梗阻的姑息治疗。

5. 基因治疗 为大肠癌的防治开辟了新的途径，其方法主要包括细胞因子基因治疗、针对抑癌基因和癌基因治疗、自杀基因治疗、肿瘤靶向抗原基因治疗、抗血管内皮生长因子基因治疗等。目前，基因治疗尚处在研究和临床前期阶段，随着分子生物技术的不断发展，基因治疗将成为治疗肿瘤的有效手术。

6. 其他治疗 中医中药具有良好的辅助治疗作用，还应根据情况进行营养支持治疗、止痛等对症处理。

【预 防】

老年人作为大肠癌的高危人群，预防具有十分重要的意义。应建立良好的饮食习惯,饮食应富含纤维、维生素,动物脂肪和肉类不宜摄取过多。对于患有结直肠腺瘤、炎症性肠病等癌前病变的患者,应及时给予相应处理。如反复活检证实有中度以上不典型增生的患者,应密切随访或行预防性结肠切除术。对老年人应每年定期做粪便潜血试验筛查,持续阳性者行结肠镜检查,以期发现早期病例。长期服用阿司匹林或其他非甾体类固醇药物对大肠癌可能有一定的预防作用,但应注意长期用药所致的不良反应。

（梁　洁　吴开春）

思　考　题

1. 老年人食管癌的预防措施有哪些?
2. 老年人胃癌的治疗有哪些方法?
3. 对于老年人如何早期预防、诊断胃癌?
4. 如何早期诊断大肠癌?
5. 老年人大肠癌的治疗包括哪些方法?

参 考 文 献

《中华内科杂志》编委会,《中华医学杂志》编委会,《中华消化杂志》编委会,等.2015.急性非静脉曲张性上消化道出血诊治指南(2015年,南昌).中华消化杂志,35(12):793-798.

葛均波,徐永健.2013.内科学.8版.北京:人民卫生出版社.419-428.

李黎洪,陈绮仁.2015.不同年龄胃癌患者临床病理特征及预后分析.白求恩医学杂志,13(6):638-639.

缺血性肠病诊治中国专家建议(2011)写作组,中华医学会老年医学分会,《中华老年医学杂志》编辑委员会.2011.老年人缺血性肠病诊治中国专家建议(2011).中华老年医学杂志,30(1):1-6.

宋鸿程.2015.老年结肠癌患者的病理特征及根治术后复发转移的相关因素分析.现代中西医结合杂志,24(6):577-579.

王家骢,李绍白.2013.肝脏病学.3版.北京:人民卫生出版社.630-645.

张新良,王晓萍,张道富,等.2010.41例老年食管癌的临床特点和放疗疗效观察.临床肿瘤学杂志,15(3):239-241.

中华消化杂志编委会.2014.消化性溃疡病诊断与治疗规范(2013年,深圳).中华消化杂志,34(2):73-76.

中华医学会外科学分会.2015.慢性胰腺炎诊治指南(2014).中华外科杂志,53(4):241-246.

中华医学会消化病学分会.2013.中国慢性胃炎共识意见(2012年,上海).中华消化杂志,33(1):5-11.

中华医学会消化病学分会幽门螺杆菌学组/全国幽门螺杆菌研究协作组.2012.第四次全国幽门螺杆菌感染处理共识报告.中华内科杂志,51(10):832-835.

中华医学会消化病学会胰腺疾病学组.2013.中国急性胰腺炎诊治指南(2013年,上海).胃肠病学,18(7):428-433.

Barton MK. 2016. Earlier adjuvant therapy is beneficial in patients with breast and colon cancer. CA Cancer J Clin, 66(1): 3-5.

Chen HM, Weng YR, Jiang B, et al. 2011. Epidemiological study of colorectal adenoma and cancer in symptomatic patients in China between 1990 and 2009.J Dig Dis, 12(5): 371-378.

Chen W, Zheng R, Baade PD, et al. 2016. Cancer statistics in China, 2015. CA Cancer J Clin, 66(2): 115-132.

Cho JW, Korean ESD Study Group. 2016. Current guidelines in the management of upper gastrointestinal subepithelial tumors. Clin Endosc, 49(3): 235-240.

Collen MJ, Abdulian JD, Chen YK. 1995. Gastroesophageal reflux disease in the elderly: more severe disease that requires aggressive therapy. Am J Gastroenterol, 90: 1053-1057.

Desai AM, Lichtman S M. 2015. Systemic therapy of non-colorectal gastrointestinal malignancies in the elderly. Cancer Biol Med, 12(4): 284-291.

Fass R, Pulliam G, Johnson C, et al. 2000. Symptom severity and oesophageal chemosensitivity to acid in older and young patients with gastrooesophageal reflux. Age Ageing, 29: 125-130.

Ferriolli E, Oliveira RB, Matsuda NM, et al. 1998. Aging, esophageal motility, and gastroesophageal reflux disease. J Am Geriatr Soc, 46: 1534-1537.

He YQ, Wang X, Li AQ, et al. 2015. Factors for endoscopic submucosal sissection in warly colorectal neoplasms: a Single center clinical experience in China. Clin Endosc, 48(5): 405-410.

Hollis JB, Castell DO. 1974. Esophageal function in elderly men. A new look at presbyesophagus. Ann Intern Med, 91: 897-904.

Jee SR, Park MI, Lim SK, et al. 2016. Clinical impact of second-look endoscopy after endoscopic submucosal dissection of gastric neoplasm: a multicenter prospective randomized-controlled trial. Eur J Gastroenterol Hepatol, 28(5): 546-552.

Johnson DA, Fennerty MB. 2004. Heartburn severity underestimates erosive esophagitis severity in elderly patients with gastroesophageal reflux disease. Gastroenterology, 126: 660-664.

Kanda T, Tsukahara A, Uekik, et al. 2011. Diagnosis of ischemic small bowel disease by measurement of serum intestinal fatty acid-binding protein in patients with acute abdomen: a multicenter, observer-blinede validation study. Gastroenterol, 46(4): 492-500.

Khajanchee YS, Urbach DR, Butler N, et al. 2002. Laparoscopic antireflux surgery in the elderly. Surg Endosc, 16: 25-30.

Lagergren J, Lagergren P. 2013. Recent developments in esophageal adenocarcinoma. CA Cancer J Clin, 63(4): 232-248.

Lavery DL, Martinez P, Gay LJ, et al. 2016. Evolution of oesophageal adenocarcinoma from metaplastic columnar epithelium without goblet cells in Barrett's oesophagus. Gut, 65(6): 907-913.

Locke GR Ⅲ, Talley NJ, Fett SL, et al. 1997. Prevalence and clinical spectrum of gastroesophageal reflux: a population-based study in olmsted county, minnesota. Gastroenterology, 112(5): 1448-1456.

Mold JW, Reed LE, Doris AB. 1991. Prevalence of gastroesophageal reflux in the elderly patients in a primary care setting. Am J Gastroenterol, 86: 965-970.

Okamura T, Suga T, Nagaya T, et al. 2014. Antimicrobial resistance and characteristics of eradication therapy of Helicobacter pylori in Japan: a multi-generational comparison. Helicobacter, 19(3): 214-220.

Park JS, Youn YH, Park JJ, et al. 2016. Clinical outcomes of endoscopic submucosal dissection for superficial esophageal squamous neoplasms. Clin Endosc, 49(2): 168-175.

Poh CH, Navarro-Rodriguez T, Fass R, et al. 2010. Review: treatment of gastroesophageal reflux disease in the elderly. Am J Med, 123: 496-501.

Raiha IJ, Impivaara O, Seppala M, et al. 1992. Prevalence and characteristics of symptomatic gastroesophageal reflux in the elderly. J Am Geriatr Soc, 40: 1209-1211.

Räihä IJ，Impivaara O，Seppälä M，et al. 1992. Prevalence and characteristics of symptomatic gastroesophageal reflux disease in the elderly. J Am Geriatr Soc，40：1209-1211.

Shi J，Sun Q，Xu BY，et al. 2014. Changing trends in the proportions of small（≤2 cm）proximal and non-proximal gastric carcinomas treated at a high-volume tertiary medical center in China. J Dig Dis，15（7）：359-366.

Sochatzis E A，Bosch J，Burroughs AK. 2014. Liver cirrhosis. Lancet，383（9930）：1749-1761.

Sonnenberg A. 1982. Salivary secretion in reflux esophagitis. Gastroenterology，83：889-897.

Su HJ Zhang Y，Zhang L，et al. 2015. Methylation status of COX-2 in blood leukocyte DNA and risk of gastric cancer in a high-risk Chinese population. BMC Cancer，16（15）：979.

Sugano K. 2015. Detection and management of early gastric cancer. curr treat options gastroenterol，13（4）：398-408.

Vorobioff JD，Groszmann RJ. 2015. Prevention of portal hypertension：from variceal development to clinical decompensation. Hepatology，61（1）：375-381.

Xing L，Liang Y，Zhang J，et al. 2014. Definitive chemoradiotherapy with capecitabine and cisplatin for elder patients with locally advanced squamous cell esophageal cancer. J Cancer Res Clin Oncol，140（5）：867-872.

Yamashina T，Takeuchi Y，Uedo N，et al. 2016. Features of electrocoagulation syndrome after endoscopic submucosal dissection for colorectal neoplasm. J Gastroenterol Hepatol，31（3）：615-620.

Yu JC，Ge JN，Tang Y，et al. 2011. Multicenter cross-sectional study of anemia in patients with gastric and colorectal cancer before and after the operation. Zhonghua Wai Ke Za Zhi，49（1）：53-56.

Zhu H，Pace F，Sangaletti O，et al. 1993. Features of symptomatic gastroesophageal reflux in elderly patients. Scand J Gastroenterol，28：235-238.

第十二章　神经系统疾病

第一节　老年人神经系统的病理生理变化

【神经系统老化的解剖、生化和生理特点】

人类的神经系统自成熟期（20～30岁）以后，其生理功能即开始逐渐衰退，但一般非常缓慢。进入老年以后，衰退的速度才明显增快，这就是老年人容易发生神经系统各种老年性疾病的病理生理基础。

脑是人体最重要的器官之一，成年人脑的重量占全身体重的2%，所耗葡萄糖的量却为全身的20%，"脑"的重要性不言而喻。中枢和周围神经系统都会发生老化，但以中枢神经系统为著，而其中最重要的还是脑的老化性改变。

（一）神经系统老年性形态变化

1. 解剖学改变　脑的重量自成熟时的最高水平（约1400g）之后就逐渐减轻，至60岁时减轻6%～8%，80岁时减轻8%～10%（约重1280g）。女性比男性轻70～80g。脑萎缩主要为大脑皮质变薄、脑沟变宽、脑回缩小。一般以额叶、颞叶显著，基底核和丘脑的体积亦减少。脑室系统及蛛网膜下隙相应扩大，脑脊液量增多。正常老化的脑室扩大一般较轻，如果没有智能减退的临床症状，不应轻易地认为是病理性变化。在那些智能较好的老年人中极少发现严重的皮质萎缩。

老年人脑血管常见的改变是动脉粥样硬化与血脑屏障退化，因此容易导致脑供血不足，甚至血栓形成、脑梗死或者血管破裂出血。由于老年人的血脑屏障功能减弱，比年轻人更易发生中枢神经系统感染性疾病。

2. 组织学改变　脑的萎缩主要是神经细胞减少所致，但这种减少并非是均一性的，某些脑区如额上回、颞上回、小脑浦肯野细胞、海马、黑质等处的神经细胞减少显著，可达20%～50%。由于脑细胞的过剩特征，正常的老化并不一定发生老年性疾病，如在帕金森病患者中，黑质多巴胺能神经元的减少已超过80%，远高于正常老化的减少。脂褐素也称老年色素，来自溶酶体和线粒体，多聚集于神经细胞的细胞质内，这也是一种与年龄相关的物质，30岁以后随年龄增长数量而逐渐增多。脂褐素的沉着可谓是脑组织老化最一般的指征，其数量累积到一定程度时导致脑细胞萎缩与死亡，脂褐素产生过多可引起近期记忆力下降，逐渐发展为痴呆。正常神经细胞内的神经元纤维起着支持、传递的作用，在年龄增长以后，神经元纤维发生融合、增粗、扭曲、断裂或形成特征性的缠结，称为神经元纤维缠结（neurofibrillary tangles，NFT），NFT最先发现在阿尔茨海默病（Alzheimer dementia，AD）患者的脑内，后来发现智能正常的老年人脑内也可见此种物质，但数量较少。而在AD患者脑内，其数量则显著增多。NFT仅见于神经元胞体内，HE染色易于看到，但最好用银染色或刚果红染色在偏振光下观察。老年斑（senile plagues，SP）是大量变性的神经元突起形成的嗜银性斑块，直径为5～20μm，周边常有不同程度的胶质细胞反应。典型的SP以淀粉样物质为中心，周围为嗜银的神经元轴突和树突。个别正常人的脑内即可见少量老年斑，以后随增龄而增多，至70岁时，60%的健康老人脑内可见此结构，但数量较少，仅限于海马、海马旁回及杏仁核，而在AD患者脑中所见的SP，不但数量多，而且分布也很广泛，与正常老化有着明显区别。平野小体（Hirano body）是一种常规苏木精-伊红（H-E）染色呈均质红染的圆形或指状小体，长10～30μm，宽8～15μm，内含大量的肌纤蛋白组成的微丝。已有报道75%正常老化脑内可见平野小体，但仅见于海马锥体细胞。在多种神经系统疾病（如变性病、脑外伤、脑血管病）中则可见较多数量的平野小体。

（二）神经系统老年性生物化学变化

脑内水分含量随年龄增长而减少，新生儿时期为90%，以后可逐渐减低到70%左右。神经元核中DNA含量随增龄而递减，而在某些老年性疾病如AD的蓝斑核、脑细胞质和核内RNA含量则有显著丧失。与老龄有关的蛋白质变化包括NFT和淀粉样蛋白积聚；脑内许多酶的活性下降，如磷酸糖激酶的显著减少引起ATP合成减少，超氧化物歧化酶（SOD）、过氧氢酶（CAT）等活性下降，使拮抗自由基的能力降低和脂质过氧化作用增强。神经递质随增龄也发生改变，特别是多巴胺和胆碱能系统，胆碱能纤维和纹状体系统多巴胺能纤维普遍退化，在某些疾病时这种变化尤为突出，如AD患者的胆碱乙酰转移酶（ChAT）、乙酰胆碱酯酶（AChE）活性显著下降；

帕金森病患者的多巴胺水平显著下降。与年轻人相比，正常老年人的脑血流量（CBF）下降10%～30%，若发生脑病时（如动脉硬化、多发性脑梗死）CBF下降则更显著。

（三）神经系统老年性生理功能变化

随着增龄，老年人记忆力减退，但通常不会严重影响日常生活，而且可采取措施使之部分逆转。但是痴呆患者的记忆力下降则为不可逆和进行性加重。老年人运动功能变化多表现在精细动作变慢、步态不稳、肌力对称性减退等，但均为轻度改变。在感觉功能中，关节位置觉、四肢远端震动觉均可能下降。内脏感觉也常减退，疼痛阈值升高，胸腹疾病时可因疼痛症状不明显而被误诊。老年人反射功能多有改变，腹壁反射迟钝或消失，膝、踝反射减退，跖反射一般不受年龄影响。掌颏、吸吮等反射随增龄而明显，诊断价值不大，但若巴宾斯基征阳性，则应考虑有锥体束受损。老年人自主神经功能减退常表现为血压不稳定，易发生直立性低血压、少汗或多汗、怕冷或怕热、对温度变化适应性差。

【神经系统老年性疾病的临床特征】

（一）症状与体征不典型

老年人的全身反应迟钝，对疼痛的阈值增高，疾病早期常无典型的症状和体征。例如，蛛网膜下腔出血时，老年人往往不像年轻患者那样有剧烈头痛，甚至可能完全没有头痛，有时仅表现为嗜睡、烦躁或谵妄等精神症状；脑膜刺激征也可不明显或出现时间较晚（慢）。又如，高龄患者的颅内肿瘤，由于脑体积随着年龄的增长而减小，其颅内压升高的症状往往不明显或较晚才出现，老年期抑郁症的起病大多呈隐匿性，而且经常被躯体症状所掩盖。这些不典型的临床表现常常给临床医师的早期诊断和及时治疗带来许多困难。

（二）多系统、多脏器受损

老年人的重要器官（如脑、心、肝、肾等）随年龄增长都会有一些潜在的病理和（或）病理生理改变，在平时相对正常情况下，其功能尚能维持，但是一旦发生较重疾病，就会触发其他脏器的受损。例如，老年人发生脑出血或大面积脑梗死时，常常由于应激性溃疡引起消化道出血；当颅内压升高，静脉滴注甘露醇时，如剂量掌握不好，容易引起老年患者的肾功能受损；在脑血管病意识障碍的急性期伴有排痰困难时，容易引起吸入性肺炎，也会累及心肾功能，从而造成心功能和（或）肾衰竭。而在老年期谵妄，常常亦可

由于腹泻、肺炎或电解质紊乱等一般躯体疾病所诱发。

（三）病情重、并发症多、病程长

老年人的脑组织发生萎缩后，颅内间隙增大，脑在颅腔内的活动范围增加，又有血管硬化、脆性增加，头部只有轻微外伤也易发生慢性硬膜下血肿。这种血肿起病隐匿缓慢，病程较长，多数在半年左右甚至更长的时间后才出现症状，患者已不记得有过头部外伤的病史。带状疱疹发生在老年人时，常常会有显著的疱疹后神经痛，持续时间多半较长，使患者难以忍受，甚至诱发其他严重疾病。老年人发生急性脑出血或脑梗死，与较年轻的患者（病灶大小和部位相似）比较，其病情多数较重，并容易出现并发症，也可能发展到多系统多脏器的受损，预后比较差，康复时间往往比较长，后遗症可能也多一些。

（四）患病率的顺序不同于年轻人

老年人的脑血管病及变性疾病较多，自身免疫性及先天性疾病明显少于年轻人。有资料显示，以脑血管病为例，美国卒中的发病率随年龄增长迅速上升，35～44岁为（30～120）/10万，65～74岁上升至（670～970）/10万，儿童则仅为（1.0～2.5）/10万。又如，帕金森病的患病率，40岁以下起病的青年帕金森病较少见，目前我国60岁以上人群的帕金森病患病率为1%，65岁以上的老年人口中大约有1.7%的人患有帕金森病，70岁以上患病率达3%～5%，是继心脑血管病、恶性肿瘤之后中老年的"第三杀手"，而且每年新发病例近十万人。

（林志坚　童晓欣）

第二节　老年人脑血管疾病

脑血管疾病（cerebrovascular disease，CVD）是指脑血管发生病变造成脑血液循环异常而引起脑功能障碍的临床综合征，是神经科的常见疾病。CVD多发于老年期。随着年龄的增长脑血管疾病发病率增加，据统计，60～69岁、70～79岁、>80岁年龄组的发病率分别为527.6/10万、1074.2/10万、1218.4/10万。死亡率为（116～141.8）/10万。幸存者中75%丧失劳动能力，其中40%重度致残，是我国老年人致残的主要原因。脑血管疾病具有发病率高、致残率高、复发率高和死亡率高的特点。目前，脑血管疾病已成为老年医学的一个重要内容。

急性起病者称为急性脑血管病或脑血管意外，又称为脑卒中或脑中风。

根据病理性质的特点将CVD分为出血性和缺血

性两大类：出血性包括脑出血和蛛网膜下腔出血。缺血性包括短暂性脑缺血发作和脑梗死。脑梗死又分为脑血栓形成、脑栓塞、腔隙性梗死及分水岭梗死。

1. 脑的血液供应

（1）脑的血液主要由颈内动脉系统和椎基底动脉系统供应（图12-1、图12-2，表12-1）。两侧颈内动脉与大脑后动脉之间由后交通动脉相连；左右大脑半球通过前交通动脉相连，构成了颅底的 Willis 环，后者是脑血液供应代偿的解剖基础。

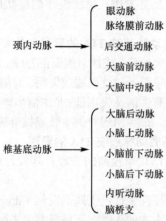

图 12-1 颈内动脉和椎基底动脉分支简图

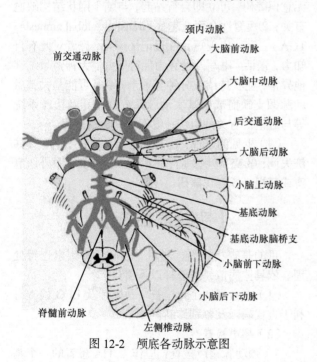

图 12-2 颅底各动脉示意图

表 12-1 脑血管供血区简表

动脉名称	供血区域
颈内动脉	额叶、顶叶、颞叶、眼和基底核等大脑半球前 3/5 部分
大脑前动脉	
皮层支	大脑背外侧面的上 1/4、旁中央小叶
深穿支	尾核和壳核前部、内囊前肢及下丘脑

续表

动脉名称	供血区域
大脑中动脉	
皮层支	大脑背外侧面的大部分
深穿支	尾核头、壳核内侧、内囊后肢的前 3/5，苍白球、外囊
脉络膜前动脉	视束、外侧膝状体、内囊后肢的后 2/5、丘脑及部分苍白球
后交通动脉	参入颅底动脉环的组成
眼动脉	视网膜
椎基底动脉	大脑半球后 2/5、小脑、脑干及部分间脑
大脑后动脉	
皮层支	大脑枕部，颞叶底面
深穿支	大脑脚、丘脑和内囊后部
小脑上动脉	小脑上部
小脑前下动脉	小脑前下部和脑桥的背外侧
小脑后下动脉	小脑后下部及延髓的背外侧
内听动脉	内耳
脑桥支	脑桥基底部

（2）脑静脉系统：包括脑静脉和静脉窦。脑静脉分为浅、深两组：浅静脉接受大脑皮质或皮质下白质的血流；深静脉接受基底核及中央各结构的血流，经各静脉窦，汇集到颈内静脉，再经锁骨下静脉回流到右心房。

2. 脑血流及病理生理特点 脑是人体分化程度最高的器官，有丰富的血供和较完善的血供代偿系统，代谢也极为旺盛。人脑重量只占体重的 2%～3%，但安静状态下其血流量占心排血量的 1/5，葡萄糖和氧耗量占全身耗量的 20%～25%。而脑组织少有能源储备，故对缺血、缺氧十分敏感。常温下，血流一旦完全阻断，6 秒内神经细胞代谢受影响，10～15 秒内意识丧失，脑电图异常。2 分钟内脑电活动停止，5 分钟以上，脑细胞就不可逆损害。因此，保证脑结构完整和脑功能正常必须要有充足的血液供应。正常成人每分钟全脑血流量为 800～1000ml。平均脑血流量为 55ml/（100g 组织·min）。生理状态下，脑血流量具有自动调节作用，脑血流量与脑灌注压成正比，与脑血管阻力成反比。病理状态下，脑血管自动调节机制发生紊乱。随着增龄，老年人脑血流量逐渐减少，其原因尚不很清楚，有人认为局部脑血流量（rCBF）减少可能与动脉粥样硬化有关。

3. 脑血管病的病因

（1）血管壁病变：高血压性脑细小动脉硬化、脑动脉粥样硬化、脑动静脉炎、动脉夹层病变、动脉瘤、动静脉畸形及烟雾病（moyamoya）等。

（2）血流动力学改变：高血压、低血压及心脏病等。

（3）血液成分异常：血液黏度变化、血小板和凝血机制异常及各种栓子。

（4）其他：血管外因素如颈椎病及颅外形成的各种栓子。

4. 脑血管病的危险因素 高血压、心脏病、糖尿病、脑卒中史、高脂血症、高同型半胱氨酸血症、吸烟、酗酒、肥胖、增龄及家族史等。

一、短暂性脑缺血发作

短暂性脑缺血发作（transient ischemic attack，TIA）指突发的短暂的并反复发作的脑局部供血受限或中断，导致供血区局限性神经功能缺失。每次发作持续数分钟至 1 小时，24 小时内功能缺失的表现完全恢复，这是传统的定义。目前公认的最新定义：TIA 是由颅内血管病变引起的一过性或短暂性、局灶性脑或视网膜功能障碍，临床症状一般持续 10～15 分钟，多在 1 小时内，不超过 24 小时。不遗留神经功能缺损症状和体征，结构性影像学（CT、MRI）检查无责任病灶。我国 TIA 的患病率为 180/10 万，TIA 患者发生卒中的概率明显高于一般人群。一次 TIA 后 1 个月内发生卒中达 4%～8%，1 年内达 12%～13%，5 年内则达 24%～29%。TIA 患者发生卒中在第 1 年内较一般人群高 13～16 倍，5 年内也达 7 倍之多，所以应积极治疗 TIA。

【病　因】

TIA 的病因目前还不完全清楚，发病机制有多种学说。

1. 微栓塞 如颈内动脉起始部的动脉粥样硬化斑块及其发生溃疡时附壁血栓凝块的碎屑构成微栓子随血液进入脑形成微栓塞，导致局部缺血症状。当栓子在血管内被血流冲散破碎或由酶的作用而溶解移向远端时，血流恢复，症状消失。

2. 脑血管痉挛 脑动脉硬化后，血管狭窄血流可形成漩涡，刺激血管壁发生血管痉挛。

3. 血液成分变化 如真性红细胞增多症、血小板增多症、白血病、异常蛋白血症和贫血等各种原因所致的血高凝状态。

4. 血流动力学改变 原本靠侧支循环的血管，当发生一过性低血压时，血流量减少而发生缺血；心律失常、心力衰竭等可致心排血量减少，引起脑缺血发作。

5. 椎动脉变形或受压 椎动脉因动脉硬化或先天性迂曲、过长而扭曲和（或）颈椎骨赘压迫，当急剧转头，颈部过屈过伸使脑血流量变化而发生 TIA。

【临床表现】

1. 临床特点

（1）发病特点：好发于 50～70 岁，男性多于女性。常有高血压、心脏病、糖尿病等病史。劳累、寒冷、情绪激动、颈部过度活动等常可诱发。

（2）发作突然，多于 5 分钟左右达高峰，历时短暂，常为 5～20 分钟，持续不超过 24 小时。

（3）每次发作症状体征完全恢复，不留后遗症。

（4）常反复发作，每次发作的症状体征相对较恒定。

2. 颈内动脉系统 TIA 的表现 最常见的是对侧单肢无力或轻偏瘫，或伴对侧面部轻瘫。较特征的表现是病变侧单眼一过性黑矇或失明，对侧偏瘫。主侧半球病变可有失语及失用征；非主侧半球病变可有空间知觉障碍。很少出现对侧单肢或偏身感觉丧失。

3. 椎基底动脉系统 TIA 的表现

（1）发作频率较高的表现：阵发性眩晕，平衡失调。

（2）特征性表现：①跌倒发作（drop attack），常在迅速转头或仰头时，下肢突然失去张力而跌倒，无意识障碍，可立即自行站起，与脑干网状结构缺血有关；②短暂性全面遗忘症（transient global amnesia，TGA）：突然出现短暂性近记忆障碍，患者对此有自知力，谈话、书写及计算力保持完好，无神经系统其他异常，症状持续数分钟至数十分钟，可能是大脑后动脉颞支缺血或椎基底动脉系统缺血累及边缘系统等与近记忆有关的组织；③双眼一过性黑矇。

（3）少见的表现：①吞咽困难，构音不清；②共济失调；③交叉性感觉障碍或交叉性瘫；④眼外肌麻痹或复视；⑤意识障碍。

【实验室检查】

目的是查找病因，对可干预的危险因素进行处理。依具体病情，可选择以下项目：

（1）血常规、生化检查、颈椎片及 EEG 检查有利于查找病因及鉴别诊断。

（2）超声检查

1）颈动脉超声检查：应作为 TIA 患者的一个基本检查手段，常可显示动脉硬化斑块。但其对轻中度动脉狭窄的临床价值较低，也无法辨别严重的狭窄和完全颈动脉阻塞。

2）经颅彩色多普勒超声：是发现颅内大血管狭窄的有力手段，能发现严重的颅内血管狭窄、判断侧支循环情况、进行栓子监测、在血管造影前评估脑血液循环的状况。

3）经食管超声心动图（TEE）：与传统的经胸骨心脏超声相比，提高了心房、心房壁、房间隔和升主动脉的可视性，可发现房间隔的异常（房间隔的动脉瘤、未闭的卵圆孔、房间隔缺损）、心房附壁血栓、二尖瓣赘生物及主动脉弓动脉粥样硬化等多种心源性栓子来源。

（3）头颅CT和MRI检查：头颅CT有助于排除与TIA类似表现的颅内病变。头颅MRI的阳性率更高，但是临床并不主张常规应用MRI进行筛查。

（4）脑血管造影

1）选择性动脉导管脑血管造影（数字减影血管造影，DSA）：是评估颅内外动脉血管病变最准确的诊断手段（金标准）。但脑血管造影价格较昂贵，且有一定的风险，其严重并发症的发生率为0.5%～1.0%。

2）计算机成像血管造影（CTA）和磁共振显像血管造影（MRA）：是无创性血管成像新技术，但是不如DSA提供的血管情况详尽，且可导致对动脉狭窄程度的判断过度。

【诊断与鉴别诊断】

1. 诊断 绝大多数TIA患者就诊时症状已消失，所以其诊断主要根据病史。有特征表现者诊断不难，但确定病因十分重要。常见的病因有高血压、动脉粥样硬化、高脂血症及心脏病。

2. 鉴别诊断

（1）部分性癫痫：大多继发于脑部病变，常表现为数秒至数分钟的肢体抽搐，从躯体的一处开始，向周围扩展。脑电图检查可发现局部脑电波异常，头颅CT/MRI等检查可发现脑部病灶。

（2）梅尼埃病：要与椎基底动脉系统TIA鉴别。梅尼埃病首发年龄多在中青年，发作眩晕持续时间可达数日，常伴恶心、呕吐及耳鸣。反复发作后听力有不同程度减退，并且不伴有脑干特征性定位体征。

【治　疗】

治疗目的：消除病因，减少及预防发作，保护脑功能。

1. 病因治疗 积极控制血压，控制糖尿病、高脂血症，治疗心脏病，纠正血液成分异常。

2. 抗血小板聚集药

（1）阿司匹林（aspirin，ASA）：也称乙酰水杨酸（acetylsalicylic acid），主要作用机制为抑制血小板内环氧化酶活性，减少血小板内的血栓烷A_2的合成，降低血小板聚集和血液黏度，减少微栓子的发生。急性发病者首次口服300mg，以后每次100mg，1次/天；一周后，改为50mg/d，睡前服。消化性溃疡者慎用。

（2）噻氯匹定：也称抵克力得（ticlopidine），对ADP诱导的血小板聚集有较强的抑制作用；对凝血酶、花生四烯酸等诱导的血小板聚集亦有不同程度的抑制作用。口服，每次125～250mg，1～2次/天。

（3）氯吡格雷（clopidogrel）：系第三代抗血小板聚集药。作用比噻氯匹定强，并且不良反应较少。口服，每次75mg，2～3次/天；一周后，1次/天。

3. 抗凝药 对频繁发作的TIA，应立即进行正规抗凝治疗。因抗凝药物作用过强、过量可致出血而死亡，故必须严格掌握适应证并且在用药期间严密观察病情变化、监测凝血时间和凝血酶原时间。还要准备维生素K、硫酸鱼精蛋白注射液等针对出血的拮抗剂。有出血素质、活动性溃疡、严重高血压或肝肾疾病者禁用。

（1）肝素（heparinum）：100mg（125 00U）加入生理盐水或5%葡萄糖液1000ml，静脉滴注，滴速30滴/分。每半小时采静脉血监测凝血时间，并按凝血时间的结果，调整滴速；直到凝血时间延长至18～20分钟，之后，按8～15滴/分维持至24小时。或选用低分子量肝素4000U，2次/天，腹壁皮下注射，较安全。

（2）华法林（warfarin）：又称苄丙酮香豆素钠，作用慢而持久。首次口服10mg，次日按凝血酶原时间和活动度调整用量。一般2～4mg/d。

4. 预防性用药 对有危险因素的TIA患者，尤其是已经患过脑梗死者，应该长期预防性用药。可睡前口服阿司匹林50mg或噻氯匹定250mg。

5. 外科治疗 针对颈动脉高度狭窄患者可行颈动脉内膜剥脱术（CEA）、颅外-颅内动脉搭桥术及血管内支架成形术。近年来外科手术治疗TIA越来越受到重视，特别是血管内支架成形术作为近年来新问世的技术，由于其疗效好，安全性高，故已在临床上得到应用。

【预　后】

未经治疗的TIA患者1/3可发展为脑梗死，特别是短期内反复发作者；1/3继续有TIA发作；1/3可自行缓解。

二、脑　梗　死

脑梗死（cerebral infarct，CI）又称缺血性脑卒中，是指由于各种原因引起脑部血液供应障碍，导致脑组织缺血、缺氧性坏死，从而出现神经系统功能缺损的临床表现。脑梗死是脑血管病中最常见的类型，约占全部脑血管病的70%，根据其发病机制及临床表现可分为以下几种临床类型：脑血栓形成、脑栓塞、腔隙性脑梗死及脑分水岭梗死。

【脑血栓形成】

脑血栓形成（cerebral thrombosis）是缺血性脑血管病中最常见的一种，指脑动脉因动脉粥样硬化及各种动脉炎等病变使管腔狭窄、闭塞或在狭窄的基础上形成血栓，造成脑局部血流急性减少或中断。脑组织因缺血而软化坏死，临床出现相应的神经系统症状和体征。

（一）病因与发病机制

1. 脑动脉粥样硬化 是脑血栓形成的最常见的病因。长期高血压、糖尿病及高脂血症可引起动脉粥样硬化。

2. 动脉炎 见于结核性、细菌性及钩端螺旋体等感染，结缔组织病，变态反应性疾病等。

3. 血管痉挛 见于蛛网膜下腔出血、偏头痛及脑外伤等。

4. 其他 血液成分和血流动力学改变，如血小板增多症、真性红细胞增多症、血压过低等。

动脉粥样硬化或动脉炎等引起血管内皮损伤形成溃疡后，局部血小板及纤维素等黏附、聚集形成血栓。如果血栓破裂或脱落而阻塞远端动脉时，导致血栓栓塞。动脉粥样硬化在早期临床可无症状。当管腔狭窄到一定程度时，脑血流量就会受到影响，此时如果有血黏度的增高或侧支循环代偿不足等因素存在，可导致急性脑缺血性损害。

（二）病理

（1）好发部位：动脉分叉处或转弯处，如大脑中动脉起始部，颈内、颈外动脉分叉处等。

（2）急性脑梗死病灶由中心坏死区及其周围的缺血半暗带（ischemic penumbra）组成。中心坏死区是由于严重的完全性缺血致脑细胞死亡；而缺血半暗带内由于还有侧支循环存在，可获得部分血液供给，尚有大量可存活的神经元，如果血流迅速恢复，神经细胞仍可存活并恢复功能。也可因血流下降成为梗死灶的扩大部分，使神经功能缺损加重。

脑动脉闭塞造成的脑缺血，如果脑血流得以再通，理论上脑组织缺血损伤应得到恢复。但实际上有的血流恢复后而出现部分损伤细胞继续死亡，这种现象称为再灌注损伤（reperfusion damage）。其机制尚不十分清楚。目前认为主要有：①自由基（free radical）的过度形成及"瀑布式"自由基连锁反应；②神经细胞内钙超载；③兴奋性氨基酸的细胞毒作用；④酸中毒；⑤白细胞黏附及浸润等炎性反应。

（三）临床表现

1. 一般特点

（1）发病年龄：多见于有动脉粥样硬化的老年人。

（2）发病形式：常在静态发病，部分患者发病前短期内有肢体麻木、无力、头痛或头晕等TIA症状。除大面积脑梗死外，大多数患者意识清楚。

（3）临床有神经功能缺失表现，如瘫痪、感觉障碍或语言障碍。

2. 临床类型

（1）完全型：指发病6小时内病情即达高峰，常为完全性偏瘫。病情较严重。

（2）进展型：指发病后血栓逐渐增大，脑缺血、脑水肿的范围继续扩大，症状由轻变重，直到出现对侧完全性偏瘫和意识障碍。症状进展可历时数天至2周以上。

（3）可逆性缺血性神经功能缺失（reversible ischemic neurologic deficit，RIND）：指发病后神经功能缺失症状较轻，持续24小时以上，但可于3周内完全恢复，不留后遗症。

3. 脑梗死的临床综合征 不同动脉的血栓形成，可出现相应支配区的临床综合征。

（1）颈内动脉闭塞：①交叉性视神经偏瘫，同侧眼黑矇或永久性视力障碍、对侧偏瘫；②交叉性交感神经偏瘫，同侧Horner征、对侧偏瘫；③三偏综合征，对侧偏瘫、偏身感觉障碍和对侧同向偏盲；④主侧半球病变时可有失语；⑤非主侧半球病变可出现体象障碍（病觉缺失、自体认识不能）；⑥颈动脉搏动减弱或消失，眼或颈部血管杂音；⑦主干急性梗死时，侧支循环代偿不良者，可出现大面积梗死、脑水肿、脑疝而死亡。

（2）大脑中动脉闭塞

1）主干闭塞：三偏综合征，即病灶对侧偏瘫、偏身感觉障碍和偏盲；主侧半球病变时可有失语；非主侧半球病变可出现体象障碍；大面积梗死时，可引起颅内压升高、昏迷，甚至死亡。

2）皮质支闭塞：对侧偏瘫、偏身感觉障碍以面部及上肢为重；主侧半球病变时可有失语；非主侧半球病变可出现体象障碍。

3）深穿支闭塞：对侧上下肢均等性偏瘫；对侧偏身感觉障碍；有的伴偏盲；主侧半球病变时可有皮质下失语。

（3）大脑前动脉闭塞

1）主干闭塞：病变位于前交通动脉之前，因有对侧代偿可无任何表现；病变位于前交通动脉之后，对侧中枢性面瘫、舌瘫及偏瘫（下肢重于上肢），对侧偏身感觉障碍；尿潴留或尿急；可出现淡漠、欣快或强握；主侧半球病变时可见上肢失用或 Broca 失语。

2）皮质支闭塞：以对侧下肢远端为主的中枢性瘫，可伴感觉障碍；强握及精神症状。

3）深穿支闭塞：对侧中枢性面瘫、舌瘫及上肢轻瘫。

（4）大脑后动脉闭塞

1）主干闭塞：对侧偏盲、偏瘫及感觉障碍，丘脑综合征，主侧半球病变可出现失读症。

2）皮质支闭塞：对侧同向性偏盲、象限盲或皮层盲，而黄斑视力保存（黄斑回避现象）；视觉失认。

3）深穿支闭塞：丘脑穿通动脉闭塞表现为红核丘脑综合征，同侧小脑性共济失调、意向性震颤、舞蹈样不自主运动，对侧感觉障碍；丘脑膝状动脉闭塞表现为丘脑综合征，对侧感觉障碍，以深感觉障碍为主，自发性疼痛、感觉过度、轻偏瘫，共济失调和不自主运动；中脑支闭塞常表现为 Weber 综合征，同侧动眼神经瘫痪，对侧中枢性偏瘫。

（5）椎基底动脉闭塞

1）主干闭塞：常引起脑干广泛梗死、眩晕、呕吐、共济失调、瞳孔缩小、四肢瘫、意识障碍，甚至死亡。

2）基底动脉尖综合征（top of the basilar syndrome）：基底动脉尖端分出的两侧小脑上动脉和大脑后动脉供血区为中脑、丘脑、小脑上部、颞叶内侧和枕叶，当基底动脉尖端闭塞时，临床表现为眼球运动障碍及瞳孔异常、意识障碍、对侧偏盲或皮层盲、觉醒和行为异常，可伴有记忆障碍。

3）闭锁综合征（locked-in syndrome）：因双侧脑桥基底部梗死出现四肢瘫，双侧面瘫，延髓麻痹，不能言语，但患者意识清楚，能随意睁闭眼，能以眼球上下运动来表达自己的意愿，这是由于患者脑干网状结构未受累。

（6）延髓背外侧综合征（Wallenberg syndrome）：又称小脑后下动脉闭塞综合征，是由于小脑后下动脉闭塞所致，临床表现为五大症候群：突然眩晕、恶心呕吐、眼震（前庭神经核受损）；交叉性感觉障碍（三叉神经脊束核及对侧交叉的脊髓丘脑束受损）；同侧 Horner 征（延髓交感神经下行纤维受损）；声音嘶哑、吞咽困难和饮水呛咳（疑核受损致舌咽、迷走神经病损）；同侧小脑性共济失调（绳状体或小脑受损）。

（四）实验室检查

1. 颅 CT 起病 24 小时内脑 CT 扫描图像常无改变。24~48 小时后可显示低密度梗死灶及其部位、范围和脑水肿的情况（图 12-3）。

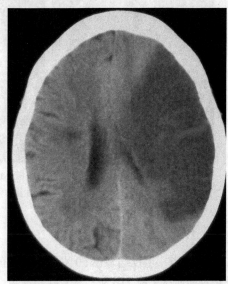

图 12-3 脑 CT 示左侧大面积脑梗死

2. 磁共振（MRI） 比脑 CT 发现梗死灶早些，T_1 加权像显示梗死灶为低信号，T_2 加权像为高信号，MR 弥散加权像（DWI）可以更好地显示超早期的梗死灶，因此临床上疑诊为脑梗死，特别是脑干或小脑梗死时，应首选 MRI+DWI（图 12-4、图 12-5）。

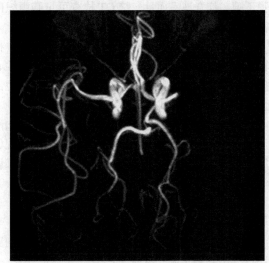

图 12-4 脑 MRA 示左侧大脑中动脉闭塞

3. 数字减影血管造影（DSA）或 MRA 可显示动脉闭塞或狭窄的部位和程度。

4. 经颅血管多普勒（TCD） 可测定颅底动脉的病变部位、狭窄程度和血液流动的情况。

5. 单光子发射 CT（SPECT） 可更早发现脑梗死、定量检测脑血流量和反映脑组织的病理生理变化。

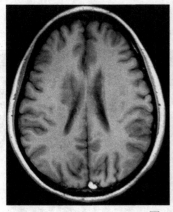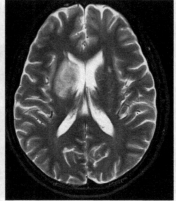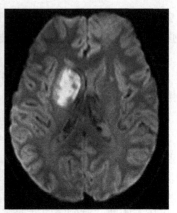

图 12-5　脑 MR 显像：右侧基底核区脑梗死

从左往右依次为 T_1 相、T_2 相和 DWI 相

（五）诊断

1. 诊断要点　①发病多在 50 岁以上；②有动脉粥样硬化及高血压史或 TIA 史；③常静态发病；④局灶体征明显并持续 24 小时以上；⑤脑 CT 或 MRI 检查发现梗死灶。

2. 鉴别诊断

（1）脑出血：常在活动或情绪激动时急骤起病，常伴血压明显升高，多有意识障碍，部分患者伴脑膜刺激征。腰穿脑脊液压力高，如果出血破入脑室或蛛网膜下隙，脑脊液呈血性。脑 CT 检查可见脑组织内高密度的出血灶。

（2）脑栓塞：发病年龄不定，起病急，以分、秒计算。无先兆症状。常有栓子来源的疾病如风湿性心脏病或冠心病并心房颤动等。有的患者有身体其他部位血管栓塞表现。

（3）颅内占位性病变：某些颅内占位性病变如硬膜下血肿、颅内肿瘤、脑脓肿等发病也较快，出现偏瘫等症状，临床与脑血栓形成相似，此时主要依靠影像学检查鉴别。

（六）治疗

急性期的治疗原则：①超早期溶栓；②增加侧支循环；③消除脑水肿；④促进康复；⑤防止复发。

1. 基本治疗　包括维持生命功能、处理并发症等基础治疗。维持呼吸道通畅及控制感染，心电监护，必要时降颅压。

2. 超早期溶栓治疗　主要是通过降解血栓内纤维蛋白和纤维蛋白原来溶解血栓，使动脉再通，恢复梗死区血流，挽救半暗带区尚未死亡的神经细胞。时间窗——起病 6 小时内。

（1）适应证：①年龄 18～80 岁；②发病在 3 小时以内；③脑功能损害的体征持续存在超过 1 小时，且比较严重（NIHSS 7～22 分）；④脑 CT 已排除颅内出血，且无早期脑梗死低密度改变及其他明显早期脑梗死改变；⑤患者或家属签署知情同意书。

（2）禁忌证：①既往有颅内出血，包括可疑蛛网膜下隙出血；近 3 个月有头颅外伤史；近 3 周内有胃肠或泌尿系统出血；近 2 周内进行过大的外科手术；近 1 周内有不可压迫部位的动脉穿刺。②近 3 个月有脑梗死或心肌梗死史，但陈旧小腔隙未遗留神经功能体征者除外。③严重心、肾、肝功能不全或严重糖尿病者。④体检发现有活动性出血或外伤（如骨折）的证据。⑤已口服抗凝药，且 INR＞1.5；48 小时内接受过肝素治疗（APTT 超出正常范围）。⑥血小板计数＜100×10⁹/L，血糖＜2.7mmol/L。⑦血压：收缩压＞180mmHg 或舒张压＞100mmHg。⑧妊娠。⑨不合作。

（3）溶栓治疗时的注意事项：①将患者收入 ICU 或者卒中单元进行监测。②定期进行神经功能评估，在静脉滴注溶栓药物过程中每 15 分钟 1 次；随后 6 小时内，每 30 分钟 1 次；此后每 60 分钟 1 次，直至 24 小时。③患者出现严重的头痛、急性血压升高、恶心或呕吐，应立即停用溶栓药物，紧急进行头颅 CT 检查。④血压的监测：溶栓的最初 2 小时内每 15 分钟 1 次，随后 6 小时内为每 30 分钟 1 次，此后每 60 分钟 1 次，直至 24 小时。如果收缩压≥185mmHg 或者舒张压≥105mmHg，更应多次检查血压，可酌情选用降血压药，如拉贝洛尔、亚宁定等。如果收缩压＞230mmHg 或舒张压＞140mmHg，可静脉滴注硝普钠。⑤静脉溶栓后，继续综合治疗，根据病情选择个体化方案。⑥溶栓治疗后 24 小时内一般不用抗凝、抗血小板药，24 小时后无禁忌证者可用阿司匹林 300mg/d，共 10 天，以后改为维持量 50～150mg/d。⑦不要太早放置鼻胃管、导尿管或动脉内测压导管。

（4）常用药物

1）重组型纤溶酶原激活剂（recombinant tissue plasminogen activator，rt-PA）能选择性地与纤溶酶原

共同在纤维蛋白表面组合成复合物，从而转化成纤溶酶直接溶解纤维蛋白，对血凝块有特异性溶解作用，很少产生全身纤溶状态和抗凝状态。国外用量：静脉途径 15～150mg；动脉途径 20～100mg。美国心脏病学会及美国神经病学会建议 rt-PA 的剂量为 0.9mg/kg，最大剂量为 90mg，开始时以总剂量的 10%一次静脉注射，然后剩余剂量在 60 分钟内静脉滴注。此药价格昂贵。

2）尿激酶（urokinase，UK）：静脉用法有两种：大剂量一日疗法：100 万 U 溶入生理盐水 1000ml 中，静脉滴注；小剂量三日疗法：20 万～50 万 U 溶入生理盐水 500ml 中，静脉滴注，1 次/天。

3. 降纤治疗 主要用于合并高纤维蛋白原血症患者，也有用于早期溶栓治疗。

1）巴曲酶（batroxobin）：商品名为东菱迪芙（曾称东菱克栓酶），首次 10BU 加入生理盐水 100ml，静脉缓慢滴注，滴注时间 1 小时以上，然后隔日 1 次 5BU，共 3 次。

2）去纤酶：降解血栓蛋白，增加纤溶系统活性，抑制血栓形成或促进血栓溶解。应早期应用（发病 6 小时以内）。发病后 24 小时内首次用 10U，然后隔日 1 次 5U，共 3 次。

4. 抗血小板聚集药 急性期阿司匹林 100～300mg/d，可降低死亡率和复发率。注意：在溶栓或抗凝治疗期间不用，避免增加出血的风险，具体详见短暂性脑缺血发作的相关内容。

5. 抗凝治疗 主要通过抗凝血，防止血栓扩展和新血栓形成。其适用于进展型脑梗死，尤其是椎-基底动脉血栓形成，具体详见短暂性脑缺血发作的相关内容。

6. 脑保护药 主要针对自由基损伤、细胞内钙离子超载、兴奋性氨基酸毒性作用及代谢性酸中毒等进行联合治疗，可采用钙通道阻滞药如尼莫地平（nimodipine）；自由基清除剂依达拉奉、维生素 E 和维生素 C；抗兴奋性氨基酸递质和亚低温治疗。

7. 抗脑水肿药 大面积脑梗死可出现脑水肿，临床表现为意识障碍、呕吐或血压升高，可选用：①高渗性脱水药，20%甘露醇 125～250ml，每 8～12 小时一次，疗程 3～7 天；冠心病、心力衰竭及肾功能不全者慎用。②利尿性脱水药，常用呋塞米，也可与甘露醇合用增强脱水效果，每次 20～40mg，2～4 次/天，静脉注射。③胶体性脱水药，10%血清白蛋白：50～100ml，1 次/天，静脉滴注。

8. 扩张血管治疗 近来研究证明在急性期，应用扩张血管剂不但不能改善神经功能缺损的状态，反而可使病灶周非缺血区血管扩张，产生脑内盗血现象，并引起脑组织水肿，加重病情。故主张在发病后

2～3 周使用为宜。

（1）罂粟碱（papaverine）：具有非特异性血管平滑肌松弛作用，直接扩张脑血管，降低血管阻力，增加脑局部血流量。用法：60mg 加入 5%葡萄糖液 500ml 中，静脉滴注，1 次/天，连用 3～5 天。不宜长期使用，以免成瘾。用药时可能因血管明显扩张导致头痛。

（2）己酮可可碱（trental，pentoxifyllinum）：直接抑制血管平滑肌的磷酸二酯酶，使 cAMP 含量增多而扩张血管；还可抑制血小板和红细胞的聚集。用法：开始剂量 100mg 加入 5%葡萄糖液 500ml 中，缓慢静脉滴注，在 90～180 分钟内滴完，以后可逐日增加 50mg，最大剂量为每次 400mg，1 次/天，连用 7～10 天；或口服，每次 100～300mg，3 次/天，见效后可改为 100mg，3 次/天，连用 7～10 天。严重的冠心病、新发心肌梗死、高血压、低血压及孕妇禁用。

（3）双氢麦角碱：又称海得琴（hydergine），直接激活多巴胺和 5-羟色胺受体，还可阻断去甲肾上腺素对血管受体的作用，使脑血管扩张，改善脑微循环。用法：口服，每次 1～2mg，3 次/天，1～3 个月为一个疗程。因可引起直立性低血压，故低血压者慎用。

9. 扩容治疗 通过增加血容量，降低血液黏度从而改善脑微循环。颅内高压或大面积脑梗死患者禁用。

低分子右旋糖酐：主要阻止红细胞和血小板聚集，降低血液黏度。用法：10%低分子右旋糖酐 500ml，静脉滴注，1 次/天，10 天为一个疗程。用药前皮试，阴性者可使用。心功能不全者慎用或用半量。糖尿病患者慎用或在控制血糖情况下用药。

10. 神经细胞营养药 有三类：①影响能量代谢药如 ATP、细胞色素 C、辅酶 A 及胞磷胆碱等；②影响氨基酸及多肽类药如 γ-氨基丁酸、脑活素等；③影响神经递质及受体的药如麦角溴烟碱及溴隐停等。近来有研究认为，脑梗死急性期使用影响能量代谢的药物，可使本已缺血的脑细胞耗氧增加，加重脑缺氧和脑水肿。其宜在急性期以后用。常用药物有：

（1）脑活素（cerebrolysin）：主要成分为精制的必需氨基酸和非必需氨基酸、单胺类神经介质、肽类激素和酶前体。能通过血脑屏障，直接进入脑细胞中，影响其呼吸链，激活腺苷酸环化酶，参与细胞内蛋白质合成。用法：20～50ml 加入生理盐水 500ml，静脉滴注，1 次/天，10～15 天为一个疗程。

（2）胞磷胆碱（cytidine diphosphate choline）：是合成磷脂胆碱的前体，胆碱在卵磷脂的生物合成中具有重要作用，而卵磷脂是神经细胞膜的重要组成部分。胞磷胆碱还参与细胞核酸、蛋白质和糖的代谢。

用法：500mg 加入 5%葡萄糖液 500ml，静脉滴注，1次/天，10～15 天为一个疗程。也可肌内注射，每次250～500mg，1 次/天，2 周为一个疗程。其有兴奋作用，可诱发癫痫或精神症状。

11. 中医中药治疗 活血化瘀、通经活络的药物：丹参、川芎、红花及三七等。昏迷时，可用安宫牛黄丸。

12. 康复治疗 宜早期进行，一旦患者生命体征稳定，即可开始。进行肢体功能锻炼和语言训练，以降低致残率，增进神经功能恢复；还可减少并发症和后遗症如肩周病、肢体挛缩、失用性肌萎缩及痴呆等，提高生活质量。

13. 外科治疗 急性期手术主要是对大面积脑梗死致脑水肿并可能发生脑疝和脑疝早期而还未昏迷的患者，行开颅去骨瓣减压术。部分动脉狭窄或内膜病变的脑血栓形成患者康复后，可酌情考虑行动脉内膜剥离术、颈动脉扩张术或颅内外动脉搭桥术、血管内支架植入术等防止再发脑梗死。

14. 脑卒中单元（stroke unit） 由多科医师参入，将脑卒中的急救、治疗和康复等结合为一体，使患者发病后能够得到及时、规范的诊断，治疗，护理及康复，能有效地降低患者的病死率、致残率，提高生活质量，缩短住院时间，减少经济和社会负担。

15. 预防性治疗 针对危险因素进行干预治疗。肠溶阿司匹林 50～75mg/d 或噻氯匹定 250mg/d，也有报道间断治疗如用 5 天停 2 天，有减少出血的可能。有消化道溃疡或出血倾向者慎用。

【脑 栓 塞】

脑栓塞（cerebral embolism）又称为栓塞性脑梗死，指各种栓子随血流进入脑动脉使血管腔急性闭塞引起相应供血区脑组织缺血坏死及脑功能障碍。

（一）病因与发病机制

根据来源将栓子分为三类：①心源性栓子，最多见，如冠心病、风湿性心脏病伴有快速心房颤动时，左心房内附壁血栓脱落而形成的栓子，亚急性细菌性心内膜炎瓣膜上赘生物脱落；②非心源性栓子，老年人最常见的是主动脉弓及其发出的大血管的动脉粥样硬化斑块和附着物脱落或肺静脉血栓形成引起的血栓栓塞，另有脂肪栓子、气体栓子等；③极少数为来源不明的栓子。当栓子进入血管向远端移行至比栓子直径小的动脉时，就发生阻塞，引起以下变化：被阻塞的动脉远端发生急性血流中断，相应供血区脑组织缺血、变性、坏死和水肿；受栓子的急性刺激，该段动脉和周围小动脉反射性痉挛，引起相应供血区缺血及其周围的痉挛动脉区也缺血，使脑缺血范围扩大；动脉内的栓子向近心端延长，造成继发性血栓，也可使脑缺血加重。

（二）病理

脑栓塞多见于颈内动脉系统，特别是大脑中动脉。脑栓塞的病理改变与脑血栓形成基本相同，但由于栓子常为多发且易破碎，故梗死灶常为多部位。因纤溶酶随血液进入栓塞处使血块溶解，继而血流恢复，但原栓塞处血管壁已坏死，故易出血而发生出血性梗死。此外，还可发现肺、肾等脏器的栓塞。

（三）临床表现

（1）原发疾病表现：老年人以冠心病或心肌梗死性脑栓塞多见，其次为风湿性心脏病脑栓塞，均有原发疾病的表现。

（2）起病急骤，是所有脑血管病中发病最快的。大多数患者无前驱症状，起病后数秒或很短时间内症状发展到高峰，表现为完全性卒中。个别患者在数天内呈进行性恶化。

（3）脑部受损的表现：多数患者意识清楚或仅有轻度意识障碍。大动脉主干栓塞的大面积梗死可发生脑水肿、昏迷。癫痫发作较其他脑血管病多见。栓塞后的脑部症状，根据栓塞动脉而定，如栓塞发生在大脑中动脉，出现失语（主侧）、偏瘫、偏身感觉障碍或癫痫发作；栓子进入椎-基底动脉系统，表现为眩晕、共济失调、交叉瘫及延髓麻痹等。

（4）其他脏器表现：部分患者有脑外多处栓塞证据，如肺栓塞出现胸痛、咯血；肾栓塞有腰痛、血尿；下肢动脉栓塞时，下肢动脉搏动消失、下肢疼痛等。

（四）实验室检查

（1）影像学检查：脑 CT 可见脑内低密度影，如为出血性梗死，则在低密度区内有高密度阴影。还可显示梗死的部位、大小及数量等。MRI 显示梗死灶呈 T_1 低信号，T_2 高信号。MRA 可直接发现栓塞血管的部位。

（2）脑脊液检查：大多数患者脑脊液压力、常规及生化检查正常。大面积脑梗死导致脑水肿时颅内压可升高；出血性梗死累及到蛛网膜下隙时可呈血性脑脊液；感染性脑栓塞者脑脊液白细胞计数升高；脂肪栓塞者脑脊液可见脂肪球。

（3）心电图检查：应作为常规。因多数患者栓子来源于心脏，心电图可发现心律失常、心肌梗死、冠状动脉供血不足等。

（4）颈动脉超声检查：可发现颈动脉管腔狭窄及颈动脉斑块，对血栓-栓塞性脑梗死有提示意义。

（五）诊断与鉴别诊断

1. 诊断 应根据骤然发生的局灶定位体征来判断，如偏瘫、偏身感觉障碍、失语及抽搐发作等；发现有栓子来源的疾病更有助于诊断；脑 CT 及 MRI 检查可见缺血性梗死或出血性梗死灶。

2. 鉴别诊断 注意与脑出血及瘤卒中等鉴别。

（六）治疗

（1）治疗基本同脑血栓形成。

（2）出血性脑梗死和感染性心内膜炎禁用抗凝药。大面积脑梗死致脑水肿伴心功能不全者，禁用甘露醇，可改用呋塞米或甘油果糖。

（3）治疗原发病：治疗原发病有利于脑栓塞的恢复和防止复发。风湿性心脏病和先天性心脏病，有手术指征者，应积极手术根治。心房颤动患者用抗心律失常药物或电复律。感染性脑梗死要选择针对性抗生素足量彻底地治疗。脂肪栓塞可用扩容药、5%碳酸氢钠注射液 250ml 静脉滴注，1～2 次/天。气栓患者应取头低左侧卧位。减压病应立即行高压氧治疗，使气栓减少，脑含氧量增加。心源性脑栓塞急性期过后，可长期口服小剂量阿司匹林预防复发。

（4）对症治疗：并发癫痫者，根据发作类型，选用抗癫痫药物。

（七）预后

大面积梗死并发严重脑水肿、脑疝患者，急性期死亡率高，为 5%～15%；存活者多有严重的后遗症。少数患者完全恢复。如栓子的来源不能消除，多数患者可能复发。

【腔隙性脑梗死】

腔隙性脑梗死（lacunar infarction）是脑梗死的一种类型，约占脑卒中的 20%，系直径为 100～200μm 的深穿支闭塞而发生深部脑组织直径 1.5cm 以内的微梗死灶。其多位于基底核区、放射冠区及脑干。不同部位的腔隙梗死，其临床综合征不同。但有少数人仅脑 CT 或 MRI 检查显示腔隙梗死而无临床表现，称为静止性或无症状性腔隙性脑梗死。Fisher 通过大量病理学研究，1965 年首次进行报道。

（一）病因与发病机制

本病 90%是高血压所致的脑内细小动脉病变，其次是糖尿病、高血脂。长期高血压造成脑内小动脉血管壁变性，纤维素样坏死、管腔变窄，导致相应的脑组织缺血、坏死、软化。随病程的进展软化灶的坏死组织被清除而遗留下小的囊腔。

（二）临床表现

（1）好发年龄在 50～70 岁，个别在 25～40 岁。

（2）大多起病突然，少数为亚急性，有的甚至为意外发现。

（3）因腔隙梗死发生的部位不同，其临床表现不同。Fisher 提出的腔隙综合征有 21 种。临床表现较有特点和常见的有以下六种：

1）纯运动性轻偏瘫（pure motor hemiparesis，PMH）：占腔隙性脑梗死的 60%，表现为突然一侧面、上下肢无力，不伴或很少伴有感觉障碍。病灶多在内囊后肢、脑桥基底部或放射冠的中前方。多数在发病数周后完全恢复，个别遗留肢体瘫痪。

2）纯感觉性卒中（pure sensory stroke，PSS）：偏身感觉异常，按正中轴分隔，表现为麻木、触电样感、冷、酸胀感等，很少或不伴有运动障碍。病灶在丘脑腹后核。

3）感觉运动性卒中（sensorimotor stroke，SMS）：偏身无力，伴同侧偏身感觉异常，可为 PSS 合并 PMH。病灶在内囊后肢和丘脑腹后外侧核。

4）构音障碍-手笨拙综合征（dysarthric-clumsy hand syndrome，DCHS）：突然构音障碍、吞咽困难，病变同侧手精细动作笨拙，但无明显的肢体瘫痪，可有对侧中枢性面瘫、舌轻瘫。病灶在脑桥基底部或内囊膝部。

5）共济失调性轻偏瘫（ataxic hemiparesis，AH）：为病变对侧突然下肢为重的轻偏瘫，伴同侧肢体明显共济失调。病灶主要在放射冠或脑桥基底部。

6）腔隙状态（lacunar state）：见于少数患者反复发作后，在脑深部特别是双侧锥体束和基底核等部位形成腔隙灶群集。临床表现为假性延髓麻痹、双侧锥体束征、严重精神障碍、类帕金森综合征和大小便失禁。

此外，临床还有少见而不典型的表现，如偏侧舞蹈症、纯肢瘫不伴面瘫等。有的反复发作伴精神障碍、智能减退或大小便障碍等。

（三）实验室检查

1. 血生化和心电图检查 主要是协助查找病因，如检测血糖和血脂，了解有否糖尿病和高血脂症。心电图检查了解有否心律失常和心肌缺血等。

2. 影像学检查 脑 CT 和 MRI 扫描均可发现腔隙性梗死，MRI 阳性率较 CT 高，并且可发现脑干或小脑的病灶。CT 扫描单个或多个梗死灶呈小的低密度影，边界清晰，无占位效应，增强时可见轻度斑片状强化。MRI 显示病灶为 T_1 等信号或低信号和 T_2 高信号，阳性率几乎达 100%。

（四）诊断及鉴别诊断

1. 诊断 目前国内还无统一的诊断标准，可参考以下标准：有原发性高血压、糖尿病、高脂血症等病史的老年人突然发病；临床表现符合腔隙综合征之一；脑 CT 或 MRI 检查发现脑内有腔隙梗死灶，并能排除其他疾病时，可做出诊断。少数在发病 48 小时内影像学检查未发现病灶，则应在第 3 天复查，可能显示病灶。

2. 鉴别诊断 腔隙综合征的病因大多数是梗死，但也可见于小量脑出血、感染性疾病、寄生虫病或转移瘤，主要靠影像学检查或病原学鉴别。

（五）治疗

1. 急性期 基本与脑梗死治疗相同，但禁用抗凝药，以免发生脑出血。

2. 病因治疗 急性期后或偶然发现的腔隙性梗死而无临床表现者，要重视查找病因，针对病因治疗，如控制高血压、治疗心脏病或降低高血脂。

3. 预防性治疗 部分腔隙性梗死患者首次发作，甚至第二次发作预后均良好，但易复发。故要进行预防性治疗，常用的药物有：肠溶阿司匹林 50～75mg/d、银杏叶提取物及尼莫地平等钙通道阻滞药。

【脑分水岭梗死】

脑分水岭梗死（cerebral watershed infarction, CWSI）指脑内相邻的较大血管供血区之间即边缘带（border zone）的一种局部缺血性损伤，临床出现相应的神经功能障碍。脑分水岭梗死占缺血性脑血管病的 10%。

（一）病因与发病机制

1. 低血压及低血容量 其原因有严重的心律失常，外科手术失血过多，各种原因引起的休克，降压药、麻醉药或血管扩张药使用不当等。因这些原因使血压降低，血流缓慢，导致远端血管血流减少，使脑组织缺血坏死。常为多发或双侧，易发生在大脑前动脉与大脑中动脉之间的分水岭区。

2. 微栓子 微栓子易进入远端血管，常在脑皮质血管分支、以大脑前动脉与大脑中动脉之间的分水岭区多见。

3. 脑血管病变 脑动脉硬化、血栓性闭塞性脉管炎既可使血管壁病变，还可使颈动脉狭窄及闭塞，

当狭窄超过正常管腔的 50% 时，又同时有低血压，很容易发生脑分水岭梗死。

（二）病理

脑分水岭梗死多发生在脑皮质，特别是大脑前动脉与大脑中动脉之间的边缘带。典型病灶呈楔形，尖端朝向侧脑室，底面朝向脑的内表面。病理过程及组织学改变与脑血栓形成相同。

（三）临床表现

发病年龄多在 50 岁以上，半数患者有高血压病史，其次有短暂性脑缺血发作史、冠心病或糖尿病病史，少数有晕厥史。

急性起病，有的在体位改变时发病（由坐位或卧位变为直立位），一般无意识障碍，可有偏瘫或单瘫，语言障碍，精神症状、智能改变或尿失禁等。

具体表现依受损部位不同而异。Bogouss 等根据影像学改变、临床局部表现和梗死部位分为四型：①前分水岭梗死：发生在大脑前动脉与大脑中动脉皮质的边缘带，表现为除面部以外的轻偏瘫，以下肢明显，可伴感觉障碍或 Broca 失语及精神、情绪改变；②后分水岭梗死：发生在大脑中动脉与大脑后动脉皮质的边缘带，表现为偏盲或下象限盲、Wernicke 失语、失用及皮质感觉障碍等；③皮质下分水岭梗死：发生在大脑中动脉皮质支与深穿支的边缘带，主要表现为轻偏瘫、偏身感觉障碍等；④小脑分水岭梗死：少见，发生在小脑主要动脉末端的边缘区，可有轻度小脑性共济失调症。

（四）实验室检查

1. 脑 CT 检查 在脑血管分水岭区，有尖端朝向侧脑室，底面向脑内表面的楔形低密度影。基底核区病灶为片状低密度影。

2. 脑血管造影 可显示两条相邻血管末端闭塞或狭窄。

（五）诊断

本病诊断基本同脑血栓形成，但多数患者有低血压或反复一过性黑矇史。临床症状相对轻，多无意识障碍。影像学显示分水岭梗死特征。

（六）治疗

脑分水岭梗死治疗同脑血栓形成。但要注意病因治疗，如纠正低血压，治疗休克或心脏病。脑分水岭梗死预后较好，后遗症少且轻，一般不会直接导致死亡。

三、脑 出 血

脑出血（intracerebral hemorrhage, ICH）指原发于脑实质内的非外伤性出血。老年人出血性脑血管病中仍以脑出血为多见，近年报道年发病率达81/10万人，患病率60岁以上为250/10万人，患病率和病死率随年龄增长而增加。存活者中80%～95%遗留神经功能损害。本病是影响老年人健康的最严重疾病。

【病因与发病机制】

脑出血患者中80%～90%有高血压病史。高血压患者如果长期不进行正规的控制血压治疗，10年后，有半数以上发生脑出血；其次是动脉瘤、动-静脉畸形血管破裂；少见原因有血液病、动脉炎、淀粉样血管病、肿瘤、应用抗凝药及溶栓药等。

发病机制还不十分明确，可能是：①微动脉瘤破裂，由于长期高血压使脑实质内小的深穿支张力增大，动脉平滑肌纤维变性，引起动脉壁强度和弹性降低，局部管壁变薄弱并向外突出，渐形成微动脉瘤，特别是基底核豆纹动脉。当血压波动较大时，这些微动脉瘤破裂而引起脑出血。②长期高血压造成脑小动脉内膜破裂受损，血管渗透性升高，血液中脂质通过受损的内膜进入内膜下发生脂质沉积，管壁呈脂肪玻璃样变或纤维素样坏死，弹性降低，脆性升高，当血压骤升，就会引起坏死的小动脉破裂出血。③长期高血压使小动脉壁上的滋养小血管发生病变而破裂，使该动脉壁内形成夹层动脉瘤，如果血压突然升高，血液可穿破管壁的外层进入脑实质。④脑血管解剖结构特点，脑内动脉壁薄弱、中层肌细胞及外膜结缔组织均少且无外弹力层。因此，在长期高血压冲击下，易出血。⑤豆纹动脉自大脑中动脉近端呈直角分出，受高压血流冲击易发生粟粒状动脉瘤，导致破裂出血。

【临 床 表 现】

1. 老年人脑出血的特点 由于老年人有不同程度的脑萎缩，脑细胞代偿能力也差，所以脑出血时，即使出血范围同中青年一样，但临床表现远较中青年为重，并且恢复也差。另外，老年人多脏器功能差，脑出血时易出现并发症，使病情复杂，死亡率也高。

2. 基本表现 老年人脑出血常因情绪激动、大便用力或饮酒过度而诱发。在气温骤变和寒冷季节发病也较多。发病突然，多在数分钟或数小时内症状达到高峰，出现全脑症状，有剧烈头痛、呕吐及意识障碍。病情程度主要视出血部位、出血量及机体反应而异。局灶性体征：瘫痪、感觉障碍、颈项强直和失语等。严重者生命体征如呼吸、脉搏、血压有不同程度地改变。

3. 不同病变部位的临床表现

（1）基底核区出血：约占全部脑出血的70%。由于出血常累及内囊，所以又称为内囊区出血，可再分为壳核出血和丘脑出血。

1）壳核出血：多由豆纹动脉尤其是其外侧支破裂出血所致，表现为突发的病灶对侧的面瘫、舌瘫和肢体瘫；对侧偏身感觉减退或消失；对侧同向偏盲。主侧半球受损可有失语。出血量小者，无意识障碍，只有偏瘫和（或）偏身感觉障碍，恢复较好。出血量大者，有意识障碍。

2）丘脑出血：由丘脑膝状动脉和丘脑穿通动脉破裂所致，亦表现为突发病灶对侧偏瘫、偏身感觉障碍与偏盲的"三偏综合征"。破入脑室者，常出现意识障碍，瞳孔改变，凝视麻痹，鼾声呼吸，完全性弛缓性偏瘫，高热，抽搐甚至死亡。出血量少者，除了感觉障碍外，无其他表现，有的可无任何症状和体征。

（2）脑桥出血：约占脑出血的10%，多由基底动脉脑桥支破裂所致。临床表现为突然头痛、呕吐、眩晕、交叉性瘫。大量出血（出血量>5ml）累及双侧被盖和基底部，常破入第四脑室，患者迅速昏迷、双侧瞳孔针尖样小、呕吐咖啡渣样胃内容物、中枢性高热、呼吸障碍、眼球浮动、四肢瘫痪和去脑强直发作甚至死亡。小量出血可无意识障碍，仅表现为交叉性瘫痪、共济失调，凝视麻痹或一个半综合征等。预后良好，有的仅遗留较轻的偏瘫，有的甚至可完全恢复正常。

（3）小脑出血：约占脑出血的10%。多由小脑上动脉破裂所致。临床表现为眩晕、频繁呕吐、枕部剧烈痛和共济失调、小脑性语言、眼球震颤，但无肢体瘫痪。出血量大者，有脑干受压体征如交叉性瘫痪、两眼凝视病灶对侧及病理反射等。暴发型则常突然昏迷，在数小时内死亡。

（4）脑叶出血：占脑出血的10%。老年人多由高血压引起，其次因脑血管淀粉样变性或脑动静脉畸形等所致。临床常表现为头痛、呕吐、脑膜刺激征及出血脑叶的局灶定位体征。具体临床表现主要取决于出血部位及出血量。出血以顶叶最常见，表现有偏身感觉障碍、空间构象障碍。颞叶出血表现为精神症状或对侧上象限盲，优势侧出血有Wernicke失语。枕叶出血，表现为视物模糊、同向偏盲或象限盲及黄斑回避。额叶出血可有偏瘫、摸索征等，优势侧出血可有Broca失语。少数患者无脑叶的定位体征。

（5）脑室出血：占脑出血的3%～5%，因脑室内脉络丛动脉或室管膜下动脉破裂出血，血液直接流入脑室内所致，称为原发性脑室出血。多数患者为小量出血，表现为头痛、呕吐、脑膜刺激征，一般无意识障碍及局灶定位体征。出血量大者，迅速昏迷、频繁呕吐、针尖样瞳孔、四肢弛缓性瘫痪及去脑强直发作等，病情危重，多迅速死亡。

【实验室检查】

（1）脑CT检查：为首选检查，能清楚、准确地显示血肿部位、大小、形态，是否破入脑室，血肿周围有无水肿带及占位效应、脑组织移位和梗阻性脑积水等。脑出血在CT上为边界清楚、均匀的高密度病灶，CT值为60～80Hu，周围有圈状低密度水肿带。大血肿可见占位效应。3～7天后，血红蛋白破坏，纤维蛋白溶解，高密度区向心缩小，此时边缘模糊，周围低密度区扩大；2～4周后，形成等密度或低密度灶；2个月左右，血肿软化成囊腔，如图12-6所示。

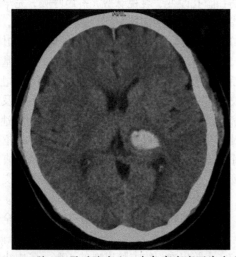

图12-6 脑CT示丘脑出血，白色高密度区为出血灶

（2）MRI检查：①超急性期（<24小时）：血肿为长T_1、长T_2信号；②急性期（24～48小时）：血肿为等T_1、短T_2信号；③亚急性期（3天～2周）：血肿为短T_1、长T_2信号；④慢性期（>3周）：血肿为长T_1、长T_2信号。MRI对急性期的幕上及小脑出血的价值不如CT，对脑干出血优于CT。

（3）脑血管造影：有磁共振血管造影（MRA）和数字减影血管造影（DSA）两种方法，适合于疑为脑血管畸形、动脉瘤及血管炎的患者。其可以清楚显示异常血管和造影药外漏的破裂血管及部位。DSA阳性率比MRA高并且在发现病灶时，可进行栓塞治疗，不足的是其为有创伤性检查，对肾功能有一定要求。

（4）脑脊液检查：可发现颅内压升高、脑脊液呈洗肉水样。此项不可作为常规检查。因为有诱发脑疝的危险，仅适用于不能进行脑CT检查并且临床无颅内压升高的患者。

（5）血、尿、大便常规及肝肾功能、凝血功能、

心电图检查可协助查找病因及观察病情。

【诊断与鉴别诊断】

1. 诊断 50岁以上的高血压患者；在活动或情绪激动时突然头痛、迅速偏瘫、感觉障碍、失语或昏迷；脑CT检查发现脑组织内高密度出血灶即可确诊。

2. 鉴别诊断

（1）脑梗死：大面积脑梗死与脑出血临床上不易区别。鉴别点主要是脑梗死发病时首诊血压较发病前升高的现象没有脑出血的明显；较少见到脑膜刺激症状如头痛、呕吐、抽搐或脑膜刺激征；意识障碍也少见。脑CT或MRI检查可见梗死灶。

（2）蛛网膜下腔出血：突发剧烈头痛、呕吐，脑膜刺激征阳性，血性脑脊液。一般无偏瘫。脑CT检查在脑沟、脑池等部位有高密度出血征象。

（3）某些全身性疾病：如糖尿病、尿毒症、药物中毒、一氧化碳中毒、肝性脑病、急性酒精中毒或低血糖也可有脑部受损表现。仔细询问病史可发现患者平时有原发病的表现。血液学检查有助鉴别诊断。

【治　疗】

（一）内科治疗

治疗原则是防止继续出血；降低颅内压；防治并发症；减少神经功能残废程度和降低复发率。

1. 一般处理

（1）原则上就地抢救。绝对卧床，保持环境安静及大小便通畅。严密观察瞳孔、意识变化及血压、呼吸、心率等生命体征。

（2）保持呼吸道通畅，使动脉血氧饱和度维持在90%以上。痰多不易咳出或吸出时，应及早做气管切开术。

（3）有意识障碍、消化道出血者宜禁食24～48小时，然后酌情放置胃管给予鼻饲，保证每天营养的需要量，同时可了解胃出血情况。

（4）注意水电解质平衡和营养。不能进食者，输液量一般每天2000ml左右，速度不宜过快，以免引起心力衰竭。每天补充氯化钾1～3g。能进食或鼻饲后，输液量适当减少。

（5）降低体温：低温可降低脑代谢率，延迟ATP的消耗，并减少酸性代谢产物的堆积。体温的降低与脑代谢率的变化呈线性关系。体温每下降1℃，颅内压（ICP）和脑代谢分别下降约5.5%和6.7%，当体温降至32℃时，ICP下降27%，脑代谢降低50%左右。肛温维持在32℃较适宜。物理降温可在大血管处如颈、腋下或腹股沟区放置冰袋，戴冰帽等。药物

降温可用吲哚美辛。

（6）预防感染：脑出血卧床后，特别是有意识障碍者易发生呼吸道、泌尿道感染及压疮，要注意护理翻身、拍背等。

2. 降低颅内压　因脑出血形成的血肿可增加颅内的容量，血肿周围水肿可增加颅内液体量，血肿压迫或脑室出血直接影响脑脊液循环系统造成阻塞性脑积水等，最后导致 ICP 升高，大约在 48 小时达到高峰，维持 3～5 天后逐渐消退，有的可持续 2～3 周或更长。

（1）甘露醇：用药 20～30 分钟后 ICP 开始下降，可维持 4～6 小时；通常用 20% 甘露醇 125～250ml，快速静脉滴注，30 分钟内滴完。每 6～8 小时一次，疗程 7～10 天。如有脑疝形成征象可快速加压经静脉或颈动脉注射，可起暂时缓解症状作用，为下一步处理提供时间；冠心病、心力衰竭及肾功能不全者慎用。用药期间注意补充水及电解质。具体用量及间隔时间应根据病情而定。

（2）利尿药：如果患者心肾功能不全，不宜用甘露醇时，可用呋塞米。每次 20～40mg，2～4 次/天，静脉注射。注意水及电解质平衡。

（3）白蛋白：通过提高血液胶体渗透压达到脱水效果，但价格昂贵。用法：人血白蛋白每次 50～100ml，1 次/天，静脉滴注。

（4）激素：一般情况下不宜用。其适用于出血量较大、颅内压升高明显、意识障碍较重或有脑疝时，可选用地塞米松 10mg/d，静脉滴注。糖尿病、消化道出血或严重感染未控制的患者禁用。

3. 控制血压

（1）高血压：脑出血患者大多伴有不同程度的高血压，这可加重脑出血的病情。因此，要及时适当地降血压治疗。应根据高血压的原因作不同的处理：原来血压就较高，发病后血压更高，采用降压药；如果平时血压不高或不很高，发病后血压明显增高，可能是颅内压增高引起血管加压反应所致，此时首先降颅压处理；如果因患者恐惧、烦躁、头痛或大小便潴留所致的反应性高血压，应对症处理如心理安慰、使用镇痛镇静及保持大小便通畅等。当采用降压药时要根据病前有无高血压、病后血压情况等确定最适血压水平。血压不能降得太低，以免影响脑灌注压。降压速度不可太快。收缩压 180mmHg 以内或舒张压 105mmHg 以内可观察而不用降压药；收缩压 180～230mmHg 或舒张压 105～140mmHg 可口服卡托普利、美托洛尔等降压药。急性期后 ICP 升高不明显而血压持续升高者，应进行系统的抗高血压治疗。

（2）低血压：急性期血压骤然下降时提示病情危重，应及时给予多巴胺、间羟胺等升压药。

4. 止血药　目前认为止血药对高血压性脑出血并无效果。因为脑组织的限制作用和高血压性脑出血患者凝血机制正常，出血后短期内大部分患者血液很快凝固，阻塞破裂的血管，就诊时出血已经停止。如果是凝血机制障碍引起的脑出血或伴有消化道出血可选用止血药如氨基己酸。具体用法见蛛网膜下腔出血相关内容。

5. 脑代谢促进药物　在脑水肿基本消退时，可用促进脑代谢的药物，以利于脑功能的恢复，减少后遗症。可选用阿米三嗪/萝巴新、胞磷胆碱等。

6. 并发症的防治

（1）感染：发病早期病情较轻的患者如无感染证据，可不用抗生素；合并意识障碍的老年患者可给予预防性抗生素。感染时根据经验或痰培养、尿培养及药物敏感试验结果选用抗生素。

（2）应激性溃疡：可致消化道出血。预防可用 H_2 受体拮抗剂，如西咪替丁 0.2～0.4g/d，静脉滴注；雷尼替丁 150mg 口服，1～2 次/天；奥美拉唑 20～40mg 口服或静脉注射；一旦出血，可口服或经胃管给予去甲肾上腺素 4～8mg 加冷盐水 80～100ml；若内科治疗无效可在内镜直视下止血；同时，补液或输血以维持血容量。

（3）癫痫发作：以全面性发作为主，频繁发作者可缓慢静脉注射地西泮 10～20mg 或苯妥英钠 15～20mg/kg 控制发作。

（4）中枢性高热：先行物理降温，效果不佳者可用多巴胺激动药如溴隐停 3.75mg/d，逐渐加量至 7.5～15.0mg/d，分次服用；或硝苯呋海因 0.8～2.5mg/kg，肌内注射或静脉注射，每 6 小时至 12 小时 1 次；缓解后用 100mg，2 次/天。

（5）下肢深静脉血栓形成：表现为肢体进行性水肿及发硬，一旦发生，应行 B 超检查以证实，并给予普通肝素 100mg 静脉滴注，1 次/天，或低分子量肝素 4000U 皮下注射，2 次/天。预防方法为：勤翻身、抬高或按摩瘫痪肢体。

（6）抗利尿激素分泌异常综合征：又称稀释性低钠血症，因经尿排钠增多，血钠降低，可加重脑水肿，应限制水摄入量在 800～1000ml/d，补钠 9～12g/d。低钠血症宜缓慢纠正，否则可导致脑桥中央髓鞘溶解症。

（二）外科治疗

对挽救重症患者的生命及促进神经功能恢复有益。原则上意识清楚和中、重度昏迷者不适合手术治疗。有手术适应证者宜在超早期（发病后 6 小时内）进行，疗效较好。

1. 手术适应证　下列患者无心、肝、肾等重要脏器的明显功能障碍时，可考虑手术治疗。

（1）小脑半球的出血量>10ml、蚓部出血量>6ml、血肿破入第四脑室或脑池受压消失，出现脑干受压症状或急性阻塞性脑积水征象者。

（2）幕上血肿，出血量>30ml，CT显示有明显占位效应或中线结构移位超过1cm者。

（3）深部脑出血破入脑室或脑室出血者，可行脑室外引流术。

（4）脑出血患者逐渐出现颅内压升高伴脑干受压的体征或有动眼神经麻痹者，可去骨瓣减压。

2. 常用的手术方法 ①开颅清除血肿或减压术；②颅骨钻孔抽吸清除血肿；③脑室穿刺外引流术；④去骨瓣减压术。

（三）康复治疗

康复治疗宜早期进行，详见脑血栓形成。

【预　后】

预后与出血量、部位、病因及全身状况有关。死亡的主要原因有：脑水肿、颅内压升高及脑疝、并发症及脑-内脏（脑-心，脑-肺，脑-肾）综合征。

四、蛛网膜下腔出血

蛛网膜下腔出血（subarachnoid hemorrhage，SAH）是颅内血管破裂后，血液流入蛛网膜下隙的统称，可分为自发性SAH和外伤性SAH。自发性SAH又有原发性和继发性两种。原发性SAH是因多种原因使软脑膜血管破裂，血液流入蛛网膜下隙。继发性SAH是脑实质内出血或脑室出血等血液穿破脑组织进入蛛网膜下隙。

【病因与病理】

最常见的原因是先天性脑动脉瘤破裂（占50%～80%），其次是脑血管畸形（动-静脉畸形和毛细血管畸形）和高血压、动脉粥样硬化。老年人SAH多数是由高血压、动脉粥样硬化引起。少见原因有凝血机制异常和脑肿瘤。SAH好发部位是Willis动脉环及其分支，特别是大脑前动脉与前交通动脉分叉处。先天性脑动脉瘤的动脉壁弹力层和中膜发育异常或受损，在动脉粥样硬化、血压升高和血流涡流冲击下，管壁薄弱处逐渐向外膨出，形成囊状动脉瘤，当激动或血压急剧升高时破裂出血；脑血管畸形多为动-静脉畸形，血管壁发育不全、薄弱，处于破裂的临界状态，常位于大脑中动脉或大脑前动脉供血区的脑表面；动脉炎或颅内炎症造成血管壁病变可破裂出血；肿瘤可直接侵蚀血管造成出血。血液进入蛛网膜下隙后，脑脊液被染色，整个或部分脑表面呈现紫红色，有时在硬膜外也可见到这种染色。

SAH后可引起一系列病理过程，如图12-7所示。

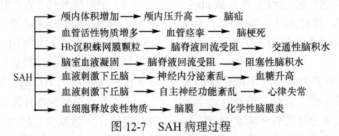

图12-7　SAH病理过程

【临床表现】

（1）任何年龄均可发病，但高峰年龄为30～60岁；男性较女性略多。

（2）一般表现：有的患者发热，多在病后2～3天开始，可达38～39℃。其原因可能是出血累及到丘脑下部或吸收热。如果体温正常后再升高，要考虑再出血或合并感染。平时血压正常者，病后血压升高且在初期，可能与下丘脑功能紊乱有关，一般经1～2周病情稳定后血压渐趋正常。SAH患者部分有视网膜出血或视盘水肿。玻璃体下出血是诊断SAH的重要依据之一。

（3）神经系统表现：典型表现有突发爆裂样剧烈头痛、呕吐、脑膜刺激征阳性及均匀一致的血性脑脊液。头痛多在剧烈活动中或活动后出现。常见的伴随症状有短暂意识障碍、癫痫发作、项背痛或下肢痛、畏光。严重者昏迷。少数患者有肢体轻瘫、脑神经损伤（常见的是动眼神经或面神经麻痹）。因发病年龄、病变部位、破裂血管的大小及发病次数不同，临床表现各异。

（4）老年人SAH特点：①定位不准确，症状常不典型：可能由于老年人反应迟钝，少数以胸腹痛或腰及下肢痛起病；②头痛不剧烈，由于老年人有不同程度的脑萎缩使颅腔的容积相对大些，起到缓冲颅内压增高的作用或头痛阈增高；③恶心、呕吐较中青年少见；④意识障碍多见并且严重及精神症状突出，可能与老年人多有脑动脉硬化、相对的脑动脉供血不足和脑细胞代偿能力差，使脑组织易缺氧和水肿有关；

⑤不一定都有脑膜刺激征，有的仅有颈强直，有的表现为双侧踝反射消失；⑥常伴多脏器受损如心脏损害、肺部感染或消化道出血。

（5）常见并发症：①再出血，是 SAH 致命的并发症，多见于动脉瘤破裂。多发生在第一次出血后 10～14 天，出血后 1 个月内再出血危险性最大。常在病情稳定时突然剧烈头痛、呕吐、抽搐、意识障碍、脑膜刺激征又出现或加重甚至瞳孔不等大，复查脑脊液又见新鲜红色。②脑血管痉挛（cerebrovascular spasm，CVS）是死亡和伤残的重要原因。早发者，在起病后不久；迟发者，在病后 4～15 天，第 7～10 天为高峰期，可继发脑梗死。临床表现为失语，肌力正常者出现偏瘫，清醒者转为意识障碍。③脑积水（hydrocephalus），约 20%患者在发病后一周内发生急性脑积水，表现为记忆力减退、眼球运动障碍、意识障碍，甚至脑疝而死亡。迟发性脑积水发生在 SAH 后 2～3 周。

【实验室检查】

（1）脑 CT：是确诊 SAH 的首选方法。急性期表现为大脑外侧裂、前后纵裂池、鞍上池及蛛网膜下隙高密度改变。大量出血时脑室或脑池可呈铸型样改变（图 12-8）。

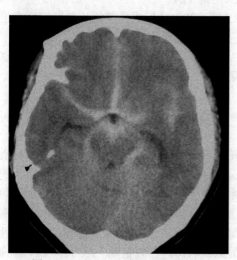

图 12-8　脑 CT 示蛛网膜下腔出血
脑沟脑回区白色高密度影为出血

（2）脑脊液检查：是诊断 SAH 的最可靠的依据，但有诱发重症者脑疝形成的危险，故慎用。出血数小时可见脑脊液呈均匀血性，压力增高，蛋白含量增加，糖和氯化物水平多正常。发病 12 小时后脑脊液可黄变，2～3 周脑脊液中红细胞和黄变现象消失。细胞学检查可见吞噬红细胞和破碎的巨噬细胞。

（3）数字减影血管造影（DSA）：是 SAH 病因诊断的可靠证据，可确定动脉瘤或血管畸形的位置、数量、侧支循环及血管痉挛等。有适应证者还可同时进行介入治疗。DSA 宜早期进行以利于早期手术，避免脑水肿高峰期带来的手术困难；早期 DSA 检查和早期手术，可减少血管痉挛和再出血的发生。慎行血管造影的情况有：①出血 7～21 天；②病情危重；③对造影剂或麻醉药过敏；④有全身凝血机制障碍等严重出血倾向。

（4）头颅 MRI 和 MRA：因新鲜出血在 MRI 上脑池和脑沟呈低信号或等信号，与脑实质接近，难以诊断且检查所需时间较长，故不如脑 CT 检查。MRA 对直径 3～15mm 的动脉瘤检出率可达 84%～100%；可检出血管畸形，但阳性率不及 DSA，且不能进行介入治疗。

（5）经颅多普勒（TCD）：TCD 有助于监测 SAH 后血管痉挛。

（6）血常规、凝血功能等检查可协助寻找 SAH 的原因。

【诊断与鉴别诊断】

1. 诊断　依据为在用力或情绪激动时，突然头痛、呕吐、脑膜刺激征阳性、CT 检查见脑池或蛛网膜下隙高密度影或均匀一致性血性脑脊液可确诊。

2. 鉴别诊断

（1）脑出血：患者多有高血压病史；有局灶性定位体征；脑 CT 可资鉴别（表 12-2）。

（2）颅内感染：各种脑膜炎也有头痛、呕吐、脑膜刺激征阳性，但常先有发热等全身表现，脑脊液中白细胞多而红细胞少等感染变化，脑 CT 无出血征象。

表 12-2　常见脑血管疾病鉴别诊断

| | 缺血性脑血管疾病 | | 出血性脑血管疾病 | |
	脑血栓形成	脑栓塞	脑出血	蛛网膜下腔出血
发病年龄	多在 60 岁以上	青壮年多	50～65 岁多见	中老年多
常见病因	动脉粥样硬化	多见于心脏病	高血压及动脉硬化	动脉瘤、血管畸形、高血压动脉硬化
TIA 史	常有	可有	多无	无
起病时状况	多在安静时	不定	多在活动、情绪激动时	多在活动、情绪激动时
起病缓急	较缓（时、日）	最急（秒、分）	急（分、时）	急骤（分）
昏迷	常无或较轻	少、短暂	常有、持续较重	少、短暂较浅

续表

	缺血性脑血管疾病		出血性脑血管疾病	
	脑血栓形成	脑栓塞	脑出血	蛛网膜下腔出血
头痛	多无	少有	常有	剧烈
呕吐	少	少	多	最多
血压	正常或升高	多正常	明显升高	正常或升高
眼底	动脉硬化	偶见栓子	动脉硬化	可见玻璃体膜下出血
偏瘫	多见	多见	多见	无
颈强直	无	无	可有	明显
脑脊液	多正常	多正常	压力升高，含血	压力升高，血性
CT 检查	脑内低密度灶	脑内低密度灶	脑内高密度灶	蛛网膜下隙高密度影

【治　疗】

原则是制止继续出血，防治脑血管痉挛，去除出血的原因和防止复发。

1. 内科治疗

（1）一般处理：绝对静卧 4～6 周，避免颅内压增高的原因，如用力排便、咳嗽及情绪激动。烦躁不安者适当用镇静药；头痛者用镇痛药。注意心电监护、全身营养及防止并发症。

（2）降颅压治疗：可选用 20% 甘露醇、呋塞米和（或）白蛋白等。

（3）防治再出血：SAH 急性期纤溶系统活性升高。抗纤维蛋白溶解药可抑制纤溶酶原的形成，推迟血块溶解，防止再出血。可选用：①氨基己酸（EACA）：第一日首次 4～6g 加入生理盐水或 5% 葡萄糖液 100ml 静脉滴注，然后持续静脉滴注 1g/h，维持 12～24 小时，以后 12～24g/d，持续 7～10 天，然后逐渐减量至 8g/d 或改口服，用药时间不少于 3 周。肾功能不良者慎用。注意深静脉血栓形成。②氨甲苯酸（PAMBA）：0.2～0.4g 缓慢静脉注射，2 次/天。近年来，不十分强调用止血药物，认为小剂量作用不明显，大剂量则可能增加高凝状态，并诱发脑血管痉挛，对老年人 SAH 十分不利。

（4）防治迟发性脑血管痉挛：常用钙通道阻滞药如尼莫地平（nimodipine）20～40mg/次，3 次/天，口服；或尼莫同（nimotop）10mg 缓慢静脉滴注，5～14 天为一个疗程。

（5）脑脊液置换疗法：虽可减轻 SAH 的症状，但因有诱发脑疝的危险，现已不提倡采用。

2. 手术治疗　是根治 SAH 的有效方法，应在发病后 24～72 小时内进行。小的血管畸形可用 γ 刀治疗；大的动-静脉畸形力争全切除。动脉瘤可选用瘤颈夹闭术、动脉瘤切除术。血管内介入治疗可采用可脱性球囊栓塞术或可脱性铂金微弹簧圈栓塞术治疗。合并脑积水：意识障碍加深时可行脑室分流术。

【预　后】

预后与病因、年龄、动脉瘤部位、瘤体大小、出血量、有无并发症等有关。发病年龄大、起病即昏迷、伴脑血管痉挛或再出血等情况者预后差。

（邢宏义　彭　海）

思 考 题

1. 何谓 TIA？
2. 试述脑血栓形成性脑梗死静脉溶栓溶栓治疗的适应证、禁忌证及治疗方法。
3. 基底核区、脑桥和小脑出血的特征性临床表现有哪些？

第三节　帕金森病

帕金森病（Parkinson disease，PD）又称震颤麻痹（paralysis agitans），是常见于中老年人的一种神经系统变性疾病。临床表现以静止性震颤、肌强直、运动缓慢和姿势步态异常为主要特征。其主要病理变化是黑质致密部多巴胺（DA）能神经元的变性、缺失，导致纹状体内乙酰胆碱（ACh）- DA 等递质平衡失调而发病。

【病因与发病机制】

本病的病因及发病机制十分复杂，至今尚未明确，故称为原发性 PD。下列因素可能与发病有关：

1. 老化异常加速　PD 在 40 岁前极少发病，40 岁以上患病率约为 0.35%，60 岁以上为 2% 左右，患病率随年龄增长而增加，但在 80 岁以后却下降。正常人脑老化，黑质中 DA 能神经元每 10 年约以 6.9% 速度减少。而 PD 患者发病时，DA 能神经元的减少已超过 80%，所以 PD 患者的 DA 能神经元减少不是正常生理性的,可能是环境或遗传等因素的影响所引起的异常老化。

2. 环境因素 20多年前发现误食一种含吡啶类物质1-甲基-4-苯基1,2,3,6-四氢吡啶(MPTP),可引起类似PD的症状。这种物质对黑质DA能神经元有高度选择性毒害作用,利用它可制成典型的PD动物模型。在美国神经系统变性疾病多发地区的关岛,从一种可食用的苏铁属厥树种子中,可分离出一种氨基酸神经毒β-N-甲基-氨基-L-丙氨基(BMAA),给恒河猴喂食大量BMAA后,部分猴可发生类似PD的症状和病理改变。此外,锰矿工人也易患PD,推测某些工农业毒素可能也含有类似上述物质的结构。因此,提出了本病与环境因素有关的学说。

3. 遗传因素 10%~15% PD患者发现有家族史,同胞的患病率也高于对照组。一般认为是常染色体显性遗传,但外显率较低,也可能是多基因遗传。有学者对家族性早发性PD病例进行研究后,发现有基因突变,致病基因位于第6号染色体长臂的D6S255~D6S253之间,后又被其他学者克隆,并命名为*Parkin*基因。PD的遗传非常复杂,还有一些基因如α-共核蛋白(α-syuclein)基因等突变与PD发病也有密切关系。不同个体对PD的易感性可不相同(遗传易感性),不同个体接触同一种或几种环境毒素后,结果也异。目前认为,大多数PD发病是遗传易感性与环境触发因素共同作用的结果。

此外,氧化应激、兴奋性神经毒素、自身免疫异常、线粒体损伤及细胞凋亡等均可能与发病机制有关。

【临床表现】

PD起病缓慢,患者往往不能回忆发病的确切时间。震颤、肌强直、运动减少和姿势步态异常是临床上四个主要表现。不同患者出现上述症状的先后顺序和轻重程度常有差异,也可能在病程中不一定全部出现。

1. 震颤(tremer) 约2/3患者为首发症状。早期呈静止性震颤,安静或休息时明显,随意运动或强烈意志控制时可暂时减轻或消失,情绪激动时加重,睡眠时消失。震颤多从一侧上肢远端开始,逐渐扩展到同侧下肢及对侧上、下肢,一般上肢尤其是远端(手指)震颤幅度较下肢显著,典型表现为每秒4~6次节律性震颤,类似搓丸样。唇、舌、下颌及头部多最后受累。疾病晚期,震颤常变为混合性,即静止性合并有姿势性成分。少数患者在病程中可不出现震颤。

2. 肌强直(rigidity) 因伸、屈肌张力均升高,在关节被动运动时出现均匀一致的阻力,这种张力增

高称为铅管样强直(lead pipe rigidity)。由于多数合并震颤,在均匀阻力的基础上可有断续的瞬间停顿,类似齿轮的转动,又称为齿轮样强直(cogwheel rigidity)。多数患者上肢肌张力升高较下肢显著。

3. 运动减少(hypokinesia)和运动迟缓(brady-kinesia) 表现为主动运动减少,各种动作均变慢。面肌运动减少,眨眼少,表情动作减少,面容呆板呈现面具脸。由于张力均升高,起床、卧位翻身、久坐起立、行走起步、转弯等均有困难。精细动作笨拙,书写时字越写越小。随着病情进展,可出现语言障碍、讲话缓慢、低沉且单调,严重时还有吞咽困难。

4. 姿势步态异常 除四肢外,头颈部、躯干肌张力也升高,患者因此呈现特殊姿势:头部前倾,躯干前屈,双手放在身前,前臂内收,肘腕关节微屈,拇指对掌,指间关节伸直,下肢髋关节、膝关节微屈。疾病发展严重时,腰部前屈甚至可接近直角。走路时上肢摆动的联合运动减少或完全不摆动。步态异常表现为起步困难,而迈步后常以极小的步态(碎步)向前冲,难以及时停步,称为慌张步态。姿势步态异常一般在其他主要症状体征之后出现,通常表示病理受损范围已有扩展。

5. 其他 因口、咽部运动障碍唾液不能自然咽下而引起流涎。由于迷走神经背核受损常有自主神经系统症状如多汗、便秘、尿频、油脂分泌增多等。部分患者可伴有忧郁或焦虑,晚期可有认知功能障碍甚至表现为痴呆。

原发性PD患者的肌力、腱反射、感觉功能均无异常,无小脑征和病理征。

【临床分型】

根据震颤、肌强直两大体征所表现的程度不同可分为三型:①混合型:最常见,约占75%以上,震颤和肌强直均较明显;②震颤型:少见,约占10%,静止性震颤显著,肌张力升高则不明显;③强直型:约占10%,震颤很轻或不存在,肌强直很显著,常影响患者活动。

【辅助检查】

血、脑脊液常规检测及头部CT、MRI检查均无明显异常。下列检测有一定价值。

1. 生物化学 脑脊液及尿液中多巴胺及其代谢产物高香草酸(HVA)含量降低。

2. 单光子发射断层扫描(SPECT)或正电子发射断层扫描(PET)功能显像 采用某种特定的放射性核素示踪剂可发现PD患者脑内多巴胺转运体(DAT)功能减低,病情越重减低越显著,有助于早

期诊断、鉴别诊断及治疗效果的定量评估。

3. 基因检测 采用 DNA 印迹技术（southern blot）、PCR、DNA 序列分析、单核苷酸多态性（SNPs）等技术，在 PD 易感性基因的分析中有一定的应用价值。

【帕金森综合征及其分类】

帕金森综合征（Parkinsonism，PDS）是指一大组在临床表现和病理改变酷似 PD，但又有许多不同之处的疾病群，诊断上容易相互混淆。目前，随着神经科学的迅速发展，对 PDS 的认识也逐渐深入，现按病因分类如下，与 PD 的诊断和鉴别诊断有较重要的关联。

1. 原发性帕金森病
（1）帕金森病（PD）。
（2）少年型帕金森病。

2. 继发性（症状性）帕金森综合征
（1）脑血管病：多发性梗死，多发性软化灶（包括出血灶和梗死灶）。
（2）药物性：抗精神病药物（如氯丙嗪、氟哌啶醇等），氟桂利嗪，桂利嗪，某些降压药（如利血平、α-甲基多巴）。
（3）感染：脑炎（尤其是甲型脑炎）、朊蛋白病。
（4）头部外伤：拳击性脑病。
（5）毒物：一氧化碳、锰、汞、MPTP 等及类似结构的除草剂和杀虫剂。
（6）其他：甲状旁腺功能异常，正常颅压性脑积水等。

3. 帕金森叠加综合征 既有类似 PD 的某些临床特征，又有其他神经系统受损的临床表现，又称多系统变性。其中，较常见的五种疾病如下：
（1）橄榄体脑桥小脑萎缩（olivopontocerebellar atrophy，OPCA）。
（2）纹状体黑质变性（striatonigral degeneration，SND）。
（3）夏-德综合征（shy drager syndrome，SDS）。
（4）进行性核上性麻痹（progressive supranuclear palsy，PSP）。
（5）皮质基底核变性（corticobasal degeneration，CBD）。

【诊断与鉴别诊断】

1. 诊断 根据发病年龄和典型 PD 症状与体征，临床诊断不困难，尤其是脑脊液中多巴胺和（或）HVA 含量减少，更有助于诊断。但是，在早期尚未出现静止性震颤之前，则难以做出诊断。临床上，一旦发现中年以后逐渐出现动作缓慢、表情淡漠、行走时上肢前后摆动减少或消失者，就应考虑本病的可能。虽然辅助检查中某些先进技术有助于早期诊断，但由于费用昂贵还不能在临床普及。

2. 鉴别诊断 主要应与以下三种疾病相鉴别。
（1）特发性震颤（essential tremor，ET）：也是一种常见的运动障碍疾病，主要表现为双手、头和其他部位的姿势性和运动性震颤，与 PD 的主要鉴别点见表 12-3。

表 12-3 帕金森病与特发性震颤的鉴别

鉴别点	帕金森病	特发性震颤
发病年龄	中或老年时期	任何年龄
家族史	多无	约 1/2 可有家族史
震颤类型	早期以静止性为主，以后可合并姿势性震颤	以姿势性、动作性震颤为主，较少伴有静止性震颤
震颤起始部位	多由一侧肢体开始，后可发展到对侧，但常不对称	多由双上肢开始，常较对称
受累部位	上、下肢及躯干	双手、头部、舌、唇、下颌，极少累及下肢
运动缓慢	有	无
肌强直	有	无
步态异常	有	无
饮酒反应	不明显	能暂时减轻震颤
服用复方多巴	有效	无效
服用普萘洛尔（心得安）	不明显	有效
病程	进行发展	缓慢加重或长期稳定

（2）继发性 PDS：病史中多有明确病因，病程也不似 PD 呈持续发展。
（3）帕金森叠加综合征：除有 PD 的主要症状外，又出现小脑、锥体束征或有明显直立性低血压，或对左旋多巴类药物效果不明显时，应考虑本综合征的可能，鉴别点见表 12-4。

表 12-4 帕金森病与帕金森叠加综合征的鉴别诊断

	PD	PSP	SDS	SND	OPCA	CBD
运动缓慢	+	+	+	+	±	+
肌强直	+	+	+	+	+	+
步态异常	+	+	+	+	+	+
震颤	+	-	±	-	-	±
共济失调	-	-	±	-	+	-
自主神经功能障碍（直立性低血压）	±	-	+	-	-	-
痴呆	-	+	-	-	±	+
构音障碍/吞咽困难	±	+	±	+	+	+

续表

	PD	PSP	SDS	SND	OPCA	CBD
肢体失用	−	−	−	−	−	+
眼球运动障碍	−	+	±	+	+	
症状不对称	+	−	−	−	−	+
家族史	±	−	−	−	±	
左旋多巴类疗效	+	±	±	±	−	−
T$_2$加权像壳核低信号	−	−	±	+	+	

注：+，表示存在；−，表示无；±，表示可能存在

【治 疗】

目前，PD虽然无法治愈，但是通过药物、手术、康复等手段可改善症状，提高生活质量，延长生命。治疗方案应个体化，不仅要根据不同患者的病情特点，还要考虑年龄、职业和经济状况等因素。

（一）药物治疗

目前仍以药物治疗为主。一旦症状影响了日常生活和工作时，就应开始药物治疗。其原理是恢复纹状体DA和ACh两大递质系统的平衡，包括抗胆碱药和多种改善DA递质功能的药物。服药期间，大部分患者的症状可能明显减轻，但不能阻止病情的发展，故需终身服用。药物应从小剂量开始，缓慢递增，尽量以最小剂量取得较满意疗效。

1. 抗胆碱药物 对震颤的疗效相对比强直和动作迟缓为佳，适用于震颤突出而年龄较轻的患者。其药理作用是代偿性减少ACh能的作用，从而提高DA能的效应。常用药物为：①苯海索（trihexyphenidyl），又名安坦（artane）：1～2mg，3次/天口服。②东莨菪碱（scopalamine）：每次0.2mg，3～4次/天。此类药物一般均有口干、视物模糊（瞳孔散大）、面红、出汗减少、便秘等不良反应。对<60岁的患者，要告知长期应用本类药物可能会导致其认知功能下降，所以要定期复查认知功能，一旦发现患者认知功能下降则应立即停用；对于≥60岁的患者最好不应用抗胆碱药。闭角型青光眼及前列腺肥大患者禁用。

2. 金刚烷胺（amantadine） 1968年偶然发现1例PD患者服用此药防治流感时，PD症状显著改善，停药后又加重。此后，此药便开始应用于PD，其疗效类似抗胆碱药，但少数患者用药6～12周疗效即减退。药理作用主要是促进DA在神经末梢的释放，减少DA的重摄取，同时尚有抗胆碱能作用。也有学者认为这是一种谷氨酸拮抗剂，可能具有神经保护作用。早期患者可单纯服用。与左旋多巴联用时有协同作用，并且对改善异动症有帮助。起始剂量为每次

50mg，2～3次/天，1周后可增量至每次100mg，2～3次/天；老年患者不宜超过200mg/d。不良反应少见，有不宁、下肢网状青斑、踝部水肿等，极个别出现神志模糊。因药物的90%以原形从肾脏排出，故肾功能不全、哺乳期妇女禁用，癫痫、严重胃病、肝病患者慎用。

3. 多巴胺替代疗法

（1）左旋多巴：系补充DA的不足，使ACh-DA系统重获平衡达到治疗作用。DA本身不易透过血脑屏障，左旋多巴（levodopa，LD）作为DA合成前体可较好地透过血脑屏障进入脑内，而被DA能神经元摄取后转变成DA发挥作用。LD可以说是治疗PD的"金标准"，对PD的各种症状均有效，有时还可作为PD与其他疾病的鉴别诊断之用。LD起始剂量为250mg/d，分2～3次服用，之后每隔3～5天增加250～500mg/d，以疗效较显著而不良反应较轻的剂量为宜。每天最适宜剂量为2～4.5g，最多不应超过5g/d。当每天剂量达到3g以上时，应分成4～6次服用，并改在餐后服用以减轻胃肠道不良反应。LD主要不良反应有恶心、呕吐、厌食、血压轻度降低甚至直立性低血压、各种不自主运动（如舞蹈样动作、手足徐动等）、"开-关"（on-off）现象和精神症状等。"开"指多动，"关"是不动，患者可在原来不动状态下突然变为多动或在多动中突然不动。LD的这些不良反应几乎全是可逆的，暂时减量就可控制。由于脑外组织内有大量外周多巴脱羧酶，LD从胃肠道吸收后95%左右在外周脱羧成为DA，仅1%左右可通过血脑屏障进入脑内。在服用LD期间禁用维生素B$_6$，这是因为维生素B$_6$是多巴脱羧酶的辅酶，服用后可加强外周多巴脱羧酶活性，使脑外多巴脱羧变成DA的速度加快，使血液中LD的浓度减低，更减少LD进入脑内的数量。

（2）外周多巴脱羧酶抑制剂：应用于临床后，显著改善了LD的疗效。这类药物本身并不易通过血脑屏障，小剂量应用仅抑制外周（脑外）LD的脱羧作用，而不影响其中枢（脑内）的脱羧作用。因此，与LD联用时，可使血中有较多的LD进入脑内脱羧成DA，从而减少LD的用量，既增加了疗效，又减少了外周不良反应。目前，已极少单独应用LD，几乎都是多巴脱羧酶抑制药与LD的混合药（也称复方多巴）。常见的有：美多芭（madopar）是LD与苄丝肼（4:1）混合剂，息宁（sinemet）是LD与卡比多巴（即α-甲基多巴肼）的混合药（有4:1及10:1两种），临床使用有标准剂片、控释片、水溶片等剂型。目前常用的是：①美多芭标准片250型（每片含LD200mg，苄丝肼50mg），开始量1/4片，2～3次/天，依症状改善情况递增至每次1/2

片，3～4 次/日，最多不超过 4 片/天，一般主张在餐前 1 小时或餐后 2 小时服药。②息宁控释片（sinemet CR）（每片含 LD 200mg，卡比多巴 50mg）。控释片的优点是有效药物血浓度比较稳定，作用持续时间较长，有利于控制症状波动，减少每天服药次数；缺点是起效较慢，生物利用度较低。从标准片改为控释片时，每天总剂量应相应增加并提前服用。控释片适用于早期症状较轻或已有症状波动的患者。不良反应有周围性和中枢性两类，前者与 LD 相似但较 LD 轻；后者有症状波动、运动障碍和精神症状等。闭角型青光眼、精神病患者禁用。

症状波动有两种形式：

1）疗效减退或剂末恶化：指每次用药的有效时间缩短，症状随之发生规律性波动，处理方法为：①不增加服用复方左旋多巴的每天总剂量，而适当增加每天服药次数，减少每次服药剂量（以仍能有效改善运动症状为前提）或适当增加每天总剂量（原有剂量不大的情况下），每次服药剂量不变，而增加服药次数；②由常释剂换用控释剂以延长左旋多巴的作用时间，更适宜在早期出现剂末恶化，尤其发生在夜间时为较佳选择，剂量需增加 20%～30%；③加用长半衰期的 DR 激动剂，若已用 DR 激动剂而疗效减退可尝试换用另一种 DR 激动剂；④加用对纹状体产生持续性 DA 能刺激（continuous dopaminergic stimulation）的 COMT 抑制剂；⑤加用 MAO-B 抑制剂；⑥避免饮食（含蛋白质）对左旋多巴吸收及通过血脑屏障的影响，宜在餐前 1 小时或餐后 1～5 小时服药，调整蛋白饮食可能有效；⑦手术治疗主要为丘脑底核（STN）行 DBS 可获裨益。

2）开-关现象：多见于重症患者，处理较为困难，可以选用口服 DR 激动剂或可采用微泵持续输注左旋多巴甲酯或乙酯或 DR 激动剂（如麦角乙脲等）。运动障碍（dyskinesia）又称异动症，常表现为类似抽动症、舞蹈症、手足徐动症样动作，多发生在相对较年轻的患者，年老者较少见。其包括剂峰异动症（peak-dose dyskinesia）、双相异动症（biphasic dyskinesia）和肌张力障碍（dystonia）。对剂峰异动症的处理方法为：①减少每次复方左旋多巴的剂量；②若患者是单用复方左旋多巴，可适当减少剂量，同时加用 DR 激动剂或加用 COMT 抑制剂；③加用金刚烷胺（C 级证据）；④加用非典型抗精神病药如氯

氮平；⑤若使用复方左旋多巴控释剂，则应换用常释剂，避免控释剂的累积效应。对双相异动症（包括剂初异动症和剂末异动症）的处理方法为：①若在使用复方左旋多巴控释剂应换用常释剂，最好换用水溶剂，可以有效缓解剂初异动症；②加用长半衰期的 DR 激动剂或延长左旋多巴血浆清除半衰期的 COMT 抑制剂，可以缓解剂末异动症，也可能有助于改善剂初异动症。微泵持续输注 DR 激动剂或左旋多巴甲酯，或乙酯可以同时改善异动症和症状波动，目前正在试验口服制剂是否能达到同样效果。其他治疗异动症的药物如作用于基底节非 DA 能的腺苷 A2A 受体拮抗剂等治疗效果的相关临床试验正在开展。对晨起肌张力障碍的处理方法为：睡前加用复方左旋多巴控释片或长效 DR 激动剂，或在起床前服用复方左旋多巴常释剂或水溶剂；对"开"期肌张力障碍的处理方法同剂峰异动症。手术治疗方式主要为 DBS，可获裨益（可调整复方多巴剂量或服药次数，或加用 DRA）。

（3）多巴胺受体激动剂（DRA）：直接作用于突触后膜 DA 受体，多具有较长的半衰期，对 DA 受体可产生较稳定的刺激作用。多巴类药物对 PD 晚期患者可能无效，因为这些患者的黑质纹状体缺乏多巴脱羧酶，不能将外源性 LD 转化为 DA，但此时服用 DRA 仍可显效。早、中期 PD 患者可 DRA 与复方多巴联用，不仅可提高疗效、减少复方多巴用量，而且还减少或延迟长期复方多巴治疗后出现的各种不良反应。DRA 亦可单独服用，但疗效不如复方多巴，老年患者多与复方多巴联用。DRA 的治疗应从小剂量开始，渐增至疗效较满意但无明显不良反应为止。不良反应类似复方多巴，只是症状波动和异动症发生率较低，直立性低血压和精神症状发生率较高，有严重心、脑血管病，胃或十二指肠溃疡者禁用。DRA 有两种类型，麦角类包括溴隐亭、培高利特、α-二氢麦角隐亭、卡麦角林和麦角乙脲；非麦角类包括普拉克索、罗皮尼罗、吡贝地尔、罗替戈汀和阿扑吗啡。麦角类 DRA 可导致心脏瓣膜病变和肺胸膜纤维化，因此目前主张使用，其中培高利特在我国已停用。目前，我国上市多年的非麦角类 DRA 有吡贝地尔缓释剂、普拉克索（有两种剂型，常释剂和缓释剂）。即将上市的非麦角类 DRA 有罗匹尼罗、罗替戈汀。我国上市多年的麦角类 DRA 有溴隐亭、α-二氢麦角隐亭（表 12-5）。

表 12-5　几种常用 DRA 的口服方法

DRA	半衰期（小时）	起始量	有效剂量	规格及特点
溴隐亭	3～6	0.625mg/d	7.5～15mg/d	片剂，2.5mg
普拉克索（商品名：森福罗）		1.5～4.5mg/d	片剂，0.25mg	1.0mg，适用于开-关及剂末现象者
麦角乙脲（lisuride）	2.2	0.05～0.1mg/d	2.4～4.8mg/d	片剂 0.2mg，主要适用于伴开-关现象 PD 患者

续表

DRA	半衰期（小时）	起始量	有效剂量	规格及特点
吡贝地尔控释片（piribedil）	6.9	50mg/d	150～250mg/d	片剂，50mg 尤其对震颤、抑郁有效（吡贝地尔）不良反应相对较轻
双氢麦角隐亭（α-Dihydroergocryptine）				
克瑞帕（商品名）	10mg/d	20～60mg/d	片剂，20mg	
洛斯宝（商品名）	8ml/d	8～16ml/d	溶液剂 2mg/2ml	

4. 单胺氧化酶 B 型（monoamine oxidase B inhibitor, MAO-B）**抑制剂** 能阻止 DA 降解成 HVA，增加脑内 DA 含量，延长外源性 DA 和内源性 DA 的作用时间。与复方多巴联用有协同作用，并延缓开-关现象和症状波动的出现。其主要有司来吉兰（selegiline）和雷沙吉兰（rasagiline），其中司来吉兰有常释剂和口腔黏膜崩解剂。司来吉兰（常释剂）的用法为每次 2.5～5mg，2 次/天，宜在早晨、中午服用，勿在傍晚或晚上应用，以免导致失眠；或与维生素 E 2000U 合用（DATATOP 方案）；口腔黏膜崩解剂的吸收、作用、安全性均好于司来吉兰常释剂，用量为 1.25～2.50mg/d。雷沙吉兰的用量为 1mg，每天 1 次，早晨服用。胃溃疡者慎用，禁与 5-羟色胺再摄取抑制剂（SSRI）合用。不良反应有口干、食欲减退、直立性低血压、轻度心律失常等。

5. 儿茶酚-氧位-甲基转移酶（COMT）抑制剂 脑内的 DA 通过 MAO 及 COMT 两酶交替作用，最后降解为 HVA。应用 MAO-B 及 COMT 均可阻止 DA 的降解而加强多巴的疗效。COMT 仅在最近才开始用于临床。常用药物有：①托卡朋（tolcapone）[商品名为答是美（tasmar）]，可同时作用于脑外和脑内，阻止外周 DA 和脑内 DA 降解，既可使血浆 LD 浓度保持稳定，又能保持脑内 DA 在一定浓度。一般均与复方多巴联用，可改善症状波动和运动障碍，减少 LD 的用量。每次用量为 100mg，每天 3 次，第一剂与复方左旋多巴同服，此后间隔 6 小时服用，可单用，每天最大剂量为 600mg。应用本药期间需严密监测肝功能，尤其在用药之后的前三个月。②恩他卡朋（entacapone，商品名为柯丹），因为很少通过血脑屏障，所以仅能抑制脑外的 COMT。需与 LD 类联用，而单独使用无效。每次用量为 100～200mg，服用次数与复方左旋多巴相同，若每天服用复发左旋多巴次数较多，也可少于复方左旋多巴次数。两药的不良反应相似，发生率低，有腹泻、头痛、多汗、尿色变浅、腹痛、氨基转移酶升高、呕吐、运动障碍和直立性低血压等。

6. 抗 PD 药物诱发精神症状的处理 几乎上述各种药物均可有精神障碍的不良反应，表现形式多种多样，如焦虑、抑郁、错觉、幻觉、生动的梦境、轻躁狂、妄想、精神错乱等。有精神病史及老年患者较易发生。但是抑郁、痴呆也可能是 PD 本身的表现。一旦发现患者有精神症状时，首先应减少相关药物的剂量，若为联合用药者，可按下列顺序停药：抗胆碱药、司来吉林、金刚烷胺、DRA。LD 类只能酌情减量，不能完全停用。若仍不能缓解精神症状，可慎用氯氮平，而其他多数抗精神病药物均可能诱发 PD 症状。但是，在少数患者中氯氮平可引起粒细胞减少，因此用药期间需密切监测血象。新近用于临床的奥氮平则极少产生这种不良反应，但价格较贵。如果精神症状以抑郁、焦虑为主，可选用氟西汀、帕罗西汀、西酞普兰、舍曲林等抗抑郁药。针对认知功能障碍和痴呆的治疗，可应用胆碱酯酶抑制剂，如利斯的明、多奈哌齐等及美金刚。需要强调的是，老年 PD 患者容易伴发代谢性、感染性疾病，这些疾病也可产生精神症状，需要注意鉴别。

（二）外科治疗

对那些药物治疗有疗效衰减或不能耐受药物治疗的患者，尤其是出现严重不良反应时，可考虑外科治疗。

1. 神经核团毁损术 立体定向技术的发展提高了靶区定位的精确性，疗效显著且不良反应明显减少。一般适用于一侧症状较重的患者，因为双侧毁损术的并发症较单侧毁损术为多。

2. 深部脑神经核刺激术（DBS） 较神经核团毁损术的损伤范围小，并发症少，疗效肯定，但费用昂贵。

（三）细胞移植治疗

细胞移植治疗是将自体肾上腺髓质或异体胚胎中脑黑质细胞移植到患者的纹状体，可纠正 DA 的缺乏，改善 PD 的各项症状，但是存在着供体来源有限、免疫排斥等问题。近年来正在研究的神经干细胞移植治疗 PD，虽然还处于动物实验阶段，但是已显示出值得乐观的应用前景。

（四）基因治疗

已有许多研究报道，基因治疗是一种很有发展前途的疗法，但是还有不少技术问题，值得进一步地研究。

（五）康复治疗

康复治疗对于改善症状，预防并发症方面有着重要的辅助治疗作用。康复治疗包括对步态、姿势、语调、平衡等方面的训练。

（曹　非　童晓欣）

思考题

1. 帕金森病有哪些主要临床表现？
2. 帕金森病与特发性震颤如何鉴别？

第四节　阿尔茨海默病

阿尔茨海默病（Alzheimer disease，AD）又称老年性痴呆，是老年人中最常见的神经退行性疾病之一，指老年人在无意识障碍的情况下，出现持续时间较长（6个月以上）的智能损害，主要表现为记忆、计算、思维、语言、定向力及情感障碍、人格的改变、行为异常，甚至意识模糊，并出现社会活动能力和生活能力的减退。阿尔茨海默病是最常见的痴呆类型，1907年由Alzheimer教授首先描述。AD多见于60岁以上老年人，是仅次于心脏病、脑血管病、癌症之后导致老年人死亡的第四大病症。据最新研究发现，在我国年龄≥65岁AD总患病率为5.8%（欧美为6.4%），85岁以上患病率为30%。

【病因与发病机制】

目前AD病因尚不清楚，可能与遗传因素和环境因素有关，大多数为散发病例(遗传性AD仅占5%)。AD发病机制也尚不清楚，胆碱能假说及Aβ级联反应假说仍然占重要地位，其主要的病理标志物为β-淀粉样蛋白（β-amyloid protein，Aβ）和tau蛋白。遗传因素，AD具有家庭聚集性，10%的患者有阳性家族史，呈常染色体显性遗传及多基因遗传。遗传分子生物学分析，类淀粉蛋白前体（amyloid precursor protein，APP）基因（位于第21号染色体上）、早老素1（presenilin 1，PS1）基因和早老素2（presenilin 2，PS2）基因突变可导致常染色体显性遗传性家族性AD。位于19号染色体上的*APOE4*等位基因可能是AD的主要危险因素。胆碱功能低下，AD海马和新皮质乙酰胆碱转移酶（choline acetyltransferase，ChAT）水平下降，影响了乙酰胆碱的合成、储存及释放，导致神经传递障碍。

【病　理】

AD大脑的重要病变为广泛的脑萎缩，特别是与认知能力相关区域如海马及相应皮质部位尤为明显，脑室扩大，脑沟变宽。其组织病理学特征是弥散性老年斑（senile plaques，SP）、神经原纤维缠结（neurofibrillary tangles，NFT）、神经元减少、颗粒空泡变性、血管淀粉样改变、星形细胞和小胶质细胞反应。

AD病理诊断标准：①＜60岁的痴呆者，脑活检组织中有大量SP（≥15个/10个低倍视野）和NFT；②＞70岁的痴呆者，如果脑组织中仅见SP，而无NFT者，其SP必须甚多；③脑组织中仅有NFT者，只符合拳击痴呆诊断，不诊断AD；④痴呆脑组织中无SP或NFT者，应考虑其他原因。

【临床表现】

起病多在55岁以后，女性多于男性（1.5∶1～2∶1）。缓慢起病，难以确定病期，待痴呆明显而就诊时，常已在发病后1年至2年半以上。

1. 记忆障碍（memory impairment）　多为隐匿起病，不易被察觉。首先近记忆力受损，刚做过的事或说过的话就不记得，逐渐远记忆力也受损。最终可严重到连其姓名、生日及家庭人口都完全遗忘，并常伴计算力减退。在记忆缺损的同时，又可出现定向障碍。例如，出门后不认识回家路线；如厕完毕，就找不到所睡的床等。常伴联想困难、理解力减退、判断力差。

2. 行为异常　开始为幼稚笨拙，常进行无效劳动，以后为无目的的劳动。例如，翻箱倒柜，乱放东西，忙忙碌碌，不知所为，收藏废物，不讲卫生，衣着不整。行为怪异，有的出现妨碍公共秩序的行为或攻击行为，影响治安。有的呆若木鸡。晚期卧床不起，大小便失禁，生活不能自理。

3. 情感障碍　情感可较幼稚或呈孩童样，易激惹。部分患者表情呆板。有的患者呈片段妄想、幻觉状态。

4. 神经功能障碍　少见且在晚期。有口面部不自主动作、肌张力升高、震颤、强握反射、自动症及刻板动作等。

5. 外貌改变　患者外貌较同龄人衰老，口涎外溢，齿落嘴瘪，吐词含糊，频繁摇头，躯体弯曲，步态蹒跚，手指震颤及书写困难等。

【实验室检查】

目前还无确诊AD的特殊检查。近年美国已开展双标免疫组化法以检出 NFT；立体异构生物学技术计算出神经元数目及 tau 蛋白数量。我国有些单位开展了测定脑脊液磷酸化神经纤维丝（PNF）/PHF 值。现今，我国采用较多的检查是：

（1）脑脊液 tau 蛋白检查：当 tau 蛋白>312pg/ml 时，对 AD 的诊断具有特异性。携带 apoE4 基因的 AD 患者，脑脊液 tau 蛋白明显增多。

（2）脑电图：可出现正常或非特异性弥漫性慢波，α 波节律变慢、波幅变低；严重者，双侧可同步发放 0.5c/s 的尖波。P$_{300}$ 表现为潜伏期延长和波幅下降。

（3）脑 CT 或 MRI 扫描可显示不同程度的脑室扩大、脑沟变宽和脑回变窄。

（4）fMRI、PET 及 SPECT 可发现大脑代谢活性降低或脑血流减少，特别在额叶、颞叶及顶叶。

（5）检测早发家族性痴呆患者 APP、PS1 或 PS2 基因突变有助于确诊。

（6）精神、智能量表对诊断和鉴别诊断有一定作用。

【诊断与鉴别诊断】

1. 诊断 根据好发年龄、缓慢进行性皮质性痴呆的临床特点，结合精神量表检查、CT、MRI 或 fMRI、PET 及 SPECT 的发现，不难诊断，但要排除其他的老年期痴呆。

（1）诊断标准：1）核心症状加上 2）支持特征中的①②③④中至少一项。

1）核心症状：早期、显著的情景记忆障碍，包括以下特点：逐渐出现的进行性的记忆功能下降，超过 6 个月。客观检查发现显著的情景记忆损害，主要为回忆障碍，在提示或再认试验中不能显著改善或恢复正常。情景记忆障碍可在起病或病程中单独出现，或与其他认知改变一起出现。

2）支持特征：①存在内颞叶萎缩：MRI 定性或定量测量发现海马结构、内嗅皮质、杏仁核体积缩小（参考同年龄人群的常模）。②脑脊液生物标志物异常：Aβ$_{42}$ 降低、总 tau（t-tau）或磷酸化 tau（p-tau）蛋白升高，或三者同时存在。③PET 的特殊表现：双侧颞叶糖代谢减低，其他有效的配体，如 FDDNP 预见 AD 病理的改变。④直系亲属中有已证实的常染色体显性遗传突变导致的 AD。

（2）排除标准：①病史：突然起病，早期出现步态不稳、癫痫、行为异常。②临床特点：局灶性神经系统症状体征，如偏瘫、感觉缺失、视野损害；早期的锥体外系体征。③其他疾病状态严重到足以解释记忆和相关症状：非 AD 痴呆，严重的抑郁，脑血管病，中毒或代谢异常（要求特殊检查证实），MRI 的 FLAIR 相或 T$_2$ 加权像内侧颞叶信号异常与感染或血管损害一致。

（3）确定标准：①临床和组织病理（脑活检或尸检）证实为 AD，病理需满足 NIA-Reagan 标准；②临床和遗传学（染色体 1、14、21 突变）证实为 AD。

2. 鉴别诊断 正常老年人随年龄增长也诉说有遗忘。但正规神经心理测验表明即刻记忆正常、无视空间功能和人格障碍、自知力和社会活动正常。

（1）轻度认知障碍（mild cognitive impairment, MCI）：一般仅有记忆力障碍，无其他认知功能障碍。

（2）血管性痴呆（vascular dementia, VD）：是因脑血管病引起的痴呆，如多发性腔隙性脑梗死、多发性脑梗死、皮质下动脉硬化性脑病及淀粉样脑血管病等。病程起伏或阶梯样恶化，有局灶性神经系统体征，如偏瘫、偏身感觉障碍、病理反射阳性、小脑性共济失调或假性延髓麻痹等。自知力和人格改变不明显。脑 CT 或 MRI 检查有多发脑梗死或脑软化灶。Hachinski 缺血量表分>7分。而老年性痴呆 Hachinski 缺血量表分<4分。但也有患者血管性痴呆和阿尔茨海默病并存。Hachinski 缺血量表见表 12-6。

表 12-6 Hachinski 缺血量表

临床特征	分数
突然起病	2
阶梯或恶化	1
波动性病程	2
夜间意识混乱	1
人格相对保留	1
抑郁症状	1
情感脆弱	1
高血压病史	1
卒中史	1
合并动脉粥样硬化征	1
局限性神经系统症状	1
局限性神经系统体征	1

（3）帕金森病痴呆：有肌张力升高、运动减少及静止性震颤等特征，在疾病的中、晚期渐有痴呆表现。

【治　疗】

目前尚无肯定的特效治疗。但有些药物对缓解症状通常有效。精心护理照看患者也很重要。

1. 改善脑代谢药 根据 AD 有脑血流量减少和脑糖代谢率减低，可用增加脑血流和细胞代谢的药物。

（1）银杏叶提取物：对缺血缺氧有保护作用；能提高老年动物海马毒蕈碱受体的密度，并增强海马突触体对胆碱摄取的亲和力。不良反应有轻度的胃肠道反应，可能延长正常的出血时间，因此正接受抗凝治疗的患者禁用。

（2）双氢麦角碱：能改善神经元的代谢，抑制脂褐素在神经元中的沉积，有利于去甲肾上腺素、5-羟色胺和多巴胺等神经递质的传递。提高警觉水平，提高活动能力。每次1～2mg，每天3次，饭前服，3～4周疗效较明显，疗程3个月。不良反应有恶心呕吐、面部潮红、眩晕及皮疹等。急性或慢性精神病患者、心肌梗死、心脏器质性损害、低血压、肾功能障碍者禁用。

（3）奥拉西坦（oxiracetam，ORC）：又称健朗星，可透过血脑屏障，对脑细胞中生物能量代谢如葡萄糖起同化作用，改善记忆和分析问题等能力，并能升高大脑皮质和海马处的乙酰胆碱的合成和运转。口服，每次800mg，2～3次/天。2～3个月为一个疗程。不良反应有焦虑、胃痛、皮疹等，停药后可自行消失。对此药过敏者或严重肾功能不全者禁用。

（4）茴拉西坦（aniracetam）：又称阿尼西坦、三乐喜，为吡拉西坦衍生物，能改善长、短记忆。口服200mg，3次/天，偶有口干、嗜睡。

2. 作用于胆碱能的药物 改善认知功能。

（1）乙酰胆碱酯酶（AChE）抑制剂

1）多奈哌齐（donepezil）：商品名为安理申（aricept），是第2代乙酰胆碱酯酶抑制剂（AChEI），选择性地抑制AChE而增加细胞间和细胞外ACh的含量。减少激越行为，改善认知功能。初始睡前服用5mg，如果用药后出现失眠，可在白天服药，至少维持1个月。以后可加量至10mg，1次/天。因为此药有拟胆碱作用，癫痫、哮喘或阻塞性肺部疾病者禁用。病窦综合征，心脏传导障碍患者，严重肝、肾病患者慎用。不良反应有恶心、呕吐、失眠、头晕。因价格昂贵，还不能被广泛接受。

2）利斯的明（rivastigmine）：商品名为卡巴拉汀（rivastigmine）、艾斯能（exelon），是继安理申之后的又一种新的AChEI，能选择性与AChE结合并使之灭活。用法：通常由开始1.5mg，每天2次，逐渐增加到4.5～6mg，每天2次，最大剂量6mg/d。不良反应有恶心、呕吐、头晕。病窦综合征或伴严重心律失常患者、哮喘、癫痫、尿路梗阻及消化道溃疡活动期应慎用。

3）石杉碱甲：也称哈伯因（huperzine A）或双益平，是从石杉科石杉属植物蛇足石杉中提取的一种生物碱，是一种高选择性的AChEI，抑制大脑皮质和海马的AChE活性，具有改善记忆和认知功能的作用。通常0.1～0.2mg，每天2次。过量时可引起头晕、恶心、乏力及出汗等反应，一般可自行消失。反应明显时应减量或停药。严重心动过缓及低血压者不宜使用。

4）美曲丰（metrifonate）：是不可逆AChEI，其生物利用度高（40%～100%），目前我国尚未上市。

（2）作用于胆碱受体的药物：占诺美林（xanomeline）是毒蕈碱M_1受体选择性激动剂，易透过血脑屏障。口服，常见不良反应为胃肠不适。

（3）美金刚（memantine）：是一种电压依赖性、中等程度亲和力的非竞争性NMDA受体拮抗剂，它可以阻断谷氨酸浓度病理性升高导致的神经元损伤。目前，临床用美金刚治疗中重度AD，能改善患者的认知功能、情感和日常生活能力。有研究表明，美金刚对失语，特别是血管性失语具有改善作用。而且有研究结果提示，美金刚具有延缓痴呆病情进展和神经保护的作用。为了减少药物的不良反应，在治疗前3周应按每周递增5mg剂量的方法逐渐达到维持剂量，推荐剂量为每天20mg，分两次服用，一般服药两周后可见疗效。临床安全性和耐受性较好。

3. 对症治疗 夜间精神不安可在睡前服阿普唑仑0.4mg。伴有昼睡夜醒的患者，白天可喝小剂量咖啡或口服哌甲酯。伴精神运动兴奋、激动、攻击性患者，可用小剂量弱安定剂，如艾司唑仑或阿普唑仑等。严重者，可用氯丙嗪。伴有幻觉妄想时，可用氟哌啶醇。老年人选用抗精神症状药物应谨慎，从小剂量开始。

4. 雌激素 流行病学研究表明雌激素能延缓或预防AD的发生，可能与雌激素能促进胆碱能神经元生长和存活，并能减少脑淀粉样蛋白的沉积有关。雌激素还具有抗炎特性并能阻止自由基的作用及增强胆碱酯酶抑制剂的疗效。

5. 康复治疗 鼓励患者多参加各种社会活动。家庭和社会应对患者多关怀和帮助。

6. 中医中药 近年日本对AD应用当归芍药散、钩藤散及黄连解毒汤等从郁、风、热、毒等角度进行研究，认为对AD有一定改善学习记忆功效。

7. 针灸疗法 已在探索。头针取双侧语言区、晕听区；耳针取心、脑及内分泌穴；体针取丰隆、间使、大椎、肾俞、人中、内关、风池等穴，一般强调辨论选穴。

8. 神经营养因子 输入外源性神经生长因子，可防止中枢胆碱能神经系统损害，改善动物的学习和记忆。有报道神经生长因子，神经营养因子3、4或脑源性神经营养因子在治疗慢性和退行性疾病方面显示有良好的前景。临床效果待定。

9. 免疫接种 2000年以色列研究者首次报道了用抗多聚体淀粉样抗体预防和治疗AD的体外试验，但短期内还不可能在临床应用。

10. 基因治疗 利用基因重组技术将正常基因

替换有缺陷的基因,以达到根治基因缺陷的目的,但目前尚不能实现。

思 考 题

简述老年性痴呆的诊断标准。

(邢宏义 彭 海)

第五节 老年期抑郁症

老年期抑郁症(depression in elderly)是指首次发病于 60 岁以后,以持久的抑郁心境为主要临床表现的一种精神障碍。临床特征以情绪低落、焦虑、思维、行为迟滞和繁多的躯体不适症状为主,一般病程较长,具有缓解和复发倾向,部分病例预后不良。

老年期抑郁症是最常见的功能性精神障碍之一,国内外关于老年抑郁症的流行病学调查因人群来源、诊断标准、研究工具及样本含量各异,患病率有不同报道。国外资料表明,在全部老年情感障碍患者中,老年期首次发病的抑郁障碍达 40%~50%,在 65 岁以上老年人群中,严重抑郁症约占 10%。有学者对欧洲 11 个国家 3976 名居家老人调查发现,30.8%的老年人有抑郁症状。在西方国家精神科门诊统计为 38.4%,在医院治疗中占全部老年精神障碍患者总数的 21%~54%,我国目前尚缺乏大样本的老年抑郁障碍的调查,我国资料显示,老年抑郁症的患病率约为 17.2%,其中西部地区高于东都和中部地区,女性高于男性,独身人群高于在婚人群,农村高于城市。老年期抑郁症已严重影响老年人的精神健康,随着人们预期寿命的延长,老年人数的不断增加,开展对老年期抑郁症的防治,已成为全社会关注的公共卫生问题。

【病　因】

目前老年抑郁症的病因不清,一般来说与早期起病的患者基本相同,主要有两大方面:一是生物学因素,包括遗传因素、生化因素、神经内分泌因素及脑结构等方面的因素;二是心理社会因素,包括家庭因素、社会环境因素及生活事件应激因素。

1. 遗传因素 近代研究证明,抑郁症与遗传因素有密切关系。家系研究发现,抑郁症患者在一般人群中的患病率为 1%,而在患者一级亲属中,终身患病率却为 15%,血缘关系越近患病率越高。发病年龄越早遗传倾向型越大,到老年期,抑郁症在一级亲属中的患病率已降低为 9%左右。对双生子和寄养子的

研究发现,单卵双生子的同病率高得多,说明遗传因素的影响远远高于环境因素的影响。至于遗传方式,有认为是单基因染色体显性遗传、性连锁显性遗传、多基因遗传等多种假说。

2. 神经生化变化 近年的神经生化研究提示,抑郁情绪与脑组织内受体部位的儿茶酚胺,特别是 NE 的缺乏有关。抑郁症患者与 NE 的缺乏有关。抑郁症患者中 NE 代谢产物 3-甲氨基-4 羟基苯二醇(MHPG)的降低,表明脑内 NE 活性下降,抗抑郁药抑制 NE 回收可以治疗抑郁症。5-HT 功能活动降低,与抑郁症的症状密切相关,抑郁症患者的脑脊液中的 5-HT 及代谢产物(5-HIAA)含量降低,选择性 5-HT 再摄取抑制药(SSRI)因能阻滞 5-HT 的回收而起到抗抑郁的作用。多巴胺(DA)在抑郁症患者脑内功能降低也是抑郁症病因研究的一个重要假说,多巴胺前体 L-DOPA 可以改善抑郁症状,抑郁发作时尿中的多巴胺降解产物高香草酸(HVA)水平降低,阻断多巴胺再摄取亦可抗抑郁。乙酰胆碱增加可能引起抑郁,提高脑内胆碱能活性的药物可诱发抑郁。现代研究还提示,胆碱能系统与记忆相关,并参与情感调节,增强胆碱功能可导致抑郁发作和认知障碍。另外,下丘脑-垂体-肾上腺皮质轴调节功能削弱,雌激素水平及其受体功能异常也与老年抑郁症密切相关。

3. 老年期的老化因素 年龄增加到老年期所特有的生物学改变,即老化与神经内分泌功能的衰退,影响着老年抑郁症的发生和临床过程。在老年期,中枢神经系统会出现脑萎缩、神经细胞突减少、神经纤维变性、中枢神经递质功能减退,从而出现信息整合和传导功能的减退。另外,内分泌功能也可发生衰退,特别是性腺激素和生长激素的减低等,因此老年人调节机体各系统之间的能力与外界环境平衡的能力下降。这种对生理和心理调节的削弱是导致老年期抑郁症的重要易感因素。

4. 心理社会因素 抑郁症是由多种因素相互作用所致,除生物学因素外,心理社会因素起着重要作用,尤其是老年期抑郁患者,一生中的生活遭遇可在心理上留下不可磨灭的痕迹,到了老年又会不断遇到新的问题和生活事件。①退休:老年人脱离了熟悉的生活环境,常常会出现"退休综合征",表现出失落、空虚、无所适从、情绪烦躁、焦虑、情绪不稳等一系列心理症状;②角色改变:由于社会地位与角色的改变,老年人会出现寂寞、孤独、无助、被抛弃等负性心理感受;③家庭关系的改变:退休前一个人的生活重心在工作,到了老年,大部分时间在家庭,此时儿女成家,家庭结构改变,关系变得复杂,问题与矛盾也随之增多;④丧偶:是老年人都会面临的问题。相

依相伴的亲人一旦去世，不仅是一个巨大的精神打击，而且在此后的晚年生活里也丧失了一个重要支柱；⑤经济问题：在我们国家，仍然是老年人常见的精神负担；⑥衰老与疾病：生理与心理功能的老化，免疫功能的下降，躯体疾病逐年增多，90%的老年人还有慢性疾病，住院为一般人群的两倍，住院时间长于两倍，17%卧床不起。上述各种问题都可导致多种生活事件，在不同程度上构成老年期抑郁症的发病因素。

【临床表现】

抑郁症的基本症状表现为：持久的情绪低落、思维迟缓、意志减退、精神运动抑制等典型症状。到了老年期，由于生理和心理有了不同程度的改变，在临床上表现出某些特殊性。在心境抑郁的基本症状背景下，出现以某些突出症状为特征的若干类型。

1. 内因性抑郁 是晚年性情感障碍。这种单相抑郁可能有家族史，突出的表现为情绪低落、确实生活激情、对各种事物没有兴趣、精神不愉快、无精打采、郁郁寡欢，对过去的爱好已消失，成天愁眉不展。自我评价过低、自责自罪、消极悲观、严重时绝望自杀，同时行动迟缓，言语很少。通常伴有不同程度的躯体症状：疲乏无力、食欲不佳、睡眠障碍、内感不适、体重减轻及性欲减退等。病情呈晨重夕轻的节律改变，病程呈发作性。

2. 激越性抑郁 最多见于老年期抑郁症，有人报道40岁以下抑郁症患者中激越性抑郁症为5%，而60岁以上为49%。其主要特点为在情绪抑郁的同时，带有明显的焦虑烦躁、激惹性增高、易激动，表现为紧张恐惧、坐立不安、无法自控、无端担心自身和家人的安危，似乎不幸即将来临，惶惶不可终日。常伴有某些猜疑和自责，懊恼自己的过去，追悔莫及、捶胸顿足、撕衣撞墙、自伤自残以了却残生。

3. 疑病性抑郁 多数老年期抑郁患者具有疑病症状，约1/3的老年组患者以疑病为抑郁症的首发症状。常常因自主神经症状和内感不适，而对某些躯体疾病加以无根据的臆想、夸大，如消化系统的症状明显，便认为已患上胃癌；经常头痛，有时加剧，便怀疑头部长了肿瘤等；患者因此到处求医，一时效果不明显，便断然认为无效，已成为不治之症，因而更加焦虑不安，悲观失望，甚至会采取自杀来逃避病魔的折磨。

4. 迟滞性抑郁 主要特点是在情绪低落的同时，存在精神运动性抑制，表现为行为迟缓、动作减少、生活懒散，工作、交际、家务都不愿参加，思维贫乏，很少言语，多问少答或缄默不语，意志减退，

处于无欲状态。表情呆板迟钝，严重时思维、情感、行为都处于僵滞状态，不语、不食、不动，呈木僵状态，称为木僵性抑郁。

5. 隐匿性抑郁 这类老年期抑郁症并非以明显的抑郁症状为主要表现和主诉，而是被突出的躯体症状所掩盖，所以往往首先在内科就诊，直到出现自杀行为才去精神科。躯体症状一般在抑郁症常有的内感性不适和疑病倾向的影响下出现并强化。常见的是便秘、腹胀等消化系统症状，疼痛综合征，各种心血管症状，自主神经症状，还有失眠、乏力等，并伴有相应的焦虑情绪。凡是老年患者主诉多种躯体症状，检查又无相应的阳性发现，应进行详细的精神检查，有无情绪的晨重夕轻的节律改变等均有利于明确诊断。

6. 妄想性抑郁 以妄想为突出症状的抑郁症相对较少，然而发病年龄越晚，出现妄想的概率越高，所以多见于老年期抑郁症。妄想的内容常由疑病观念发展为疑病妄想和虚无妄想，与抑郁情绪互为影响的有罪妄想和贫穷妄想，比较多见的还有被害妄想和关系妄想，有时还伴有幻觉，多为幻听。

7. 反应性抑郁 由于老年的生理心理特点，中枢神经系统调节内外环境平衡的能力削弱，对各种生活时间容易构成相对强烈的精神刺激，从而成为该类老年期抑郁症发病的主要原因。临床表现很少有精神运动迟缓，多呈由于精神创伤得不到合理解决而表现出相应的思想和情绪，满腔积怨、自感世道暗淡而感叹无能为力，围绕着精神刺激内容喋喋不休、自怨自艾、表情忧戚、悲观绝望，病情随着精神创伤的消长而波动，甚至缓解。

8. 抑郁症假性痴呆 开始表现为老年期抑郁症常有的情绪低落、精神运动抑制、精力缺乏、思维困难、注意障碍、动作迟缓、表情呆滞，进而突出表现为可逆性认知功能缺损，出现记忆障碍、理解判断困难等智能障碍，定向不清、行为迟钝呈痴呆状态，称为假性痴呆性抑郁，但不是真正的脑器质性不可逆痴呆。

【病程与预后】

老年期抑郁症常在躯体疾病和生活事件的影响下缓慢起病，病程较长，一次抑郁发作发病持续时间平均超过一年，都具有复发倾向，并有间歇期缩短、缓解不完全的趋势。老年期抑郁复发率为27%～39%，久病不愈为34%，康复率仅为25%～35%，长期预后不良者达75%。预后的另一个严重后果是可能发生自杀，老年人中有自杀及有自杀企图者50%～70%继发于抑郁症，而且自杀的成功率远远高于年轻

患者。另外有研究显示，抑郁症复发 1 次，就可增加痴呆发生率的 87%~92%，而复发 2 次以上，则日后进展为痴呆的风险就增加了 2 倍。

影响预后的因素，一般认为初次发病年龄较早（70 岁以内），有明显的精神刺激因素诱发，具有遗传负荷，典型的内源性抑郁症状，病程在两年内以及病前性格开朗外向的患者预后较好；如果病情严重，频繁多次反复，迁延超过两年且缓解不全，出现妄想等精神病性抑郁，合并脑器质和躯体疾病等，提示预后不良；生活事件不能及时排解或不断产生，又缺乏良好的社会支持系统，对预后也有不利影响。

【诊断与鉴别诊断】

目前国际国内尚无老年抑郁症的诊断标准，一般根据《ICD-10》中成年人的诊断标准结合老年人的临床特点进行诊断。

1. 诊断要点

（1）60 岁以后初次发病或过去患过抑郁症到老年期再次发作者，除外脑器质性病变及躯体疾病伴发的情感性症状。

（2）一般标准：抑郁发作至少持续 2 周；既往无轻躁狂或躁狂发作；不能归因于精神活性物质使用。

（3）核心症状：每天的绝大部分时间或几乎每天都存在抑郁情绪；对日常感兴趣的活动丧失兴趣或愉快感；精力不足或过度疲劳。

（4）附加症状：信心丧失或自卑；无理由的自责或过分和不恰当的罪恶感；反复消极想法或任何一种自杀行为；主诉思维或集中注意能力降低；精神运动活动改变（激越或迟滞）；睡眠紊乱；食欲改变，伴有相应的体重变化。

核心症状 2 条加附加症状 2 条即可诊断抑郁症。

（5）评定量表可作为辅助诊断工具，常用的有汉密顿抑郁量表、汉密顿焦虑量表、抑郁自评量表和焦虑自评量表等。

2. 鉴别诊断

（1）老年期躯体疾病或药物治疗导致的抑郁综合征：脑器质性疾病、躯体疾病、某些药物和精神活性物质等均可引起继发性抑郁，在老年人尤其多见。其鉴别要点有：①继发性抑郁有明确的器质性疾病或有服用某种药物，或使用精神活性物质史，体格检查有阳性体征，有相应实验室及其他辅助检查的阳性证据；②继发性抑郁可出现意识障碍、遗忘综合征及智能障碍；③药源性抑郁在降低剂量或撤药后症状可减轻或消失；④器质性抑郁病程中抑郁症状的发生、变化与躯体疾病的病情变化相一致；⑤继发性抑郁既往无类似发作史，而后者可有类似发作史。

（2）老年性痴呆：老年抑郁症患者有精神运动性抑制、思维困难、行动迟缓，可表现为假性痴呆，易与老年性痴呆混淆。但老年期抑郁患者的假性痴呆患者既往有心境障碍的病史，有明确的发病时间，详细精神检查可发现有抑郁情绪，症状呈晨重夜轻的节律性改变，定向力好，病前智能和人格完好，用抗抑郁药疗效好，可资鉴别。

（3）晚发性精神分裂症：晚发性精神分裂症在病程中可出现抑郁症状。其鉴别要点有：①晚发性精神分裂症的原发症状是思维障碍和情感淡漠而非抑郁情感；②晚发性精神分裂症的症状特征是非协调性的思维、情感、意志行为障碍；③晚发性精神分裂症缓解期间，留有残存症状或人格缺损，老年期抑郁间歇期基本正常；④病前性格、家族遗传史和预后，特别是用抑郁药的治疗效果，这些均可有助于鉴别诊断。

【治　疗】

（一）药物治疗

1. 老年抑郁症的用药注意事项

（1）影响老年人用药的因素很多，不同个体在老化过程中其生理、心理的变化程度不一样，都具有特定的选择性。因此，合理用药、个体化用药是必须遵循的用药原则。

（2）由于老年人肾脏排泄功能减退，抗抑郁药一般半衰期延长，药物排泄慢，所以老年人的标准日剂量应为低量，一般为年轻人的一半或更低，以避免药物浓度过量。

（3）老年人对药物不良反应耐受力低，特别是对抗抑郁药抗胆碱能的不良反应和心血管反应等，故应尽量选择不良反应小的抗抑郁药。

（4）老年期抑郁患者常伴有躯体疾病，在治疗时既要全面照顾，又要考虑各种药物的相互影响。

（5）老年期抗抑郁治疗同样需疗程充分，一般 3 个月以上，由于复发率高，持续维持治疗非常重要，至少应在 2 年以上。

2. 抗抑郁药物的选择

（1）三环类抗抑郁药（tricyclic antidepressant, TCA）：常用的有丙米嗪、阿米替林、多塞平、氯米帕明、去甲替林等。对老年抑郁症尤其是重度患者疗效显著，但老年人对 TCA 的治疗反应和毒性反应都较敏感，临床上较少使用。此类药可出现心脏毒性反应，直立性低血压和抗胆碱能不良反应，故必须在治疗前认真做好全面体检和常规检查，特别是做好心电、血压监测；在治疗过程中，应从小剂量开始，严密注意各种不良反应，必要时做血浆药物浓度监测。

（2）四环类抗抑郁药（tetracyclic antidepressant）：主要有马普替林与米安色林。由于该药比三环类抗抑郁药的心血管不良反应和抗胆碱能的不良反应较轻，更适合老年期抑郁症患者。但马普替林有导致癫痫发作的危险性，米安色林有致粒细胞减少的不良反应，故应引起注意并做相应监测，检查脑电图和血液常规。

（3）单胺氧化酶抑制药（MAOI）：代表药物为马氯贝胺，因不良反应和药物相互作用现已较少用于临床。MAOI 最常见的不良反应为直立性低血压，易引起老年人跌倒。同时，由于老年人肝、肾功能下降，药物代谢缓慢，加之老年人可能伴有多种躯体疾病而服用数种药物，MAOI 与某些食物和老年人常服药物之间存在着可能危及生命的药效学相互作用，可出现高血压危象，甚至脑卒中致死。因此，老年抑郁患者不建议或尽可能不应用 MAOI。

（4）选择性 5-HT 再摄取抑制药（selective serotonin reuptake inhibitors，SSRI）：是目前治疗老年抑郁症优先选择的药物，因抗抑郁疗效肯定，不良反应少而成为治疗老年抑郁症的一线用药。常用的有氟西汀、帕罗西汀、舍曲林、氟伏沙明、西酞普兰等。其中，以氟西汀为代表，该类药物抗胆碱能作用弱，对心血管作用微弱，无直立性低血压等反应，服药简便。其主要有消化系统不良反应及轻度中枢神经系统不良反应。

（5）其他新型抗抑郁药：选择性去甲肾上腺素与 5-HT 再摄取抑制（substances of serotonin and noradrenaline reuptake inhibitors，SNRI），代表药为文拉法辛和度罗西汀，起效快，对重症或难治性抑郁症有明显疗效，耐受性好，不良反应有胃肠道反应和性功能减退等，少数患者可轻度升高血压；去甲肾上腺素能和特异性 5-羟色胺能抗抑郁药（noradrenergic and specific serotonergic antidepressant，NaSSA）米氮平起效迅速，耐受性好，抗抑郁疗效肯定，兼有抗焦虑和改善睡眠作用，不良反应有困倦和体重增加等；去甲肾上腺素再摄取抑制剂（norepinephrine reuptake inhibitors）瑞波西汀和 5-HT 拮抗剂及再摄取抑制剂（serotonin antagonists and reuptake inhibitors）曲唑酮对老年抑郁症患者均有较好的抗抑郁治疗效果。

（二）心理治疗

1. 心理咨询　一般是指人们为了心理健康或消除心理障碍而进行寻求指导与帮助的行为，其对象可以是正常的健康人，为了掌握心理卫生知识、预防心理疾病，更多的是已有不同程度心理障碍的人。因此，心理咨询的主要内容是帮助咨询者了解自身的认知结构、性格特点和行为模式，分析存在有哪些心理问题及其原因；对于老年人来说主要的是帮助老年人调整好心态，以科学态度对待各种生活事件，并以积极、合理的方式加以解决。除了一般心理指导外，还应询问有关心理障碍的早期症状，以便及时诊断，并进行就医指导。

2. 支持性心理治疗　对于老年期抑郁症的支持性心理治疗非常重要，应贯穿整个治疗过程。重要内容是对患者提供积极的心理支持，以交谈的方式，包括倾听、解释、安慰、保证、鼓励和指导，使之正确认识自己心理障碍的现状和原因及其解决的方法，激励自信心。还应当动员社交支持，主要是争取患者的亲友、同事等社会关系的帮助，造就良好的社交环境，缓冲生活事件导致的精神压力。

3. 认知行为治疗　老年人因生活经验丰富、阅历深厚、心理可塑性存在，适于用认知行为进行治疗。认知治疗是通过帮助患者不良的与抑郁有关的认知和思维方式并加以矫正，以达到治疗情绪障碍和行为。行为治疗是利用条件反射，强化正常的生理功能和行为，利用自我强化和社会学习来矫正异常的情绪和行为。

（三）电痉挛治疗

电痉挛治疗又称电休克治疗（electroconvulsive therpy，ECT），是利用电流诱发皮质痫样放电，引起全身抽搐发作，达到控制精神症状的方法。随着技术的改良与发展，无抽搐电休克治疗（modified electroconvulsive therapy，MECT）广泛应用于临床，是目前治疗抑郁症的有效方法，对老年抑郁症有显著疗效，特别是对于老年患者伴有精神病症状的拒食、严重消极观念和行为或者患者合并心、肝、肾功能障碍无法使用抗精神病药物时，MECT 治疗往往作为首选。但需要慎重，应特别注意以下问题：

1. 严格掌握适应证　重症抑郁，具有明显自杀倾向；严重的激越难以控制；持续拒食；抑郁性妄想难以动摇；用抗抑郁药治疗效果不佳等难治性抑郁症。

2. 认真排除禁忌证　严重的心、脑血管疾病；骨质疏松等老年性疾病；其他严重的躯体疾病。

3. 具体操作　使用 MECT 严密观察，及时处理并发症。疗程 3～4 次，缓解症状即可，老年人治疗间隔应为 3～4 周。

【康复与预防】

1. 老年期抑郁症的康复　老年期抑郁症有反复发病的特点，故康复目标首先是预防复发，同时促进恢复对社会环境的适应功能和生活自立能力。

（1）预防复发：基本措施是坚持维持治疗，用抗抑郁药一般维持 2 年以上，若已反复 2 次，维持用药 3～5 年，反复发作 3 次则应更长时间用药甚至终身服药维持。

（2）家庭康复：包括家庭心理护理、生活照顾、监护，预防消极情绪，加强亲情关系和感情交流，活跃生活气息，避免孤独、寂寞环境，指导患者自我心理调试。

（3）社区康复：老年期抑郁症患者也应纳入精神疾病社区康复范畴，其工作体系、形式和内容基本相同，但应结合老年期抑郁症的特点，例如，可以建立以患者为中心的个体化药物治疗方案、社会-心理治疗方案、家庭干预等组成的心境-促进协作医疗（IMPACT）管理模式对社区老年抑郁症进行管理，提高社区老年抑郁症患者就医的积极性，减轻抑郁症状，提高其生活质量。

2. 老年期抑郁症的预防 由于老年期抑郁症的发生与心理社会因素密切相关，身体老化与躯体疾病也是重要的诱发因素。因此，根据不同高危人群，采取相应的有效措施，老年期抑郁症是可以预防的。

（1）加强对老年人群的精神卫生指导，普及老年人精神保健知识，特别是要了解老年期抑郁症的基本症状是心境抑郁，积极主动地去改变或消除抑郁处境。

（2）老年人应建立积极的思维方式。低沉的情感来源于消极的观念，当发生多种生活事件时，应以化消极因素为积极因素的辩证观念加以面对，避免抑郁情绪出现。

（3）家庭生活是老年人重要的精神寄托。在家庭中营造一种协调和谐、互谅互让、互助友爱、相互宽容的温馨和睦的家庭氛围，是预防老年期抑郁症的重要环节。

（4）营造"老有所为"、"老有所养"、"老有所乐"的友善的人际交往环境，远离孤独，开拓积极健康的人生，营造丰富多彩的生活，提高老人的生存质量，是预防老年期抑郁症的重要环节。

（5）建立有效的社会支持系统，特别是关系密切的人际关系网络，如亲戚、朋友和同事间的相互信任、彼此关怀与支持。一旦出现了心理问题或发生了生活事件，应及时进行心理咨询，以消除心理危机。如果出现了老年期抑郁症的早期症状，更应早期诊断、早期干预。

（6）积极防治老年人各种躯体疾病，减少老年期抑郁症的诱发条件，也是预防老年期抑郁症不可忽视的措施。

思 考 题

抗抑郁药物有哪几类？每一类中请举 1～2 种药物？

（李 毅 陈红辉）

参 考 文 献

蔡焯基. 1997. 抑郁症-基础与临床. 北京：科学出版社.

陈彪，马秋兰. 2003. 阿尔茨海默病病因学研究进展及治疗展望. 中华神经科杂志，36（2）：158-160.

陈生弟. 2002. 帕金森病临床新技术. 北京：人民军医出版社.

郭国际. 2003. 脑脊髓血管病基础与临床. 北京：科学出版社.

李建生. 2003. 老年医学概论. 北京：人民卫生出版社.

童晓欣，童尊塘. 2004. 二氢麦角隐亭 A 与复方多巴联合治疗帕金森病的临床研究. 医药导报，23（2）：89-90.

Maurice Victor，Allan H Ropper. 2001. Adams and Victor's principles of Neurology. 7th ed. New York：McGraw-Hill.

第十三章　泌尿生殖系统疾病

第一节　老年人泌尿系统的病理生理变化

肾脏不仅是人体重要的排泄器官，还是维持水、电解质及酸碱平衡和分泌多种激素的重要脏器。肾脏是人体代谢功能最为活跃的脏器之一，在老年阶段受到衰老和疾病的双重影响，大多数老年肾脏有不同程度的病变，完全正常的老年肾脏较少见。一方面随年龄增长，老年人肾脏结构发生退行性改变、功能减退、对内环境变化的适应能力差，容易受到损伤。无论是创伤、手术、药物反应、水电解质紊乱或是感染均可引发病变。另一方面，老年人易患的全身性疾病，如动脉硬化、糖尿病、高血压、痛风、骨髓瘤等也是引发老年肾脏疾病的常见病因。

【老年人肾脏解剖形态学特点】

1. 肾脏大体形态　正常老年肾脏表面光滑或呈细颗粒状，尸检发现 12%～14% 的老年肾脏出现瘢痕，切面可见肾盂、肾门处脂肪随年龄增长而增加。50 岁以后肾脏体积逐渐缩小、重量减轻、皮质变薄。从 30～90 岁，肾脏的体积与重量降低 20%～30%，主要与皮质进行性萎缩、瘢痕形成、间质纤维化等有关。

2. 肾单位　出生时人体每侧肾脏约有 120 万个肾单位，随年龄增长，肾单位数目逐渐增多、功能增强，直至成熟期。而后肾单位数目逐渐减少，80 岁老年人的肾单位数目仅为青年人的 1/2～2/3。

（1）肾小球：老年人功能性肾小球数目随年龄的增长而减少，其特征性改变为肾小球硬化。主要位于浅皮质区，尤其见于肾被膜下。早期表现为基膜分层、增厚，系膜基质逐渐增多，鲍曼（Bowman's）囊纤维化，功能性毛细血管襻数量减少，肾小球平均滤过面积减少。后期，系膜基质透明变性，毛细血管襻塌陷、闭合，肾小球硬化。残存肾小球大小不一，部分可出现代偿性肥大。

（2）肾小管：肾小管的数量也随年龄增长而逐渐减少，从 40～80 岁功能性肾小管减少近 40%。老年肾小管的改变主要表现为基膜增厚、分层，上皮细胞萎缩、凋亡、脂肪变性或空泡样变。以上变化在近曲小管表现最为明显，其长度缩短、容积变小，甚至萎缩或消失。而远曲小管和集合管主要表现为管腔扩张，形成憩室或囊肿。许多憩室内含有管型、上皮碎屑和细菌，它可能是复发性尿路感染的发源地。

3. 肾间质　随年龄增长肾间质体积增加，纤维化程度逐渐加重，小管间距增宽。另外间质区可见淋巴细胞、单核/巨噬细胞浸润。

4. 肾血管　老年人肾血管硬化，弹性下降，其特点如下：

（1）肾动脉及其较大分支可出现粥样硬化性改变，内膜处可见脂质和（或）泡沫细胞聚集。

（2）肾叶间动脉内膜增殖性硬化，表现为肌纤维母细胞增生、内膜纤维显著增加、内膜增厚、管腔狭窄。

（3）肾小动脉硬化主要见于肾直小动脉、弓形动脉、小叶间动脉，表现为胶原纤维和弹力纤维增加、内膜增厚，呈"洋葱皮"样改变。

（4）肾细小动脉透明变性，主要见于出、入球小动脉，内膜下可见均质透明物质沉积，管腔狭窄。

（5）肾小球毛细血管襻管腔变窄甚至闭塞，引起小球退变、萎缩。

（6）肾血管内微血栓形成：老年肾脏内乙酰肝素含量降低，促使肾内血栓形成，堵塞血管使部分肾单位缺血硬化，导致肾功能减退。

【老年人肾脏功能学特点】

人类肾脏功能在 40 岁以后呈进行性下降。随年龄增长，肾血流量、肾小球滤过率（glomerular filtration rate，GFR）以及肾小管的重吸收、排泌功能，尿液的浓缩稀释与酸化功能均呈平行性下降趋势。但并非所有个体其肾功能均随年龄的增长而下降。因此，老年性肾功能减退除与年龄因素相关外，还与免疫、缺血缺氧、氧自由基、感染、毒物等损伤因素有关。

1. 肾血浆流量　老年人肾血浆流量随着年龄增长而降低。从 40 岁开始肾血流量平均每 10 年下降约 10%，至 90 岁时仅为年轻人的 50%。肾血流量的减少在皮质外层最为明显，同时伴有肾血流从皮质外层向皮质内层及髓质的再分布。

2. 肾小球滤过率　GFR 直接、敏感的测定指标为核素肾扫描法。其他一些指标如血肌酐（Scr）、血尿素氮（BUN）可间接反映肾小球的滤过功能。

老年人因肌肉萎缩、肌组织减少，内源性肌酐产生减少；肾小管代偿性分泌肌酐增多，当内生肌酐清除率（Ccr）下降时 Scr 并未相应升高，故老年人的 Scr 不能真实地反映其 GFR 水平，为纠正 Scr 的偏差，可采用以下公式推算 GFR（缩写 eGFR）。GFR = a ×（血清肌酐值/b）^{c} ×（0.993）^{年龄}。其中 a 值根据性别与人种分别采用如下数值：黑人，女性 = 166，男性 = 163；白人及其他人种，女性 = 144，男性 = 141。b 值根据性别不同分别采用如下数值：女性：0.7，男性 = 0.9。c 值根据年龄与血清肌酐值的大小分别采用如下数值：女性，血清肌酐 ≤ 0.7mg/dl = −0.329，血清肌酐 ＞ 0.7mg/dl = −1.209，男性血清肌酐 ≤ 0.7mg/dl = −0.411，血清肌酐 ＞0.7mg/dl = −1.209 GFR 随年龄增长呈线性减少，平均每 10 年下降 7～8ml/（min · 1.73 m²）。BUN 水平由于受饮食等因素影响，波动较大，需结合临床进行分析。

3. 肾小管功能　老年人肾小管功能随年龄增长也逐渐减退，且较小球功能降低出现得早而明显。

（1）浓缩功能：肾小管浓缩功能每 10 年下降约 5%。临床上表现为昼夜尿量比例失调、夜尿增多。其原因有以下几点：①肾小管上皮细胞萎缩、变性，远端小管及集合管对抗利尿激素及醛固酮的反应性下降；②肾髓质血流量相对增加，使髓质渗透压梯度形成障碍；③间质纤维化使逆流倍增机制受损。

（2）稀释功能：老年人尿液稀释功能明显减退，净水清除率明显低于青年人。从 30 岁到 80 岁，净水清除率下降约 50%。稀释功能减退除与肾间质病变相关外，还与 GFR 降低、溶质在髓襻转运不良以及抗利尿激素基础水平过高等因素有关。

（3）酸化功能：正常老年人在基础状态下，血 pH、PCO_2 和碳酸氢盐含量与青年人相比并无差异，但酸负荷后肾小管的代偿功能明显减退。65 岁以上的老年人排酸能力较年轻人降低约 40%，这是由于老年人铵清除率降低及近曲小管刷状缘 Na^+-H^+ 交换能力下降等因素所致。

（4）转运功能：老年人肾小管最大转运功能下降。对氨马尿酸的最大分泌能力、葡萄糖的最大吸收率及菊粉清除率呈平行性下降。这与肾小管上皮细胞线粒体数目减少、功能减退、Na^+-K^+-ATP 酶活力下降及氧耗量降低有关。

4. 内分泌功能　肾脏是人体重要的内分泌器官之一，可产生和分泌肾素、血管紧张素、促红细胞生成素、1, 25-二羟胆钙化醇以及前列腺素、激肽释放酶等多种生物活性物质。

老年肾脏的 α-羟化酶活性下降导致 1, 25-$(OH)_2D_3$ 生成明显减少，钙吸收不足，骨质丢失，可致骨质疏松、代谢性骨病及病理性骨折。

另外，老年人肾素、血管紧张素Ⅱ的水平及活性低于青年人。这与衰老所致的肾小球旁器形态功能改变、肾交感神经反应性降低及某些激素（促肾上腺皮质激素、性激素等）分泌减少有关。

（王惠玲　杨　晓　苏　华）

思　考　题

试述老年人肾脏功能的改变。

第二节　老年人尿路感染

尿路感染（urinary tract infection, UTI）是老年人的一种常见疾病，其发生率仅次于呼吸道感染而居老年人感染性疾病的第二位。在老年人 UTI 中，男：女发病率为 1 : 2，据文献报道，一般成年女性 UTI 的患病率为 3%～4.5%，而到 65 岁以上则增高到 15%～20%，50 岁以前的男性很少发生 UTI，而至 65～70 岁时患病率为 3%～4%，70 岁以后患病率可达 20% 以上。老年人 UTI 的临床表现与年轻人有所不同，其治疗也比较困难。

【病因与易感因素】

1. 致病菌　老年人 UTI 的主要致病菌是革兰阴性杆菌，最为常见的是大肠埃希菌和副大肠埃希菌，占 60%～80%，其次为变形埃希菌、克雷白杆菌、产气杆菌和铜绿假单胞菌等其他革兰阴性杆菌。近年来，由革兰阳性球菌如葡萄球菌、肠球菌等导致的老年人 UTI 有所增加。在泌尿系统结构或功能异常的老年人中，真菌（以白色念珠菌为主）或 L 型细菌的感染明显增加。

2. 老年人 UTI 的易感因素

（1）尿路梗阻和尿流不畅：老年人常因前列腺疾病、尿路结石、泌尿道肿瘤、膀胱颈挛缩等引起尿路梗阻、尿流不畅、尿液潴留，使正常尿路黏膜对细菌的清除和抑制作用减弱，故易发生尿路感染。男性复发性尿路感染常与慢性细菌性前列腺炎有关，因抗生素不易穿透前列腺，细菌难以被消除，往往导致 UTI 反复发生。约 14% 的老年男性有前列腺结石，进一步加大了前列腺炎的治疗难度。

（2）全身及局部免疫力下降：由于老年人各系统器官功能衰退，全身性疾病如糖尿病、高血压、慢性肾脏病、晚期肿瘤、营养不良等，使老年患者全身免疫力下降，加之老年人膀胱排空能力减退，常处于过度膨胀而呈缺血状态，致使尿路局部免疫力也下降，使得老年 UTI 的发生率明显高于其他人群。

（3）阴道 pH 改变：绝经期后女性 UTI 的发生率增加，可能与绝经后雌激素产生减少，阴道上皮萎缩，糖原减少，阴道 pH 上升，导致致病菌比乳酸杆菌更易在阴道黏膜上生长。

（4）膀胱输尿管反流：老年人患糖尿病或神经性膀胱时常继发膀胱输尿管反流，反流在尿路感染的易感因素中约占 8.3%，是诱发上尿路感染的主要病因之一。

（5）糖尿病：老年糖尿病患者尿路感染发生率高达 20%，以肾盂肾炎最常见，占老年人尿路感染易感因素的 24.8%，仅次于前列腺疾病。

（6）尿路器械使用：导尿或留置导尿管在老年人易感因素中占 6.6%，尽管采用密闭式导尿装置，但因留置时间过长，感染也难以避免，且多为耐药菌株，抗生素治疗往往难以奏效。

（7）其他：老年人膀胱排空不全也是尿路感染的常见原因，尤其在女性最为突出。可因尿液在膀胱内停留过久，引起细菌繁殖，招致局部感染。其他还有尿路畸形、中枢神经系统疾病、滥用止痛药、应用非甾体抗炎药、妇科炎症等均易引起尿路感染。

【临床表现】

老年人 UTI 往往起病隐匿，临床表现不典型。其常以寒战和发热为首发症状，伴有乏力、疲劳、头痛及全身衰弱，局部症状如尿频、尿急、尿痛、排尿困难及腰部酸痛等，则表现不一，或轻、或重，有的甚至缺如。有研究报道，老年人 UTI 以上尿路感染为多见，占 74.2%。因尿路刺激症状而就诊者，仅 35%。部分患者因原有疾病如前列腺肥大所致的尿频、夜尿多、尿失禁、遗尿等症状突出，可掩盖尿路感染症状。值得注意的是，部分老年人下尿路感染可表现为神志模糊。在老年男性患者反复发作尿频、尿急、尿痛、菌尿时，还应注意可能为慢性前列腺炎急性发作，前列腺内可能有结石及慢性炎症病灶存在。此外，老年人尿路感染易引起菌血症、败血症及感染性休克等严重并发症，死亡率很高，需及时明确诊断，积极治疗。另外，老年人 UTI 多数为慢性顽固性感染，易反复发作或迁延不愈。

无症状性菌尿在老年人中较为常见。有资料显示，门诊老年患者（≥65 岁）中，无症状性菌尿发生率：男性为 10%，女性为 20%；住院老年患者中 61～70 岁者为 14%，71～80 岁者为 26%，81 岁以上者为 42%。

【实验室检查】

由于老年人 UTI 的临床症状常不典型，因此实验室检查十分重要。尿细菌培养是诊断的关键。

1. 尿细菌学检查

（1）尿细菌定量培养：有意义菌尿是指：①膀胱穿刺尿细菌培养有细菌生长；②有尿路刺激症状，导尿或清洁中段尿细菌培养，菌落数 $\geqslant10^5$/ml；③无尿路感染症状，分别两次清洁中段尿细菌培养，菌落数 $\geqslant10^5$/ml，且菌种相同。

近年来有学者发现，在确诊尿路感染的患者中，只有半数尿培养菌落数达到 10^5/ml，小部分患者的菌落数仅为 10^2/ml，在有尿路刺激征的男性患者，细菌定量培养 $>10^3$/ml，即能准确地反映真性细菌尿。其敏感性和特异性均达 97%，而以 10^5/ml 为标准，敏感性仅 62%，因此目前有倾向认为对于有尿路刺激征的患者而言，女性清洁中段尿培养菌落数大于 10^4/ml、男性大于 10^3/ml，即可诊断尿路感染。

当患者有尿路梗阻、尿失禁或尿频，长期使用抗生素及标本采取不当时可影响培养结果。40%～60% 的老年人存在不同程度的尿失禁，可经外套管收集标本。对尿培养多次阴性但仍怀疑有上尿路感染者，可采用饮水加利尿后，经膀胱导尿管多次留尿培养的方法，可以检出来自上尿道 50% 左右的细菌。所以，对老年 UTI 患者应强调连续、多次尿细菌培养，且应追踪观察，必要时做特殊培养，以增加菌检出率。

（2）涂片镜检找细菌：取新鲜中段尿离心、沉淀、涂片后找细菌，平均 ≥1 个／HP 为阳性，尿路感染时阳性率可达 86.9%。

2. 尿常规检查

（1）白细胞尿：离心尿镜检 >5 个/HP 为阳性，未离心尿镜检 >1 个/HP 为阳性。阳性率为 69.9%。但老年人有时白细胞尿与 UTI 临床表现不平行，部分 UTI 患者可无白细胞尿；而部分非 UTI 的老年人可因前列腺病变或生殖道黏膜病变出现白细胞尿。

（2）血尿和蛋白尿：多数 UTI 患者尿中红细胞轻度增多，少数患者血尿明显，肉眼血尿占 5% 左右。患者尿蛋白定性多为微量至（+），定量多 <200mg/24h。

3. 尿化学检查 常采用尿亚硝酸盐还原试验：革兰阴性细菌可使尿中硝酸盐还原为亚硝酸盐，当其含量 $>0.1\mu g$/ml 时，向尿中加入 Griess 试剂，尿色变红。此方法测定尿路感染，阳性率为 76.4%。大肠埃希菌、副大肠埃希菌感染时多为阳性，其他细菌感染时则为阴性。

4. 尿路感染的定位诊断检查 经上述检查确诊为尿路感染后，尚需进一步检查以区分上、下尿路感染。

（1）膀胱冲洗灭菌后尿培养法：阳性为上尿路感染。这是一种较为直接的定位诊断方法。其诊断符合率达 82.7%～84.8%，且无创伤和不良反应。

（2）尿 β₂-微球蛋白（β₂-MG）测定：血清 β₂-MG 正常，而尿 β₂-MG 升高，提示肾小管功能受损。尿 β₂-MG 较正常升高 10 倍以上，可作为上尿路感染的定位诊断依据。

（3）尿溶菌酶测定：上尿路感染时尿溶菌酶明显升高。

5. 影像学检查　反复发作的上尿路感染或经抗生素治疗 1 周以上无效者，应做 X 线检查，以便及时发现引起感染的复杂因素。X 线检查包括腹部 X 平片、静脉肾盂造影、排尿期膀胱输尿管反流造影等。必要时考虑行逆行肾盂造影。

【诊　断】

由于老年人尿路感染的临床症状和体征不典型，因此诊断依靠实验室检查，特别是细菌学检查结果。老年人出现发热、腰痛、下腹不适、乏力等症状时，要考虑发生尿路感染的可能。患者有真性细菌尿即可诊断尿路感染。同时，还应结合临床表现和实验室检查做出定位诊断。

【治　疗】

1. 一般治疗　老年人 UTI 的治疗除一般尿路感染的治疗方法外，更应注意：

（1）首先应注意去除或控制尿路感染易感因素，如前列腺肥大、梗阻、糖尿病等。

（2）首次发现的菌尿无论有无症状均应给予单一疗程的抗生素治疗。

（3）由于老年人 UTI 的复发率和再感染率极高，即使无症状菌尿者，长期使用抗生素也不能减少复发，还可导致耐药，所以不应长期反复使用抗生素治疗。

（4）老年人肾功能多减退，故不宜使用肾毒性抗生素如庆大霉素等，且常需根据肾功能调整剂量与给药方法。

2. 具备以下条件的抗生素才适合老年 UTI 患者选用

（1）抗菌效果好，不易使细菌产生耐药性。

（2）药物在肾组织、尿液及血液中均有高浓度。

（3）不良反应小，对肾无损害。

（4）口服易吸收。

3. 药物治疗　对于老年人尿路感染的治疗应区别对待，如膀胱炎，依据药敏结果选用抗生素，给予 3～7 天短程治疗，可选用磺胺甲噁唑（SMZ 2.0g，

TMP 0.4g）；阿莫西林 3g；诺氟沙星 0.4～0.6g 等。急性上尿路感染者，若患者体质较好，又无合并症，可口服抗生素；若中毒症状严重或有潜在不利因素如糖尿病、肾结石、尿路梗阻、长期服用免疫抑制剂、高龄等时，应采用静脉给药，多选用第二、三代头孢菌素或肾毒性较小的氨基糖苷类抗生素，疗程不短于 2 周。男性急性肾盂肾炎或急性前列腺炎的患者，应选择能穿透前列腺组织，并能在前列腺酸性环境中发挥杀菌作用的抗菌药，一般首选磺胺甲噁唑或喹诺酮类药物，一般病情采用 7～21 天疗程；合并急性细菌性前列腺炎者疗程应达 4 周；合并慢性前列腺炎者应延长至 8～12 周。对于老年女性患者，除使用抗生素外，还可合并采用雌激素栓剂 0.3mg，每晚饭前服一次，第 2 周隔日一次，第 3 周后，每隔 3 日一次，能明显减少 UTI 的发生。

【预　防】

老年人 UTI 预防措施主要有：加强护理，多饮水，勤排尿，注意会阴部清洁，尽量避免尿路器械检查并尽可能不留置导尿管等。

（王惠玲　杨　晓　王玉梅）

思　考　题

老年人尿路感染的治疗应注意哪些事项？

第三节　老年人急性肾损伤

由于老年人肾脏本身已发生退行性变，代偿能力差；全身性疾病的发病率较高，肾脏常作为重要的靶器官而遭受损害；同时，老年人服用的多种药物无疑会加重肾脏负担，甚至造成严重的肾损害，故老年人急性肾衰竭（acute renal failuer，ARF）发病率较年轻人高，预后极差，病死率高。有资料显示，在住院患者中，老年 ARF 的发病率为 20%～35%，病死率高达 50%～70%。

老年人 ARF 病因和发病机制十分复杂，有多种因素参与。急性肾小管坏死（acute tubular necrosis，ATN）是 ARF 最常见的类型，占 75%～80%，它是由于各种病因引起肾缺血和（或）肾毒性损害导致肾功能急骤、进行性减退而出现的临床综合征。随着年龄的增加，在引起肾性 ARF 的诸多因素中，ATN 的比率明显升高。60 岁以上 ATN 占 ARF 的 91.4%，而 45 岁以下仅占 44.1%。

既往对于 ARF 的定义，长期未达成共识，导致不同研究的结果难以比较，一定程度上影响了 ARF

诊治水平的提高。而越来越多的研究表明，急性、相对轻度的肾脏损伤或肾功能受损（即表现为尿量与血液生化指标的变化），常提示将发生严重不良的临床预后。基于此，国际肾脏病学会（ISN）、美国肾脏病学会（ASN）、美国肾脏病基金会（NKF）及急诊医学专业组成的专家组于 2005 年将 ARF 更名为急性肾损伤（AKI）。

改善全球肾脏病预后组织（KDIGO）对 2011 年 2 月之前发表的相关文献进行系统回顾，综合循证医学证据，于 2012 年 3 月在 *Kidney Int Suppl* 上发布了最新制订的 KDIGO 的 AKI 临床指南，确立了最新的 AKI 定义、诊断及分期标准。

KDIGO 指南融合了先前 RIFLE 标准和 AKIN 标准的各自优点，目的是能早期诊断 AKI 并且降低漏诊率。该标准仍采用 Scr 和尿量作为主要指标，符合以下情况之一者即可诊断 AKI：①48 小时内 Scr 升高≥26.5 μmol/L（0.3 mg/dl）；②Scr 升高超过基础值的 1.5 倍及以上，且明确或经推断上述情况发生在 7 天之内；③尿量减少<0.5 ml/（kg·h），且时间持续 6 小时以上。

本节重点讨论急性肾小管坏死。

【病因与发病机制】

老年人 ATN 的主要病因仍为肾缺血和毒素性损害两大类，但血管内溶血和某些感染引起者也并不少见。有时肾缺血和肾毒性因素可同时存在。

1. 急性肾缺血 是老年人 ATN 最常见的类型。常见的病因包括外科手术和手术并发症，占老年人 ATN 的 30%，如术后胃肠道或瘘管引流所致液体丢失、出血、继发感染、发热等。感染本身也是 ATN 的好发原因，大约 30% 的老年人 ATN 系由感染特别是革兰阴性细菌感染引起。感染引起全身血管阻力下降，血管扩张，有效循环血量减少。革兰阴性细菌内毒素致使肾血管收缩，也易诱发老年人 ARF。

2. 急性肾毒性损害 主要由外源性毒物，如药物、重金属、化学毒物和生物毒素等引起。由于老年人肾功能和肾脏自身调节功能的逐渐衰退，又同时服用多种药物，故肾毒性因素所致 ATN 比例较年轻人明显升高。引起 ATN 的常见药物为氨基糖苷类抗生素，如庆大霉素、阿米卡星、多黏菌素 B、妥布霉素，其他肾毒性药物还有磺胺类药物、两性霉素 B、环孢素和顺铂、甘露醇、非甾体抗炎药及造影剂等。造影剂除具有直接肾毒性作用外，还能诱发肾血管收缩，导致 ATN。若先前已经存在肾功能不全，可进一步加重肾毒性。

【临床表现】

老年人 ATN 临床表现包括原发疾病、急性肾损伤引起的代谢紊乱和并发症三方面的临床表现。ATN 病因不一，起始表现也不同，老年人 ATN 的临床表现往往不甚典型，且症状复杂，变化多端，病程进展很快，常被原发病的突出临床表现所掩盖，早期易被误诊。老年患者肾功能恢复缓慢，心血管、呼吸系统合并症及高血钾等电解质紊乱的发生率明显增加，易发生多器官功能衰竭。

老年人 ATN 根据临床表现可分为少尿型及非少尿型两种。少尿型病程一般分为少尿期、多尿期和恢复期三个阶段。少尿型多由肾缺血引起，而非少尿型多由毒素性肾损害引起。

（一）少尿型 ATN 的临床表现

1. 少尿期

（1）系统症状：患者在遭受缺血、创伤、毒物等损伤后尿量骤减或逐渐减少，出现少尿或无尿。由于致病原因的不同，病情轻重不一，少尿期持续时间也不一致，一般为 2～3 天到 3～4 周，平均 10 天左右，少数病例可持续 3 个月以上。一般来说，少尿期越长提示肾损害越重。由于少尿或无尿，患者常出现严重的水钠潴留、高钾血症及代谢性酸中毒，威胁生命；由于水、电解质紊乱或补液不当，老年人还可以心衰或心律失常为主要表现；高龄患者最易出现严重的高血压；由于营养不良及免疫力低下，少尿期老年患者易导致感染，最常见的是呼吸道及泌尿道感染。后期随着酸中毒与氮质血症的加深，患者可出现嗜睡、腹胀、脉压小、出血倾向乃至呼吸困难、昏迷、抽搐等。

（2）实验室检查：尿色深，尿比重及渗透压减低，尿常规轻度异常。老年人突出表现为高钾血症和低钠血症，血钠常低于 125mmol/L，血钾可达 5～9mmol/L，血 Cr 或 BUN 均升高。

2. 多尿期 当尿量>400ml/d 时，提示进入多尿期。尿量逐渐增多，6～7 天内可多达 3000～5000ml/d。多尿期开始后，肾小球滤过率仍处于低水平，老年人逆转速度更慢，因此血 Cr 和 BUN 等水平仍较高。尿毒症、酸中毒及电解质紊乱仍存在。多尿期 1 周后血 Cr 和 BUN 才开始下降。

3. 恢复期 尿量持续正常可作为进入恢复期的标志。此时，肾小球功能和肾小管功能也逐渐恢复，但老年患者此时贫血、营养不良、易疲劳等仍然存在，常需数周才能逐渐恢复。老年人 ATN 病情常较重，肾功能恢复慢，最后残留肾功能损害者也远较年轻人多见。

（二）非少尿型 ATN 临床表现

非少尿型指无少尿或无尿表现的 ATN，患者每天尿量可超过 500ml，但呈等张尿，与少尿型相比较，临床表现较轻，合并症少，病死率低，但肾功能指标之一的血肌酐（Scr）每天仍可上升 44.2～88.4μmol/L。故应尽早透析，可提高其存活率，减少病死率。

【诊　断】

1. ATN 的诊断依据

（1）既往无肾脏病史，此次发病前有引起 ATN 的因素（如肾缺血或肾中毒等）。

（2）在补液扩容或控制心力衰竭，纠正心律失常后，尿量仍不增多。

（3）Ccr 较正常值下降 50%以上，Scr、BUN 迅速升高，如 ARF 发生在慢性肾功能不全基础上，Ccr 较原水平又下降 15%，Scr 升高达 400μmol/L 以上。

（4）B 超检查显示双肾体积增大或正常。

（5）除非大量失血或溶血，多无严重贫血，血红蛋白多不低于 80g/L。

（6）能排除肾前性、肾后性及其他肾脏病所致急性肾损伤。

2. 鉴别诊断

（1）与肾前性急性肾损伤鉴别：肾前性急性肾损伤有血容量不足或心血管衰竭病史，补充血容量后尿量增多，氮质血症程度多不严重。尿诊断指数将两者区分（表 13-1）。

表 13-1　尿诊断指数鉴别肾前性急性肾损伤与急性肾小管坏死

	肾前性急性肾损伤	急性肾小管坏死
尿比重	>1.020	<1.015
尿渗透压（mOsm/L）	>500	<400
尿钠（mmol/L）	<20	>40
钠排泄分数（%）	<1	>2
肾衰指数（mmol/L）	<1	>2
尿肌酐/血肌酐	>40	<20
尿常规	正常	尿蛋白+至++，可见少量红细胞、白细胞、肾小管上皮细胞及颗粒管型

注：钠排泄分数=尿钠×血肌酐×100%/血钠×尿肌酐，肾衰指数=尿钠（mmol/L）×血肌酐/尿肌酐

但是，老年患者应用这些指数有其局限性，因为：①老年人尿浓缩功能减退，其尿比重及尿渗透压往往偏低；②老年人肾保钠能力差，其尿钠及钠排泄分数

往往偏高，此时不要误以为 ATN。

（2）与肾后性尿路梗阻鉴别：有导致尿路梗阻的原发病史（如结石、肿瘤、前列腺肥大等），梗阻发生后尿量突然减少，梗阻一旦解除，尿量突然增多，Scr 降至正常。泌尿系统 B 超或 X 线检查可帮助鉴别。

（3）与慢性肾衰竭鉴别：既往有慢性肾脏病史，平时有多尿或夜尿增多现象，患者呈慢性病容，贫血严重，有尿毒症多系统受损的表现。B 超检查示双肾缩小，结构紊乱。

（4）与急性肾间质病变相鉴别：药物过敏性急性肾间质肾炎多有用药过敏史，用药后出现发热、皮疹、淋巴结肿大及关节酸痛等症状。血嗜酸粒细胞升高，血 IgE 升高，尿中白细胞计数升高等。

【治　疗】

老年人急性肾损伤的治疗难度较大，矛盾较多。治疗原则主要是去除诱因，维持水、电解质及酸碱平衡，防治和控制并发症，处理合并症，积极开展透析或预防性透析。

（一）少尿期

治疗重点在于维持水和电解质平衡，控制感染，排除尿毒素，防治高血钾、肺水肿、脑水肿、心力衰竭和继发感染。

1. 病因治疗　及时停用肾毒性药物，纠正低血容量和心力衰竭，抗休克，控制感染等。

2. 卧床休息　所有 ATN 患者都应卧床休息。

3. 饮食　给予优质低蛋白[0.5g/（kg·d）]、高热量 6.6～8.7kJ/d、富含维生素（尤其是 B 族维生素和核酸）饮食。食物中应尽量减少钠、钾含量。

4. 纠正水、电解质紊乱及酸碱失衡

（1）高钾血症的处理：严格限制钾盐摄入，包括含钾药物及含钾食物。当血钾>6.5mmol/L 时，血液透析是排除体内血钾快而有效的措施，其他还可用碳酸氢钠、钙剂和（或）葡萄糖酸钙加胰岛素治疗。

（2）低钠血症：多为稀释性低钠血症，限制水入量即可纠正。对缺钠性低钠血症，可补充碳酸氢钠，补钠量（mmol/L）=（132-血清钠）×体重（kg）×6。

（3）代谢性酸中毒的处理：当 $CO_2CP<13mmol/L$ 时，静脉滴注碳酸氢钠，既能纠正酸中毒，又能促进血清钾转入细胞内，从而治疗高钾血症。

5. 控制感染　最常见的为呼吸道、泌尿道及皮肤感染。继发感染时可不发热，血中白细胞不增加。临床上应选用针对性强，对肾无毒性的抗生素。

（二）多尿期

多尿期需注意尿量变化，防止失液过多和循环衰竭，但补液不宜过多，以"缺什么补什么"为原则。

大多数急性肾损伤的老年患者对透析的治疗反应良好，有条件者应尽早行透析治疗。可选择血液透析、腹膜透析或床旁连续性血液滤过。并发严重心血管疾病的老年人，首选腹膜透析。

【预　防】

老年急性肾损伤患者最常见的死亡原因有感染、急性心肌梗死、充血性心衰和出血等。其主要预防措施为积极治疗系统疾病，慎用肾毒性药物，警惕并控制感染，注意维持水和电解质平衡，及时去除引起尿路梗阻的因素等。

（王惠玲　杨　晓　王玉梅）

思　考　题

急性肾小管坏死应与哪些疾病相鉴别？

第四节　老年人慢性肾衰竭

由于各系统器官衰老和功能减退，老年人慢性肾衰竭（chronic renal failure，CRF）较多见。据报道，老年 CRF 发病率为人群的 1.7%，其他年龄组仅 0.8%，血液透析患者中年龄 >60 岁者占 35%。随着老年人口数量的增加，人口平均寿命的延长，老年 CRF 的患病率有进一步增加的趋势。

【病　因】

近年来，老年人 CRF 的病因中由继发性肾脏疾病引起的比例有所增加，达 50%～60%。其中，以高血压或肾小动脉硬化所致肾硬化最常见，而由糖尿病所致的 CRF 在西方发达国家显著增多，是导致老年人 CRF 的第二位病因，其他如间质性肾炎、梗阻性肾病、血管炎等也较为常见。老年人 CRF 病因的另一个突出特点是缺血性肾病较成人明显增多（4.4% vs. 0.8%）。缺血性肾病主要由动脉粥样硬化或胆固醇栓塞引起。老年 CRF 病因与其他年龄组的比较见表 13-2。

表 13-2　老年与非老年 CRF 病因比较

病因	<60 岁	≥60 岁
肾硬化	30.8%	36.8%
糖尿病	11.8%	25.3%

续表

病因	<60 岁	≥60 岁
新月体肾小球肾炎	6.8%	12.6%
淀粉样变	1.1%	6.9%
局灶性肾小球废弃	0	4.6%
膜性肾小球肾病	2.2%	3.4%
慢性肾小球肾炎	17.6%	3.4%
其他	29.7%	7.0%

【临 床 表 现】

老年人 CRF 的临床表现与年轻人相似，但有其自身特点。老年人由于意识障碍，主动摄取不足，加上不适当的治疗如利尿等，因而脱水、电解质紊乱为最常见诱因。其他如感染、心力衰竭、药物尤其是抗生素、非甾体抗炎药等诱发者也较多见。

老年人 CRF 临床表现多不典型，常隐匿起病而被忽视，往往因其他系统疾病就诊时发现肾功能已至慢性肾功能不全或由于某些诱因导致肾功能迅速恶化。

1. 胃肠道表现　消化系统症状是老年人 CRF 患者最早和最常见的症状，常表现为食欲缺乏、恶心、呕吐、腹胀、腹泻，严重者伴有消化道出血。消化道症状的产生可能与尿毒症毒素刺激胃肠黏膜以及水、电解质紊乱和酸碱失衡等有关。

2. 心血管系统　老年人 CRF 患者心血管系统合并症较多见。常见的合并症主要为冠状动脉粥样硬化性心脏病、充血性心力衰竭、心肌病、高血压、心律失常、心搏骤停等，严重者可有大量心包积液、积血，病程长者可有粘连性心包炎。

3. 血液系统　贫血是尿毒症的必有症状。老年患者由于常合并营养不良，贫血往往较重，有的患者还可因贫血导致冠状动脉供血不足而出现频繁心绞痛和心力衰竭。少数患者可因血小板及某些凝血因子活性降低，而表现为出血倾向，以胃肠道出血多见。

4. 神经、肌肉系统　老年 CRF 患者精神神经症状突出，除了具有尿毒症神经系统常见表现如疲劳、失眠、乏力、注意力不集中外，突出表现为性格改变、幻视幻觉，严重者可出现谵妄、昏迷、癫痫样发作。晚期常有周围神经病变，感觉神经较运动神经病变显著，最常侵犯下肢远端，呈现肢端袜套样分布的感觉丧失。

5. 呼吸系统　老年患者肺活量较年轻人降低，且常罹患慢性阻塞性肺疾病等，出现急性肺水肿和（或）肺部感染时极易致低氧血症，严重时出现呼吸衰竭。肺部 X 线检查典型者常表现为"尿毒症肺"。

6. 肾性骨病　老年患者的 1α 羟化酶活性下降，导致 1,25-(OH)$_2$ 维生素 D_3 的生成明显减少，钙吸收不足，骨质丢失，可致骨质疏松、骨软化、纤维性骨炎或骨硬化等。由于 GFR 下降，血磷水平升高，甲状旁腺素（PTH）分泌增加，出现继发性甲状旁腺功能亢进，可加重肾性骨营养不良。

7. 营养不良　随着年龄增长，老年人味蕾数量减少，消化道功能减退，极易出现消化不良，加之尿毒症毒素引起的食欲下降、厌食、恶心、呕吐等的影响，使老年 CRF 患者营养不良显得尤为突出。由于营养不良和免疫功能低下，患者易罹患各种感染，常见为呼吸道和泌尿道感染，皮肤感染也很常见，容易发展为败血症。

8. 水、电解质紊乱　由于老年人体液容量占体重的 45%～59%，加上老年人口渴感明显减退，肾小管对血管加压素反应性降低，因而老年人 CRF 时脱水较年轻人相对多见。老年人肾小管的浓缩与稀释功能减退，易出现高钠血症或低钠血症。钾代谢紊乱既可表现为高钾血症，也可表现为低钾血症；由于钙磷代谢紊乱，可出现高磷血症和低钙血症。

9. 代谢性酸中毒　老年 CRF 患者由于肾脏酸化功能和排泄酸性代谢产物障碍，常发生代谢性酸中毒，多表现为恶心、呕吐，严重时可出现呼吸深大甚至昏迷。

【诊　断】

患者具有慢性肾脏病史，出现上述 CRF 症状，并行肾功能检查后，诊断一般没有困难。老年人 CRF 往往起病隐匿，进展缓慢，易误诊和漏诊。由于老年人肌肉量减少，内源性肌酐不足，尤其在营养缺乏时，血肌酐上升幅度不如年轻患者高，所以老年患者血肌酐水平并不能完全真实反映其实际肾功能水平。此外，约有 20% 的老年 CRF 患者存在可逆因素，应积极寻找可逆因素并给予治疗，而不应草率诊断为慢性肾功能不全。

【治　疗】

许多研究结果表明，如果诊断正确，治疗措施得当，老年 CRF 患者在治疗后仍可得到与年轻人同样满意的疗效。治疗一般包括以下几个方面。

（一）寻找促使肾功能恶化的因素

促进肾功能恶化的主要因素有：①血容量不足；②感染，以呼吸道和泌尿道感染最为常见；③严重高血压；④尿路梗阻，由前列腺肥大所致者多见；⑤慢性心力衰竭和严重心律失常；⑥肾毒性药物的使用，最常见于氨基糖苷类抗生素和 X 线造影剂；⑦急性应激状态；⑧高钙血症、高磷血症或转移性钙化症。

（二）延缓 CRF 的进展

（1）饮食：饮食治疗为非透析治疗中最基本且有效的措施之一。患者宜摄取高热量、优质低蛋白、低磷食物。如 Scr>265μmol/L，每天蛋白质需要量为 0.6g/kg，并加服 α-酮酸或必需氨基酸治疗。如需透析治疗，不宜限制蛋白质。水肿、高血压患者宜低盐饮食。

（2）控制高血压：高血压可加速慢性肾衰竭进展，因此不论使用何种药物，只要能控制高血压至满意水平，均对延缓老年人 CRF 进行性恶化有重大意义。由于老年患者对药物代谢减慢，调整药物时所需时间延长，故其在降压治疗中药物不良反应的发生率明显增加。原则上对老年高血压患者使用抗高血压药物的初始剂量及以后的追加剂量都应相对减少，或从最小剂量开始，逐步加量，直至血压控制达理想范围。常用的制剂有钙通道阻滞药、血管紧张素转换酶抑制剂、血管紧张素受体拮抗剂、β 受体拮抗剂、α 受体拮抗剂等。

（3）纠正水、电解质紊乱和代谢性酸中毒：水负荷过多导致左心衰竭、肺水肿及高钾血症导致心律失常是老年 CRF 患者死亡的两个重要原因。对于尿少、水肿者，在限制钠盐和水分的同时，可使用大剂量袢利尿剂。但老年 CRF 患者脱水和低钠血症也不少见，此时应根据情况适当补液或纠正低钠血症。患者多有钙磷代谢紊乱，可补充钙制剂，碳酸钙较适宜，不但可以补钙，且可结合磷，降低血磷水平。老年 CRF 患者早期即有酸性代谢产物蓄积，因此多数患者早期即应口服碳酸氢钠，一般 3～10g/d，分 3 次口服。

（4）纠正贫血：老年人由于严重贫血，可诱发心绞痛发作。促红细胞生成素为治疗肾性贫血的有效措施，治疗同时需补充铁剂和叶酸，使血红蛋白保持在 100g/L 左右。

（5）控制感染：应选用有效的抗生素，忌用肾毒性抗生素，剂量需根据肾功能调整。

（三）替代治疗

随着透析技术和医疗水平的提高，高龄已不再是透析的禁忌证。老年人接受透析治疗的疗效与其他年龄组差异并不大，其并发症的出现也可以减少到一定程度。由于老年人系统老化及系统性疾病的存在，需要警惕心血管合并症及感染的发生。

1. 血液净化　血液透析（hemodialysis，HD）和腹膜透析（peritoneal dialysis，PD）均可获得满意疗效，但也存在一定差异。在对老年患者选择透析方式时应考虑到医学与精神因素。有广泛的血管疾病和不能维持功能性血管的患者，进行 HD 可能会因液体及电解质的快速波动引起低血压和心律失常，应选择维持性腹膜透析（continuous peritoneal dialysis, CAPD），因其对心血管影响较小。但对那些身体状况及家庭环境不适宜自理的患者来说，HD 是一种较好选择。

2. 肾移植 在 20 世纪 80 年代以前，普遍认为 60 岁以上老年患者因感染及心血管合并症发生率较高不宜接受肾移植。然而自 1982 年以来，随着新型免疫抑制剂环孢素的应用，欧美国家对老年终末期肾衰竭患者开展了肾移植的初步尝试。结果表明，老年 CRF 肾移植患者 5 年生存率与进行血透治疗者相同，故有学者认为 55～75 岁的老年 CRF 患者也可选择肾移植。

（王惠玲 杨 晓 王玉梅）

思 考 题

1. 促进肾功能恶化的因素有哪些？
2. 如何延缓慢性肾功能不全的进展？

第五节 老年人肾血管疾病

一、良性小动脉肾硬化

由于高血压的早期治疗及治疗措施的改进，高血压性心脑血管并发症的病死率已有明显下降，但高血压性肾脏损害所致病死率却无明显改善。据西方国家统计，高血压小动脉肾硬化在年轻时即可开始，在 67 岁左右发展成终末期肾病（end stage renal disease, ESRD）者占全部 ESRD 者的 26%，因高血压性肾硬化而进行肾移植的患者占全部肾移植的 25%。我国资料显示由高血压引起肾衰竭者占慢性肾衰竭的 10.4%～28.2%。肾硬化是导致肾衰竭的主要原因之一，而高血压是肾硬化的重要原因或促进因素。

高血压是以动脉压升高为主要特征，可并发心、脑、肾、血管等靶器官损害及代谢改变的全身性疾病，其程度和持续时间不同可引起轻、重不等的肾脏损害。由良性高血压引起肾血管及实质的病变称为良性小动脉肾硬化（benign arteriolar nephrosclerosis, BANS），又可称为高血压肾小动脉硬化。

【病因与发病机制】

良性小动脉肾硬化的发生率与高血压的严重程度和持续时间呈正相关。在轻、中度原发性高血压早期可无明显的肾血管病变，高血压持续 5～10 年后可出现轻、中度小动脉肾硬化，并逐渐出现肾小管结构和功能的改变。其他影响原发性高血压患者肾损害的因素有以下五点：

1. 年龄 正常老年人可出现轻度的小动脉玻璃样变；另外，40～60 岁正常血压者亦有不少在眼底检查时发现有视网膜动脉硬化，因此衰老被认为是小动脉肾硬化的因素之一。

2. 性别 男性更倾向于发生高血压性血管病变，男性高血压患者并发症的发生率是女性的 2.2 倍。

3. 糖尿病 原发性高血压常伴有糖代谢异常、高胰岛素血症、极低密度脂蛋白升高及高密度脂蛋白降低，即"X 综合征"。高血糖可使血容量及心排血量增加，另外高胰岛素血症促使肾小管对 Na^+ 的回吸收增加，血管对交感神经的刺激反应增强，这些均促使血压进一步升高。

4. 高脂血症 脂质代谢异常可通过损伤系膜导致肾小球硬化，造成免疫性和非免疫性肾脏疾病的持续和进展。

5. 高尿酸血症 原发性高血压常伴有高尿酸血症，而它反过来可加重肾脏损伤。

【病理学改变】

外观上双肾对称，大小正常或轻至中度缩小。镜下可见两种特征性的小动脉病变：①肌内膜肥厚：常出现在弓形动脉和小叶间动脉，以后者最为明显，表现为内弹力层双轨征和中层肥厚；②玻璃样变：以入球小动脉最为明显，管壁增厚，充以均匀一致的嗜伊红玻璃样物质，玻璃样变区内可见 IgM、C1q、C_3 沉积，平滑肌细胞萎缩，管腔可狭窄。

当小动脉管壁增厚、管腔狭窄发展到一定程度，肾小球血供明显减少，造成肾小球、肾小管的缺血性病变。由于肾小管对缺血更加敏感，故其病变往往早于肾小球。早期表现为小管上皮细胞混浊肿胀，而后发生萎缩，基膜增厚，间质纤维化。肾小球缺血性病变表现为毛细血管袢皱缩、管壁增厚、系膜基质增加、包曼囊壁增厚、小球萎缩变小，甚至硬化。肾小球硬化和间质纤维化使肾脏表面出现凹陷，而正常肾单位代偿性肥大，使肾脏表面凸起，故肾脏外观呈细颗粒状萎缩肾。

【临床表现与实验室检查】

良性小动脉肾硬化出现临床症状时的年龄多在 40～60 岁。最早出现的症状常为夜尿增多，尿渗透压、尿比重降低，尿电解质排泄增多，尿 β_2-MG 增高，尿 NAG 酶升高，这反映肾小管功能障碍，已发生缺血性病变。继而出现蛋白尿，提示肾小球受损，蛋白尿的程度一般是轻度～中度（+～++），24 小时尿蛋白定量不超过 1.5～2.0g。尿沉渣镜检有形成分很少。早期肾功能正常，随病程进展逐渐出现肾功能减退。眼底检查可有小动脉痉挛、狭窄，而出血、渗出少见。

【诊断与鉴别诊断】

（一）诊断

在长期持续的高血压基础上出现肾小管间质损害、少量蛋白尿、肾功能正常或减退，同时伴有高血压眼底和心脏改变可诊断良性小动脉性肾硬化，其诊断依据如下：

1. 必备条件

（1）患者有高血压家族史，诊断为原发性高血压。

（2）出现蛋白尿前一般已有 5 年以上的持续性高血压（程度一般＞150/100mmHg）。

（3）有持续性轻、中度蛋白尿，24 小时尿蛋白定量一般＜2.0g，蛋白尿发生在高血压之后，镜检有形成分少。

（4）有视网膜动脉硬化或动脉硬化性视网膜改变。

（5）除外各种原发性和继发性肾脏病。

2. 辅助参考条件

（1）年龄在 40～50 岁以上，病程进展缓慢。

（2）有高血压性左心室肥厚、冠心病、心力衰竭。

（3）有脑动脉硬化和（或）脑血管意外史。

（4）肾小管功能损害先于小球功能损害。

（5）血尿酸升高。

临床诊断困难时可行肾活检，病理结果符合原发性高血压引起的良性小动脉肾硬化，且肾小动脉硬化程度与肾小球、肾小管和间质缺血、纤维化病变程度一致。

（二）鉴别诊断

1. 原发性肾小球肾炎继发肾性高血压　若先出现尿异常，而后发生高血压，则慢性肾小球肾炎可能性大。反之，原发性高血压所致的良性小动脉肾硬化可能性大（表 13-3）。

表 13-3　高血压良性小动脉肾硬化与慢性肾小球肾炎继发高血压症的鉴别

	高血压良性小动脉肾硬化	慢性肾小球肾炎继发高血压症
高血压家族史	有	无
肾炎既往史	无	有
年龄	老年（40～60 岁）	不定（20～30 岁多见）
高血压与尿异常的先后关系	高血压在先	尿异常在先
尿异常的表现	轻、中度的蛋白尿（+～++）　有形成分少	尿蛋白较多（+++～++++）　红细胞、管型常见
水肿	少见	常见
肾功能与眼底病变相对关系	眼底病变相对较重肾功能较好	眼底病变相对较轻，肾功能较差
左心室肥厚、高血压心脏病、冠心病	多见	少见
脑动脉硬化、脑血管意外	可见	少见
肾性贫血	相对较轻	相对较重
肾功能损害	肾小管损害在先，且较重	肾小球损害在先
肾脏病理	良性小动脉肾硬化	各种病理类型的慢性肾炎　可合并小动脉肾硬化
病程进展	慢	较快
预后	在进入尿毒症前多死于心脑血管并发症	多数死于尿毒症

2. 慢性肾盂肾炎继发高血压　该病多见于中老年女性，有反复发作的泌尿系统感染病史及肾区叩痛（尤其以一侧为主）。尿异常在先，高血压在后。尿白细胞增加，多次尿培养结果阳性。B 超及同位素肾图双侧肾脏不对称，肾盂造影有肾盂、肾盏扩张变形。

3. 肾动脉粥样硬化　常为全身性动脉粥样硬化的一部分，但和全身其他部位病变程度不一定平行。

患者多在 50 岁以上，肾血管主干的狭窄可引起肾血管性高血压和整个肾脏缺血缩小；分支的狭窄则引起其供血范围的肾实质性缺血纤维化，可致肾表面较明显的收缩瘢痕。患者可出现少量蛋白尿，亦可出现肾功能不全。γ-闪烁肾动态造影及肾动脉造影有助于诊断。

4. 肾小动脉胆固醇栓塞　胆固醇栓塞可作为动脉粥样硬化性肾脏病的一种表现。本病多发生在广泛的主动脉或其他动脉粥样硬化的基础上，或发生于主动脉粥样硬化斑块的自然剥脱，或主动脉外科手术、主动脉造影、冠状动脉或肾动脉经皮腔内血管成形术后。老年人在上述情况后出现蛋白尿、肾衰竭，尤其伴有其他部位动脉栓塞表现时应高度怀疑本病。

5. 原发性高尿酸血症所致的尿酸性肾病 原发性高血压由于肾小管缺血，尿酸分泌障碍，26%～33%可伴高尿酸血症。若出现高血压小动脉肾硬化，尤其伴有肾小球功能不全时血尿酸进一步升高。因此，良性小动脉肾硬化所致的高尿酸血症需与原发性高尿酸血症所致的尿酸性肾病相鉴别（表13-4）。

表13-4 原发性高尿酸血症与良性小动脉肾硬化所致的高尿酸血症的鉴别

	原发性高尿酸血症	良性小动脉肾硬化所致的高尿酸血症
病史	高尿酸血症在先	高血压在先
性别	95%为男性	男女无差异
伴随症状	常伴痛风性关节炎及尿路尿酸性结石	少见痛风性关节炎及尿路结石
尿尿酸	早期尿尿酸升高	尿尿酸降低
肾脏病理	肾组织内可见尿酸盐结晶沉积	良性小动脉肾硬化

6. 镇痛剂肾病 长期服药史（药物疗程持续2～3年、剂量超过1～3kg）为诊断本病的必需条件。

【治 疗】

为防止高血压所致良性小动脉肾硬化，在血压达到正常偏高水平时即应调整生活方式。而关于在老年患者当中何时开始降压药物治疗以及应达到的降压靶目标，在不同指南之间存在着一定分歧。2014年美国成人高血压指南建议：在60岁以上人群，在收缩压≥150mmHg或舒张压≥90mmHg时应开始药物降压治疗。血压应降到收缩压<150mmHg，舒张压<90mmHg。

降压药物以能够降低血管阻力及能最有效地保护肾脏为目的。其主要药物为血管紧张素转换酶抑制剂（ACEI）、血管紧张素Ⅱ受体阻滞药（AT₁RA）、钙通道阻滞药（CCB）及其他降压药物如β受体拮抗剂、α受体拮抗剂及利尿剂等。

ACEI的治疗作用如下：①通过降低循环系统血压及其扩张出球小动脉的强度大于扩张入球小动脉的功效，间接或直接有效地降低肾小球内高压；②阻断血管紧张素Ⅱ所致的肾小球滤过膜孔径增大、通透性增强的作用，减少大分子蛋白的滤过，从而减轻蛋白尿；③血管紧张素Ⅱ可刺激肾小球系膜细胞产生细胞外基质（ECM），并通过刺激纤溶酶原激活剂抑制物（PAI）抑制纤溶酶原激活剂（tPA）生成，使纤溶酶及基质金属蛋白酶（MMP）产生减少，进而致使ECM降解减少。ACEI可阻断上述作用减少肾小球内ECM蓄积，延缓肾损害进展。

血管紧张素Ⅱ受体拮抗剂（ARB）除具有ACEI的疗效外还具有以下优点：①不抑制ACE，故无刺激性咳嗽等不良反应；②疗效不受血管紧张素Ⅱ的非ACE生成途径的影响；③疗效不受ACE基因多态性影响。在肾脏局部作用上，ARB与ACEI不同点在于：①在扩张出、入球小动脉强度的差异上，ARB不如ACEI明显，故肾功能不全患者服用后，Scr升高较少见；②ARB的储钾作用较ACEI轻，发生高钾血症较少。

钙通道阻滞药（CCB）有很好的降压效果，如能将血压控制达目标值，使肾小球内压降低，即有效保护了肾脏。此外，CCB类药还具有一些非血流动力学的肾脏保护效应，如可减轻肾小球的代偿性肥大、减少大分子物质在系膜区的沉积、改善尿毒症所致肾钙质沉着、清除自由基等。

其他降压药物如能将系统血压控制达靶目标值，均能降低肾小球内压，发挥血压依赖性肾脏保护作用，延缓肾功能损伤的进展。

二、恶性小动脉肾硬化

恶性高血压又称急进性高血压。恶性小动脉肾硬化是一种以恶性高血压为主要表现并能迅速导致肾衰竭的疾病。恶性小动脉肾硬化占原发性高血压的1%～8%，男性略高于女性，平均发病年龄为40～50岁，其中男性40～55岁多见，女性以36～50岁多见。

【病因与发病机制】

恶性高血压实际上是一种综合征，它常发生在各种原因所致高血压的基础之上。其中，以原发性高血压治疗不当最常见，此外肾血管性高血压，肾实质性高血压并发恶性高血压者也很常见。

恶性高血压的发生与原有高血压的严重程度有关，血管壁的机械性应激在发生机制中具有关键作用。在正常情况下，血压升高时通过血管收缩对内皮细胞产生保护作用；而血压急剧升高时小血管部分节段发生自动调节痉挛，其他部位被过度牵拉和扩张，自动调节功能丧失，高血压被传递到内皮。这种机械性应激使内皮细胞受损，表现为血浆蛋白和纤维蛋白原在血管壁沉积，血管发生纤维素样坏死和内膜增生。恶性高血压时肾素-血管紧张素系统（RAS）被过度激活，另外因血压升高产生的心房钠尿肽可使血容量减少，从而进一步激活 RAS。

【病理学改变】

恶性高血压的血管病变主要表现为肌内膜增生和纤维素样坏死。肌内膜增生与高血压的严重程度和持续时间平行，最后导致内膜和中层肥厚、管腔狭窄。纤维素样坏死是恶性高血压的特点。肌内膜增生可导致肾功能逐渐减退，而纤维素样坏死会使肾功能迅速恶化。肾脏的病理改变包括内皮损伤、小动脉受累和肾脏缺血。

【临床表现】

恶性高血压的临床表现反映了血压对靶器官的影响，它取决于血压升高的速度及原有血压水平和治疗情况。

1. 高血压 虽然恶性高血压的定义是舒张压高于 130mmHg，但血压可波动于 150～290/100～180mmHg 之间。

2. 眼底改变 Ⅲ 或 Ⅳ 级眼底改变是诊断恶性高血压的必要条件，表现为视网膜血管狭窄和扩张、出血、硬性渗出、软性渗出、视盘水肿。

3. 心脏病变 心力衰竭的发生率为 11%，就诊时左心室肥厚约占 75%，心绞痛占 4.1%，心肌梗死占 3.7%。

4. 神经系统病变 神经系统症状是最常见的主诉，60%以上患者就诊时有头痛，28%有眩晕。脑血管事件占 7%，表现为一过性或局灶性脑缺血、脑出血或蛛网膜下腔出血。

5. 肾脏病变 肾损害常见但程度不同。67%出现轻度蛋白尿，达到肾病综合征水平者少见。血尿占 21%。血肌酐＞200μmol/L 者占 31%。

6. 血生化异常 由于容量缺失和继发性醛固酮增多可发生低血钾代谢性碱中毒。血浆肾素和醛固酮水平升高，治疗后血浆肾素水平迅速降低，但醛固酮水平仍可升高达数月之久，此时易与原发性醛固酮增多症混淆。血液系统改变可有红细胞沉降率增快，出现微血管性溶血性贫血和血液黏稠度增加。

【诊断与鉴别诊断】

1. 诊断 恶性高血压的诊断条件为：①血压持续性明显升高，舒张压（DBP）＞130mmHg；②伴有广泛的急性小动脉病变，累及中枢神经系统、心、肾及其他组织器官，其中以肾脏损害最为显著；③眼底检查有条纹状、火焰状出血和棉絮状软性渗出，称为高血压神经视网膜病变，此为诊断所必需；④如不经治疗，将在 1～2 年内死亡，大多数死于尿毒症。恶性高血压的肾脏损害表现为恶性小动脉肾硬化，DBP 大于 130mmHg（17.2kPa）、视盘水肿及肾衰竭是恶性小动脉性肾硬化的三联征。

2. 鉴别诊断 恶性小动脉肾硬化需与下列疾病相鉴别：

（1）急进性肾炎：发病急剧，由蛋白尿、血尿迅速发展为少尿型急性肾衰竭，需与本病表现为少尿型急性肾衰竭者相鉴别。前者多见于青壮年，无原发性高血压病史，高血压表现并不突出（DBP 很少超过130mmHg），无高血压视网膜病变。B 超示双肾体积增大。

（2）系统性血管炎：这类疾病的发生多与免疫机制有关，可出现蛋白尿、血尿、高血压、肾功能减退等肾损害表现。其中，结节性多动脉炎、韦格纳肉芽肿病可继发恶性高血压，但它们有各自的肾外临床特征，鉴别困难时可行肾活检。

（3）慢性肾小球肾炎继发的恶性高血压：该类患者年龄较轻，多在 40 岁以下。先有肾炎病史、贫血、双肾缩小、尿检异常，而后才出现恶性高血压。必要时可行肾活检以确诊。

【治疗】

大多数情况，不急于将血压迅速降至正常，以防止发生脑缺血和心脏缺血，但要防止高血压导致靶器官损害。决定紧急处理的首要因素是高血压导致维持生命重要器官功能的恶化，而血压的绝对值是次要的。在伴有器官功能衰竭或其他高血压急症时，需迅速降压；在无并发症或其他高血压急症时，降压幅度不宜超过 20%或 24 小时内降至 160～170/100～110mmHg。一旦血压稳定后，必须寻找病因。

恶性高血压导致慢性肾衰竭的发生率高达31.7%，血肌酐＞200μmol/L 者预后较差，＞400μmol/L 时提示需长期透析治疗。恶性高血压的肾存活率与原有的肾脏疾病和就诊时肾功能状态有关。如果肾功能减退不严重，在适当控制高血压后肾功能可以恢复。即使透析达 2 年者，也有个别病例肾功能逐渐恢复。在治疗过程中严格控制血压，应用生物相容性好的透析膜，避免使用肾毒性药物，防止透析时发生低血压是肾功能得以恢复的重要条件。肾移植至少在透析治疗一年后方予考虑。

（王惠玲　杨　晓　苏　华）

思 考 题

1. 简述高血压良性小动脉肾硬化的诊断依据。
2. 高血压良性小动脉肾硬化如何与慢性肾炎继发高血压者相鉴别？

第六节　老年人肾间质病变

肾间质是指存在于肾小球与小管间的组织。肾间质的病变以间质的炎症和肾小管损害为主，临床上以小管功能障碍为突出表现，而无原发性肾小球和肾血管损害，又称小管-间质疾病。与年轻人相比老年人小管-间质疾病较常见，病变较严重，转归难以预测。造成上述情况的原因是多方面的：①肾脏本身老龄化造成结构与功能的改变；②老年人多病并存，影响因素多；③老年人常有多种药物长期服用史；④老年人是糖尿病、高血压、动脉粥样硬化等慢性疾病的高危人群，而肾脏是这些疾病共同的靶器官，随病程进展可进入肾小球硬化、肾小管间质纤维化、肾功能减退的共同途径。小管-间质病变在这些慢性疾病中均可出现，其受累程度往往较肾小球与肾血管严重，且与预后的关系更为密切。

急性间质性肾炎（acute interstitial nephritis，AIN）是短期内突然发生的，以肾间质水肿、炎性细胞浸润为主要表现，但不伴有肾小球和血管系统损害的临床综合征。临床上常表现为少尿型或非少尿型急性肾衰竭；病理上伴有或不伴有极少量间质纤维组织增生或纤维化。严重的急性或急进性肾小球肾炎同时伴发的肾间质炎性性病变以及由于缺血、中毒、感染等引起的急性肾小管坏死均不包括在 AIN 范畴内。引起老年人 AIN 的病因与其他人群并无区别，但在老年患者中以药物和感染为常见诱因。

慢性间质性肾炎（chronic interstitial nephritis，CIN）是一组以肾小管萎缩、间质淋巴细胞或巨噬细胞浸润和纤维化为突出表现的临床综合征，相应的肾小球及血管病变较轻。疾病早期以肾小管功能损害为主要表现，后期则表现为慢性进行性肾功能不全。引起 CIN 的常见病种有：镇痛剂肾病、慢性梗阻性肾病、慢性尿酸性肾病、中草药肾病、糖尿病肾病、高血压肾病、多囊肾等。多数 CIN 患者起病隐匿，进展缓慢。尿检可见微量蛋白尿，尿沉渣可见白细胞。尿浓缩功能明显受损，表现为多尿及夜尿增多。肾小管功能改变与受损部位有关：近端小管功能受损表现为氨基酸尿、糖尿、磷酸盐尿、碳酸氢盐尿及尿酸、β_2-MG 排泄增多，少数合并范科尼综合征；远端小管功能受损表现为尿液酸化功能障碍，如 I 型、IV 型肾小管酸中毒。

一、药物诱发的 AIN

【病因与发病机制】

引起 AIN 的药物种类很多，以 β-内酰胺类抗生素及非类固醇类抗炎药（NSAID）最为常见，亦可由利尿剂、别嘌醇、西咪替丁等诱发。中草药所致 AIN 近年也见诸多报道。临床上常见多种药物混合使用导致 AIN。某些病例是药物过敏与毒性的共同作用导致急性间质性肾炎和急性肾小管坏死，从而引发急性肾衰竭。

不同药物所致肾损害的部位与机制有所不同，但绝大部分与药物剂量无关。药物诱发的 AIN 主要由变态反应介导，包括体液免疫及细胞免疫两方面，且以后者为主。部分药物对肾小管间质具有直接或间接的毒性作用。

【病理学改变】

肾活检可见病变呈双侧对称弥漫性分布，肾间质有弥漫或多灶性 T-淋巴细胞、单核细胞或巨噬细胞浸润，可伴有浆细胞、嗜酸粒细胞和中性粒细胞浸润。肾小管呈不同程度的退行性病变乃至坏死和再生。肾小球多正常，可有轻度系膜细胞增生。免疫荧光偶见肾小管基膜有 IgG 或 C3 线性沉积。部分患者血清抗肾小管基膜抗体阳性。

【临床表现】

多数患者临床上表现为非特异性的"三联征"：发热、皮疹和嗜酸粒细胞升高，多于用药后 3～5 天出现。发热者占 87%～100%，一般在感染发热消退后出现第 2 个体温高峰。25%～50% 患者可出现药物疹，呈鲜红色多形性痒疹或多形红斑，或脱皮样皮疹，主要累及躯干及近端肢体，并伴有瘙痒，历时多短暂。80% 患者血嗜酸粒细胞增多，高度过敏者可有过敏性关节炎、淋巴结肿大或肝损害。部分患者可无上述"三联征"，故对不明原因的急性肾衰竭应及早行肾活检以排除 AIN。

【实验室检查】

（1）尿检异常：几乎所有患者均有尿检异常，表现为镜下血尿、白细胞尿和（或）蛋白尿。1/3 患者有肉眼血尿，常见于新型青霉素 I 过敏。尿中白细胞计数增多但为无菌性白细胞尿，可见白细胞管型。嗜酸粒细胞尿（脓尿中嗜酸粒细胞超过白细胞总数的 1%）对 AIN 有诊断价值，但其敏感性低，且特异性不高（在急性肾小管坏死、感染后肾小球肾炎、新月体肾炎及尿路感染中也可出现嗜酸粒细胞尿）。

（2）半数患者血 IgE 升高，对诊断有一定的帮助。

【诊断与鉴别诊断】

药物诱发的急性间质性肾炎临床诊断至今尚无统一标准，可参考以下诊断依据：①相关药物使用史；②全身过敏反应；③尿检异常，无菌性白细胞尿（包括嗜酸粒细胞尿），可伴白细胞管型、镜下血尿或肉眼血尿，轻度至重度蛋白尿（常为轻度蛋白尿，但 NSAID 引起者蛋白尿可达重度）；④于短期内出现进行性肾功能减退，近端和（或）远端肾小管及肾小球功能减退。B 超示双肾大小正常或偏大。具备以上①②③和（或）④者，临床诊断可成立。对可疑病例，需行肾活检以确诊，并可了解间质损害的类型和程度，有助于制订治疗方案及判断预后。

药物诱发的 AIN 需与以下疾病相鉴别：

（1）急性肾衰竭：急性肾小球肾炎、急进性肾小球肾炎、原发性肾病综合征、狼疮性肾炎、急性肾小管坏死所致的急性肾衰竭以及在慢性肾小球病变基础上出现的急性肾衰竭，均具有急性肾衰竭的共同表现及各自原发病的特殊表现，但没有以下几点：①全身过敏表现；②血中 IgE 升高；③尿中嗜酸粒细胞占有核细胞 1/3 以上；④抗肾小管基膜抗体阳性。这些可助鉴别。必要时可行肾活检以明确诊断。

（2）其他原因所致的嗜酸粒细胞尿：嗜酸粒细胞尿除见于急性过敏性间质性肾炎外，还见于急进性肾小球肾炎、IgA 肾病、感染后肾小球肾炎、梗阻性肾病、慢性肾衰竭、肾盂肾炎、尿路感染、前列腺炎、肾移植后急性排异反应和动脉栓塞性疾病，结合上述疾病特有的临床表现及相应实验室检查可资鉴别。

【治　　疗】

治疗上首先应停用相关药物，祛除病因。短期内可给予肾上腺糖皮质激素。泼尼松的起始剂量为 1mg/（kg·d），渐减量，总疗程约 1 个月，用药剂量不宜过大，疗程不宜过长。对于 NSAID 诱发的 AIN，激素治疗并不能改变其病程。肾上腺糖皮质激素的适应证有：①肾活检确诊为 AIN，在祛除病因后 1 周内肾功能无改善者；②对血透依赖的 AIN，在透析 2～3 周后肾功能无改善者；③肾活检提示预后不良者。

对糖皮质激素无反应或肾活检示无或轻度间质纤维化者，可于糖皮质激素治疗的 2 周内加用环磷酰胺。若用药 5～6 周后肾功能仍无改善则应停药；若肾小球滤过率有改善则应继续用药 1～2 个月，但糖

皮质激素需逐渐减量。细胞毒药物疗程不宜过长，防止用药引起的并发症。

另外，替代疗法可帮助肾脏恢复功能，替代治疗包括腹膜透析、血液透析和持续性肾脏替代治疗（continuous renal replacement therapy，CRRT）。近年来研究表明，CRRT 能成功控制氮质血症，即使在合并多器官衰竭的情况下疗效也较好，可明显提高存活率。

【预　　后】

药物诱发的 AIN 一般预后良好，病变多可逆，肾功能多可完全恢复。如新型青霉素诱发的 AIN，约 90%患者肾功能可恢复正常。血尿、白细胞尿及肾外症状多在 2 周内消失；肾功能恢复较慢，平均约需 1.5 个月。但新型青霉素以外的药物诱发的 AIN，病程并不总呈良性过程，约 40%病例尽管使用肾上腺糖皮质激素治疗后，血肌酐仍持续升高。肾衰竭持续超过 2 周，肾脏病理表现为弥漫性中性粒细胞或大量巨噬细胞浸润或间质肉芽肿者预后较差。

二、感染诱发的 AIN

【病因与发病机制】

常见的病原体有大肠埃希菌、副大肠埃希菌、变形杆菌、铜绿假单胞菌、肠球菌以及巨细胞病毒、EB 病毒、弓形体、衣原体及支原体等微生物。诱发感染的常见因素为尿路梗阻或其他的尿路异常。老年人常见的原因有前列腺、膀胱、输尿管、尿道、结肠的肿瘤，神经性膀胱，尿道功能紊乱，高龄，免疫功能低下等，皆为急性、再发性化脓性间质性肾炎的高危因素。

感染所致的急性间质性肾炎，可以是病原体直接导致的间质炎症，如肾盂肾炎；而更多的是由病原体在肾外部位的感染启动免疫反应后诱发 AIN。

【病理学改变】

由免疫反应所致的 AIN 其病理学改变与药物诱发的 AIN 类似，偶可见肉芽肿。由细菌引起的 AIN，间质以中性粒细胞浸润为主；由病毒引起者，则以单核细胞浸润为主。

【临床表现】

本病临床上起病多急骤，突发寒战、高热、恶心、呕吐、头痛等败血症中毒症状，伴腰痛、肾区叩痛、尿路刺激征及排尿困难，严重者可出现尿量减少。老

年患者症状常不典型，表现为发热、下腹部不适、轻度腰骶部疼痛、食欲减退、遗尿、夜尿增多及尿失禁，易被误诊或漏诊，确诊主要依靠清洁中段尿培养及肾活检。

【实验室检查】

1. 血常规检查 可见末梢血白细胞计数升高，以中性粒细胞为主，伴核左移。

2. 免疫学检查 急性化脓性间质性肾炎可有血抗 T-H 蛋白抗体及 IgG 升高。血清补体水平是否正常有助于鉴别链球菌感染相关性间质性肾炎和链球菌感染后肾炎。

3. 尿检异常 尿沉渣中红细胞和白细胞计数增多，以后者为主，并可见白细胞管型及脱落的肾小管上皮细胞。尿蛋白微量～（＋）。肾盂肾炎患者清洁中段尿培养可见致病菌生长。

4. 肾功能检查 重症者可伴有不同程度的肾功能受损，且以小管功能减退为主，表现为尿液浓缩和酸化功能障碍。肾小球滤过功能一般无明显减退。

【治　疗】

治疗上主张早期使用抗生素积极控制感染以及其他的支持对症处理，一般不使用糖皮质激素。少数呈少尿或无尿型急性肾衰竭表现者按急性肾衰竭处理。

【预　后】

感染诱发的 AIN 一般预后良好，感染控制后肾功能可完全恢复，少数重症者可死于全身感染败血症或少尿型急性肾衰竭。对于存在尿路梗阻诱发因素者，其预后与梗阻的解除密切相关。部分患者发展为慢性肾功能不全需透析或肾移植。

三、镇痛剂肾病

能引起 AIN 的药物均可导致 CIN，在长期服用一种或多种药物后可引起间质慢性病变。老年人因各种疾病服药机会及药品种类较年轻人多，尤以长期滥用镇痛药物引起的 CIN 最为常见。镇痛剂性慢性间质性肾炎又称为镇痛剂肾病，约占慢性间质性肾炎的20%。

【病因与发病机制】

典型的镇痛剂肾病源于滥用混合型镇痛剂（即对乙酰氨基酚、阿司匹林、非那西丁、咖啡因或可待因的复合制品）。长期应用 NSAID，如安替比林、布洛芬、吲哚美辛、对乙酰氨基酚也可致 CIN，但 NSAID 类药物更为常见的是引起 AIN。

流行病学调查发现，肾脏受累与用药剂量和用药时间密切相关。一般镇痛剂肾病患者服药史常达数年以上，甚至达 10 年、20 年之久。本病常见于中老年女性，女性发病率为男性的 2～10 倍，而在非滥用镇痛剂所致的间质性肾炎中，男女发病率相似。

滥用镇痛剂造成的肾损伤主要发生在肾髓质，因为该部位氧张力较低而药物的毒性代谢产物在此部位浓度较高。镇痛剂肾病的确切发病机制尚不十分清楚。目前，认为与下述诸因素相关：①缺血性损害：髓质前列腺素（PGE_2、PGI_2）合成受抑制，血管收缩，可致局灶性缺血性坏死及肾头坏死（如阿司匹林、NSAID）；②中间代谢产物对肾小管上皮细胞的直接损伤；③谷胱甘肽（GSH）生成受抑制：肾内 GSH 经肾小管上皮细胞内磷酸已糖通路生成，而镇痛剂（如非那西丁的代谢产物对乙酰氨基酚）抑制了该通路，使 GSH 生成减少；④氧自由基所致的间质损伤。

【病理学改变】

镇痛剂肾病主要的病理改变为肾乳头缺血性坏死和慢性间质性肾炎。髓质间质细胞及集合管是最常见的受累部位，病变部位可见单个核细胞浸润。病程较长者可见肾小管萎缩、间质纤维化。

【临床表现】

临床多有因头痛、腰背痛而长期服用镇痛剂成瘾史。起病隐匿，早期多无症状，而后可出现夜尿增多或多尿、尿比重及尿渗透压下降。病变进展可出现低钾性或失钠性肾病或肾小管酸中毒。尿蛋白定量多小于 1g/24h，主要为低分子蛋白以及反映远曲小管损伤的 T-H 蛋白。无菌性脓尿也是本病的特点。肾乳头坏死时表现为突发性肉眼血尿及肾绞痛，重症者出现急性肾衰竭，尿中可见坏死的肾乳头组织。50%患者可出现高血压，多因前列腺素合成减少或肾素–血管紧张素系统活性升高所致。另外，大量服用镇痛剂者8%～10%可发生泌尿道移行上皮细胞癌，亦可出现肾结石。

【实验室检查】

1. 尿检异常 尿比重及尿渗透压降低；蛋白尿，定量多小于 1g/24h；肾乳头坏死时尿中可见坏死的肾乳头组织。

2. X 线检查 早期表现为肾盂增宽，肾盏杯口变钝呈杵状；晚期出现肾乳头坏死的典型表现即肾盂、肾盏充盈缺损，造影剂进入肾实质，包围肾乳头形成典型的环形影以及肾脏缩小、钙化、空洞形成。

【诊断与鉴别诊断】

镇痛剂肾病的诊断依据如下：①长期滥用镇痛剂病史，累积量＞1～2kg；②有间质性肾炎及肾乳头坏死的临床表现；③尿中发现脱落的坏死肾乳头组织；④静脉肾盂造影见肾乳头坏死的环形影；⑤肾活检呈慢性小管-间质性炎症伴肾小球硬化。

本病应与巴尔干肾病、高血压或动脉粥样硬化所致的肾损害、不完全梗阻性肾病相鉴别。前者根据地区性及组织学检查易鉴别，后面两种肾损害其乳头顶部多无坏死，肾活检可协助诊断。当出现肾乳头坏死时，应与糖尿病肾病、急性肾盂肾炎和镰状细胞贫血所致肾损害鉴别，后者均有各自的临床特点。

【治　疗】

治疗的关键是早期诊断、及时停药、保护肾脏。应保证液体入量，使尿量维持在2000ml/d以上，以降低肾髓质处的药物浓度，合并感染者可用抗生素治疗。脱落的坏死组织阻塞尿路时，应解痉、镇痛、补液及利尿，无效时可手术取出坏死组织。出现肾衰竭时可进行透析治疗或肾移植。

四、慢性高尿酸血症肾病

尿酸（2，8-二羟基腺嘌呤）是饮食中或内源性嘌呤核苷酸在体内的代谢产物。高尿酸血症肾病（uric acid nephrosis，UAN）广义地讲包括尿酸代谢紊乱对肾脏各方面的影响，主要有急性高尿酸血症肾病（acute uccn，AUAN）、慢性高尿酸血症肾病（chronic uccn，CUAN）、尿酸结石三种类型；狭义的指尿酸盐微结晶沉积于肾组织，阻塞、压迫肾小管引起小管上皮细胞损伤和间质肉芽肿性炎症，即痛风性肾病。我国成人血尿酸正常值男性小于420μmol/L（7.0mg/dl）；女性小于360μmol/L（6.0mg/dl），一般认为血尿酸超过390μmol/L（6.5mg/dl）即可诊断为高尿酸血症。

UAN多见于肥胖、喜肉食及酗酒者，男性占90%以上，女性少见，不足10%。近年来由于生活水平的提高，饮食结构的改变，我国UAN发病率有所升高。

【病因与发病机制】

嘌呤代谢紊乱所致尿酸合成增多或肾脏排泄尿酸障碍引发的高尿酸血症是UAN的发病基础，有原发性和继发性之分。原发性者其病因除少数由酶缺陷所致外，大多病因尚未明确。常伴有肥胖、高脂血症、糖尿病、高血压、动脉粥样硬化和冠心病等，属遗传性疾病。继发性者主要由恶性肿瘤、慢性肾功能不全及药物等多种原因引起。本节重点讲述原发性慢性高尿酸血症肾病。

【病理学改变】

原发性CUAN，肾表面呈不规则颗粒状，肾皮质变薄，髓质可见白色点状和（或）放射状条纹。光镜下显示：双折光针状尿酸结晶沉积于肾髓质、肾乳头和肾锥体中，沉积物周围常有炎症反应。肾小管萎缩，管腔内可见矩形或无定形尿酸结晶。晚期可见肾小球包曼囊纤维化及肾小球基膜增厚、肾小球硬化及肾小动脉硬化。尿酸在肾内大量沉积形成结晶阻塞、压迫肾小管引起上皮细胞损伤和间质肉芽肿炎症（即尿酸结晶周围广泛的肉芽肿形成）是原发性CUAN突出的病理特点。而在继发于肾脏疾病的CUAN中，肾髓质内很少出现尿酸微结晶沉淀，这可能与肾脏损害破坏了皮质-髓质梯度，影响髓质内高尿酸浓度形成有关。

【临床表现】

CUAN又称为痛风性肾病，常见于中老年男性，起病隐匿。早期患者常有夜尿增多、腰部酸痛、轻度水肿、中度血压升高等表现。部分患者合并尿酸结石，较小的结石可随尿液排出，常不被患者察觉；较大的结石引起尿路梗阻时可致肾绞痛、血尿。晚期因肾小球受累，肾功能进行性恶化，出现慢性肾功能不全的表现。该病如能早期诊断并给予适当治疗可明显延缓或阻止肾脏病变的进展；反之，如延误诊治，则病情进展可死于肾衰竭。

痛风性肾病的肾外表现主要为痛风性关节炎和痛风石。前者为尿酸盐结晶沉积于关节及其周围滑膜囊、软骨部位所引发的化学性炎症，多先侵犯第一跖趾关节，而后可累及踝关节、指关节、肘关节、膝关节。急性期表现为局部的红、肿、热、痛及功能障碍，常伴体温升高。痛风性关节炎可反复发作迁延不愈，使关节肿胀、变形、活动受限。痛风石见于关节附近或耳郭处皮下，若破溃形成瘘管常经久不愈。肾外表现可出现在肾脏病变之前或其后，且少数可无肾外表现。另外，患者还常伴有脂质代谢障碍并可引发高脂血症及心、脑血管疾病。患者亦可伴发类风湿关节炎、系统性红斑狼疮等免疫系统疾患。

【实验室检查】

1. 尿检异常　尿比重及渗透压降低；蛋白尿的

发生率可达 47.6%～100%，多为少至中等量低分子蛋白尿；可伴镜下或肉眼血尿。合并尿酸结石时尿检可见沙砾样结石，光镜下呈双折光的尿酸盐结晶。

2. 影像学检查 若 X 线示可透光性结石，而 B 超、静脉肾盂造影示结石阴影并伴尿液持续性明显酸性改变时，提示尿酸结石可能。

3. 血液检查 痛风性关节炎急性期时红细胞沉降率增快、血白细胞计数升高。

【诊断与鉴别诊断】

痛风性肾病应注意与慢性肾衰竭所致的继发性高尿酸血症相鉴别。痛风性肾病常先有关节炎病史，血尿酸明显高于血尿素氮；而慢性肾衰竭多先有肾炎病史，以小球功能受损为主，常有大量蛋白尿，虽有血尿酸升高但很少出现关节病变。若以毫克为单位，血尿酸/尿尿酸，前者平均<0.35，后者>0.35；血尿酸/血肌酐，前者>2.5，后者<2.5。

【治　疗】

控制高尿酸血症是防治高尿酸血症肾病，延缓肾功能减退的重要措施。

1. 合理饮食 避免摄入过多富含嘌呤的食物，如肉类。控制蛋白的摄入量，不超过 1.0g/（kg·d）。多食新鲜蔬菜及水果，避免酗酒，因乙醇可使血乳酸量升高，而乳酸可竞争性抑制肾小管排泄尿酸。

2. 多饮水 使每天尿量达2000～3000ml以利于尿酸的排泄。睡前多饮水，可使夜尿增多，有助于小结石的排出和控制感染。另外尿液的稀释可延缓结石的生成速度。

3. 碱化尿液 此为防治尿酸结石的重要措施。碱性尿可使尿酸结石溶解，将尿 pH 调控在 6.5～6.8 最为适宜。若过分碱化，尿 pH>7.0，则钙盐易沉积。常用的碱性药物有碳酸氢钠、枸橼酸钠。

4. 促尿酸排泄药物 此类药物能阻止肾小管重吸收尿酸，增加尿酸的排泄。在肾功能不全时（Ccr<20ml/min）不宜使用该类药物，因其可致小管内尿酸浓度升高，易形成尿酸结晶而堵塞肾小管加重肾脏病变，造成急性尿酸肾病。若每天尿酸排出量>900mg 或已有明显尿石症者亦不宜使用该类药物，而应选用尿酸合成抑制剂。常用的促尿酸排泄药物有丙磺舒、磺酰吡唑酮、溴苯香豆酮（痛风利仙）。

5. 尿酸合成抑制剂 根据酶的竞争抑制原理，别嘌醇是一种有效的黄嘌呤氧化酶抑制剂，可阻止次黄嘌呤转变为黄嘌呤、黄嘌呤生成尿酸。常用剂量为200～400mg/d，分三次口服。对 Ccr>50ml/min 的患者，可长期维持治疗；对于 Ccr<50ml/min 者应酌情

减量。非布司他是一种新型选择性黄嘌呤、次黄嘌呤抑制剂，常用剂量 40～80mg/天。

6. 重组及非重组尿酸盐氧化酶 是一类具有治疗潜能的新药。有研究提示，在血液系统恶性肿瘤所继发的高尿酸血症中，此药降血尿酸较别嘌醇更有效，而且可同时降低血尿素氮和血肌酐。其机制是将尿酸氧化为溶解度较高的尿素囊，从而减少尿酸在体内的蓄积。

7. 中草药治疗 有些中药具有抑制黄嘌呤氧化酶的功效，可用于高尿酸血症的治疗，如肉桂、菊花碱、洋兰塘叶、蓼尖等。

8. 尿路感染的防治 定期做尿细菌培养及菌落计数，并及时给予治疗。

9. 急性肾衰竭的处理 符合急诊透析指征时应及早透析。

（王惠玲　杨　晓　苏　华）

思　考　题

1. 简述药物诱发的急性间质性肾炎的诊断依据。
2. 痛风性肾病与慢性肾衰竭所致的继发性高尿酸血症如何鉴别？
3. 痛风性肾病应如何治疗？

第七节　老年人前列腺增生

良性前列腺增生（benign prostatic hyperplasia，BPH）简称前列腺增生，是引起中老年男性排尿障碍最为常见的一种良性疾病，主要表现为下尿路症状（lower urinary tract symptoms，LUTS）。BPH 的发病率随着老年男性年龄的增长而增加，具体发病率根据人种、纳入人群、研究方法及定义标准不同而有较大差别。我国有研究显示，在 51～60 岁的老年男性中，BPH 的发生率为 20%，61～70 岁为 50%，71～80 岁为 57.1%，81 岁以上为 83.3%。

【病因与发病机制】

BPH 的确切病因和发病机制迄今尚未阐明。研究者提出了许多学说，目前一致认为 BPH 的发生需具备年龄的增长及有功能的睾丸两个重要条件，老龄后雄激素和雌激素水平的改变与前列腺增生的发生有关，但目前尚无一个学说能够圆满地解释BPH 的病因。

【病　理】

前列腺组织由腺体和间质组成。前列腺腺体可分

为周围带、移行带和中央带三部分，正常移行带在前列腺组织中仅占 5% 左右，其他 95% 为周围带和中央带。前列腺增生开始于围绕尿道的移行带。在增生的前列腺组织中，间质成分所占比例明显增加，所以一般认为前列腺增生主要的病理改变是间质增生。增生的前列腺可向各个方向发展呈分叶状，并将外周腺体压扁形成假包膜。

增生的前列腺组织可挤压后尿道，使前列腺部尿道狭窄伸长，排尿阻力增大，有些腺体可突入膀胱，造成膀胱出口梗阻；在前列腺增生时，膀胱颈部、前列腺尿道及前列腺组织内的 α 受体表达增加、活性增强，造成前列腺组织平滑肌张力增加，也会加大排尿阻力；前列腺增生引起排尿梗阻后，可发生一系列的继发的病理改变：为克服排尿阻力，膀胱逼尿肌收缩力增强，平滑肌纤维增生，纵横交错而形成小梁结构；尿路上皮在小梁之间形成小室，严重时小室可向膀胱外突出形成假性憩室，如果尿路梗阻长期不能解除，逼尿肌将失去代偿功能，不能完全排空尿液而出现残余尿，随着残余尿量增加，膀胱会变成无张力无收缩力的囊袋，并导致输尿管末端活瓣功能丧失，发生膀胱输尿管尿液反流，造成肾积水、肾功能不全等上尿路损害。

【临床表现】

前列腺增生患者一般在 50 岁以后出现症状。症状的严重程度与前列腺的体积无明显相关性，而是和梗阻的程度、病变发展速度以及是否合并感染、结石、肾功能损害等有关。病变一般进展缓慢，在增生不引起梗阻或者仅引起轻度梗阻时可能没有明显症状。

1. 尿频，尿急，夜尿　尿频是前列腺增生患者最早出现的症状之一，可伴有尿急或夜尿，它们也被称为储尿期症状。前列腺增生患者的尿频很多是由于合并膀胱功能的不稳定而造成的，有些患者可因为残余尿量增多，有效容量减小，造成尿频加重。

2. 排尿困难　进行性排尿困难是前列腺增生的常见症状，常缓慢进展，常被患者认为是老年人的自然现象而被忽略。其主要表现为排尿等待、迟缓、尿线细而无力、射程缩短、排尿时间延长、尿流中断等。

3. 慢性尿潴留　梗阻加重到一定程度，排尿时不能排尽膀胱内全部尿液，出现残余尿，过多的残余尿可使膀胱失去收缩能力，逐渐发生慢性尿潴留，并可出现充盈性尿失禁。

4. 其他相关症状　前列腺增生合并感染时，可出现尿频、尿急、尿痛等尿路刺激症状；前列腺表面血管破裂可造成无痛性血尿；由于天气变化、劳累、饮酒等原因，前列腺突然充血水肿，可发生急性尿潴留；出现上尿路影响时可出现肾积水、肾功能损害。

【诊断与鉴别诊断】

（一）诊断

凡是 50 岁以上男性，存在进行性排尿困难，均要考虑到前列腺增生的可能。老年患者如果患有膀胱炎、膀胱结石或者双侧上尿路积水时，即使没有明显的排尿困难，也应注意有无前列腺增生。体格检查时除了全面体格检查之外，应重点注意下腹部是否能触及膨胀的膀胱。直肠指诊是一项重要检查，前列腺增生患者直肠指诊时可触及增大的前列腺、表面光滑、质韧、有弹性、中央沟变浅或者消失、隆起。

其他有助于明确诊断的检查方法有：

（1）B 超检查：可以直接测定前列腺的大小、内部结构、膀胱残余尿量等，经直肠 B 超检查对于前列腺内部结构的判断更为准确。B 超检查还可以了解膀胱有无结石以及上尿路有无积水等病变。

（2）尿流率检查：前列腺增生早期就可出现对排尿的影响，最大尿流率和平均尿流率减低，排尿时间延长，尿流率检查可以帮助判断前列腺增生患者排尿的梗阻程度。如果考虑排尿困难可能是由于逼尿肌功能异常引起，应行尿流动力学检查。

（3）前列腺特异性抗原（PSA）：血清 PSA 主要用于前列腺癌的筛查。前列腺增生患者血清 PSA 多数正常，也可轻度升高。目前，血清 PSA 筛查的应用人群及正常值范围均有待研究。

有血尿的患者可行静脉尿路造影和膀胱镜检查以排除泌尿系统肿瘤的可能。

（二）鉴别诊断

前列腺增生应与其他下尿路梗阻性疾病相鉴别：

1. 膀胱颈硬化症（膀胱颈挛缩）　由慢性炎症引起，发病年龄低，40～50 岁出现症状，临床表现与前列腺增生相似，但前列腺体积不增大，直肠指诊和 B 超检查可鉴别，膀胱镜检查可确诊。

2. 前列腺癌　典型前列腺癌患者直肠指诊前列腺质地坚硬，有时可触及结节，血清 PSA 显著升高。但早期前列腺癌患者很多仅有 PSA 的上升，直肠指诊或影像学检查正常。鉴别最终需行前列腺穿刺活检。

3. 膀胱肿瘤　膀胱颈部附近的肿瘤可引起膀胱出口梗阻，常伴有血尿，膀胱镜检查可以鉴别。

4. 神经源性膀胱功能障碍　临床表现可与前列腺增生相似，有排尿困难、尿潴留，也可继发泌尿系统感染、结石、肾功能损害，但多数有明显的神经系统损害病史和体征，可行尿流动力学检查鉴别。

【治　疗】

前列腺增生的症状进展缓慢，而且时轻时重，因此早期无明显临床症状者可以考虑等待观察，生活习惯调整，定期复查。如果症状加重，应及时进行治疗。

（一）药物治疗

治疗药物主要有 α 受体拮抗剂、5α-还原酶抑制剂和植物药等。α 受体拮抗剂可阻断分布于膀胱颈及前列腺内的 α 受体，从而松弛前列腺平滑肌，减低膀胱排尿阻力。α 受体分为 α1 和 α2 两型，其中 α1 型受体又包括 α1A、α1B、α1D 等亚型。在前列腺增生的治疗中，选择性 α1 受体拮抗剂最为常用。α 受体拮抗剂起效快，可以改善患者 LUTS 症状。常见不良反应包括头痛、头晕、直立性低血压等。前列腺组织的生长发育有赖于雄激素的支持，而睾酮只有在 5α-还原酶的作用下转化为双氢睾酮后才能发挥支持前列腺生长的作用。5α-还原酶抑制剂可降低前列腺内双氢睾酮的水平，达到控制前列腺增生的效果。5α-还原酶抑制剂可以改善患者症状，用药 3～6 个月后方可使前列腺缩小，减少患者急性尿潴留或需要手术治疗的风险。常见不良反应包括性欲减低及勃起功能障碍等。另外，临床上常用一些植物药治疗前列腺增生，虽然作用机制不太清楚，但部分患者也可以达到治疗效果。

（二）手术治疗

手术治疗的指征为：①下尿路症状明显，尿流率改变显著，尤其是药物治疗效果不佳或患者不愿意长期药物治疗时；②下尿路梗阻导致上尿路积水及肾功能损害；③反复尿潴留或泌尿系统感染；④合并原发性膀胱结石；⑤反复血尿经 5α-还原酶抑制剂治疗无效等。

目前，前列腺增生手术治疗的金标准是经尿道前列腺电切术，但是近些年来随着激光技术的进步，各种类型的经尿道激光治疗方式在临床中应用越来越广泛。从激光的类型来讲主要有绿激光、2 微米激光及钬激光；从手术方式来讲可以分为经尿道汽化手术、经尿道汽化切除手术及经尿道剜除手术。传统的开放手术在临床中的应用已经越来越少了。

（王建龙　王建业）

思　考　题

简述前列腺增生的手术适应证。

第八节　老年人前列腺癌

前列腺癌（carcinoma of the prostate）多发生于 50 岁以上老年男性，随着年龄增高，发病率明显增加。前列腺癌的发病率在不同地区存在明显差别，在欧美国家，前列腺癌的发病率很高；而在我国和其他东方国家，前列腺癌的发病率较低，但是近年来在我国的发病率呈现明显上升趋势。

【病因与发病机制】

前列腺癌的病因至今尚不清楚，目前认为前列腺癌的发病是机体内部遗传因素和外部环境因素共同作用的结果。高龄和雄激素的存在是发生前列腺癌的必要因素，其他与发病相关的因素有种族，生活习惯改变，进食高热量动物脂肪和维生素 A、维生素 D，酗酒等。

【病理及分期】

前列腺癌在组织类型上多属于腺癌，占 98%以上，移行细胞癌、鳞癌等少见。肿瘤可发生于前列腺的任何部位，但绝大多数起源于腺体外周带。

前列腺癌组织结构呈多样性，由于不同组织的细胞差异很大，细胞分级方法很多，也不统一。WHO 建议采用 Gleason 评分系统，通过主要区域和次要区域相加的方式评估肿瘤的恶性程度。

前列腺癌的扩散有局部扩散、淋巴结转移和血行播散三个途径。前列腺包膜是局部扩散的重要屏障，穿破包膜后可侵及尿道、膀胱颈和精囊。淋巴结转移首先至盆腔淋巴结。血行播散最常见的是骨转移，常见部位有骨盆、腰椎、股骨、胸椎和肋骨等；另外，也可发生肺、肝、肾上腺、肾脏等内脏器官的转移。

前列腺癌分期可以指导治疗和评价预后。目前，多采用 2002 年 AJCC 的 TNM 分期系统，分为四期。

原发肿瘤（T）分期：

T_x：原发肿瘤不能评价。

T_0：无原发肿瘤的依据。

T_1：不能被扪及和影像学检查无法发现的临床隐匿性肿瘤。

T_{1a}：偶发肿瘤体积瘤体积<切除组织的 5%。

T_{1b}：偶发肿瘤体积瘤体积>切除组织的 5%。

T_{1c}：单纯由于 PSA 升高穿刺活检发现的肿瘤。

T_2：局限于前列腺内的肿瘤。

T_{2a}：肿瘤限于单叶的 1/2（≤1/2）。

T_{2b}：肿瘤超过单叶的 1/2，但限于该单叶（1/2～1）。

T_{2c}：肿瘤侵犯两叶。

T₃：肿瘤突破前列腺包膜。

T₃ₐ：肿瘤侵犯前列腺包膜外（一侧或两侧）。

T₃ᵦ：肿瘤侵犯精囊。

T₄：肿瘤固定或侵犯除精囊外的其他邻近组织结构，如膀胱颈、尿道外括约肌、直肠、肛提肌和（或）盆壁。

区域淋巴结（N）分期：

Nₓ：区域淋巴结无法评价。

N₀：无区域淋巴结转移。

N₁：区域淋巴结转移（一个或多个）。

远处转移（M）分期：

Mₓ：远处转移无法评价。

M₀：无远处转移。

M₁：有转移。

M₁ₐ：有区域淋巴结以外的淋巴结转移。

M₁ᵦ：骨转移（单发或多发）。

M₁ᵪ：其他远处器官转移（伴或不伴骨转移）。

【临　床　表　现】

早期前列腺癌常无症状，多数由于 PSA 升高、直肠指诊异常或者前列腺增生手术标本中偶然发现。当肿瘤进一步增大而压迫尿道时，可出现下尿路梗阻症状如尿频、尿急、尿流中断、排尿不尽、尿潴留等，可伴有或不伴血尿。晚期发生转移时可出现腰骶部疼痛、排便困难、下肢水肿等症状。

【实验室检查】

1. 直肠指诊　是诊断前列腺癌的重要手段。检查时要注意前列腺的大小、外形、质地、有无结节、中央沟的改变及精囊的情况。明显的前列腺癌患者可以在直肠指诊时触及质地坚硬如石的结节。但早期前列腺癌很多直肠指诊正常。

2. 实验室检查

（1）前列腺特异性抗原（prostate specific antigen，PSA）：是前列腺组织产生的一种酶，对前列腺组织具有较高的特异性，正常人血清 PSA 通常在 4.0 ng/ml 以下，而前列腺癌患者血清 PSA 水平常有明显升高。

（2）碱性磷酸酶：前列腺癌发生骨转移者可能出现血清碱性磷酸酶升高，与患者的预后有一定相关性。

3. 超声检查　有助于前列腺癌的早期诊断和疗效观察，但难以做出精确的鉴别诊断。经直肠超声最主要的作用是引导穿刺活检。

4. MRI　多功能 MRI 扫描对于前列腺癌的早期诊断有一定价值，可以在一定程度上减少前列腺癌的过度诊断及治疗。同时，有助于了解肿瘤有无突破包膜侵犯到腺体以外和精囊，帮助判断分期。

5. 骨扫描　全身骨扫描有助于发现前列腺癌的骨转移，对判断疾病的预后及选择治疗方式有较大的意义。

6. 前列腺穿刺活检　是前列腺癌确诊的手段。通常在经直肠超声引导下进行。根据穿刺途径不同可以分为经直肠前列腺穿刺活检及经会阴前列腺穿刺活检两种方式。而根据穿刺方案的选择又可分为目标穿刺或系统性随机穿刺。

【前列腺癌危险因素分析】

根据血清 PSA、Gleason 评分和临床分期可以将局限性前列腺癌分为低、中、高危三个等级，以便指导治疗和判断预后（表 13-5）。

表 13-5　局限性前列腺癌分级

	低危	中危	高危
PSA（ng/ml）	<10	10～20	>20
Gleason 评分	≤6	7	≥8
临床分期	≤T₂ₐ	T₂ᵦ	≥T₂ᵪ

【治　　疗】

前列腺癌的治疗方法繁多，主要有观察等待、主动监测、手术治疗、内分泌治疗、化学治疗、放射治疗等，具体选择单一治疗还是联合治疗，应根据患者的年龄、全身状况、临床分期及病理分级等综合因素考虑。

1. 观察等待和主动监测　观察等待指的是对于已明确诊断前列腺癌患者，通过密切观察、随诊，直到出现局部或全身症状，才对其采取一些姑息治疗来缓解转移病灶症状的一种保守治疗前列腺癌的方法，适用不愿意接受治疗或体弱不适合接受主动治疗的患者。主动监测指的是对已明确诊断，有治愈性治疗适应证的患者，不即刻进行主动治疗而选择严密随访，积极监测疾病发展进程，在出现进展达到预先设定的进展阈值时再给予治疗，主要针对部分低危患者。

2. 手术治疗　根治性前列腺切除术是治愈局限性前列腺癌最有效的方法之一。其主要术式包括传统的开放经会阴、耻骨后前列腺癌根治术及近年发展的腹腔镜、机器人前列腺癌根治术。预期寿命≥10 年、身体状况良好、肿瘤局限于前列腺内的 T₂ 期患者，是根治性前列腺切除术的最佳适应证。近些年来对于高危局限性前列腺癌及局部进展性前列腺癌，越来越多的医师主张采用以根治手术为基础的联合放疗及内分泌治疗的综合治疗方案。

3. 内分泌治疗 包括去势治疗（手术去势/药物去势）、应用抗雄激素药物等方法，能明显减低患者体内雄激素水平或者拮抗雄激素的作用。由于前列腺癌细胞的生长大多依赖雄激素，故内分泌治疗通过去除雄激素可抑制肿瘤的生长，甚至使肿瘤缩小，从而达到治疗的目的。其中，手术去势的主要方法是双侧睾丸切除。药物去势的主要方式是使用 LHRH 类似物或拮抗剂，抑制垂体黄体生成素的分泌，同时抑制睾丸分泌睾酮。抗雄激素药物直接作用于前列腺癌细胞的雄激素受体，阻断雄激素与受体的结合。内分泌治疗的主要不良反应包括：潮热、乏力、骨质疏松、增加冠心病及糖尿病风险。

4. 化学治疗 传统来讲，前列腺癌的化学治疗主要用于肿瘤对于内分泌治疗失去敏感性而进入到去势抵抗阶段时的治疗。其主要应用药物为多西他赛，可以改善去势抵抗型前列腺癌的生存。近些年有一些研究发现在激素敏感时早期应用化疗可以改善转移性前列腺癌患者的预后，特别是对于那些高肿瘤负荷的转移性前列腺癌患者。

5. 放射治疗 前列腺癌外放射治疗和手术治疗一样是根治性治疗手段，主要不良反应是由于膀胱或直肠受到照射而导致的放射性膀胱或直肠炎症反应，主要适用于非转移性前列腺癌患者。对于转移性前列腺癌患者，针对骨转移病灶带来的骨痛，放射治疗可以减轻疼痛，缓解症状。近距离照射治疗包括腔内照射、组织间照射，适合不能耐受

手术的高龄患者。

【预　后】

前列腺癌是老年男性疾病，发展过程差异很大，一般发展缓慢，病程较长，预后较好，对早期的前列腺癌积极治疗可获得长期生存。

（刘　明　王建业）

思　考　题

1. 前列腺癌好发于前列腺的哪个部位？
2. 前列腺癌是否都需行根治性前列腺切除术？

参 考 文 献

郭震华，那彦群. 2013. 实用泌尿外科学，2 版. 北京：人民卫生出版社.

那彦群，叶章群. 2014. 中国泌尿外科疾病诊断治疗指南（2014 版）. 北京：人民卫生出版社.

张晓英，牟善初. 2002. 现代老年肾脏病学. 北京：人民军医出版社.

Brenner BM. 2000. The kidney. 6th ed. Boston： W.B.Saunders company.

Johnson RJ，Feehally J. 2000. Comprehensive care nephrology. Boston：Harcourt Publishers Limited.

Patrick C，Walsh，et al. 2001. Campbell urology，7th ed，Beijing：Science press.

Schena FP. 2001. Nephrology. Casarile，Milano，Italy. CPM.

第十四章 造血与血液系统疾病

血细胞和骨髓造血细胞及其支撑组织构成了人体的血液系统，此系统在不断的自我更新中保持着动态平衡。进入老年期以后，人体各脏器系统逐渐老年化。伴随衰老过程，造血系统功能亦下降。

老年人血液系统疾病种类与年轻人并无太多不同，但不同疾病的构成比存在显著差异。老年期发病的遗传性血液疾病的发生率相对较低，而获得性克隆性疾病，如血液肿瘤性疾病骨髓异常增生综合征、白血病、淋巴瘤、多发性骨髓瘤等则明显增多。针对中青年患者十分恰当且疗效颇佳的放化疗可能对老年患者产生明显的造血系统毒副反应。

第一节 老年人血液系统的生理及病理变化

随着衰老，人体造血组织逐渐显露出量和质的变化，这种变化在 65 岁以后尤其明显，我们可以将这些变化视为造血系统的老化。这些变化构成了老年人血液及血液相关性疾病特征，构成了对老年人血液学信息的解释、对血液学异常或疾病处理的特殊性。

【老年化和造血】

随衰老进程，造血系统老化，造血干祖细胞的自我更新、增殖能力、造血微环境均发生变化，致使老年人造血功能低下。

1. 造血容量萎缩 从外周血各系细胞的定量值来看，在稳定的平衡状态，除红细胞的平均值略低于年轻人以外，老年人的血细胞数值与年轻人并无显著差别。然而，磁共振（MRI）检查证实，随着衰老，骨髓的造血空间及造血容量呈向心性进行性萎缩，骨髓，尤其是周边骨髓的造血细胞减少，渐呈增生低下状态，造血组织被脂肪组织取代。髂嵴前部的骨髓组织学检查发现，30 岁以前骨髓的造血细胞量由 80%～100% 进行性下降至大约 50%，并维持于此水平至 65 岁，其后的 10 年下降到大约 30%。因此，在做远心部位骨髓的细胞学检查时较易发生"干抽"（dry taps）或得到所谓"稀释性"骨髓。

2. 骨髓的造血应激能力降低 曾经认为造血干细胞（hematopoietic stem cells）可以无限制地自我复制。现在已知并非如此，干细胞的自我复制能力是有限的。我们可以将复制分裂后的子细胞仍然称为干细胞，但它已是不同于亲代的干细胞，因为经历每次分裂后干细胞都在某种意义上发生了一定程度的"衰老"。即使正常稳定状态下也有小部分干细胞在增殖、分化，并且一旦定向为祖细胞（progenitor cells）即不可逆转。因此，干细胞池也存在年龄相关的耗损。人类的正常造血是多克隆的。有资料显示约 30% 70 岁以上的女性呈寡克隆造血，这可能提示年龄相关的干细胞耗损造成的干细胞供应限制。不过，由于维持正常造血只需少量干细胞，因此在正常情况下，即大多高龄老年人也无造血干细胞耗竭的表现。然而，动物实验资料证实，老年动物的造血储备能力是低下的，对造血应激的反应能力减弱。老年鼠放血后，贫血的恢复速度远不及年轻鼠。在临床上，老年人在遭到增殖应激时，如骨髓移植后的造血重建，放疗、化疗后骨髓损伤的修复，都显示出反应能力低下。

3. 遗传学变化 与老年相关的细胞遗传学变化主要是染色体丢失，微核出现频率增加和端粒（telomere）缩短。

与老年化相关的染色体丢失最多见的是性染色体。百岁女性 X 染色体非整倍体率约为 22%，为年轻女性 X 信号丢失率的 13 倍。Y 染色体的丢失也随年龄而增加。有报告显示，Y 信号丢失见于百岁男性 10% 的中期细胞，是年轻对照男性的 6 倍。研究证明，这类染色体丢失只是一种老年化现象，与肿瘤化倾向无关。

微核是细胞分裂时由迟滞染色体微核化形成的外核，在细胞学上也称卫星核。放射线、某些化学物质或缺乏某些微量营养素可促成其形成，因而常视为 DNA 损伤的标志，是致畸形、致突变的指标之一。它也可作为老年过程的一部分自发发生。老年人血中淋巴细胞的微核出现率明显高于年轻人。有报告显示，性染色体丢失与微核形成有密切关系。

端粒是真核细胞线性染色体的物理末端，是特化的核蛋白复合体。对染色体的末端保护、复制和稳定起重要作用。随年龄增长细胞的端粒进行性缩短，年龄相关的丢失率约为 36 bp/y。端粒缩短，细胞的可分裂次数减少，最后在完成了有限次数的分裂以后不可逆转地停止了分裂，即所谓"复制衰老"。

【老年人各种血液成分的变化】

1. 红细胞 在进入老年期以后，男性的平均血红蛋白浓度呈小幅缓慢下降。据统计，60～90 岁的男性每 10 岁年龄段的血红蛋白浓度约平均降低 5g/L。更年期后的女性，平均血红蛋白浓度的变化不大，因此在老年期两性间血红蛋白浓度的差别逐渐缩小。一般认为，两性差别的这种演变与性激素有关。我们的资料显示，育龄期女性的平均 MCH 偏低，而更年期以后逐渐与男性接近。因而推测，更年期以后部分女性的缺铁造血状态得到纠正也可能与老年期两性平均血红蛋白的差别逐渐缩小有关。

许多学者认为，老年人的平均血红蛋白低下并非真正因年龄所致，而与老年人高发的慢性病及不良的营养状态有关。真正健康的老年人血红蛋白浓度应与年轻人并无差别。

少数老年人存在红细胞增多倾向，这可能是由于慢性肺部疾病、抽烟、肥胖等导致红细胞生成素（erythropoietin，Epo）分泌增多，高血压、抽烟及肥胖相关的血浆容量下降所致。

老年人有模拟慢性病贫血患者的铁代谢改变，即令库铁正常，在中年以后平均血清铁浓度也开始下降。40% 50 岁以上的人血清铁蛋白浓度低于 50μg/dl（9μmol/L）。老年人的血清铁结合力也降低。血清铁浓度则随着年龄而增长，女性开始于更年期，男性开始更早。因此，将普通人群铁检测结果的评估标准用于老年人可能造成误导。

老年人红细胞内的 2，3-二磷酸甘油酸（2，3-BPG）浓度是下降的，因而红细胞血红蛋白的氧亲和力稍有升高，氧离解曲线左移，其生理意义不明。贫血的老年人和年轻人一样，2，3-BPG 会升高，但升高程度不如年轻人，说明老年人对贫血的 2，3-BPG 反应较差或贫血的老年人氧需量低于有类似程度贫血的年轻人。

老年贫血的发生率据文献报道在 7.3%～28%。

2. 粒细胞 虽有少数报告显示 65 岁以上老年人的白细胞稍低，但多为淋巴细胞减少所致。粒细胞数并无明显改变。不过，老年人对感染的粒细胞反应与年轻人有所不同，感染时，中性粒细胞数升高的程度一般不如年轻人，且粒细胞反应的主要表现往往是杆状核细胞比分升高，呈显著的核左移表现。老年人骨髓粒细胞的储备能力是降低的。

老年人的粒细胞也可能存在某些功能缺陷。有人报道老年人粒细胞的吞噬能力降低，对趋化性多肽和氧化性应激的反应性减弱。有人发现，老年个体的中性粒细胞在体外产生抗微生物氧化物质的能力不如年轻个体的粒细胞强。这些在多大程度上影响老年人的抗感染能力尚不清楚。

3. 淋巴细胞 老年人血中的淋巴细胞数往往是减少的，这可能是胸腺 thymus gland 萎缩的结果。自青春期以后胸腺开始退化，至中年后期，整个胸腺萎缩，胸腺媒介的 T 细胞发育停止。由于缺乏胸腺功能，处女型 T 细胞减少，记忆 T 细胞成了主要的 T 细胞类型，因此老年人 T 细胞依赖的免疫反应减弱。B 细胞功能依赖 T 细胞的辅助作用，T 细胞不足，B 细胞产生抗体的能力降低，尤其是对原发性抗原激发的抗体反应。

4. 止血系统 老年人血中的血小板数与年轻人没有差别，但血小板的生理状态有显著改变。老年人血小板黏附和聚集活性升高，对聚集诱导剂的反应增强，易于在损伤的血管内皮表面形成附壁血栓。血小板 α 颗粒中的 β 血小板球蛋白（thromboglobulin，β-TG）和血小板因子 4（PF4）的释放增加。现在已知，血管内皮细胞合成并释放前列环素（prostacyclin，PGI$_2$）是迄今所知最强的血小板聚集抑制物。β-TG 与血管内皮结合，阻止其产生 PGI$_2$，有利于血小板栓形成。至于 PF4，则是体内激发血小板聚集和血液凝固的、作用强大的特异性因子。血管内皮细胞表面的硫酸乙酰肝素（heparan sulfate）能加强抗凝血酶Ⅲ（antithrombin Ⅲ，ATⅢ）的抗凝血酶作用，阻止血栓形成。PF4 和 heparan 结合减缓 ATⅢ 对凝血酶的灭活过程，促进血凝。看来，血管内皮细胞表面的 PGI$_2$ 和 heparan 是血管系统维护自身通路畅通的保护机制，在老年人这一机制削弱了。

国内有报道称，健康老年人有近 20% 处于高凝状态（hypercoagulability）。一方面，老年人多种血浆凝固因子（FⅦ，FⅧC，vWF，纤维蛋白原）的浓度是升高的，而且活化的 FⅨ，FⅩ 及凝血酶–抗凝血酶复合物的浓度也高，表明凝血系处于过活化状态。另一方面，血浆的 D-二聚体，纤溶酶–抗纤溶酶复合物浓度也升高，提示存在伴发于凝血过活化的过度纤溶。因而，老年人处于一种高凝–过度纤溶的新平衡状态。

有些老年人表现明显的出血倾向。由于长期的日光照射，皮肤胶原和弹力蛋白减少，毛细血管脆性增加，皮肤易出现紫癜，即老年性紫癜（senile purpura），一般无需治疗。随年龄增长，老年人患肿瘤的概率增长，常有出血和血栓形成倾向。

（彭孝廉 邹 萍）

思 考 题

1. 造血系统的老年化表现在哪些方面？
2. 造血系统的老年化有何临床意义？

第二节　老年人的贫血

根据国家统计局的数据，至 2014 年年底我国 60 周岁及以上人口占总人口比重的 15.5%，65 周岁及以上人口占比 10.1%。按照国际衡量标准，我国已经进入老龄化社会。随着老年人在总人口中所占比例的增加，老年医学和老年病学日益受到重视。贫血是老年人的常见现象。按成人贫血诊断标准，大于 65 岁老年人的贫血发病率在 10%以上，且呈现伴年龄增长趋势，80 岁以上老年人更高达 20%以上。有关国内老年人贫血发病率的数据仍有待大规模流行病学调查加以确定。

一方面，老年人贫血具有贫血的共性，是一种临床症状或表现，而非是一种独立的疾病。因此，在老年人贫血确诊后，应积极查找其潜在的基础病因，力争在辨明病因的基础上制订治疗方案。另一方面，与老年人病理生理变化相对应，老年人贫血也具有其特有的个性，如病因和临床表现特点等。

【老年人贫血的定义】

尽管对老年人贫血是否需要另作定义一直存有争议，然而至今仍无公认的老年人贫血的独立标准。有人认为老年人的骨髓造血功能和平均血红蛋白水平值随增龄而缓慢下降，皆因进入老年阶段后，全身器官的功能均出现退行性变化，作为造血器官的骨髓也不能例外。有研究发现，表现健康的老年人，随增龄血红蛋白有下降趋势，并以此作为降低老年人贫血诊断标准的理由。然而，也有研究表明，健康老年人的血红蛋白水平与年轻成人相比并无明显降低。此外，有研究证明，按目前的成人贫血标准，老年人血红蛋白如有下降，即便是轻度降低亦会对患者的生活质量和死亡率产生负面影响。因此，对老年人贫血另行定义尚缺乏充分的理论和临床支持证据。关于老年人贫血高发病率的问题，经过仔细的检查，大多数老年人贫血均可发现相应的基础病因，并非是老年人的自然现象。综上所述，在解决争议之前，老年人贫血的诊断仍以沿用目前正常成人的标准为宜。如同总人群一样，正常老年人的血红蛋白水平是机体内环境动态平衡的一种表现，受多种因素的影响，包括经济社会状态、生活饮食习惯及居住地海拔等。

【老年人贫血的病因】

老年人贫血较为常见的病因总结于表 14-1 中，其中以营养缺乏性贫血和慢性病性贫血为最常见。社会经济发展水平和生活方式均会对贫血的病因类型产生显著影响。

表 14-1　老年人贫血的病历类型

病因	发病率
营养缺乏性	
缺铁性	15%～23%
叶酸/维生素 B_{12} 缺乏性	<1%～14%
慢性病性/炎症性	15%～35%
慢性肾病性	8%
内分泌性	<5%
骨髓异常增生综合征	<1%～5%
不明原因性	14%～45%

1. 营养缺乏性贫血　是老年人最常见的贫血类型，包括缺铁性贫血和巨幼细胞性贫血。缺铁性贫血的常见病因包括饮食供应不足、吸收不良和慢性失血等。动物性食物是铁元素的主要来源，长期清淡饮食的老年人易于发生铁缺乏。慢性失血是老年人缺铁性贫血的最重要原因，以消化道出血为常见，包括消化性溃疡、消化道炎症、消化道憩室炎及消化道肿瘤，尤其是胃癌和结肠癌。长期服用阿司匹林或其他非甾醇抗炎药是引起消化道出血的另一常见原因。巨幼细胞性贫血系由叶酸和（或）维生素 B_{12} 缺乏所致。叶酸缺乏多见于酗酒、营养饮食不良者，维生素 B_{12} 缺乏的主要原因是萎缩性胃炎、长期素食或刻意避免动物类食物的老年人。严重的维生素 B_{12} 缺乏不仅可引起巨幼细胞性贫血，还可导致中枢神经病变，如脊髓亚急性联合变性。老年人往往同时服用多种药物，某些药物可以影响铁或维生素 B_{12} 的吸收，如质子泵抑制剂或 H_2 受体抑制剂可降低胃内 pH，从而影响铁吸收，抗糖尿病药二甲双胍可影响维生素 B_{12} 的吸收，影响叶酸吸收或代谢的药物包括甲氨蝶呤、苯妥英钠和甲氧苄啶等，在寻找贫血的病因时均应予以注意。

2. 慢性病性贫血　亦称炎症性贫血，由慢性系统性炎症、慢性感染和肿瘤所致，是老年人最常见的贫血类型之一，在住院患者中居以首位。慢性病性贫血的发病常为多重机制所致，包括肝调铁肽合成增加，抑制单核-巨噬细胞系统铁释放和肠道铁吸收，呈铁失利用状态；红细胞寿命缩短；炎性细胞因子抑制红系造血以及促红细胞生成素（EPO）生成减少或反应性降低等。老年人是慢性病性贫血病因的高发人群，在考虑老年人贫血的病因时不容忽视。

3. 慢性肾病性贫血　肾脏功能和肾小球滤过率随年龄老化而降低。常见老年性疾病如高血压、动脉粥样硬化和糖尿病可加速和加重肾功能损伤，是老年人慢性肾疾病主要原因。肾病性贫血是肾脏 EPO 生成减少的结果，与肾损害的程度呈正相关，如出现贫血则提示已进入终末期肾脏病或肾衰竭。

4. 骨髓衰竭性疾病　骨髓异常增生综合征

（MDS）多见于老年人，发病高峰在 60 岁以上，发病率随增龄而进一步升高。多数患者就诊时常有 2 系血细胞或全血细胞减少，但少数 MDS 可表现为单纯贫血，需仔细甄别，某些老年人不明原因的贫血可能就是"隐匿性"MDS。MDS 的贫血呈现难治性。我国再生障碍性贫血的发病率高于西方国家。获得性再生障碍性贫血（AA）发病率在老年期呈现高峰。与 MDS 一样，AA 患者的血象亦多表现为 2 系或全血细胞减少。

5. 不明原因性贫血 经过仔细的检查仍有相当一部分患者不能明确病因，文献报道所占比例差别较大。鉴于贫血均为基础疾病的一种表现，不应轻易地将不明原因性老年人贫血诊断为"原发性贫血"，对此类贫血病因的研究仍是一个颇具挑战性的领域。

需要指出的是，因老年人常有多种疾病共存，如慢性炎症性疾病伴营养不良或慢性系统性感染伴营养不良等，故其贫血可能是多种病因的综合表现，在分析病因时应加以注意。

【老年人贫血的实验室检查】

与一般贫血的实验室检查并无原则不同，诊断初始选用贫血的一般筛查试验，确定贫血的类型和可能的病因，然后再选用相应的特殊检查，以确立病因性诊断。

1. 全血细胞计数（CBC）和网织红细胞计数 根据细胞计量学的红细胞指数将贫血分为大细胞性贫血、正常细胞性贫血和小细胞性贫血（表 14-2）。贫血的细胞计量学分类有助于初步判断贫血的病因。网织红细胞反映骨髓的红系造血功能。

表 14-2　贫血的细胞计量学分类

类型	MCV（fl）	MCH（pg）	MCHC
大细胞性贫血	>100	>32	31%～35%
正常细胞性贫血	80～100	26～32	31%～35%
单纯小细胞性贫血	<80	<26	31%～35%
小细胞低色素性贫血	<80	<26	<26%

2. 铁代谢检查 指标有多种，包括血清铁、总铁结合力（多升高）、运铁蛋白饱和度和血清铁蛋白（SF）等。其中，以 SF 最常用，是反映机体铁储备的敏感指标，但因其是一种急性时相反应物，易受多种因素影响，故需审慎分析结果，尤其是继发于感染或炎症的贫血。骨髓铁染色仍是判断缺铁的"金标准"，但多数情况并非必需，宜酌情选用。

3. 叶酸和维生素 B₁₂检查 贫血的常规检查项目，尤其是对大细胞性贫血者。因影响试验的因素较多，不应仅依靠试验结果做出判断，特别是对巨幼细胞性贫血患者，仔细的病史采集，包括饮食习惯史的采集显得更为重要。

4. 骨髓检查 包括穿刺涂片和活检，可为判断红细胞生成能力和病因提供直接的依据。并非所有贫血患者均需要骨髓检查，应根据具体情况酌定，单纯贫血者指征不强，2 系以上血细胞减少者的异常发现率更高。

5. 其他 常规检查还包括肝肾功能、尿常规和大便常规及甲状腺功能等。贫血的特殊检查在常规筛查试验评估的定向基础上加以选用。

【老年人贫血的诊断与诊断思路】

1. 老年人贫血的诊断 通过简单的 CBC 检查，即可确立贫血的诊断。贫血的症状取决于其程度和发展速度。如同年轻人群的贫血，老年人贫血的临床表现也缺乏特异性，均为机体对贫血失代偿的结果。一般症状有活动耐力下降以及疲乏无力等。中度以上的贫血可出现全身各个系统的功能障碍，从而出现相应的表现，尤其是呼吸循环系统失代偿的症状，如心悸、气短等。除皮肤黏膜苍白外，体格检查应着重注意有无黄疸和肝脾大。

尽管具有一般贫血的共性，老年人贫血仍具有其特点：老年人生理功能逐渐衰退，加之常罹患多种老年性疾病及其混淆症状的存在，往往掩盖贫血的症状，从而造成诊断的延误。老年人器官储备能力下降，对贫血的耐受力减低，更容易发生器官功能失代偿。某些失代偿表现可能成为比贫血更突出的表现，如心绞痛和脑供血不足等，如非特殊关注，可能忽视贫血的存在。

2. 老年人贫血的诊断思路 贫血仅是一种症状，其背后总是隐含着一种或多种基础疾病。因此，医师绝不能满足于贫血的诊断，最重要的是力求查清贫血的病因，才能正确地加以治疗。

针对老年人的特点，病史采集时应重点询问既往慢性病史、饮食习惯和用药史。慢性感染如慢性支气管炎等，为保健而坚持素食以及服用影响铁或维生素吸收的药物，对判断贫血的病因均大有裨益。

从红细胞指数入手，可初步确定诊断贫血的大致方向。小细胞低色素性贫血多数为铁缺乏和慢性失血的结果，应检查铁代谢指标并仔细寻找出血的原因。约 1/3 慢性病贫血呈小细胞性，但其铁代谢指标变化与缺铁者有异，表现为血清铁降低，总铁结合力不增加，血清铁蛋白不低；骨髓铁粒幼细胞减少，而巨噬细胞内铁增加，有助于两者的鉴别。需要注意的是，慢性病性贫血伴缺铁的患者血清铁蛋白可能在正常范围，易被忽略。正常细胞性贫血应注意慢性病性贫血和肾病性贫血的可能。大细胞性贫血情况最为复杂，除巨幼细胞性贫血外，许多贫血病因均可表现为此类贫血，如 MDS、AA、慢性肝病及长期酗酒者等，需仔细辨别。

贫血伴其他系列血细胞减少是骨髓检查的指征，全血细胞减少强烈提示骨髓受累。血细胞发育异常或病态造血是诊断 MDS 的基础。除红系轻度发育异常外，AA 不应有其他髓系病态造血，亦无骨髓纤维化的表现。如外周血发现有核红细胞和幼稚粒细胞，应考虑骨髓纤维化或肿瘤浸润骨髓。

体格检查应注意有否肝脾和淋巴结肿大，尤其是脾大。脾大伴慢性肝病史提示脾功能亢进。脾大伴黄疸（间接胆红素升高）提示溶血性贫血，网织红细胞明显升高是支持证据。脾大伴或不伴淋巴结肿大均应考虑淋巴增殖性疾病的可能，包括大颗粒淋巴细胞白血病等。

老年人贫血常是多种病因共同作用的结果，在排除常见病因后，再考虑少见病或罕见病的可能。对暂时不能明确病因的老年人贫血患者，应密切随访，不应轻易放弃病因的追寻。

【老年人贫血的治疗原则】

老年人贫血与一般贫血的治疗并无原则的不同：确定贫血后，积极寻找贫血的病因，治疗应以病因为导向。对老年人无症状的轻度贫血是否需要干预和干预的时机仍无定论。老年人贫血的一般处理原则如下：

1. 支持治疗 输注红细胞是治疗严重贫血的主要支持措施，一般成人输血指征是血红蛋白≤69g/L，因输血的不良反应和并发症较多，故应严格掌握适应证。如患者为慢性贫血，病情稳定且代偿良好，则无需积极输血。老年人贫血的器官储备功能尤其是心肺功能降低，对贫血的耐受程度差，易于诱发心脑缺血性事件，如心绞痛或脑供血不足。因此，对老年人贫血的输血指征应适当放宽，以维持血红蛋白在 80g/L 以上为宜。对已有心脑缺血性事件发作的患者，宜将血红蛋白浓度维持在更高的水平。老年人输血宜少量多次输注，以免造成心肺过负荷。EPO 和雄激素是老年人贫血，尤其是不明原因贫血治疗的常用药物，但对这种不加辨别盲目应用的利弊仍缺乏充分的研究。

输血依赖的贫血患者，如 MDS 或 AA 患者，多次接受输血可导致继发性铁过载，应密切监测铁代谢指标。如患者无失血，总输血量为 20～40U（以每单位 200ml 计算）即可发生铁过载。铁过载可造成多个器官损伤，尤其是心脏、肝脏和内分泌腺体，严重者发生心力衰竭、肝纤维化或硬化及多种内分泌疾病。

铁过载不仅加重贫血患者的病情，而且使贫血的基础疾病情况更加复杂化。因此，应在铁过载早期进行干预，以避免器官损伤发生或加重。监测铁代谢的指标有多种，其中以血清铁蛋白最为适用。铁蛋白是一种急性时相反应物，受多种因素影响。在排除活动性炎症、肿瘤、肝病、酗酒及溶血等影响因素后，血清铁蛋白＞1000ng/ml 即可诊断为铁过载。贫血患者铁过载应采用药物去铁治疗，常选用铁螯合剂去铁胺和地拉罗司。去铁胺 25～60mg/（kg·d），静脉注射或皮下注射，维持 8～12 小时；地拉罗司分散片 20～40mg/（kg·d），餐前 30 分钟每日固定时间口服。根据去铁效果和耐受情况调整剂量。去铁治疗应连续进行，保持血清铁蛋白＜1000ng/ml，如血清铁蛋白＜500ng/ml，可暂停治疗。

2. 病因治疗 是贫血治疗的关键。原则上，所有贫血都应该在查明病因的基础上进行治疗，才能达到标本兼顾，最终治愈的目的。

（1）营养缺乏性贫血：缺铁性贫血铁剂治疗属于对症治疗，应在查明缺铁病因后进行，以免延误基础病的诊断，尤其是肿瘤性失血。铁剂治疗首选口服铁剂，以亚铁制剂吸收最好，耐受差时可换用其他制剂。贫血多在补铁 1 个月左右明显改善。在贫血纠正后，应继续应用 3～6 个月，以补足机体铁储备。近年来，静脉注射铁剂治疗缺铁性贫血有逐渐增加的趋势，尽管某些注射用铁剂（如蔗糖铁）较既往使用的右旋糖酐铁安全性高，但仍有可能发生各种不良反应，应限于口服铁剂禁忌、不耐受、口服吸收不良或需迅速纠正缺铁者。铁剂治疗 1 个月后，贫血无明显改善者应重新审视原诊断是否正确。

老年人巨幼细胞性贫血多由叶酸或维生素 B_{12} 缺乏所致。补充相应维生素治疗效果良好。初治给予维生素 B_{12} 500μg，肌内注射，每天 1 次，2 周后可改为每周注射一次，直至血常规完全恢复。对非吸收障碍者，维持治疗可口服维生素 B_{12} 制剂。叶酸缺乏者给予口服叶酸治疗，5～10 mg，每天 3 次，直至贫血恢复。因叶酸吸收障碍所致贫血者极少，治疗可采用注射四氢叶酸制剂。去除维生素缺乏的因素后，患者可终止治疗，否则应密切随访并予以必要的维持治疗。如不能确定巨幼细胞性贫血系何种维生素缺乏所致，应配伍用叶酸和维生素 B_{12}，不可单用叶酸，以防加重神经系统症状之虞。

（2）慢性病性贫血：是老年人贫血最常见者之一。治疗主要应针对贫血的病因，基础疾病缓解后，贫血亦随之改善。约 1/3 的慢性病性贫血表现为小细胞贫血，需与缺铁性贫血鉴别。两者铁代谢指标与缺铁性贫血有别，前者血清铁降低，而血清铁蛋白正常或升高，后者两者均明显降低。对失代偿性贫血或影响患者生活质量的贫血，除输血外，另一对症治疗措施是应用 EPO，剂量 10 000U，皮下注射，每周 3～4 次，连续应用 4～6 周，判断疗效，以血红蛋白升高≥20g/L 或脱离输血为有效标准。基线内源性 EPO 水平低者对 EPO 反应较好。慢性病性贫血如无确切的缺铁证据，即便呈小细胞性贫血，也不宜采用铁剂治疗。

（3）其他病因所致贫血：慢性肾病性贫血者内源性 EPO 生成减少，是外源性 EPO 制剂的治疗适应证。骨髓衰竭性贫血，包括 MDS 和 AA 可遵照国内相应诊治共识或指南进行治疗。不明原因的老年人贫血无症状者可密切随访，贫血较重需要干预者可采用包括输血的一般支持措施，也可试用 EPO 治疗，但无论何种情况均不应放弃积极地追寻病因。

贫血是老年人常见的健康问题。无论其病因如何，贫血均伴随着患者生活质量的下降和死亡率的上升。目前，老年人贫血仍沿用一般成人的标准。如何确定不影响老年人健康的最佳血红蛋白标准以及是否需要另行定义老年人贫血的标准，均有待于今后更多的研究予以解决。

老年人贫血病因常具有多重性的特点，这也决定了其处理的复杂性。医师应熟悉老年人贫血的常见病因和临床特点，仔细排查，审慎分析，根据不同情况制订个体化治疗方案，以达到预期的治疗效果。

（徐从高）

思 考 题

1. 老年人贫血的常见病因有哪些？
2. 缺铁性贫血和慢性病性贫血的实验室鉴别要点是什么？

第三节 老年人白血病

白血病（leukemia）是一类源于造血干细胞的恶性疾病。其特征为造血干细胞在多种因素的作用下，发生恶性转变而成为具有恶性肿瘤细胞特征的白血病细胞，丧失进一步分化成熟的能力或导致增殖与分化能力不平衡。这些细胞无限增殖，广泛浸润骨髓及其他组织器官，使正常造血受抑制，组织脏器的正常结构及功能遭到破坏。

成年后白血病的发病率随着年龄的增长而呈上升趋势，60～69 岁组发病率最高。随着社会人口老龄化，老年人白血病患者将越来越多。在急性白血病中，急性粒细胞白血病、急性单核细胞白血病（尤其后者）是老年人中常见的类型。我国慢性粒细胞性白血病（CML）发病在慢性白血病中居首位；但欧美国家慢性淋巴细胞白血病（CLL）占慢性白血病的 60%。黄种人与白种人在 CLL 与 CML 发病率上显示出国家、种族间的显著差异。

一、急性白血病

【病因与发病机制】

白血病的病因比较复杂，目前多数学者认为白血病是多种致病因素综合作用的结果，但多种因素作用的确切机制尚未阐明。近年来，由于分子生物学技术和分子病毒学的迅速发展，病毒在白血病发病中的重要作用已越来越得到证实。HTLV-1（human T-cell lymphotropic virus-1，成人 T 淋巴细胞病毒）是第一个被证实与成人 T 细胞淋巴瘤/T 淋巴细胞白血病发病直接有关的病毒。流行病学调查表明，放射性核素或放射线、化学毒物（苯类）、烷化剂、氯霉素、乙双吗啉为白血病的高危因素。此外，某些家族白血病发病率、孪生子白血病发病率、某些遗传病（如 Down 综合征、范科尼贫血）患者白血病发病率显著高于正常人群，提示白血病的发病与遗传因素有关。

【临 床 表 现】

急性白血病（acute leukemia，AL）的症状和体征主要与正常骨髓造血功能受抑制及肿瘤细胞对组织器官的浸润有关。急性白血病的起病方式可以表现为突发性、急性起病，也可以从其他骨髓增殖性疾病（如 CML、真性红细胞增多症、骨髓纤维化或骨髓增生异常综合征等）转化而来。此类白血病可见于任何年龄。老年患者起病可较为缓慢、隐袭，多以易疲倦、乏力、进展缓慢的贫血及低热为主要表现。伴有其他疾病或由其他疾病（如 MDS）转化而来的急性髓性白血病患者临床发病可呈多样性，缺乏特异性，常表现为原有疾病的突然加重或对原治疗方案缺乏反应。

【实验室检查】

1. **外周血常规** 白细胞大多数增多，亦可正常或降低，可出现原始、幼稚细胞；红细胞、血红蛋白、血小板减少。血红蛋白、血小板减少程度一般与白血病病情平行。

2. **骨髓象** 除少数低增生性白血病外，骨髓有核细胞增生明显或极度活跃，原始细胞≥20%，正常造血受抑，AML 的白细胞内可发现 Auer 小体。

3. **细胞化学和免疫学检查** 对确定白血病细胞的类型和急性白血病的分型具有极重要的意义。

4. 染色体检查 采用高分辨技术,90%~95%的白血病可检出染色体异常,部分核型具有特征性,如 M_3 型的 t(15:17),M_2 型的 t(18:21),M_{4eo} 型的 inv16。

5. 电镜检查 血小板过氧化物酶(PPO)对巨核细胞白血病的诊断具有重要价值。

6. 骨髓活检 有辅助诊断价值。在骨髓增生低下或有骨髓纤维化时,易发生骨髓干抽现象,此时需做骨髓活检才能确诊。

【诊断与鉴别诊断】

急性白血病的诊断主要根据临床表现和实验室检查,特别是血常规和骨髓象。急性淋巴细胞白血病,急性非性淋巴细胞白血病的鉴别,FAB 各亚型的确定及 MICM 分型依赖于细胞化学、免疫学、细胞遗传学及分子生物学,尤其是流式细胞仪所作的免疫学标志检查,对急性白血病的分类分型具有极其重要的意义。

急性白血病的诊断应与各种病毒感染所致的血液学改变,如 EB 病毒感染所致的传染性单核细胞增多症,各种原因所致的类白血病反应、骨髓转移癌、巨幼细胞性贫血、骨髓纤维化、溶血性贫血等进行鉴别。

【治 疗】

急性髓性白血病(acute my elocytic leukemia, AML)是老年人中常见的类型,其治疗效果远不如年轻人。

临床上,老年 AML 患者对化疗的反应差,且对药物毒性的耐受性差。与年轻患者相比,老年 AML 多是在原有血液系统疾病的基础上继发的或是继发于其他恶性肿瘤治疗后,部分发生在 MDS 后;多数病例对化疗药物高度抵抗,这是由于多药耐药(MDR1)基因产物的过度表达和高度的药物渗出潜能所致。常伴有单体性 7,5q¯ 等不良核型改变,而预后较好的核型如 t(8;21),inv(16),t(15,17)频率低。老年病人还常有一些与不良预后相关的特征,如不良的形态学类型(M_0、M_5、M_6)频率高,健康骨髓的再生受限等,这些特点可以解释老年 AML 的不良预后。

1. 化学治疗 由于老年 AML 有不利的临床和生物学特征,对患者抗白血病治疗后的相对高的死亡率,明显的毒性反应等,以及部分老年患者不经化疗而有较长的生存期。因此,有人提出这部分患者是否应承受抗白血病治疗的问题,有的甚至对化疗持反对态度。近来有研究报道,在≥60 岁患者中,接受常

规化疗者与姑息治疗相比,其平均生存期由 11 周延长至 21 周,2 年生存率由 0% 提高到 17%,治疗相关死亡率为 20%~40%,可见化疗可明显延长老年 AML 患者的生存期。仅通过支持疗法或低剂量的化疗不能改善生存质量。

鉴于老年患者化疗方案的选择和预后的判断与疾病的生物学特点有关,并可通过核型得到反映,据此判断其是否适合强烈化疗。根据染色体检查和基因分析,以及流式细胞术检查,可将老年 AML 患者分成若干组:①常规化疗组:一般适用于预后较好,全身状况良好,无严重并发症,无难以控制的感染的标危老年 AML,可采用同年轻患者相似的化疗方案。以蒽环抗生素(如 DNR)联用阿糖胞苷或高三尖杉酯碱联合阿糖胞苷最为常用,即 DA,HA 方案。DA 方案(DNR 30~40mg/m², 1~3 天,静脉注射;Ara-C 100 mg,肌内注射。1~7 天,每 12 小时 1 次)。HA 方案(H 2~6mg/d,静脉注射,Ara-C 同上)。亦可选择小剂量长程 CAG 或者 HAG 方案。②对于预后较好,无严重并发症但有不良核型或其他生物特征的患者,可以单用或联合应用新一代蒽环类药。③对预后很差,生存希望较小和(或)全身状况差,有严重并发症,有不良的生物学特征(包括继发性 AML)的病例,采用姑息治疗,如羟基脲或 Ara-C(10mg/m² 14~28 天)等温和的治疗方案。这样分组既避免了给予预后不良患者进行过多的不必要的化疗,也可防止在本来有希望长期完全缓解(CR)的患者失去强化疗的机会。

2. 造血生长因子 老年 AML 患者化疗后感染的风险增加,主要的致命并发症是难于控制的感染,这是由于中性粒细胞减少的持续时间长且很难纠正所致。为降低感染的死亡率,缩短化疗的间歇期,可使用造血生长因子(如 G-CSF 和 GM-CSF),从而改善治疗效果。

3. 支持治疗 老年人各器官(包括骨髓)的功能逐渐衰退,重要脏器常伴有其他基础疾病,对化疗的耐受性明显降低。因此,改善患者的全身状况,加强支持治疗,是改变预后的重要因素。如根据临床需要输注丙种球蛋白、有效的抗生素控制感染,输注新鲜成分血等。

4. 造血干细胞移植 是目前治愈急性白血病的途径之一,但有年龄限制。异基因造血干细胞移植限制患者年龄在 50 岁以内。自身造血干细胞移植的年龄一般放宽至 60 岁。但若患者一般状况良好,各脏器功能健康,其白血病细胞对化疗敏感,则自身造血干细胞移植的年龄还可适当放宽。由于移植相关死亡率在老年患者较高,故造血干细胞移植的预处理不宜过强,且应注意个体化。国外近年来开展的非清髓性

造血干细胞移植的年龄已放宽至 70 岁。

二、慢性粒细胞性白血病

慢性粒细胞性白血病（chronic myeloid leukemia，CML）是一种起源于多能造血干细胞的恶性克隆增殖性疾病，它累及粒系，红系，巨核系，B-淋巴细胞系，某些时候甚至累及 T-淋巴细胞系。

【病因与发病机制】

CML 的病因仍未研究的十分清楚，其特点为 9 号及 22 号染色体的长臂各有一段发生断裂和互相易位 t（9；22）（q34：q11），结果 9 号染色体上的 abl 原癌基因转移至 22 号染色体断裂点集簇区 bcr 基因的 5′端，出现一新的异常融合基因 bcr/abl，该基因编码蛋白质 P_{210}。P_{210} 具有高度酪氨酸蛋白激酶（PTK）活性，其在 CML 的发病过程中起着关键作用。

【临床表现】

慢性粒细胞白血病可分为三期，即慢性期、加速期和急变期。该病起病缓慢，早期常无自觉症状。随着病情发展，可出现乏力、低热、多汗或盗汗、体重减轻等表现。由于脾脏肿大而感左上腹坠胀。如果发生脾梗死则有脾区剧痛，压痛明显，并有摩擦音。白细胞极度增高时可发生"白细胞淤滞症"，表现为呼吸窘迫、头晕、神经精神症状和血栓形成等。如果出现不明原因的高热、关节疼痛、出血和髓外浸润表现时常常提示疾病进入加速期或急变期。急变期为慢性粒细胞白血病的终末期，临床表现与急性白血病类似。多数病例为急粒变，20%～30%为急性淋巴细胞变。

【实验室检查】

（1）外周血常规：白细胞数明显增高，常超过 $20×10^9$/L，可达 $1000×10^9$/L，以中晚幼和杆核粒细胞为主，嗜酸粒细胞及嗜碱粒细胞增多，原始加早幼粒细胞一般＜10%。血小板数正常或升高，可达 $1000×10^9$/L。加速期原始细胞（Ⅰ型+Ⅱ型）＞10%，外周血嗜碱粒细胞＞20%。急变期原始细胞（Ⅰ型+Ⅱ型）＞20%

（2）骨髓象：骨髓增生明显或极度活跃。粒系明显增多，以中晚幼及杆核粒细胞为主，原始粒＜10%，红系受抑，巨核细胞增多或正常。急变后呈急性白血病骨髓象。

（3）中性粒细胞碱性磷酸酶（NAP）活性明显降低或阴性反应。

（4）遗传学检查：95% 以上有 Ph 染色体 t（9：22），98%以上可检出 bcr/abl 融合基因。急变期可检出其他染色体异常。

（5）骨髓活检：除见涂片类似变化外，可见网状纤维增生。

【诊断与鉴别诊断】

根据脾大、白细胞数升高，外周血可见中晚幼和杆核粒细胞，嗜酸粒细胞及嗜碱粒细胞增多，骨髓增生明显或极度活跃，原始粒细胞＜10%，Ph 染色体阳性和 bcr/abl 融合基因阳性，中性粒细胞碱性磷酸酶（NAP）活性明显降低或阴性反应等，诊断该病一般不困难。应注意有 5%的病例 Ph 染色体阴性，个别病例 bcr/abl 融合基因阴性。慢性期（CP）外周血（PB）或骨髓（BM）中原始细胞＜10%，加速期（AP）脾脏大小增加或白细胞计数升高，持续性白细胞＞$10×10^9$/L 和（或）升高或进行性脾大，与治疗不相关的持续血小板减少或升高，克隆演变，PB 中嗜碱细胞≥20%，PB 或 BM 中原始细胞达 10%～19%。急变期（BP）PB 或 BM 中原始细胞≥20%，骨髓活检原始细胞集聚。

鉴别诊断需排除类白血病反应、其他类型的骨髓增殖性疾病、CMML 及其他类型的骨髓增生异常综合征（MDS）。该病在中、晚期可以合并骨髓纤维化（继发性）。

【治疗】

1. 化学药物 羟基脲，为当前首选化疗药物，是 S 期特异性抑制 DNA 合成的药物，起效快，但持续时间较短。用药后数天白细胞数就迅速下降，停药后又很快回升。剂量为 1～4g／d，分 2 或 3 次口服，根据血常规，调整用药剂量维持治疗。

2. 生物调节治疗 干扰素 IFN-α 可诱导恶性克隆细胞凋亡并抑制其增殖，用法为每次（3～9）×10^9U，隔日一次。CR 后改为 $3×10^6$U，隔日一次，隔二日一次，持续 1～1.5 年不等。

3. 白细胞介素 2（IL-2） 主要治疗加速、急变期的 CML。在免疫活性方面能诱导及增强自然杀伤细胞（NK 细胞）、LAK 细胞的活力。毒性作用较小，老年患者可耐受。

4. 格列卫（STI571） 用法为 0.4mg，每天 1 次。格列卫是一种有效的和特异性较好的酪氨酸激酶抑制剂，主要毒副反应是恶心、肌肉酸痛、头痛、呕吐、疲乏和腹泻。其毒副反应多数患者能够耐受，但也发现个别病例出现严重的中性粒细胞减少和血小板减少。另外，在该药开始应用前 48 小时，主张给予别嘌醇，以减少尿酸形成，避免引起肾小管堵塞和可能发生的"肿瘤溶解综合征"。

5. 造血干细胞移植　见急性白血病。

三、慢性淋巴细胞白血病

慢性淋巴细胞白血病（chronic lymphocytic leukemia，CLL）老年人发病率高，超过 60 岁的人群发病率为 20/10 万。男女发病比为 2∶1。本病在西方白种人中是白血病的常见类型，占所有白血病的 25%～30%，发病居白血病中的第二位。日本、中国和其他亚洲国家则较为少见，占白血病总数的 2%～5%。

【病因与发病机制】

CLL 慢性淋巴细胞白血病是一种成熟 B 淋巴细胞克隆增殖性肿瘤，以淋巴细胞在外周血、骨髓、脾脏和淋巴结聚集为特征。所谓的 T-CLL 现归为 T 幼稚淋巴细胞白血病（T-PLL）。有关该病发病的地理及种族差异的原因还不很清楚，推测可能与遗传因素有关。

【临床表现】

CLL 的初期症状常不明显，就诊时以一般症状为主，如乏力、体重减轻等。患者可因发热、出汗或皮肤瘙痒而来就诊。约 25% 的患者在确诊时没有症状，而是在血常规检查时发现的，有的患者甚至一直没有症状，而因并发症，如感染等死亡。

淋巴结肿大多为全身性的，常见于颈、腋下、腹股沟等处，无疼痛。肝脾大亦较常见。

CLL 可以向弥漫大 B 细胞转化（Richter 综合征），大多预后很差，中位生存期大多不超过 1 年。

【实验室检查】

（1）白细胞数升高，其中淋巴细胞占显著优势，外周血 B 淋巴细胞绝对计数 $>5\times10^9$/L，为成熟淋巴细胞，是慢性淋巴细胞白血病的显著特征。红细胞数、血红蛋白和血小板数在病程早期正常，在病程后期降低。

（2）骨髓象示增生活跃或明显活跃，成熟淋巴细胞占有核细胞 $\geqslant40\%$。慢性淋巴细胞白血病的淋巴细胞具有下述表面抗原表型特点：CD19$^+$、CD20$^+$、CD23$^+$、CD5$^+$，单克隆轻链（κ 或 λ 轻链），SIg 弱表达。

（3）部分患者 Coombs 试验阳性。

（4）FISH 检测：17p-或 11q-患者高危，13q-预后良好。

（5）全基因组的二代测序技术（NGS）检测发现，分别有 5%～10% 的 CLL 患者可出现 TP53、NOTCH1、SF3B1、BIRC3 等基因突变，这些基因的异常参与了 CLL 的发生、发展、转化及耐药。

【诊断与鉴别诊断】

1. 诊断　达到以下标准即可诊断：①外周血 B 淋巴细胞计数 $\geqslant5\times10^9$/L，且 $\geqslant3$ 个月。B 淋巴细胞 $<5\times10^9$/L，存在 CLL 细胞骨髓浸润所致血细胞减少，也可诊断 CLL。②血涂片中的白血病细胞特征性的表现为小的、成熟淋巴细胞。外周血淋巴细胞中幼稚淋巴细胞 $<55\%$。③典型的免疫表型：CD5$^+$、CD10$^-$、CD19$^+$、FMC7$^-$、CD23$^+$、CD43$^+$/CD43$^-$、CCND1$^-$。表面免疫球蛋白（SIg）、CD20、CD22 及 CD79b 弱表达（dim）。白血病细胞表面限制性表达免疫球蛋白（SIg）的 κ 或 λ 轻链。

2. 鉴别诊断　本病需与感染（如传染病淋巴细胞增多症、传染性单核细胞增多症、百日咳等）引起的淋巴细胞增多、其他类型慢性淋巴系统增殖性疾病（B-LPD）等鉴别。

【治疗】

至今尚无根治慢性淋巴细胞白血病的药物。化疗可改善病情、延长生长期，但不能治愈慢性淋巴细胞白血病。对处于病情相对稳定的早期病例，不宜化疗。当病情进入活动期，出现有淋巴细胞数迅速升高、淋巴结和（或）肝脾进行性肿大、贫血或血小板减少诸项中的任何一项，即应进行治疗。

患者治疗的选择依据 FISH 检测、年龄及体能状态进行分层治疗。治疗前评估患者的合并症及适应证至关重要。

1. 无 del（17p）/p53 基因突变或 del（11q）CLL 患者的治疗方案推荐（按优先顺序）

（1）存在严重伴随疾病的虚弱患者（不能耐受嘌呤类似物）：①苯丁酸氮芥±泼尼松±利妥昔单抗（RTX）；②环磷酰胺±泼尼松±RTX；③RTX；④皮质类固醇冲击疗法。

（2）$\geqslant70$ 岁或存在严重伴随疾病（CIRS 评分 >6 分）的 <70 岁患者：①苯达莫司汀±RTX；②苯丁酸氮芥±泼尼松±RTX；③环磷酰胺±泼尼松±RTX；④RTX；⑤氟达拉滨±RTX；⑥克拉屈滨±RTX。

（3）<70 岁且无严重伴随疾病（CIRS 评分 $\leqslant6$ 分）：①氟达拉滨+环磷酰胺±RTX±米托蒽醌（FC±RTX±M）；②苯达莫司汀±RTX；③氟达拉滨±RTX；④苯丁酸氮芥±泼尼松±RTX；⑤环磷酰胺±

泼尼松±RTX。

2. 伴 del（17p）/p53 基因突变 CLL 患者的治疗方案推荐（按优先顺序）

（1）目前所有治疗方案疗效不佳，建议参加临床试验。

（2）HDMP（大剂量甲泼尼龙）±RTX±新鲜冷冻血浆（FFP）。

（3）调整的 Hyper-CVAD±RTX。

（4）氟达拉滨+环磷酰胺±RTX。

（5）氟达拉滨±RTX。

（6）苯达莫司汀±RTX。

（7）苯丁酸氮芥±泼尼松±RTX。

（8）环磷酰胺±泼尼松±RTX。

3. 伴 del（11q）CLL 患者的治疗方案推荐（按优先顺序）

（1）≥70 岁或存在严重伴随病（CIRS 评分＞6 分）的＜70 岁患者：①苯达莫司汀±RTX；②苯丁酸氮芥±泼尼松±RTX；③环磷酰胺±泼尼松±RTX；④减低剂量的氟达拉滨+环磷酰胺±RTX；⑤RTX；⑥氟达拉滨±RTX。

（2）＜70 岁且无严重伴随疾病（CIRS 评分≤6 分）：①氟达拉滨+环磷酰胺±RTX；②苯达莫司汀±RTX；③氟达拉滨±RTX；④苯丁酸氮芥±泼尼松±RTX；⑤环磷酰胺±泼尼松±RTX。

4. 新药治疗 近年来欧美国家针对 CLL 的治疗药开发获得快速发展，已经上市或即将上市的药物包括阿仑单抗、GA101、奥法木单抗（ofatumumab）、依鲁替尼等，如有合适的临床试验，值得积极参加。

（刘　芳）

思　考　题

1. 老年 AML 的临床和生物学特征有那些?

2. 老年 CLL 的化疗方案如何选择?

3. 慢性粒细胞性白血病的分期及诊断标准是什么?

第四节　老年人多发性骨髓瘤

多发性骨髓瘤（multiple myeloma，MM）是恶性浆细胞病中最常见的一种类型，又称骨髓瘤、浆细胞骨髓瘤或 Kahler 病。MM 的特征是恶性浆细胞无节制地增生、广泛浸润和分泌大量单克隆免疫球蛋白（又称 M 蛋白）并沉积，正常浆细胞的增生和免疫球蛋白的分泌受到抑制，从而引起广泛骨质破坏、反复感染、贫血、高钙血症、高黏滞综合征、肾功能不全等一系列不良后果。

MM 是好发于老年的疾病。流行病学资料显示年发病率为 4/10 万，且随年龄增长呈指数增长。据国外 2011 年数据显示，MM 的平均发病年龄为 69 岁，75 岁以上发病的患者占到 30%。

【病因与发病机制】

MM 的病因迄今尚未完全明确。临床观察、流行病学调查和动物实验提示，电离辐射、慢性抗原刺激、遗传因素、病毒感染等可能与 MM 的发病有关。目前认为，骨髓瘤细胞起源于前 B 或更早阶段恶变的造血前驱细胞（hematopoietic precursor cell）。近年研究发现 *c-myc* 基因重组，高水平 *N-ras* 基因蛋白表达等可促使一株浆细胞无节制地增殖。此外，白细胞介素 6（IL-6）是促进 B 细胞分化成浆细胞的调节因子，进展性的骨髓瘤患者中 IL-6 异常升高，提示以 IL-6 为中心的细胞因子网络失调可引起骨髓瘤细胞增生。

【临　床　表　现】

MM 临床表现多种多样，且缺乏特异性，易发生误诊或漏诊。

1. 骨痛及骨骼肿块 骨痛是本病的主要症状之一。疼痛程度轻重不一，早期常是轻度的、暂时的，随着病程进展可以变得持续而严重。疼痛剧烈或突然加剧，常提示发生病理性骨折的可能。骨痛以身体负重骨如腰椎及胸椎多见。老年人因常同时存在骨质疏松、骨质增生等疾病而容易误诊。

骨骼肿物可出现在部分患者中，由骨髓瘤自骨髓向外生长并侵及骨皮质、骨膜及邻近组织而形成。肿块常为多发性，常见部位是胸肋骨、锁骨、头颅骨、鼻骨、下颌骨等。与孤立性浆细胞瘤不同的是，其病变不仅是多发的，而且骨髓早已受侵犯，并有大量单克隆免疫球蛋白的分泌。

溶骨性骨质破坏及病理性骨折的发生率在 MM 患者中高达 90%。骨髓瘤细胞导致的破骨过程增强、成骨过程受抑制是发病的重要原因。

2. 贫血及出血倾向 贫血是本病另一常见临床表现，程度不一，多为正细胞正色素性贫血。造成贫血的主要原因是骨髓中瘤细胞恶性增生、浸润，正常造血功能受抑。此外，肾功不全、反复感染、营养不良等因素也会造成或加重贫血，这些加重因素在老年患者更为突出。

出血倾向在本病也不少见。出血程度一般不严重，多表现为黏膜渗血和皮肤紫癜，常见部位为鼻腔、牙龈、皮肤，晚期可能发生内脏及颅内出血。出血的原因与骨髓造血受抑导致血小板减少及大量单克隆免疫球蛋白覆盖于血小板和凝血因子表面造成凝血障碍有关。免疫球蛋白异常增多使血液黏度增加、血流缓慢不畅、毛细血管受损等，也可造成或加重出血。

3. 反复感染　本病患者易发生感染，尤以肺炎球菌性肺炎多见，其次是泌尿系统感染和败血症。病毒感染中以带状疱疹、周身性水痘为多见。对晚期MM患者而言，尤其在老年MM患者，感染是重要致死原因之一。本病易感染的原因是正常多克隆浆细胞的增生、分化、成熟受到抑制，生成减少，而异常单克隆免疫球蛋白缺乏免疫活性，致使机体免疫力减低，致病菌趁虚而入。此外，T细胞和B细胞数量及功能异常以及化疗药物和肾上腺皮质激素的应用，也增加了发生感染的机会。

4. 肾脏损害　肾脏病变是本病比较常见而又具特征性的临床表现。由于异常单克隆免疫球蛋白过量生成和重链与轻链的合成失去平衡，相对分子质量仅有23 000的轻链过多生成后，可自肾小球滤出，并被肾小管重吸收后造成肾小管损害。此外，高钙血症、高尿酸血症、高黏滞综合征、淀粉样变性及肿瘤细胞浸润，均可造成肾脏损害。有资料显示，老年MM的肾脏损害多表现为中等到大量的蛋白尿，而MM的肾脏损害表现为极具特征性的溢出性加肾小管性蛋白尿，如有大量蛋白尿多为肾小球疾病。大多数MM患者虽合并肾功能不全，B超多显示双肾体积并未明显缩小，与常见的慢性肾功能不全的影像学改变不同。肾衰竭是MM的致死原因之一。在大多数情况下，肾衰竭是慢性、渐进性的，但少数情况下可发生急性肾衰竭，主要诱因是高钙血症和脱水，若处理及时得当，这种急性肾衰竭还是可逆转的。

5. 高钙血症　血钙＞2.58mmol/L即为高钙血症。血钙升高是由于骨质破坏使骨钙逸向血中，肾小管对钙的外分泌减少及单克隆免疫球蛋白与钙结合的结果。增多的血钙主要是结合钙而非离子钙。我国高钙血症的发生率约为16%，低于西方国家报道的30%。高钙血症可引起头痛、呕吐、多尿、便秘，重者可致心律失常、急性肾衰竭、昏迷，甚至死亡。

6. 高黏滞综合征　血中单克隆免疫球蛋白异常增多，一方面包裹红细胞，减低红细胞表面负电荷之间的排斥力而导致红细胞发生聚集；另一方面使血液黏度尤其血清黏度增加，血流不畅，造成微循环障碍，引起一系列临床表现称为高黏滞综合征。其常见症状有头晕、头痛、目眩、视力障碍、肢体麻木、肾功能不全，严重影响脑血流循环时可导致意识障碍、癫痫样发作，甚至昏迷。眼底检查可见视网膜静脉似"香肠"样结袋状扩张，伴有渗出、出血。因免疫球蛋白包裹血小板及凝血因子表面，影响其功能，加之血流滞缓损伤毛细血管壁，故常有出血倾向，尤以黏膜渗血（鼻腔、口腔、胃肠道黏膜）多见。老年患者，血液黏度增加、贫血、血容量扩增可导致充血性心力衰竭发生。雷诺现象也可发生。

此外，高黏滞综合征的发生还与免疫球蛋白的类型有关。当血液黏度超过正常3倍以上、血中单克隆免疫球蛋白浓度超过30g/L时，易发生高黏滞综合征。最易引起高黏滞综合征的类型是IgM，其次是IgA和IgG3，原因与其分子结构及聚集倾向有关。

7. 高尿酸血症　尿酸升高＞327μmol/L为高尿酸血症。血尿酸升高是由于瘤细胞分解产生尿酸增多和肾脏排泄尿酸减少的结果。血尿酸升高虽然很少引起明显临床症状，但可造成肾脏损害，应予预防和处理。

8. 神经系统损害　瘤细胞浸润、瘤块压迫、高钙血症、高黏滞综合征、淀粉样变性及病理性骨折造成的机械性压迫均可导致神经系统损害。其临床症状多种多样，既可表现为周围神经病和神经根综合征，也可表现为中枢神经系统症状。胸椎、腰椎的病理性、压缩性骨折可造成截瘫。

9. 淀粉样变性　免疫球蛋白的轻链与多糖的复合物沉淀于组织器官中即是本病的淀粉样变性。受累的组织器官常较广泛，如舌、腮腺、皮肤、心肌、胃肠道、周围神经、肝、脾、肾、肾上腺、肺等均可被累及，还可引起舌肥大、腮腺肿大、皮肤肿块或苔藓病、心肌肥厚、心脏扩大、腹泻或便秘、外周神经病、肝脾大、肾功能不全等。淀粉样变性的诊断依赖组织活检病理学检查如形态学、刚果红染色及免疫荧光检查。欧美国家报道淀粉样变性在MM的发生率为10%～15%，而我国的发生率为1.6%～5.6%。由淀粉样变性损害正中神经引起的"腕管综合征"（carpal tunnel syndrome）在西方国家多见，而我国尚未见有报道。

10. 肝脾大及其他　瘤细胞浸润、淀粉样变性导致肝脾大。50%以上患者出现肝大，约20%患者出现脾大，但一般为轻度肿大。淋巴结一般不肿大。少数患者可有关节疼痛，甚至出现关节肿胀、类风湿样结节，系骨关节发生淀粉样变性的结果。皮肤损害如瘙痒、红斑、坏疽样脓皮病，多毛仅见于少数患者。个别患者有黄瘤病，据认为其是单克隆免疫球蛋白与脂蛋白结合的结果。

【实验室检查】

1. 血常规

（1）血常规检查有贫血或三系血细胞减少，多为轻重不一的正细胞正色素性贫血。

（2）外周血涂片上，红细胞呈缗钱状排列，偶可见骨髓瘤细胞。

（3）红细胞沉降率显著增快。

2. 骨髓检查 骨髓细胞学检查多为增生性骨髓象，浆细胞数量一般在 5% 以上，多者可达 85%～90%，并伴有质的改变。骨髓瘤性浆细胞的特点为细胞形态大小不一，成堆出现，核内可见核仁 1～4 个，并可见双核或多核浆细胞。部分患者瘤细胞呈灶性分布，单部位穿刺不一定能找到，因此需多部位穿刺及活检。流式细胞术检查提示 CD38$^+$、CD56$^+$。

3. 血液生化及肾功能检查

（1）球蛋白增高，白球蛋白比例倒置；高钙血症的发生率在 15%～60%，肾功能不全患者可出现高磷血症；部分患者碱性磷酸酶水平增高，原因与成骨及骨质破坏有关；胆固醇可异常，降低多见于 IgG 型，增高多见于 IgA；血清 β_2-微球蛋白及血清乳酸脱氢酶活力增高。

（2）肾功能受损，血尿素氮和肌酐增高，尤以中晚期患者多见，肾衰竭除本病的致病因素外，脏器老化、动脉硬化等因素加重了肾脏的损害。

4. 血清异常单克隆免疫球蛋白检测 血清中出现异常的单克隆免疫球蛋白是 MM 重要特点之一，并导致高免疫球蛋白血症。血清白蛋白下降，这在老年患者更为突出，这是因为随着器官的老化，老年人血清白蛋白水平低于正常青壮年。

血清蛋白电泳检测不仅可以区分增高的免疫球蛋白是单克隆性的还是多克隆性，还可将检测到的单克隆性免疫球蛋白进一步区分为 IgG、IgM 等亚型，为 MM 的诊断提供重要依据。

5. 尿液检查 常规检查常发现有蛋白尿、镜下血尿，但管型少见。30%～40% 患者尿中出现具有诊断意义的本-周（Bence-Jones）蛋白。本-周蛋白是骨髓瘤细胞分泌的一种轻链蛋白，相对分子质量在 23 000 以下，可通过肾小球基膜而出现于尿中。正常人尿中含两种轻链，但含量均很低，尿中出现单一轻链而另一种轻链含量很低，甚至测不出是 MM 的特征。

6. X 线及其他影像学检查

（1）X 线检查：在本病诊断上具有重要意义，常见的病变部位为脊柱、颅骨、胸廓、骨盆长骨近端。主要改变：早期为弥散性或普遍性骨质疏松；如果进一步发展即造成溶骨性病变，典型的 X 线征象为多发性圆形或卵圆形、边缘清晰，似穿凿样的溶骨性改变；病理性骨折在骨质破坏的基础上发生，最常见于胸椎、上段腰椎及四肢近段，多表现为压缩性骨折。

（2）其他影像学检查：如 γ 骨显像，是近年来用于检查骨质异常的方法，可显示周身骨骼病变，且较 X 线敏感。在本病，溶骨性病变表现为病灶部位的放射线浓集。CT 和磁共振（MRI）检查也用于本病的诊断，特别当骨髓瘤侵犯中枢神经系统或脊椎压缩性骨折损伤脊髓、神经根时，CT 和（或）MRI 可为诊断提供重要信息。

【诊断标准、分型、分期与鉴别诊断】

（一）诊断标准

1. 主要指标

（1）骨髓中浆细胞 ＞30%，并有异常浆细胞（骨髓瘤细胞）。

（2）组织活检证实为骨髓瘤。

（3）血清中出现 M 蛋白：IgG＞35g/L，IgA＞20g/L，IgD＞2.0g/L，IgM＞15g/L 或尿中单克隆免疫球蛋白轻链（本周蛋白）＞1.0g/24h。少数病例可出现双克隆或三克隆性球蛋白。

2. 次要指标

（1）骨髓中浆细胞占 10%～30%。

（2）血清中有 M 蛋白但未达到上述标准。

（3）出现溶骨性病变。

（4）其他正常的免疫球蛋白低于正常值的 50%。

诊断 MM 至少有一个主要指标和一个次要指标或至少包括次要指标（1）和（2）在内的三条次要指标。有症状的 MM 最重要的标准是终末器官的损害，包括贫血、高钙血症、溶骨损害、肾功能不全、高黏滞血症、淀粉样变性或者反复感染。

（二）分型

根据血清 M 成分的特点可将本病分为 IgG 型、IgM 型、IgA 型、IgD 型、IgE 型、轻链型、非分泌型、双克隆或多克隆免疫球蛋白八种类型。

（三）分期

国际分期系统（ISS）将 MM 分为三期：I 期 β_2-MG ＜3.5mg/L，白蛋白 ≥ 3.5g/dl，平均存活期为 62 个月；II 期介于 I 期与 III 期之间，平均存活 44 个月；III 期 β_2-MG ≥ 5.5mg/L，平均存活 29 个月。

该分期为预后和指导治疗提供依据。

（四）鉴别诊断

由于 MM 认识不足及临床表现缺乏典型性，误诊率可达 60%，尤其是老年人的多病性的特点，其临床表现容易被其他疾病所掩盖，因此强调对不明原因的红细胞沉降率增快、贫血、反复感染、肾功能损害的中年以上患者应考虑本病，进行鉴别诊断。

1. MM 以外的其他浆细胞疾病

（1）意义未明单克隆免疫球蛋白血症：单株免疫

球蛋白一般少于 10g/L，常历经数年无变化，骨髓中浆细胞小于 10%，无骨骼病变、贫血、肾功能损害等表现。良性单克隆免疫球蛋白症在老年人多见，一般在数年至十余年后转变为 MM，应注意随诊观察。

（2）巨球蛋白血症：因骨髓中浆细胞样淋巴克隆性增生所致，M 蛋白为 IgM 型，无骨质破坏。

（3）继发性单克隆免疫球血症：偶见于慢性肝炎、自身免疫病、B 细胞淋巴瘤和白血病，但这些疾病均无克隆性骨髓瘤细胞增生。

（4）重链病：免疫电泳发现 α、β 或 μ 单克隆重链，血尿中均无单克隆轻链。

（5）原发性淀粉样变：骨髓病理学检查时刚果红染色阳性。

2. 反应性浆细胞增多　见于各种感染（包括病毒、结核、细菌等）、自身免疫性疾病、肝病、恶性肿瘤等。反应性浆细胞一般不超过 15%，且形态无异常，免疫表型 CD38⁺、CD56⁻，且不伴有 M 蛋白，*IgH* 基因重排阴性。

3. 引起骨痛和骨质破坏的其他疾病　如骨转移癌、老年骨质疏松、甲状旁腺功能亢进、肾小管酸中毒等，因成骨活跃，常伴有血清碱性磷酸酶的升高。但一般无穿凿样溶骨性改变，骨髓中无浆细胞异常增生，血中无 M 蛋白，并有原发疾病的临床表现可供鉴别。

【治　疗】

（一）治疗原则

无症状或无进展的 MM 患者可以观察，每 3 个月复查 1 次。有症状的 MM 患者应积极治疗。

（二）有症状 MM 患者的治疗

1. 化学治疗　是 MM 的基本治疗方法。常用于老年 MM 的方案如下：

（1）MP：马法兰 0.2~0.25mg/（kg·d），口服，连用 4~7 天；同时应用泼尼松 60~80mg/d，口服；间歇 2~3 周重复用药，持续 12~18 个月。严重肾功能不全患者可以适当调整马法兰用量。

（2）VAD：长春新碱 0.4mg/d，静脉滴注共 4 天，阿霉素 10mg/d，静脉滴注共 4 天，地塞米松 40mg/d，口服，第 1~4 天，9~12 天，17~20 天。

2. 含免疫调节剂沙利度胺的联合化疗方案

（1）MPT：在 MP 方案基础上加用沙利度胺 100mg/d 口服，连续半年。目前认为 MPT 方案应该作为初诊老年 MM 患者的标准治疗方案。其可用于初诊老年 MM 的 Ⅱ 期和 Ⅲ 期的治疗。

（2）TD：地塞米松 40mg/d，第 1~4 天，第 9~

12 天、第 17~20 天（奇数周期），40mg/d，第 1~4 天（偶数周期）；沙利度胺 200mg/d，第 1~28 天，每个周期 28 天，总反应率为 64%，效果与 VAD 方案类似。

（3）DD：沙利度胺 100mg 每晚口服；脂质体柔红霉素 40mg/m²，静脉注射第 1 天；地塞米松 40mg 口服，第 1~4 天，第 9~12 天，每 28 天为 1 个疗程。

（4）VADT：在 VAD 的基础上加用沙利度胺 100~200mg/d。

（5）DTPAEC：地塞米松 40mg/d，口服，第 1~4 天，沙利度胺 100mg/d，口服，顺铂 10mg/（m²·d），静脉滴注共 4 天，阿霉素 10mg/d，共 4 天，环磷酰胺 400mg/（m²·d），共 4 天，依托泊苷 40mg/（m²·d），共 4 天。

沙利度胺有便秘、嗜睡、感觉运动周围神经病变、心动过缓、甲状腺功能改变、血栓形成的风险增加等不良反应，应用时注意防治。来那度胺是一种有效的沙利度胺类似物，在沙利度胺无效或不耐受时可作为沙利度胺的替代药物用于 MM 治疗。

3. 含蛋白酶体抑制剂硼替佐米的化疗方案

（1）PAD：硼替佐米 1.3mg/m²，静脉注射，第 1 天、4 天、8 天、11 天。阿霉素 9mg/（m²·d），静脉滴注共 4 天，地塞米松 30~40mg/d，口服，第 1~4 天，8~11 天，15~18 天。硼替佐米为 MM 并肾衰竭的一线药，与美法仑和泼尼松龙联合用于不适合移植手术的患者，与地塞米松（可加环磷酰胺）或沙利度胺治疗复发性 MM。

硼替佐米的不良反应包括感觉神经病变导致的肢体疼痛、自主神经病变导致的直立性低血压、排便习惯改变、血小板减少症、带状疱疹病毒的激活、胃肠道毒性等，在应用于老年患者时应注意给予相应的处理。

（2）砷剂：三氧化二砷（As₂O₃）是中药砒霜提取物，单药治疗 MM 患者的剂量为 0.25mg/kg，也可与其他化疗药物联用于复发难治老年 MM 患者的治疗。

（3）干扰素：与联合化疗方案 MP 等联合应用可将初治患者有效率提高至 80% 以上。此外在化疗间歇期也可使用。300 万~500 万 U，肌内或皮下注射，每周 3 次，对老年人因有短暂发热、全身不适等反应多在化疗间歇期使用。

4. 造血干细胞移植　对 65 岁以上患者不宜使用。

5. 肾上腺皮质激素及雄激素治疗　肾上腺皮质激素如地塞米松或泼尼松等无直接杀瘤作用，但对降低 M 蛋白及蛋白尿有作用，此外还可减轻化疗的不良反应，故常和化疗联合应用。但要注意胃肠道反应、高血糖、免疫抑制、失眠和情绪改变等不良反应。雄激素可刺激干细胞增生，改善贫血，伴贫血的 MM 患者可选用，如司坦唑醇 2～4mg，3 次/天，但要注意肝功能损害。

6. 骨病的治疗 双膦酸盐有抑制破骨细胞活性、减轻骨质破坏、减轻骨痛的作用。常用药物有唑来膦酸钠 4mg，每月 1 次，静脉滴注。

7. 支持治疗 老年 MM 患者常伴有一些其他疾病，如心脑血管疾病、糖尿病、肾功能损害等，支持治疗有重要意义。主要包括：

（1）鼓励患者经常性适当运动，以改善骨骼脱钙、高钙及肾功能。

（2）骨痛患者适当应用止痛剂。

（3）保护肾功能，避免应用加重肾脏损害的药物，防治高尿酸及高黏滞血症。

（4）改善老年贫血：输血，补充造血原料及适当应用促红细胞生成素。

（5）预防感染：保护性隔离，应用丙种球蛋白等。

【预　　后】

老年 MM 预后与多种因素有关，除年龄因素外与 ISS 分期、细胞及分子遗传学异常、乳酸脱氢酶水平、C 反应蛋白水平、合并疾病等有关。临床上 MM 并发肾功能不全及严重贫血患者，预后差。

（韩　红）

思　考　题

1. 多发性骨髓瘤的临床特点及诊断标准是什么？
2. 简述老年人多发性骨髓瘤的化疗首选方案。

第五节　老年恶性淋巴瘤

淋巴瘤（lymphoma）是一组原发于淋巴组织的免疫系统恶性肿瘤。根据组织病理检查中淋巴细胞和（或）组织细胞的肿瘤性增生不同，可分为霍奇金淋巴瘤（Hodgkin's lymphoma，HL）和非霍奇金淋巴瘤（non-Hodgkin's lymphoma，NHL）两大类。

淋巴瘤在我国占肿瘤性疾病的 3%～8%，发病年龄有 2 个高峰期，分别在青少年和中老年（40～60 岁）。青少年高发的为 HL，NHL 发病以成年人为主。随着人口老龄化的加剧，NHL 在 65 岁以上的老年患者中的发病率逐年增高。老年人罹患非霍奇金淋巴瘤在临床表现上与年轻患者并无差异，但由于老年人一般情况较差，基础疾病复杂，治疗耐受性差，使得老年人淋巴瘤早期病死率高，预后较差。

【病因与发病机制】

淋巴瘤的发病原因尚不清楚，可能与病毒感染、免疫缺陷及环境因素等有关，最早证实与 EB 病毒有关的恶性淋巴瘤是 Burkitt 淋巴瘤。近年分子生物学研究揭示其发病与一些生物学因素有关。90% 的淋巴瘤都有染色体异常，最常见的是易位。10% 以上患者可有两种最常见的相互易位，即 t（8；14）（q24；q32）。这种相互易位可能导致癌基因的失控，从而使细胞无限制地增长。

【临　床　表　现】

1. 老年 NHL 的临床表现 与病变部位及大小、疾病类型、反应性和其并发症密切相关。发生于浅表淋巴结的 NHL，初期无症状，此后渐渐增大，因无痛，加上有些老年人反应迟钝，常常增大至相当程度才被发现。发生于深部淋巴结的 NHL，更难早期发现，常常直至有明显压迫症状并伴有浅表淋巴结累及时才来就诊，如纵隔淋巴结肿大压迫上腔静脉引起上腔静脉综合征，腹膜后肿大淋巴结引起腰背痛等。深部淋巴结的 NHL 或结外的 NHL 发生频率较非老年患者为多。原发在消化道者居多，少数可原发在肺、脑、睾丸或心脏等，往往出现有关脏器的症状后，伴有侵犯浅表的淋巴结或伴有发热、贫血、体重明显下降后来就诊。有些发热、贫血的老年患者与常见的肺部感染难以分清，直至死后尸检才证实为 NHL。大部分患者在就诊时，NHL 已属晚期，常侵及骨髓。

2. 老年 HL 的临床表现 和中青年一样，HL 的病变从一个淋巴结或一组淋巴组织开始逐渐累及邻近的淋巴结，但老年人的 HL 表现更为多样。早期多无症状。因老年患者常有伴随其他慢性疾病，个体健康状况差异大，病理组织类型各异，使其临床表现错综复杂。在老年人中，较年轻的患者结节硬化型及混合型为多，较年长的患者淋巴细胞衰减型为多。深部淋巴结肿大出现的频率较中青年为多，胃肠道或腹膜后淋巴结肿大发生率高。发热、乏力、贫血、消瘦等全身症状发生的频率远比中青年为高。

3. 老年人恶性淋巴瘤特点

（1）临床表现多种多样：这与淋巴结肿大的部位、器官受累程度及疾病早晚期等因素有关。早期临床表现不明显，以发热、贫血、浅表淋巴结肿大及某部位肿物为主。

（2）合并慢性基础疾病多：老年人往往合并其他多种慢性基础疾病，合并症是老年淋巴瘤患者一个重要的临床特点。有研究报道，约 56% 的老年患者有严重的合并症,最常见的合并症为心血管疾病、高血压、慢性阻塞性肺疾病和糖尿病。当原有内科疾病无明显诱因突然病情加重,如出现进行性贫血等情况时应想到本病。

（3）可能与其他肿瘤并存:如前列腺癌、大肠癌等。

（4）病程长短不一:大部分患者是在病程进展状态下来医院就诊。据报道,老年患者和一般成年人病程无差别,但老年人内脏器官功能状态与生存期有很大关系。

（5）疗效差,病死率高:尸检发现老年人恶性淋巴瘤恶性程度高,易转移,侵及范围广,以Ⅳ期为主。

（6）死亡原因:多为多器官功能衰竭。

【实验室检查】

1. 骨髓　一般无特殊改变,在 HD 累及骨髓时可发现里-施细胞,但涂片阳性率仅 3%,发现里-施细胞对 HD 诊断极有价值。在 NHL 患者骨髓检查十分必要,一般涂片检测阳性率较低,需行骨髓活检。

2. 影像检查　由于现代影像检查能发现深部肿大的淋巴结及某些脏器的病变,已部分代替了剖腹探查及淋巴管造影。

（1）X 线检查:常规摄胸片可以了解肺门、肺门淋巴结及纵隔有无病变。胃肠道钡餐及胃肠内镜检查,对确定胃肠道病变有重要意义。

（2）B 型超声检查:主要用于颈部深层、腹腔、腹膜后及盆腔病变的检查,可发现直径>2cm 的淋巴结。对肝、脾大小、有无占位性病变和结构变化的意义亦大。

（3）CT、磁共振:是无创伤性的诊断技术,对发现胸、腹腔内,尤其是腹膜后淋巴结病变及肝、脾病变极有价值。

（4）PET-CT:通过同位素示踪剂对肿瘤组织代谢进行成像,对于全身包括颅内的异常高代谢灶均可进行判定,已逐渐成为淋巴瘤诊断和疗效评价的重要检测方法。

3. 病理学检查　淋巴结或结外淋巴组织病理检查是确诊淋巴瘤的主要依据,一般应选取较大的淋巴结完整取出,避免挤压,迅速固定送检。

（1）HL:病变组织中的恶性肿瘤细胞很少,而反应性细胞,如淋巴细胞、组织细胞、浆细胞、嗜酸粒细胞、成纤维细胞往往占优势。对 HL 的组织分类全世界的意见基本是一致的。普遍采用 1965 年 Rye 会议的分类方法,将 HL 分为四型。老年 HL 以结节硬化型、混合细胞型为主。

（2）NHL:是一组异质性疾病,准确的分型对判断病情发展和治疗反应很有帮助,至今为止,但仍是尚未解决的难题。至今为止,多国的病理学家作了许多分类。好发于老年人的淋巴瘤:①弥漫大 B 细胞淋巴瘤(diffuse large B-cell lymphoma, DLBCL);②小细胞淋巴瘤/慢性淋巴细胞白血病(small lymphocytic lymphoma/chronic lymphocytic leukemia, SLL/CLL);③套细胞淋巴瘤(mantle cell lymphoma, MCL);④结外边缘带 B 细胞淋巴瘤,又称为 MALT(mucosa-associated lymphoid tissue, MALT)淋巴瘤;⑤单核细胞样 B 细胞淋巴瘤(monocytoid B cell lymphoma, MBCL);⑥血管免疫母细胞淋巴结病等。从老年 NHL 组织学来看,以中度、高度恶性居多。

【诊断与鉴别诊断】

对慢性、进行性、无痛性淋巴结肿大要考虑淋巴瘤的可能。一般根据临床表现、影像学及病理学检查即可确诊。对于某些结外病变或脾型淋巴瘤等常需手术探查取组织活检确诊。除非特殊情况不宜用诊断性治疗。

诊断后,必须确定病变范围,进行临床分期,有利于制订合理的治疗方案。

临床上淋巴瘤易被误诊,尤其易被误诊为淋巴结炎和淋巴结核。以发热为主要表现的淋巴瘤,需与结核病、败血症、结缔组织病等鉴别。结外淋巴瘤需和相应器官的其他良性和恶性肿瘤相鉴别。

【治　疗】

目前,大多数(80%) HD 患者可能治愈。NHL 总体疗效不如 HD,且个体差异很大。首次治疗争取完全缓解是获得长期生存的重要条件。

1. 放射治疗　适用于ⅠA、ⅡA、ⅢA 期 HD 患者及低度恶性 NHL,Ⅰ、Ⅱ期中度恶性 NHL 等。部分患者也可采用放疗、化疗联合治疗。

2. 化疗　是治疗淋巴瘤的重要手段,适于ⅠB、ⅡB、ⅢA、ⅢB、Ⅳ期及纵隔巨大肿块的 HL 患者、Ⅲ~Ⅳ期低度恶性、Ⅱ期中度恶性和高度恶性 NHL 患者。化疗方案主要根据组织类型、临床分期及患者全身情况制订。

HL 治疗的标准方案:MOPP(氮芥 4mg 静脉注射,第1、8 天,长春新碱 1~2mg 静脉注射,第1、8 天,丙卡巴肼 70mg/(m²·d)第 1~14 天,泼尼松 40~60mg/d 第 1~14 天)。目前,认为 ABVD 方案(多柔比星 25 mg/m²,博来霉素 10 mg/m²,长春碱 6 mg/m²,甲氮咪胺 375 mg/m² 均在第 1 及第 15 天静脉用药 1 次)是最有潜力的 HL 治疗方法,能有效治疗 HL,又将疾病复发率和治疗相关毒性降至最低的水平。这两个方案同等有效，而且此二方案无交叉耐药。两个无交叉耐药的联合化疗方案，交替使用，这样即提高疗效，防止早期治疗失败。为了预防博来霉素等化疗药物导致的肺间质纤维化等不良反应，在化疗前给予泛细胞保护剂氨磷汀，可以降低老年患者化疗相关并发症的发生。

化疗是治疗 NHL 的主要手段，老年人治疗风险大，疗效相对较差。而高龄患者心、肺、肾等基础疾病多，一般化疗药物均存在不同程度心、肝、肾毒性，常常因为与治疗相关的感染、心力衰竭、肾衰竭、肝脏损害等情况被迫终止治疗，甚至可以引发死亡等严重后果，治疗相关死亡率接近 6%。因此，对于高龄患者的治疗采用安全性好、不良反应小的个体化治疗是必要的原则。

弥漫大 B 细胞淋巴瘤（DLBCL）是侵袭性 NHL 中最常见的亚型，目前以利妥昔单抗为基础的 R-CHOP 方案（利妥昔单抗、环磷酰胺、长春地辛、表柔比星、地塞米松）仍是 DLBCL 治疗的一线方案，R-CHOP 可以使侵袭性 NHL 的治愈率达到 30%～40%。利妥昔单抗联合 CHOP 方案治疗老年 B 细胞性 NHL 的安全性高，不良反应可以耐受，可作为首选的治疗方案。一般给予 6～8 个疗程。但有相当一部分老年患者难以耐受该方案所带来心脏、肝脏、肾脏等不良反应，如用脂质体多柔比星代替普通蒽环类药物，患者耐受性会大大提高。对于复发难治的老年 DLBCL，一般由于患者基础条件差、合并症多等原因，大多数患者没有条件行自体干细胞移植。复发难治的老年 DLBCL 挽救性的化疗方案主要是与之前方案无交叉耐药且不影响造血干细胞采集的含异环磷酰胺、阿糖胞苷、铂类或吉西他滨的方案。低剂量化疗方案联合新型口服药，如雷利度胺、硼替佐米等新药的方案目前尚没有老年患者应用的研究报道。

结外边缘带 B 细胞淋巴瘤（MALT）最常见的来源是胃，其他黏膜组织发病较为罕见。老年胃 MALT 淋巴瘤的临床表现无特异性，且具有很大的异质性，多表现为上腹部疼痛、消瘦乏力、消化道出血、食欲减退、幽门梗阻、发热、恶心呕吐等症状比较少见，晚期可伴有腹部肿块、恶病质等表现。老年患者由于常伴有合并症，加上此病早期临床表现不明显，难与慢性胃炎、胃溃疡、胃癌相鉴别，误诊率高，因此在老年胃 MALT 淋巴瘤的诊断方面需要特别注意。目前，幽门螺杆菌（helicobacter pylori，Hp）阳性的 I、II 期胃 MALT 淋巴瘤的初治标准首选方案为抗 Hp 治疗，对于 Hp 阴性或存在 t（11；18）染色体易位，提示抗 Hp 治疗无效的胃 MALT 淋巴瘤，则应选择放疗、化疗或利妥昔单抗等治疗。

对于小细胞淋巴瘤/慢性淋巴细胞白血病（SLL/CLL）来说，对初治 CLL 治疗效果，氟达拉滨优于苯丁酸氮芥。氟达拉滨是其治疗的一线药物，可以应用 FC（氟达拉滨、环磷酰胺）、R-FC（利妥昔单抗、氟达拉滨、环磷酰胺）方案。

3. α-干扰素治疗 对不同病理类型疗效不同。一般用于巩固治疗，可使 5 年生存率提高。

4. 手术治疗 一般仅限于组织活检，但对于原发于扁桃体、胃、小肠、脾、肾等部位的 NHL，在一定条件下，可先行肿瘤切除术，再行术后放疗或化疗。

5. 生物治疗 99% B 淋巴细胞表达 CD19 抗原，95% B 淋巴细胞表达 CD20 抗原。对 B 细胞性 NHL，给予 CD19 或 CD20 的单克隆抗体，可依靠其激活免疫细胞杀伤瘤细胞，已取得了很好的疗效。HL 大都表达 CD30 的抗体，可用抗 CD30 的单克隆抗体进行治疗。另外，可将单克隆抗体与细胞毒药物或放射性核素结合成复合物，起到特异性定向杀伤的作用。细胞因子诱导的杀伤细胞（cytokine induced killer cells，CIK）治疗 B 细胞 NHL 效果也是非常肯定的，优点是安全性好、不良反应小，适合老年患者。近年来出现的工程化抗原修饰的杀伤性 T 细胞免疫治疗（chimeric antigen receptor-modified T cells，CART），如 CART19、CART20 的初步疗效也是比较令人振奋的，但在老年 NHL 中还没有相关报道。

6. 自体骨髓移植 近年来采用大剂量化疗加自体骨髓移植（ABMT）用于恶性淋巴瘤治愈复发者，中、高度恶性 NHL 患者的救治，均取得显著的疗效，但一般限制用于 70 岁以内患者。

7. 支持治疗 对于老年患者，特别是高龄老人，由于合并的慢性基础疾病较多，支持治疗是前提，在应用化疗期间，联合应用胸腺素、人免疫球蛋白等可以减少感染发生率，此外针对其基础情况给予心脏、肝脏、肾脏等脏器的保护和支持治疗，使得治疗能够顺利进行。

（朱宏丽）

思 考 题

1. 老年恶性淋巴瘤的主要类型和临床特点如何？
2. 简述老年恶性淋巴瘤的治疗原则。

第六节　老年人出血与凝血疾病

随着年龄的增长，老年人的生理与病理特点随之发生了改变，组织器官的退行性变，加之疾病与药物等因素，都会对止凝血机制的不同环节产生影响。一般来讲，遗传性或先天性出血性疾病在老年人不易见到，而且由于随年龄增长，老年人在止凝血功能的某些方面与年轻人有所差异，因此老年人出血性及凝血疾病在病种、发生率及临床表现上有其相应的特点。

一、老年性紫癜

本病是一种老年人的慢性疾病，多见于 60 岁以上男性，发病率随年龄增长而上升。

二、直立性紫癜

本病又称机械性紫癜或体位性紫癜。老年女性或下肢有静脉曲张的老年人，久立或长时间行走活动后，由于血管内压和毛细血管脆性增加或因静脉功能不全导致血液外渗而引起紫癜。一般常发生于下肢的远端，慢性反复发作后，由于出血局部含铁血黄素沉着，下肢皮肤可呈暗红色。上肢下垂过久亦可发生，但较少见。

治疗上主要是避免长期站立、补充维生素 C 或穿弹力袜。

三、高血压及糖尿病所致出血

老年人患高血压及糖尿病时，由于血管硬化、毛细血管脆性增高而易于引起皮肤、黏膜出血，多表现为皮肤瘀斑，也可发生在鼻黏膜、巩膜及视网膜。老年人高血压、脑动脉硬化时由于脑血管硬化、坏死或微动脉瘤形成，容易破裂出血，引起脑出血，系临床急症之一。这种高血压动脉硬化性脑出血约占原发性脑出血的 90%，是死亡率和致残率很高的一种常见病。

本病以治疗原发病为主。脑出血发生时应积极给予降颅压和对症处理。

四、异常球蛋白血症所引起的血管性紫癜

患有良性高丙种球蛋白血症、巨球蛋白血症、冷球蛋白血症、淀粉样变性及多发性骨髓瘤的老年人，均可出现血管性紫癜。但出血原因常是多方面的，除了异常蛋白直接损伤血管内皮细胞、血管脆性增加外，还常有血黏度增加、血小板和凝血因子的参与。出血部位常见于四肢、面部、耳及鼻等处，严重者可有黏膜和内脏出血。处理上以治疗原发病为主。

五、免疫性血小板减少性紫癜

血小板减少是老年人出血性疾病中较为常见的因素。据报道，50 岁以上血小板减少患者约占 54%，70 岁以上约占 20%。在血小板减少的原因中，18% 由药物引起；有些患者的血小板减少是由多因素所致。最常见的是特发性血小板减少性紫癜（immune thrombocytopenic purpura，ITP）。

相对来讲，老年人特发性血小板减少性紫癜发生率比年轻人为低，但仍较常见，据报道本病中 60 岁以上老年患者可占 6.6%。

【发病机制】

目前认为 ITP 发病原理与免疫异常有关，是一种自身免疫性血小板减少。研究表明，在 85%～90% 的患者血小板上有血小板表面相关免疫球蛋白（PAIgG、PAIgM）或有补体成分 C3、C4。PAIg 主要在脾脏生成，其他淋巴组织和骨髓也是产生 PAIg 的重要场所。PAIg 的靶抗原主要是血小板膜糖蛋白——GPⅡb／Ⅲa。实验证明，PAIg 通过 Fab 段与血小板特异抗原相结合，其暴露的 Fc 段可与网状内皮系统的巨噬细胞相结合，从而使血小板被吞噬破坏。巨核细胞上也有相关抗原，因而其生成血小板功能受到损害。但 PAIg 水平与血小板破坏率和减少程度及病情严重性相关并不明显，而在其他免疫性血小板减少，甚至血小板数正常的某些疾病中 PAIg 也可能增高。

【临床表现】

老年人 ITP 无性别差异，一般起病缓慢、易呈慢性迁延过程，即表现为慢性 ITP，急性型 ITP 在老年人少见。老年人 ITP 出血症状较轻，一般仅有皮肤瘀点或瘀斑。病程可持续数月至数年，多有反复发作。在外周血小板计数相同条件下，老年患者的出血程度较年轻患者严重。

【辅助检查】

（1）血小板数量减少，可有形态轻度异常，如体积增大、形态特殊、染色过深。除非大量出血，一般无明显贫血和白细胞计数减少。

（2）骨髓中巨核细胞数量正常或增多，产板型巨核细胞数量减少或缺乏。用放射性核素标记血小板方法测定血小板寿命明显缩短。

【诊断及鉴别诊断】

ITP 的诊断是排它性诊断。老年人 ITP 应与其他继发性血小板减少性紫癜鉴别，如药物、感染等原因；若伴脾大，应警惕可能存在伴有血小板减少的其他疾病。其主要诊断依据还应包括临床出血征象，血小板数减少、脾脏无肿大、骨髓巨核细胞有质与量的改变及存在血小板抗体等。

【治　疗】

（1）对糖皮质激素及免疫抑制剂治疗的反应与青年人相同，但切脾治疗效果欠佳。一般认为糖皮质激素对 ITP 的疗效与患者年龄及性别无关，泼尼松初始剂量为 1mg/kg，血小板数量正常后可逐渐减量。其他常用的免疫抑制剂还包括长春新碱、硫唑嘌呤、环磷酰胺等。对 ITP 急性出血患者也可采用大剂量静脉注射免疫球蛋白（IVIg），以抑制自身抗体、封闭单核/巨噬细胞的 Fc 受体，从而避免血小板被单核/巨噬细胞大量破坏。剂量是每天 400mg/kg，静脉注射，连用 5 天，或每天 1g/kg，静脉注射，连用 2 天。

（2）达那唑（danazol）：对 65 岁以上、不宜做脾切除手术的老年患者，尤其对老年女性患者的疗效比年轻人更好些。其原因可能是年轻妇女中雌激素的分泌较多，中和了达那唑的作用，而老年妇女和男子雌激素的分泌显著减少，因而达那唑的作用更易显现出来。达那唑可能通过对抑制性 T 细胞的作用，使抗体生成减少，提高血小板数量。剂量每天 0.2～0.4g，也可与皮质激素合用治疗，疗程 2 个月以上。达那唑也是治疗难治性 ITP 的有效药物。其主要不良反应是肝功能损害。

（3）对难治性 ITP 可采用环孢素治疗，剂量 4～8mg/（kg·d），用药 3 个月以上才能判断疗效。应注意环孢素 A 的不良反应，常见有胃肠反应、乏力、肌肉和关节酸痛、齿龈增生、毛发增生等。

六、凝血因子Ⅷ抑制物

老年人凝血因子Ⅷ抑制物的出现一般是自发获得性的，常发生于 70 岁以上，也可伴随某些免疫反应或在免疫性疾病的病程中出现，如药物反应（如青霉素）、恶性肿瘤、系统性红斑狼疮、类风湿关节炎、溃疡性结肠炎、局限性回肠炎，某些皮肤病如天疱疮、疱疹性皮炎等。目前，已知这种抑制物是这些疾病中多种自身抗体之一，多属于 IgG 型抗体，亚型大多为 IgG4、κ 型轻链居多。多发性骨髓瘤等少数患者产生的抗体可属于 IgM 型或 IgA 型。抗因子Ⅷ抗体主要是抑制因子Ⅷ的促凝活性，不影响其与 vWF 因子的结合，不结合补体。

【临　床　表　现】

自发获得性因子Ⅷ抑制物的临床表现与血友病 A 相同。严重者可有肌肉出血，但关节出血及发生关节畸形者少见。以下特点有助于诊断：①可发生于女性系统性红斑狼疮、类风湿关节炎等患者，而血友病 A 只发生在男性；②初次出血可发生在老年非血友病患者，而中、重型血友病 A 患者一般在幼年或中年发病；③既往无出血史，也无异常出血家族史。

【实验室检查】

APTT 明显延长且不能被正常血浆纠正，PT 和 TT 正常。抗因子Ⅷ抗体活性半定量方法可采用 Bethesda 试验。

【治　疗】

由于因子Ⅷ抑制物的治疗较为困难，一般需要检测血浆因子Ⅷ：C 水平和抑制物强度作为治疗参考。如发生急性出血，其治疗主要是替代治疗，输注人因子Ⅷ或冷沉淀，也可给予肾上腺皮质激素，这样可以改善症状，也可减轻抑制物的作用。对用皮质激素无效者可加用其他免疫抑制剂如环磷酰胺、长春新碱、甲氨蝶呤等，可获得一定疗效。也有试用血浆置换治疗或用 DDAVP（1-去氨基-8-右旋–精氨酸加压素）刺激因子Ⅷ释放。

七、肿瘤的凝血异常

老年人易患肿瘤，而肿瘤常有出血和血栓形成的倾向。其原因是由于肿瘤的骨髓转移、抗癌药物对骨髓的抑制以及癌细胞崩解释放凝血活酶引起的慢性消耗性凝血障碍或纤溶亢进所致。肿瘤伴出血倾向的包括前列腺癌、胃癌、结肠癌及各种癌症广泛转移。肿瘤血栓并发症也很常见。文献报道，61 例有各种肿瘤的患者，其中 35 人是 60 岁以上老年人，这些患者大部分都有各种凝血异常，最常见的是凝血酶原时间延长、纤维蛋白原增加、纤维蛋白降解产物增加、血浆鱼精蛋白副凝固试验阳性。不管肿瘤有无转移，50%患者有新近的或正在出血，20%有血栓形成和栓塞症状。另一组 50 例有转移的肿瘤中，最常见的是高凝状态。检查部分凝血活酶时间缩短，纤维蛋白原、凝血酶原、因子 V、因子Ⅶ、因子Ⅸ、因子 X 在血浆含量显著增加。

八、主动脉瘤的凝血异常

老年人常见的动脉瘤扩张和主动脉夹层动脉瘤可合并凝血异常，主要是由于扩张的主动脉暴露了胶原，也可能由于动脉壁释放出凝血酶激活物质，激发了凝血成分的消耗。凝血异常包括有凝血酶原时间延长。因子Ⅻ和因子Ⅷ含量降低，血浆纤维蛋白原和纤维蛋白降解产物显著升高，血小板数量减少。尽管如此，主动脉瘤的凝血异常很少发生明显出血。但凝血象改变对鉴别夹层动脉瘤和心肌梗死却很有价值。因此，进行动脉瘤手术前，必须行凝血象检查，以便依此做出防治措施。

（郭 涛）

思 考 题

1. 老年性紫癜的临床特点有哪些？
2. 老年人肿瘤凝血异常的原因是什么？

参 考 文 献

邓家栋，杨崇礼，杨天楹，等. 2001. 邓家栋临床血液学. 上海：上海科学技术出版社.

耿德章. 2002. 中国老年医学. 北京：人民卫生出版社.

沈迪，凌柱三. 1996. 临床出血病学. 北京：科学技术文献出版社.

张天泽. 1996. 肿瘤学. 天津：天津科学技术出版社.

Cassel C K，Leipzig R M，Cohen H J，et al. 2003. Geriatric Medicine. 4th edition.New York：Springer.

Hubert S，Andrea B. 2000. Aplastic anemia，pathophysiology and treatment. Cambridge：Cambridge University Press.

Pinto A，Zulian G B，Archimbaud E. 1998. Acute myelogenous leukaemia. Crit Rev Oncol Hematol，27：161.

第十五章　内分泌及代谢性疾病

第一节　老年人内分泌与代谢系统病理生理变化

内分泌与代谢系统是由众多组织、器官构成的复杂反馈系统，参与机体的众多生理过程。随着机体的老化，内分泌腺的形态及功能会发生相应的变化，主要表现为：①与生长、生殖功能有关的激素水平下降，如生长激素/胰岛素样生长因子-Ⅰ（GH/IGF-Ⅰ）、下丘脑–垂体–性腺轴、性激素的前体物质脱氢表雄酮（肾上腺皮质合成）下降。其中，IGF-Ⅰ、睾酮、脱氢表雄酮有年龄相关的参考范围，尽管这些参考值的临床意义尚不清楚。②某些激素的分泌随着增龄而改变，如醛固酮，但具有不可预测性，缺乏年龄相关的参考范围。③某些激素对靶组织的敏感性下降，如胰岛素。当其功能的变化不能适应机体的生理需要时，即表现为相应组织或器官功能的病理状态。

【下　丘　脑】

下丘脑是体内最重要的神经内分泌组织，是接受内外信息的中枢，人体中枢神经对内分泌腺的调节控制，除肾上腺髓质及松果体等少数几个腺体外，都是通过下丘脑–垂体这个轴系实现的。下丘脑为接受内外信息的皮质下中枢，被称为体内最重要的神经内分泌"换能器"，能将传入的神经信号转变为神经激素信号，对内分泌系统起着中枢性调节作用。

1. 形态学改变　随着年龄增长，下丘脑出现退行性改变，表现为重量减轻、血供减少、结缔组织增加及细胞形态改变。

2. 生理学改变　老年人下丘脑单胺类神经递质改变可能是老年人内分泌障碍的关键环节。某些下丘脑激素受增龄的影响，如下丘脑内促性腺激素释放激素（GnRH）的活性随增龄而降低，生长激素释放激素的含量随增龄减少，垂体对外源性促甲状腺激素释放激素（TRH）的刺激反应随增龄而降低。动物实验证明，老年小鼠的单胺类神经递质发生改变，其下丘脑和纹状体去甲肾上腺素（NE）及多巴胺（DA）的转换率降低，对DA的再摄取受抑制，使下丘脑DA储存减少。老年人的生物节律，尤其是昼夜节律都有改变，突出表现为神经内分泌系统对环境周期变化的反应能力（整合能力）下降，对光刺激和非光照性刺激的反应性减弱。老年人的视上核神经元数目减少，产生昼夜节律冲动的振幅和数目也减少。下丘脑昼夜节律的调节障碍与老年人失眠、智力下降、抑郁等密切相关。

【垂　　体】

脑垂体包括腺垂体和神经垂体两部分，腺垂体分泌促肾上腺皮质激素（ACTH）、生长激素（GH）、促甲状腺激素（TSH）、催乳素（PRL）、促黄体生成激素（LH）、卵泡刺激素（FSH）、促脂素（LPH）、神经垂体储存抗利尿激素（ADH）及催产素（oxytocin）。垂体功能改变对老年人的代谢、应激、衰老等生命活动具有重要影响。

1. 形态学改变　随年龄增长，垂体重量减轻，血供减少，结缔组织增加，嫌色性及嗜碱性细胞相对增多，嗜酸性细胞相对减少，外形呈纤维性收缩和皱褶改变，容易发生垂体腺瘤。

2. 功能学改变

（1）老年人某些垂体分泌激素水平无明显改变：①老年人血中ACTH浓度、昼夜节律变化仍维持正常，但肾上腺皮质对ACTH的反应性下降；②TSH水平无年龄差异，老年男性腺垂体TSH储备及应激能力降低，但老年女性则无年龄差别。

（2）某些垂体分泌激素在老年人中有明显改变：①绝经后女性卵巢分泌雌激素和雄激素迅速下降，而FSH和LH升高，至75岁后FSH和LH方开始下降。老年人LH的分泌频率没有变化，但脉冲分泌的幅度减小，夜间分泌高峰下降。②GH分泌量减少。GH由垂体前叶分泌，刺激肝脏产生IGF-Ⅰ，IGF-Ⅰ可以促进肌肉和骨骼的生长。老年人基础或者激发后的GH、IGF-Ⅰ水平都以每10年14%的速度逐渐下降。GH分泌减少与GHRH下降、垂体对GHRH的反应降低、内源性生长激素释放肽（ghrelin）的降低有关。体力活动减少和脂肪组织（特别是内脏脂肪）增多也与GH减少有关，但其因果关系尚不清楚。晨间与夜间GH值无差异，表明与睡眠有关的昼夜分泌现象消失，可能进一步影响老年人的睡眠质量。老年人高浓度代谢产物如精氨酸刺激的GH分泌较中青年减少，GH对机体生理学影响亦减弱。③抗利尿激素（ADH）由下丘脑室上核分泌，储存于垂体后叶。老年人血清ADH浓度低于青年人，且老年人肾小管对ADH的敏感性降低，尿浓缩功能减退，这是老年人夜尿增多的原因之一。老年人 ADH 的调节作用下降，表现为在低血压或者低血容量的情况下，ADH 不能足够释放。此外 ADH 对肾脏的作用减弱、醛固酮水平降低、心房钠尿肽增加、渴感减弱，使得老年人容易发生脱水。老年人也可能出现 ADH 相对过多，表现为基础或渗透压刺激（盐水输注）后 ADH 分泌增加，加之老年人肾脏对水的清除减少使其容易发生低钠血症。长期低钠将引起骨钙的丢失乃至骨质疏松。④60 岁以上的老年人 ghrelin 逐渐降低，而垂体 ghrelin 受体、ghrelin 对生长激素释放的刺激作用正常。⑤催乳素：老年人催乳素的分泌频率没有变化，但脉冲分泌的幅度减小，夜间分泌高峰下降。多巴胺拮抗剂甲氧普胺在老年人中更容易增加夜间催乳素的分泌，提示催乳素的改变与多巴胺系统兴奋性增加有关。老年人如催乳素水平升高应注意寻找其病理因素，如应激、剧烈运动、下丘脑和垂体肿瘤、原发性甲状腺功能减退症、慢性肾衰竭、药物（雌激素、阿片类、西咪替丁）等。

【肾 上 腺】

老年人肾上腺发生退行性改变，在超过适量的应激力时可导致应激性失调，出现短期乃至长期或永久性应激病，甚至死亡。引起这些变化的重要原因之一是肾上腺皮质功能匮乏。此外，由肾上腺产生的重要性激素前体脱氢表雄酮（DHEA），无论男女在 20 岁以后开始随年龄的增长而逐渐下降，到 70 岁后仅为年轻人的 10%，因此 DHEA 降低被作为衰老的一个标志，也称为肾上腺更年期（adrenopause）。

1. 形态学改变 老年人肾上腺结缔组织和色素增加，肾上腺皮质出现以纤维化为特征的退行性改变和腺体增生，包括重量减轻、皮质出现结节、皮质和髓质细胞减少、结缔组织滋长、脂褐素颗粒沉积与细胞微结构变化。肾上腺皮质腺瘤以老年人多见。

2. 生理学改变

（1）老年人肾上腺皮质分泌的皮质醇昼夜节律维持正常，皮质醇分泌速率和排泄率均下降，导致老年人应付突发事件的应激能力下降。皮质醇节律的改变有：①基础血皮质醇及 ACTH 水平不变（由于皮质醇的产生及清除均下降）；②皮质醇脉冲分泌的幅度下降；③夜间皮质醇浓度最低点提前，皮质醇水平较年轻人高。也有研究显示，老年人平均血清皮质醇浓度升高 20%～50%，较年轻人波动更大。以上改变的幅度相对较小，不影响肾上腺皮质对急性疾病如血糖低于 50 mg/dl 的反应，但可能与一些慢性疾病如女性记忆力减退、男性骨密度降低、骨折、睡眠障碍有关。

（2）肾上腺皮质的雄激素分泌随年龄增长呈直线下降，尿中 17-酮类固醇排出量减少。血浆硫酸脱氢异雄酮（DHEA）由肾上腺皮质网状带合成，是雄激素和雌激素的前体物质。DHEA 的水平随年龄直线下降，DHEA 水平高与寿命长、健康状况佳相关。

（3）肾素和醛固酮随增龄而降低，老年人对低盐饮食和利尿剂反应降低。醛固酮由肾上腺皮质球状带合成。醛固酮水平在基础和激发状态下（低钠、直立体位）均下降。ACTH 刺激的醛固酮释放正常，故醛固酮水平下降的主要原因为老年人肾素活性的下降。合并肾功能不全的老年人容易发生尿钠增多、低钠血症、高钾血症。由于醛固酮水平生理性下降，因此原发性醛固酮增多症的老年患者血、尿醛固酮水平可能在正常范围内。

（4）去甲肾上腺素在老年人中水平升高。肾上腺素基本不变或轻度降低。去甲肾上腺素来源于交感神经兴奋性增强，而非肾上腺髓质分泌增加，可能是一种组织对去甲肾上腺素作用减弱的代偿反应。

【甲状腺及甲状旁腺】

甲状腺在人发育成长时期起到促进全身器官发育与中枢神经成熟的作用。老年期甲状腺轴的中枢段可能发生异常。甲状旁腺随增龄其重量也减轻，其分泌的三种调节钙的激素，包括甲状旁腺素（PTH）、降钙素（CT）和维生素 D_3。老年人血中 1, 25 二羟维生素 $D_3[1, 25-(OH)_2D_3]$ 水平较年轻人低。

1. 形态学改变 老年人甲状腺及甲状旁腺随年龄增加重量均减低。甲状腺滤泡间结缔组织增多，伴纤维化并有炎性细胞浸润及结节形成，甲状腺滤泡缩小，滤泡内胶质染色异常。

2. 生理学改变

（1）甲状腺合成甲状腺素（TH）减少，但外周组织降解四碘甲腺原氨酸（T_4）的能力也下降，血中 T_4 水平仍保持正常不变；血清三碘甲腺原氨酸（T_3）和 FT_3（free T_3）水平随增龄而降低，反 T_3（r-T_3）水平增高。

（2）甲状腺素结合球蛋白（TBG）无增龄变化。

（3）老年人甲状腺摄 ^{131}I 率与中青年无明显差异。

（4）TRH 水平没有变化。

（5）老年人甲状旁腺素（PTH）水平升高，其原因为低钙/高磷。维生素 D 缺乏的原因为维生素 D 的摄入、皮肤的合成、肾脏的羟化减少。PTH 升高可以增加骨钙的释放，加重骨质疏松。维生素 D 缺乏也是骨质疏松、跌倒、骨折的原因之一。

（6）老年人由于肾脏缩小，肾脏对 PTH 的反应性降低，PTH 介导的肾脏合成 1,25 二羟胆骨化醇[1,25-（OH）$_2$D$_3$]功能受损，α1-羟化酶不能完全活化，血中 1,25-（OH）$_2$D$_3$ 减少，影响肠道对钙、磷的正常吸收。

（7）与年龄相关的甲状旁腺功能增强会降低肾小管对磷的重吸收阈值，长期摄入不足、吸收功能损害及肾小管功能障碍可导致低磷血症。因此，老年人易发生矿物质代谢紊乱。

【性　　腺】

老年相关的内分泌改变以性腺最明显。性腺激素受脑垂体支配，女性更年期过后，主要靶器官——卵巢功能停止，雌激素、雌二醇（E$_2$）不能从卵巢分泌，只能靠肾上腺供给，因此总量显著减少。男性也有通过间脑、大脑边缘系统的自动控制机制。

1. 形态学改变　老年男性睾丸萎缩变小，生精上皮及毛细血管减少，管腔硬化变窄，精囊腺及前列腺重量减轻。女性卵巢随年龄增长而体积缩小、重量减轻，最后缩小为一小片结缔组织。

2. 生理学改变

（1）下丘脑-垂体-性腺轴的改变在男性中比较缓慢。LH 和 FSH 水平正常或轻度升高。尽管睾酮的清除率下降，但老年人总睾酮水平仍逐渐下降，而性激素结合球蛋白升高（正常高值），故游离睾酮也降低。男性从中年开始总睾酮分泌量以每年 1%～2% 的速率逐渐下降。睾酮下降可能与脂肪增加、肌肉减少、乏力、抑郁、贫血、勃起功能障碍等症状有关。与老年女性相似，老年男性性功能下降，生殖能力也随之减退直至丧失。

（2）随着卵巢的老化，卵泡对促性腺激素反应能力下降，卵泡发育不良，排卵周期减少，黄体功能不全，继而出现无排卵月经。当雌激素水平下降至不能刺激子宫内膜增生时，月经即终止。绝经后女性卵巢分泌雌激素和雄激素迅速下降，而 FSH 和 LH 升高，至 75 岁后 FSH 和 LH 开始下降。

（3）由于雌、孕激素分泌不足，造成下丘脑-垂体-卵巢间平衡失调，引起自主神经功能紊乱、新陈代谢障碍、雌激素靶器官萎缩及退行性变化，最终出现躯体及精神症状，即更年期症候群。

【胰　　腺】

糖尿病的患病率随着年龄的增长而增加。在没有糖尿病或糖耐量受损的老年人中，空腹血糖随着年龄的增加而轻微升高，口服葡萄糖后血糖恢复正常的时间减慢。老年人胰腺细胞减少，脂肪浸润，体内胰岛素的生物活性明显降低，组织细胞膜上的胰岛素受体数目也逐渐减少。

1. 形态学改变　机体随着年龄的增加，胰岛 A 细胞与 B 细胞的比率增高，即 A 细胞增多，B 细胞减少；胰岛增生能力随增龄而下降。

2. 生理学改变　随着年龄的增加，体内血糖水平也逐渐升高，糖耐量呈进行性减退。老年人的胰岛素分泌功能改变，表现为老年人在空腹以及人为的高血糖状态下，胰岛素快速脉冲分泌幅度减小，慢速脉冲分泌的频率下降。采用频繁取血的静脉葡萄糖耐量试验，显示在同样的胰岛素敏感性下，老年人的胰岛素分泌速率较年轻人慢。部分老年人前胰岛素原增加。当进展为 2 型糖尿病时，高糖钳夹试验显示早期胰岛素分泌减少或缺失，晚期胰岛素分泌减少，原因可能为：①胰岛素抵抗、胰岛素受体和（或）受体后的作用缺陷，胰岛细胞对葡萄糖的敏感性降低以及肌肉葡萄糖转运体 4（GLUT4）下降等；②老年人肥胖及对脂肪代谢能力降低，常出现高脂血症，血中游离脂肪酸含量增多，损害外周组织对糖的利用，并增加肝糖的产生；③肌肉组织的容量减少，糖原储存不足；④老年人体力活动不足、基础代谢率下降，机体对糖的需要和利用减少；⑤某些药物影响。因此，老年人更易患 2 型糖尿病，且在危重病等应激状态下，较易诱发高血糖症及其他急性并发症。

【水-电解质代谢】

水、电解质是构成人体正常内环境的重要组成部分，人体依靠自我调节能力维持其动态平衡。但正常老化可影响水和钠的调节能力。由于老年肾脏结构及功能的异常使其保钠的功能减退，加上醛固酮、利钠因子（如心房钠尿钛）的增龄变化，心血管系统、胃肠道吸收功能、呼吸系统等的老化，均使得老年人钠调节处于极不稳定状态。①老年人肾小管老化，肾浓缩尿的能力下降；②老年人肾小管对抗利尿激素（ADH）的敏感性降低，ADH 分泌增加，血中具有相对较多的 ADH，使发生低钠血症的危险性增加；③老年人血中基础心房钠尿肽（ANP）水平升高；④肾素和醛固酮水平较低；⑤口渴反应较迟钝；⑥老年人常因疾病和治疗导致水、电解质紊乱。老年人的低钠血症极为常见，老年人低钠血症以低容量性低钠血症最为多见，约占 44%，其主要原因为呕吐、腹泻导致胃肠道消化液的丧失；另外，持续禁食、流质饮食、严重食欲不佳，甚至拒食等导致或钠摄入不足在老年患者也常十分突出。

随年龄增大，体内总钾量和总钾交换下降，这种下降可能与年龄增加、肌肉组织的减少、脂肪组织增加有关。目前，已明确成年人肾上腺素可以促使钾从细胞外向细胞内转移，该作用系通过 β 受体而完成，它不受年龄增加的影响。胰岛素能促钾进入细胞，这种调节作用也不受年龄增加的影响。老年人肾外维持钾恒定的激素调节机制完整。老年人肌肉组织减少，肌肉含有约75%的细胞内钾，故体内钾总量减少，可交换钾量也相应减少；肾脏保钾功能受损，老年人中常见低钾血症，特别是急性疾病钾摄入减少、恶心、呕吐、使用噻嗪类及袢利尿剂时更易发生。由于老年人肾脏功能减退，肾素-血管紧张素-醛固酮系统活性减弱，过多摄入钾又存在高钾血症的危险。

【酸碱代谢】

老年人肺、肾功能随增龄而减退，酸碱平衡的调节系统受损，可发生各种类型的酸碱平衡紊乱：①老年人肺活量减少，对缺氧和高碳酸血症的通气反应减弱，易导致呼吸性酸中毒；②老年人各组织相对缺氧，疾病状态下固定酸产生增多、HCO_3^-丢失增加及老年人肾功能下降导致酸性产物排出减少，易导致代谢性酸中毒；③老年呼吸衰竭患者，在二氧化碳潴留失代偿基础上合并严重缺氧，可导致呼吸性酸中毒并代谢性酸中毒；④老年人有效循环血量减少、低钾血症、长期使用利尿剂，可导致低钾低氯性碱中毒，出现神经肌肉兴奋性亢进，严重时可出现手足搐搦；⑤当老年人合并多种严重疾病时，肺、肾缓冲系统及其代偿机制常同时发生障碍，易发生混合性酸碱平衡紊乱，出现多器官功能衰竭，病死率较高。

细胞外液的 pH 不受正常老化的影响，但正常老化肾脏排酸能力降低，故老年人更容易发生较严重的代谢性酸中毒。老年代谢性酸中毒的病因及处理同年轻人，但老年人往往是多种疾病同时存在，需积极处理。酸中毒时，呼吸深长，少数患者可以气促为首发症状就诊。老年患者还容易发生糖尿病酮症酸中毒和糖尿病非酮症高渗性昏迷，需及时给予补液疗法，以控制病情。代谢性碱中毒在老年人中也很常见，主要见于急性疾病伴有明显容量减少或长期应用利尿剂的患者。处理方法同年轻人：一般对急性容量减少患者静脉注射氯化钠溶液；对长期应用利尿剂或有低钾性代谢性碱中毒患者口服氯化钾；呼吸衰竭患者过度通气也容易引起代谢性碱中毒，一旦诊断，应立即处理。

【物质代谢】

1. 蛋白质代谢　老年人蛋白质分解代谢增强而合成代谢减弱，由于其消化功能减弱、肾功能减退及肝脏解毒排毒能力减弱，常不能耐受过多的蛋白质摄入，老年人容易发生负氮平衡，表现为消瘦及恶性营养不良。体内具有特殊功能的蛋白质如免疫球蛋白、血红蛋白、转运蛋白、受体蛋白、各种酶等含量降低，白蛋白的转换率及合成率减低，蛋白质解毒和适应代谢酶的诱导时间延长。

2. 糖类代谢　老年人对糖类的代谢能力减弱，易发生糖代谢异常，表现为葡萄糖耐量减低和糖尿病患病率增加。饥饿时老年人脂肪动员减慢，易发生低血糖。

3. 脂肪组织　老年人体内脂肪组织增加，胆汁酸减少，酯酶活性降低，对脂肪的消化功能下降，老年人易出现胆固醇、三酰甘油和低密度脂蛋白升高，高密度脂蛋白降低，导致不同程度的胰岛素抵抗及心脑血管疾病。①瘦素主要由脂肪组织分泌，随着年龄的增加女性瘦素水平下降；②脂联素：有研究发现，女性脂联素水平与年龄关系不大，70 岁以上男性的脂联素水平较年轻男性为高。

综上所述，随着年龄的增加，激素的产生和降解、靶器官对于激素的敏感性都发生着不同程度的变化。老年人血液中水平下降的激素有：醛固酮、GH、肾素、雌激素和催乳素（女性）、睾酮（男性）；水平没有明显变化的激素有：皮质醇、肾上腺素、胰岛素、甲状腺素（T4）；水平增加的激素有：FSH、LH、去甲肾上腺素、PTH。目前，研究最多的是 GH/IGF-I 系统、皮质醇/DHEA 系统和睾酮/雌激素系统。老年人生理改变如睡眠障碍、体力活动减少、脂肪增加和内分泌系统改变的因果关系尚不清楚。内环境紊乱、衰弱、认知障碍、跌倒等老年综合征是在多种激素的共同作用下发生的，如肌肉减少症（sarcopenia）就与睾酮、维生素 D、生长激素、皮质醇、炎症因子等有关。

总之，随着年龄的增加，机体内环境稳定机制及储备功能减退，抵抗力减弱，机体活动及适应能力下降，老年人内分泌与代谢系统亦发生相应的病理生理变化，构成了老年人内分泌代谢疾病的发病基础。人类已经认识到内分泌激素水平变化是老化的重要环节之一，激素水平变化也能促使机体其他系统的老化，并与疾病的发生发展和预后有密切的关系。当前，我国已进入老龄化社会，深入研究老年内分泌系统的变化有着重要意义。

（刘佩文　陈　丹）

思　考　题

1. 老年人垂体激素变化有哪些特点？

2. 老年人胰岛素分泌速率较年轻人慢的原因是什么？

3. 老年人易发生钠调节失衡的可能机制有哪些？

第二节 老年人甲状腺疾病

临床上老年人甲状腺疾病十分常见，由于大多缺乏典型的临床表现，其非特异性的表现往往被老年人伴发的其他疾病所掩盖，临床上较易误诊或漏诊。在老年人中，甲状腺功能亢进的发病率与年轻人相似，而甲状腺功能减退和甲状腺结节的发病率则显著上升。

一、甲状腺功能亢进

甲状腺功能亢进（hyperthroidism）简称甲亢，是由于多种病因所致的甲状腺激素合成和分泌增多引起的一组临床综合征。老年人甲亢的患病率各家报道不一，但其与年轻人相似，为 0.2%～2%。

【病　因】

老年人甲亢的主要病因是多发或单一结节的毒性甲状腺肿及自主性高功能腺瘤，而年轻人甲亢所常见病因是弥漫性毒性甲状腺肿（Graves 病）。经常使用抗心律失常药物胺碘酮及多食含碘食物诱发的甲亢亦常见。

【临床表现】

甲亢的典型表现为高代谢征候群、甲状腺肿大及眼征。老年人的甲状腺功能亢进表现十分隐匿，约 60% 以上的患者表现不典型，也可无症状，在常规检查中偶然发现。其临床特点为：

1. 心血管系统症状　老年甲亢患者心率增快不如中青年患者明显，而心房颤动、心力衰竭和心绞痛是老年甲亢最常见的心血管系统表现，有时可成为老年甲亢的唯一表现，极易误诊。

2. 消化系统症状　患者消瘦较明显，甚至呈恶液质状；食欲差、厌食、恶心呕吐常见，而食欲增强、多食较少见；便秘、腹胀和便秘腹泻交替较常见，而腹泻很少见。

3. 神经系统症状　中青年甲亢患者多表现为兴奋性增高，焦躁易怒、多语多动、失眠。而老年患者这些症状少见，常表现为淡漠、抑郁、迟钝和嗜睡，即所谓的淡漠型甲亢。

4. 甲状腺肿大　由于甲状腺随增龄而萎缩，因此甲状腺肿大及血管杂音少见，但甲状腺结节较中青年人多见。

5. 甲亢性肌病　表现为肌肉软弱无力、震颤、上楼和起立都感困难，部分患者表现为低血钾性周期性麻痹。甲亢性骨质疏松表现为骨骼脱钙、病理性骨折等常因混杂其他老年性疾病而误诊，需引起临床医师的注意。

6. 眼征　老年甲亢患者伴有突眼等眼征较少见。

【诊　断】

典型的病史和症状体征诊断甲状腺功能亢进并不困难，但老年甲亢患者由于其症状的隐匿性及非特异性，其早期诊断的关键在于临床医师对老年性甲亢的认识程度，最终确立诊断有赖于实验室检查结果。

1. 甲状腺功能检查

（1）垂体-甲状腺轴激素测定：多数患者血清 TT_3、FT_3、TT_4、FT_4 升高，TSH 降低。而 T_3 型甲亢则 TT_3 和 FT_3 升高，TSH 降低，多见于老年甲亢早期或复发期。碘诱发的甲亢常以 TT_4、FT_4 升高为主。甲亢时，因血中增高的 T_3、T_4 反馈抑制垂体前叶 TSH 的合成和分泌，血清中 TSH 浓度明显降低，即使是亚临床型甲亢，血中 T_3、T_4 尚未升高，血清中 TSH 已明显降低，因此血清中 TSH 检测是诊断甲亢的最佳单项检验。

（2）TRH 兴奋试验：甲亢患者由于垂体分泌 TSH 功能高度受抑制，对 TRH 刺激无反应。另外，由于高敏 TSH（sTSH）的检测，可测出很低的浓度值，测定范围可达 0.04～200mU/L，诊断准确性很高，已趋于淘汰 TRH 兴奋试验。

2. 病因检查

（1）自身免疫抗体检测：甲状腺刺激性抗体（TSAb）显著升高表明 Graves 病甲亢发作或复发；抗甲状腺球蛋白抗体（TGAb）和甲状腺过氧化物酶抗体（TPOAb），桥本甲状腺炎甲亢两项阳性率高。

（2）核素检查：甲状腺核素静态显像对结节性甲状腺肿伴甲亢患者，为明确结节或腺瘤的功能状态，尤其对自主高分泌功能的热结节诊断有价值。甲状腺摄 ^{131}I 功能实验可用来评价甲状腺的功能状态，甲亢时甲状腺摄取 ^{131}I 能力增强、高峰提前。

（3）超声检查：可以了解甲状腺大小、性状、血供情况及结节的性质，对鉴别桥本病、结节性甲状腺肿及 Graves 病有一定参考价值。

（4）甲状腺穿刺活检：甲亢患者需确定甲状腺结节性质时，可考虑此检查。

【治　疗】

甲亢的治疗包括药物治疗、放射性 ^{131}I 治疗和手术治疗。

1. 药物治疗　抗甲状腺药物治疗是治疗老年人甲亢的主要方法之一，它不引起永久性甲状腺功能减退，但疗程长、复发率高。临床上常用的有：甲巯咪唑（methimaxole）、他巴唑（tapazole）和丙硫氧嘧啶（propylthiouracil，PTU），其用法与中青年甲亢相似，但剂量酌减。不良反应有皮肤瘙痒、皮疹、关节痛、粒细胞减少症、中毒性肝病等。粒细胞缺乏是抗甲状腺药物的偶见严重并发症，老年甲亢患者发生此症的危险性较年轻人增加，要引起注意。

2. 放射性 ^{131}I 治疗　安全有效、经济方便、不良反应少，对大多数因 Graves 病、单个自主结节引起的老年甲亢患者，尤其是有心血管疾病高危因素的老年患者，推荐首选放射性 ^{131}I 治疗，可以避免手术所致与年龄相关的术后并发症，缓解彻底，对于放射性 ^{131}I 治疗引起的甲状腺功能减退可用左甲状腺素钠终身替代治疗，可明显提高患者的生活质量。

3. 手术治疗　老年患者尤其是合并有心脏疾病患者，不宜手术治疗。但有结节性甲状腺肿和功能自主性甲状腺瘤，仍以手术为宜。

二、甲状腺功能减退

甲状腺功能减退（hypothyroidism）简称甲减，是多种病因引起甲状腺激素合成分泌不足或生理效应不足所致的全身性疾病。老年人甲减的患病率高于老年人甲亢的发病率，女性明显高于男性。在年龄大于 65 岁的老年人中，临床甲减的患病率为 2%～5%，亚临床型甲减患病率为 5%～10%。

【病　　因】

老年人甲减的发病原因与年轻人大致相同，只是内分泌腺的增龄性改变使老年人甲减更易发生。

（1）原发性甲减是由于甲状腺腺体本身病变引起的，其中自身免疫性甲状腺炎引起的甲减在老年人中较常见，尤其是慢性淋巴细胞性甲状腺炎（chronic lymphadenoid thyroiditis）或桥本甲状腺炎（hashimoto thyroiditis）最常见。随着年龄增长，甲状腺自身抗体增加，因此老年人甲状腺自身抗体阳性率高于中青年。老年人原发性甲状腺功能减退 TSH 升高与 TPOAb 相关，这提示老年人甲状腺功能减退症可能系甲状腺自身免疫疾病所致。甲状腺手术、放射碘、抗甲状腺药物治疗、颈部放疗及碘剂、锂剂等亦可致甲减。

（2）垂体、下丘脑病变导致的继发性甲减较少见。

（3）罕见的甲减是由于甲状腺激素在外周组织实现生物效应障碍引起的甲状腺激素抵抗综合征。

【临 床 表 现】

老年人甲减发病较为隐匿，自觉症状通常少而模糊，缺乏特征性。多数患者为亚临床型甲减（TSH 升高而 T_3、T_4 正常，伴或不伴症状）。

1. 一般表现　外观上常有颜面苍白、眼睑水肿、唇厚舌大、声音低沉嘶哑、皮肤粗糙干燥、体毛脱落稀少等。

2. 神经系统症状　常表情淡漠、懒言少动、抑郁焦虑、记忆力减退等。

3. 心血管系统症状　表现为心音低钝、心脏扩大、心率减慢、心包积液，常合并血脂异常和冠心病。

4. 其他　亦可见黏液水肿面容、低钠血症、胸腔积液、腹水、厌食、贫血等。

由于老年人甲减许多表现为非特异的老龄化综合征，易被理解为正常的衰老而漏诊，严重时可因长期得不到诊断，发生黏液水肿性昏迷而死亡。

【诊　　断】

对可疑的甲减患者，应及时检测甲状腺功能。

1. 甲状腺功能检查

（1）垂体-甲状腺轴激素测定：血清 TSH 水平上升是诊断原发性甲状腺功能减退最敏感的指标，尤其在亚临床甲减阶段，TSH 升高可以是唯一的甲状腺功能异常表现。血清 T_4 水平的诊断价值较 T_3 大。因为 T_3 主要来源于外周组织 T_4 的转换，所以不作为诊断原发性甲减的必备指标。此外，尚需鉴别正常甲状腺功能病态综合征（亦称低 T_3 综合征），即非甲状腺源性低 T_3 状态，而 TSH 和 T_4 基本正常，此症常见于饥饿、长期能量摄入不足及合并其他急慢性疾病的病重患者。对病重老年患者，诊断甲减必须 TSH 显著升高（＞15mU/L）或血清 FT_4 水平明显降低（＜8pmol/L），两者兼备则可能性更大。

（2）TRH 兴奋试验：可用于鉴别继发性甲减或原发性甲减，正常情况下静脉注射 TRH 200～500μg 后，TSH 很快上升 5～25mU/L，30 分钟达高峰，120 分钟恢复正常。若 TSH 呈延迟增高反应，提示病变可能位于下丘脑；若无增高反应，病变可能在垂体；若 TSH 原本较高，TRH 刺激后更高，提示为原发性甲减。

2. 自身免疫抗体测定　TGAb、TPOAb 阳性，提示慢性淋巴细胞性甲状腺炎。

【治　　疗】

甲状腺激素替代治疗是甲减治疗的基本方法。老年人甲减替代治疗的原则是：①强调小剂量开始，缓慢增加剂量，维持量少于年轻患者，并发冠心病者剂量更小，并注意心绞痛及心力衰竭的发生。目前，临床上常用的药物为甲状腺片和左甲状腺素（L-T_4），

L-T$_4$ 为人工合成的 T$_4$，生物效价稳定，半衰期长，每天服一次即可，对老年人尤其方便。一般从小剂量 12.5μg 开始，每 2～4 周增加一次剂量，甲状腺片 10mg 开始，逐步增加剂量至临床效果满意为止。②注重临床效果，一般患者治疗要求 TT$_4$、FT$_4$、TSH 恢复至正常水平，但老年人甲减患者由于心脏病等原因，有的患者未达到正常激素水平，已出现心绞痛、心律不齐或心动过速，因此既要尽可能消除甲减症状，又要使患者耐受，不能苛求激素水平达到正常。

三、甲状腺结节

随着年龄增长，老年人甲状腺结节（thyroid nodules）的患病率明显增加。

【病　因】

甲状腺结节以甲状腺腺瘤为最多见，其次为结节性甲状腺肿，少数为甲状腺癌和甲状腺炎。大部分类型病因不明，少部分与自身甲状腺免疫病有关；TSH 刺激在甲状腺肿瘤的发生中可能也起一定作用，但甲状腺肿瘤的具体病因及发病机制至今尚不清楚。老年人甲状腺结节即使为恶性，大多数也以恶性程度较低的乳头状癌或滤泡状癌居多，预后良好。

【临床表现】

其临床表现取决于结节的性质。大多无明显症状，主诉无意中触及的甲状腺结节或颈部包块；结节增大有压迫症状时可有声音嘶哑、吞咽困难、呼吸困难等表现；胶质腺瘤内有出血和坏死时可有明显触痛及波动感；有分泌功能的腺瘤可出现甲亢的临床表现，甲状腺核素扫描显示为"热结节"。

【诊　断】

甲状腺结节的诊断应根据病史、体检、超声、甲状腺核素扫描及细针穿刺活检（FNAB）等，对临床发现的老年人甲状腺结节进行全面评价，以鉴别其良恶性。以下几点可供参考：

1. 症状及体征　结节增长迅速多为恶性，但急剧长大伴疼痛的甲状腺结节多系腺瘤内出血或急性甲状腺炎；质软、光滑、可活动的结节多为良性，而坚硬、固定、不痛的结节，恶性的机会大，尤其伴邻近淋巴结肿大时。

2. 影像检查　所有甲状腺结节患者均应进行颈部超声检查，超声提示结节为恶性的征象有：①实性低回声结节；②结节边缘和形态不规则；③结节内可见微小钙化；④结节内血流丰富；⑤伴颈部淋巴结超声异常。但通过超声鉴别结节良恶性与超声医师的水平相关。X 线检查如显示致密、不均匀和成堆的钙化灶，则提示髓样癌。

3. 同位素扫描　"热结节"伴周围组织吸碘抑制，常为良性肿瘤伴自主功能亢进；"温结节"多见于良性肿瘤，单个"冷结节"，癌的可能性大，但不一定是，如结节内发生出血和囊性变等，也可为"冷结节"。另外，极个别的甲状腺癌有时可发生于高功能结节中，因此"热结节"并不能完全排除恶性的可能性。

4. 其他检查　甲状腺结节伴 TSH 水平低者，其结节恶性的比例低于 TSH 水平升高或正常者。甲状腺结节伴血清降钙素水平明显升高者，提示髓样癌；甲状腺球蛋白（Tg）显著升高对甲状腺癌有参考价值，但不建议用 Tg 来评估甲状腺结节的良恶性。若 TGAb 和 TPOAb 升高或 TSH 受体阻断性抗体（TSBAb）阳性，提示与自身免疫性甲状腺炎有关。

5. 细针穿刺活检（FNAB）　操作简便、安全、特异性强，诊断符合率高，患者易接受，对确立肿瘤性质和指导治疗有重要价值。凡直径大于 1cm 的甲状腺结节，都可以考虑 FNAB 检查。对经 FNAB 仍不能确定良恶性的甲状腺结节，可考虑对穿刺标本进行 BRAF 突变、Ras 突变等甲状腺癌的分子标志物检测。

【治　疗】

甲状腺结节的治疗由结节的性质来确定。老年患者伴甲亢的腺瘤，首选 ^{131}I 放射治疗，如腺瘤较大有压迫症状时，可首选手术行甲状腺次全切除；对甲状腺功能正常的腺瘤可暂不治疗，密切观察其甲状腺功能；对 FNAB 检查怀疑为恶性的患者，除非有手术的绝对禁忌证，均应手术治疗。术后患者均需接受长期的甲状腺激素替代治疗以抑制垂体 TSH 的释放，减少残余甲状腺组织瘤体增生的机会或使微小的瘤体发生退化。

（毛拓华　毕会民）

思　考　题

1. 简述老年人甲亢的临床特点。
2. 简述老年人甲减替代治疗的原则。

第三节　老年糖尿病

糖尿病（diabetes mellitus，DM）是一组由胰岛

素分泌缺陷和（或）胰岛素作用障碍所致的以高血糖为特征的代谢性疾病。持续高血糖与长期代谢紊乱等可导致全身组织器官，特别是眼、肾、心血管及神经系统的损害及其功能障碍和衰竭。严重病例可引起失水、电解质紊乱和酸碱平衡失调等急性并发症，危及生命，应予以足够的重视。

2013 年，国际糖尿病联盟（IDF）针对 70 岁以上老年人提出了首部《IDF 老年 2 型糖尿病管理指南》。指南根据老年 2 型糖尿病患者的机体功能状况、认知能力、精神健康等因素将其分为功能独立类、功能依赖类和临终关怀类，其中功能依赖类又分为虚弱和痴呆两个亚类，针对不同类别的患者提出了个体化的临床管理建议。

为了制订针对老年患者的个体化的治疗方案，首先需要从以下五个方面对患者进行全面的病情评估：①了解患者的血糖控制水平；②了解患者的血糖调节能力；③评估患者是否合并高血压、血脂异常、高尿酸和肥胖；④检查眼底、尿白蛋白/肌酐比值，行颈动脉超声检查，评估是否存在早期并发症；⑤评价患者的自我管理能力。

综合评价患者之后，就可以为患者量身定制适合其个体情况的治疗方案，力争做到早预防、早诊断、早治疗、早达标。

【诊　断】

（一）临床表现

1. 典型症状　糖尿病典型症状是多饮、多尿、多食和消瘦，即三多一少。病情重者出现食欲减退、恶心、呕吐、全身疲乏无力，多见于较重程度的老年糖尿病患者。

2. 不典型症状　不少糖尿病患者，尤其老年 2 型糖尿病患者症状不典型，仅有头晕、乏力等，甚至无症状。有的发病早期或糖尿病发病前阶段，可出现午餐或晚餐前的低血糖症状，被迫多进食，体重反而在短期内有轻度增加。有的出现外阴瘙痒、皮肤疖肿、脚气感染等。少数患者平时无明显不适，在感染、饮食不当、应激等情况下出现恶心、呕吐、呼吸困难、昏迷等，以酮症酸中毒或高渗性昏迷首次就诊。

3. 高血糖　本身症状不明显，但伴慢性合并症时，可出现有关体征，如视物模糊、白内障、胫前斑、皮肤感觉减退、指端坏疽等。

（二）诊断及检查

1. 糖尿病诊断　糖尿病主要表现为血糖异常升高，其诊断标准（表 15-1）。

表 15-1　糖尿病诊断标准（静脉血浆）

糖尿病
空腹至少 8 小时后血糖≥7.0mmol/L
或者
随机血糖≥11.1mmol/L
或者
OGTT2 小时血糖≥11.1mmol/L
空腹血糖异常（IFG）*
FPG≥6.1mmol/L 但<7.0mmol/L
糖耐量减低（IGT）*
OGTT 2 小时血糖≥7.8mmol/L 但<11.1mmol/L

*注意随机血糖不能用于诊断 IFG 和 IGT

注：表中的异常结果在无应激情况下需在另一天重复测定上述指标中任一项，如仍属异常，才可确诊

2. 尿糖测定　尿糖阳性是诊断糖尿病的重要线索。中段尿及 24 小时尿糖反映数小时至 24 小时机体排出糖量，可作为疗效观察指标。在分析尿糖结果时应注意肾糖阈的影响。肾糖阈升高的人，血糖虽高，但尿糖可阴性，如肾小球动脉硬化；肾糖阈降低者，血糖不高也可出现尿糖，如妊娠期，肾性糖尿等。

3. 糖化血红蛋白水平　可反映近2～3个月平均血糖水平。

4. 胰岛素(或 C 肽)释放试验　方法同 OGTT。已诊断糖尿病者此试验可用馒头代替葡萄糖。1 型糖尿病患者胰岛素分泌缺乏，空腹及餐后均低，表现为持续低水平曲线。2 型糖尿患者胰岛素分泌总水平可以正常、偏高或降低，但主要是延迟曲线。

5. 其他

（1）血生化检查：血脂测定，老年糖尿患者常有高脂血症，可表现有三酰甘油、低密度脂蛋白胆固醇升高，高密度脂蛋白胆固醇降低。肝、肾功能及电解质亦应定期检查。

（2）必要时行血皮质醇、胰高血糖素、生长激素、甲状腺激素等测定以排除继发性糖尿病。

（3）可进一步做心电图、尿白蛋白排量、眼底、神经传导速度和心血管超声等检查，以了解合并大血管和微血管病变情况。

【治　疗】

老年糖尿病的治疗要重视基础治疗。基础治疗包括教育和管理、饮食和运动三方面。缺乏糖尿病的防治知识是血糖控制差的最主要原因。重视老年患者的教育和管理是提高糖尿病治疗水平的重要举措。

1. 治疗原则

（1）老年2型糖尿病患者，病情轻者，可先行饮食治疗和运动治疗，效果不佳时再加用降糖药。

（2）2型糖尿病患者经上述治疗效果不好或磺酸脲类药物继发性失效，或出现重要并发症，手术前后和应激时需要及时使用胰岛素治疗。

（3）各型糖尿病均应施行饮食疗法，并辅以运动锻炼（除非对运动有禁忌情况者）。

2. 糖尿病知识教育 患者对糖尿病有关知识的了解程度是治疗成功的关键。因此，糖尿病一旦确诊，即应对患者进行糖尿病教育，包括糖尿病的一般知识、自我血糖和尿糖的监测、降糖药物的用法和用量、不良反应的观察和处理等以及各种并发症的表现及防治。必须认识到糖尿病的治疗是一综合治疗，而不仅仅是血糖的控制。他们还需要告知关于其他药物对血糖的控制、糖尿病并发症以及糖尿病患者的自我护理方面的影响。

3. 饮食治疗 是一项重要的基础治疗措施。饮食治疗的原则为控制总热量和体重、减少食物中脂肪，尤其是饱和脂肪酸含量，增加食物纤维含量，使食物中糖类、脂肪和蛋白质的所占比例合理。

4. 运动疗法 是糖尿病的基本治疗方法之一，应根据患者的实际情况，选择合适的运动项目，量力而行，循序渐进，贵在坚持。提倡餐后的适量室内运动与每周3～4次的体能锻炼相结合，每周2～3次的抗阻力运动，如举重物、抬腿保持等可以帮助老年患者延缓肌肉的减少。

5. 口服降糖药 目前主要有五种类型的口服降糖药。

（1）磺酸脲类：此类药物主要作用于胰岛B细胞表面的受体，促进胰岛素分泌。其适用于胰岛B细胞功能无明显减退及无严重肝、肾功能障碍的糖尿病患者。常用有格列本脲（优降糖）2.5～5 mg，每天2～3次；格列齐特（达美康）80 mg，每天2～3次；格列吡嗪（美吡达）5～10mg，每天2～3次；格列喹酮（糖适平）30～60 mg，每天2～3次；格列美脲（亚莫利）1～4mg，每天1次；格列吡嗪缓释剂型（瑞易宁）2.5～15mg，每天1次。由于老年患者的低血糖风险相对较大，应避免使用格列本脲。有轻、中度肾功能不全的患者可以考虑使用格列喹酮。

（2）双胍类：此类药物能促进肌肉等外周组织摄取葡萄糖，加速糖的无氧酵解，抑制糖异生，减少或者抑制葡萄糖在肠道中的吸收。目前使用的是二甲双胍，适用于2型糖尿病，伴肥胖者应为首选药物。二甲双胍250～750 mg，每天2～3次。二甲双胍无低血糖的风险，本身没有肾毒性，估算肾小球滤过率（eGFR）在60ml/（min·1.73m²）以上时

可以使用，eGFR在45～60ml/（min·1.73m²）时二甲双胍应该减量，eGFR在45ml/（min·1.73m²）以下时不适合使用二甲双胍。双胍类药物禁用于肝功能不全、心力衰竭、缺氧或接受大手术的患者，以避免乳酸酸中毒的发生。在做使用碘化造影剂的检查前应暂时停用二甲双胍。

（3）葡萄糖苷酶抑制剂：能选择性作用于小肠黏膜刷状缘上的葡萄糖苷酶，抑制多糖及蔗糖分解成葡萄糖，延缓糖类的消化，减少葡萄糖吸收，降低餐后高血糖。现用阿卡波糖（拜糖平）50～100mg，每天2～3次；伏格列波糖0.2～0.4mg，每天2～3次。此类药需与第一口饭一起嚼服。阿卡波糖是国内唯一批准可用于糖尿病前期的药物。

（4）非磺酸脲类胰岛素促分泌剂：苯甲酸衍生物（瑞格列奈）和苯丙氨酸衍生物（那格列奈），其结构与磺酸脲类不同，与胰岛B细胞表面的受体结合部位也不同，其作用也通过ATP敏感的钾通道关闭和钙通道开放，增加细胞内钙浓度而刺激胰岛素释放。通常在进餐时服用，剂量因血糖水平而异，瑞格列奈0.5～2mg，每天3次。那格列奈120mg，每天3次，餐前服用。格列奈类药物受肾功能影响小，以降低餐后血糖为主，低血糖的风险较磺脲类药物相对低。

（5）胰岛素增敏剂（噻唑烷二酮）：可促进胰岛素介导的葡萄糖利用和改善B细胞功能。已在临床应用的有曲格列酮（因肝损害，现已停用）、吡格列酮和罗格列酮。罗格列酮剂量2～4mg，每天1～2次，吡格列酮15～30mg，每天1～2次。噻唑烷二酮类药物增加胰岛素敏感性作用确切，但有增加体重、水肿、心力衰竭、骨折的风险，在老年患者中的应用还存在争议，一般不推荐在老年糖尿病患者中使用。

此外，还有近年上市应用的肠促胰素类：

（1）二肽基肽酶-4（DPP-4）抑制剂：主要降低餐后血糖，低血糖风险小，耐受性和安全性比较好，不增加体重，对于老年患者有较多获益。

（2）胰高血糖素样肽-1（GLP-1）受体激动剂：对于比较瘦弱的老年患者不适合。肾功能不全时药物需要减量，有胰腺炎病史者需慎用。目前，尚缺乏老年患者的使用经验。

6. 胰岛素治疗

（1）适应证：①老年1型糖尿病患者；②老年2型糖尿病患者经较大剂量口服药物治疗，血糖仍然控制不好时；③糖尿病出现严重急性并发症时，如酮症酸中毒、高渗性昏迷等；④老年2型糖尿病患者遇严重应激时（如较大手术、较严重感染、心肌梗死、脑血管意外等）；⑤糖尿病出现严重的慢性并发症时，如严重肾病、神经病变、视网膜出血等；⑥口服降糖

药禁忌使用时，可改用胰岛素。

（2）剂量：每天剂量根据病情，一般从小剂量开始，每天予 10～30U，以后根据血糖控制情况逐步调整。

（3）用法：一般于餐前 15～30 分钟皮下注射。①轻型患者可早上注射一次每天剂量（通常长效和短效胰岛素各占 1/3 和 2/3 或用预混胰岛素）；②病情较重或每天胰岛素用量大于 30U 者，应每天早晚各 1 次或每餐前各 1 次，总量的 2/3 用于早中餐前，1/3 用于晚餐前；严重者，每天 3～4 次。

（4）常用胰岛素制剂皮下注射作用时间（表15-2）。

（5）最常见和严重的不良反应为低血糖，治疗时务必进行血糖监测。

表 15-2　常用胰岛素制剂皮下注射作用时间

剂型	起效（小时）	高峰（小时）	持续（小时）	用法
短效胰岛素	0.5	2～4	6～8	餐前 15～30 分钟每天 2～4 次
中效胰岛素	2～4	6～10	12～14	餐前 15～30 分钟每天 2～3 次
长效胰岛素	4～6	14～20	24～36	早，晚餐前 1 小时每天 1～2 次

7. 血糖控制目标（表 15-3）　表中值是针对总体糖尿患者而言，对于有合并症的老年患者及其他异常情况或环境时，治疗目标有所不同，空腹血糖应<7.8mmol/L，餐后 2 小时应<10mmol/L。

表 15-3　血糖控制目标

代谢指标	理想	一般	较差
餐前静脉血浆血糖（mmol/L）	4.4～6.1	≤7.0	>7.0
（毛细血管全血血糖）	4.4～6.1	≤8.0	>8.0
餐后静脉血浆血糖（mmol/L）	4.4～8.0	≤10.0	>10.0
（毛细血管全血血糖）	5.4～9.0	≤11.0	>11

预期寿命>10 年、低血糖风险小、控糖获益大、医疗支持好的老年糖尿病患者，糖代血红蛋白控制标准为<7.0%，相应空腹血糖<7.0 mmol/L 和餐后 2 小时血糖<10.0mmol/L。对新诊断、相对年轻、预期生存期>10 年、无并发症及伴发疾病、降糖治疗无低血糖和体重增加等不良反应、不需要降糖药物或仅用单种非胰岛素促泌剂降糖药，并且治疗依从性好的患者可将糖代血红蛋白控制在正常水平。对老年人尤其是高龄患者的血糖控制目标总体要放宽，主要原因是，老年人的神经反应相对比较迟钝或存在神经病变，容易发生无感知低血糖。

以下是个体化的分层控制目标：

（1）HbA1c<7.5%：适用情况：①预期生存期>10 年；②并发症及伴发疾病较轻；③有一定低血糖的风险；④应用胰岛素促泌剂类降糖药物或以胰岛素治疗为主的 1 型糖尿病和 2 型糖尿病。

（2）HbA1c<8.0%：适用情况：①预期生存期>5 年；②并发症及伴发疾病程度中等；③有低血糖的风险；④应用胰岛素促泌剂类降糖药物或以胰岛素治疗为主的老年 2 型糖尿病患者。

（3）HbA1c<8.5%：适用情况：①预期生存期<5 年；②完全丧失自我管理能力；③需要避免严重高血糖引发的糖尿病急性并发症和难治性感染等情况发生，消除尿糖并避免代谢紊乱。

按功能分类来说：功能独立类老年人为 7.0%～7.5%，功能依赖类为 7.0%～8.0%，对于虚弱的患者更可放宽至 8.5%。

8. 血压管理　糖尿病患者的高血压患病率是非糖尿病患者的 1.5 倍，同时高血压又能增加糖尿病肾病和视网膜病变等并发症的发生率，因此降糖的同时要兼顾血压控制。

指南建议一般老年糖尿病患者，血压应控制在 140/90mmHg 以下。而更低的血压目标则≤120/90mmHg，对于 65 岁以上人群并未有更多的获益。对于虚弱的老年人，血压控制目标更可放宽至 150/90mmHg。临终患者则不必过于严格地控制血压。

在 6 周的单一非药物性治疗如限盐、戒烟、限酒、锻炼等未能达到降压目标时应开始药物治疗。对于糖尿病合并高血压患者，起始及后续的药物治疗都应包括血管紧张素转换酶抑制剂（ACEI）或血管紧张素受体拮抗剂（ARB）（需排除禁忌证）。

9. 血脂管理　功能状况良好的老年糖尿病患者降脂目标：低密度脂蛋白胆固醇（LDL-C）<2.5mmol/L，三酰甘油（TG）<2.3 mmol/L，高密度脂蛋白胆固醇（HDL-C）>1.0 mmol/L。对于既往有心血管疾病病史的老年患者，低密度脂蛋白（LDL）<1.8mmol/L。考虑虚弱、痴呆及晚期患者有限的预期寿命，应放宽血脂控制目标甚至不予干预。如他汀类单药不能达标，可联合应用胆固醇吸收抑制剂，合并高三酰甘油血症者，要首先控制脂肪摄入量，如 TG≥4.5mmol/L 可加用贝特类调脂药或肠道脂肪酶抑制剂，无高尿酸血症者可选用烟酸制剂。

10. 尿酸管理　老年患者的尿酸控制目标同一般人群，推荐服用抑制嘌呤合成类药物，小剂量起始，逐步达标，可辅用碳酸氢钠（小量多次）维持尿 pH 在 6.5 左右（6.2～6.9）。

（肖新华　许建萍）

思 考 题

1. 简述老年人糖尿病的临床表现特点。
2. 简述老年糖尿病患者的血糖控制目标。

第四节 老年人痛风

痛风（gout）是一组嘌呤代谢紊乱，临床以高尿酸血症（hyperuricemia）为特点并因此而致组织及器官损伤的疾病，以痛风性关节炎反复发作、痛风石沉积、痛风石性慢性关节炎及关节畸形、肾实质性病变和尿酸石形成为特征。痛风好发于中老年男性。

【病因与发病机制】

痛风分为原发性和继发性两大类。

1. 原发性　原发性痛风有家族遗传史，大多原因不明，少数为酶缺陷。前者以多基因遗传所致，可使尿酸生成过多、排泄过少或两者并存；后者常见磷酸糖焦磷酸合成酶（PRS）活性增高，次黄嘌呤-鸟嘌呤磷酸核糖转移酶（HGPRT）部分缺乏，皆可使尿酸生成过多，为性联遗传。越来越多的报道表明，原发性痛风与肥胖、原发性高血压、血脂异常、糖尿病、胰岛素抵抗关系密切。

2. 继发性　继发于其他先天性代谢病，如糖原贮积症Ⅰ型，因葡萄糖-6-磷酸酶缺乏，其尿酸生成过多和排泄减少而发生高尿酸血症；继发于其他疾病或药物，骨髓或淋巴增生性疾病、白血病等肿瘤化疗和放疗后，由于核酸分解增加导致尿酸生成增多；继发于尿酸排泄减少的疾病，如慢性肾病，多种药物如噻嗪类利尿药、呋塞米、吡嗪酰胺、小剂量阿司匹林、乙醇等均能抑制尿酸排泄，酮症或乳酸浓度升高，也可抑制肾小管排泌尿酸。

高尿酸血症患者有10%~20%发生痛风。当血浆中尿酸浓度≤416.2mmol/L（7.0mg/dl），尿酸处于溶解状态，若>416.2mmol/L就成为过饱和溶液，尿酸盐就会在组织内沉积而造成痛风的组织学改变。除浓度外，还有一些因素可影响尿酸的溶解度，如雌激素、温度、H^+浓度等促进尿酸游离。

【临床表现】

1. 高尿酸血症期（无症状期）　仅有血尿酸升高，有的可终身不出现症状。

2. 急性关节炎期　典型症状多为夜间突然发病，最易受累部位是跖趾关节，呈红肿热痛，发作常呈自限性。缓解期可数月、数年乃至终身。但多数反复发作，甚至发展到慢性关节炎阶段，多于春秋季发病，饮酒、高蛋白饮食、脚扭伤是重要诱因。

3. 痛风石及慢性关节炎　大小不一，小如米粒，大如鸡蛋，初起质软，日久坚硬如石，可致关节僵硬、畸形、破溃。

4. 痛风肾病　又称高尿酸性肾病，呈慢性经过。临床可有蛋白尿、血尿、等渗尿，可逐渐出现高血压、氮质血症等肾功能不全表现。

5. 尿酸性尿路结石　大多数为纯尿酸结石，特点是X线不显影，部分与草酸钙、磷酸钙混合，X线可显影。泥沙样结石常无症状，较大者有肾绞痛、血尿。

【辅助检查】

1. 血尿酸测定　急性发作期男性血尿酸>420μmol/L，女性>350μmol/L，缓解期可正常。

2. 急性发作期关节腔穿刺　取滑囊液行旋光显微镜检查，发现白细胞内有双折光现象的针形尿酸盐结晶。

3. X线检查　在受累关节可发现骨软骨缘邻近关节的骨质有不整齐或圆形之穿凿样亮缺损区，系为尿酸盐侵蚀骨质所致，早期可无异常发现。

4. 痛风石活检　可见尿酸盐结晶。

【诊断与鉴别诊断】

1. 诊断　根据关节炎发作的典型表现、诱因、家族史、发病性别、年龄及泌尿系统尿酸结石等病史，血液尿酸升高可做诊断。必要时做关节穿刺滑囊液及痛风石活检和X线检查有助进一步诊断，还可用秋裂胺做诊断性治疗，若为痛风，用后可迅速缓解。

2. 鉴别诊断　痛风急性发作期需与活动期类风湿关节炎、化脓性关节炎、风湿性关节炎相鉴别。类风湿关节炎多见于青中年女性，好发于小关节，关节呈梭形肿胀，呈对称性，类风湿因子阳性。化脓性关节炎全身中毒症状重，血尿酸不高，滑囊液检查无尿酸盐结晶。风湿性关节炎抗"O"升高、红细胞沉降率增快。慢性发作期应与假性痛风及类风湿关节炎相鉴别。假性痛风为关节软骨钙化所致，发病年龄较大，以膝关节最常累及，关节滑囊液中含焦磷酸钙结晶，X线检查示软骨骨化，血尿酸不高。

【治 疗】

1. 一般治疗

（1）饮食控制：减少富含嘌呤类食物的摄入，戒酒、避免诱发因素，多饮水，有利于尿酸的排泄。

（2）碱化尿液：保持尿pH 6~7，有利于尿酸排泄和尿酸结石的溶解，可口服碳酸氢钠片。

（3）避免使用抑制尿酸排泄的药物：如呋塞米和噻嗪类利尿药。

2. 抑制尿酸合成药

（1）非布司他片：在降低尿酸，减少痛风急性发作频率及不良反应发生率方面均优于别嘌醇。本品不良反应大多轻微，主要为恶心、皮疹、咳嗽，部分患者肝脏酶水平升高，大多数患者可耐受。

（2）别嘌醇（allopurinol）：为黄嘌呤氧化酶抑制药，通过竞争抑制了黄嘌呤或次黄嘌呤转化为尿酸，使尿酸生成减少。其适用于尿酸生成过多者或不适合于使用促尿酸排泄药者，用量为 0.1g，渐增至 0.2g，每天 3 次。可与促进尿酸排泄药合用。不良反应有表皮脱剥性皮炎、发热、胃肠道刺激、肝损害、骨髓抑制等。

3. 促进尿酸排泄药 促进尿酸排泄从而降低血尿酸浓度。

（1）丙磺舒（probenecid）：初用 0.25g，每天 2 次，两周内增至 0.5g，每天 3 次，一日最大剂量为 2g，可有轻度胃肠道反应、药热、皮疹，偶见急性痛风发作。肾结石、严重肾功能不全及磺胺过敏者禁用，胃溃疡患者慎用。

（2）磺吡酮（sulfinpyrazone）：药效比丙磺舒强 3～6 倍。初始剂量为 50～100mg，2 次/天，逐渐增加至 200～400mg，2 次/天，有轻度储钠的作用。

（3）苯溴马隆（benzbromarone，痛风立仙）：为治疗高尿酸血症及痛风症的特效药。开始 25mg/d，连服 10 天，改常规剂量 50～100mg，隔日 1 次。不良反应小，部分患者有胃肠不适、肾绞痛、急性关节炎发作及粒细胞减少，故应定期复查血常规。

促尿酸排泄药治疗的最大危险是尿中尿酸晶体的形成在肾小管、肾盂和尿路的沉积，导致肾绞痛或肾功能减退。从小剂量开始，逐步增加剂量，并多饮水，碱化尿液可减少这种危险。

4. 急性痛风性关节炎的治疗

（1）秋裂胺（colchicine）：对控制痛风急性发作具有非常显著的疗效，为急性期的首选用药。其可减少或终止白细胞和滑膜内皮细胞的趋化运动，有良好的抗炎、止痛作用。用法：①口服法：0.5mg/h 或 1mg/2h，一天总量 4～8mg，持续 24～48 小时，直至症状缓解或出现腹泻等胃肠道不良反应时停用。②静脉法：可减少胃肠道反应。一般 1～2mg 溶于生理盐水 200ml 中，5～10 分钟缓慢注射，4～5 小时可再次注射，总剂量不超过 4mg，切勿外漏，以免造成组织坏死。秋裂胺的毒性较大，常见的不良反应为胃肠道反应、骨髓抑制、肝细胞损害、上行性麻痹、呼吸抑制。有时可出现尿少或血尿，甚至发生脂肪性肾病变。

故骨髓抑制、白细胞减少、肝肾功能不全者及年老体弱者应禁用或慎用。老年患者应用时尽量以口服为主，剂量宜小，以免引起肾功能损害。

（2）非甾体抗炎药：可有效缓解疼痛，不良反应有恶心、呕吐、腹痛、溃疡等，因此老年患者使用时要特别慎重。

（3）糖皮质激素：能迅速地缓解急性发作，但停药后往往出现反跳现象，因此只有在秋裂胺及非甾体抗炎药无效或有禁忌证时短期使用。老年人机体抵抗力低下，使用糖皮质激素时要特别注意感染和出血等不良反应。

5. 中医药治疗 痛风属于中医"痹证"范畴。中医药治疗可分三个阶段，即急性发作期、无症状期和慢性迁延期。急性发作期症见关节剧痛，局部红肿灼热，活动不便，兼见烦热口渴，尿黄便干等症状，治疗采用清热凉血、除湿通络，常用四妙散、宣痹汤、当归拈痛汤、五味消毒饮加减。无症状期治疗采用健脾化湿、补益肝肾，常用参苓白术散、五苓散、独活寄生汤加减。慢性迁延期见于痛风反复发作，累及关节、肾脏，关节肿大僵硬畸形，屈伸不利或有腰部酸胀，少尿水肿，治疗采用活血化瘀、泄浊通络，常用桃红四物汤、防己黄芪汤、六味地黄汤加减。

（宋恩峰）

参 考 文 献

姜蕾，王卫庆. 2014. 老年肾上腺疾病的研究新进展. 中华内分泌代谢杂志，30（9）：815-817.

刘幼硕. 2005. 老年内分泌系统特点与疾病. 中华老年医学杂志，24（8）：637-639.

饶丽芬，杨念生. 2007. 老年补液疗法. 中国实用乡村医生杂志，14（5）：11-15.

邵迎红. 2011. 老年水盐代谢异常评估和治疗. 中国实用内科杂志，31（8）：587-590.

肖海鹏，苏磊. 2014. 老年内分泌系统的变化. 中华内分泌代谢杂志，30（9）：809-812.

余叶蓉. 2014. 老龄对下丘脑-垂体前叶功能的影响. 中华内分泌代谢杂志，30（9）：812-814.

周恍，李启富. 2014. 老年内分泌系统的变化. 中华内分泌代谢杂志，30（9）：817-818.

左萍萍. 2003. 老年内分泌系统特点及疾病的防治. 中华老年医学杂志，22（6）：325-326.

Barsony J, Sugimura Y, Verbalis JG. 2011. Osteoclast response to low extracellular sodium and the mechanism of hyponatremia-induced bone loss. J Biol Chem, 286（12）：10864-10875.

Chang AM, Smith MJ, Galecki AT, et al. 2006. Impaired beta-cell function in human aging: response to nicotinic acid-induced insulin resistance. J Clin Endocrinol Metab, 91（9）: 3303-3309.

Ferracioli-Oda E, Qawasmi A, Bloch MH. 2013. Meta-analysis: melatonin for the treatment of primary sleep disorders. PLoS One, 8（5）: e63773.

Haider A, Gooren B, Padungtod P, et al. 2010. A safety study of administration of parenteral testosterone undecanoate to elderly men over minimally 24 months. Andrologia, 42（6）: 349-355.

Holick MF, Binkley NC, Bischoff-Ferrari HA, et al. 2011. Evaluation, treatment, and prevention of vitamin D deficiency: an endocrine society clinical practice guideline. J Clin Endocrinol Metab, 96（7）: 1911-1930.

Keenan DM, Roelfsema F, Carroll BJ, et al. 2009. Sex defines the age dependence of endogenous ACTH-cortisol dose responsiveness. Am J Physiol Regul Integr Comp Physiol, 297（2）: 515-R523.

Liu H, Bravata DM, Olkin I, et al. 2007. Systematic review: the safety and efficacy of growth hormone in the healthy elderly. Ann Intern Med, 146（2）: 104-115.

Mazzoccoli G, Pazienza V, Piepoli A, et al. 2010. Hypothalamus-hypophysis-thyroid axis function in healthy aging. J Biol Regul Homeost Agents, 24（4）: 433-439.

NairK S, Rizza R A, O'Brien P, et al. 2006. DHEA in elderly women and DHEA or testosterone in elderly men. N Engl J Med, 355（6）: 1647-1659.

Reynolds RM, Walker BR, Syddall HE, et al. 2005. Is there a gender difference in the associations of birthweight and adult hypothalamic-pituitary-adrenal axis activity. Eur J Endocrinol, 152（2）: 249-253.

Ross AC, Manson JE, Abrams SA, et al. 2011. The 2011 report on dietary reference intakes for calcium and vitamin D from the Institute of Medicine: what clinicians needto know. J Clin Endocrinol Metab, 96: 53-58.

Saad F, Gooren LJ, Haider A, et al. 2008. A dose-response study of testosterone on sexual dysfunction and features of the metabolic syndrome using testosterone gel and parenteral testosterone undecanoate. J Androl, 29: 102-105.

Sun Y, Garcia JM, Smith RG. 2007. Ghrelin and growth hormone secretagogue receptor expression in mice during aging. Endocrinology, 148（3）: 1323-1329.

Suzuki S, Nishio S, Takeda T, et al. 2012. Gender-specific regulation of response to thyroid hormone in aging. Thyroid Res, 5（1）: 1-8.

Vaninetti S, Baccarelli A, Romoli R, et al. 2000. Effect of aging on serum gonadotropin levels in healthy subjects and patients with nonfunctioning pituitary adenomas. Eur J Endocrinol, 142（2）: 144-149.

第十六章 老年免疫系统疾病

第一节 老年人免疫系统的病理生理变化

衰老是生命过程中的一个阶段，人由中年迈向老年，作为在抗病防病中起着重要作用的免疫系统（immune system）正悄然发生着一系列复杂的病理生理变化，这些变化涉及整体生理免疫屏障的各个方面，从而导致对感染性疾病的易感性增高、肿瘤和自身免疫性疾病的发病率和死亡率升高。

【老年人免疫防御功能降低】

与青壮年期相比，老年人胸腺萎缩、淋巴细胞分化能力降低、造血功能减退、局部免疫系统免疫功能下降，从而导致了老年人免疫防御功能的下降。老年人免疫防御功能（immune defense function）降低主要有如下表现：内源性感染增多，院内感染随增龄而上升；感染者常伴发多种慢性或重要器质性疾患；感染并发症多，老年人一旦患流行性感冒等急性传染病，很容易并发肺炎，诱发心力衰竭；疗效差、恢复慢、病程长；容易出现药物不良反应；二重、三重感染及混合感染多见；易诱发多器官功能衰竭。

【老年人的免疫监视功能减弱】

随着老龄化，免疫监视功能自 40 岁起逐渐降低，人体的免疫系统识别突变的细胞或肿瘤细胞的作用逐渐减弱，有利于肿瘤的发生和发展。机体内的 T 淋巴细胞（T lymphocyte）能识别肿瘤细胞，在接受肿瘤细胞刺激后，转化为能攻击和杀伤肿瘤细胞的致敏淋巴细胞，有着免疫监视（immunologic surveillance）功能。胸腺是免疫系统的重要器官，一部分淋巴细胞只有在胸腺体液因子作用下，才能分化为具有免疫活性的 T 细胞。随年龄的增长，胸腺逐渐萎缩，胸腺素水平进行性下降，肿瘤发生率也随之升高。

除了致敏的 T 细胞外，K 细胞、NK 细胞（natural killer cell）及巨噬细胞也有杀伤肿瘤细胞的功能；由 B 淋巴细胞（B lymphocyte）分化而成的浆细胞，产生对各种肿瘤细胞起破坏作用的特异性抗体，在抗肿瘤免疫方面同样具有重要的作用。

一个人每天可能有数以万计的细胞由于种种外因和内因发生突变，但被人体强大的免疫系统不断消灭或抑制，一般不会发病。如果由于种种原因，老年人的免疫功能被削弱，使"监控失灵"，肿瘤细胞乘机逃逸，肿瘤就会发生。

【免疫器官退化、萎缩】

免疫器官有中枢（胸腺和骨髓）和外周（脾和淋巴结等）之分。

1. 胸腺 老年人免疫器官的变化以胸腺（thymus gland）最为明显，影响也最大。胸腺的衰老受到神经、内分泌、胸腺微环境、细胞凋亡等因素的影响。胸腺是中枢免疫器官，它是 T 细胞分化成熟的场所。胸腺的萎缩从皮质开始，随着年龄的增长，胸腺细胞逐渐减少，髓质网状结构破坏，胸腺上皮性网状细胞所分泌产生多种胸腺激素不足，影响 T 淋巴细胞的成熟、分化，导致 T 淋巴细胞数量与功能及其亚群之间的失衡。

新生儿胸腺约 20 g，出生后 1 年，大约以每年 3% 的速度减少到中年，60 岁以上老年人的胸腺重量仅是壮年时的 30%~40%。老年人胸腺主要以髓层细胞（含表皮及胸腺细胞）减少为主，胸腺激素分泌减少使其调节胸腺细胞分化成 T 细胞、淋巴因子的产量、吞噬细胞的移动活力、NK 细胞分泌干扰素的活力、脾细胞分泌 IL-2 和造血功能等作用均相应减弱。胸腺萎缩和退化是老年人免疫衰退中最重要的特征。

2. 脾脏 随着年龄的增长，人体脾脏厚径逐渐减少。健康老年人的脾脏生发中心所含 B 细胞的数量无明显变化，但产生 NK 细胞的数量下降，总体免疫能力呈下降趋势。有自身免疫病和慢性伴发病的老年人，脾脏多肿大。

3. 淋巴结 是全身性分布的屏障组织，可清除病原微生物和抗原性异物。淋巴组织随增龄明显萎缩，全身淋巴网在 60 岁以上老年人中清除病原菌的能力有所下降。

4. 局部免疫系统 口腔、呼吸道和泌尿系统等都是人体直接与外界相通的场所，也是细菌、病毒等微生物随着空气和食物进入人体的门户。这些部位的黏膜上皮细胞有吞噬处理抗原的能力，与黏膜下的 T 细胞和 B 细胞构成局部免疫系统（local immune system），可以直接进行免疫应答，产生分泌型 IgA

类抗体。老年人黏膜下 IgA 阳性细胞减少，黏膜中 IgA 含量降低，因此不能有效地抵御病原微生物的入侵和处理食物抗原。人体衰老时，口腔、呼吸道和消化道黏膜上皮屏障保护功能明显下降，导致病原体如细菌、真菌等易于侵入体内。

5. 造血功能改变 人体骨髓中的造血干细胞通过发育、分化，不断更新免疫系统中的各种细胞。随着年龄增加，骨髓干细胞的分化能力和造血组织的总量都明显下降。老年人体内激素分泌的变化导致造血干细胞分化功能的下降；造血干细胞的分裂增殖能力随着端粒酶逐渐减短而降低。随着年龄增加，健康老年人体内原始红细胞、幼稚巨核细胞、幼稚单核细胞和淋巴细胞等降低，而各种幼稚红细胞、产板型巨核细胞、浆细胞和巨噬细胞升高。老年人造血功能的衰退导致 B 淋巴细胞、红细胞、单核细胞减少和 T 淋巴细胞分化成熟能力急剧下降，而巨噬细胞增多，从而引起了老年人免疫功能下降。

【免疫细胞的质和量的改变】

免疫细胞泛指所有参与免疫应答或与免疫有关的细胞及前体，主要包括 T 淋巴细胞、B 淋巴细胞、吞噬细胞、NK 细胞和红细胞。在免疫反应过程中，这些细胞间、与其他细胞和参与因子间发生极为复杂的相互作用，共同完成对病原微生物和抗原性异物的清除，从而维持内环境的稳定。老年人免疫细胞的数量、组成、活性和功能均发生不同程度的改变。

1. T 淋巴细胞 60 岁以上的老年人，体内循环的 T 淋巴细胞仅为青年人的 70%。随着年龄的增长，老年人 T 淋巴细胞主要在 T 淋巴细胞数量、T 淋巴细胞亚群比例及 T 淋巴细胞功能等方面发生改变。

（1）T 淋巴细胞数量减少：由于老年胸腺萎缩和胸腺微环境的改变，导致胸腺组织产生 T 淋巴细胞的能力和淋巴细胞成熟因子合成明显下降。

（2）T 淋巴细胞亚群比例失调：老年人外周血中 $CD4^+T$ 淋巴细胞（T 辅助细胞）降低，而 $CD8^+$ 淋巴细胞（T 抑制细胞和 T 杀伤细胞）升高，单个细胞上 $CD4^+$ 或 $CD8^+$ 分子密度减少，产生白细胞介素 2（IL-2）及表达 IL-2 受体能力都明显降低。同时，抑制性 T 细胞（TS 细胞）和细胞毒性 T 细胞（CTL 细胞）的数量明显减少。

（3）T 淋巴细胞功能改变：一是老年人对丝裂原刺激增殖反应下降；二是老化过程中辅助性 T 细胞（TH 细胞）功能发生改变；三是老化过程中 T 淋巴细胞人类白细胞抗原（HLA）限制的抗原识别发生了很大的变化。

2. B 淋巴细胞 与 T 淋巴细胞不同的是，B 淋巴细胞虽然也源于骨髓，但不需经胸腺培育，它们能合成各种抗体或免疫球蛋白，并分泌到体液中发挥作用。因此，将 B 淋巴细胞参与的免疫反应称为"体液免疫"（humoral immunity）。B 淋巴细胞是接受抗原刺激产生抗体的免疫细胞，它的改变直接影响体液免疫应答。老年人的脾脏和淋巴结内的 B 淋巴细胞数量改变并不显著，外周血中的 B 淋巴细胞保持相对稳定。但 B 细胞对外来抗原的反应活性有明显变化。随着衰老的进程，B 淋巴细胞功能的改变主要包括以下几个方面：①B 淋巴细胞功能紊乱，主要表现为体内初次抗体反应降低，自身抗体水平增高，抗体亲和力降低和外周 B 细胞活化发生异常；②对外来抗原的反应活性下降，主要表现为 B 淋巴细胞对 TI-Ag 的反应下降，对自身抗原的反应增加；③B 淋巴细胞产生抗体活力能力下降，主要表现为 B 淋巴细胞表面免疫球蛋白（Ig）浓度的降低；④B 淋巴细胞发育与增龄相关，增龄性 B 细胞发育障碍导致老年人 B 淋巴细胞成熟周期延长。

3. 吞噬细胞 包括中性粒细胞，单核/巨噬细胞，主要起吞噬抗原、分泌淋巴因子、促进 T 细胞与 B 细胞增殖的作用。单核/巨噬细胞还参与消化处理抗原并将抗原信息递呈给 TH 细胞及产生白细胞介素 1（IL-1）。IL-1 的作用是促进白细胞介素 2（IL-2）产生及 IL-2 受体表达，使 TH 细胞发挥作用，使 CTL 细胞（cytotoxic T cell）进入能接受 IL-2 作用状态。伴随老化，巨噬细胞和中性粒细胞内信号传导通路发生变化，导致巨噬细胞内反应性氧中间物和反应性氮中间物作用系统功能障碍，而不能有效清除和吞噬病原体；中性粒细胞吞噬调理后细菌的能力显著下降。巨噬细胞功能的改变导致单核细胞抗肿瘤细胞毒作用降低，这是老年人易发生感染和易患肿瘤的原因之一。

4. NK 细胞 由骨髓造血干细胞发育而来，主要分布在外周血、脾脏和其他外周淋巴组织，具有抗毒素、抗肿瘤和免疫调节功能的作用。NK 细胞的绝对数随衰老逐渐上升，但是 NK 细胞的细胞杀伤能力及分泌 γ 干扰素（IFN-γ）的数量显著下降。衰老时 NK 细胞的分裂能力和靶细胞杀伤力均明显降低，而分泌肿瘤坏死因子 α（TNF-α）及合成穿膜蛋白能力没有明显变化。衰老时 NK 细胞功能的减弱，降低了老年人抗感染及免疫监视能力。

5. 红细胞 自 1981 年美国免疫学家 Siege 首次提出"红细胞免疫系统"（red-cell immunitysystem）的概念，红细胞就成为免疫系统的一个重要组成部分。

红细胞具有免疫功能是因为红细胞膜上有补体 C3b 受体，通过细胞膜的补体系统 CR1（C3bR）及淋巴细胞功能相关抗原（LFA-3）发挥免疫调节作用。C3b、C4b、C2b 及 C3R 均可与 CR1 结合，结合后易被灭活物质裂解而失活，从而防止补体过度激活时对机体造成的损伤。CR1 与抗原-抗体-补体复合物结合，可清除血流中的免疫复合物，防止其沉积引起的超敏反应性疾病的发生。红细胞膜上的 CR1 减少时，易发生免疫复合物沉积性超敏反应及自身免疫性疾病。许多研究均发现，老年人红细胞膜上的 CR1 数量比青壮年明显降低。

老年人清除免疫复合物（Ic）的功能下降，大量 Ic 占据了红细胞 C3b 受体空位，使红细胞 C3b 受体空位及活性降低，红细胞黏附 Ic 的能力下降。CR1 活性降低，通过红细胞膜上的 LFA-3 与 T 细胞 CD4 的作用激活 T 淋巴细胞的作用减弱，使 CD2、CD4、CD8 细胞数减少及功能减弱。

红细胞免疫功能与吸烟、脂蛋白（a）、低密度脂蛋白、年龄有显著负相关关系，红细胞免疫功能降低是老年人心脑血管突发事件及恶性肿瘤较强的致病因素。

【非特异性免疫物质】

1. 免疫因子与免疫应答　细胞因子是细胞间传递信息、保持体内各种细胞和组织间协调的物质基础，具有广泛的生物学效应。其在诱导、受体调节和活性效应等三个水平上发挥作用，组成一复杂的传递调节网络，使机体保持和恢复生理功能及内环境的稳定。细胞因子在介导机体的感染免疫、肿瘤免疫、移植免疫和自身免疫等过程中发挥重要作用。

60 岁以上老年人 IL-2 产生、IL-2 受体表达及淋巴细胞增殖能力下降，伴有 IL-2 mRNA 和 IL-2 受体 mRNA 表达下降。IL-2 不足，免疫应答（immune response）即下降或停止。此外，衰老时 IL-3 和 GM-CSF 等细胞因子产生能力也有所下降。有研究显示，T 细胞生长因子（TCGF）和淋巴细胞诱导趋化等淋巴因子随增龄而降低，促使 B 细胞分化因子（BCDF）的产生随增龄而增加。

2. 抗体　老年人体内抗体总量随着年龄增长而增加，主要是血清中 IgA、IgG1 和 IgG3 等明显增加，而 IgM 和 IgE 下降；抗核抗体、抗 DNA 抗体、抗线粒体抗体、抗甲状腺抗体等自身抗体明显升高。

3. 补体　补体系统（complement system）在各种调节因子的控制下，通过各成分的顺序活化，参与机体抗感染免疫，并参与对特异性免疫应答的调节和非特异性免疫的防护作用。补体在人体内含量相对稳定，其中 C3 含量最高，补体系统的免疫防护作用在正常老年人中仍然保持，但在慢性肝脏病（乙肝肝炎、丙肝肝炎、肝硬化）老年人中补体系统功能呈总体衰退，特别在清除免疫复合物方面有明显影响。

4. 干扰素（interferon）　是重要的免疫应答调节剂，具有多种生物学活性，如抑制病毒复制、激活 NK 细胞和 CTL 细胞、调节主要组织相容性抗原复合物（major histocompatibility complex，MHC）的分化表达、抑制细胞增殖。免疫系统中，几乎所有的效应细胞均可受干扰素的调节。α、β、γ 三型干扰素可增强几乎所有的杀伤细胞，包括 NK 细胞、CTL 细胞和单核/巨噬细胞的杀伤功能，促进三者的协同抗病毒作用。老年人发生病毒感染后诱生干扰素的量比青年人明显减少。

【衰老与疾病】

由于老年人的免疫系统从结构到功能都发生了增龄性变化，使机体的免疫系统功能紊乱和调控减弱，从而使老年人易患某些自身免疫性疾病、免疫缺陷疾病和恶性肿瘤（如肺癌、肝癌、胃癌、前列腺癌、大肠癌）等，严重危害老年人的身体健康。

1. 衰老与自身免疫性疾病　老年人易患自身免疫性疾病（autoimmune disease，AID），常见的有老年人巨细胞性动脉炎、风湿性多肌痛、老年人类风湿关节炎、硬皮病、皮肌炎、老年人结节多动脉炎、慢性淋巴性甲状腺炎、甲状腺功能亢进、神经退行性变、溃疡性结肠炎、自身免疫性溶血性贫血等。

与自身免疫有关的一些疾病的发病率随年龄的增长呈升高趋势。目前，已知老年人体内自身抗体常有升高，如抗核抗体、抗 DNA 抗体、抗线粒体抗体、抗甲状腺抗体及类风湿因子等。抗核抗体阳性者的心血管疾病和肿瘤的死亡率明显高于抗核抗体阴性者。近年来的研究证明，人类 HLA 抗原与某些疾病和衰老有密切关系。*HLA* 基因是人类第六对染色体上控制组织相容性抗原的基因，它依次由 A、B、C、D 及 Dr 共 5 个位点组成，每个位点上又有许多等位基因。目前已知 HLA-A1、HLA-B8、HLA-Dw3 与衰老和自身免疫性疾病有关。HLA-B27 与强直性脊柱炎、HLA-Dw3 与系统性红斑狼疮和青年型糖尿病都有一定的关系。

这与抑制性 T 细胞功能减弱、不能有效地抑制自身抗体的产生有关。B 细胞的功能变化主要表现为对外来抗原反应能力降低，而对自身抗原的反应能力增强。由于 T 细胞减少，B 细胞的分泌也失去了控制，某些类型的过量抗体甚至对正常细胞发起攻击，这是老年人自身免疫性疾病发病率升高的又一原因。

2. 衰老与免疫缺陷疾病　随着人体的衰老，老年人免疫系统发生了很大的改变，主要是以免疫缺陷为主要表现,如胸腺萎缩、T 淋巴细胞减少、B 淋巴细胞产生抗体减弱、一些细胞因子产生减少、NK 细胞杀伤能力下降等。当机体衰老时老年人易患免疫缺陷疾病,如感染等。流感和肺炎已成为发达国家中≥65 岁老年人死亡的第六主因。尽管接种疫苗可帮助老年人抵抗感染,但有部分老年人疫苗接种后无效,这是由于免疫系统衰老导致 T 淋巴细胞、B 淋巴细胞功能下降,从而导致对免疫原的反应减弱。

3. 衰老与肿瘤 肿瘤(tumor)是机体在各种致癌因素的影响下,局部组织的某一个细胞在基因水平上失去对其生长的正常调控,导致异常增生而形成的病变。肿瘤一般分为良性肿瘤和恶性肿瘤。据统计,恶性肿瘤已成为威胁人类健康和生命的"第一杀手",在人类死亡原因中,因患恶性肿瘤致死的已上升到首位,在肿瘤致死者中,中老年人占据了绝大多数。

老年人易患肿瘤的原因很多,包括致癌因素的长期累积、器官功能减退、组织细胞退行性改变、生理功能下降等,老年人免疫监视功能的下降是其易患肿瘤的重要影响因素。老年人细胞毒性 T 细胞功能减弱、NK 细胞杀伤能力下降、不能快速识别和清除突变的细胞导致老年人容易罹患恶性肿瘤(如肺癌、肝癌、胃癌、前列腺癌、大肠癌等)。老年人的恶性肿瘤具有发展相对缓慢、器官转移发生率低、骨转移和感染发生率高、临床症状轻、隐性癌比例增加、重复癌增多和并发症多等临床特点。对于老年肿瘤患者的治疗,要关注老年人的特点,根据具体情况实施个体化治疗,最大限度控制病情,维持患者良好的生活质量。

总之,老年人免疫系统发生一系列病理生理变化,虽然这些改变在衰老中起重要作用,但人类正在继续深入研究免疫变化和人体衰老的机制,以便保持免疫系统的稳定,使免疫器官年轻化,推迟其功能的减退,从而减少与免疫相关的疾病,提高老年人的健康水平。

思 考 题

1. 老年人免疫防御功能降低的主要表现有哪些?

2. 老年人的免疫监视功能减弱的主要原因是什么?

3. 随着年龄的增长,老年人的中枢免疫器官有哪些改变?

4. 老年人易患的自身免疫性疾病主要包括哪些,原因是什么?

(刘佩文 刘 双)

第二节 老年人类风湿关节炎

类风湿关节炎(rheumatoid arthritis,RA)是一种病因尚不明的慢性、进行性、多系统疾病。典型临床表现为外周对称性、变形性多关节炎,常伴有关节外的系统性损害。病理特征为持续性滑膜炎、血管翳形成和骨侵蚀,导致关节破坏,甚至毁损。约75%患者血清类风湿因子阳性,现认为属自身免疫性疾病。

【流 行 病 学】

RA 分布于全世界,约累及世界总人口的 1%。我国发病率为 0.32%~0.36%。育龄期女性发病约为男性的 3 倍。发病高峰年龄为 35~50 岁(80%患者)。RA 为增龄性疾病,老年患者男女发病比率约为 1∶1。

【病 因】

病因迄今尚不清楚,可能是遗传因素和环境因素相互作用的结果。

1. 遗传因素 家族研究表明,单卵双胞胎发生 RA 的发生率(12%~15%)高于双卵双胞胎(3%);RA 患者第一代亲属的发病率高于一般人群的 4 倍。50%的基因易感性源于 HLA 基因表型,其中 HLA-DR4 分子与 RA 的发生及其严重程度有关。

2. 感染因素 在过去的 100 年中,人们一直在寻找导致 RA 的致病因子,很多病毒和细菌都被怀疑与 RA 的发病有关,但至今尚未找到直接证据。

3. 其他危险因子 如女性,尤产后和哺乳期女性的 RA 发病率增加;吸烟也是 RA 危险因素之一。

【病 理】

1. 滑膜炎 RA 可累及任何关节面覆盖软骨和关节囊内衬滑膜的关节,滑膜炎是 RA 的基本病理改变。早期改变为滑膜和其下层结缔组织充血肿胀,淋巴细胞、浆细胞和巨噬细胞浸润;急性活动期可有关节腔积液;持续性炎症导致滑膜增厚,淋巴滤泡样组织形成,炎性肉芽组织向关节软骨及其下层延伸,形成血管翳,导致软骨和骨组织破坏和侵蚀;晚期出现关节纤维性或骨性强直。

2. 血管炎 为关节外组织损伤的病理表现,可累及中小血管。类风湿结节是外周血管炎的一种表现,镜下可见结节中心为无结构的纤维样物质,外周围绕有栅栏样放射状排列的增生的单核细胞。

【临 床 表 现】

1. 起病及全身表现 约 2/3 患者以逐渐出现的对称性关节炎方式缓慢起病；10%～15%患者呈急性暴发性多关节炎起病；老年人发病可不典型，表现为急性发作的伴有近端肌肉僵硬的多肌痛，而滑膜炎则出现在数月后激素减量时。偶有呈反复阵发性发作，表现为反复发作的，持续数小时或数天的急性关节肿痛。

2. 受累关节表现

（1）晨僵：超过至少 1 小时的晨僵症状是类风湿关节炎的突出表现，是判断炎症活动的指标之一。

（2）关节表现：RA 可累及任何具有滑膜的可动关节，最常累及的关节为双手指小关节和腕关节。活动期典型的关节表现为对称性掌指关节和近端指间关节肿痛及压痛。RA 罕见累及远端指间关节，这是 RA 与其他关节炎的鉴别点之一。颈椎可动小关节及其周围腱鞘受累时可出现颈痛、活动受限或脊髓受压征。颞颌关节受累可出现讲话或咀嚼痛，严重者张口受限。

（3）关节功能障碍：早期因为关节痛导致活动受限；随着疾病进展，关节韧带等支撑结构破坏导致不可逆的关节畸形，而致关节功能障碍；晚期则因关节纤维性或骨性强直导致关节功能丧失。

（4）关节畸形：RA 常见的关节畸形有尺侧偏斜、天鹅颈样变、钮扣花样变及踇趾外翻等。

3. 关节外表现 类风湿结节是 RA 特异的关节外表现，多见于关节着力点的皮下，也可发生于胸膜、肺及心脏。多脏器受累，常见有肺间质病变、胸膜炎、心包炎、巩膜炎。少数可有周围神经炎和单神经炎。肾脏很少受累，若出现尿检异常则应考虑抗风湿药物引起的肾损害或因长期 RA 活动并发肾淀粉样变。胃肠道症状很少由类风湿关节炎本身引起，而与服用抗风湿药物，尤其是 NSAID 有关。关节外表现易发生于老年男性，常见于血清高滴度 RF 及 HLA-DR4 阳性的患者。

4. 并发症

（1）Felty 综合征：是指类风湿关节炎伴有脾大和中性粒细胞减少，或同时伴有血小板减少。

（2）干燥综合征：为一种累及外分泌腺（泪腺、唾液腺、腮腺）的炎症性疾患，30%～40% RA 患者出现此综合征，称为继发性干燥综合征。其最常见症状为眼干、口干。眼科检查可见干燥性角膜结膜炎，Schirmer 试验阳性，唾液腺核素造影可有分泌功能减低。抗核抗体谱检查多有抗 SSA 和（或）抗 SSB 抗体阳性。

5. 合并症 老年性 RA 易合并其他增龄性疾病，包括以下三种：

（1）骨退行性病变：骨关节炎及骨质疏松是 RA 最常见的合并症，在临床诊断时需要仔细甄别。RA 合并骨质疏松除了与增龄性钙磷代谢功能紊乱相关外，还与患者长期因关节疼痛和功能障碍致日常负重活动和日晒减少有关。同时，也不能忽视患者滥用激素的因素。

（2）动脉粥样硬化：RA 与动脉粥样硬化均为增龄性、慢性炎症性疾病，临床上常见 RA 合并动脉粥样硬化，两者互相促进，导致血管狭窄甚至闭塞，加重器官及组织的缺血（图 16-1），甚至坏疽。

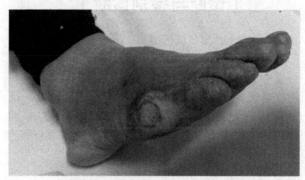

图 16-1 RA 血管病变导致足组织坏死

（3）感染性疾病：除了老年性免疫系统增龄性特点外，糖皮质激素及免疫抑制剂治疗是老年性 RA 患者易患感染的重要因素。感染可加重 RA 的症状，易导致治疗的偏差，尤其对于治疗依从性差、治疗不规范的患者，在关节炎症状控制不佳时应警惕感染的可能性，尤其是真菌感染。

【实验室与辅助检查】

1. 血常规 小细胞低色素贫血可能与长期服用 NSAID 导致的慢性失血有关，正色素正细胞贫血与疾病长期活动有关。活动期患者血小板升高，白细胞计数及分类多正常。

2. 急性期反应物 如 C 反应蛋白升高，红细胞沉降增快是观察滑膜炎症活动的重要指标，且与关节病变的广泛性有关。

3. 类风湿因子及其他自身抗体 约 75%的患者血清 IgM 型 RF 阳性，其滴度与本病的活动性和严重性呈正相关。较新的 RA 相关抗体有抗环瓜氨酸肽抗体（CCP）、抗角蛋白抗体（AKA）和抗核周因子抗体（APF）等，这些抗体对 RA 的诊断和预后评估有重要意义。

4. 关节滑液检查 用于排除晶体性关节炎和关节炎感染性关节炎。

5. 关节影像学检查 对本病诊断、关节病变的分期、观察病情演变具有重要意义。MRI 是一种较敏感的检查方法，可发现早期骨髓水肿，并可在数月前早期发现骨侵蚀。受累关节 X 线摄片对诊断也具有重要价值，因价格便宜，应作为常规检查项目。X线片分期：Ⅰ期，关节周围软组织肿胀阴影和关节端的骨质疏松；Ⅱ期，关节间隙因软骨的破坏而变狭窄；Ⅲ期，关节面出现虫蚀样破坏性改变；Ⅳ期，关节半脱位和关节破坏后的纤维性或骨性强直。

6. 类风湿结节的活检 其典型的病理改变有助于本病的诊断。

【诊断与鉴别诊断】

RA 为一种变形性关节炎，现在有研究证明 RA的关节病变在发病的半年内进展最快，发病两年内即可发生不可逆转的关节破坏。因此，早期诊断、早期治疗至关重要。2010 年美国风湿病学会联合欧洲抗风湿病联盟制订了新的类风湿关节炎分类标准（ACR/EULAR 2010 标准），此标准提高了 RA 早期诊断敏感性（表 16-1）。

表 16-1 ACR/EULAR 2010 年 RA 分类标准

	分值（分）
1. 受累关节	0～5
1 个中大关节	0
2～10 个中大关节	1
1～3 个小关节	2
4～10 个小关节	3
>10 个至少 1 个小关节	5
2. 血清学抗体	0～3
RF 或抗 CCP 抗体均阴性	0
RF 或抗 CCP 抗体至少一项低滴度阳性	2
RF 或抗 CCP 抗体至少一项高滴度阳性	3
3. 滑膜炎持续时间	0～1
<6 周	0
≥6 周	1
4. 急性期反应物	0～1
C 反应蛋白或红细胞沉降率均正常	0
C 反应蛋白或红细胞沉降率增快	1
1～4 项之和≥6 可诊断为 RA	

注：受累关节数指评价时压痛和肿胀关节数，但不包括远端指间关节、第一腕掌关节、第一跖趾关节；关节大小定义：中大关节指肩关节、肘关节、髋关节、膝关节、踝关节；小关节指掌指关节、近端指间关节、第一指间关节、跖趾关节 2～5、腕关节；滴度的定义：高滴度阳性指 RF 或抗 CCP 抗体中至少一项高于正常上限 3 倍或 3 倍以上

RA 需与以下疾病鉴别：

（1）骨关节炎：多见于 50 岁以上的患者，为骨关节退行性病变。病变多累及负重关节，检查可触及双手远端指间关节骨性（Heberdon）结节及近端之间关节（Bouchard）结节。关节 X 线片可见软骨下骨质增生，骨赘形成及关节间隙变窄。

（2）反应性关节炎：与急慢性感染有关，多见于泌尿系感染和呼吸道感染。其中，结核相关的反应性关节炎称为 Poncet 综合症，老年真菌感染所致的反应性关节炎不可忽视。本征大小关节均可受累，为非变形性关节炎。发作时受累关节红肿热痛或伴有活动障碍。部分患者 HLA-B27（+）。X 线片检查无骨侵蚀，可伴有软组织肿胀，关节 B 超或 MRI 检查示滑膜炎，滑膜增厚或关节腔积液。病因治疗可缓解。

（3）银屑病关节炎：30%～50%银屑病患者表现为对称性多关节炎，与 RA 极为相似，但本病的特点为远端指间关节受累，除外周关节外可同时有骶髂关节炎和脊柱炎，类风湿因子则阴性。典型的 X 线片改变为远端指间关节"笔帽状"样改变。

（4）痛风性关节炎：大小关节均可受累，以小关节为主，多为非对称性，典型"痛风"发作部位为足跗趾的跖趾关节，急性发作时受累关节红肿热痛，慢性期受累关节皮下可见痛风石。其他末梢部位，如耳廓皮下可触及痛风石，以及血尿酸水平升高，均可助于鉴别。

【治 疗】

由于病因不明，因此缺乏根治的治疗方法和预防措施。RA 的慢性进行性临床过程要求治疗也需长期进行，老年性 RA 的治疗应结合其合并症治疗。治疗方法需采取药物、康复和外科综合措施。

1. 治疗目标 减轻疼痛，控制炎症，保护关节及其周围组织，恢复或维持关节功能，控制疾病进展，防止关节畸形，避免与治疗相关的并发症。

2. 一般治疗 急性期制动有益于减轻 RA 症状，症状缓解后进行适当的运动以维持肌力和关节功能。各种矫正和辅助装置有助于支撑和矫正畸形关节，以减轻疼痛和改善功能。患者及其家人教育也是治疗的重要组成部分，可以帮助患者正确认识疾病，减轻精神压力，积极配合治疗，建立最适宜的生活方式，最大限度提高生活质量。

3. 药物治疗

（1）NSAID：可作为一线药物用于迅速控制炎症症状，减轻关节肿痛，缩短晨僵时间，但不能制止关节的骨侵蚀。

（2）糖皮质激素：可迅速控制关节炎症，改善症状。其适用于有关节外症状者或关节炎明显又不能为 NSAID 所控制或慢作用药尚未起效的患者。单纯控制关节症状宜用小剂量泼尼松，剂量不宜超过 10mg/d。研究显示，小剂量糖皮质激素不仅可以改善症状，还可减缓 RA 放射学进展。有系统症状，尤其是临床有类风湿相关血管炎表现的患者可用泼尼松 30～40mg/d，症状控制后应及时递减量，以后以 10mg/d

维持治疗。7.5mg/d 泼尼松与一种或一种以上的慢作用抗风湿药及 NSAID 联合应用可阻止疾病的进展和骨侵蚀，具有改变病情的作用。糖皮质激素全身给药效果不佳时可局部关节腔注射。糖皮质激素治疗原则见表16-2。

表 16-2　RA 糖皮质激素治疗原则

与改变病情药（DMARD）联合应用或作为桥梁直至 DMARD 产生疗效
如泼尼松剂量＞10mg/d，一般不应考虑单纯 RA 的关节病变
泼尼松应维持最小的有效剂量
预防骨质疏松（钙剂及维生素 D）

（3）改变病情药（DMARD）或慢作用抗风湿药：RA 的关节及其功能损伤和骨侵蚀在疾病早期即可出现，因此尽早应用 DMARD 以控制疾病的活动性对防止关节破坏极其重要。可选择一种或数种药物联合用药。甲氨蝶呤（MTX）是目前治疗 RA 的首选药物，每周 7.5～12.5mg；对合并有肺纤维化的患者，雷公藤也作为老年人首选药物，1～3 片/天；可根据心肾功能和视力情况以及是否合并有慢性感染情况酌情选用羟氯喹（HCQ）或柳氮磺吡啶片联合用药。

（4）生物制剂：也称生物 DMARD，是针对 RA 病理生理过程中起主要作用的细胞因子（TNF-α、IL-1）的单克隆抗体，可有效控制 RA 的症状和体征，用于 DMARD 治疗效果不理想的 RA 患者。也可与氨甲蝶呤联合使用。不良反应包括注射部位反应，可增加易患感染患者的感染机会或使结核复发，诱发脱髓鞘性疾病以及增加淋巴增殖性疾病的可能。鉴于老年患者自身免疫状况相对低下，建议慎用此类制剂。

（5）免疫抑制剂和细胞毒药：如环磷酰胺、硫唑嘌呤、环孢素等，用于上述联合用药效果不理想及 RA 血管炎导致的关节外系统受累的患者，但剂量及疗程应严格控制。

4. 外科手术　治疗包括滑膜切除和关节置换手术，但手术不能改善类风湿关节本身的病情。

【预　后】

导致老年 RA 患者预后不良的因素有：多关节受累、关节功能状态不良、有关节外表现、高滴度类风湿因子、高龄、合并多种疾病、治疗不当或不及时。

（崔　舜）

思 考 题

1. 概述类风湿关节炎的诊断要点。
2. 简述类风湿关节炎的治疗原则、药物种类和治疗方法。

第三节　老年人巨细胞动脉炎和风湿性多肌痛

巨细胞动脉炎（giant cell arteritis，GCA）是一种主要累及主动脉主要分支的、颈动脉颅外分支的肉芽肿性动脉炎。因其病变常见于颞动脉和颅内动脉，故又称颞动脉炎（temporal arteritis，TA）或颅动脉炎（cranial arteritis）。典型临床表现呈颞部头痛、间歇性下颌运动障碍和失明。风湿性多肌痛（polymyalgia rheumatica，PMR）是一组常伴发于 GCA，主要表现为肩胛带及骨盆带肌肉疼痛和晨僵的临床症候群。由于上述两者关系密切，许多未经治疗的 PMA 患者可发展为 GCA，因此认为两者是具有相同背景而不同临床表现的临床症候群。

【病因与发病机制】

本病发病原因尚不清楚，多因素影响本病的发病，包括遗传、环境、年龄、患者自身内分泌及免疫状况等相关因素。

研究证实，GCA 和（或）PMR 发病率均与增龄有关，发病年龄均大于 50 岁。两者均有家族和地区聚集倾向，如北欧等局部区域发病率明显升高，提示遗传因素和环境因素与发病相关。基因研究显示 HLA-DRB1*04、HLA-B_8 及 C_{w3} 可能与两者发病有关，并有种族差异性。女性发病率明显高于男性，提示发病与内分泌因素有关。

证据显示，细胞免疫和体液免疫均参与了 GCA 和 PMR 的发病过程，如疾病活动期血清循环免疫复合物及 γ 球蛋白水平升高，提示体液免疫反应参与疾病过程；本病肉芽肿性血管炎的病理特征提示细胞免疫异常。

【病　理】

GCA 为系统性血管炎，病变可累及全身所有血管，主要累及起源于主动脉弓的分支动脉，其中颞动脉最易受累，其次为椎动脉及眼部动脉。受损动脉呈局限性、节段性分布；病变部位炎症可侵及动脉全层，最明显部位常位于内弹力层附近，病理特征为动脉壁坏死及肉芽肿形成，并有巨细胞聚集。炎性活动部位可有血栓形成，但可再通。慢性期内膜纤维增生致内膜增厚。

PMR 肌活检一般正常或呈非特异性变化。

【临床表现】

GCA 和 PMR 均为老年人易患疾病，起病年龄＞50 岁，平均约 70 岁，为增龄性疾病。女性发病率明显高于男性，为（2~3）：1。起病多隐匿，因受累血管不同而致临床表现多样，通常需历经数周或数月才能确诊。乏力、厌食和体重减轻等一般性症状往往是患者的初发表现。

（一）GCA

本病临床表现与受累血管炎症、管腔狭窄导致器官供血不足及损伤有关。头痛是最常见的症状，见于2/3 的患者，为颅动脉受累征象，多表现为颞部持续性、搏动性疼痛。头痛程度与性质及颞动脉搏动有关，但不与疾病程度相关。在颞动脉及其他脑神经分布的区域可出现明显头皮触痛，少数可出现头皮下结节。咬颌无力亦是常见而有特异性的临床表现，为面部动脉供血不足所致。眼动脉或后睫状动脉受累，可出现复视、眼睑下垂、部分或完全失明。失明可呈暂时性或永久性，常于头痛消失后出现，多无眼痛，先于一侧开始，然后迅速进展，影响对侧。失明为眼科急症，必须尽快控制病情。四肢动脉病变可引起间歇性跛行。约 30%的患者出现中枢神经系统症状，包括影响中枢的一过性脑缺血、脑血栓形成、脑梗死。外周神经受累可出现单神经炎或多神经炎。约 10%患者可出现明显呼吸道症状，咳嗽最常见。少数患者可因冠状动脉炎症导致狭窄而出现心绞痛、心肌梗死或充血性心力衰竭。女性子宫动脉受累时可出现腰骶部不适及阴道不规则出血，或仅表现为长期不明原因贫血和发热。乳腺 GCA 可出现单侧或双侧触痛性、类似恶性肿瘤的单个乳房结节。本症大动脉受累并不少见，如累及主动脉时，可因动脉壁破裂而致命。部分患者以精神症状为主，如压抑（35%）和意识模糊（11%），可先于本症或掩盖其典型临床表现，局灶性理解障碍时可被误诊为老年痴呆。本症尚可能与甲状腺炎和甲状腺功能减退症相关。

（二）PMR

本病最突出的临床表现为局部肌痛与晨僵，四肢近端、颈部、腋部肌肉及肌腱附着部位均可累及，多呈对称性。70%患者以肩胛带肌疼痛为首发症状，少数以颈和髋部的弥漫性肌痛起病，多伴有活动障碍，患者可因肢体活动加重肌痛而使肌力测定困难，但非肌无力；与炎性肌病有别，一般无肌压痛。本病后期肌肉萎缩，特别是肩关节囊萎缩引起肩关节主动运动和被动运动均受限。本症可出现关节痛和一过性滑膜炎，但与类风湿关节炎的分布及程度不同。

【实验室检查】

GCA 和 PMR 的主要诊断依据来自于组织病理活检。病理检查显示单核炎症细胞浸润性血管炎，常伴有巨细胞。凡怀疑 GCA 者均应考虑动脉活检，一般行颞动脉活检。活检阳性可确立诊断，特异性为100%。因血管炎呈节段样及灶性分布，故阴性不能排除本病。因活检阳性率不高，单纯 PMR 一般不主张动脉活检，但活检可发现潜在的 GCA。

GCA 和 PMR 实验室检查指标均缺乏特异性。在疾病的活动期，可有轻、中度正细胞正色素性贫血，白细胞计数和分类一般正常，血小板计数部分升高；红细胞沉降率明显增快，常大于 100mm/h，是本病的重要诊断指标之一；C 反应蛋白升高，其变化较红细胞沉降率敏感；血清白蛋白降低，α_2 球蛋白和纤维蛋白原升高，γ 球蛋白和补体亦可轻度升高。1/3 的患者有轻度的肝功能异常，以碱性磷酸酶升高最常见。肾功能和尿常规基本正常，在某些病例可见红细胞管型，但与临床动脉炎性改变并不平行。肌酶谱、肌电图和肌活检均正常。关节滑液分析显示轻度炎性改变，滑液白细胞计数变化于（1~20）×10^9/L，中性粒细胞占 40%~50%。抗核抗体、类风湿因子多阴性。

影像学检查也有助于本症的诊断，如颞动脉彩色多普勒超声成像。

【诊断与鉴别诊断】

（一）GCA 诊断

GCA 的确诊依赖于患者的病史、临床表现、实验室及影像学检查、颞动脉的活检及对激素治疗的良好反应。其分类标准目前仍沿用 1990 年美国风湿病学会 GCA 分类标准：

（1）发病年龄≥50 岁。

（2）新近出现的头痛（新近发生或与局限性头痛性质改变）。

（3）颞动脉异常（颞动脉压痛或与颈动脉硬化无关的颞动脉搏动减弱）。

（4）红细胞沉降率增快（≥50mm/h，Westergren法）。

（5）动脉活检异常（特征性的单核细胞浸润性血管炎或肉芽肿性血管炎，常伴有多核巨细胞）。

诊断 GCA 至少满足上述 5 条标准中的 3 条。满足 3 条以上诊断标准的诊断敏感性为 93.5%，特异性为 91.2%。

（二）PMR 诊断

PMR 的诊断无临床特异性指标，目前尚无统一的诊断标准，在无病理诊断时，临床上现选用 2012 年欧洲风湿病联盟/美国抗风湿病联盟合作倡议的PMR 暂用计分法分类标准：

1. 必要条件

（1）发病年龄≥50岁。

（2）双肩痛。

（3）C反应蛋白和（或）红细胞沉降率升高。

2. 附加条件

（1）晨僵持续>45分钟（2分）。

（2）髋关节痛或活动受限（1分）。

（3）类风湿因子（RF）或抗瓜氨酸化蛋白/肽抗体（ACPA）阴性（2分）。

（4）无其他关节受累（1分）。

（5）超声成像检查

1）至少一侧肩关节有三角肌下滑囊炎和（或）肱二头肌腱鞘炎和（或）盂肱关节滑膜炎（后部或腋下）以及至少一侧髋关节滑膜炎和（或）转子滑囊炎（1分）。

2）双肩三角肌下滑囊炎，肱二头肌腱鞘炎或盂肱关节滑膜炎（1分）。

以上分类标准，在无超声检查结果时，诊断需满足必要条件及附加条件4分以上（敏感性68%，特异性78%）；在有超声检查结果时，诊断需满足必要条件及附加条件5分以上（敏感性66%，特异性81%）。

GCA和PMR需要与类风湿关节炎、其他结缔组织病（如多发性肌炎、纤维肌痛综合征）、其他类型系统性血管炎和慢性感染（如亚急性心内膜炎）以及恶性肿瘤伴有的骨骼肌肉疼痛相鉴别。

【治　　疗】

1. PMR治疗　患者若无血管炎的相应症状和体征，尤其是颞动脉活检正常者，给予非甾体抗炎药治疗即可，2～4周无效，可换用小剂量激素，泼尼松5～20mg/d，通常会收到良好反应。

2. GCA治疗

（1）糖皮质激素治疗：是GCA治疗的基本用药，患者诊断一经确立，则应开始用大剂量糖皮质激素治疗。其治疗目的是预防系统性血管炎导致的组织及器官的缺血损伤，尤其是失明。糖皮质激素可控制炎症过程，但不能治愈疾病，因此需要长期维持治疗。临床常选用泼尼松，一般起始剂量为1mg/（kg·d）；患者如已有失眠或神经系统症状，增加剂量为1～1.5mg/（kg·d），或甲泼尼龙冲击疗法，1000mg/d，连用3天，后以1～1.5mg/（kg·d）泼尼松序贯口服治疗3～4周。糖皮质激素减量及维持治疗时间应根据患者的眼部和系统症状及炎症活动指标（ESR和CRP）而定，治疗可持续数月，甚至数年。症状控制后，在开始的数月可每月减泼尼松量10mg，至40mg/d后，每月减量5mg直至10mg/d

维持，然后可每月1～2.5mg减量直至停药，或<10mg/d维持治疗。

（2）非糖皮质激素治疗：甲氨蝶呤（methotrexate，MTX），有报道MTX治疗有益于GCA，剂量为7.5～10mg/w为宜。临床研究显示，来氟米特（leflunomide）对GCA具有显著疗效，可减少糖皮质激素剂量及诱导疾病缓解。生物制剂（如抗肿瘤坏死因子α、抗IL-6制剂、抗CD20单克隆抗体）及细胞毒药物（硫唑嘌呤、环磷酰胺、环孢素及达那唑）疗效不肯定，且因药物不良反应大而增加患者感染及死亡的风险。血管紧张素Ⅱ受体阻滞剂（ARB）可抑制血管紧张素Ⅱ（ATⅡ）诱导的炎症，有报道，ARB治疗可减少GCA复发，延长无病生存期，缩短第一年激素减药期及激素的积累剂量。

【预　　后】

GCA的预后取决于所累及血管的大小和部位。大的脑动脉受累可因动脉瘤破裂而死亡。因眼动脉缺血而失明者，视力很难恢复。PMR若不伴有GCA，预后相对良好。

（崔　舜）

思　考　题

1. 简述GCA和PMR的主要临床特点及相互关系。

2. 简述GCA和PMR的治疗原则。

第四节　老年人结节性多动脉炎

结节性多动脉炎（polyarteritis nodosa，PAN）是一种以中等大小肌性动脉呈节段性炎症和坏死为特征的自身免疫性系统性血管炎，伴受累血管的供血组织发生继发性缺血，导致多器官梗死，常累及肾动脉、肝脏、消化道、外周神经、皮肤、心脏、男性睾丸，肺部很少受累。该病男性多见，男女比例为2:1，任何年龄均可发病，但高峰年龄为40～50岁。血管造影示中、小动脉微小血管瘤形成。

【病因与发病机制】

病因未明，可能与病毒、细菌、真菌及寄生虫感染以及药物、化学物质如染料、肿瘤、血清注射等有关。病毒可能是此症的重要发病因素，乙型肝炎病毒是此症的重要危险因素，在有乙肝疫苗以前，一半以上的结节性多动脉炎由HBV感染所致。其他病毒如甲型肝炎病毒、丙型肝炎病毒、巨细胞病毒、微小病毒 B-19、HIV、Ⅰ型人类 T 细胞白血病病毒（human T-cell leukemia virus type-1, HTLV-1）、副病毒及 EB 病毒等与此症发病的关系均有报道。细菌感染如化脓性链球菌、草绿色链球菌、伤寒沙门菌、鼠伤寒沙门菌、布鲁杆菌属的某些菌株及结核杆菌均可有 PNA 的类似表现。白色念珠菌、球孢子菌属及寄生虫如粪类圆线虫感染经多种机制直接或间接导致动脉炎症。

目前认为，病原因素的直接损伤、免疫复合物形成以及在血管壁的沉积、血管内皮细胞受损及功能状态改变，如从抗凝状态变为促凝状态，导致白细胞更易于吸附而致血管损伤是 PNA 发病的主要机制。

【病　理】

本病基本病理改变是中、小肌性动脉全层纤维蛋白样坏死，血管壁及周围中性粒细胞浸润。病变好发于血管分叉和动脉分支处，常呈局灶节段性分布，血管壁正常结构破坏，易形成动脉瘤样扩张。继发性病变包括出血、血栓形成和动脉瘤样扩张。血管内膜增厚、血栓形成导致血管腔狭窄，甚至闭塞，从而导致受累组织缺血、梗死。

【临床表现】

本病为系统性疾病，多组织和器官受累，临床表现多样。急性或隐匿性起病，全身症状可有不同程度发热、全身不适、关节疼痛、乏力、食欲减退及体重减轻等。

20%～30%患者伴有皮肤损害，常见表现有可触性紫癜，皮肤溃疡，网状青斑和指（趾）末端的缺血性表现等。

肾脏是最常受累的器官，绝大多数患者均有不同程度的肾脏损害。多发性肾梗死可导致严重高血压和（或）肾功能损害，但肾小球肾炎少见。偶可因肾小动脉瘤破裂致肾周血肿及腹膜后出血而引起肋腹部疼痛。尿毒症是本症的主要死因之一。

消化系统受累常见，症状与体征因病变部位及范围不同表现各异。肠系膜动脉栓塞可导致弥漫性腹痛。肠系膜动脉部分狭窄或梗死可导致脂肪泻，严重时有肠绞痛、血便及不完全性肠梗阻。合并胃溃疡时可有嗳气及上腹痛症状。肠壁小动脉坏死或破裂可导致不同程度肠出血。腹腔内出血可致急腹症类似表现。胰腺受累可致类似症状和体征。肝脏受累可致不同程度黄疸及肝功能损伤。肝梗死可致上腹痛。胆囊动脉炎可致急性胆囊炎。

周围神经与中枢神经均可受累。50%～70%患者由于神经滋养动脉炎症或闭塞导致外周多神经病变，

表现为双侧对称性感觉神经和运动神经损伤。约 10% 患者有中枢神经系统临床表现，常见有头痛、癫痫发作、偏瘫、器质性精神障碍、蛛网膜下腔出血及脑出血，小脑受累时可出现相应的功能障碍。脊髓受累甚少见。

约 50%伴有可自行消失的一过性、非对称性关节炎或关节痛。本症关节表现为非变形性，不留关节损害。骨骼肌动脉受累可致多肌痛及间歇性跛行。

70%患者有心脏受累表现。冠状动脉炎导致的缺血及梗死是心脏损害的主要原因，可表现为心悸、胸痛、各种心律失常，甚至心力衰竭。冠状动脉瘤破裂致心脏压塞。心力衰竭也是本病的主要死亡原因之一。

约 10%患者伴有各种眼部临床表现。睾丸受累时可出现睾丸疼痛和肿胀。肺、内分泌腺体及脾脏动脉受累少见。

【实验室检查】

1. 一般性检查

（1）血常规：正色素性贫血（34%～79%），白细胞总数及中性粒细胞升高，血小板数亦可增加。

（2）尿液及肾功能：常见蛋白尿、镜下血尿及肉眼血尿。严重肾功能受损时可见各种管型尿。可见不同程度肾功能指标异常。

（3）不同程度炎症活动指标异常，如红细胞沉降率增快，血清 C 反应蛋白水平升高，血清白蛋白及补体 C3、C4 水平下降。

（4）免疫学检查：抗中性粒细胞胞质抗体（antineutrophil cytoplasmic antibody, ANCA）可阳性，但亦可见于其他血管炎。抗核抗体阴性或低滴度阳性。血清 γ 球蛋白水平可升高。

（5）乙肝表面抗原阳性（30%）。

2. 病理学检查　是确诊的重要依据，表现为中、小动脉坏死性血管炎。由于本症血管病变呈节段性分布，多部位活检可提高阳性率。内脏组织和器官，如周围神经、肝脏、肾脏、睾丸、肌肉、直肠的活检较皮肤活检意义更大，因为后者可反映系统受累的情况。

3. 影像学检查

（1）血管造影：具有确诊意义。在受累组织活检困难或呈阴性结果时应选择血管造影，肾脏、肝脏、肠系膜等中等大小动脉瘤样扩张、节段性狭窄是其常见表现。

（2）X 线、CT 表现均为非特异性，但有助于排除其他病症。

【诊　断】

本病的临床表现多样，不易早期诊断。对有不明原因发热、乏力、消瘦并伴有多器官受累、乙肝表面抗原阳性时，应考虑本症的可能性。内脏组织活检及血管造影对本症的确诊具有重要意义。目前对 PAN 诊断尚无统一标准，诊断依据仍采用美国风湿病学会 1990 年提出的分类标准。

1990 年美国风湿病学会 PAN 分类标准如下：
（1）体重下降≥4kg。
（2）网状青斑。
（3）睾丸痛或触痛。
（4）单神经病或多神经病。
（5）肌痛、无力或下肢触痛。
（6）舒张压＞12.0kPa（90mmHg）。
（7）肌酐、尿素氮升高。
（8）乙型肝炎表面抗原或抗体阳性。
（9）血管造影异常。
（10）活检显示中小动脉壁内有粒细胞和（或）单核细胞浸润。

以上 10 条中，至少需有 3 条阳性方可诊断 PAN。其敏感性为 82.2%，特异性为 86.6%。

【鉴 别 诊 断】

老年患者易合并多种代谢性和炎症血管病变，如动脉粥样硬化、高血压、糖尿病相关的慢性血管病变、类风湿关节炎相关血管炎等，应与本症进行鉴别诊断。此外，老年患者易合并感染，如脓毒血症、老年细菌性心内膜炎及各种恶性肿瘤，临床多伴有发热、体重减轻以及菌栓或癌栓导致的组织器官缺血性损伤，应注意与本症鉴别。同时，本症还应与系统性血管炎的其他类型，如 ANCA 相关血管炎、巨细胞动脉炎、大动脉炎等鉴别诊断。

【治　疗】

1. 一般治疗　根据发病机制，PAN 的治疗应首先寻找病因，在病因治疗的基础上行抗血管炎症治疗，如去除感染灶，应避免应用过敏性药物。

2. 药物治疗　药物选择应根据患者基本状况、病变范围及发展速度决定。

（1）糖皮质激素：为首选药物，及早使用可改善预后。多选用泼尼松口服，初始剂量为 1mg/（kg·d）。病情控制后（约需 1 个月）逐渐减量，每 1～2 周减 5～10mg。当总剂量减至 20mg/d 时，应放慢减量速度。维持量 10～15mg/d，疗程 9～12 个月。病情进展快、有严重并发症者可用甲泼尼龙冲击治疗，剂量为 1000mg/d，连续 3 天，随后按上述方法减量维持。

（2）免疫抑制剂：糖皮质激素治疗效果不佳、病情进展快或暴发起病者需要免疫抑制剂联合治疗。首选环磷酰胺（CTX）冲击治疗，每次 0.8～1.0g 加入生理盐水中静脉滴注，以后每 2～4 周依据病情重复，病情缓解后维持一年直至停用。也可选用硫唑嘌呤、甲氨蝶呤或环孢素等。通常环磷酰胺与激素联用效果更好，可减少激素用量。

（3）其他治疗：由于血管内皮损伤及大剂量糖皮质激素导致的高凝状态易导致血栓形成，可使用抗凝药物预防治疗，如阿司匹林、华法林等。血管狭窄者可用扩血管药，如钙通道阻滞药。

3. 特殊治疗　危重症患者可选用静脉注射免疫球蛋白冲击治疗，剂量为 20g/d，连续 5 天，或血浆置换疗法。

【预　后】

未经治疗者 5 年存活率 15%左右；应用激素和 CTX 联合治疗 5 年生存率达 90%。死亡原因常为肾衰竭、心力衰竭及脑血管意外及重症感染。

（崔　舜）

思　考　题

1. 结节性多动脉炎的发病原因有哪些？
2. 简述结节性多动脉炎的主要临床特点。
3. 结节性多动脉炎的鉴别诊断有哪些？

参 考 文 献

胡治平，杨期东，李景和 等. 2002. 中国人巨细胞动脉炎的临床特点及治疗. 中华医学杂志，82（7）：453-455.

李卫中. 2014. 老年人免疫系统改变的研究. 中国老年保健医学，12（5）：61-63.

林文棠，朱平. 2003. 实用临床免疫学. 西安：第四军医大学出版社.

吕力为. 2010. 免疫系统的衰老及其机制. 实用老年医学，24（3）：61-63.

王永怡. 2002. 老年人免疫系统和感染. 耿德章中国老年医学. 北京：人民卫生出版社.

吴东海，王国春. 2001. 临床实用风湿病学. 北京：中国医药科技出版社.

许立新，符又义. 2011. T 细胞亚群及其受体在中老年人外周血中的变化. 检验医学与临床，8（19）：2419-2420.

张乃峥. 1999. 临床风湿病学. 上海：上海科学技术出版社.

Aid S，BoseRi F. 2011. Targeting cyclooxygenases-l and 2 in neuroinflammation: therapeutic implications. Biochimie，93（1）：46-51.

Dasgupta，Bhaskar，Marco A，et al. 2012. Provisional classification criteria for polymyalgia rheumatica: a European League Against Rheumatism/ American College of Rheumatology collaborative initiative. Arthritis Rheum, 64 (4): 943-954.

Fulop T, Larbi A, Kotb R, et al. 2011. Aging, immunity, and cancer, Discov Med, 11 (61): 537-550.

Gary SF, Ralph CB, Sherine EG, et al. 2015. 凯利风湿病学（第2卷）. 粟占国等译: 北京: 北京大学医学出版社.

Min H, Montecino-Rodriguez E, Dorshkind K. 2005. Effects of aging on early B- and T-cell development. Immunol Rev, 205: 7-17.

Naumova E, Ivanova M, Pawelec G, et al. 2013. 16th IHIW: immunogenetics of aging. Int J Immunogenet, 40 (1): 77-81.

Weng N P. 2006. Aging of the immune system: how much can the adaptive immune system adapt? Immunity, 24 (5): 495-499.

第十七章　老年人运动系统疾病

第一节　老年人运动系统的病理生理变化

骨与骨关节疾病，现已成为老年人的一种多发病、常见病。有报道 65 岁以上老年人每增加 5 岁，骨折的危险即增加 1 倍。根据 1989 年的调查：骨质疏松症女性 60 岁后为 39.41%。老年人退行性骨关节症≥65 岁的老年人，高达 63%～85%。

老年人骨与关节疾病发病率显著升高的主要原因是由于骨骼与骨关节系统自身的老化与退变，从而导致解剖上的一系列变化及生理功能的明显衰退。了解老年骨骼系统的这些变化，有助于人们对于老年骨与骨关节疾病的认识，并对疾病做出正确的诊断与治疗。

【运动系统的增龄变化】

（一）骨骼系统的增龄变化

1. 骨量下降　骨的生长发育完成后，仍继续不断地进行骨的新生和吸收。人的一生中，从总的骨量来看，30 岁前男女均呈上升趋势，30～45 岁保持恒定，45 岁后呈下降趋势。为什么人在 45 岁后骨量呈下降趋势？原因尚不清楚，认为与以下因素有关：

（1）种族因素：种族不同，骨量增龄丢失趋势不同，骨质疏松发病率顺序为：白种人＞黄种人＞黑种人。

（2）年龄因素：从总的骨量来看，45 岁后呈下降趋势，特别是女性停经后，下降更明显。

（3）内分泌因素：①与性腺激素和肾上腺皮质激素的关系，性腺激素促进骨的合成，肾上腺激素对抗骨的合成，两者处于动态平衡。老年时，男性约 60 岁后，睾酮明显减少；女性在绝经后雌二醇明显减少，然而肾上腺皮质激素相对下降减少，两者动态平衡遭到破坏，骨吸收加快。②与甲状旁腺素和降钙素的关系，甲状旁腺素血中水平随增龄而增加，因此骨的吸收增加，血钙随之增加，血中钙来自骨，因此，骨中矿盐量减少，导致骨质疏松发生。血中降钙素可使血钙降低，骨的矿盐增加，女性在绝经期后，降钙素的分泌降低比男性多，因此，更容易发生骨质疏松症。③孕激素、前列腺素可促进骨的形成。

（4）其他有关因素：①活动减少或不能活动，如石膏固定，关节强硬等；②少接触阳光，老年人体弱，少户外活动；③饮食中缺乏蛋白质，维生素 C，钙；④长期服用某些药物，如皮质激素，肝素等。

2. 骨关节增龄的变化

（1）椎间盘的变化：①椎间盘变扁平，由于脱水、软骨纤维化和黏多糖的改变，椎间盘变扁平，椎间隙变窄，脊椎的高度变短；②形成骨赘，粗钝的椎间盘的边沿，将椎间盘的韧带和附着在椎体上的骨膜推开，形成骨赘或称为骨质增生。

（2）关节软骨的变化：①关节软骨功能和其组成，关节软骨的功能是使关节运动时不会因摩擦而产生疼痛。软骨含有 65%～80% 水分。其他为胶原蛋白、蛋白多糖，共同形成软骨基质。它在受到压力时收缩，压力去后复原。②关节软骨退化，软骨细胞丢失，制造胶原蛋白，蛋白多糖的能力下降，不能保持足够水分。软骨表面变为浅黄色，失去光泽，透明性差。③软骨下骨发生象牙变，在承受应力和磨损最大的中央部位，软骨下骨发生象牙变和增厚，X 线表现为骨质硬化；而外围部位所承受的应力较小，软骨下骨发生萎缩，X 线表现为骨质疏松。

（3）滑膜的变化：退化的滑膜萎缩变薄，表面的皱襞和绒毛增多，滑膜细胞的细胞质减少，纤维增多，基质减少，代谢功能减弱。滑膜下层的弹力纤维和胶原纤维均随退变而增多，因此滑膜表面和毛细直管的距离扩大，引起循环障碍。滑膜循环障碍的结果可出现软骨损害。

（4）滑液的变化：滑液由血浆透析物和滑膜细胞（主要是 B 细胞）所分泌的透明质酸所构成。退变时滑液减少，变得十分黏稠，悬浮有许多软骨碎片及断裂绒毛，滑液中透明质酸减少，而细胞数明显增多，大于 $200/mm^3$，并发滑膜炎症时，则滑液中有大量炎症细胞。

（二）肌肉的增龄变化

中年以后，绝大多数人的肌力不断减退，这是由于肌细胞的数量及大小减少，造成肌肉量减少所致。自 25 岁开始，肌肉量以每 10 年 4% 的速度递减；50 岁后，则以每 10 年 10% 的速度递减。若老年人血浆生长激素及胰岛素生长因子很低，肌肉量丧失可以每 10 年高达 35% 的速度递减。因此，在 30～80 岁上下肢及背部肌力减退可达 60%。由于肌力的减退，致使老年人举步抬腿不高，行走缓慢、不稳，容易跌倒。

【运动系统增龄变化导致的病理生理变化】

（一）骨修复与再生能力的减退

随着年龄的增加，骨的修复与再生能力逐渐减退，如新生儿股骨干骨折半个月左右即可坚固愈合，而中青年人常需 2～3 个月之久，老年人则需要更长时间，导致骨折不愈合的比例明显增加。

（二）骨骼容易发生变形和骨折

伴随着总的骨量减少，骨骼的持重能力明显减退，甚至不能承受正常的生理负荷，骨骼容易发生变形和骨折。老年人最常见的骨折部位是腰椎、股骨颈及桡骨下端，特别是股骨上端骨折，是老年人所有骨折中最为重要的骨折，尤以股骨颈骨折，可以说是老年人的灾难，妇女发病率是男性的 3 倍。据统计，70 岁以上死亡率明显上升；90 岁以上，死亡率高达 50%以上，死因多为并发肺炎或肺栓塞（图 17-1）。

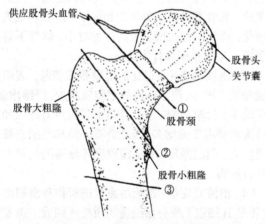

图 17-1　股骨上端骨折示意图
①股骨头下骨折占 60%；②股骨粗隆间；③股骨粗隆下骨折合占 40%

1. 股骨头下骨折　占股骨上端骨折的 60%，因供应股骨头血液的血管，沿股骨颈行走，因此骨折发生时，血管常断裂，使股骨头的供血中断，股骨头迅速坏死，长期卧床，导致压疮、肺炎、精神错乱、尿失禁等并发症发生。

2. 骨粗隆和股骨粗隆下骨折　占股骨上端骨折的 40%，由于粗隆部位骨质疏松，血供好，大多数患者能愈合，恢复较快，并发症少，但骨折后立即死亡率高，原因尚不清楚。

【椎间盘的增龄变化导致的病理生理变化】

1. 椎间盘变窄，身高变矮　一般情况下，在 20 岁左右时，人体的身高达到顶点，35 岁以后每 10 年下降约 1cm，下降的原因主要是椎间盘变扁平、椎间隙变窄、脊椎的高度变短以及脊柱、下肢弯曲等。我们对老年人生理常数的调查发现，老年人身高的变化，主要是坐高的改变。椎间隙变窄、脊椎的高度变短如果发生在颈椎，可使穿行于椎间孔的椎动脉变扭曲，导致脑供血不足（图 17-2）。

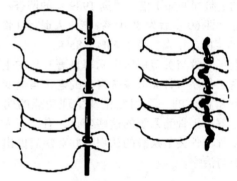

图 17-2　颈椎变短导致椎动脉弯曲

2. 骨质增生　绝大多数的老年人，X 线检查都可发现有骨质增生，这是由于在椎间盘变窄时，粗钝的椎间盘的边沿，将椎间盘的韧带和附着在椎体上的骨膜推开，形成的骨赘，或称为骨质增生（图 17-3），如果没有压迫到神经和血管，临床上不会出现任何症状，这种变化属于老化的正常生理变化。一旦压迫到神经和血管，根据其压迫的部位不同而出现各种不同的症状，属于正常衰老变化导致的不同的临床疾病，如颈椎骨质增生（图 17-3）形成骨赘导致的椎基底动脉供血不足；腰椎骨质增生导致的坐骨神经痛等。

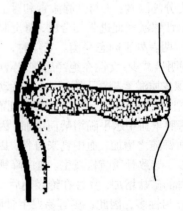

图 17-3　椎体骨质增生

【滑膜囊关节的增龄变化导致的病理生理变化】

滑膜囊关节的增龄变化，最早是软骨的退行性变，导致软骨软化、糜烂，最后关节骨端暴露，继发滑膜、关节囊和肌肉的各种病理变化（图17-4）。

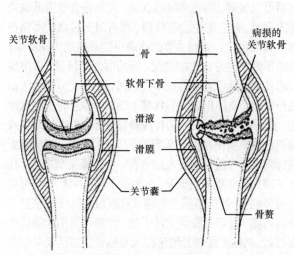

图17-4 正常的关节软骨和病损的关节软骨

1. 关节软骨（cartilage） 关节软骨退化，软骨细胞丢失，制造胶原蛋白、蛋白多糖的能力下降，不能保持足够水分。软骨表面变为浅黄色，失去光泽，透明性差。进一步发展，软骨表面粗糙不平，局限性软化灶，软骨碎裂、剥脱形成"关节鼠"。

2. 软骨下骨（subchondral bone） 在承受应力和磨损最大的中央部位，软骨下骨发生象牙变和增厚，X线表现为骨质硬化；而外围部位所承受的应力较小，软骨下骨发生萎缩，X线表现为骨质疏松。

3. 滑膜与关节囊（synovial membrane and joint capsule） 其病理改变可分为两种类型：一种是增殖型滑膜炎，常见于病变的早期，其特点是关节积液；另一种是纤维型滑膜炎，常见于疾病晚期，关节内常有少量关节液，液体稠厚，关节囊产生纤维变性和增厚，限制关节的活动。

4. 肌肉（muscle） 关节周围的肌肉因疼痛而产生持续性痉挛，使关节的活动受到进一步的限制，甚至使关节处于畸形位。病变晚期关节周围肌肉萎缩。

【运动功能减退】

老年人的运动能力随年龄增加而减少。通常人体的运动能力在20岁时达到顶峰，其后逐渐下降，这与骨骼、关节、肌肉等运动器官，中枢神经系统及心、肺等器官变化有关。就老年人而言，运动能力减退既有增龄变化的原因，又有所患各种疾病的影响。

关节活动范围随增龄而缩小，尤其是肩关节的后伸、外旋，肘关节的伸展，前臂的旋后，髋关节的旋转及膝关节伸展等活动明显受限。关节囊及韧带的老化与退行性变是造成关节功能减退的主要原因。

肌肉随增龄逐渐减轻，30岁的男性肌肉占体重的43%，60岁以上老人仅占25%。肌肉力量和肌肉工作能力逐渐减弱。肌肉工作能力的降低，表现为运动能力减退、调节能力减弱。骨骼系统的退行性变化是老年人运动能力减低的主要原因，也是人体老化的重要象征之一。

（邵增务 袁鸿江）

第二节 老年人退行性骨关节病

骨关节炎是一类由多种因素引起关节软骨纤维化、鞭裂、溃疡、脱失的关节疾病，多累及负重大、活动多的关节，如髋关节、膝关节、脊柱等。而老年人退行性骨关节炎则是其中一种类型。这种病不仅人可患，凡是有骨骼的动物都可患这种病，也不仅是现在才有，很早以前就有。从埃及木乃伊及50万年前人类的骨骼化石、两亿年前恐龙的骨骼化石就发现有这种病。罗马浴（Roman baths）是最早用来减轻关节疼痛的方法。

老年人退行性骨关节炎是中老年人群中最为常见的疾病，据WHO统计，目前全球人口中10%的医疗问题源自于此。其发病率≤45岁为2%，45～64岁为30%，≥65岁为63%～85%。≤45岁，多为继发性，男性＞女性；45～55岁，男女发病率相等；≥55岁，发病率则女性多于男性。女性病情较男性重。总的患病率女：男=2:1。

退行性骨关节病主要侵犯滑膜囊关节（图17-5），主要损害在关节软骨。

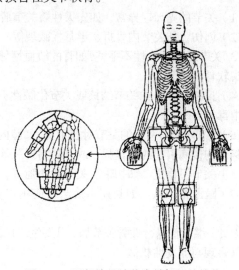

图17-5 退行性骨关节病易侵犯的关节

【病因与发病机制】

退行性骨关节病可分为原发性退行性骨关节病与继发性退行性骨头节病两类。导致关节软骨损伤的原因各不相同。

1. 原发性退行性骨关节病（primary degenerative joint disease） 指自身的因素所致，发病原因尚不清楚，有以下一些学说：

（1）基质组成的比例发生改变：软骨细胞制造胶原蛋白、蛋白多糖，和水按一定的比例混合形成软骨基质。不知什么原因，混合的比例发生改变，为了改变这种现象，机体产生更多的软骨细胞，生成大量的胶原蛋白、蛋白多糖。但在制造胶原蛋白、蛋白多糖时产生了很多液体，结果把新合成的和原有的胶原蛋白、蛋白多糖都冲洗掉了，留下的比以往更少。

（2）软骨中破坏软骨的酶失去控制：在正常情况下，软骨细胞产生的软骨破坏酶与促进软骨生成物质是相等的，如果这种平衡被破坏，产生过多的软骨破坏酶，软骨中的胶原纤维被酶破坏，软骨中由胶原纤维所编织成的致密网松散，蛋白多糖不能被固定而漂流消失，不能吸附水分，软骨水分丢失，容易脆裂。

（3）软骨下骨创伤：由于反复的碰撞而受到伤害，发生象牙样变、增厚，成为退行性骨关节病的触发原因。

（4）肝功能不正常：肝脏产生很多激素、生长因子和帮助软骨形成的物质，在肝功能不正常时，这些物质不能正常产生，导致软骨破坏。

2. 继发性退行性骨关节病（secondary degenerative joint disease） 指关节因创伤、畸形和疾病等已知原因而引起关节软骨破坏、关节结构变异，以后发生退行性变者。引起继发性退行性骨关节病的原因有：

（1）关节的先天性异常，如先天性髋关节脱位。

（2）创伤，如关节内骨折、半月板破裂等。

（3）关节面的后天性不平整，如骨的缺血性坏死，股骨头软骨溶解等。

（4）骨关节疾病，如关节结核或关节化脓性炎症，酒精中毒等。

（5）关节外畸形引起的关节对合不良，如膝内翻、膝外翻及佝偻病引起的"盘腿"或"外拐腿"等。

（6）关节不稳定，如韧带、关节囊松弛等。

（7）医源性因素，如长期不恰当地使用皮质激素等。

因此，继发性退行性骨关节病，可发生于任何年龄，其表现与原发性相似。

【临 床 表 现】

1. 症状

（1）关节疼痛（joint pain）：临床工作中，疼痛相关的病史描述应该包括：疼痛的范围、僵硬、关节肿胀、无力和失用的程度等。疼痛通常是骨关节炎患者的最初主诉，在病程的早期，过度使用或活动后出现疼痛，休息后可以缓解；随着病情的进展，尤其是合并明显的炎症因素时，静息时也会有疼痛。患者对于轻微的疼痛很难精确地定位，如髋关节的疼痛可能被描述为深部痛。临床医师需注意这样的情况：开始时疼痛较轻，常出现在活动后，休息后减轻或消失。到后期，关节轻微活动或行走时，立即出现剧烈疼痛。最后，休息时也出现疼痛。这可能与临近关节的骨端静脉充血、骨内压升高或病损已达软骨下面的骨质有关。严重的患者，疼痛可影响睡眠，给生活带来极大的痛苦。如为膝关节病变，在上下楼梯时疼痛较为明显，久坐或下蹲后突然起身可导致关节剧痛。髋关节病变疼痛常自腹股沟部传导至膝关节前内侧、臀部及股骨大转子处，疼痛也可向大腿后外侧放射。当髌骨缘软骨增生肥大与股骨髁部活动时吻合不好，脱落的软骨碎片可卡在关节，致使不能动弹，称为"关节卡锁"，需经缓慢揉摸、微动待游离体离开接触部，顿觉一切如常。

（2）关节僵硬（joint stiffness）：患者感到关节活动不灵活，特别在长期不活动后，如打麻将、看电影或在清晨起床后感到髋关节僵硬感，不能立即活动，要经过一定时间的活动后才能感到舒适，故称之为晨僵。这种僵硬现象与其他疾患所造成僵硬的一个显著不同点是持续时间短，一般不超过15分钟，活动后即缓解。而类风湿关节炎引起的僵硬常常比较严重，持续长达几个小时，另外骨关节炎的僵硬局限于受累关节，与类风湿关节炎或其他炎性肌肉骨骼疾病不同。僵硬与疼痛一样，大气压下降或湿度增加等天气改变可使其加重。但到疾病的晚期，关节不能活动将是永久性的，即使活动也不能恢复。

（3）关节响声（joint crackling）：关节活动或医师在检查被动活动关节时，关节相互摩擦，出现各种不同响声，如吱嘎声、摩擦声，常见于受累的膝关节，这种声音有时整个房间都可听到，听起来很可怕，但是患者并不感到疼痛，仅有一种钝的摩擦感。

（4）关节肿胀（joint enlargement）：多见于膝关节。每当膝关节过多行走或因扭伤，或因髌股关节增生不平的骨刺，或因游离体挤压损伤了滑膜，可导致滑膜渗出增多，或出血，引起关节积液或积血，有时医师可从一个受累的膝关节中抽出100ml液体。一般休息1～2个月后，症状可自然消退，可以很长时间不出现此症状，但可因轻微外伤而反复发作。髋关节位置较深，肿胀一般不明显或不容易被察觉。

（5）关节畸形（joint deformity）：一般出现在晚期，与关节软骨破坏、肌痉挛等有关。此外，赫伯登结节（Heberden's node）可导致指尖端的关节畸形，布（沙）尔结节可引起指中关节膨大。

（6）乏力和失用：关节自主或应急功能的丧失可能由以下因素引发：疼痛、僵硬、关节表面异常、畸形、软组织痉挛、肌肉痉挛、萎缩或功能不良、乏力可能与关节炎的程度有关。失用的程度是病史中很重要的内容，因为骨关节炎导致关节活动受限，而失用代表着疾病预后不良。

2. 体征

（1）压痛：大多数有症状的关节压痛在关节线上，关节周围结构的侵及多出现非特异性的压痛，特别是在膝关节的一个或多个滑膜受累时，关节活动的疼痛还可伴有其他表现。

（2）关节膨大：其原因是骨质突起、滑膜炎症、渗出所致，皮肤发热和红肿则少见。

（3）关节摩擦感：主被动活动中可感觉到关节的摩擦，退变的关节面感到粗糙不平。明显的摩擦感有诊断意义。

（4）活动受限：大多数中重度骨关节炎使关节活动受限。

（5）其他发现：骨关节炎中肌肉乏力并不常见，由此引发疾病的原因还不清楚，膝关节骨关节炎的发生可能与股四头肌等长收缩肌力下降有关。中度受损时将有明显的肌萎缩。

【实验室检查】

很多退行性骨关节病的实验室检查大多为阴性结果，如红细胞沉降率通常正常，常规细胞计数也通常正常，类风湿因子阴性，抗核抗体阴性，血清钙、碱性磷酸酶、血清蛋白电泳等也为阴性，因此除了检查有无特有的体征外，需要有 X 线片才能确定诊断。退行性骨关节病的早期，X 线片主要变化表现在软骨下骨硬化，关节边缘新骨形成，骨囊肿形成和骨塌陷，后期可出现关节畸形合并半脱位及关节腔变窄。在病情进一步发展时，出现骨刺（可以考虑为骨企图自身修复的征象）、骨密度变化和关节囊积液。

其他很多检查，如关节镜、CT 扫描、磁共振成像，可用来帮助确定软骨损害的范围。

【诊断与鉴别诊断】

1. 诊断　注意骨关节病的特有体征，除了收集患者主诉、病史和仔细体检外，应特别注意有无关节病的特有体征。

（1）关节活动受限（limited range of motion in the joints）：初期可能只能感到关节活动不如以前灵活，随着病情发展活动受限更加明显，如果是手指关节受累，开瓶塞或抓球困难；如果膝关节受累，伸屈时感到很不舒服；如果脊柱关节受累，扭转、弯腰时出现困难；如果病情严重，髋关节、膝关节等持重的关节，执行简单的活动也感到困难。

（2）关节触痛、压痛（tenderness to touch）：疾病早期没有触痛、压痛，但可出现关节肿胀，当关节积液过多，压迫关节周围组织，可引起疼痛和触压痛。

（3）被动活动关节出现疼痛和摩擦声（joint crackling & pain with passive motion）：在正常情况下被动活动关节，一般不会出现疼痛和发出声音，如果关节受累，被动活动受累关节，患者感到疼痛并可出现声音。

2. 鉴别诊断

（1）与风湿性关节炎区别：退行性骨关节病与风湿性关节炎的区别见表 17-1。

表 17-1　退行性骨关节病与风湿性关节炎区别

退行性骨关节病	风湿性关节炎
通常在 40 岁后发病	初次发病常在 25～50 岁
病程缓慢常需多年	来去突然，无任何先兆
常侵犯身体一侧关节	常侵犯身体双侧关节，如双手关节同时发生
关节红、肿、痛、热少见	关节红、肿、痛、热常见
主要侵犯膝、手、髋、脚和脊柱，偶尔侵及指、腕、肘或肩关节	经常侵犯多个主要关节，包括指、腕、肘、肩
不会引起全身症状	常出现疲倦、体重减轻、发热等全身症状

（2）与关节老化的区别：以往对退行性骨关节病三个错误的看法：①认为是正常老化过程的一部分；②是一种磨损性的疾病；③是不能逆转的。现在认识到退行性骨关节炎的关节和软骨与正常老化的关节和软骨的变化完全不同，其区别见表 17-2。

表 17-2　退行性骨关节病与关节老化的区别

关节老化	退行性骨关节病
退化发生在非持重的软骨表面	退化发生在持重的软骨表面
软骨基质很少发生物理、化学改变	软骨基质发生明显的物理、化学和退行性改变
组织容量没有增加	组织容量增加
软骨液体含量没有改变	早期软骨液体含量明显增加（这可能是最早的物理变化）
软骨中发现有色素	软骨中没有色素
无骨质象牙样变（骨密度增加或骨过度发育）	骨质象牙样变
没有明显的骨骼变化	骨骼发生变化，包括新骨形成（骨刺）

如何来解释退行性骨关节病最常见于老年人呢？这与老年人的关节长期暴露于反复的创伤和活动中，加之老年人自身修复损伤的能力减弱有关。

【治 疗】

以往很多医师认为退行性骨关节病是不可治疗的，治疗除了消极的镇痛以外就没有其他的办法。但是随着对关节软骨进一步的了解和临床的实践证实，关节软骨的病变不是不可逆的，只要恢复软骨基质的正常平衡，就可以阻止病程的发展，使疾病得到治疗。现对此病治疗时应注意的一些问题讨论如下：

1. 关于运动锻炼问题 过去认为运动锻炼如跑步可以加重关节基部软骨的损伤。现在认为有规律的、适宜的运动是保持关节健康、预防退变性骨关节病的好方法。这是因为在运动的时候，关节软骨不停的挤压出代谢后废物，吸入营养的液体，使软骨保持湿润，并能增强关节周围组织的锻炼，消耗热能，减轻体重，对预防退行性骨关节病都是有益的。

对退行性骨关节病的患者，我们主张动静结合，急性发作期应注意休息，一般不需卧床休息，只是限制关节活动，而允许自理日常生活。一般以不负重活动为主，先做增强肌力练习，再逐渐练习增加关节活动，如游泳就是一种很好的锻炼方式，可有效地预防及减轻病变关节的功能障碍。

2. 非甾体抗炎药的应用问题 长期以来，临床医师对退行性骨关节病主要应用非甾体抗类药物以减轻疼痛，对于如何解决用药后的不良反应和如何改善病程发展等问题不够重视。

目前发现长期、大量使用非甾体抗炎药物对软骨的影响可分为三类：①对关节软骨有损害作用，如阿司匹林、水杨酸、吲哚美辛、保泰松和萘普生等；②对关节软骨无不良影响，如吡罗昔康；③对软骨代谢和蛋白聚糖合成具有促进作用者，如双氯酚酸和舒林酸硫化物等。因此，临床医师在选择 NSAIDs 时，除需首先考虑其消炎镇痛的效能外，更应深层次地考虑选择既可改善患者当前症状，又能防止潜在加重患者远期病变的药物。一般主张在本病的炎症发作期使用，症状缓解后即应停止服用。

如果应用传统医学（如推拿、按摩、针灸及理疗）可以有效地缓解疼痛者，一般不必服用抗炎镇痛药物。

3. 氨基葡萄糖（glucosamine）治疗 健康的软骨需要三种物质：水，用来润滑和营养软骨；蛋白多糖，用来保持水分；胶原蛋白，用来固定蛋白多糖。氨基葡萄糖能使软骨恢复健康，其原因是它为制造蛋白多糖的主要材料，软骨能保持水分主要靠蛋白多糖。氨基葡萄糖不仅刺激软骨细胞产生这类物质，而且发现软骨细胞产生蛋白多糖的多少取决于氨基葡萄糖的多少。氨基葡萄糖多，软骨细胞产生蛋白多糖就多，反之就少。氨基葡萄糖还能帮助机体修复损伤的软骨。临床研究证实，氨基葡萄糖能减轻患者的疼痛，恢复其功能。

硫酸氨基葡萄糖与非甾体抗炎药物（NSAID）治疗退行性骨关节病的比较：疼痛减轻都很明显，后者镇痛作用较快，而前者作用更持久。

目前我国这类药物有：

（1）维骨力（硫酸氨基葡萄糖）：主要成分，每个胶囊含硫酸氨基葡萄糖晶体 314mg，相当于1.250mg 硫酸氨基葡萄糖。剂量及用法，1～2 胶囊，每天 3 次，最好吃饭时服用，持续服用 4～12 周，每年重复 2～3 次。

（2）氨糖美辛片（tabellae hlucosamine compositae）：主要成分，本品为肠溶片，每片含盐酸氨基葡萄糖75mg，吲哚美辛 25mg。剂量及用法，口服，一天 1～2 次，每次 1～2 片，饭后即服或临睡前服用，或遵医嘱。

（3）傲骨力（clucosamine sulfate）（氨基葡萄糖硫酸盐单体）：其分子较硫酸氨基葡萄糖小，因此穿透力和溶解度明显高于盐酸盐和含钠的氨基葡萄糖硫酸盐。因此，能够显著的强化、润滑、修补和再生软骨，而且能够刺激软骨细胞自身的氨基葡萄糖硫酸盐的合成，并对受损的软骨细胞有修复作用。剂量及用法：口服，一天 3 次，每次 2 片，一个月为一个疗程。轻、中度患者服用 1～2 个疗程，重度患者需要连续服用 3 个疗程。

（4）氨基葡萄糖（glucosamine）和硫酸软骨素（chondroitin sulfates）联合使用可以增强软骨的修复和促进关节的功能。根据患者的体重氨基葡萄糖的剂量为 1.0～2.0mg 和硫酸软骨素为 800～1600mg，可分为每天 3～4 次。以上剂量可作为开始剂量，根据患者疼痛症状变化再做调整，如有的患者服药后症状很快减轻，则可减少至开始剂量的 1/3～1/2，有的患者症状消失则可停药。可同时服用维生素 C，一般每天 500～1000mg，分为 2～4 次服用。

锰对软骨合成非常重要，常常不被重视，在蚕豆、燕麦片、干桃、牛肝中含量多，要注意补充。

4. 关节腔内注射药物 主要应用于膝关节。①激素类药物：采用 0.5% 普鲁卡因 5～10ml，内加入 12.5mg醋酸氢化可的松，关节腔内注射，每周 1 次，3 次为 1个疗程。其作用是抗炎性反应，不能改变其退行性变，也不宜注射次数过多，以免发生类固醇诱导的骨关节病。②透明质酸钠（ARTI）：采用透明质酸钠 2.5ml（25.0mg），关节腔内注射，每周 1 次，5 次为 1 个疗程。透明质酸是广泛分布于动物结缔组织的一种代表性黏多糖，在关节内作为关节液的主要成分之一，发挥润滑关节及保护软骨表面等重要功能。关节腔内注射高分子量透明质酸钠治疗骨关节病有效率达90%以上，属于一种安全有效的关节内注射药。

5. 关于外科手术治疗 经上述非手术疗法治疗无效者，可考虑手术治疗。手术治疗的目的在于减轻或消除疼痛，预防或矫正畸形，防止关节破坏进一步加重，改善关节功能。当然，手术治疗也是骨关节炎综合治疗的一部分。不同病变部位及病变性质所采用的手术方式各异，如游离体摘除术、关节清理术、截骨术、关节融合术、关节成形术（关节置换术）。新的外科手术方式还包括：骨膜、软骨膜移植，带软骨下骨的自体或同种异体软骨移植，自体软骨细胞移植等。这些手术方式尚需进一步研究及临床样本长时间随访观察。

6. 改变生物机械力学（biomechanics）**对关节的损伤** 生物机械力学是研究不正确的运用肌肉、骨骼、肌腱、韧带的力量作用于机体，引起关节过度的磨损，导致的关节损伤。生物机械力学的作用，在治疗退变性关节炎的重要性不能忽视，如果不注意改正生物力学导致的关节损伤，是不能治愈关节疾病的。所以对不良姿势如膝内翻、膝外翻、驼背和脊柱侧弯等，应尽量予以纠正。此外，肥胖患者应节制饮食减轻体重。使用拐杖也是减轻关节负重的好方法。

7. 心理治疗 退行性骨关节病患者常因长期疼痛不能活动而产生抑郁，而抑郁又会加重疼痛，干扰疾病的康复。对待自身的疾病保持积极、乐观的态度，对该病是一种特效的药物。建议如下：①不要成天抱怨"为什么患这种病？"，应把注意力放在治疗上，经常想自己的病很快会好，将过着和以往一样愉快的生活。②经常与朋友和家人的保持联系。孤独是很多疾病最危险的因素，特别是老年人。孤独和与世隔离的人，对药物治疗反应和保持与他人和社区紧密联系的人完全不同。所以要尽可能地保持与社会交往，如果不能出去，请朋友来您家，甚至养个宠物也是有帮助的。

【预　　防】

1. 早期预防 退行性骨关节病是一种多重病因引起的疾病，通过流行病学研究可以确定哪些因素易于引发此病，当危险因素被纠正或终止后可大大降低患病的风险。膝关节或髋关节的骨关节炎危险因素包括：年龄大于50岁，直系亲属中有OA患者，膝关节或髋关节的外伤史，手术史，肥胖，需要弯腰搬运的工作等，这些都是早期预防的重点内容。如改变工作习惯、生活习惯，加强肌肉锻炼，雌激素替代，加强营养等可能对预防骨关节炎有一定效果。

2. 中期预防 目前还没有关于如何进行中期预防方面的具体措施，早期预防措施可能对中期骨关节炎的进展有一定的预防效果。

3. 晚期预防 晚期预防应着眼于减少患者关节病变的发生，加强肌肉力量或有氧锻炼可以减轻功能障碍，控制饮食和维生素D加钙疗法有一定的效果。

（邵增务　袁鸿江）

思　考　题

1. 退行性骨关节病主要的临床特点是什么？它与风湿性关节炎、关节老化如何鉴别？

2. 对退行性骨关节病的治疗，目前与以往有哪些不同的观点？

第三节　老年人骨质疏松症

原发性骨质疏松症（primary osteoporosis）是老年人常见病和多发病，可分为两型，即妇女绝经后骨质疏松症和老年人退行性骨质疏松症。这有别于继发的由内分泌疾病、营养不良、骨髓增生性疾病、慢性肝肾及肺等脏器疾病及长期使用损害骨骼的药物等所致的继发性骨质疏松症（secondary osteoporosis）。其定义为"以骨量减少和（或）骨的微观结构退化为特征的，致使骨强度下降，骨脆性增加而易于发生骨折的一种全身性骨骼疾病"。1994年，根据WHO的标准，骨质疏松被定义为BMD（骨密度）低于正常年轻人平均值2.5个标准差以上，BMD测量值可预测骨折风险。它的骨量减少特点是骨矿成分和骨基质呈等比例减少，主要临床表现为关节疼痛，脊柱弯曲，轻微外力即可引发骨折。原发性骨质疏松是分布全球的疾病。欧美国家白种人女性患病率较高，亚洲人次之而黑种人最低。我国60岁以上骨质疏松的患者女性约为50%，男性约为20%，全国有600万～800万名患者。

【病因与发病机制】

（一）骨骼的解剖生理

骨由骨细胞（占3%）和细胞外基质组成。细胞外基质中骨矿物质约占50%，骨基质占30%，水分占15%。组成骨的细胞有成骨细胞、破骨细胞、基质细胞和骨细胞。骨的前体细胞由多能干细胞（pluripotent stem cells）在转录因子的刺激下分化成"成骨细胞"（osteoblast）。其细胞核表达雌激素和维生素D受体，细胞表面表达整合素（integrin）和细胞因子（cytokine）的受体。成骨细胞内源性激活因子有成纤维细胞生长因子（FGF）、血小板衍化生长因子（PDGF）、胰岛素样生长因子（IGF）和转化生长因子β（TGF-β）。破骨细胞（osteoclast）由造血前体细胞分化形成，破骨细胞活性过高可引起骨骼的不恰当破坏，导致几种骨和关节疾病，如骨质疏松症、Paget病、肿瘤引起的骨溶解、甲状旁腺功能亢进症和风湿性关节炎。现认为NF-κB配体的受体激活因子是骨形成唯一最重要的细胞因子。其他细胞因子在骨形成的不同阶段起着调节作用，如白细胞介素（IL-1、IL-3、IL-6、IL-11）、肿瘤坏死因子（TNF）、维生素D_3、粒细胞-巨噬细胞集落刺激因子（GM-CSF）和巨噬细胞集落刺激因子（G-CSF）。骨的硬度主要决定于骨矿含量（BMC），而骨骼的韧性决定于骨基质的质量。骨骼的结构可分为皮质骨及松质骨，皮质骨即密质骨，也称为板状骨。松质骨即网状骨。皮质骨组成四肢长骨的骨干及骨的皮质，它占全身骨的80%。松质骨占全身骨的20%，见于长骨的终端及椎体，由薄的骨板（骨小梁）和骨髓组成，血管丰富，代谢活跃，当患骨质疏松症时骨小梁变细，易被压折。松质骨在股骨颈占25%，大小转子占50%，椎体占70%，是老年人驼背常见的原因。

骨骼的重塑：人的骨骼在一生中不断地进行吸收与重塑。开始时破骨前体细胞活化成为破骨细胞，破骨细胞能分泌酸性液以溶解矿物质，分泌蛋白溶解酶以消化基质，随后破骨细胞凋亡（apoptosis），称为吸收期。由骨游离出来的钙、磷、胶原等被单核细胞及吞噬细胞所消化形成黏合线（cemeng line），称为反转期。由前成骨细胞云集在黏合线上，生成胶原纤维以形成新的基质，称为形成期。最后由成骨细胞覆盖骨表面形成一排衬里细胞（linint cells）恢复至静寂期。骨吸收及重建的过程可归纳为静寂→激活→吸收→逆转→形成→静寂。骨吸收与骨形成如此有序地进行称为耦联（coupling）方式。由骨的吸收至重建的一个周期称为骨转换（bone turnover）时间，时需3～7个月。

（二）骨质疏松形成的机制

骨质疏松分为三型，分别为原发性骨质疏松，继发性骨质疏松和特发性骨质疏松，在此，我们主要讲述原发性骨质疏松。原发性骨质疏松症分为两型，即绝经后骨质疏松症（Ⅰ型）和老年退行性骨质疏松症（Ⅱ型）。绝经后骨质疏松症由于雌激素水平不降导致成骨细胞和破骨细胞数量增加，呈现高转换状态，骨吸收超过骨形成，加速骨丢失。确切的机制尚不清楚。但雌激素水平下降可引起细胞因子特别是IL-6、M-CSF表达上调，导致破骨细胞的形成和激活。老年退行性骨质疏松症与增龄相关，成骨细胞活性降低，骨形成减缓，呈低转换状态，确切的机制尚不清楚。增龄的作用可导致成骨细

胞的某些基因表达降低或上调，如IGF、FGFT和细胞内结合蛋白，失去正常骨形成和骨吸收的耦联，导致相对骨吸收增加。另一种骨丢失的假设是伴随增龄雌激素水平降低，亦包括男性。与年龄增长相关的其他因素包括：维生素D代谢紊乱以及小肠对钙的吸收减少；饮食中钙的减少，进一步加重缺钙（表17-3）。

表17-3 原发性骨质疏松的危险因素

性别	女性
年龄	老年患者的病情程度
雌激素缺乏	卵巢功能不全或绝经
家族史	有骨质疏松家族史
种族	亚洲人（尤其是皮肤白者）、欧洲人和高加索人
体型	娇小瘦弱者
生活方式及活动	饮酒、吸烟、运动负荷不当、静止不动是骨丢失的强大危险因素，外伤而制动或卧床、体力劳动及户外活动少
饮食及嗜好	钙摄入不足、高蛋白饮食；吸烟、饮酒、咖啡、可乐和汽水等
免疫	以RANKL为分子基础的骨免疫学

（三）骨代谢

骨矿物质为含钙化合物，对于维持体内平衡有重要作用。人体的机械性负重及体力活动对骨骼重建起重要促进作用。影响骨重建过程的主要激素有雌激素（estrogen）、甲状旁腺素（parathyriod hormone，PTH）、1,25二羟维生素D_3、降钙素（calcitonin，CT）、甲状腺素、雄激素、糖皮质激素及生长激素等。甲状旁腺素的生理作用为促成骨转换，它也可提高肾对磷的排泄，提高肠对钙的吸收。维生素D属甾体类激素，钙三醇对钙在肠道黏膜细胞的吸收和保持血钙水平的稳定起重要作用。降钙素与破骨细胞上降钙素受体结合，抑制破骨细胞的活性，促进线粒体摄取钙，使高血钙降低；它还可直接作用于肾曲管，抑制对钙的重吸收，使钙自尿排出。降钙素用于临床可有增加骨量的效果。骨吸收和骨重建以耦联方式进行，影响它的因素很多，重要因素见表17-4。

表17-4 骨吸收及骨形成的影响因素

	骨吸收	骨形成
甲状旁腺素	+	+
降钙素	-	0
维生素D	+	-，（+）
胰岛素	0	+
糖皮质激素	+	-
生长激素	0	+
雌激素	-	+
干扰素	-	-
前列腺素E	+	+

注：+，增加；-，减少；0，无明显作用

【临床表现】

骨质疏松的程度较轻时常无症状，往往在查体做X线检查时才发现曾有骨折。患者常有腰背酸痛、佝偻驼背、身高缩短等。常见的骨折类型有：①桡骨远端骨折（即Colles骨折）；②髋骨骨折；③肋骨骨折；④脊柱椎体压缩性骨折。

绝经后骨质疏松的表现为全身性骨量减少及骨组织的微结构改变，使骨脆性增加并易于发生骨折。它与老年增龄性骨质疏松不同，骨质变化是以松质骨为显著。常见的骨折部位为脊柱骨折、髋骨骨折及腕部桡骨远端骨折（Colles骨折）。70岁以上女性骨质疏松为两者相加，既有绝经因素，又有增龄因素。妇女绝经后骨质疏松症发病率较高，骨吸收及骨形成加快，呈现高转换型骨代谢。骨吸收的过程短而骨形成需时较长，造成骨量丢失。

骨质的丢失包括密质骨丢失及松质骨丢失。松质骨表面面积小，代谢活跃，患骨质疏松时松质骨有很多显微性骨折，妇女自绝经期起的后半生丧失密质骨矿物质的35%，松质骨矿物质的65%。男性年老骨量丧失约为同龄妇女值的60%。Riggs曾将骨质的丢失分为两型并列出各自特点，见表17-5。

表 17-5　骨质疏松的 Riggs 分型

	Ⅰ型	Ⅱ型
原因	雌激素分泌减少	老龄
骨丢失	松质骨为主	松质骨及密质骨
骨丢失速度	绝经开始急加速	等速
骨折部位	脊椎、桡骨多	脊椎、髋骨多
肠钙吸收	下降	下降
状腺功能	下降	上升
维生素D	继发性减少	原发性减少

【辅 助 检 查】

1. 反映骨转换的指标　可分为骨形成及骨吸收两种指标。反映骨形成的指标有：①血清总碱性磷酸酶和骨碱性磷酸酶，两者为成骨细胞所产生，在成骨细胞活性升高的骨病中该酶均有所升高。患骨质疏松时该酶在正常高限，有骨折时升高。②骨钙素：由成骨细胞合成和分泌，反映成骨细胞的活性和帮助观察药物治疗对成骨细胞的影响。血BGP随年龄上升，与碱性磷酸酶呈正相关。反映骨吸收的指标有：①抗酒石酸盐酸性磷酸酶：反映破骨细胞的活性；②尿酸：成人每天排出100～250mg；③尿羟脯氨酸（hydroxyproline）：为胶原代谢产物；更年期开始时可见到尿钙及尿羟脯氨酸上升，空腹尿钙/尿肌酐之比＞0.16，尿羟脯氨酸/尿肌酐＞0.017为不正常。

2. 骨量的测定

（1）单光子骨密度吸收法（single photon absorptiometry，SPA）：测定的指标有骨矿含量（BMC，g/cm）、骨宽度（BW）、骨密度（bone mineral density，BMD）等，已逐渐被双能X线吸收法（dual energy X-ray absorptiometry，DEXA）所取代。

（2）双能X线吸收法：DEXA是通过X线源放射两种不同能量的射线，缩短扫描时间所测为皮质骨与小梁骨骨密度的总和，以 g/cm^2 来表示，即骨密度。

（3）骨组织形态计量学：可取活检直观观察骨形态、骨代谢及骨量的微细改变，但此类检查，只能用于有强烈适应证的少数患者。

（4）定量超声（quantitative ultrasound，QUS）：用于检测骨密度、骨强度、骨质量、骨弹性，确定骨折部位及预测骨折的危险性，随诊骨质疏松患者及判断治疗效果。

（5）定量CT（quantitative computed tomography，QCT）：是现今唯一能分别测定皮质骨及骨小梁骨量的检查方法，可反映真实的体积密度，测量值以 mg/cm^2 表示。QCT检查与其他方法相比，对受试者的辐射量偏大，20世纪末推出的用于末梢检查的PQCT有了改进，PQCT可以区别快速及缓慢骨丢失。

【诊断与鉴别诊断】

（一）诊断

世界卫生组织制订的白人妇女骨质疏松症的诊断标准：正常为骨密度或骨矿含量在正常青年人平均值的1个标准差之内；低骨量或骨量减少为正常青年人平均值的1～2.5个标准差之间；骨质疏松症为BMD或BMC低于正常青年人平均值的2.5个标准差；严重骨质疏松症为BMD或BMC低于正常青年人平均值的2.5个标准差，伴有骨折。由于骨质疏松症存在着明显的种族差异和地区性差异，WHO标准显然不适用于我国人群，我国学者经多年研究，于1999年中国老年学学会组织疏松委员会诊断标准通过并沿用至今，并确定诊断骨质疏松症应以骨密度减少为基本依据，需鉴别是原发性骨质疏松，还是继发性骨质疏松，可参考年龄、病史、骨折及实验室检查等进行综合考虑。中国人建议诊断标准如表17-6。

表 17-6　骨矿含量诊断标准和分级标准

峰值骨量	意义
>M-1 个标准差	正常
M-1 个标准差至 M-2 个标准差	骨量减少
<M-2 个标准差以上	骨质疏松症
<M-2 个标准差以上，伴有一处或多处骨折	严重骨质疏松症
<M-3 个标准差以上，伴或不伴骨折	严重骨质疏松症

（二）鉴别诊断

原发性骨质疏松的诊断，首先需排除继发性骨质疏松，如肝脏疾病、肾脏疾病、多发性骨髓瘤、骨转移癌、白血病、吸收不良综合征以及代谢、内分泌疾病等引起的骨质疏松。

【预防与治疗】

因骨质疏松最常见且最重要的危害在于骨折，故骨质疏松性骨折的处理原则为：①对老年人而言有效的治疗在于及早恢复活动和功能；②采用有利于早期恢复和稳定骨折的有效固定方法，对骨折稳定性的要求比解剖复位更为重要；③选择有利于骨折端稳定的内外固定，因为骨的强度与矿化密度密切相关，采用内外固定时要慎重；④骨科手术要求尽量做到安全、有效、简便及减少手术时间和次数；⑤可靠的功能恢复有赖于早期而有效的制动；⑥骨折后的功能锻炼时间一般稍迟于普通骨折。

1. 一般性防治措施

（1）运动：青少年时期如有规则的运动，其骨量比不进行规则锻炼者为高，负重运动更佳。成年人各类型的运动有助于骨量的维持。

（2）营养：良好的一般营养是重要的。应有足够钙的摄入，适量的蛋白质和维生素。从儿童期就应该重视，尽可能获得最大骨峰值。补充钙质：平常需每天摄入钙 500mg。绝经后及老年人补钙 1500mg/d。补充钙可抑制 PTH 的分泌。钙盐可选择补充碳酸钙（含元素钙 40%，即 400mg/g），乳酸钙（含元素钙 13%），葡萄糖酸钙（含元素钙 8.9%）。

（3）预防跌跤：采取适当的运动形式或生活方式应尽量减少跌跤的可能性。对易发生跌跤的疾病加以有效的治疗，避免使用影响平衡的药物。

2. 药物防治

（1）骨转换抑制药：①雌激素及其衍生物和其受体调节药，成骨细胞有雌激素受体，能减缓骨吸收。过去认为雌激素能增加乳腺癌等与雌激素相关的肿瘤发病率，现在并不能证实。制剂有尼尔雌醇（nylestriol）每次 1～2mg，每两周一次；结合雌激素 0.625mg，每周一次，一个月为一周期，最后 10～14 天联用甲羟孕酮，5mg，每天 1 次；替勃龙 2.5mg，每天 1 次。选择性雌激素受体调节药有三种：即他莫昔芬（tamoxifen）、雷洛昔芬（raloxifene）。其中，雷洛昔芬已被 FDA 批准用于防治骨质疏松。②降钙素：能抑制破骨细胞的活性，有镇痛和改善钙平衡的作用。有鲑鱼降钙素和鳗鱼降钙素两种制剂，长期使用可发生逃逸现象，因此建议长期间断使用。降钙素 50～100U 皮下注射或肌内注射，第一周每天 1 次，第二周隔日 1 次，亦可采用鼻喷剂。长期使用至少 6 个月。依降钙素 10～20U 皮下注射，每周两次。③双膦酸盐：为骨吸收抑制剂，制剂有阿仑膦酸钠（福善美）5～10mg，每天 1 次，持续一年以上，亦可间断使用，疗效肯定。

（2）骨形成刺激药：①氟化物制剂刺激成骨细胞，增加椎骨骨松质的密度，但不增加骨皮质的骨密度。氟化钠剂量 40～80mg/d，同时补充钙盐。单氟磷酸盐：特乐定（tridin）1 片，每天 3 次。长期用药可发生氟中毒。②甲状旁腺素：具有促进成骨作用，与雌激素合用可增加腰椎和髋部的骨密度，减少骨折的发生。

（3）其他：维生素 D 及其代谢产物可以促进小肠钙的吸收和骨的矿化，活性维生素 D 可促进骨形成。

（邵增务　牟善初）

第四节　股骨颈骨折

股骨颈骨折（fracture of the femoral neck）常见于老年人，多因跌倒时造成的扭转暴力所致。青壮年及儿童也有发生，因股骨头位置很深，骨折复位后难于固定，治疗较为困难，且因血供不足，晚期股骨头坏死发生率很高。

【解剖概要及股骨头的血液供给】

股骨颈的前方和后方的下半都在髋关节的关节囊内，只有后上半远端在关节囊外。股骨颈基底部骨折为关节囊外骨折，其他部位骨折均属囊内骨折。股骨头颈血运的主要来源有：由股深动脉发出的旋股内、外侧动脉分支，在股骨颈基底滑膜反折处，分三束即骺外侧动脉、干骺端上动脉、干骺端下动脉进入股骨头，是股骨头血液供给的主要来源；通过圆韧带的小凹动脉尚有少量血液存在；臀下动脉和闭孔动脉吻合到关节囊附着部，分为上、下股骨干的滋养动脉（图 17-6）。

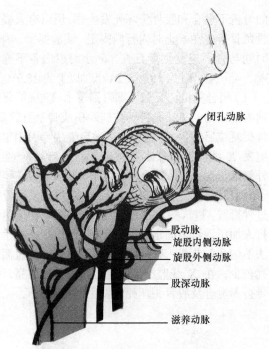

图 17-6　股骨头颈血液供应

闭孔动脉
股动脉
旋股内侧动脉
旋股外侧动脉
股深动脉
滋养动脉

【股骨颈骨折的分类】

1. 按骨折线的部位分类

（1）头下型骨折：骨折线位于股骨头下，使旋股内、外侧动脉发出的营养血管支损伤，骨折后由于股骨头完全游离，致使股骨头血液循环基本上中断，故易发生股骨头坏死。

（2）经颈型或头颈型骨折：骨折线由股骨颈外上缘头下开始，斜向内下至股骨颈中部，骨折线常为斜形。因股骨纵轴线的交角很小，骨折线剪力大，稳定性差，故牵拉、扭曲易导致股骨头血管损伤，易发生股骨头坏死或骨折不愈合。

（3）基底型骨折：骨折线位于股骨颈基部，股骨颈与大、小转子间连线处。该类骨折对血液供应影响不大，骨折容易愈合（图 17-7）。

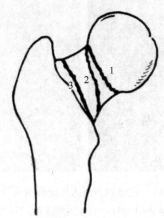

图 17-7　股骨颈骨折按骨折线的部位分型
1. 头下型骨折；2. 经颈型或头颈型骨折；3. 基底型骨折

2. 按骨折线斜度分类（图 17-8）　Pauwels 将其分为内收型骨折和外展型骨折，远端骨折线与两髂嵴连线所呈的角度称为 Pauwels 角。

（1）外展型骨折：Pauwels 角小于 30°、无移位或移位很少的嵌插型骨折剪力小、稳定，利于骨折愈合，又称为外展型骨折。

（2）内收型骨折：骨折线角度（Pauwels 角）大于 50°，为内收型骨折，稳定性稍差。骨折断端缺少嵌插，骨折线之间剪力大，骨折不稳定，愈合率比前者低。

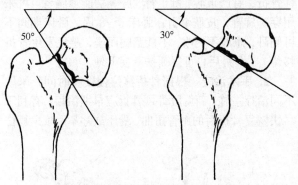

图 17-8　股骨颈骨折 Pauwels 分型

Pauwels 角小于 30° 为外展型骨折，Pauwels 角大于 50° 为内收型骨折

3. 按骨折移位程度分类（Garden 分类法）

（1）不全骨折：骨折线没有穿过整个股骨颈或嵌插，股骨颈有部分骨质相连，骨折无移位，近折端保持一定的血运，骨折容易愈合。

（2）完全骨折无移位：骨折对位良好，如股骨头下型骨折，仍有可能愈合，但股骨头坏死、变形常有发生；如为颈中型或基底型骨折，骨折容易愈合，股骨头血运好。

（3）股骨颈完全骨折部分移位：骨折远端向上移位，股骨头内收、内旋，颈干角小。

（4）股骨颈完全骨折完全移位：骨折两端分离，骨折近端旋转，骨折远端上移，关节囊严重损伤，易造成股骨头缺血性坏死（图 17-9）。

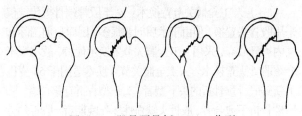

图 17-9　股骨颈骨折 Garden 分型

【临床表现】

股骨颈骨折患者有受伤病史，伤后诉髋部疼痛，下肢呈外旋畸形，髋内收、轻度屈曲、短缩。活动障碍，大粗隆上移并有叩击痛。发生于老年人的骨折系

由于骨质疏松，股骨颈脆弱，髋周肌肉萎缩无力，保护反应迟钝，致轻微外伤，如平地滑倒，由床上跌下、下肢突然扭转等，都可导致骨折。青壮年股骨颈骨折，则由暴力损伤，如车祸或高处坠落致伤，偶有因积累劳损引起者，称为疲劳骨折。

【治 疗】

1. 非手术治疗 适用于外展型或嵌入型等稳定性骨折，有严重心、肺、肾、肝等功能障碍者。可采用穿防旋鞋，皮肤牵引，卧床6～8周，卧床期间不可侧卧，患肢不内收，不能盘腿而坐，避免发生骨折移位。3个月后，可逐渐扶双拐下地。

2. 手术治疗 根据骨折移位程度和时间，采取不同治疗措施。新鲜股骨颈骨折应早期治疗，有利于尽快恢复骨折后的血管扭曲、受压或痉挛，减少复位

后的骨折不愈合和股骨头坏死发生率，所以有人提出股骨颈骨折应在6小时内行内固定。实验提示，内固定时间与骨不连发生率有关，6小时以内骨不连为1.5%，6～24小时为1.6%，24小时以上为18.9%。

（1）闭合复位切开加压螺钉固定术：准确的复位是内固定成功的重要条件，皮肤牵引或骨牵引数日，待骨折复位后再手术。也可在手术台上用牵引固定架和电视 X 线监视下急性复位。待复位准确后，在股骨外侧纵行切口，暴露股骨大转子及股骨近端，经大转子向股骨头方向打入引导针，经 X 线证实引导针穿过骨折线，进入头下软骨下骨质0.5mm，即通过导针打入加压螺钉内固定（图17-10）。由于这一手术方法不切开关节囊，不暴露骨折端，对股骨头血循环干扰较少；在 X 线监视下，复位及固定均可靠，术后骨折不愈合及股骨头坏死的发生率相对较低。

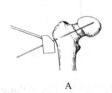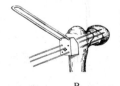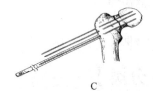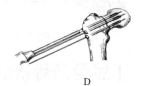

A　　　　　　B　　　　　　C　　　　　　D

图 17-10　股骨颈骨折切开加压螺旋钉固定手术操作

（2）切开复位带肌骨瓣植骨内固定：50岁以下头下型或头颈型股骨颈骨折，手法复位失败；或固定不可靠；或青壮年的陈旧骨折不愈合，股骨头坏死，宜采用切开复位带肌骨瓣植骨内固定术。带肌骨瓣来源有股方肌肌骨瓣、旋髂深血管的髂骨瓣等，在骨后方缺损，多采用股方肌肌骨瓣植骨术。手术入路采用后外侧切口（Gibson），先显露坐骨神经。股方肌位居最下方，在股骨转子和坐骨结节间。认清后用骨凿凿取厚1.5cm的长方形骨块，暴露关节囊后壁，切开关节囊及股骨头。此时，可将骨折复位并穿钉固定，再沿股骨颈长轴凿一较骨块稍长的骨槽，近端向股骨头内挖一骨穴，约1.5cm长，将带股方肌的骨块插入，直视下经大转子打入加压螺纹钉。

（3）人工全髋关节置换术：对于股骨颈骨折传统仅采用股骨头置换，但由于术后问题很多，因而目前国际和国内均已放弃，采用人工全髋关节置换术代替，故本章不介绍股骨头置换术。人工全髋关节置换术适用于55岁以上新鲜股骨颈骨折的头下型者、头颈型骨折有移位者、陈旧性骨折不愈合者、股骨头缺血性坏死晚期者、股骨颈骨折不愈合或老年股骨颈头下型骨折愈合困难者。

髋关节后外侧 L 形切口（Osborne），暴露髋关节后，在髋臼的暴露和扩磨之前，将股骨头后脱位，并在小转子上缘1.5cm处截断股骨颈。使用与最后扩磨型号相同大小的试模评定扩磨好的髋臼型号。用植入器将髋臼放入，移动手柄测定髋臼的稳定程度，整

个骨盆随着轻微摇动而骨与假臼不出现移动则为稳定。如果有摇动，则需加用螺丝钉或骨水泥固定。植入假体柄的操作技术：先用最小型号的软性髓腔扩大器扩髓，然后用逐渐增大的扩髓器扩大髓腔。当适当大小的髓腔锉安装到位后，移去髓腔把手。用股骨距磨锉锉平股骨距。安放股骨头试模，复位髋关节并检查稳定性。取出髓腔锉，植入股骨假体（图17-11）。

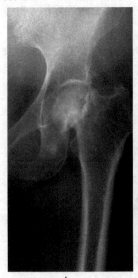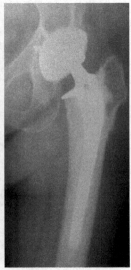

A　　　　　　　　B

图 17-11　股骨颈骨折人工全髋关节置换术

（杨述华　刘先哲）

思 考 题

简述老年骨质疏松症的防治。

参 考 文 献

比克斯. 2002. 默克老年病手册. 3 版. 陈灏珠，译. 北京：人民卫生出版社.

邓红文. 2005. 骨质疏松学前沿. 北京：高等教育出版社.

耿德章. 2002. 老年医学. 北京：人民卫生出版社.

睿在金. 1999. 老年人骨科疾病. 湖南：科学技术出版社：488-492.

李建生. 2003. 老年医学概论. 北京：人民卫生出版社.

廖二元. 2013. 湘雅代谢性骨病学. 北京：科学教育出版社.

施桂英. 2000. 关节炎概要. 北京：中国医药科技出版社.

肖建德. 2004. 实用骨质疏松学. 北京：科学教育出版社.

袁鸿江. 1995. 老年人的骨病和股骨上端骨折.成都：四川科技出版社：132-143.

Cassel CK，Walsh JR. 2003.Geritric medicine.4th.New York：Springer.So W Y, Tong P C, Ko G, et al.2003.Effects of protocol-driven care versus usual outpatient clinic care on survival rates in patients with type-zdiabetes. Am J Manag Care, 9（9）：606-615.

Moskowitz, Howell, Altman, et al. 2005. 骨关节炎诊断与治疗. 天津：天津科技翻译出版公司.

William JK, Larry WM. 2010. 关节炎与相关疾病. 15 版. 陆芸, 张奉春, 李世民，等，译. 天津：天津科技翻译出版公司.

第十八章　老年人多器官功能不全综合征

多器官功能障碍综合征（multiple organ dysfunction syndrome，MODS）是指机体遭受严重感染、创伤、休克、大手术等损害 24 小时后，同时或序贯发生两个或两个以上器官或系统功能障碍或衰竭的临床综合征。老年多器官功能障碍综合征（multiple organ dysfunction syndrome in the elderly，MODSE）是指老年人在器官老化和患有多种慢性疾病的基础上，由某种诱因激发，在短时间内出现 2 个或 2 个以上器官序贯或同时发生功能不全或衰竭的临床综合征，MODSE 作为老年危重医学领域一个重要的临床综合征日益受到重视。

老年多器官功能障碍综合征（MODSE）为老年病临床常见的危重症，发病率和病死率高，是导致老年人死亡的重要原因之一。MODSE 分为器官功能衰竭前期和器官功能衰竭期，多器官功能衰竭为 MODSE 的终末阶段。MODSE 是 MODS 中的一个特殊类型，MODSE 和 MODS 有着许多相似的特点，但两者之间在研究对象、发病基础、致病原因等方面又有着许多不同之处。MODS 的研究对象多为中青年人，MODS 多无明确的慢性疾病史，发病前各器官功能多正常，发病诱因多为创伤、大手术、败血症等，而 MODSE 以老年人为研究对象，MODSE 在器官老化和多种慢性疾病基础上发病，发病诱因多为肺部感染。

【流 行 病 学】

老年多器官功能不全综合征（MODSE）的发病率和病死率都很高，是危及老年人健康的重要因素。有调查资料显示，20 世纪 90 年代我国 MODSE 年发病率为 650/10 万，病死率为 75%～100%，是老年人口死亡的主要原因之一；同期美国人口中全身炎性反应综合征（systemic inflammatory response syndrome，SIRS）的年发病率约为 250/10 万，其中 40% 死于 MODSE。MODSE 的主要危险因素有年龄、慢性器官功能不全、慢性心肺疾病、营养状况不良等。

【病因与发病机制】

老年人多器官功能障碍综合征（MODSE）与一般意义上的 MODS 不同，其主要病因为各重要器官存在基础疾病，合并感染，手术和外伤，休克，免疫功能低下，营养不良，肺复苏不充分，延迟复苏，用药及治疗不当（如大剂量皮质激素造成免疫抑制，过多过快输液导致心脏负荷过重，大量输血导致微循环障碍）等。在上述各种病因中，又以感染和重要脏器基础疾病的恶化最为常见，其中尤以肺部感染居首位，占发病诱因中的 73.1%。研究表明，除肺居首位外，发生 MODSE 的器官依次为心、脑、肾、胃肠及肝。

MODSE 的发病基础是器官老化和存在多种慢性疾病。据统计，99% 的 MODSE 患者发病前患有 1 种以上的基础疾病，多数 MODSE 患者患有 2～3 种疾病，最多的患有 9 种疾病。MODSE 的衰竭器官以肺、心、脑、肾最为常见，而首发衰竭的器官又以肺居首位，由此提出了 MODSE 的肺启动学说。MODSE 发生时，肺启动通常有两种方式：直接启动方式和间接启动方式。肺直接启动由肺直接损伤所引起，如肺部感染、肺挫伤、误吸、吸入有毒气体，其中肺部感染是最常见的原因，由多种机制参与了肺直接启动方式。肺间接启动由肺外感染、严重创伤、大手术、休克、急性胰腺炎、脑血管事件等因素引起，是引起 MODSE 的次要方式，全身炎症反应综合征在肺间接启动中起重要作用。

肺启动后引起 MODSE 的可能机制：①老年人因衰老引起的各脏器功能减退是形成 MODSE 的发病基础，而且多数老年人并存多种疾病，当肺启动引起呼吸功能障碍后，可以此为启动因素导致连锁反应，引起功能上密切相关的其他脏器相继或序贯出现功能不全发生 MODSE。②目前认为细胞内缺氧是形成 MODSE 的最终结果，而肺部疾病导致呼吸功能衰竭又可以引起各组织细胞缺氧、细胞代谢功能障碍，造成各重要脏器实质细胞发生坏死，序贯性器官的功能障碍即被启动。引起 MODSE 的可能机制还有以下几种学说。

（1）炎症反应失控学说：机体受到各种过强的感染性和非感染性刺激后，可以快速地激活大量炎性细胞释放大量炎性因子，同时也会启动代偿性抗炎反应，两者平衡可以使机体处于健康状态，两者失衡均可以造成机体危害，过度激活的炎症反应可以损伤自身组织器官，最终发生 MODSE；抗炎介质过度激活可中和及抑制炎症反应，使机体不能有效地清除外源性致病物质，同时下调机体的免疫功能，从而导致

MODSE。①全身炎症反应综合征（SIRS），由于机体受打击后，释放肿瘤坏死因子（TNF-α）、白细胞介素 1β 和白细胞介素 6、白细胞介素 8 等炎性介质，激活粒细胞、淋巴细胞和内皮细胞，释放炎性介质及氧自由基和脂质代谢产物等，形成瀑布样连锁反应。TNF-α 等炎症因子与高迁移率族蛋白 B1（HMGB1）可相互诱导，TNF-α 能介导单核细胞生成 HMGB1，反过来 HMGB1 可诱导单核细胞合成 TNF-α、白细胞介素 1β 等炎症介质，形成恶性循环，导致失控炎性反应发生。②代偿性抗炎反应综合征（CARS），炎症介质的释放使机体内产生白细胞介素 4、白细胞介素 10、白细胞介素 13、转化生长因子 β、前列腺素 E、血栓素 B_2 等内源性抗炎介质以维持机体的稳态。③混合性拮抗反应综合征（MARS），促炎介质与抗炎介质释放，不能取得平衡，机体产生更严重的损伤和免疫抑制，称为 MARS，无论是 SIRS、CARS 或 MARS，均使机体炎症反应失控，内环境稳定破坏，这可能是诱发 MODS 的根本原因之一。

（2）缺血再灌注损伤学说：心搏骤停复苏或休克时发生器官缺血。当血流动力学改善，器官再灌注，生成的大量氧自由基和毒性氧代谢物，引起 Ca^{2+} 内流，造成细胞膜脂质过氧化引起细胞损伤。

（3）两次打击或双相预激学说：早期创伤、休克、感染等因素为第一次打击；如果继发感染、手术损伤、缺氧等构成第二次打击，激发细胞释放大量炎症介质和细胞因子，导致二级、三级或多级新的介质产生，出现组织细胞损伤和器官功能障碍。

（4）微循环障碍学说：微循环障碍，微血管内广泛形成血栓，导致组织缺血、缺氧，细胞线粒体功能损害，代谢严重障碍，脏器功能恶化。

（5）肠道细菌与内毒素移位假说：由于患者肠黏膜缺血，肠内革兰阴性细菌生长和内毒素溢出，引起内毒素血症和全身性感染，发挥其生物学效应。内毒素移位比细菌移位的临床意义更重要。

（6）基因诱导假说：遗传和基因表达的特征决定个体间的差异，炎症表达的控制基因具有多态性。MODS 过程中既有受攻击细胞受损形成"他杀"，亦有细胞内部基因调控"自杀"而亡。研究所有基因、发病的标记蛋白，有助于深层次探讨 MODSE 发病机制。

【临床表现与实验室检查】

MODSE 起病隐袭，病程迁延漫长，可反复发作，发病时间约 80% 在 1 周以上，22.1% 在 2 周以上，有些甚至可迁延数月或数年。MODSE 时其临床表现与衰竭器官受损程度并非平行。这是因为机体老化和长期慢性病作用使老年人对病变刺激的阈值提高或反应性降低以及老年机体免疫力下降，对长期多种刺激（如低血流灌注、慢性炎症、感染等）产生了一定的耐受性或适应性，使其易延误诊治。

老年人器官功能随着年龄增长而衰退，处于功能不全临界状态。此时，某些并不严重的应激即可影响多器官的功能，并导致连锁反应，类似多米诺（domino）现象，发生 MODSE。临床研究显示，MODSE 患者出现消化道大出血和肾衰竭时病死率显著升高，分别为 96.3% 和 90.5%，前者是由于大出血可致循环障碍恶化，后者则与慢性肾功能损害重视不够有关，一旦诱因激惹极易导致肾衰竭。

MODSE 发生过程中几乎可以累及体内每个重要系统、器官的功能和代谢。现将几个重要的器官系统的临床表现和实验室检查分述如下：

1. 肺功能衰竭 肺往往是临床上观察到的衰竭发生率最高，发生时间最早的器官，表现为进行呼吸窘迫综合征（ARDS），在原发病发生后 1~3 天中出现发绀、进行性低氧血症和呼吸窘迫，肺的顺应性显著降低，最后导致肺功能不全或呼吸衰竭。动脉血氧分压（PaO_2）低于 6.7kPa（50mmHg）或需要吸入 50% 以上的氧气才能维持 PaO_2 在 6.0kPa 以上。患者必须借助人工呼吸器维持通气 5 天以上。

2. 肾衰竭 肾功能障碍严重时主要表现为急性肾衰竭，在 MODSE 时期发生率仅次于肺和肝，少尿型急性肾小管坏死的肾衰竭患者临床表现为少尿、无尿、蛋白尿、尿中出现管型，水、电解质紊乱和酸碱失衡及氮质血症等。近年来，发现非少尿型肾衰竭发病率升高，这主要与临床干预手段的改进有关。实验室检查血清肌酐持续高于 177.0μmol/L（2mg/dl），尿素氮大于 18mmol/L（50mg/dl），严重时需用人工肾维持生命。

3. 肝功能衰竭 临床表现为黄疸或肝功能不全。血清总胆红素大于 34μmol/L（2mg/dl），血清谷丙转氨酶、谷草转氨酶、乳酸脱氢酶或碱性磷酸酶在正常值上限的 2 倍以上，有或无肝性脑病。

4. 胃肠道衰竭 主要表现为胃黏膜损伤或应激性胃肠出血，胃肠道消化吸收功能降低和肠屏障功能障碍。24 小时内失血超过 600ml，经内镜检查确定有胃肠出血。

5. 心功能衰竭 一般表现为突然发生的低血压，心脏指数 <1.5L/（min·m²），对正性肌力药物不起反应。

6. 凝血系统衰竭 血小板计数进行性下降（< $50×10^9$/L），凝血时间、凝血酶原时间和凝血活酶

时间均延长达正常的 2 倍以上,常需要补充凝血因子才能纠正。纤维蛋白原<200mg/dl,并有纤维蛋白(原)降解产物存在。部分患者有 DIC 证据。

7. 中枢神经系统衰竭 表现为反应迟钝,意识混乱,轻度定向力障碍,最后出现进行性昏迷。

8. 免疫防御系统功能衰竭 主要表现为菌血症或败血症。

【诊 断】

目前,国内外对于 MODS 的诊断标准并不完全统一,我国学者王士雯等通过对老年人多器官功能障碍综合征的深入研究,提出了适用于老年人的老年多器官功能障碍综合征(MODSE)诊断标准(试行草案,2003),该标准被中国危重病急救医学会议(2003年)通过,是目前被认可的专门针对 MODSE 的诊断标准(表 18-1)。

表 18-1 老年多器官功能障碍综合征(MODSE)诊断标准(试行草案,2003)

项目	器官功能衰竭前期	器官功能衰竭期
心	新发心律失常,心肌酶正常;劳力性气促,尚无明确心力衰竭体征;肺毛细血管楔压升高(13~19mmHg)(1mmHg=0.133kPa)	心搏量减少(射血分数≤0.40),肺毛细血管楔压升高(≥20mmHg);有明确的心力衰竭症状和体征
肺	动脉血二氧化碳分压 45~49mmHg;动脉血氧饱和度<0.90;pH 为 7.30~7.35或者7.45~7.50;200mmHg<氧合指数≤300mmHg;不需透析治疗	动脉血二氧化碳分压≥50mmHg;动脉血氧饱和度<0.80;动脉 pH<7.30;氧合指数≤200mmHg;需用机械通气
肾	尿量 21~40ml/h,利尿剂冲击后尿量可增加;肌酐177.0~255.2μmol/L,尿钠20~40mmol/L(或上述指标在原基础上恶化超过20%);不需透析治疗	尿量<20ml/h,利尿剂效果差;肌酐>265.2μmol/L,尿钠>40mmol/L(或上述指标在原有基础上恶化超过 20%);需透析治疗
外周循环	尿量 21~40ml/h;平均动脉压 50~60mmHg 或血压下降≥20%,但对血管活性药物治疗反应好;除外血容量不足	尿量<20ml/h,肢体冷、有发绀;平均动脉压<50mmHg,血压需多种血管活性药物维持,对药物治疗反应差;除外血容量不足
肝脏	总胆红素 35~102μmol/L;谷丙转氨酶升高≤正常值 2 倍或酶-胆分离	总胆红素≥103μmol/L或谷丙转氨酶升高超出正常值 2 倍以上;肝性脑病
胃肠	明显腹胀、肠鸣音明显减弱;胆囊炎(非结石性)	腹部高度胀气,肠鸣音近于消失;应激性溃疡出血或穿孔、坏死性肠炎,自发性胆囊穿孔

续表

项目	器官功能衰竭前期	器官功能衰竭期
中枢神经	明显反应迟钝;有定向障碍;格拉斯哥昏迷评分(GCS)9~12 分	严重的弥散性神经系统损坏表现;对语言呼叫无反应;对疼痛刺激无反应;GCS 评分≤8 分
凝血功能	血小板计数(51~99)×10^9/L;纤维蛋白原≥2~4g/L;凝血酶原时间(PT)及凝血酶时间(TT)延长量少于 3 秒;D-二聚体升高<2 倍;无明显出血征象	血小板计数≤50×10^9/L,并进行性下降;纤维蛋白原<2g/L;PT 及 TT 延长 3 秒;D-二聚体升高≥2 倍,全身出血明显
其他	年龄≥65 岁	

注:1. 在诱因刺激下数日内出现 2 个或 2 个以上器官功能障碍或者衰竭,诊断为多器官功能障碍(衰竭前期/衰竭期);

2. 如果 2 个或 2 个以上器官功能达到器官功能衰竭前期标准,其他器官功能正常,诊断为多器官功能障碍(衰竭前期);

3. 如果 2 个或 2 个以上器官功能达到器官功能衰竭期标准,其他器官功能正常或处于器官功能衰竭前期,诊断为多器官功能障碍(衰竭期);

4. 上述诊断标准每项中异常值超过 2 条以上方可诊断

【治 疗】

MODSE 一旦发生,抢救治疗往往比较困难,目前对于 MODSE 的治疗多停留在对器官功能的保护扶持上,还缺乏特别有效的治疗措施。因此,预防 MODSE 的发生就显得更为重要。预防 MODSE 的重要环节是积极治疗原发病,消除 MODSE 的诱发因素。在器官功能的扶持方面,应高度重视首发衰竭的器官,首发衰竭器官的处理是否及时直接影响到随后发生衰竭的器官。MODSE 的首发衰竭器官以肺居首位,因此积极治疗急性肺损伤、急性呼吸窘迫综合征和呼吸衰竭也就是对 MODSE 防治的重要手段。

1. 治疗原发疾病,避免和消除诱发因素 由于老年肺部感染往往是引起 MODES 重要的诱因,初始抗病原微生物的药物选择对患者的预后影响极大。早期、适当、广谱和足量的使用抗感染药物是改善老年肺部感染预后的关键环节。初始药物选择适当,有助于改善患者的预后;初选药物不正确,即使以后根据药敏结果选用敏感的药物也不一定能改善患者的预后。

老年肺部感染一般应考虑选择广谱、高效的抗感染药物,用抗生素需注意以下几点:①根据致病菌及其敏感性药物选药,要及时留取痰标本;②院外急性上呼吸道感染常以革兰阳性球菌为常见;③院内感染,尤其是长期住院的慢阻肺患者,肺部感染常以革兰阴性杆菌为多;④口腔卫生差的或吸入性肺炎的老人,常以厌氧菌为主的混合性感染多见;⑤建立人工气道或气管切开术后的肺部感染常以铜绿假单胞菌或其他假单胞菌感染为主；⑥长期反复或大量应用抗生素老年人注意真菌感染。

另外，积极控制脓毒症、引流脓肿等病灶、清除外伤等原因所致的坏死组织在改善患者预后等方面均起着非常重要的作用。

2. 液体治疗　低血容量是引起 MODES 患者低血压和休克的主要原因。液体治疗的目的是维持血管内容量和心排血量，保证重要器官灌注。在液体治疗时应防止输液过多导致心源性和（或）非心源性肺水肿。由于老年人对容量不足和容量过多的耐受性显著下降，故应精确记录每天液体出入量。在输液过程中，要密切监视血流动力学变化，同时还应注意纠正酸碱失衡。有条件时可监测中心静脉压或肺毛细血管楔压（pulmonary capillary wedge pressure, PCWP），以作为液体输入终点的客观指标。

由于肺水肿是 ARDS 的重要病理变化，液体管理是 ARDS 治疗的重要环节。有效血容量不足会加重低血压和休克，但过多的液体又会加重肺水肿。目前主张在血压稳定的前提下，出入液体量宜轻度负平衡（每天–500ml 左右）。为防止胶体渗到肺间质，在 ARDS 早期不宜输入胶体液体。在血流动力学稳定的情况下，可酌情使用利尿剂以减轻肺水肿。为了更好地对 ARDS 患者实施液体管理，必要时可放置 Swan-Ganz 导管，动态监测肺动脉楔压（pulmonary artery wedge pressure, PAWP）。一般认为理想的补液量应使 PAWP 维持在 1.87～2.13kPa（14～16cmH$_2$O），以末梢器官灌注的好坏为观察指标（如尿量、动脉血 pH 和精神状态）来评估补液量也是重要的参考指标。对于存在低蛋白血症的 ARDS 患者，在补充白蛋白等胶体溶液的同时联合应用呋塞米，有助于实现液体平衡，并改善氧合。

3. 维持生命脏器的支持疗法

（1）呼吸支持

1）氧疗：是纠正急性肺损伤/急性呼吸窘迫综合征（ALI / ARDS）患者低氧血症的基本手段。一般采取高浓度给氧，使 PaO$_2$>60～80mmHg 或 SaO$_2$>90%。可根据低氧血症改善的程度和治疗反应调整氧疗方式，首先使用鼻导管，当需要较高的吸氧浓度时，可采用可调节吸氧浓度的文丘里面罩或带贮氧袋的非重吸式氧气面罩。ARDS 患者往往低氧血症严重，大多数患者一旦诊断明确，常规的氧疗常常难以奏效，机械通气仍然是最主要的呼吸支持手段。

2）机械通气：目前主张对 ARDS 患者应尽早应用机械通气治疗。气管插管和有创机械通气能更有效地改善低氧血症，降低呼吸功，缓解呼吸窘迫，并能够更有效地改善全身缺氧，防止肺外器官功能损害。机械通气一般采取肺保护性通气策略以避免发生气压伤。其他的呼吸支持技术如反比通气、高频振荡通气、

气管内吹气技术、俯卧位通气、液体通气、肺外气体交换技术等，对 ARDS 可能会有一定的临床应用价值。

机械通气常见的可调节参数包括：潮气量、呼吸频率、压力、气流模式的选择、吸呼比、触发敏感度、呼气末正压通气、通气模式等。

潮气量（VT）的调节：一般为 6～12ml/kg，常规机械通气 VT 一般宜<10ml/kg，实际应用时应依据血气和呼吸力学等监测指标不断调整。ARDS 目前多建议采取 6ml/kg（4～8ml/kg）的小潮气量进行机械通气。由于实行小潮气量，易出现高碳酸血症，对合并脑水肿、颅内压增高及严重心功能不全的患者可能并不合适。通过监测肺压力-容积（P-V）曲线高位转折点，可指导潮气量调整。为防止肺泡过度膨胀，所应用的潮气量应低于高位转折点对应的容积，P-V 曲线不出现高位转折点。如出现高位转折点，则提示部分肺泡过度充气，顺应性降低，易发生气压伤，此时应降低潮气量，直到高位转折点消失。因此，实现小潮气量通气的力学标准就是避免出现高位转折点，避免气道压过高。

呼吸频率（RR）的调节：一般 12～20 次/分，不宜大于 30 次/分，否则易加重肺损伤。RR 应与 VT 配合以保证一定的分钟通气量（MV）。

气道平台压的调节：气道平台压应<30cmH$_2$O。理论上跨肺压或气道平台压<35～40cmH$_2$O，由于有自主呼吸，将产生一定的胸腔负压，同等水平的平台压将使跨肺压增大，故气道平台压应以低于 30cmH$_2$O 水平为宜。

气流模式的选择：呼吸机气流模式有恒流，减速气流，加速气流，正弦波气流。吸气流速一般采用减速气流，有利于减少气道峰压，改善气体分布。

吸呼气时间比的调节：以 1∶1.5 比较适合[一般 1∶（1.2～1.6）]，可以根据具体情况调节，如希望改善氧合，可以适当延长吸气时间，而对 COPD 应适当延长呼气时间。在特殊情况下也可考虑使用反比通气。

PEEP 的调节：呼气末正压通气（positive end-expiratory pressure, PEEP）是指在呼气末，气道压力高于大气压。PEEP 主要作用是改善缺氧，但 PEEP 也能增加气道峰压和平均气道压，造成气压伤；PEEP 还减少回心血量，增加静脉压和颅内压，降低心排血量和肝肾等重要脏器的血流供应。PEEP 常用于以 ARDS 为代表的 I 型呼吸衰竭。其调节一般以 3～5cmH$_2$O 为起点，逐渐上调，8～12cmH$_2$O（尽量<10cmH$_2$O）是可以接受的水平，5～8cmH$_2$O 在一般情况下发生气压伤的概率不高。也可依据压力-容量（P-V）曲线调节 PEEP，在低肺容量时可见吸气斜率陡然升高（低位拐点），该点代表原来闭合的肺单位

大量开启，在拐点之上，较小的压力变化将引起更多容积改变，稍高于拐点的PEEP（高于低位拐点压力$2\sim3cmH_2O$）能显著减少分流而较少影响血流动力学，该拐点的压力一般为$8\sim12mmHg$。

吸氧浓度的调节：在一般情况下，吸氧浓度宜<$0.4\sim0.6$，吸纯氧时间不宜超过24小时，但具体情况应依据氧合改善情况而灵活变化。

由于呼吸机相关肺炎是机械通气常见的并发症，如何尽量减少老年患者的气管插管或气管气管切开时间，尽快由有创通气过渡到无创通气是临床医师在治疗ARDS时应考虑的问题。

（2）肝功能衰竭的防治：积极治疗原发病、控制感染和内毒素血症，维持肝组织良好的血液灌注，适宜营养支持以及注意药物的肝毒性对防治肝功能衰竭有一定的效果。适当补充高渗葡萄糖液和维生素K对维护肝功能有一定的益处。尤其值得注意的是，药物对肝肾功能的影响，避免不适当的伤肝或伤肾药物的联合应用。

（3）循环衰竭的防治：密切监测血压、心率等生命体征变化及周围循环状态；维持有效血容量，严格记录液体出入量，动态监测中心静脉压；加强抗心衰治疗，可联合应用洋地黄、利尿剂、ACEI和β受体拮抗剂；及早纠正低血压及低灌注状态，可给于多巴胺$0.5\sim3.0\mu g/（kg \cdot min）$或多巴酚丁胺$2.5\sim10\mu g/（kg \cdot min）$，处理好低血容量与心力衰竭的矛盾。

（4）胃肠功能衰竭的防治：胃肠道缺血缺氧、黏膜屏障破坏、细胞坏死脱落等引起胃肠道细菌移位、中毒性肠麻痹、应激性溃疡，补充枯草杆菌、肠球菌二联活菌胶囊等微生态制剂，对胃肠道菌群平衡、营养吸收、肠黏膜屏障有保护效果，一般应用10天达到定植菌群相对平衡。生长激素和谷氨酰胺具有显著下调肠黏膜上皮细胞凋亡，抑制炎症因子产生，调节肠道局部免疫功能等作用；为防止应激性溃疡发生，对危重患者一般使用质子泵抑制剂等抑制胃酸分泌。多潘立酮、莫沙必利或中成药四磨汤等药物能促进胃肠蠕动。

（5）肾衰竭防治：血容量补充后，每小时尿量仍少于0.5ml/kg，应及早应用利尿剂及血管扩张剂；已进入少尿期患者，限制入量为每天入量约为前一天液体出量+500ml；严密观察血BUN、Cr变化，及早采用高热量透析疗法，注意酸碱和电解质平衡；避免使用对肾脏有毒性的药物；加强营养支持，原则上采用高热量、低蛋白、低钠、低钾饮食。

（6）中枢神经系统衰竭的防治：吸氧或高压氧舱治疗；降低颅内压及肺水肿；使用保护脑细胞的药物；预防肺部感染和并发症（维持呼吸道通畅，减少误吸）。

（7）弥散性血管内凝血（DIC）的治疗：DIC与原发病常互为因果。控制原发病、感染、酸中毒和加强支持疗法，有助于预防DIC的发生。

4. 营养支持　MODSE患者几乎都伴高分解代谢，老年人常常存在不同程度蛋白营养不良。在处理MODES时应补充足够能量以减少蛋白质分解，并补充足够的氨基酸。营养支持为一种非常重要的治疗手段，其能量供给一般以$25\sim30kcal/（kg \cdot d）$为宜，应注意避免能量与营养素供给过高。根据患者的病情，特别是肠功能状态，相应采用肠外营养或肠内营养，原则上应首选肠内营养，减少因长期全静脉营养治疗所引起的静脉导管感染和避免营养液配制过程中的污染。但如患者有肠功能障碍、腹腔内有严重感染，循环状态不稳定，则选用肠外营养加肠内营养可能是一种较为切实的模式，并应争取尽早开始肠内营养，其所占比例则应达25%以上。

5. 血液净化技术　连续性静脉-静脉血液滤过（CVVH）是治疗MODES伴急性肾衰竭（ARF）的首选方法，它系等张超滤脱水，对心血管稳定性影响较少，由于滤器为高分子膜，对水分超滤较好，适于在低血压时尚有超滤功能。

6. 肾上腺皮质激素的应用　由于肾上腺皮质激素有广泛的抗炎、抗休克、抗毒素及减少毛细血管渗出等作用，早期应用激素有助于改善心肺功能、增加脱机的天数，但应用激素并不能改善ARDS的住院病死率；相反，若应用激素>14天则增加了死亡风险。相等剂量时甲泼尼龙在肺组织中的浓度较其他糖皮质激素高，滞留时间也较长，故常是治疗的首选药物。大剂量、短期的氢化可的松冲击治疗不宜普遍用于脓毒症和MODSE的治疗，但适合脓毒性休克的治疗。适当的应用疏通微循环的药物以改善通气血流比，可能有益于MODSE的预后。

7. 免疫治疗　现代免疫治疗的目的是设法阻断机体由免疫中间产物所致炎症反应或抑制炎性介质的瀑布效应，同时积极帮助恢复机体自身的免疫调控能力和纠正"免疫麻痹"状态。最有效的方法是尽可能的早期阻挡或消除多种致病因素对宿主异常炎症反应和免疫功能的激活。对免疫功能低下老年人建议行提高免疫功能的长程治疗。免疫球蛋白可提供针对广泛微生物的抗体，加强对细菌的调理作用以吞食和杀灭细菌。应用胸腺素以增强T细胞免疫功能，阻止特异性免疫细胞凋亡，逆转免疫麻痹。

8. 基因治疗　主要在理论探讨阶段，可望通过干预炎性刺激信号传导及基因表达来改变全身炎性反应和MODSE的病程发展。

9. 其他治疗研究　乌司他丁（UTI）对多种蛋白酶、糖和脂水解酶有抑制作用，可稳定溶酶体膜。我国报道 MODSE 患者使用 UTI 后，TNF-α、IL-18、IL-6 水平与对照组比较均显著降低，SIRS 患者临床症状、MODS 的发生率、入住重症监护室（ICU）时间、疾病存活率方面均优于对照组。

【预后及预防】

MODSE 一旦发生，救治效果极差，病死率随衰竭器官数的增多而上升，两个器官衰竭的病死率可达 10%～17%，3 个器官衰竭的病死率则增至 83%，4 个或 4 个以上器官衰竭者几乎全部死亡。因此，预防极为重要。重视 MODSE 的危险因素：①高龄（＞70 岁）者危险性增加；②慢性器官功能不全；③慢性支气管炎合并肺部感染；④营养状况不良；⑤免疫功能低下；⑥用药不合理，出现不良反应；⑦冬季常为发病期。

老年人要避免外伤和骨折的发生，对于择期手术，应该通过医疗手段使患者处于最佳手术状态，尽可能采用创伤小的手术方式，以减少术后 MODSE 的发生。平时适当户外锻炼、预防感冒，每当入冬换季，针对老年人不同情况及易感人群进行积极防护，可提前给予球蛋白、接种流感疫苗。对老年人要警惕易患肺炎的危险因素，充分认识和重视老年人肺部感染的隐匿性和不典型性，做到早期发现，及时治疗。对于高危人群可预防性应用疫苗、菌苗等主动免疫方法，提高抗病能力。

（李云桥　戚本玲）

思 考 题

1. 老年多器官功能不全综合征的定义以及其与多器官功能不全综合征的区别有哪些？

2. 简述老年多器官功能不全综合征的肺启动机制及方式。

3. 试述老年多器官功能不全综合征的临床表现。

4. 老年多器官功能不全综合征的诊断标准是什么？

5. 简述老年多器官功能不全综合征的治疗要点。

6. 如何预防老年多器官功能不全综合征？

参 考 文 献

胡桂华，鲍海咏. 2014. 多器官功能障碍综合征的研究进展. 中国临床研究，27（12）：1542-1544.

李桂源. 2010. 病理生理学. 北京：人民卫生出版社.

陆莹，肖刚. 2014. 多器官功能障碍综合征发病机制研究新进展. 中国急救医学，34（12）：1150-1152.

王士雯，王今达，陈可冀，等. 2014. 老年多器官功能不全综合征（MODSE）诊断标准（试行草案，2003）. 中国危重病急救医学，16（1）：1.

张绍权. 2015. 多器官功能障碍综合征诊治进展. 蛇志，27（2）：192-196.

中国中西医结合学会急救医学专业委员会. 2014. 老年多器官功能障碍综合征中西医结合诊疗专家共识（草案）. 中华危重病急救医学，26（7）：449-453.

Chinese Society Of Combining Traditional Chinese and Western Medicine Professional Committee of Emergency Medicine E. Repla- cing "Lushan conference in 1995" guideline of the staging diagnosis and severity score standard of multiple organ dysfunction syndrome（2015）. Zhonghua Wei Zhong Bing Ji Jiu Yi Xue. 2016 Feb；28（2）：99-101.

Eremenko AA，Minbolatova NM. 2015. Acute kidney injury in patients with multiple organ dysfunction syndrome in the early period after cardiac surgery. Anesteziol Reanimatol，60（5）：38-42.

Rossaint J，Zarbock A. 2015. Pathogenesis of multiple organ failure in sepsis. Crit Rev Immunol，35（4）：277-291.

第十九章　常见外科疾病

第一节　老年患者围手术期处理

我国老年人口越来越多,行非心脏手术者也逐渐增加。老年人脏器老化、器官功能下降、免疫功能下降、抗病能力下降、麻醉手术耐受力降低,非心脏手术围手术期可发生严重心脑血管并发症甚至死亡。如能参考美国心脏病学会和美国心脏病协会(ACC/AHA)"心脏病病例行非心脏手术围手术期检查和处理指南"进行检查和处理,可减少非心脏手术围手术期心脏血管并发症的发生。

【老年患者手术前后特点】

老年患者手术前后特点:①在病理生理变化下病情易突变。②老年患者多合并有心肺疾患,脑血管病、糖尿病的也很多。这些都给手术带来风险,多需控制后才能手术,否则会引发各种并发症。老年人心、脑、肝、肺、肾等器官功能下降,营养状况差,抵抗力降低,手术不但加重原有疾病,甚至会导致死亡。③老年患者思维缓慢,反应迟钝,对疼痛不敏感,使疾病缺乏典型表现,给观察病情变化带来困难。④术后老年患者肺功能差,肺活量小,咳嗽力弱,易并发肺部感染。⑤老年人血黏度高,活动少,易发生静脉血栓等。

对老年患者决定手术应慎重考虑,术前充分准备,排除潜在危险,术中、术后严密观察,有针对性地进行个体化治疗。

【老年患者术前临床状况的评估】

(1)通过病史、体检和检查结果,初步了解患者一般情况,评估患者对麻醉、手术的耐受。病史应详细了解是否有高血压、短暂性脑缺血发作史、脑梗死、心律失常、心绞痛、心肌梗死、经皮冠状动脉介入治疗、心瓣膜置换术,糖尿病、慢性肾功能不全等。是否用过药物,如他汀类、β受体拮抗剂、钙通道阻滞药、抗凝药或抗血小板药物等。

(2)心功能的四级分类方法

Ⅰ级:无症状,体力活动完全不受限制,日常活动不引起疲乏、心悸和呼吸困难。

Ⅱ级:日常体力活动轻度受限,可出现疲劳、心悸、呼吸困难或心绞痛,休息时无症状。

Ⅲ级:体力活动显著受限,轻度活动即出现临床症状,必须静坐或卧床休息。

Ⅳ级:静坐或卧床仍有心功能不全症状或有心绞痛发作,任何轻微活动均可加重症状。

心功能评估依据临床症状、体征及影像学检查,由于以患者主观感觉进行的心功能分级因个体耐受不同有明显差异。心功能不全患者经过治疗,肺循环及体循环淤血的症状减轻或消失,但心脏病变仍存在甚至较严重,所以术前心功能分级只起诊断作用,仅供实际处理的参考。

(3)1996年ACC/AHA提出非心脏手术的危险因素。

1)高度危险因素

A.冠脉综合征:①近期心肌梗死(围手术期再次心肌梗死率20%~30%);②不稳定型心绞痛(围手术期再次心肌梗死率28%);若发生再次心肌梗死死亡率可高达30%。

B.失代偿的充血性心衰,EF<35%。

C.严重的心律失常:有长间隙的窦性停搏、二度以上的房室传导阻滞、有症状的室性心律失常、阵发性室上性心动过速、心房颤动、心房扑动、过快的室性心率。

对高危因素患者,除急诊外均需先行内科治疗,待心功能及全身情况改善后再行择期手术。

2)中度危险因素

A.稳定型心绞痛。

B.陈旧性心肌梗死史或只有病理性Q波。

C.心衰已代偿。

D.需胰岛素控制的糖尿病。

3)低度危险因素

A.75岁以下的老年人。

B.心电图异常:左心室肥厚;左束支传导阻滞;ST-T异常;非窦性节律(心房颤动),但心功能良好(EF>50%)。

C.肺功能中度低下。

D.脑血管意外史。

E.尚未控制好的高血压。

对中低危因素老年人行非急诊手术时,术前进行积极的内科治疗可大大减少围手术期并发症。

(4)手术风险分级

1)高风险手术:包括急诊大手术、主动脉及大血管手术、外周血管手术、超过3小时的手术、失血较多输液量大的手术,心脏不良事件发生率>5%。

2)中风险手术:头颈手术、腹腔或胸腔手术、骨及大关节置管术、前列腺手术,心脏不良事件发生率>5%。

3）低风险手术：包括内镜手术、表浅手术，心脏不良事件发生率<1%。

（5）手术风险评估

1）Goldman 心脏风险指数评分见表 19-1、表 19-2。

表 19-1　Goldman 心脏风险指数评分

项目	内容	记分（分）
病史	心肌梗死<6 个月；年龄>70 岁	10 5
体检	第三心音奔马律、颈静脉怒张等心衰表现；主动脉瓣狭窄	11 3
心电图	非窦性节律；术前有房性期前收缩，持续性室性期前收缩>5 次/分	7 7
一般内科情况差	$PaO_2 < 60mmHg$，$PaCO_2>50mmHg$，$K^+ < 3.0mmol/L$，$BUN>18mmol/L$，$Cr>260mmol/L$，谷草转氨酶升高，慢性肝病及非心脏原因卧床	3
胸腹腔手术或主动脉手术		3
急诊手术		4
总计		53

注：手术时间和血流动力学不稳定的患者更危险

表 19-2　心功能分级与 Goldman 心脏风险指数

心功能分级	Goldman 评分（分）	死亡率
I	0～5	0.7%
II	6～12	5%
III	13～25	11%（手术危险性大）
IV	26	22%（大于 26%，手术危险性很大，只宜急诊手术）

2）采用心脏超声检查患者的射血分数（EF）估测心功能：EF 降低提示左室壁运动功能受影响。

正常 EF>0.55。

EF 0.4～0.55，左心室壁运动功能轻度受损，相当于心功能 I、II 级。

EF 0.25～0.4，左心室壁运动功能中度受损，相当于心功能 III 级。

EF<0.25，左心室壁运动功能重度受损，相当于心功能 IV 级。

心功能 III、IV 级麻醉、手术风险均很大。

3）采用修正的心脏危险指数（RCRI）评分（表19-3，表 19-4）。

表 19-3　修正的心脏危险指数（RCRI）评分

危险指数	评分（分）
高危手术（腹腔内、胸腔内和腹股沟以上部位的血管手术）	1
缺血性心肌病（心肌梗死病史，目前需要使用硝酸酯类药物，运动试验阳性）、ECG 有病理性 Q 波、既往心肌缺血伴有活动性胸痛	1
心力衰竭史	1
脑卒中、短暂缺血性发作、认知障碍等脑血管病史	1
需要胰岛素治疗的糖尿病	1

表 19-4　RCRI 评分与手术风险级别

手术风险级别	RCRI 指数评分
低风险	1 分
中风险	2 分
高风险	3 分或 3 分以上

【老年患者术前准备要点】

老年人术前准备要点：①高血压、心脏病患者手术前准备，6 个月内有高血压伴发心肌梗死和脑血管意外者应择期手术。有心力衰竭病史者，应在术前使心功能处于较好的代偿状态。术前应使血压下降并保持平稳，舒张压 110mmHg 以下。抗高血压药物应使用至手术日早晨。术前应给予镇静药（如地西泮和哌替啶）。②糖尿病患者术前准备，对糖尿病患者术前准备的原则是调整饮食、适当应用胰岛素，控制血糖于正常范围，以防止发生急性感染，但应防止过量应用胰岛素。胰岛素过量可发生昏迷，不易与休克鉴别，比较安全的措施是手术日使患者保持有少量糖尿。低血糖对老年糖尿病患者的威胁更为严重，老年糖尿病患者的空腹血糖最好不低于 6.116 mmol/L，在这种条件下进行手术比较安全。在术后补液时，胰岛素的应用也需注意到这一问题，特别不能让血糖有急骤起伏（表 19-5）。

表 19-5　术前心血管用药停药时间

药物	停药时间
洋地黄类药物	术前夜为止
β 受体拮抗剂：阿替洛尔、美托洛尔、比索洛尔	术日晨为止
钙通道阻滞药	术前夜为止
利尿剂	术前夜为止

药物	停药时间
抗血小板药或阿司匹林	
双抗血小板药：阿司匹林+氯吡格雷	术前 1～2 周为止
抗凝药：华法林	术前 2～3 天为止

（续表）

【老年患者术中处理要点】

老年患者术中处理要点：①老年患者的麻醉安全界限小，以全身麻醉或硬膜外间隙阻滞麻醉较为安全。麻醉用药原则上选用对循环和呼吸影响小，又便于调节的麻醉药物和方法。②进行必要的监测。③输液和输血开始时宜慢（40 滴/分），根据血压、中心静脉压、尿量及手术的需要调整。④手术方案需扩大范围时应持谨慎态度，必要时可采取分期手术。

【老年患者术后处理要点】

老年患者术后处理要点：①适当体位，减少切口张力及疼痛，给予必要的镇痛剂。更换体位，防止压疮，鼓励咳嗽并协助拍背排痰，防止肺部并发症。协助患者在床上做被动（或主动）的下肢屈曲、伸屈活动，防止深静脉血栓。鼓励早日起床活动。②必要时心电监测，记录尿量，注意肾功能变化。对留置导尿管者应注意尿道感染发生。加强创口保护与观察，加强各种引流管护理。拆线应较年轻患者推迟 2 天。

术后心血管常见并发症的处理：

（1）低血压：常见于失血、全身麻醉过深、麻醉对心血管抑制、心律失常、缺 O_2/CO_2 蓄积、椎管麻醉平面太高或心衰及心肌梗死等。先对症治疗严密观察，依中心静脉压或肺毛细血管楔压补足血容量后用 α 肾上腺受体激动剂。

（2）高血压

1）原因，止痛不全，交感应激反应，缺 O_2/CO_2 蓄积，输血、输液过量。

2）处理：控制血压略低于术前水平，波动范围不超过原血压水平的 20%，并保证冠状动脉、脑和肾的灌注。血压高伴心率增快，可首选艾司洛尔，按需要可重复，另可用普萘洛尔和拉贝洛尔。如以舒张压高为主可用肼屈嗪或双肼屈嗪。血压高、心率不快，老年人首选乌拉地尔，静脉注射，初量 12.5～25mg，需要时 5 分钟后重复或以 0.1～0.2mg/（kg·h），静脉注射，泵维持，联合用硝酸甘油和拉贝洛尔快速平缓控制血压，降低心率。高血压伴心肌缺血首选静脉用硝酸甘油。

（3）心律失常：常见于有心血管疾病史、麻醉与麻醉药物影响、手术操作、缺氧、水电解质紊乱、酸碱平衡失调和低温。对于严重心律失常（常指心电监护或心电图证实并记录的短阵或持续性室性心动过速、心室颤动及快速心房颤动），其治疗关键在于早期发现并立即处理。

（4）手术至术后 30 天可发生严重心血管并发症：心肌缺血、心肌梗死、心律失常、脑卒中及支架栓塞，随诊时间应至术后 1 个月。

【老年患者术后并发症的特点】

1. 肺部并发症 肺部并发症比一般人明显增多，且较严重。术后肺部并发症原因：老年患者的肺泡壁变薄，弹性减退，最大通气量和肺活量减少，动脉血氧分压下降，手术后肺活量减少而残气量和功能残气量增加。老年人常伴有慢性支气管炎且反应迟钝，咳嗽力量小。

处理：术前做呼吸功能锻炼，术后更换体位，鼓励咳嗽并协助拍背排痰，雾化排痰，静脉使用排痰剂（如沐舒坦），选用抗生素。

2. 术后胃潴留和肠麻痹 术后胃潴留和肠麻痹引起腹胀现象较一般成年人高，其危害除了使膈肌抬高，促使肺部并发症发生外，还可由于胃潴留引起胃内容物反流。由于老年人保护性咽反射迟钝甚至丧失，而其声门又较松弛，易误吸导致吸入性肺炎，并发胸腔积液、肺水肿和呼吸功能衰竭。

处理：需及时放置胃管。胃肠功能恢复后尽早拔胃管。

3. 术后大便困难 由于肠蠕动无力，易便秘，可服缓泻药或灌肠治疗。

4. 术后小便困难 老年人术后尿潴留常见，表现为有尿意，但不能自动排尿，有时表现为膀胱充盈性失禁，尿频尿急，而每次尿量少于 10ml，尿液镜检正常。

处理：应及时做导尿并予以保留，直至能正常排尿使膀胱残余尿少于 50ml。

5. 术后深静脉血栓形成 老年人的血黏度升高，在术后易并发深静脉血栓形成，尤其术后卧床时间长，骨盆及下肢骨折和肥胖患者好发。

处理：应尽量避免在下肢做静脉输液；应避免应用高渗溶液和偏酸或偏碱的溶液；鼓励和帮助老年患者尽早下床活动或在床上翻身，活动下肢。对一些易发患者可应用低分子右旋糖酐静脉滴注，每天 500ml。必要时可应用小剂量肝素。

6. 术后感染 手术部位、肺部、泌尿系统是感染的好发部位，可选抗生素预防和治疗。

第二节　老年患者的麻醉

老年人由于衰老而发生的全身性退变及重要器官储备功能的明显降低，使麻醉（anaesthesia）手术期间易发生重要功能器官的失代偿状态,因而风险性升高,死亡率增加,应高度重视。

【与麻醉相关的老年患者的生理改变】

1. 心血管系统 心血管储备功能不足、心肌张力降低、外周血管阻力增加、心脏传导系统疾病、心指数下降、代偿功能不全。

2. 呼吸系统 呼吸功能减退,呼吸肌(肋间肌)弹性降低,胸壁顺应性降低,肺回缩力降低,肺活量降低,功能残气量增加,通气、血流比例失调,产生老年性低氧血症。随年龄每增长 10 岁,PaO_2 下降 0.53kPa。

3. 泌尿系统 肾功能减退、肾血流量减少、肾小球滤过率降低、肾浓缩能力降低、经肾代谢的药物作用时间延长,易产生蓄积效应。

(1)肝功能减退、肝血流量减少、肝实质细胞减少、肝微粒体酶活性降低。

(2)基础代谢与体温调节能力降低。

(3)神经系统改变

1)大脑形态解剖学改变:脑膜增厚、不透明和纤维化,脑顺应性降低——脑萎缩(功能性脑组织减少)。脑脊液容量增加,生成速度增加产生低压性脑积水。

2)大脑功能改变:动脉粥样硬化是产生皮质抑制和精神异常的原因。动脉粥样硬化使大脑血流量减少和血管阻力增加。

3)脑神经化学改变:年龄增加,神经组织中合成神经递质分子的酶在其浓度和功能上进行性降低。

4)脑组织学改变:神经细胞老化——脂褐质色素聚集,细胞内空泡形成,神经元特异结构(树突)消失等。

5)神经功能改变:老化主要表现是渐进性传入功能障碍。视觉和听力灵敏度下降,瞳孔直径减小,神经电生理退化——电传递幅度和速度减小。

6)周围神经系统:老化过程中产生脊髓神经元减少和反应性胶质细胞增生,尤其是神经纤维的退化和萎缩以颈段脊髓后角、脊侧和胸段灰质间质最为明显。运动和感觉神经传导速度也随年龄增加而减慢,导致运动迟缓。

7)自主神经系统:自主神经系统反射反应降低,反应发生速度减慢,自主神经反射在维持机体内稳态中所起作用及影响减少。

【麻醉相关老年患者药代学及药动学变化】

随年龄增加,麻醉用药量减少(90 岁时可减少 20%~30%),主要与皮质神经元数量、神经元密度、脑代谢率、局部脑血流量和神经递质分子活性减少等因素有关。

药代学改变因素:血浆蛋白浓度改变,药物与血浆蛋白结合量是决定药效的主要因素,游离药物产生麻醉作用。老年患者有四种因素降低药物与血浆蛋白结合:①白蛋白浓度降低,限制与药物结合;②血浆蛋白质改变降低与药物的结合能力;③同时服用药物产生的效应;④伴发疾病的影响。老年人脂肪比例增加,脂肪比例增大反映脂溶性药物分布容积增加。药物的蓄积效应及重新分布。

1. 老年患者的麻醉药物用量

(1)吸入麻醉药:随年龄增加,MAC 降低。例如,年轻人安氟醚 MAC 为 1.68%,而老年人为 1.2%。年轻人异氟醚 MAC 为 1.15%,而老年人为 0.8%。

(2)静脉麻醉药与阿片类药:老年人对静脉麻醉药、苯二氮䓬类药和阿片类药的敏感性显著升高。硫喷妥钠用量年轻人半数有效量 2.8mg/kg,老年人降至 1.8mg/kg。消除半衰期延长如硫喷妥钠为 13~15 小时,依托咪酯为 7~8 小时,咪达唑仑为 4~5 小时。

(3)局部麻醉药:因细胞膜通透性改变、脱水、局部血流减少或结缔组织疏松,药物易扩散,所以用量减少。

(4)肌肉松弛药:阿曲库铵 Hoffman 消除不受年龄影响。琥珀胆碱受胆碱酯酶水解,老年人水解降低。潘库溴铵经肾排出老年人清除率降低 40%,延长作用时间 65%。维库溴铵主要从胆汁排出,肾仅占 20%,影响较少。拮抗药用量与不良反应:主要是心律失常,有心血管疾患者应慎用,此时可选用长效抗胆碱药(格隆溴铵)。

2. 老年患者的麻醉特点 老年患者的麻醉危险因素增加主要因为老年人合并症增多和器官功能降低。因此,麻醉前准备除常规检查,如血尿常规,肝肾功能外,特殊检查主要针对有合并症的患者,如心脏彩色多普勒等。术前用药避免应用麻醉性镇痛药,用量相对减小。术前阿托品对冠心病患者宜用东莨菪碱代替。麻醉期间监测除常规监测外,应监测心电图、血氧饱和度等。麻醉处理原则上应减轻麻醉对患者的生理干扰,抑制应激反应,并注意个体差异。

3. 常用麻醉方法

(1)部位麻醉与神经阻滞(block anesthesia):包括局部浸润、区域及神经丛或神经干阻滞。优点是:患者清醒,全身影响小;缺点是:可能蓄积中毒和镇痛不全。

(2)椎管内麻醉

1)蛛网膜下隙麻醉:多用于会阴部及下肢手术。特点是起效快、扩散广、作用时间延长。但对老年人应注意控制麻醉平面低于 T_{10}，有神经系统疾病者则慎用。

2）硬膜外阻滞（epidural anesthesia）：对一般心血管系统功能较好的患者可用于胆囊、胃及以下腹部手术麻醉。但注意老年人有以下特点：①局部麻醉药起效快、扩散广，因而用量需减少。②老年人循环呼吸代偿能力降低，易产生呼吸循环抑制。故上胸段颈部手术禁用硬膜外麻醉，应选用全身麻醉。③硬膜外间隙阻滞麻醉中辅助用药要减量，并常规给氧。④穿刺困难应改全身麻醉。

（3）全身麻醉（general anesthesia）：对全身情况差、心肺功能受损、有合并症的患者应采用全身麻醉。

麻醉诱导期要注意药物用量及选择，给氧要充分。麻醉维持时吸入麻醉药较好，可选择氧化亚氮、异氟醚，静脉麻醉应用小剂量镇静催眠和麻醉性镇痛药再辅以低浓度吸入麻醉药（静吸复合），肌松药用量应减少，间隔应延长。术毕清醒要注意苏醒延迟、呼吸抑制的发生，应清醒后拔气管导管。应用拮抗剂纳洛酮要注意血压升高、心率加快的不良反应。新斯的明会致心动过缓、心律失常等。

4. 麻醉后常见并发症及处理

（1）呼吸系统：常见并发症有呼吸抑制、呼吸道梗阻等。局部麻醉或部位麻醉中由于应用麻醉辅助药物过多而发生的呼吸抑制，可通过面罩给氧或做加压辅助呼吸处理。由舌后坠或口腔内分泌物引起的呼吸道梗阻，托起下颌、放置口咽通气道或清除分泌物后可解除。发生在全身麻醉后的呼吸抑制、通气量不足，除麻醉药物因素外，还应考虑其他生理功能紊乱造成的影响。

（2）循环系统：主要并发症有循环抑制、充血性心衰、高血压及心律失常等。老年人心血管功能降低是产生循环抑制的主要原因。为避免严重的循环抑制发生，应选用较缓和的麻醉药物、控制适宜的麻醉平面和及时补充血容量。发生循环抑制时可给予儿茶酚胺类药物如麻黄碱等处理，必要时可以多巴胺、间羟胺等静脉滴注支持循环。

由于老年人心功能储备降低，在手术刺激和输血、输液不当等扰乱下易发生充血性心力衰竭。发生心衰时应严格控制输液量，除应用洋地黄增强心脏收缩力和利尿剂减低心脏的前负荷外，血压过高患者可静脉滴注硝酸甘油，以控制血压、降低外周血管阻力和减轻左心的前后负荷。明显肺水肿和呼吸困难者，可做气管插管和呼气末正压通气。

麻醉期间出现的高血压多由于麻醉过浅及伤害性刺激过强所致。加深麻醉或给予血管扩张药一般均可控制。静脉滴注硝酸甘油可有效防止高血压的发生。术中心律失常多由于血压上下波动过剧造成心

肌供血不足或因通气不良造成缺氧和二氧化碳蓄积所致。对原发病因做相应处理，心律失常一般可逐渐消失。

（3）中枢神经系统：虽然老年人神经系统和药物的药代、药效动力学改变，可致麻醉后意识和中枢神经功能完全恢复所需时间相应延长，但如术中无明显的缺血缺氧性脑损害发生，脑功能应能完全恢复。

第三节　老年人急腹症

急腹症（acute abdominal disease）是指以急性腹痛为突出表现，需要紧急处理的腹部疾患的总称。引起急腹症的病因很多，可分为器质性和功能性两种。器质性病变包括炎症性、脏器穿孔性或破裂性、出血性、脏器梗阻或绞窄性、脏器扭转性、损伤性等。功能性异常包括痉挛、麻痹、神经功能和器官功能暂时性失常等。

【急腹症的症状】

（一）腹痛

急性腹痛是急腹症最常见的症状和诊断依据。

1. 腹痛的分类和特点　①内脏痛：是内脏本身病变产生的刺激，作用于交感神经末梢，由交感神经纤维传导，内脏痛的特点为：部位不确定性，对刀割、针刺、烧灼等感觉很慢，但对牵拉、膨胀、缺血感觉极为敏感。内脏痛常伴有恶心、呕吐等消化道症状。②躯体痛：定位准确、感觉敏锐，常伴有腹壁肌肉区域性紧张及反跳痛。③牵涉痛（referred pain）：在某些病理情况中，身体的一定区域可出现疼痛，但此区域往往不是病变所在，这是因为疼痛的部位和病变脏器为同一节段来的神经纤维传导所致。

2. 腹痛的定位　腹痛最初出现的部位大多数是病变的所在位置。例如，阑尾炎穿孔和溃疡穿孔引起的疼痛，表现为固定性、持续、浅表且剧烈腹痛。

3. 腹痛起始表现和进程　应区别腹痛的起始部位和现在的部位。例如，急性阑尾炎初始期疼痛一般位于脐周或上腹部，当炎症波及壁腹膜时，疼痛转移到右下腹。消化性溃疡穿孔腹痛始于上腹部，内容物进入腹腔后很快弥漫至全腹。

疼痛的起始表现反映疾病的性质和严重程度。没有先兆的、剧烈的全腹痛往往标志着腹腔内严重的病变，如消化道穿孔、动脉瘤或脓肿破裂。一些患者可能开始仅有轻度不适，其后逐渐波及全腹部。随着时间的推移，疼痛和腹部体征明显且固定于一个区域，这种表现说明疾病发展缓慢或机体对急性病程的抵御过程。这类疾病包括嵌顿疝、低位肠梗阻、恶性肿

瘤导致的消化道穿孔等。

4. 疼痛的性质 疼痛的性质、程度、持续的时间可为确定病因提供有用的线索。①阵发性绞痛，往往提示空腔脏器梗阻或痉挛；②持续性疼痛，表示腹内有炎症或进行性损坏；③刀割样锐痛，多见于穿孔性急腹症；④持续性腹痛阵发性加重，多为空腔脏器炎症与梗阻同时存在。

5. 疼痛的程度 疼痛的程度与病变的严重程度相一致，肠扭转、急性穿孔、急性胰腺炎等梗阻及化学刺激引起的腹痛最剧烈，出血性腹痛稍次之，急性阑尾炎等腹痛更次。急性胰腺炎和肠系膜动脉栓塞呈现剧烈的、透不过气来的疼痛。主动脉瘤破裂表现为烧灼样疼痛。绞痛一般用止痛药后很快减轻。缺血引起的疼痛，即便用麻醉剂也不能明显缓解。小管腔梗阻引起的疼痛往往很快便不能忍受，如胆管结石、输尿管结石。但老年人由于敏感性差，虽病变较重，常感腹痛较轻，且全腹的疼痛可能完全掩盖原发病变。

6. 影响腹痛的因素 包括诱因、体位、喜按或拒按、年龄、性别、大便或排气后有无缓解等，这些特征有助于诊断和鉴别诊断。例如，肝右叶脓肿或阑尾炎多取右侧卧位；腹膜炎常取仰卧位、屈膝、屈髋，怕动喜静，拒按等。

（二）腹痛的伴随症状

1. 腹痛与呕吐（vomiting） 呕吐发生于腹痛之后者，多见于腹腔内炎症和梗阻性外科疾病，如阑尾炎、腹膜炎、低位肠梗阻或泌尿系统结石等。腹痛同时伴剧烈呕吐，多为梗阻性疾病，如肠梗阻、肠扭转、胆石症等。呕吐发生于病变的晚期时，多见于腹膜炎、胃扩张、肠麻痹等。病程早期频繁呕吐，多见于高位肠梗阻和腹腔脏器早期炎症；病程晚期频繁呕吐，多见于中毒症状严重或腹内脏器病变后期的患者。呕吐物的性质对诊断有一定的帮助。酸味呕吐物或腐臭味多见于胃排空障碍性疾病，粪便味呕吐常为低位肠梗阻。食后即呕吐出原食物，多见于食管、贲门或幽门梗阻。胆汁性呕吐物多见于 Oddi 括约肌水平以下十二指肠梗阻。

2. 腹痛与发热（fever） 发热在腹痛前者，多为内科性疾病所致。发热在腹痛后，多属于外科性疾病。梗阻性化脓性胆管炎的腹痛与高热可同时出现，往往伴有寒战。

3. 腹痛与排便 急腹症常伴有排便规律及大便性质的改变。腹痛伴腹泻者，常见于急性胃肠炎，应注意急性阑尾炎与极少数肠梗阻的可能；腹痛伴有便血时，应考虑绞窄性肠梗阻、肠系膜血管急性阻塞；腹痛伴随便秘者，首先要考虑肠梗阻。腹痛伴有脓血便者，多考虑结肠癌。

4. 腹痛与腹胀（constipation） 腹痛伴局部膨隆多为肠梗阻、急性胃扩张、腹腔占位性病变、尿潴留等；腹痛伴全腹膨隆，常见于原发性腹膜炎、麻痹性肠梗阻、结肠肿瘤晚期低位肠梗阻。

5. 腹痛与休克（shock） 出现腹痛伴随休克者，病情多严重，常见于空腔脏器绞窄、坏死或穿孔，血管或实质脏器破裂大出血及腹内严重感染，如肠扭转、绞窄性肠梗阻、肝脾破裂、腹主动脉瘤破裂出血、急性梗阻性化脓性胆管炎、急性坏死性胰腺炎等。腹痛历时数天后才发生的休克，应考虑到水电解质紊乱和酸碱失衡。

【急腹症的体格检查】

首先对患者进行全身检查，尤其是神经系统及心肺的检查，注意患者的表情、姿势、体位和神志状态，测量患者的体温、呼吸、脉搏和血压，观察有无脱水和休克征象。观察呼吸的变化，腹式呼吸减弱或消失，常代表有腹膜炎存在。

腹部检查应充分暴露腹部，不要遗漏胸部、腹股沟和阴囊。采取正确的检查体位，按视、触、叩、听的先后顺序，由浅入深进行检查。检查时要联系解剖结构。

1. 腹部的视诊 包括观察腹部皮肤，外形，腹式呼吸，腹壁血管征象，肠型和蠕动波，腹部有无肿块。

2. 触诊 是腹部的检查重点，腹部触诊应使患者处于较舒适的体位，以适度的手法检查腹肌紧张度，腹部的压痛和反跳痛，检查腹部包块的部位、大小、表面形态、硬度、活动度及与周围脏器的关系。

3. 叩诊 应重点了解以下五个方面：叩击痛、腹胀的情况、有无腹腔游离气体、有无腹水、肿块与脏器的关系。

4. 听诊 腹部的听诊可闻及肠鸣音或震水音。

5. 直肠指诊 急腹症患者应常规行直肠指诊。

【急腹症的辅助检查】

1. 常规实验室检查 包括血液常规检查，血生化检查，尿常规，便常规。

2. 影像学检查

（1）腹部 X 线检查：腹部直立位平片，有问题时应与腹部透视相结合，相互补充各自的不足。不正常的肠内气体提示肠梗阻，远端小肠梗阻可见气液平面；直肠梗阻可见扩张的结肠和小肠。膈下游离气体见于胃肠穿孔。胆系内气体可说明有胆-肠相通。门静脉系内气体是门静脉炎的特征。肠襻间的气体可能产生于肠管的局限性穿孔。腰大肌影消失或肾影扩大提示腹膜后疾病。不透光 X 线高密度影提示肾盂、输尿管或膀胱结石以及腹腔的钙化灶。

（2）血管造影：怀疑有腹腔内肠缺血或进行性肠出血时，应行急诊血管造影。对严重的下消化道出血患者，血管造影可确定出血的部位，并提供可能的诊断和治疗。

（3）超声与CT：对没有肠梗阻的上腹部疼痛伴肿块，做超声检查很有必要。约80%的阑尾炎经超声检查明确诊断。腹腔气体干扰时，应行CT检查。对胰腺及腹膜后方疾病，CT常能提供有意义的证据。

（4）放射性核素：肝-脾扫描、镓扫描对腹内局限性脓肿诊断非常有用。放射性核素血池或Te-硫胶体扫描可以确定肠道出血的部位。锝扫描可发现梅克尔憩室中的移位胃黏膜。

3. 诊断性腹腔穿刺和灌注液检查 腹腔穿刺液、灌注液的观察及实验室检查，在急腹症的诊断中占有重要的地位，主要适用于腹部叩诊移动性浊音阳性或可疑阳性者、腹部体征明显但不能确定原因者。穿刺点以左下腹或右下腹部叩诊浊音处为佳。穿刺液为血性，一定要区别是腹腔内出血还是血管内血液。若为腹腔内出血，表明有内出血或绞窄性肠梗阻。穿刺为混浊液或脓液，说明有化脓性腹膜炎。如为胆汁性穿刺液，可能是胆囊穿孔或上消化道穿孔。急性胰腺炎时，一般为淡血性液体，且淀粉酶测定值明显升高。穿刺不能抽出液体时，可注入生理盐水500～1000ml，然后再抽出灌注液进行检查。白细胞计数超过 $50×10^3/L$ 或红细胞超过 $100×10^3/L$，均有诊断意义。诊断性腹腔灌注引流远比腹腔穿刺敏感，阳性率可达100%。

【急腹症鉴别诊断】

1. 确定是腹腔内病变或腹腔外病变

（1）腹腔以外的疾病：包括一些全身性疾病、胸部疾病及神经系统的疾病，如大叶性肺炎或胸膜炎牵涉引起上腹部疼痛。急性心肌梗死、心包炎、尿毒症、糖尿病酮症酸中毒等也可产生腹部放射痛。

（2）腹腔内疾病：腹腔内脏器的疾病常伴有消化道症状，如恶心、呕吐、腹胀、腹泻等，腹痛程度不同，性质不一，腹部体征一般较明显。

2. 是否为内科急腹症 不少内科腹部急性疾病可表现为急腹症，属于内科处理的范围，通常无需手术治疗。其特点是：原有的疾病控制后，腹痛随着缓解；相关检查及动态观察无外科急腹症证据；腹痛时轻时重，腹部体征不明显，白细胞计数及中性粒细胞比例正常或稍高。伴有腹痛的腹部内科疾病有肋间神经痛、急性胃肠炎等。

3. 是否为妇科急腹症 老年妇女出现腹痛，需考虑急性盆腔炎、卵巢囊肿蒂扭转等。

【外科急腹症的诊断】

外科急腹症一般有其独特的征象。具有下列特征者考虑为外科急腹症：

（1）腹痛具备下列现象之一者：①突发剧烈腹痛持续6小时以上，各种保守治疗不能缓解；或腹痛伴有持续6小时以上的局限性压痛。②持续性腹痛伴阵发性加重。③全身情况渐趋恶化，进行性心率加快，出现毒血症或休克，经一般处理不好转，白细胞计数持续升高，中性粒细胞增加及核左移。④伴有触痛或固定性腹部肿块；或腹痛部位和压痛部位固定不变。⑤腹部见到肠型、蠕动波，肠鸣音亢进，气过水声。⑥腹部拒按或有腹膜刺激征。⑦胆汁性、粪便性或血性呕吐。⑧应用强力止痛药后腹痛不缓解，或虽有减轻，但患者全身情况无好转，甚至恶化。⑨腹痛伴消化道症状和明显腹部体征；或伴有肛门停止排气、排便以及腹部异常浊音出现。⑩腹痛发生后4～6小时发热。

（2）腹膜刺激征很明显或有扩大趋势者。

（3）急性进行性贫血，进行性血压下降，肠梗阻症状或腹腔肿块伴有呕血、便血怀疑有腹腔内出血者。

（4）诊断性腹腔穿刺或腹腔灌注液发现阳性结果者。

（5）X线检查有下列表现之一者：①膈下游离气体；②肠道积气、积液，出现液气平面；③胆、肾、输尿管、胰腺区域有结石影；④肝或脾大，膈肌运动受限；⑤腹腔内异物征。

能引起外科急腹症的疾病约有许多种，其中最常见的依次为急性阑尾炎、急性肠梗阻、急性胆囊炎和胆管炎、消化性溃疡穿孔，上述四种疾病约占全部外科急腹症的80%以上。在确定为外科急腹症后，还应对其具体疾病、严重程度做出判断。

（1）腹腔脏器炎症，如急性阑尾炎、胰腺炎、胆囊炎、急性梗阻性化脓性胆管炎、急性原发性或继发性腹膜炎等。

（2）穿孔性疾病，如胃及十二指肠溃疡穿孔、胃癌穿孔、肠穿孔、胆囊穿孔等。

（3）腹腔脏器阻塞或扭转，如急性胃扭转、肠梗阻等。

（4）腹腔脏器破裂出血，如肝脏、脾脏破裂等。

（5）腹腔脏器血管病变，如肠系膜动脉急性栓塞、脾栓塞等。

【外科急腹症的治疗】

外科急腹症病情危重、发展迅速，对原发疾病的诊断较困难，易造成误诊。老年人外科急腹症多合并有内科疾病，可能同时有两个以上脏器发生疾病，给治疗带来困难。外科急腹症的治疗要求做到"稳"、"准"、"快"。"稳"是指不要在未弄清诊断之前即贸然决定治疗方针，盲目地剖腹探查。"准"是指选择治疗方法时，一定要掌握好适应证，根据病情和患者的条件全面地进行分析，使治疗方法切合患者的实际。"快"是指诊断一旦确立和治疗方针一旦决定之后，一切处理和治疗措施均应迅速进行，争分夺秒。

1. 尚未完全明确诊断时的处理 对尚未确诊者，应详细观察症状、体征的变化，注意患者全身情况，根据患者情况，进行如下治疗：①禁食，胃肠减压；②静脉滴注广谱抗生素；③抗休克治疗，补液纠正脱水、电解质紊乱和酸碱平衡失调；④禁止滥用止痛剂、泻剂或灌肠，以免刺激肠蠕动，造成炎症扩散或脏器穿孔。诊断暂时不明确，而全身情况稳定、腹部无明显腹膜刺激征表现时，可进行观察，并反复检查腹部体征的变化及血液检查结果的变化，争取及时确诊。观察一般不超过 24 小时，如病情不见好转，全身情况恶化，腹部体征加重或炎症范围扩大等，即使诊断不明确也应做手术探查。

2. 非手术疗法适应证 对下列情况可行非手术疗法：①急性腹痛已好转或疼痛时间已超过 3 天以上但未有恶化者；②腹膜刺激征不明显或已局限者；③有手术指征但身体极度衰竭，估计暂时不能耐受剖腹探查术者。在积极采用非手术治疗的同时，应尽量创造条件，争取及早手术。

3. 诊断明确的急腹症依据具体情况决定是否急诊手术 单纯性阑尾炎、单纯性肠梗阻、单纯性胆囊炎等，可以考虑非手术治疗，但必须对病情变化进行严密观察，一旦病情恶化，应及时手术。超过 65 岁的急腹症患者，比年轻患者更需要手术探查。急性化脓性阑尾炎、化脓性梗阻性胆管炎、消化道穿孔伴弥漫性腹膜炎、肠梗阻肠绞窄坏死等，应急诊手术。

以下情况应急诊剖腹探查：①突然剧烈腹痛持续数小时不见减轻，病情反而加重者；②腹膜刺激征明显而范围继续扩大者；③肠梗阻疑有绞窄者；④腹腔内脏器大出血者；⑤影像学发现气腹，对比造影发现造影剂外渗，血管造影肠系膜血管闭塞，内镜发现穿孔或不能控制的出血性疾病者；⑥病因不明，但经短期治疗无好转的局限性腹膜炎或已形成弥漫性腹膜炎者；⑦腹腔穿刺发现不凝血液、胆汁、脓液、肠内容物或尿液者。

4. 手术方法的选择 首先是抢救生命，其次是彻底清除病灶。手术力求简单、彻底，在许可的前提下，争取一次解决问题。对局部感染严重或解剖关系不清楚、肿瘤侵犯切除困难或全身情况较差不能耐受彻底手术者，可先行简单的姑息性手术，待病情好转

后择期进行二次手术。

第四节 老年人疝

体内脏器或组织离开其正常解剖部位，通过先天或后天形成的薄弱点、缺损或孔隙进入另一部位，脏器或组织连同壁腹膜经腹壁薄弱点或孔隙向体表突出形成，称为疝（hernia）。疝是老年人的常见病，腹外疝（external hernia）较多见。

腹外疝的发病率随着年龄的增大而逐渐上升。我国 60 岁以上老年人发病率则高达 11.8‰。老年人腹股沟疝发病率较高，腹股沟疝（inguinal hernia）分斜疝（indirect inguinal hernia）和直疝（direct inguinal hernia）。男女发病率约为 15∶1。右侧比左侧多见。腹外疝中发病率仅次于腹股沟疝的为切口疝（incisional hernia）。腹壁强度降低和腹内压力升高是腹外疝发病的两个主要因素。随着年龄的增大皮肤松弛，肌肉萎缩从而导致腹壁强度的下降。老年人中引起腹内压力升高的原因常见的有慢性咳嗽、慢性便秘、排尿困难（如包茎、膀胱结石，前列腺增生肥大）、肝硬化腹水等。腹股沟区解剖缺损和腹壁薄弱以及腹内斜肌弓状下缘发育不全或位置偏高，是导致老年直疝的原因。

一、腹股沟疝

由疝囊、疝内容物和疝外被盖等组成。疝囊是壁腹膜的憩室样的突出部，由疝囊颈和疝囊体组成。疝囊颈是疝囊比较狭窄的部分，是疝环所在的部位，亦称疝门。疝内容物是进入疝囊的腹内脏器或组织，以小肠为最多见，大网膜次之。疝外被盖是指疝囊以外的各层组织。

【解　　剖】

1. 腹股沟管 腹股沟管位于腹前壁，腹股沟韧带内上方，大体相当于腹内斜肌、腹横肌弓状下缘与腹股沟韧带之间的间隙。成年人腹股沟管长 4～5cm。腹股沟管有内口和外口。它们的大小一般可容一指尖，以内环为起点。腹股沟管的走向由外向内、由上向下、由深向浅斜行。腹股沟管的前壁有皮肤、皮下组织及腹外斜肌腱膜，但外侧 1/3 部分尚有腹内斜肌覆盖；管的后壁为腹横筋膜和腹膜，其内侧 1/3 尚有腹股沟镰；上壁为腹内斜肌、腹横肌的弓状下缘；下壁为腹股沟韧带和腔隙韧带。女性腹股沟管内有子宫圆韧带通过，男性则有精索通过。疝囊经内环、腹股沟管，由外环突出，称为腹股沟斜疝。

2. 直疝三角（Hesselbach 三角） 直疝三角的外

侧边是腹壁下动脉，内侧边为腹直肌外侧缘，底边为腹股沟韧带，此处缺乏完整的腹肌覆盖，疝囊由此处突出形成腹股沟直疝。

【临 床 类 型】

易复性疝（reducible hernia）：疝内容物容易回纳腹腔。难复性疝（irreducible hernia）：疝内容不能回纳或不能完全回纳入腹腔内但并不引起严重症状者，称为难复性疝。疝内容物反复突出，致疝囊颈受摩擦而损伤，并产生粘连是导致内容物不能回纳的常见原因。这种疝的内容物多数是大网膜。少数病程较长的疝，盲肠、乙状结肠或膀胱随之下移而成为疝囊壁的一部分，称为滑动疝，也属难复性疝。

嵌顿性疝（incarcerated hernia）和绞窄性疝（strangulated hernia）：疝门较小而腹内压突然升高时，疝内容物强行扩张囊颈进入疝囊，随后囊颈弹性收缩，将内容物卡住，不能回纳，称为嵌顿性。嵌顿疝时，肠系膜内动脉的搏动尚能摸到，嵌顿若能及时解除，病变肠管可恢复正常；嵌顿若不能及时解除，肠管及其系膜受压，动脉血流减少，最后完全阻断，即为绞窄疝。此时，肠系膜动脉搏动消失，肠壁逐渐失去光泽、弹性和蠕动能力，变黑坏死。疝囊内渗液为淡红色或暗红色血水。如继发感染，疝囊内渗液则为脓性。

嵌顿性疝和绞窄性疝是一个病理过程的两个阶段，临床上很难截然区分。疝内容物肠管被嵌顿时，还同时伴有急性机械性肠梗阻。但有时嵌顿的内容物仅为部分肠壁，系膜侧肠壁及其系膜并未进入疝囊，肠腔并未完全梗阻。这种疝称为肠管壁疝或 Richter 疝。如嵌顿的小肠是小肠憩室（通常是梅克尔憩室），则称 Littre 疝。有些嵌顿肠管可包括几个肠袢或呈"W"形，疝囊内各嵌顿肠袢之间的肠管可隐藏在腹腔内，这种情况称为逆行性嵌顿。肠管发生绞窄时，不仅疝囊内的肠管可坏死，腹腔内的中间肠袢也可坏死。手术处理嵌顿或绞窄性疝时，必须把腹腔内有关肠袢仔细牵出检查。

【临床表现和诊断】

易复性斜疝除腹股沟区有肿块外偶有胀痛。肿块常在站立、行走、咳嗽或劳动时出现，可降至阴囊或大阴唇。按压肿块并嘱患者咳嗽，可有膨胀性冲击感。如患者平卧休息或用手将肿块向腹腔推送，肿块可向腹腔回纳而消失。回纳后，手指通过阴囊皮肤伸入浅环，可感外环扩大、腹壁软弱，此时如嘱患者咳嗽，指尖有冲击感。手指紧压腹股沟管内环，让患者起立并咳嗽，斜疝疝块并不出现；移去手指，疝块由外上向内下鼓出。

难复性斜疝除胀痛稍重外，疝块不能回纳。滑动性斜疝除不能回纳外，尚有消化不良和便秘等症状。嵌顿性疝通常发生在斜疝，腹内压骤增时，疝块突然增大，伴有明显疼痛。平卧或用手推送不能使肿块回纳。肿块紧张发硬且有明显触痛。疝一旦嵌顿，自行回纳的机会较少；多数患者的症状逐步加重。绞窄性疝的症状较严重。肠袢坏死穿孔，疼痛可因疝块压力骤降而暂时有所缓解。疼痛减轻而肿块仍在者，不可认为是病情好转。

腹股沟疝的诊断一般不难。误诊发生在老年人对痛觉的敏感性差，对嵌顿性疝及绞窄性疝引起的疼痛可表现为无痛或轻微痛，从而导致临床上的误判。

【鉴 别 诊 断】

1. 睾丸鞘膜积液 肿块局限在阴囊内，上界可以清楚地摸到；用透光试验检查肿块。透光阳性，疝块则不透光。在肿块后方扪及实质感的睾丸；鞘膜积液时，睾丸在积液中，肿块各方均呈囊性而不能扪及睾丸。

2. 交通性鞘膜积液 肿块的外形与睾丸鞘膜积液相似。于每天起床后或站立活动时肿块缓慢地出现并增大。平卧肿块逐渐缩小，挤压肿块，其体积也可逐渐缩小。透光试验阳性。

3. 急性肠梗阻 肠管被嵌顿的疝可伴发急性肠梗阻，但不应仅满足于肠梗阻的诊断而忽略疝的存在；尤其是老年患者比较肥胖或疝块比较小时，更易发生这类问题。

【治　疗】

老年人疝以手术修补为主。老年人常存在前列腺增生，排尿困难、便秘等腹内压力升高情况或并发糖尿病，手术前应针对病因先予处理，否则术后易复发。传统的疝修补术包括修补腹股沟管前壁的 Ferguson 法和修补腹股沟管后壁的 Bassini 法、Halsted 法、McVay 法、Shouldice 法。近年来，开展采用人工材料的无张力疝修补手术是一种新的手术方式，手术简便，操作时间短，术后恢复快，术后手术部位疼痛较轻，并发症少，近远期效果好，比较适合老年患者。经腹腔镜疝修补术，具有创伤轻、效果好的优点。

嵌顿性疝和绞窄性疝的处理原则：由于老年人感受性差，对痛觉不敏感，应慎用手法复位，原则上需要紧急手术治疗，以防止疝内容物坏死并解除伴发的肠梗阻。绞窄性疝的内容物已坏死，更需手术。手术处理中应注意如嵌顿的肠袢较多，应特别警惕逆行性嵌顿的可能。凡施行肠切除吻合术的患者，手术区污染，在高位结扎疝囊后，一般不宜做疝修补术，以免因感染而致修补失败。

二、股　疝

疝囊及疝内容物通过股环、经股管向卵圆窝突出的疝，称为股疝（femoral hernia），多见于老年女性。股管上口称股环。其前沿为腹股沟韧带，后缘为耻骨梳韧带，内缘为隐窝韧带，外缘为股静脉，股管下口为卵圆窝。在腹内压升高的情况下，对着股管上口的腹膜，被下坠的腹内脏器推向下方，经股环向股管突出而形成股疝。股疝容易嵌顿，可迅速发展为绞窄性疝。

【临床表现】

在腹股沟韧带下方卵圆窝处有一半球形的突起，平卧回纳内容物后，疝块有时并不完全消失，这是因为疝囊外有很多脂肪堆积的缘故。由于疝囊颈较狭小，咳嗽冲击感也不明显。易复性股疝的症状较轻，常不为患者所注意，尤其在肥胖者更易疏忽。一部分患者可在久站或咳嗽时感到患处胀痛，并有可复性肿块。股疝如发生嵌顿，除引起局部明显疼痛外，常伴有急性机械性肠梗阻，严重者甚至可以掩盖股疝局部症状，在老年患者中常致严重后果。

【治　疗】

股疝容易嵌顿，一旦嵌顿又可迅速发展为绞窄性疝。因此，股疝诊断确定后，应及时进行手术治疗。对于嵌顿性或绞窄性股疝，则更应进行紧急手术。最常用的手术是 McVay 修补法。此法不仅能加强腹股沟管后壁而用于修补腹股沟疝，同时还能堵住股环而用于修补股疝。另一方法是在处理疝囊之后，在腹股沟韧带下方把腹股沟韧带、腔隙韧带和耻骨肌筋膜缝合在一起，借以关闭股环。也可采用无张力疝修补法或经腹腔镜疝修补术。嵌顿性或绞窄性股疝手术时，因疝环狭小，回纳疝内容物常有一定困难。遇有这种情况时，可切断腹股沟韧带以扩大股环但在疝内容物回纳后，应仔细修复被切断的韧带。

三、切　口　疝

切口疝（incisional hernia）是发生于腹壁手术切口处的疝，老年人多见，最常发生切口疝的部位是下腹部正中，因腹直肌后鞘不完整所致。

【病　因】

腹部切口疝多见于手术操作不当，切口感染所致

腹壁组织破坏（由此引起的腹部切口疝占全部病例的50%左右）。其他如留置引流物过久、切口过长切断神经过多、腹壁切口缝合不严密、手术中因麻醉效果不佳、缝合时强行拉拢创缘而致组织撕裂等情况，均可导致切口疝的发生。手术后腹部明显胀气或肺部并发症导致剧烈咳嗽而致腹内压骤增，也可使切口内层断裂而发生切口疝。此外，创口愈合不良也是一个重要因素，如切口内血肿形成、肥胖、老龄、糖尿病、营养不良或某些药物（如皮质激素）的过量使用。

【临床表现】

腹壁切口处逐渐膨隆，有疝块出现。肿块通常在站立或用力时更为明显，平卧休息则缩小或消失。较大的切口疝有腹部牵拉感，伴食欲减退、恶心便秘、腹部隐痛等表现。多数切口疝无完整疝囊，则疝内容物常可与腹膜外腹壁组织粘连而成为难复性疝，有时还伴有不完全性肠梗阻。检查时可见切口瘢痕处肿块，小者直径数厘米，大者可达10～20cm，有的甚至更大，有时疝内容物可达皮下。此时，常可见到肠型和肠蠕动波，触诊则可感到肠管的咕噜声。肿块复位后，多数能触到腹肌裂开所形成的疝环边缘。腹壁肋间神经损伤后腹肌薄弱所致切口疝，虽有局部膨隆，但无边缘清楚的肿块，也无明确疝环可扪及。切口疝的疝环一般比较宽大，很少发生嵌顿。

【治　疗】

切口疝应手术治疗。老年患者提倡应用合成材料进行无张力修补。

第五节　老年人胆道疾病

【胆　石　症】

胆石症（cholelithiasis）是老年人的常见病，依结石的部位分为三类，且各自的临床表现不同。

（一）临床表现与分类

1. 胆囊结石（cholecystolithiasis）　多为胆固醇结石或以胆固醇为主的混合结石，约占胆石总数的50%。胆囊结石形成初期多无症状或仅有轻微消化不良症状，在进油腻食物后消化道症状常加重。大的单发的胆囊结石在胆囊内不易发生嵌顿，很少发生严重症状，甚至终身无症状。当结石嵌顿于胆囊颈时可引起胆绞痛发作。典型的胆绞痛表现为右上腹疼痛，呈阵发性加剧并向右肩背放射。不少老

年人无任何诱因亦可突然发作胆绞痛并持续性加重，15～60 分钟达高峰，随后持续 1 小时逐渐减轻，右上腹部压痛，肌紧张可有或不明显，墨菲征可阳性。小的胆囊结石可通过胆囊管排入胆总管，随胆汁排出或嵌顿于胆总管下端，导致胆管炎和全身感染。

2. 肝外胆管结石　大多数是胆色素结石或以胆色素为主的混合结石，可分为原发性和继发性两种。原发性占大多数，指原发于肝外胆管系统的结石；继发性指胆囊内结石排至胆管内。肝外胆管结石的临床表现主要取决于有无梗阻和感染。若结石嵌顿胆管并继发胆管炎，则会出现典型的 Charcot 三联征，即胆绞痛、寒战高热和黄疸。梗阻时间越长，临床表现越严重。若在三联征基础上出现中毒性休克和神志障碍，则合称五联征。

3. 肝内胆管结石（hepatolithiasis）　是指左右肝管汇合部以上结石，可广泛分布在肝内胆管系统，占胆石总数的 20%～30%，多为胆色素结石或以胆色素为主的混合结石，临床表现常不典型，多数无明显症状。在间歇期仅有肝区和胸背部不适和胀痛。仅左右肝管均被梗阻才出现黄疸。若结石梗阻长期不愈亦可导致肝实质损害和胆汁性肝硬化。

（二）诊断

当有典型胆绞痛症状发作时，依靠症状和体征对胆石症的诊断并不困难。但当老年人症状和体征均不明显时，影像学检查所提供的资料更具有诊断意义。仅 15%与钙结合的胆囊结石可直接在腹部平片上显影，绝大多数依靠 B 超和胆囊造影检查可以得到准确的诊断。B 超检查：有98%的特异性和95%的灵敏度。肝功能正常时可行口服胆囊造影检查，而 B 超检查对胆管结石的诊断仅能提供肝内外胆管扩张的间接证据，需选择其他的检查方法如经内镜逆行胰胆管造影术（ERCP），磁共振胰胆管成像（MRCP）来提高诊断率。

（三）治疗

急性发作时，必须注意观察，可用硝酸甘油0.6mg 含服，或阿托品 0.5mg，每 3～4 小时肌内注射一次，有冠心病、青光眼或前列腺肥大的老年人慎用。哌替啶肌内注射镇痛效果良好，吗啡应与阿托品合用，以减少 Oddi 括约肌痉挛。胆结石常伴有炎症，最好选用广谱抗菌药如头孢哌酮，合并使用克林霉素或甲硝唑治疗厌氧菌感染。

手术治疗尽量在间歇期进行，老年人在急性期手术容易带来更多的并发症。

【胆囊胆道炎症】

胆囊炎（cholecystitis）是老年人的常见病，多因结石梗阻胆囊管引起，亦可继发于胆道感染、胆管结石、胆道肿瘤，可分为急性胆囊炎和慢性胆囊炎。

【急性胆囊炎】

急性胆囊炎（acute cholecystitis）是老年人常见的一种较危险的急腹症，急诊手术死亡率为 6.2%～16.7%，并发症发生率为33%～44%。

（一）病因与病理

该病主要病因是结石、胆道蛔虫或肿瘤等嵌顿或梗阻于胆囊颈部或胆囊管，胆汁排出受阻并继发细菌感染。在急性炎症初期，胆囊黏膜充血导致急性单纯性胆囊炎，急性坏疽性胆囊炎或并发胆囊穿孔及胆汁性腹膜炎。

（二）临床表现与诊断

餐后出现上腹或右上腹绞痛，阵发性加剧，疼痛可向右肩或右背部放射，一般有低度或中度发热，如发生化脓性胆囊炎，可有寒战高热，仅有 1/3 患者出现黄疸，但不严重。体格检查可发现右上腹饱满、压痛和肌紧张，墨菲征阳性。典型的临床表现结合 B 超检查对诊断急性胆囊炎并不困难，但老年人常有病理变化严重而临床表现轻微的特点，因此应尽早 B 超检查和仔细鉴别诊断。

（三）治疗

1. 非手术治疗　解痉、止痛，必要时禁食，补充水电解质，合理选用抗生素；腹胀明显时行胃肠减压。

2. 手术治疗　胆囊切除术（cholecystectomy）是根治胆囊炎、胆囊结石的有效办法，可用传统的开腹手术或腹腔镜手术。对病情严重或需手术治疗的老年患者，胆囊周围粘连紧密或已有坏死穿孔，全身情况差，可选用胆囊切开取石加胆囊造口引流术，术后严密观察，延期切除胆囊。

【慢性胆囊炎】

老年人的慢性胆囊炎（chronic cholecystitis）多与胆囊结石相伴，其发病率随年龄而增加。慢性胆囊炎可由急性胆囊炎反复发作演变而来，病变胆囊因炎症、瘢痕组织增生而萎缩变小。慢性胆囊炎的临床表现多不典型，有的仅有轻度的消化道症状或右上腹胀，或背部胀感。治疗上，对有症状且伴有结石的慢性胆囊炎患者，胆囊切除术是唯一有效的根治办法。

【急性梗阻性化脓性胆管炎】

急性梗阻性化脓性胆管炎（acute obstructive suppurative cholangitis，AOSC）为常见疾病，是良性胆道疾病死亡最主要的原因。它的特点是发病急骤而进展迅速，病情重，死亡率高，一般死亡率在 5%～30%，老年人可达 50%～60%。

（一）病因

1. 梗阻　急性胆管炎大多在胆道梗阻的基础上发病，最常见的原因是原发性胆管结石；其次为胆道狭窄和胆道蛔虫。继发性胆管结石的发生率比较低。经皮肝穿刺胆道造影（PTC）及逆行胰胆管造影（ERCP）亦可诱发急性胆管炎的症状；胆肠内引流术后肠道细菌可随肠内容物反流入胆管，使急性胆管炎反复发作，此种情况可以称为术后反流性胆管炎，特别当肝胆管的狭窄及梗阻未得到解除或当吻合口发生狭窄时，更易发生。AOSC 易发生于高危患者，如老年、重度梗阻性黄疸、营养不良、恶性肿瘤等。有些年老体弱者，一开始时便可发生休克的症状。

2. 细菌感染　胆道梗阻时，胆盐不能进入肠道，致使肠道菌群失调，并大量增殖。因此急性胆管炎时胆汁中的细菌与十二指肠及近段空肠的菌群有同源性，其中以大肠埃希菌、变形杆菌、克雷白杆菌、铜绿假单胞菌、粪链球菌等最为常见。多数情况下急性胆管炎是需氧菌和厌氧菌所引起的混合感染，最常见的厌氧菌有脆弱类杆菌、梭形芽孢杆菌等。梗阻性黄疸经皮肝穿胆道引流术（PTCD）或手术引流后 5 天内胆汁中细菌阳性率可由 48%上升至 80%。当引流管一旦有细菌滋生，便很难将细菌消灭。

（二）病理

本病基本病理改变是胆道梗阻及胆道感染。梗阻感染使大量细菌和内毒素损害肝细胞和肝脏巨噬细胞功能，由于各种炎症细胞被激活所产生并释放的各种炎性介质，使肝脏吞噬细菌和清除内毒素的功能降低，大量细菌和内毒素便可冲破胆血屏障进入血液循环，肝脏损害出现的时间最早最严重，也是 AOSC 患者死亡的主要原因。胆道梗阻、胆道内压力升高、梗阻平面以上胆管明显扩张、管壁增厚、胆管黏膜充血水肿、大量炎性细胞浸润，黏膜上皮坏死脱落，形成急性溃疡，以后可形成纤维性胆管狭窄。含有胆红素颗粒的血栓（或称胆砂性血栓）可出现于肝中央静脉、小叶旁静脉、肝静脉及其分支内，甚至可进入下腔静脉和肺循环，造成肺栓塞并引起心、肾、脑等其他脏器的化脓性感染。

（三）临床表现

多数患者都有胆道疾病发作或曾进行过胆道手术的病史。各种原发胆道疾病的临床表现主要是急性胆管炎的发作，右上腹痛、寒战、发热及黄疸为其主要特征，称为 Charcot 三联症。在起病初期即可出现寒战、发热，严重时高热可达 39℃以上，呈弛张热型，为大量细菌及内毒素向血行播散的表现。多数患者可出现黄疸，如果合并有急性肝功能不全，即使在胆道引流后，黄疸仍可迅速加深。

体格检查时患者表现出重病容且中毒症状明显，皮肤潮红，呼吸急促，心率增快，脉搏细弱，四肢厥冷，伴有发绀，血压及脉压下降，少尿，烦躁不安，谵妄，精神恍惚甚至昏迷。腹部体征主要为上腹部饱满，腹式呼吸运动减弱。肝大并有明显的压痛和叩击痛。实验室检查：白细胞总数和中性粒细胞数明显升高，出现中毒性颗粒，血小板计数降低，凝血酶原时间延长。肝功能改变包括血清总胆红素、直接胆红素、谷丙转氨酶、谷草转氨酶、碱性磷酸酶、乳酸脱氢酶等升高。血气分析和生化检查可发现，动脉血氧分压降低，血肌酐、尿素氮升高以及低钾血症、代谢性酸中毒等。血及胆汁培养除需氧菌外，厌氧菌培养阳性也较常见。影像学的检查方法首选 B 超，简单而无创伤，可在床旁甚至术中进行，如病情允许可做 CT 检查。

（四）诊断和鉴别诊断

AOSC 的诊断多以 1959 年 Reynold 和 Dargan 提出的三联症加上休克和中枢神经系统中毒症状所谓五联症为诊断依据。但在临床上并非每一个 AOSC 患者都具有五联症表现。1983 年我国提出重症急性胆管炎的诊断标准是出现低血压或休克（收缩压＜70mmHg）并有下列两项以上表现者，即可诊断 AOSC：①精神症状；②P＞120 次/分；③白细胞计数＞20×10^9/L；④体温＞39℃或＜36℃；⑤胆汁为脓性并有胆管内压力明显升高；⑥血培养阳性。诊断 AOSC 必须与急性胰腺炎、肝脓肿破裂、肝癌破裂、空腔脏器穿孔等进行鉴别。根据病史、体征、特殊检查，一般不困难。

（五）治疗

1. 治疗原则　AOSC 基本病理改变是胆道梗阻、感染与胆道高压，因此早期有效地降低胆道内压力是治疗的关键。如果已出现严重的并发症，则单纯引流胆道并不能达到目的。不少情况下在急诊胆道引流手术时，随着胆道压力的降低，患者的血压脉搏渐趋平稳，一般情况也随之好转。应该有短暂的手术前准备，以认真地恢复患者的内环境稳定,包括补充有效循环血容量、纠正酸中毒和脱水、恢复电解质平衡,肾上腺皮质激素的使用对内毒素所致各个主要器官的损害有保护作用。必要时应用血管活性药物以维持稳定的血压和组织微循环灌注等。应选用有效的广谱抗生素,既能通过胆道排泄,又对胆道中各种需氧菌和厌氧菌均有效,一般可选用第二或第三代头孢菌素与甲硝唑联合应用。密切观察尿量的变化。

2. 急诊手术 手术的目的是尽快解除胆道梗阻以控制感染,因而应选择简单的手术方式以达到有效的减压引流即可。AOSC 一般为肝外胆管梗阻为多,行胆总管引流,放置适当的 T 管引流,为日后纤维胆道镜的检查和处理提供通道。一般不考虑加行胆肠内引流术。对于病情特别危重者,可采用非手术方法进行胆道引流。经皮肝穿胆道引流术(percutaneous transhepatic cholangiodrainage, PTCD)可在 PTC 的基础上再插管至梗阻以上胆管的适当位置,收到满意的引流效果,在广泛肝内胆管结石和肝门部梗阻时可能影响治疗效果。经内镜鼻胆管引流术(endoscopicnasobiliarydrainage, ENBD)是通过十二指肠镜部分切开 Oddi 括约肌,然后向胆管内放入特制的胆道引流管,经十二指肠、胃、食管、鼻引出体外。老年患者引流组效果优于常规开放手术组。ENBD 仅适用于肝外胆管不完全性梗阻者。十二指肠镜下 Oddi 括约肌切开,置胆道内支架治疗也可取得较好效果。

【胆 囊 癌】

(一)病因与病理

胆囊癌(carcinoma of gallbladder)的发病原因尚不清楚,90%胆囊癌合并胆囊结石,结石长期刺激胆囊黏膜引起慢性炎症,发育异常而发生癌变。胆囊钙化的瓷性胆囊(procelain gallbladder)恶变率高,但胆囊癌与胆囊结石的因果关系尚未得到充分的证明,有学者认为胆囊癌是综合因素引起,包括结石的刺激、炎症、胆固醇代谢障碍、胆汁刺激和致癌物的综合作用。另外,部分胆囊良性肿瘤也可转化成胆囊癌,胆胰管不正常汇合使胆囊癌的发病率上升。

胆囊癌以腺癌最多见(60%~98%),其次为未分化癌(9.8%)、鳞状细胞癌(3%~6%)。胆囊癌一般可分为四型:硬化癌,胶质癌,鳞状细胞癌,乳头状癌。1976 年 Nevin 按照癌肿浸润胆囊壁的深度和扩散范围,将胆囊癌分为五期:Ⅰ期为黏膜层内原位癌;Ⅱ期是癌肿侵犯黏膜肌层;Ⅲ期癌肿侵犯胆囊壁全层;Ⅳ期癌肿侵犯胆囊壁全层并有胆囊淋巴结转移;Ⅴ期癌肿累及或转移至肝脏或其他部位。胆囊癌易扩散和转移,转移的方式包括局部侵犯、淋巴结转移、血循环扩散和腹腔种植。

(二)临床表现与诊断

胆囊癌早期无明显症状,术前正确诊断率很低,目前临床发现的胆囊癌病例大多数为中晚期患者。其临床表现主要是腹痛、上腹部肿块、黄疸等三大症状。提高早期诊断的方法包括 B 超,CT 或 MRI,X 线腹部平片与口服胆囊造影及静脉胆囊造影检查以及手术中对可疑病例行快速冷冻切片以获得准确的诊断。

(三)治疗与预后

属于 Nevin Ⅰ期或处于胆囊游离缘的Ⅱ期病变,单纯胆囊切除已达到根治目的,无需清扫淋巴结,多数患者可成活 5 年以上,甚至治愈。Ⅱ期及Ⅲ期病例,行根治性胆囊切除,即指胆囊切除加胆囊床肝楔形切除加区域淋巴结清扫。Ouchi 报道 19 例Ⅱ期和Ⅲ期胆囊癌,5 年生存率仅 10.6%。Ⅳ期和Ⅴ期属于晚期,难以做到治愈,愈后极差,可选用姑息性切除,如胆道引流术、消化道转流手术。

【胆 管 癌】

胆管癌(carcinoma of bile duct)来源于肝内胆管的癌称为肝内胆管癌,为原发性肝癌。狭义的胆管癌系指发生于左右肝管至胆总管下端的肝外胆管癌。将肝总管到左右肝管汇合部的癌称为肝门胆管癌;胆管末端、壶腹部的癌与胰头癌等有较多共同点,统称为壶腹周围癌。

胆管癌的病因尚不清楚,相关因素有:①胆道慢性炎症、感染等因素;②肝内胆管结石;③成人胆总管囊肿、先天性肝内胆管扩张、先天性胆总管囊肿癌变;④中华分支睾吸虫感染,虫体寄生于肝胆管系统内,虫体本身及代谢产物对胆管黏膜上皮长期刺激等。

胆管癌大多是腺癌,少数是鳞状上皮癌。按腺癌的形态可分为硬化型、结节型、浸润型和乳头型。胆管癌的转移除通过黏膜下层向深部发展外,主要转移方式是淋巴转移,个别可血行转移至肺、肝。硬化型胆管癌是一种特殊类型,常发生在左右肝管汇合处,很少转移。

(一)上段胆管癌

1. 病理 上段胆管癌亦称肝门胆管癌,位置深在,肿瘤一般不大,多属高分化腺癌,较少发生远处淋巴转移,患者常因肝管梗阻或胆道感染死亡。当最初临床上做出胆管癌诊断时,已有 15%~30%发生全身转移。

根据肿瘤生长的部位，临床多采用 Bismuth 分型：Ⅰ型，肝总管上端癌；Ⅱ型，肝管分叉部癌；Ⅲ型，左或右肝管癌；Ⅳ型，广泛肝外胆管癌。

2. 临床表现和诊断 肝门部胆管癌的早期表现为尿色深黄，全身皮肤瘙痒，进行性加重的黄疸，大便为陶土色，同时有乏力、上腹痛等症状。体格检查可发现重度黄疸，皮肤瘙痒抓痕，肝大，胆囊空虚等。

多种影像检查常联合使用，有助于术前更精确的定位和定性诊断。①B超检查是诊断肝门部肝管癌的首选方法，在多普勒超声血流图上，可详细观察肿瘤与门静脉、肝动脉的关系以及血管受侵犯的情况，从而对肿瘤的可切除性做出判断。②CT与MRI检查：可以得到与超声相同的效果和更为清晰的立体断层图像，MRI和CT的效果相当，可以计划显露主要肝内胆管的途径和肝切除的范围。③经皮肝穿刺胆道造影（percutaneous transhepatic cholangiography，PTC）：这是传统的诊断肝门部胆管癌的主要方法，可以详尽地显示肝内胆管的形态、阻塞的部位与范围。但PTC的严重并发症是胆汁漏和引起急性胆管炎。因此，一般选在手术前日做。④ERCP：对肝门部胆管癌的诊断价值不大。

3. 治疗 肝门部胆管癌生长缓慢，但其处在肝管分叉的关键部位，因此手术切除率低，多数患者1年内死亡。近年来随着技术的进步，手术切除率由10%提高到50%，但5年生存率仍保持在2%～3%的低水平。多数患者肿瘤局部复发，这与肝门部胆管癌浸润生长及转移特点有关，事实上很难达到真正的根治切除。

（1）局部切除：Borema统计30篇文献中75例做局部切除的肝门部胆管癌，其肿瘤均局限于肝管汇合部，未侵犯左右肝管，亦未侵犯肝门血管，手术死亡率为11%，平均存活19个月，无1例获5年存活，死亡原因为局部复发。

（2）根治性切除：肝门部胆管癌根治性切除的标准是肝胆管断端不残留癌细胞，除切除肿瘤之外，同时兼行肝左叶或肝右叶切除，也称为治愈性切除（curative resection）。

（3）姑息性手术：多数因有黄疸、瘙痒等临床症状而就诊者并非早期，难以达到根治性切除，以减黄为目的的姑息性手术仍是一种可行的选择，也能在一定程度上延长患者生命，提高患者的生存质量。其包括置管引流手术和旁路内引流手术。

（4）扩大根治术和肝移植：目前开展不普及，疗效有待考证。

（二）中下段胆管癌

中段胆管癌指发生在胆囊至胰腺上缘的胆管癌；下段胆管癌指自胰腺上缘至壶腹以上的癌。中、下段胆管癌临床症状相似，治疗也基本相同。

1. 病理 中、下段胆管癌多属分化较好的腺癌，占90%，向胆管壁浸润生长；其次是乳头状腺癌，向胆管腔内生长；另外，还有低分化腺癌和单纯癌，也向胆管壁浸润生长，并伴大量纤维组织增生。

中、下段胆管癌的临床特点是较早出现梗阻性黄疸。胆囊的改变则视癌与胆囊管开口的关系。若胆囊管开口受阻，则胆囊不肿大或空虚，多见于上段胆管癌；若胆囊管尚通畅，则胆囊肿大。中、下段胆管癌的淋巴转移一般较早，其转移部位首先是胆管周围淋巴结、胰头部淋巴结。癌肿向肝、十二指肠浸润也发生较早。约有1/3的患者合并有胆总管结石或胆囊结石。

2. 临床表现 中、下段胆管癌多见于50～59岁男性，特征为无痛性梗阻性黄疸，有轻度或明显的胆囊肿大。黄疸常是胆管癌始发的临床表现，就诊时多已较深且进展快。黄疸常为始发症状，但不一定是早期表现。合并有结石的中、下段胆管癌并不少见，其中中段胆管癌合并结石率最高，此类患者可出现胆管结石或急性胆管炎的症状，手术时也易于忽略肿瘤的存在，值得警惕。

3. 诊断 根据临床表现和影像诊断资料，术前一般能获得临床诊断。现代影像学检查CT、MRI一般可以确定胆管梗阻的部位。

4. 治疗 中、下段胆管癌的手术切除率与5年生存率明显高于上段胆管癌。总的5年生存率可达30%。治疗一般采用胰十二指肠切除术，同时清扫相应淋巴结群。不能手术切除的病例可施行各种胆道引流减压，以达到减轻黄疸的作用，如经十二指肠内镜置管引流，PTCD或手术引流和胆管空肠内引流。

第六节 老年人直肠肛管疾病

一、肛 裂

肛裂是老年人常见的肛管疾病，是齿状线下肛管皮肤层形成的小溃疡。

【病因及病理】

老年人容易发生便秘、大便干结，也易患前列腺增生症，导致排便、排尿困难。排便用力过猛，易损伤肛管皮肤，反复损伤使裂伤深及全层而形成慢性感染性溃疡。齿状线附近的肛腺炎症、肛窦炎，急性感染而致皮下脓肿，破溃后形成慢性溃疡即肛裂。90%以上的患者肛裂位于肛门的后连合。

急性肛裂底浅、无瘢痕形成。慢性肛裂底深不整齐，上端常有肥大乳头，下端常有前哨痔，称为肛裂三联征。

【临床表现】

（1）疼痛：肛裂患者可因排便引起周期性疼痛，粪便刺激溃疡面的神经末梢引起肛门灼痛，大便后疼痛消失数分钟，以后肛门括约肌痉挛，又出现剧烈疼痛，并持续半小时至数小时，直至痉挛的括约肌疲劳后的肌肉松弛，疼痛缓解。到下一次大便，又发生疼痛。这是肛裂特有的临床表现。

（2）便秘：患者因惧怕排便引起的疼痛，尽量减少排便而发生便秘，因此大便更加干硬加重肛裂，形成恶性循环。

（3）便血：大便表面或便纸上见少许新鲜血迹或滴鲜血。

（4）肛周瘙痒，分泌物增多。

【诊断及鉴别诊断】

根据肛裂疼痛的特点及体检发现的肛裂三联征，不难做出肛裂的诊断。对侧位的慢性溃疡，应与结核、直肠癌、克罗恩病和溃疡性结肠炎鉴别。

【治　疗】

治疗原则是保持大便通畅，软化大便，止痛，解除括约肌痉挛，中断恶性循环，促使溃疡面愈合。

（1）纠正便秘：增加多纤维食物和改变大便习惯，逐步纠正便秘的发生。

（2）肛门坐浴。

（3）手术治疗：对经久不愈，非手术治疗无效的慢性肛裂行肛裂切除。

二、肛　瘘

肛瘘是直肠肛管与会阴区皮肤相通的肉芽肿性管道，内口多位于齿状线附近，外口位于肛周皮肤处。整个瘘管壁由增厚的纤维组织组成，内覆一层肉芽组织，经久不愈，是老年人肛管直肠疾病中的常见病之一。

【病　因】

肛瘘一般多因肛腺处化脓性感染所引起。少数为特异性感染，如结核、克罗恩病、溃疡性结肠炎等。

【病理与分类】

肛瘘由原发性内口、瘘管、支管和继发性外口组成。内口多在肛窦内或其附近，位于后正中线两侧者最多。瘘管有直有弯，少数有分支。单纯性肛瘘以一个内口瘘管、一个外口，最为多见。Parks 等在 1976 年将肛瘘分为四类：①括约肌间瘘；②经括约肌瘘；③括约肌上方瘘；④括约肌外侧瘘。此为当今最多用的分类方法。

【临床表现】

一般肛瘘均有肛周脓肿切开引流或自行破溃的病史，该伤口即成为经久不愈的肛瘘外口，并反复自外口流出少量脓性分泌物，刺激瘘口周围皮肤，有瘙痒感。如外口暂时封闭，脓液积聚，局部红肿，有胀痛，封闭的外口可再破或在附近穿破形成一新外口，如引流通畅，则局部无疼痛，仅有轻微发胀不适。

【诊　断】

在肛周皮肤上可发现，呈乳头状略高出皮肤或为肉芽组织的隆起，按压时有少量脓性液流出，即为肛瘘外口，如瘘管较浅，可在皮下触摸到一条索状物。内外口的流向依从 Goodsall 规律：在肛门中点划一横线，肛瘘外口在此线前方，瘘管常呈直行走向肛管，内口位于外口的相应位置；外口在横线后方，瘘管常呈弯型，内口多在肛管后正中处（图 19-1）。

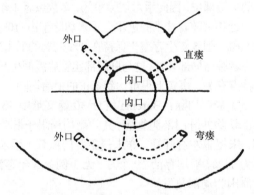

图 19-1　肛瘘内口好发部位示意图

【治　疗】

肛瘘不能自愈，必须手术治疗。手术治疗原则是将瘘管全部敞开，必要时将瘘管壁的瘢痕组织同时切除，使伤口自基底向上逐渐愈合。术前明确内口的位置、瘘管与肛门括约肌的关系，是手术成功的关键。手术的要点是完全切除瘘管，避免因损伤括约肌引起肛门狭窄。手术方法：①肛瘘挂线疗法：适用于外口距肛缘 5cm 以内的低位或高位单纯肛瘘。②肛瘘切开术：适用于低位肛瘘，以探针从外口向内口穿出，沿探针切开瘘管，刮除肉芽组织，压迫止血。伤口敞开，肛门坐浴换药。③肛瘘切除术：对于低位单纯肛瘘，以探针从外口向内口穿出，沿探针切开瘘管，再将瘘管全部切除。

三、痔

痔（hemorrhoids）是最常见影响人类健康的疾病之一，老年人患痔病者更多见。

【解剖生理】

肛管齿状线上方有一宽 1.5～2.0cm 的环状组织带，称为痔区（heamorrhoidal zone），现统称肛垫（anal pads），肛垫黏膜呈紫红色，肛垫黏膜下富含纤维结缔组织、纤维肌性组织（又称 Treitz 肌）和动、静脉吻合，是肛垫内独特的血管模式，具有勃起组织的特性。

【病　理】

肛垫黏膜下的 Treitz 肌随年龄增长而发生变化，约 30 岁开始退化，出现了断裂、扭曲和松弛，弹性纤维减少，到老年则发生退行性变，纤维结缔组织松弛出现肛垫下移。促使肛垫下移除遗传因素如 Treitz 肌发育不良外，还有长期便秘或腹泻、排大便习惯不良等，均可增大下推肛垫的垂直压力，使 Treitz 肌过度伸长、断裂，而导致肛垫下移增大、肥厚。使肛垫从间歇性脱垂逐渐转变为持续性脱垂。

【痔病的分类】

按解剖部位痔分为三类（图 19-2）。

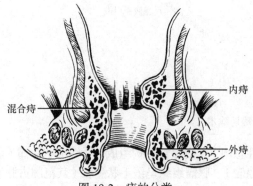

图 19-2　痔的分类

1. 内痔（internal hemorrhoid）　位于肛门齿线上方，由肛垫的支持结构、血管丛和动静瘘形成，表面为直肠黏膜。其常见于左侧正中、右前及右后三处，与直肠上动脉主要终末分布于相应部位的直肠柱有关，称为母痔。在这三处母痔之间若有内痔形成，即环状痔。环状痔脱垂水肿不能回纳，称为嵌顿性内痔；若有血循障碍，称为绞窄性内痔。

内痔分四期：第Ⅰ期：在排便过程中痔入肛管；第Ⅱ期：排便时痔块脱出肛缘，大便后自行回纳；第

Ⅲ期：同Ⅱ期，但痔不能自动回复而必须在排完便时用手还纳；第Ⅳ期：痔长期脱出肛缘，不能还纳。

2. 外痔（external hemorrhoid）　位于肛门齿线下方，由痔外静脉丛形成，表面为肛管皮肤。两种特殊类型的外痔：①血栓性外痔，外痔静脉破裂，血在肛缘皮下形成圆形或卵圆形暗紫色肿块，较硬、触痛明显；②结缔组织性外痔，简称皮垂，如经常有炎症发作，可行菱形切除。

3. 混合痔（mixed hemorrhoid）　位于肛门齿线上、下方，由痔内、外静脉丛之间彼此吻合相通的静脉形成。

【临床表现】

1. 便血　特点是无痛性便后有鲜红色血。

2. 痔块脱垂　轻者只在大便时脱垂，便后自行回纳，重者需用手推回，更严重者长期脱垂于肛外。少数患者脱垂是首发症状。

3. 疼痛　当内痔或混合痔出现水肿、感染、坏死时，则有不同程度的疼痛。

4. 瘙痒　内痔常有分泌物从肛门内流出，刺激肛门周围引起瘙痒不适，甚至皮肤湿疹。

【诊断与鉴别诊断】

1. 诊断　大便时带鲜红色血和痔核脱出，这是痔病患者的两大症状。但必须了解该症状并非由结直肠癌、息肉引起。因此，肛窥镜视诊必不可少。只有肛垫出现病理性肥大且合并出血、脱垂、疼痛等症状时，才能诊断为痔病（heamorrhoidal disease）。内痔诊断主要靠肛管直肠检查，通过肛门视诊、直肠指诊、肛门镜检查等三个步骤的检查，可以明确诊断。蹲位检查对了解痔脱垂情况，特别是环状痔脱垂，有一定帮助。

2. 鉴别诊断

（1）直肠癌：直肠癌在直肠指诊下可触及硬块、溃疡，指套上常有血迹。关键在于不能满足于痔的诊断而忽视了直肠指诊。

（2）直肠息肉：低位带蒂的直肠息肉若脱出肛门外有时误诊为痔脱垂。

（3）肛管直肠脱垂：老年人较多见，有时误诊为环状痔，但直肠脱垂黏膜呈环形，表面平滑，肛管括约肌松弛，环状痔的黏膜为梅花瓣状，且肛管括约肌较直肠脱垂者紧。

【治　疗】

1. 治疗原则　①不治疗无症状的痔；②治疗的目的是减轻或消除其主要症状，而非根治；③以保守疗法

为主，保守疗法失败后，才考虑手术。老年人患前列腺疾病，排尿困难及老年人便秘多见，痔病多见。老年人年高体弱，合并糖尿病、心血管等病，常难忍受。

2. 治疗方法

（1）基础治疗：养成定时排便。

（2）非手术治疗：各种硬化剂注射法、胶圈套扎法、枯痔钉法、冷冻疗法、扩肛疗法也属于非手术治疗的重要组成部分。

（3）手术治疗：常用方法有较大痔手术，如痔以出血为主且较严重宜行吻合器痔环切术（PPH）手术。如以脱出为主，宜行主要脱出痔切除。

1）外剥内扎法：适用单个Ⅱ～Ⅳ期内痔，即外痔剥离和内痔结扎。一般在切除的两个痔块之间必须

保留一条宽约 1cm 的正常黏膜和皮肤，以免发生肛门狭窄。皮肤切口一般不缝合，以利引流。

2）Ⅲ、Ⅳ期环形痔可采用痔环切除术治疗，但由于该手术后创面大，术后疼痛剧烈、易感染而致肛门狭窄，并发症多，后遗症多的诸多缺点，目前在临床上已逐渐摒弃。陈道达设计的重度脱垂环形痔切除术（图19-3），适用于严重脱垂环形内痔或混合痔伴有直肠黏膜脱垂者，具有手术操作简便，近、远期疗效均优良的优点，填补了治疗重度脱垂环形痔，缺少满意治疗手术的空白。1998 年我国开展的吻合器痔上直肠黏膜环状切除术（PPH）是在肛垫的上方（齿状线上 1.5～2.0cm以上）切除直肠黏膜 2～3cm，使下段的肛垫复位、固定，同时阻断了血液循环，痔块可自行萎缩。

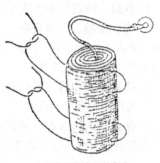

A.纱布垫卷成的纱布卷

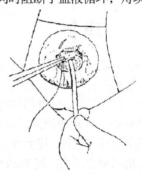

B.将痔黏膜与纱布卷外端间断缝合

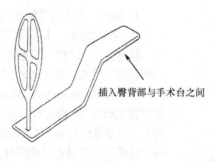

C.肛门手术专用牵引器

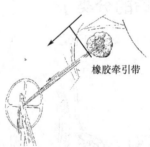

D.向肛门外牵拉纱布卷

图 19-3　重度脱垂环痔切除术

3）急性嵌顿性内痔的手术治疗：内痔脱出嵌顿，特别是环状痔急性脱垂嵌顿（又称急性痔病），过去因担心感染扩散而产生门静脉炎等并发症以致不敢采用手术治疗。近年来认为痔急性水肿是由于静脉及淋巴回流受阻，并非炎症所致，即使痔有溃疡形成，但炎症多在表层，同时肛周组织对细菌感染有较强的抵抗力，因此行急症痔切除术，并发症并不比择期手术高，术后疼痛及水肿可大为减轻或消失。

四、直肠息肉

直肠息肉有蒂或无蒂，可分为：①管状腺瘤（腺

瘤性息肉），由腺管结构组成；②绒毛状腺瘤（乳突状腺瘤），腺瘤组织呈绒毛状生长（其范围占腺瘤组织的 4/5 以上乃至全部），易于发生癌变；③管状绒毛状腺瘤（混合性腺瘤）。

【临床表现与诊断】

腺瘤大部分发生在直肠与乙状结肠。除小部分患者出现便血乃至贫血外，一般可无任何症状。直肠指诊、粪便潜血试验是进行普查的有效手段，钡剂灌肠双重造影 X 线摄片检查可较清晰地显示结肠黏膜病变影像，乙状结肠镜检查乃至纤维结肠镜检查并取标本进行活检是确定诊断

的必要步骤。

【治　疗】

1. 经结肠镜切除　不论是有蒂或广基的息肉，烧灼后要尽可能取得组织标本送病理检查以明确诊断与病变性质并做相应处理。

2. 剖腹手术切除　约有 5%的结肠息肉不能经内镜摘除或切除。例如，基底太宽、无法完整摘除、腺瘤数过多或疑有癌变时。直肠绒毛状腺瘤的恶变率和切除后复发率均较高，对体积大、基底宽的直肠绒毛状腺瘤可按经腹直肠前切除低位吻合术（Dixon 手术）方法施行切除。术中均宜做冷冻切片病理检查，遇有癌变情况，随时改行根治手术。

五、直 肠 癌

直肠癌（carcinoma of rectum）是消化道最常见恶性肿瘤之一。我国大肠癌中，直肠癌占 60%~75%。其发病率随年龄增大而增加，资料显示年龄 70 岁时发病率达高峰，在老龄化社会，这一高峰可持续到 75~85 岁。我国直肠癌多数位于腹膜返折以下，80%以上可用直肠指诊触及，因此应重视直肠指诊。

【病　理】

1. 组织学分型　腺癌占绝大多数（75%~85%），其次为黏液腺癌（10%~20%），未分化癌（2%~3%），鳞癌少见（少于 1%）。

2. 病理分期　我国大肠癌协作组 1984 年分期如下：

A 期：癌肿浸润深度限于直肠壁内，未超出浆肌层，且无淋巴结转移。

A_1，癌灶限于黏膜层或黏膜下层；A_2，癌灶侵犯浅肌层；A_3，癌灶侵犯深肌层。

B 期：癌穿透肌层侵犯浆膜、浆膜外、邻近器官或组织，但尚能整块切除且无淋巴结转移者。

C 期：癌肿侵犯肠壁全层，伴有淋巴结转移，但尚能做根治手术者。

D 期：有远处淋巴结或脏器转移、腹膜广泛转移或邻近器官广泛浸润而不能根治性切除者。

【临 床 表 现】

直肠癌早期病变仅限于黏膜，无明显症状，及至症状明显时，癌肿已生长相当时期。

1. 直肠刺激症状　癌肿直接刺激直肠可产生排便不适、排便不尽、肛门下坠、便意频繁、里急后重、便次增多、大便习惯改变、可混有黏液，偶有便秘，晚期可有下腹痛。

2. 癌肿破溃症状　癌肿破溃后可出现便血，常附着于大便表面，可为鲜红色或暗红色，量不多，多为间歇性，大便表面带有黏液，合并感染时可有脓血便。

3. 慢性梗阻症状　肿瘤引起肠腔狭窄，可出现大便变形、变细；肠管部分梗阻时出现腹胀、阵发性腹痛、肠鸣音亢进，大便困难。

4. 晚期症状　癌肿侵犯膀胱、前列腺、尿道时出现尿频、尿痛、排尿困难等；女性直肠癌可侵犯阴道后壁，出现血性白带；肿瘤侵犯骶神经丛时可致阴部持续性剧痛；肝转移时有肝大、腹水、黄疸、贫血、消瘦、水肿等恶病质表现。

【诊　断】

粪便潜血检查是发现早期直肠癌的有效措施，可在高危人群中普查，为直肠癌的初筛手段，其他常用方法有：

1. 直肠指诊　是诊断直肠癌最重要的方法，简便易行。

2. 直肠或乙状结肠镜检查　直接观察肿瘤大小、形态、部位，并可取病检。一次阴性结果不能轻易排除肿瘤。

3. 钡剂灌肠检查　该检查对直肠癌本身诊断价值不大，但为排除是否为结肠多发癌肿和息肉病，应常规行钡灌肠检查。

4. 其他检查　女性患者应做阴道及盆腔检查；男性患者有泌尿系症状者应行膀胱镜检查；另外，还应做排除肝、肺等转移癌的检查。

【治　疗】

根治性手术是直肠癌的主要治疗方法，术前放疗或化疗，可以提高手术疗效。手术治疗原则：根治性手术包括切除全部癌肿，足够的两端肠段，四周可能被浸润的组织及所属肠系膜和淋巴结。若侵犯子宫阴道壁，可同时切除；有孤立肝转移灶时可加楔形切除。如不能行根治性切除时可行姑息性切除。

1. 手术方式

（1）Miles 手术（经腹会阴联合直肠癌根治术）：适用于距肛门 7~8cm 以下的直肠癌。切除范围包括乙状结肠下部及其系膜和全部直肠、肠系膜下动脉和周围淋巴结、肛提肌、坐骨直肠窝内脂肪、肛管和肛门周围直径 5cm 范围的皮肤及肛门括约肌。行左下腹乙状结肠永久性人工肛门。

（2）Dixon 手术（经腹直肠癌根治术）：适用于肿瘤下缘距肛门 10～12cm 以上者。经腹部手术，切除距肿瘤下缘 5cm 直肠和部分乙状结肠及其系膜、血管和淋巴结，行乙状结肠直肠端-端吻合，应用消化道缝合器可适当扩大适用范围。

（3）Hartmann 手术（经腹直肠癌切除、人工肛门、远端封闭术）：老年患者多用，行经腹直肠癌切除，远端直肠缝合封闭，近端结肠做人工肛门。

（4）拉下式直肠癌切除术（Bacons 手术）：适用于肿瘤下缘距肛门 7～10cm 患者。腹部操作同上，会阴部经肛门在齿状线以上切开黏膜，游离到肛门括约肌上切除直肠，将乙状结肠拉到原肛门处与皮肤缝合。

（5）局部治疗：适用于癌肿小，部位低，老年患者全身情况较差，不能接受根治性手术或低位癌肿造成肠管狭窄者，可用电灼、液氮冷冻、激光烧灼或局部注射等治疗。

（6）乙状结肠造瘘术：适用于直肠癌晚期不能切除，有严重梗阻者。

2. 其他治疗 包括放疗、化疗、免疫治疗等为手术治疗的辅助治疗方法。

（陈道达）

思 考 题

1. 高血压、糖尿患者该如何进行术前准备？
2. 老年人常见术后并发症有哪些？
3. 老年胆道疾病的病理生理及临床特点是什么？
4. 老年人胆管结石的临床表现、诊断要点和治疗原则是什么？
5. 简述急性梗阻性化脓性胆管炎的病因、病理及临床表现。

参 考 文 献

解国琦，孙秀梅，菊峦，等. 1997. 老年外科病学. 北京：北京医科大学中国协和医科大学联合出版社：19-25.

潘天鹏，石津生，顾复生，等. 1998. 现代系统老年医学. 北京：科学出版社：367-372.

王国斌，陈道达，陈剑英，等. 2002. 改进的痔环形切除术与 PPH 手术治疗Ⅲ、Ⅳ度痔的对比观察. 中华普通外科杂志，5（2）：104.

王中易，任龙喜，刘秉义，等. 2001. 老年普通外科学. 北京：学苑出版社：72-81，243-245.

王中易，任龙喜，刘秉义，等. 2001. 老年普通外科学. 北京：学苑出版社：72-81.

吴在德. 2001. 外科学. 5 版. 北京：人民卫生出版社：572-574.

Lawrence WW, Gerrd MD. 2002. Current surgical diagnosis & treatment. 11th Edition. New York：McGraw-Hill Companies.

第二十章　老年人妇科疾病

围绝经期是妇女卵巢功能开始衰退,生殖器官也开始衰退的过渡时期。由于卵巢激素缺乏,围绝经期妇女出现一些血管舒缩功能不稳定和神经精神障碍的症状。60 岁后妇女机体逐渐老化,进入老年期。此期卵巢功能衰竭,不仅生殖器官萎缩老化,心血管系统、泌尿系统、骨骼系统等也发生衰退变化,临床上出现老年期特殊的疾病。由于雌激素不足和机体防御能力下降,老年妇女感染性疾病增加,如萎缩性阴道炎的发生。妇科恶性肿瘤多见于老年妇女,由于老年妇女抵抗力下降,且常合并内科疾病,必须早期诊断和治疗。

第一节　绝经综合征

绝经(menopause)是指月经完全停止 1 年以上。绝经是妇女生命自然进程中必然发生的生理现象,是卵巢功能自然衰退的必然结果,意味着生殖功能的终止。绝经包括自然绝经和人工绝经。自然绝经是指在无明显病理或其他生理原因的作用下由于卵巢卵泡活动的丧失,导致月经的永久性停止,与遗传、营养、体重等因素有关。人工绝经是指双侧卵巢经手术切除或医疗性终止卵巢功能,如化疗或放疗。围绝经期(perimenopausal period)指妇女自生育期的规律月经过渡到绝经的阶段,包括从出现与卵巢功能下降有关的内分泌、生物学和临床特征起至最后一次月经后一年。绝经综合征(menopausal syndrome)指妇女绝经前后出现的一系列绝经相关症状。

【病理生理】

1. 内分泌改变

(1)卵巢功能的改变:卵泡不可逆的减少、耗竭是绝经发生的原因。少女初潮时,双侧卵巢卵泡总数约 48 万,30 岁卵泡数目开始减少,35 岁急剧减少,围绝经期仅有数十到数百个,而绝经后无或数个。当卵巢内卵泡耗竭或剩余卵泡对垂体促性腺激素(gonadotropins,Gn)丧失反应时,卵泡活动停止,绝经即将到来。绝经后,无卵泡发育,生殖功能终止。

(2)性激素:围绝经期由于卵巢功能衰退,内分泌功能也衰退。随着卵泡期延长,黄体功能不良,孕激素明显不足。由于无排卵致孕酮(progesterone,P)不足时,卵泡仍有发育,雌二醇(estradiol,E_2)并不缺乏,甚至相对较多。增高的 Gn 促使间质分泌睾酮(testosterone,T)增多。绝经后,无卵泡发育,E_2 急剧下降,主要来自肾上腺皮质和卵巢的雄烯二酮(androstenedione,A)经周围组织芳香化酶转化的雌酮(estrone,E_1)成为体内主要的雌激素,E_1 水平下降较 E_2 轻,E_2 /E_1<1。孕激素水平进一步降低,约为青年妇女卵泡期的 1/3。卵巢产生雄烯二酮的能力明显下降,血 A 浓度约为青年妇女的 1/2。睾酮水平略低于绝经前。

(3)促性腺激素:绝经后由于雌激素水平下降刺激垂体释放卵泡刺激素(follicle-stimulating hormone,FSH)和黄体生成激素(luteinizing hormone,LH)增加,同时卵巢分泌抑制素减少,也促使 FSH 和 LH 水平升高。由于 FSH 升高较 LH 明显,FSH/LH>1。

(4)促性腺激素释放激素:绝经后促性腺激素释放激素(gonadotropin releasing hormone,GnRH)分泌增加,垂体 GnRH 试验,LH 释放活跃,下丘脑和垂体间仍保持良好功能。

(5)抑制素(inhibin):是卵巢分泌的肽类激素,抑制 FSH 的分泌。当卵巢开始老化时,抑制素浓度下降,较雌二醇下降早且明显,绝经后抑制素浓度很低,而 FSH 升高。

2. 围绝经期生殖系统的变化　外阴腺体的萎缩,分泌减少,皮肤变干变薄。阴道缩短,壁变薄,弹性降低;阴道内菌群改变,乳酸杆菌减少,阴道内 pH 升高,易患萎缩性阴道炎。子宫萎缩以宫体萎缩为主,宫体/宫颈比例下降,内膜变薄。卵巢和输卵管萎缩,卵巢体积缩小,仅为生育期的 50%,其皮质变薄,切面上未见或少见始基卵泡,以间质组织为主,动脉分支减少、硬化。盆腔底部松弛,易发生子宫脱垂、膀胱脱垂或直肠脱垂。

【临床表现】

由于围绝经期卵巢功能逐渐丧失,分泌性激素不断减少,引起月经紊乱,同时其生理和心理上也出现诸多变化,在临床上出现各种症状,影响了围绝经期妇女的健康和生活。

1. 月经改变　月经变化是围绝经期最早出现的症状,由于稀发排卵或不排卵,多为无排卵性月经。其表现不一,包括月经频发、月经稀发、不规则子宫出血和闭经。围绝经期及绝经后的不规则子宫出血需警惕子宫内膜癌的发生,应行分段诊刮。

2. 血管舒缩功能不稳定症状　包括潮热、出汗,有时伴有头痛。其中,潮热是围绝经期及绝经后妇具有特征性的症状，表现为突发的上半身发热，始于面部、颈部、前胸部，后波及下腹部、躯干和四肢，皮肤血管扩张，红润充血，温度升高，持续数秒或30分钟不等，症状消失前常伴大量出汗或畏寒。潮热间断发作，轻者每日发作数次，重者日夜发作数十次，夜间或应激状态下易促发，可持续发作1年甚至更长时间，是激素治疗的主要原因。

3. 自主神经系统功能不稳定症状 如心悸、眩晕、头疼、失眠、耳鸣等症状。

4. 精神、心理症状 常有焦虑、抑郁、易激动、脾气暴躁、记忆力下降、注意力不集中、失眠多梦等，甚至出现癔症发作样症状。近来研究发现，绝经后雌激素缺乏可能增加阿尔茨海默病的发病，表现为痴呆、记忆丧失、失语、失认、定向计算判断障碍及性格行为情绪改变。

5. 心血管系统症状 雌激素缺乏可致血压升高或血压波动、心律不齐。补充雌激素可使血压下降、平稳，心律恢复正常或心律不齐发作次数减少。绝经后雌激素减少，胆固醇代谢紊乱，血胆固醇水平升高，血脂代谢紊乱，各种脂蛋白增加，高密度脂蛋白/低密度脂蛋白比值降低，冠状动脉粥样硬化性心脏病的发病率增加。

6. 骨质疏松症 是指全身性骨量的减少和微结构破坏，骨脆性增加，容易发生骨折。绝经后妇女因骨质疏松症易并发胸腰椎压缩性骨折和四肢骨远端骨折。在绝经后发生骨质疏松的主要原因是体内雌激素水平下降而使骨丢失呈对数增加，这是由于雌激素可通过多种途径影响骨代谢：①甲状旁腺激素（PTH）是促进骨吸收的主要激素，雌激素降低骨对PTH的敏感性。②雌激素促使甲状腺C细胞产生的降钙素增加，后者是强有力的骨吸收抑制物。③雌激素促使体内维生素D转化为有活性的$1,25\text{-}(OH)_2\text{-}D_3$，有助于增加肠对钙的吸收。

7. 泌尿生殖系统症状 绝经后乳房萎缩、下垂，外阴萎缩，阴毛脱落，阴道干燥，性交困难。排尿困难，尿急，尿痛等泌尿系统反复感染发生的机会增加。

8. 皮肤和毛发的变化 雌激素水平下降使皮肤胶原合成减少，皮肤变薄、干燥，出现皱褶。皮肤色素沉着，出现老年斑，易发皮肤病。皮脂腺分泌减少，头发脱落、变细。由于雄激素与雌激素比值增高，面部及唇周汗毛增多。

【诊　　断】

根据病史和临床表现，一般不难诊断。但需注意排除相关症状的器质性病变及精神疾病，卵巢功能评价等实验室检查有助于诊断。

1. 病史 仔细询问症状，月经史，绝经年龄，婚育史，既往史，子宫附件手术史，心血管疾病史，肿瘤史，家族史以及治疗所用的激素，药物等。

2. 体格检查 包括全身检查和妇科检查。对3个月未行妇科检查复诊者，必须做妇科检查。

3. 辅助检查

（1）激素测定：选择性激素测定有助于判断卵巢功能及相关内分泌腺功能。围绝经期血清FSH>10U/L，提示卵巢储备功能下降。闭经，FSH>40U/L且E_2<10~20pg/ml，提示卵巢功能衰竭。

（2）B超检查：阴道不规则出血者应排除子宫及卵巢肿瘤，了解子宫内膜厚度。

（3）分段诊刮及子宫内膜病理学检查：对怀疑子宫内膜病变者，应行分段诊刮及子宫内膜病理检查，有条件者可在宫腔镜检查下进行。

（4）骨密度测定：了解有无骨质疏松。

【鉴　别　诊　断】

妇女在围绝经期容易发生高血压，冠心病和肿瘤等，因此必须排除心血管疾病、泌尿生殖器官的器质性病变，也要与神经衰弱、甲状腺功能亢进等鉴别。

【治　　疗】

治疗目标：缓解近期症状，早期发现预防骨质疏松、动脉硬化等老年性疾病，顺利度过围绝经期。

1. 一般治疗 围绝经期精神症状可因精神状态不健全而加剧，因根据不同情况进行宣传、教育、指导及必要的心理治疗。镇静药物有助于睡眠，也有利于改善精神状态，如睡前服用艾司唑仑2.5mg。谷维素有助于调节自助神经功能，20mg，每天3次。鼓励建立健康生活方式，包括坚持锻炼、健康饮食、增加日晒时间、摄入足够蛋白质及含钙丰富食物，预防骨质疏松。

2. 激素替代治疗（hormone replacement therapy，HRT） 激素治疗是针对围绝经期和绝经后相关健康问题的必要医疗措施。激素治疗的首要适应证为绝经及相关症状，也是预防绝就骨质疏松的有效方法。

（1）适应证：要求治疗围绝经期症状；有骨质疏松症、缺血性心血管病或存在其危险因素；泌尿生殖系统萎缩引起的疾病，如萎缩性阴道炎、泌尿道感染、张力性尿失禁等。

（2）治疗时机：在卵巢功能开始减退并出现相关症状后即可应用。

（3）禁忌证：已知或可疑妊娠、已知或可疑乳腺癌、已知或可疑性激素依赖性恶性肿瘤、血栓栓塞性疾病、严重的肝肾疾病、血卟啉症、耳硬化症、脑膜瘤。

（4）慎用情况：并非禁忌，但在使用前或使用过程中，应该咨询相关专业医师，共同确定应用 HRT 的时机和方式，严密随访，检测病情进展。慎用情况包括：子宫肌瘤，子宫内膜异位症，子宫内膜增生病史，系统性红斑狼疮，乳腺良性疾病，乳腺癌家族史及已完全缓解的部分妇科恶性肿瘤，如宫颈鳞癌、子宫内膜癌、上皮性卵巢癌等。

（5）制剂及剂量选择：主要药物为雌激素，可辅以孕激素。①单一雌激素制剂。戊酸雌二醇（补佳乐）每天口服 0.5～2mg 或结合雌激素（倍美力）每天口服 0.3～0.625mg。②组织选择性雌激素活性调节剂，如替勃龙，根据靶组织不同，在体内的三种代谢物分别表现出雌激素、孕激素及弱雄激素活性。每天口服 1.25～2.5mg。③孕激素制剂。常用醋酸甲羟孕酮（安宫黄体酮），每天口服 4～6mg。

（6）常用方案：①单用雌激素：适用于不需要保护子宫内膜者，如已切除子宫者。②序贯联合治疗（sequential combined therapy）：在每天给予雌激素的基础上，每月序贯地加用孕激素 10～14 天，后停药 2～7 天，期间有预期计划性出血。其适用于年龄较轻、绝经早期或愿意有月经样定期出血的妇女。③连续联合治疗（continuous combined therapy）：每天联合应用雌、孕激素，不停用。可避免周期性出血，适用于年龄较大或不愿意有月经样出血的绝经后妇女。

（7）用药剂量和时间：选择最小剂量和与治疗目的相一致的最短时期，在卵巢功能开始衰退并出现症状时开始用药。用药期间应定期评估，明确受益大于风险方可继续使用。停止雌激素治疗时，一般主张缓慢减量或间歇停药，防止症状复发。

（8）不良反应与危险性：可能出现子宫出血，乳房胀痛，白带增多，头痛，水钠潴留，子宫内膜癌、乳腺癌发病风险升高等。酌情减量可减少其不良反应。激素替代治疗的规范应用是使其利大于弊的关键。

思 考 题

围绝经期内分泌变化的特点有哪些？

第二节 萎缩性阴道炎

萎缩性阴道炎（atrophic vaginitis）是老年妇女常见病，在绝经后妇女中的发病率为 26.3%～31%。

【病　　因】

老年期因卵巢功能衰退，体内雌激素水平低落，阴道壁萎缩，黏膜变薄，阴道上皮细胞糖原减少，阴道内 pH 增高，局部抵抗力降低，便于细菌侵入繁殖引起炎症。另外，手术切除双侧卵巢、卵巢功能早衰、盆腔放疗后等也可引起本病。不注意外阴清洁，营养不良，特别是缺乏维生素 B 等也易患此病。

【临 床 表 现】

本病主要症状为阴道分泌物增多及外阴瘙痒、灼热感。阴道分泌物稀薄，淡黄色，严重者脓性或脓血性，有臭味。感染严重时，可出现点滴阴道流血，并有阴道灼热感及隐痛。如累及前庭及尿道口周围黏膜，常出现尿频、尿急、尿痛。妇科检查见阴道黏膜萎缩，皱襞消失，弹性差，充血，表面常有散在小出血点，严重时可形成溃疡。宫颈萎缩、充血，有散在小出血点。阴道病变如经久不愈可导致黏膜下结缔组织纤维化，阴道弹性消失，形成阴道狭窄甚至闭锁。有时因溃疡黏连造成阴道闭锁，炎症分泌物引流不畅，形成阴道积脓甚至宫腔积脓。

【诊　　断】

根据发病年龄、临床表现及妇科检查，一般不难诊断，但应排除其他疾病才能诊断。阴道溃烂、肉芽组织者需与阴道癌鉴别，可做局部刮片或组织活检以明确诊断。血性白带应与子宫恶性肿瘤鉴别，应常规做宫颈刷片，必要时行分段诊刮术。此外，应取阴道分泌物检查滴虫、真菌等病原体以作鉴别诊断，并有利于针对性的治疗。

【治　　疗】

治疗原则是补充雌激素，增强阴道黏膜的抵抗力，抑制细菌生长。

1. 冲洗阴道　为增加阴道酸度，可用 1%乳酸液或 0.1%～0.5%醋酸液冲洗阴道，每天 1 次，抑制细菌生长。

2. 局部用药　甲硝唑 200mg 或氧氟沙星 100mg，每天 2 次，7～10 天，放入阴道深部。

3. 全身用药　严重患者需应用雌激素，局部用药可使用妊马雌酮软膏局部涂抹，每天 2 次。全身用药可口服尼尔雌醇，首次 4mg，以后每 2～4 周 1 次，每次 2mg，维持 2～3 个月。使用中应注意激素替代治疗的禁忌证。

第三节 老年人妇科肿瘤

【子宫内膜癌】

子宫内膜癌（endometrial carcinoma）是发生于子宫内膜的一组上皮性恶性肿瘤，以来源于子宫内膜腺体的腺癌最常见。子宫内膜癌多发于老年人，平均发病年龄为 60 岁，其中 75% 发生于 50 岁以上妇女，是妇科常见的恶性肿瘤，仅次于子宫颈癌。

【发病相关因素】

子宫内膜癌的病因迄今不明，目前认为子宫内膜癌可能有两种发病机制。

1. 雌激素依赖型 其发生是在无孕激素拮抗的雌激素长期作用下，发生子宫内膜增生症，甚至癌变。临床上常见于无排卵性疾病（无排卵性功血、多囊卵巢综合征）、分泌雌激素的卵巢肿瘤（颗粒细胞瘤、卵泡膜细胞瘤）、长期服用雌激素的绝经后妇女等。这种类型占子宫内膜癌大多数，子宫内膜样腺癌居多，肿瘤分化较好，预后好。患者较年轻，常合并肥胖、高血压、糖尿病、不孕不育及绝经延迟。

2. 非激素依赖型 该类型肿瘤病例类型少见，如子宫内膜浆液性乳头状癌、透明细胞癌、腺鳞癌、黏液腺癌等。其多见于老年体瘦妇女，肿瘤恶性程度高，分化差，预后不良。

【病 理】

1. 大体病理 可分为弥漫型、局限型两种。

（1）弥漫型：病变累及全部或大部分子宫内膜。局部子宫内膜增厚、粗糙并有大小不规则的息肉样突起，硬、脆，表面有表浅溃疡，虽广泛累及子宫内膜，但较少向肌层侵犯。晚期可蔓延并侵入子宫颈管，若阻塞子宫颈管可引起宫腔积脓。

（2）局限型：多位于宫底部或宫角部，癌灶范围局限，呈息肉状、菜花状或结节状，易向深部侵犯肌层。

2. 镜检及病理类型

（1）内膜样腺癌：占 80%～90%。镜下见内膜腺体高度异常增生，大小不一，排列紊乱，呈明显背靠背现象。癌细胞较大、不规则，核大呈多形性改变、深染，细胞质少，分裂象多。分化差的腺癌则见腺体少，结构消失，成实性癌块。按分化程度将内膜样腺癌分为：Ⅰ级（高分化 G1）、Ⅱ级（中分化 G2）、Ⅲ级（低分化 G3）。分级越高，恶性程度越高。

（2）腺癌伴鳞状上皮分化：腺癌组织中含有鳞状上皮成分，伴化生鳞状上皮成分者称为棘腺癌，伴鳞癌者称为鳞腺癌，介于两者之间称为腺癌伴鳞状上皮不典型增生。

（3）浆液性腺癌：又称为子宫乳头状浆液性腺癌，很少见。细胞异型性明显，乳头状或簇状生长，约 1/3 的病例可见砂粒体。恶性程度高，易浸润深肌层，腹腔、淋巴结转移，预后极差。

（4）透明细胞癌：由胞质透明、富含糖原的透明细胞构成管状、乳头状、实性片状结构或分泌型腺体结构。恶性程度高，易早期转移。

（5）黏液性癌：肿瘤半数以上由充满黏液的细胞组成，大多数腺体结构分化良好。病理类型与内膜样腺癌相似，预后较好。

【转 移 途 径】

内膜癌生长较缓慢，局限在内膜的时间较长，部分特殊病例类型（浆液性乳头状腺癌、鳞腺癌）和低分化癌可发展很快，短期内出现转移。转移途径主要为直接蔓延、淋巴转移，晚期有血行转移。

1. 直接蔓延 癌灶沿子宫内膜蔓延生长，向上经子宫角至输卵管，向下至子宫颈管及阴道，也可穿透子宫肌层至浆膜面而延至输卵管、卵巢。其并可广泛种植在盆腔腹膜、直肠子宫陷凹及大网膜。

2. 淋巴转移 为子宫内膜癌的主要转移途径。其转移途径与肿瘤生长部位有关。子宫底部癌灶沿阔韧带上部淋巴管网经骨盆漏斗韧带转移至卵巢，再向上至腹主动脉旁淋巴结。子宫角部癌灶沿圆韧带淋巴管转移至腹股沟淋巴结。子宫下段及累及宫颈管的癌灶与宫颈癌的淋巴转移途径相同，可累及宫旁淋巴结、闭孔淋巴结、髂内淋巴结、髂外淋巴结、髂总淋巴结。子宫后壁癌灶可沿宫骶韧带扩散到直肠淋巴结，前壁癌灶可扩散到膀胱淋巴，内膜癌也可通过逆行引流到阴道前壁。

3. 血行转移 较少见。晚期可经血行转移至肺、肝、骨等处。

【临 床 分 期】

采用国际妇科联盟（FIGO，2009 年）修订的手术-病理分期（表 20-1），对不进行手术者，可采用临床分期（FIGO，1971 年）（表 20-2）。

表 20-1 子宫内膜癌手术-病理分期（FIGO，2009）

Ⅰ 期	肿瘤局限于子宫体
Ⅰ A	肿瘤浸润深度 <1/2 肌层
Ⅰ B	肿瘤浸润深度 ≥1/2 肌层
Ⅱ 期	肿瘤侵犯宫颈间质，未超出子宫
Ⅲ 期	肿瘤局部扩散

续表

ⅢA	累及浆膜层和（或）附件
ⅢB	阴道和（或）宫旁受累
ⅢC	盆腔淋巴结和（或）腹主动脉旁淋巴结转移
ⅢC1	盆腔淋巴结转移
ⅢC2	腹主动脉旁淋巴结转移
Ⅳ期	膀胱和（或）直肠转移，和（或）远处转移
ⅣA	膀胱和（或）直肠转移
ⅣB	远处转移，包括腹腔内和（或）腹股沟淋巴结转移

表 20-2　子宫内膜癌临床分期（FIGO，1971）

0 期	腺瘤样增生或原位癌（不列入治疗效果统计）
Ⅰ期	癌局限于子宫体
Ⅰa	子宫腔长度≤8cm
Ⅰb	子宫腔长度＞8cm
Ⅱ期	癌已侵犯至子宫颈
Ⅲ期	癌扩散至子宫以外盆腔内（阴道或宫旁组织可能受累），但未超出真骨盆
Ⅳ期	癌超出真骨盆或侵犯膀胱或直肠黏膜，或有盆腔以外的播散
Ⅳa	癌侵犯附近器官，如直肠、膀胱
Ⅳb	癌有远处转移

【临床表现】

1. 症状　极早期患者可无明显症状，仅在普查或妇科检查时偶然发现。一旦出现症状，则多表现为：

（1）阴道流血：主要表现为绝经期后阴道出血，量一般不多，很少出现阴道大出血。尚未绝经者则诉月经过多或月经紊乱等。

（2）阴道排液：早期可能仅有少量浆液性或血性白带，但晚期发生感染、坏死，则有大量恶臭的脓血样液体排出。

（3）疼痛：多发生在晚期，在合并子宫腔积脓或癌组织浸润周围组织可引起下腹部、腰骶部或下肢疼痛。

（4）其他：晚期患者可出现贫血、消瘦、发热、恶病质等全身衰竭表现。

2. 体征　早期妇科检查无明显变化。随病情进展，子宫增大、稍软。晚期可见癌组织自子宫颈口突出。若合并宫腔积脓，子宫增大明显，极软。病灶浸润周围组织时，子宫固定，宫旁可触及不规则结节状物。

【诊　　断】

除根据详细病史、症状与体征外，最后确诊必须依据组织病理学检查。

1. 病史　子宫内膜癌患者多为老年妇女，绝经期延迟或月经不规则；常有不孕或少产，合并肥胖、高血压、糖尿病等高危因素；若绝经后又有不规则阴道流血或排液则需引起注意。

2. B超检查　经阴道B超可了解子宫大小，内膜厚度，宫腔有无赘生物，肌层有无浸润及深度。子宫内膜癌早期仅见宫腔线紊乱、中断。晚期可表现为子宫增大，宫腔内见实性不均回声区，内膜边界不清或不完整。肿瘤浸润肌层时，可见肌层内不规则回声紊乱区。

3. 分段诊刮　是确诊内膜癌最可靠的依据。先用小刮匙刮取宫颈管内组织，再进入宫腔刮取内膜组织，将刮出的组织分别做病理检查。分段诊刮不仅能获得子宫内膜组织标本进行病理诊断，同时还能鉴别子宫内膜癌和子宫颈管腺癌，明确子宫内膜癌是否累及子宫颈管，为临床诊断和分期提供依据。

4. 宫腔镜检查　可直接观察癌肿部位、大小，直视下对可疑病变行活检，有助于发现较小的或早期病变。

5. 子宫内膜抽吸活检（endometrial aspiration biopsy）　方法简便，损伤小，国外报道诊断的准确性同分段诊刮，但国内未普遍开展。

6. MRI 和 CT 检查　可用于明确病变的大小、范围，肌层浸润深度，淋巴结转移等。

【鉴别诊断】

1. 绝经过渡期功能失调性子宫出血　围绝经期常发生月经紊乱，经期延长及不规则阴道出血，必须先行分段诊刮，确诊后再进行治疗。

2. 萎缩性阴道炎　多表现为血性白带，妇科检查见阴道壁变薄、充血或黏膜下散在出血点，治疗后可好转。但需注意两者并存的可能，必要时先行抗炎治疗后再行诊刮排除子宫内膜癌。

3. 子宫黏膜下肌瘤或子宫内膜息肉　多表现为月经过多或经期延长，临床表现与子宫内膜癌相似。通过B超检查、分段诊刮及宫腔镜检查鉴别。

4. 子宫颈管癌、子宫肉瘤及输卵管癌　同样表现为不规则阴道流血及排液增多。子宫颈管癌因病灶位于子宫颈管内，颈管可扩大成桶状，变粗变硬。子宫肉瘤可有子宫明显增大、质软。输卵管癌以间歇性阴道排液，阴道流血和下腹隐痛为主要症状，可有附件包块。影像学检查和分段诊刮可协助鉴别。

5. 老年性子宫内膜炎合并宫腔积脓　常表现为阴道排液增多，脓性、血性或脓血性，子宫多增大变软。扩张宫颈管及分段诊刮可鉴别诊断。但子宫积脓常与子宫内膜癌并存，鉴别时必须注意。

【治　　疗】

应根据分期、癌细胞分化程度及患者全身情况等而定。治疗的主要方法有手术治疗、放射治疗、化学治疗及药物治疗等。

1. 手术治疗 为首选的治疗方法，Ⅰ期患者应行筋膜外全子宫切除术及双侧附件切除术，高危病例应行盆腔淋巴结清扫及腹主动脉旁淋巴结取样，Ⅱ期患者应行广泛子宫切除术及双侧附件切除术，同时行盆腔淋巴结清扫术与腹主动脉旁淋巴结清扫术。

2. 放射治疗 是治疗子宫内膜癌有效方法之一，对老年患者、合并有严重内科疾患不能接受手术治疗患者和晚期不宜手术患者可选用放射治疗。Ⅱ、Ⅲ期患者可根据情况术前加用放疗。术后放疗是内膜癌最主要的术后辅助治疗，对深肌层浸润、淋巴结转移、盆腔及阴道残留病灶的患者术后均需加用放疗。

3. 化学治疗 多用于晚期或复发转移患者的综合治疗措施之一，也可用于术后复发高危因素患者的治疗以减少盆腔外的远处转移。常用药物有顺铂、多柔比星、紫杉醇、环磷酰胺等，可单独应用或联合应用，也可与孕激素合并使用。

4. 孕激素治疗 多用于晚期或复发、不能手术的患者，也用于早期、年轻、需要保留生育功能的患者。孕激素以高效、大剂量、长期应用为宜，至少应用 12 周以上方可评定疗效。常用药物有甲羟孕酮、羟孕酮等。

二、卵巢肿瘤

卵巢肿瘤（ovarian tumor）是女性生殖器常见的三大恶性肿瘤之一。卵巢位于盆腔深部，卵巢恶性肿瘤发病隐匿，易于转移而广泛播散，大多患者就诊时已属晚期，预后差。卵巢恶性肿瘤是死亡率最高的妇科恶性肿瘤，严重威胁着广大妇女尤其是老年妇女的生命和健康。

【组织学分类】

卵巢组织成分非常复杂，不同类型卵巢肿瘤的组织学结构和生物学行为都存在很大差异。除组织类型繁多外，尚有良性、交界性和恶性之分。卵巢亦是胃肠道恶性肿瘤、乳腺癌、子宫内膜癌等常见的转移部位。目前，最常用的组织学分类是建立在卵巢组织发生学基础上的卵巢组织学分类法（WHO，2003 年）（表 20-3）。

卵巢上皮性肿瘤最常见，占卵巢肿瘤的 50%～70%，来源于体腔上皮，其中以浆液性肿瘤最多见，其次为黏液性肿瘤，有良性、交界性及恶性之分。其恶性类型占卵巢恶性肿瘤的 85%～90%。生殖细胞肿瘤占卵巢肿瘤 20%～40%，来源于生殖腺以外的内胚叶组织。性索-间质肿瘤约占卵巢肿瘤的 5%，来源于

原始体腔的间叶组织，此类肿瘤常用内分泌功能，又称为功能性卵巢肿瘤。转移性肿瘤占卵巢肿瘤的 5%～10%，常见的原发部位为胃肠道、乳腺及生殖器官。

表 20-3　卵巢肿瘤组织学分类（WHO，2003 年，部分内容）

（一）上皮性肿瘤
1. 浆液性肿瘤
2. 黏液性肿瘤，宫颈样型及肠型
3. 子宫内膜样肿瘤，包括变异型及鳞状上皮分化
4. 透明细胞肿瘤
5. 移行细胞肿瘤
6. 鳞状细胞肿瘤
7. 混合性上皮细胞肿瘤（注明各成分）
8. 未分化和未分类肿瘤
（二）性索-间质肿瘤
1. 颗粒细胞-间质细胞肿瘤
（1）颗粒细胞瘤
（2）卵泡膜细胞瘤-纤维瘤
1）卵泡膜细胞瘤
2）纤维瘤
2. 支持细胞-间质细胞肿瘤（睾丸母细胞瘤）
3. 混合性或未分类的性索-间质肿瘤
4. 类固醇细胞肿瘤
（三）生殖细胞肿瘤
1. 无性细胞瘤
2. 卵黄囊瘤（内胚窦瘤）
3. 胚胎性癌
4. 多胎瘤
5. 非妊娠性绒毛膜癌
6. 畸胎瘤
（1）未成熟型
（2）成熟型
1）实性
2）囊性
a. 皮样囊肿（成熟型囊性畸胎瘤）
b. 皮样囊肿恶变
（3）单胚性和高度特异性
1）卵巢甲状腺肿
2）类癌
7. 混合型
（四）转移性肿瘤

【卵巢恶性肿瘤的转移途径】

卵巢恶性肿瘤的主要转移途径包括直接蔓延、腹腔种植及淋巴转移。因此，其转移特点为盆腹腔广泛转移灶，包括横膈、大网膜、腹腔脏器表面、壁腹膜

及腹膜后淋巴结等部位。即使外观局限的肿瘤，也可能存在广泛微转移，其中以上皮性癌表现最为典型。血行转移少见，晚期可转移到肺、胸膜及肝实质。

【临床分期】

采用国际妇科联盟（FIGO，2006 年）的手术-病理分期，具体见表20-4。

表 20-4　原发性卵巢恶性肿瘤的分期（FIGO，2006）

Ⅰ期　肿瘤局限于卵巢
　ⅠA　肿瘤局限于一侧卵巢，包膜完整，表面无肿瘤；腹腔积液中未找到癌细胞
　ⅠB　肿瘤局限于双侧卵巢，包膜完整，表面无肿瘤；腹腔积液中未找到癌细胞
　ⅠC　肿瘤局限于一侧或双侧卵巢并伴有如下任何一项：包膜破裂、卵巢表面有肿瘤、腹腔积液或腹腔冲洗液中找到癌细胞
Ⅱ期　肿瘤侵犯一侧或双侧卵巢，伴盆腔内扩散
　ⅡA　蔓延和（或）转移到子宫和（或）输卵管
　ⅡB　蔓延到其他盆腔器官
　ⅡC　ⅡA或ⅡB期肿瘤，伴卵巢表面有肿瘤；或包膜破裂；或腹水或腹腔冲洗液有癌细胞
Ⅲ期　肿瘤侵犯一侧或双侧卵巢，并有组织学证实的盆腔外腹膜种植和（或）局部淋巴结转移；肝表面转移；肿瘤局限于中骨盆，但组织学证实肿瘤细胞已扩散到小肠或大网膜
　ⅢA　肉眼见肿瘤局限于真骨盆。淋巴结阴性，但组织学证实腹膜表面有显微镜下转移，或组织学证实肿瘤细胞已扩散到小肠或大网膜
　ⅢB　一侧或双侧卵巢肿瘤，有组织学证实的腹膜表面种植，其直径均≤2cm，淋巴结阴性
　ⅢC　腹腔种植直径>2cm 和（或）区域淋巴结阳性
Ⅳ期　一侧或双侧卵巢肿瘤有远处转移。胸腔积液有癌细胞，肝实质转移

【临床表现】

1. 卵巢良性肿瘤　早期多无症状，常在体检时偶然发现。肿瘤增至中等大时，常感腹胀或扪及肿块。妇科检查在子宫一侧或双侧触及球形肿块，表面光滑，活动良好；巨大的肿瘤可产生压迫症状，如尿频、便秘、气急、心悸等。

2. 卵巢恶性肿瘤　老年期妇女以恶性肿瘤居多，由于卵巢深居盆腔，早期常无症状，合并腹水或转移时，则出现腹胀、下腹不适感或消化不良等；晚期出现腹痛、腰痛、下肢疼痛或水肿及消瘦、严重贫血等恶病质现象。若为功能性肿瘤，可产生相应的雌激素或雄激素过多的症状，出现内分泌、月经紊乱。三合诊检查可发现肿块和后穹隆转移结节，肿块多为实性或半实性，固定、表面不规则。有时可扪及肿大浅表淋巴结，如腹股沟淋巴结、锁骨上淋巴结。正常卵巢绝经前大小约为 3.5cm×2.0cm×1.5cm，绝经1～2 年后约为 2.0cm×1.5cm×0.5cm，绝经 2 年以上

约为 1.5cm×0.75cm×0.5cm。由于绝经后的卵巢无生理性增大，也无功能性囊肿，故老年妇女行妇科检查时如发现卵巢不萎缩或可触及，应引以重视，以便早期发现卵巢肿瘤。

【诊　　断】

临床上根据患者的年龄、病史特点和体格检查可做出初步诊断，首先明确是否为卵巢肿瘤，再进一步对良、恶性做出估计。如诊断困难应采取相应的辅助检查以明确诊断。

1. 影像学检查　①B超检查：B超能清楚地观察到肿瘤的部位、大小、形态、内部结构及其与邻近的关系，并对大多数肿瘤初步判断出其良恶性。由于其操作方便，对人体无损伤，对卵巢肿瘤的临床诊断符合率>90%，已成为临床上应用最广的诊断卵巢肿瘤的辅助检查手段。彩色多普勒超声能通过测定卵巢及其新生组织血流变化，有助于诊断卵巢肿瘤。②腹部X线片：若为卵巢畸胎瘤，能显示牙齿及骨质，囊壁为密度增高的钙化层，囊腔呈放射透明阴影。③CT检查：可清晰显示肿块。良性肿瘤多呈均匀性吸收，囊壁薄，光滑；恶性肿瘤轮廓不规则，向周围浸润或伴腹水，同时可显示有无肝、肺结节及腹膜后淋巴结肿大。

2. 肿瘤标志物（tumor markers）　目前尚无任何一种肿瘤标志物为某一独特肿瘤所独有，然而各种病理类型的卵巢肿瘤具有相对较特殊的标志物，用于辅助诊断和病情监测。

（1）CA$_{125}$：80%卵巢上皮癌患者血清 CA$_{125}$ 水平高于正常值，但其特异性不高，在良性妇科疾病亦有升高。血清 CA$_{125}$ 水平的消长与卵巢上皮癌患者病情的缓解或恶化的符合率达 90%以上，可用于病情监测，敏感性高。

（2）癌胚抗原（CEA）：在卵巢上皮性癌尤其是黏液性癌中升高明显，有参考价值。

（3）甲胎蛋白（AFP）：AFP 对卵巢内胚窦瘤有特异性价值，AFP 的动态变化与肿瘤的病情的好转或恶化相一致，术后检测 AFP 可估计预后和早期判断复发。未成熟畸胎瘤及混合性无性细胞瘤患者血清内有时也可测出 AFP，具有协助诊断意义。

（4）hCG：卵巢原发性绒癌可产生大量 hCG。

（5）性激素：颗粒细胞瘤、卵泡膜细胞瘤产生较高水平雌激素，同时可分泌孕激素。卵巢支持-间质细胞瘤可分泌雄激素。

3. 腹腔镜检查　可直接观察肿块状况，对盆腔、腹腔及横膈部位进行窥视，在可疑部位进行多点活检，抽吸腹腔液进行细胞学检查。

4. 细胞学检查　卵巢恶性肿瘤腹水中癌细胞阳性率可高达70%,腹水或腹腔冲洗液找癌细胞有助于诊断并进一步确定临床分期,有利于治疗方案的选择及随访疗效。若有胸腔积液应做细胞学检查确定有无胸腔转移。

【鉴别诊断】

1. 子宫肌瘤　卵巢肿瘤可能与子宫肌瘤囊性变或浆膜下子宫肌瘤混淆。但肌瘤常为多发,检查时肿瘤随宫体和宫颈移动。

2. 直肠癌、乙状结肠癌　多见于老年妇女,肿块多位于左侧。多有典型的消化道症状,结肠镜、钡剂灌肠等有助于鉴别。

3. 腹膜后肿瘤　多固定不动,常出现压迫症状并导致患侧输尿管移位,位置低者也可使子宫或直肠移位。CT及静脉肾盂造影有助于明确诊断。

4. 结核性腹膜炎　多见于青年妇女,但近年来老年妇女也不少见。患者多有肺结核史,消瘦、低热、盗汗,常伴消化道症状。肿块位置较高,形状不规则,固定且界限不清,叩诊时鼓音和浊音分界不清。B超、X线胃肠检查可协助诊断,诊断不清时可考虑行剖腹探查术。

【治疗】

1. 良性肿瘤　老年妇女应行全子宫及双侧附件切除术,切除的肿瘤应剖开肉眼观察区分良恶性,并行术中冷冻切片检查。

2. 恶性肿瘤　治疗原则是以手术为主,加用化学治疗、放射治疗、生物治疗等的综合治疗。

（1）手术治疗:是基本治疗手段,起关键作用。手术时应根据探查结果,决定分期和手术范围。

早期（FIGO Ⅰ～Ⅱ期）应行全面分期手术,包括腹水或腹腔冲洗液做细胞学检查;全面探查盆、腹腔内各器官表面,活检或切除任何部位可疑病灶、包块和粘连部位;正常腹膜随机活检;全子宫及双侧附件切除术;结肠下网膜切除;选择性盆腔淋巴结及腹主动脉旁淋巴结切除;黏液性肿瘤应行阑尾切除。

晚期（Ⅲ～Ⅳ期）患者行肿瘤细胞减灭术（cytoreductive surgery）,尽量切除一切可能切除的原发病灶及转移灶,使肿瘤残余灶小于1cm,必要时行部分肠管、膀胱、脾脏等。

（2）化学治疗:是主要的辅助治疗。不仅能杀灭手术残存的瘤组织以防止复发,提高治愈率,且对无法施行手术的晚期患者,化学治疗可使肿瘤缩小,便于手术切除。常用药物有顺铂、卡铂、环磷酰胺、异环磷酰胺、放线菌素D、氟尿嘧啶、长春新碱及紫杉醇等。联合化疗可提高疗效,减少或延缓耐药的发生。除全身化学治疗外,尚可于腹腔内用药及腹壁下动脉或髂内动脉插管注入,使局部药物达到较高浓度,增强疗效。化疗每3～4周重复疗程,共6～9个疗程。

（3）放射治疗:不同的组织类型对放射治疗的敏感性不同,无性细胞瘤最敏感,颗粒细胞瘤中度敏感,上皮性癌有一定的敏感性。

（4）综合治疗:免疫治疗包括细胞因子治疗,如白细胞介素2、干扰素、胸腺素等。靶向治疗包括络氨酸激酶抑制剂、抗血管生成剂、单克隆抗体和耐药修饰剂等。这些治疗目前正在积极研究和发展,有很好的应用前景,会成为卵巢癌耐药复发治疗的重要方法。

（王泽华　胡　沙）

思　考　题

1. 子宫内膜癌的诊断措施有哪些? 最可靠的方法是什么?
2. 卵巢恶性肿瘤的肿瘤标志物有哪些?

参　考　文　献

李凤鸣, 谢立信. 2014. 中华眼科学. 3版. 北京: 人民卫生出版社.
成蓓, 曾尔亢. 2009. 老年病学. 2版. 北京: 科学出版社.
周文炳. 2000. 临床青光眼. 2版. 北京: 人民卫生出版社.
陈祖基. 2002. 眼科临床药理学. 2版. 北京: 化学工业出版社.
中华医学会眼科学分会眼底病组中国老年性黄斑变性临床指南与临床路径制订委员会. 2013. 中国老年性黄斑变性临床诊断治疗路径. 中华眼底病杂志, 29（4）: 343-355.

第二十一章　常见眼科、耳鼻喉科、口腔科疾病

第一节　老年性白内障

晶状体混浊称为白内障，在临床上白内障是指晶状体透明度下降导致视力下降的疾病。老年性白内障（senile cataract）也称为年龄相关性白内障（age-related cataract）。老年性白内障是中老年开始发生的晶状体混浊，随着年龄增长其患病率升高。

【病因与发病机制】

老年性白内障的病因复杂，尚未完全明了，一般认为是多种因素共同作用的结果。晶状体囊膜功能障碍、氧化障碍、代谢系统障碍、晶状体蛋白免疫相关性、营养障碍等是其内因；紫外线、温度、各种射线、药物等是其外因。目前认为，氧化损伤是形成白内障的最初因素。

【临床表现】

老年性白内障通常累及双眼，但发病时间与进展程度可不一致。其主要症状是渐进性无痛性视力下降，白内障引起的视力障碍与混浊的部位及密度有关。其他症状有眼前阴影、视物模糊、视物变形、单眼复视、颜色改变等。

根据混浊发生的部位，可分为皮质性白内障、核性白内障和后囊下白内障。事实上，各类型之间无严格区分，仅代表混浊以何部位为主导的实际情况。皮质性老年性白内障最为常见，占65%～70%；其次为核性白内障，占25%～35%；后囊膜下白内障比较少见，仅占5%。

（一）皮质性白内障

根据皮质性白内障（cortical cataract）临床发展过程及表现形式，分为初发期、未熟期、成熟期、过熟期等4期。

皮质性白内障在裂隙灯显微镜下可看到下列特征性改变：

空泡：水分聚集形成很小的窄皮质囊泡。空泡很小，但数目逐渐增多。

水裂隙：皮质纤维之间出现放射状的充满液体的裂隙。

板层分离：比水裂隙少见，是指晶状体纤维板层间充满液体，多发生在深层皮质。

楔形白内障：发生在晶状体周围的放射状混浊，像车轮的轮辐。

1. 初发期（incipient stage）　最早期是在靠周边部前后囊膜下，出现透明水隙或水疱。液体可沿晶状体纤维方向扩展，形成典型的尖端指向瞳孔中心的楔状混浊。此时晶状体大部分透明，瞳孔区未受累，一般不影响视力。常在散大瞳孔后用斜照法或裂隙灯显微镜检查呈轮辐状外观；检眼镜检查可见眼底红光反射中周边有黑色放射状阴影。该期白内障发展缓慢，甚至可保持数十年。

2. 未熟期（intumescent stage）　整个晶状体皮质呈乳白色不均匀混浊。因前囊下皮质尚透明，用斜照法检查时，光线投照侧的虹膜阴影被投照在深层混浊的皮质上，呈新月影，称为虹膜投影。该投影是未熟期的特征。此期晶状体吸收水分膨胀，又称为膨胀期。膨胀的晶体可将虹膜向前推，引起前房变浅，可诱发急性闭角型青光眼。如需散大瞳孔检查，不宜用强力散瞳剂，检查完毕立即滴缩瞳药。并非所有皮质性白内障都要经历膨胀期发展过程，即使有，其持续时间的长短在个体间也存在相当大的差异。该期主要症状为视力进行性减退，有时伴有目眩感，偶有单眼复视者。

3. 成熟期（mature stage）　晶状体皮质完全混浊，呈无结构乳白色。前房深度恢复正常，虹膜投影消失。此时，患者视力障碍最为严重，视力下降为眼前指数或手动。眼底不能窥入。

4. 过熟期（hypermature stage）　成熟期白内障经过数年后，变性的晶状体皮质纤维分解液化呈乳糜状，核下沉。由于晶状体皮质水分减少，整个晶状体缩小，囊膜皱缩，前房变深，虹膜失去支持可出现虹膜震颤。在坐位或站立时，下沉的晶状体核离开瞳孔区，视力可能得以提高。过熟期晶状体囊易破裂穿孔，液化的皮质可渗漏至前房，引起过敏性葡萄膜炎或晶体溶解性青光眼。过熟期晶体悬韧带常发生退行性变，容易引起晶状体脱位。

（二）核性白内障

生理性晶状体核硬化超越正常限度，引起远视力减退者称为核性白内障（nuclear cataract）。核性白内障晶状体混浊开始于核的中心部，由乳白色渐至棕黄色，甚至呈黑褐色，越近中央混浊越重。由于晶体皮质尚透明，强光下瞳孔缩小时，视力影响较明显。由于核硬化导致晶体屈光指数增加，出现近视的屈光状态，患者远视力下降，而近视力改善，阅读时较前清晰。随着

晶体核混浊的加重，最终出现远、近视力障碍。

（三）后囊膜下白内障

后囊膜下白内障（posterior subcaps ular cataract）在晶体后极部囊下的皮质浅层出现金黄色或白色颗粒，其中夹杂着小空泡，整个晶体混浊区呈盘状。进展虽缓慢，但因混浊位于视轴区，故早期影响视力。此种白内障常与核性或皮质性白内障同时存在。

【鉴 别 诊 断】

在人的一生中，晶体不断形成纤维，排列整齐，一层一层向内生长并被挤压于中央部，逐渐形成大而无弹性的核。晶体随着年龄增加，主要的生理变化是出现核硬化，晶体核密度升高、颜色变黄。核硬化是晶体老化的标志，多见于 45 岁以上人群，不影响视力。核性白内障初发时，难以与生理性核硬化区分，可以散大瞳孔后，采用彻照法鉴别。当光线射入瞳孔内，眼底呈均匀一致的红色反光可排除白内障；若红色反光中出现盘状黑影，则为晶状体混浊。

【治 疗】

（一）药物治疗

目前尚无肯定有效的防治老年性白内障的药物，老年性白内障早期可选用吡诺克辛、卡林-U、谷胱甘肽等滴眼液。

（二）手术治疗

1. 手术适应证 当白内障引起的视力下降影响正常的学习、工作和生活时，即可进行手术治疗。由于手术技术的改进，当矫正视力低于 0.3 时进行手术是可行的，不必等待白内障的成熟。

2. 术前检查

（1）眼部：①视力，包括远、近裸眼视力和矫正视力、光定位和红绿色觉。②裂隙灯检查，角膜有无变性、瘢痕；虹膜有无炎症及粘连；散瞳后检查晶状体混浊情况。要注意晶体核的硬度，晶状体核越硬，颜色越深。在裂隙灯下根据晶状体核的颜色将核的硬度分为五级：Ⅰ级：晶状体透明，无核，软性；Ⅱ级：核呈黄白色或黄色，软核；Ⅲ级：核呈深黄色，中等硬度核；Ⅳ级：核呈棕色或琥珀色，硬核；Ⅴ级：核呈棕褐色或黑色，极硬核。

（2）全身：①血压、胸透、心电图、肝肾功能检查，排除严重全身疾病，必要时内科会诊治疗。②血、尿常规和凝血功能检查。③血糖，对糖尿病患者一般要求在 6.7mmol/L 以下，对于糖尿病史长、血糖难以控制的，血糖最高不能超过 8.3mmol/L。

3. 手术方法 白内障的手术方法有白内障囊内摘除术，白内障囊外摘除术，白内障超声乳化吸除术。

（1）白内障囊内摘除术（intracapsular cataract extraction，ICCE）：是指离断晶体悬韧带之后将包括囊膜在内的晶状体完整摘除。手术操作较为简单，术后瞳孔区透明，不会发生后发性白内障，一般矫正视力好，但手术切口大，对玻璃体的扰动大，发生玻璃体脱出和视网膜脱离等并发症机会较多，且术后不能按常规方法植入人工晶体，仅在某些特殊情况（半脱位或脱位的白内障）下应用。

（2）白内障囊外摘除术（extracapsluar cataract extraction，ECCE）：是指摘出混浊的晶状体但保留后囊膜的手术方法，是我国目前广泛开展的主要手术方式。其优点是在同轴光照明下的显微手术以及应用闭合注吸系统，可减少眼内结构的扰动，减少玻璃体脱出、视网膜脱离及黄斑囊样水肿等并发症。由于保留了完整的后囊膜，为人工晶体在囊袋内的植入创造了条件。不足之处是术后发生后发性白内障的可能性较大。现在采用无缝线小切口术式，手术效果接近白内障超声乳化术。

（3）白内障超声乳化术（phacoemulsification，Phaco）：是运用超声乳化仪通过 3mm 大小切口，将晶体核粉碎成乳糜状后抽吸出来，同时保留完整后囊膜的手术方法。其优点是手术切口小，切口不用缝合，伤口愈合快，角膜散光小以及视力恢复迅速等。白内障超声乳化术是发达国家普遍采用的手术方法，在我国一些大中城市也先后普及了这种手术。缺点是超声乳化仪价格昂贵，手术费用高，限制了它在我国的普遍推广。

4. 晶状体手术后无晶状体眼的屈光矫正 无晶状体眼呈高度远视状态，一般为+10D～+12D。矫正方法有人工晶体植入、佩戴角膜接触镜或框架眼镜。

人工晶体（intraocular lens，IOL）：一般在白内障摘除的同时植入人工晶体，后房型 IOL 物像放大倍率仅为 1%～2%。位于囊袋内的后房型 IOL 符合生理状态，也是最安全的固定位置。最常用、最有效的方法是手术植入人工晶体。

角膜接触镜（contact lens）：物像放大倍率比人工晶体大，为 7%～12%。由于需经常佩戴和取出，操作比较麻烦，一般不适合老年人。

框架眼镜（glasses）：无晶状体眼的眼镜为高度正球面镜片，物像放大倍率高达 20%～35%，视野受限，不能用于单眼患者。

第二节 青 光 眼

青光眼（glaucoma）是指眼压超过眼内组织特别

是视神经所能承受的限度，引起视盘凹陷、视神经萎缩及视野缺损的一组眼病。青光眼是一种严重的不可逆性致盲眼病。流行病学调查表明，青光眼盲人约占盲人总数的10%，是我国目前主要致盲眼病之一。

眼压是指眼球内容物作用于眼球内壁的压力。正常眼压为10～21mmHg，双眼眼压差不应>5mmHg，24小时眼压波动范围不应>8mmHg。眼压与青光眼的发病关系密切，但并非眼压高于正常值就是青光眼。临床上部分患者眼压高于正常，但经长期观察并出现视神经损害和视野缺损，这种情况称为高眼压症（ocular hypertension）。部分患者眼压在正常范围，却有典型的青光眼视神经萎缩和视野缺损，称为正常眼压性青光眼（normal tension glaucoma，NTG）。

青光眼分为原发性青光眼、继发性青光眼和先天性青光眼三大类，其中以原发性青光眼最为多见。原发性青光眼是指病因机制没有完全阐明的一类青光眼。根据眼压升高时前房角是开放还是关闭，又可以分为原发性闭角型青光眼和原发性开角型青光眼。原发性青光眼可发生于各年龄组，原发性闭角型青光眼尤多见于老年人，且年龄越大患病率越高。

一、原发性闭角型青光眼

原发性闭角型青光眼（primary closed-angle glaucoma）是由于周边虹膜阻塞小梁网，使房水排出受阻，引起眼压升高的一类青光眼。根据其发病的急缓程度和临床经过分为急性闭角型青光眼（acute angle-closure glaucoma）和慢性闭角型青光眼（chronic angle-closure glaucoma）。

§1　原发性疾性闭角型青光眼

本病多见于40岁以上女性，男女比例约为1∶4。常双眼先后或同时发病，一眼曾有过急性发作的患者另一眼多在5年内发病。

【病因与发病机制】

1. 解剖特征　眼轴较短；前房深度浅，平均比正常人浅1.0mm；前房角窄而浅，上方和鼻侧象限尤为窄、浅；角膜曲率半径小；晶状体曲率半径小，晶状体厚，晶状体相对位置靠前。

2. 诱发因素　情绪波动、过度疲劳、异常精神刺激、暗室停留过长、局部或全身应用抗胆碱药物等。此外，与气候变化也有明显关系，台风前后或季节转换期间患者发病明显增加。

3. 瞳孔阻滞　是其主要发病机制，瞳孔中度散大，加重生理瞳孔阻滞力，后房压力升高，周边虹膜向前膨隆或堆积阻塞前房角，导致眼压升高。

【临床表现】

根据急性闭角型青光眼的临床经过及疾病转归将其分为6期。

1. 临床前期　一眼发生急性闭角型青光眼，对侧眼也具备小角膜、浅前房、窄房角的解剖特征而目前尚未发生闭角型青光眼，可诊断为临床前期。

2. 先兆期　表现为一过性或反复多次小发作。急性发作之前，约1/3患者在劳累或长时间暗环境或近距离工作后出现一过性视力障碍、眼胀和虹视，休息或睡眠后自行缓解。发作间歇时间逐渐缩短，最终导致急性发作。

3. 急性发作期　眼球急剧疼痛、眼压升高、视力下降，同时伴有同侧头痛、恶心、呕吐等临床特征，是急性闭角型青光眼的危重阶段。

（1）视力急骤下降：由于角膜水肿和高眼压引起的视神经持续缺血导致视力急剧下降，严重者仅见眼前指数或光感。

（2）疼痛：患眼剧烈胀痛伴患侧头痛，疼痛的严重程度因人而异，常合并恶心、呕吐、发热、寒战等症状。疼痛可以放射到前额、耳部、牙齿等处。眼局部充血越明显，疼痛越严重。

（3）眼压：眼压突然升高，一般均在40mmHg以上，甚至可达100mmHg以上。手按眼球坚硬如石。

（4）混合充血：开始为睫状充血，若眼压持续升高，引起全部结膜及巩膜充血。

（5）角膜水肿：眼压突然升高引起角膜水肿，表现为角膜雾状混浊、厚度增加、后弹力层皱折，引起患者视力下降和虹视。

（6）前房浅，房角闭塞。

（7）瞳孔散大：眼压升高引起瞳孔括约肌麻痹或部分萎缩所致。瞳孔呈垂直椭圆形，固定，对光反应消失。

（8）虹膜后粘连及周边虹膜前粘连：虹膜充血、蛋白及纤维渗出引起虹膜前后粘连。高眼压状态下，供给虹膜营养的动脉可能发生循环障碍，虹膜缺血导致虹膜萎缩。

（9）晶状体改变：高眼压下造成晶状体营养障碍，晶状体前囊下出现长圆形或点状半透明乳白色混浊，沿晶状体纤维呈放射状分布，称为青光眼斑。

（10）眼底：高眼压引起视盘充血、水肿、周围血管出血等。高眼压持续时间过长导致视神经不可逆性损害。

4. 间歇期　指小发作后患者经治疗或自然缓解，眼压降至正常，眼部充血、角膜水肿恢复透明，房角大部分开放，视力部分或完全恢复。此时，行周边虹膜切除术可预防再次急性发作。

5. 慢性期 患者在急性发作期未得到及时、恰当治疗或由于房角广泛粘连，未能缓解，眼压中度升高，一般为 30～50mmHg，角膜基本恢复透明，房角广泛粘连关闭。继续发展可引起眼底、视力和视野的严重损害。

6. 绝对期 无光感的青光眼称为绝对期青光眼。由于急性发作期治疗延误或其他期未能得到适当治疗，长期高眼压使视神经完全受损所致。

【诊　断】

（1）具有原发性闭角型青光眼的眼部解剖特征。

（2）眼压突然升高，房角关闭。

（3）单眼发病患者，对侧眼具有原发性闭角型青光眼的眼部解剖特征。

（4）眼部检查可见上述各种急性高眼压造成的眼部损害体征。

【鉴别诊断】

1. 与消化内科或神经内科疾病鉴别 有剧烈头痛、恶心、呕吐的患者应请眼科医师会诊排除急性闭角型青光眼的可能性，以免延误治疗，造成不可逆性视功能损害。

2. 与急性虹膜睫状体炎鉴别 本病前房极浅、瞳孔散大、眼压极高；而急性虹膜睫状体炎患者前房不浅、瞳孔缩小、眼压偏低。

3. 与急性结膜炎鉴别 急性结膜炎一般视力正常，结膜分泌物多，眼压正常，无角膜、房角、瞳孔、虹膜、晶状体及眼底的改变。

【治　疗】

急性闭角型青光眼属眼科急症范围，治疗原则是争分夺秒降低眼压、解除症状以及保护视功能。药物迅速降低眼压后应及时选择适当的手术方式，以防疾病复发。

1. 药物治疗 目的是迅速降低眼压。

（1）高渗剂：短期内提高血浆渗透压，使眼组织，特别是玻璃体内的液体进入血液，从而减少眼内容量，降低眼压。①20%甘露醇注射液：每次 250ml，快速静脉滴注，30 分钟内滴完。合并糖尿病者可选用等量异山梨醇。②50%甘油盐水：口服降眼压剂，剂量1～1.5g/kg，一般用量为 100～150ml，一次口服。服后 2 小时内不饮或少饮水。用药后因颅内压降低，部分患者可出现头痛、恶心等症状，宜平卧休息。对年龄较高的患者，应在确保心、肾功能正常的情况下应用。

（2）碳酸酐酶抑制剂：通过抑制房水生成降低眼压。常用乙酰唑胺片，首次口服 500mg，以后每次 250mg，每天 2～3 次。该药可以引起手足、口唇发麻，食欲缺乏，尿路结石，肾绞痛等不良反应，不宜长期服用。为减轻不良反应，可同时口服等量小苏打片（碳酸氢钠）。急性发作缓解后应逐渐减量停药。

（3）β-肾上腺素受体阻滞药：通过抑制房水生成降低眼压。常用 0.25%～0.5%噻吗心安滴眼液，每日 2 次。

（4）缩瞳剂：瞳孔缩小可增加虹膜张力，解除周边虹膜对小梁网的堵塞，使房角重新开放。但在高眼压状态下（眼压高于 50mmHg 以上），瞳孔括约肌对药物反应差，频繁滴眼不但达不到治疗目的，反而引起严重不良反应，如胆碱能危象。在应用联合降眼压药物后，眼压降至中等水平后再局部应用缩瞳剂，缩瞳效果较好。常用 1%～2%匹罗卡品滴眼液，开始剂量为每半小时 1 次，应用 3～4 次后改为 4 次/天。

全身情况严重，可给予止痛、镇静等药物辅助治疗。疼痛剧烈者，可注射 0.5ml 吗啡，既可止痛又可缩瞳；烦躁不安者给予鲁米那或冬眠灵；便秘者可给予硫酸镁 30g 溶于 60ml 水中口服，起通便和降压的作用。

2. 手术治疗 发病不同时期选用的手术方式不同。

（1）周边虹膜切除术：适用于急性闭角型青光眼的临床前期、先兆期和缓解期。采用氩激光、Nd-YAG 激光或手术行周边虹膜切除术，从而保持前后房畅通，解除瞳孔阻滞所致的房角关闭，防止周边部虹膜再与小梁网接触。目前，激光周边虹膜切除有取代手术周边虹膜切除的趋势。

（2）滤过性手术：房角粘连关闭超过 1/2 以上或处于慢性期的患者，可采用小梁切除术。为避免滤过性手术后可能发生的浅前房、滤泡纤维化等并发症，目前常采用复合式小梁切除术，即术中巩膜瓣密闭缝合，巩膜可拆除缝线技术，并联合应用抗纤维抑制剂。对于急性闭角型青光眼合并白内障的患者，可考虑手术摘除白内障，植入人工晶体，是目前治疗闭角型青光眼的一种新方法，术后前房加深、房角开放、眼压下降，是治疗闭角型青光眼的一种新方法。

§2 原发性慢性闭角型青光眼

原发性慢性闭角型青光眼是我国最常见的不可逆性致盲眼病，占原发性闭角型青光眼总数的一半以上，发病年龄早，男女比例1:1，双眼发病者占85.2%。

【病因与发病机制】

原发性慢性闭角型青光眼的发病机制复杂，目前尚未完全明了。目前研究认为，原发性慢性闭角型青光眼与原发性急性闭角型青光眼存在共同的眼解剖特征，但房角关闭的机制不同，除瞳孔阻滞外，尚存在其他非瞳孔阻滞因素，如周边虹膜堆积、睫状体前移、晶状体阻滞等。所以，慢性闭角型青光眼是由临床经过相同而发病机制不同的一些亚型组成。

【临 床 表 现】

反复发作性眼部不适、视矇及虹视。症状的出现与情绪紧张、过度疲劳、长时间近距离工作、失眠等因素有关，睡眠或休息后症状缓解。冬季比夏季多发，女性在月经期前后或月经期显示有规律发病。随着疾病的进展，间歇期逐渐缩短，发作期逐渐延长。约40%患者无任何症状，偶尔遮盖健眼发现患眼视力障碍。

由于房角粘连和眼压升高是逐步发展的，所以没有眼压急剧升高的相应体征出现，眼前段组织无明显异常，视乳头在高眼压的持续作用下，出现程度不等的视神经萎缩、视野损害。

【诊 断】

（1）具有闭角型青光眼的眼部解剖特征。
（2）有反复轻、中度眼压升高的症状或无症状。
（3）眼前段无急性高眼压引起的各种体征。
（4）房角狭窄，高眼压下房角关闭。
（5）进展期或晚期可见类似原发性开角型青光眼视盘特点及视野损害。

【鉴 别 诊 断】

最重要是依靠前房角镜检查与原发性开角型青光眼相鉴别。若高眼压状态下房角关闭则为慢性闭角型青光眼；若高眼压状态下房角虽然狭窄但完全开放则为开角型青光眼。

【治 疗】

根据房角关闭机制不同采取针对性处理。
（1）周边虹膜粘连不超过1/2房角、眼压基本正常的患者，可施行周边虹膜切除或激光虹膜切除术，术后周边前房加深、房角增宽。若术后前房变化不明显，房角仍狭窄，则房角关闭机制为非瞳孔阻滞性，应再行氩激光周边虹膜成形术，增加房角宽度。
（2）房角关闭1/2～3/4、眼压20～30mmHg、局部应用抗青光眼药物后眼压可控制在正常范围的患者，可采用周边虹膜切除术并根据术后眼压控制情况联合或不联合周边虹膜成形术。
（3）房角关闭1/2以上、眼压高于30mmHg、局部应用抗青光眼药物后眼压无法控制在正常范围的患者，应选择滤过性手术。

二、原发性开角型青光眼

原发性开角型青光眼（primary open-angle glaucoma，POAG）是指由于病理性高眼压引起视神经乳头损害和视野缺损，而眼压升高时房角保持开放状态的一种青光眼。原发性开角型青光眼居欧美国家青光眼首位，而在我国其患病率仅为0.11%。

【病因与发病机制】

本病确切病因尚不完全明了，目前倾向于小梁细胞的形态和功能异常导致房水流出受阻，眼压升高。研究发现年龄是患病的危险因素，40岁以上人群患病率明显增加；此外，原发性开角型青光眼具有遗传倾向，13%～47%患者有阳性家族史，患者亲属的发病率高于正常人群3.5%～16%；而近视尤其是高度近视以及心血管系统异常患者的发病率也高于正常人群。

【临 床 表 现】

多数患者无自觉症状，晚期视功能遭受严重损害时才发觉；部分患者有轻度眼胀、头痛、视物不清、虹视等症状出现。

1. 视力 中心视力多不受损，甚至仅存管状视野的患者仍可保持正常的中心视力；而合并近视的患者却表现为近视度数逐渐加深。

2. 视野 视野缺损是其最主要、早期最易发现的客观体征。典型的视野缺损是以旁中心暗点开始，逐渐发展为鼻侧阶梯、弓形暗点和环形暗点，损害继续向周边扩展，晚期视野大部分丧失，仅留下5°～10°中心管状视野和颞侧视岛，最终视力完全丧失。

3. 眼压 早期眼压改变不稳定，多在昼夜某一时刻眼压升高，24小时眼压波动≥8mmHg。因此，必须进行24小时眼压测定。此外，为排除巩膜硬度对眼压的影响，应提倡进行压平式眼压计测量。随着病情进展而逐渐发展为持续性高眼压。

4. 眼前节 前房深度正常，高眼压下前房角开放。眼前节多无明显异常。

5. 眼底 视乳头沿面积减少，视乳头陷凹扩大，即杯盘比扩大。正常人杯盘比多在0.3以下，若比值大于0.6或双眼杯盘比的差值大于0.2，则要高度怀疑青光眼。视乳头盘沿面积减少多发生在上、下极，尤其以颞下极最为常见，且盘沿多有切迹出现。视网膜血管向鼻侧移位，屈膝爬行出视乳头。在视乳头发生改变之前，视网膜神经纤维层已经出现局限性或弥漫性萎缩缺损，萎缩首先发生在颞上、下方弓形纤维，其中颞下方弓形纤维受损最为常见。

6. 其他视功能损害 色觉、对比敏感度、运动感觉、图像视觉诱发电位（P-VEP）、图像视网膜电图（P-ERG）等指标异常。

【诊　断】

（1）眼压升高。

（2）具有青光眼视盘改变和视网膜神经纤维层缺损：杯盘比＞0.6或双眼杯盘比差值＞0.2，定期随访，杯盘比进行性扩大者，应视作重要的诊断依据之一。盘沿宽窄不一，尤其是颞侧上、下方盘沿变窄或视网膜神经纤维层局限性缺损。

（3）具有青光眼视野缺损：可重复性旁中心暗点或鼻侧阶梯暗点等征象。

（4）前房角开放：近年来，在原发性开角型青光眼的早期诊断上进展迅速，高眼压已不再是原发性开角型青光眼的必需条件，如何尽早发现青光眼造成的视神经结构和视功能损害才是早期诊断的重点。计算机图像分析技术和激光断层扫描术的发展和应用为视网膜神经纤维层检查提供了新的手段，计算机自动视野检查技术、视觉电生理和其他心理物理检查手段的应用也为青光眼视功能损害机制研究和损害表现的评价提供了敏感性更高的手段。

【治　疗】

目前本病治疗仍是以降低眼压为主，药物治疗为首选。

1. 药物治疗　用药原则是先用低浓度滴眼液，眼压控制不理想时，再增加药物浓度或联合用药。

（1）缩瞳剂：刺激睫状肌收缩，牵引巩膜突和小梁网，减少房水外流阻力。常用药物是0.5%～2%毛果芸香碱，3～4次/日。

（2）β-肾上腺素能受体阻滞剂：减少房水生成。常用药物有0.25%～0.5%噻吗洛尔（timolol）、0.25%～0.5%盐酸左旋布诺洛尔(levobunolol)、0.25%～0.5%倍他洛尔(betaxolol)等滴眼液，1～2次/日。噻吗洛尔和盐酸左旋布诺洛尔是非选择性β-肾上腺素能受体阻滞剂，对支气管哮喘、窦房结病变和房室传导阻滞者禁用。倍他洛尔是选择性β_1-肾上腺素能受体阻滞剂，对呼吸道的影响较小。

（3）前列腺素衍生物：通过增加房水经葡萄膜巩膜外流通道排出。每晚1次，可降低眼压20%～40%。对心肺功能无影响，长期应用可导致虹膜色素增加、睫毛增长和眼周皮肤色素沉着。常用的有0.005%拉坦前列素和0.004%曲伏前列素。

（4）α_2-肾上腺素能受体激动剂：抑制房水生成、促进房水排出。常用药物有0.2%阿法根，2次/日。

（5）碳酸酐酶抑制剂：减少房水生成。常用药物有口服醋氮酰胺片，每次0.125g，每天2次。久服可引起口唇面部及指（趾）端麻木、血尿及肾绞痛等。局部用药制剂1%布林佐胺（Azopt）滴眼液，全身不良反应很少见。

2. 激光治疗　对于最大量药物治疗眼压仍控制不理想的患者，可采用氩激光小梁成形术（ALT）。ALT可以降低眼压、减少抗青光眼药物用量，但远期效果差。

3. 手术治疗　对于药物无法控制的原发性开角型青光眼，可采用滤过性手术治疗，小梁切除术是最常用的术式。近年来，应用非穿透性小梁切除术治疗原发性开角型青光眼，其术后并发症较少，但远期疗效有待观察。

目前一般认为对原发性开角型青光眼以药物治疗为主，只有当用药物治疗仍不能控制病情的发展才采取手术治疗。近年对开角型青光眼首选药物治疗还是手术治疗还存在一些争议。主张手术先行者认为手术治疗效果优于药物治疗，小梁切除术后很少发生视野的进一步损害；药物治疗不良反应不可忽视；药物治疗对以后手术治疗会带来不利影响。持药物先行观点者主要担心小梁切除术成功率和术后并发症的问题。考虑到我国青光眼相关知识尚未普及，对药物治疗患者长期密切随访困难的客观情况，越来越多医师主张一旦药物或ALT无法控制眼压在理想水平（15mmHg）就应该尽早行小梁切除术，以保存患者有限的视功能。

第三节　老年性黄斑变性

老年性黄斑变性（senile macular degeneration, SMD）又称为年龄相关性黄斑变性（age-related macular degeneration, AMD），是由多种因素诱发并与年龄相关的一组黄斑疾病，其共同特点是黄斑部视网膜及其下的营养结构视网膜色素上皮(RPE)和脉络膜发生病变，并导致患者视功能障碍和中心视力进行性下降。发病年龄一般在50岁以后，随着年龄增加而发病率升高，我国60～69岁老年人发病率为13.5%，70～79岁者则高达20.2%。AMD患病率无明显性别差异，一般累及双眼。随着我国人口老龄化的到来，AMD在中国发病率逐年上升，当前已成为继白内障、青光眼之后的第3位致盲眼病。

【病因与发病机制】

本病病因不明，一般认为是多种因素共同作用的结果。可能与遗传、环境因素、慢性光损害、营养失调、中毒、免疫异常、全身疾病等有关，其中黄斑区视网膜长期慢性的光损伤，可能是引起黄斑区的RPE细胞和光感受器发生变性的重要基础。研究发现其发病与RPE代谢功能衰退密切相关，主要表现为RPE细胞对视细胞外节盘膜吞噬消化能力下降，结果使未被完全消化的盘膜残余小体潴留于基底部细胞原浆中，并向细胞外排出，沉积于Bruch膜，形成玻璃膜疣。

【临床表现】

2012年国际Beckmann AMD分类研究小组，将AMD分为无明显年龄性改变、正常年龄性改变、早期AMD、中期AMD和进展期AMD。临床上根据老年性黄斑变性的不同临床表现，通常将其分为干性（萎缩性）和湿性（渗出性）。

（一）干性老年性黄斑变性

本型多发生于50岁以上人群，双眼同时发病，起病缓慢，早期无任何症状，中心视力下降缓慢，可伴有视物变形。本型特点是进行性RPE、脉络膜萎缩，感光细胞变性。眼底表现为黄斑区色素紊乱，中心凹反光减弱或消失，后极部散在的黄白色玻璃膜疣(drusen)，类圆形，大小不一。硬性玻璃膜疣呈圆形，可小如点状，边界清晰；软性玻璃膜疣较大，边界不清。晚期由于RPE萎缩及色素脱失，后极部可出现边界清晰的地图样萎缩区。眼底荧光血管造影可见玻璃膜疣和色素脱失处呈高荧光，视网膜脉络膜萎缩区呈现低荧光，有残余的粗大脉络膜血管显影。

（二）湿性老年性黄斑变性

本型发病年龄较前者大，多在60岁以上，双眼先后发病，早期主诉视物模糊、视物扭曲变形，视力下降较急而显著，可伴有视物变形及眼前黑影。本型特点为视网膜下或脉络膜新生血管（choroidal neovascularization, CNV）形成，从而引起一系列渗出、出血及瘢痕形成等改变。CNV形成长入RPE或视网膜感觉层下，渗漏可引起浆液性RPE脱离及神经感觉层脱离。眼底可见后极部或黄斑区类圆形灰白色或黄白色病灶，病灶周围或表面出血。视网膜浅层出血表现为鲜红色；视网膜深层出血为暗红色；RPE下出血为暗黑色。在出血水肿区外围，常可见黄色硬性渗出、玻璃膜疣、RPE脱失及增生。若视网膜下出血量大而急，可突破视网膜内界膜进入玻璃体，使眼底窥不清。病程晚期视网膜下出血逐渐被吸收，机化形成瘢痕。晚期黄斑呈不规则或类圆形黄色机化瘢痕。眼底荧光血管造影是发现和定位CNV的可靠方法，造影早期可见颗粒状、车轮状、斑片状或粗大血管形态；晚期仍呈高荧光渗漏区；出血区则显遮蔽荧光。

【诊　断】

年龄在50岁以上，双眼对称性视力进行性损害，眼底黄斑区有玻璃膜疣或地图状视网膜脉络膜萎缩灶而眼底其余检查正常者，即可诊断为干性老年性黄斑变性。老年人一眼突然发生视力障碍，眼底黄斑区有视网膜下新生血管与大范围视网膜深层及浅层出血或伴有玻璃膜疣者，应考虑湿性老年性黄斑变性。眼底荧光血管造影有助于本病的诊断。

【鉴别诊断】

1. 正常的老年黄斑改变　不少老年人后极部可有色素紊乱、黄斑中心凹反光消失及一些硬性玻璃膜疣，但视力正常，玻璃膜疣数量较少，大小相仿，无色素紊乱，经年不变。而老年性黄斑变性玻璃膜疣大小不一，相当密集，境界比较模糊，玻璃膜疣之间杂有色素斑及脱色斑等色素紊乱。

2. 脉络膜黑色素瘤　老年黄斑变性的脉络膜新生血管破裂出血，进入RPE层下形成血肿时，呈青灰色，应与脉络膜黑色素瘤鉴别。可用荧光造影进行鉴别，血肿因背景荧光被遮盖呈大片无荧光区，黑色素病因病体内新生血管渗漏而出现多强荧光区。

3. 中心性渗出性脉络膜视网膜病变　患者多为青壮年，单眼发病，病变范围较小，小于1PD，可出现视网膜上新生血管，但无玻璃膜疣。此外，后部玻璃体可见炎症细胞性混浊也有助于鉴别。

【治　疗】

1. 药物治疗

（1）微量元素：葡萄糖酸锌50mg，每日2次。有人认为内服锌剂可以防止黄斑变性的发展。

（2）抗氧化剂：叶黄素、玉米黄质、维生素C、维生素E和β-胡萝卜素，可防止自由基对细胞的损害，保护视细胞，起到视网膜组织营养剂的作用。

（3）中医中药：本病的早期阶段，眼底以玻璃膜疣、色素紊乱改变为主，视力下降较轻者，予以补益肝肾或气血双补；对眼底RPE、神经上皮浆液性脱离，采用健脾兼以祛湿化痰；对出血性脱离者，则兼以止血化瘀；对大量瘢痕形成，则滋补肝肾、软坚散结。

2. 激光治疗　荧光造影证实有脉络膜新生血管，新生血管位于黄斑中心凹200μm以外者应及早施行激光光凝封闭新生血管，以阻止病变发展。激光光凝仅能封闭已经存在的新生血管，并不能阻止新的新生血管的形成。此外，激光稍一过量，本身可以使脉络膜形成新生血管。

3. 经瞳孔温热疗法（transpupillary thermotherapy, TTT） 是通过温热效应使脉络膜新生血管萎缩，且诱导细胞凋亡，使血管形成血栓，并可阻止 RPE 的迁移和增生，可治疗各种类型的脉络膜新生血管。

4. 光动力学疗法（photodynamic therapy，PDT） 是一种非侵入性的脉络膜新生血管治疗方法，而对神经感觉层、RPE 层和视神经没有任何影响。因此适合治疗黄斑中心凹下的脉络膜新生血管。对典型脉络膜新生血管可首选 PDT 治疗。

5. 抗新生血管治疗 抗血管生成药物和糖皮质激素。前者通过抑制血管内皮细胞生长因子(vascular endothelial growth factor, VEGF)发挥作用，如康柏西普、Ranibizumab；后者主要通过抑制血管内皮细胞移行发挥作用，如曲安奈德(triamecinolone acetonide, TA)和乙酸阿奈可他（anecortave acetate）。

6. 玻璃体视网膜手术 当视网膜下出血进入玻璃体形成大量玻璃体积血时，可行玻璃体切除术；对视网膜下出血及 CNV 可行手术包括清除视网膜下出血、去除 CNV 及黄斑转位术，但手术疗效尚有待进一步评估；对于瘢痕期可行视网膜移植。

7. 低视力助视器 对于晚期视力严重受损者，可配戴低视力助视器。

（陈　剑　刘小勇）

思 考 题

1. 老年性白内障的临床表现及治疗？
2. 原发性急性闭角型青光眼的诊断及鉴别诊断？
3. 老年性黄斑变性临床表现及治疗要点？

第四节 老年性聋

老年性聋（presbycusis）是听觉系统退行性改变而引起的听觉功能障碍，表现为老年人特有的双耳缓进性感音神经性聋，是老年人群中第三个最常见的慢性病，各家对本病发病率的调查结果不一。王树峰等（1997）报道，北京市区老年人的耳聋患病率为 41.84%。随着我国人口老龄化的发展趋势，发病率也有增加。

【病　因】

老年性聋在理论上是由听系老化这一单纯的因素引起的，如神经细胞减少，神经递质和神经活性物质异常，神经纤维传导速度减慢，自由基代谢障碍，酶的活性下降，结缔组织退行性变等。但事实上，除

了单纯的衰老因素外，老年性聋还与每一个体在其过去的生命历程中所经受的各种环境和社会因素的综合影响有关，只是这些因素所造成的损伤还不足以导致某种或某些种耳聋，而且有时也不能将它们与单纯的衰老过程截然分开。

（1）微弱噪声的损伤（micro-noise trauma）：是人体在其生命过程中受到的各种环境噪声轻微损伤的积累，其中包括交通噪声，打击音乐，摇滚音乐，火器发射等。由于每一个体的居住环境、生活方式及所处的社会条件不同，损伤的程度也不一致。

（2）血管病变：动脉硬化等血管病变是人体衰老的重要表现之一，常伴发于听系的老化过程。有报道称，老年人的迷路动脉、耳蜗及前庭的小动脉管壁发生增厚，毛细血管管腔狭窄，影响了耳蜗和前庭的血液供应，导致代谢障碍，加速了听系的老化过程。

（3）感染：儿童或成年期的急性中耳炎等耳部感染性疾病对老年性聋的发生可能也有一定的影响，虽然有些老年人已经忘却了过去的有关病史，鼓膜上也未显示任何炎性疾病的痕迹。

（4）机械性原因：听骨链变性，基膜僵硬，螺旋孔骨质肥大，耳蜗导水管阻塞。

（5）耳毒性药物，化学试剂，乙醇等对内耳和（或）听神经的轻微损伤。

此外，遗传因素也与老年性聋出现的迟早和程度有关。近年来老年性聋的分子机制研究发现，线粒体 DNA（mtDNA）4977 缺失与老年性聋密切相关。

【病　理】

外耳、中耳、内耳、听神经、听觉中枢传导通路和听皮质均可发生老年性聋的病理改变。

（1）外耳：耳郭和外耳道皮肤粗糙、软骨的弹性降低，个别老年人的耳郭软骨可出现骨化等现象。

（2）中耳：中耳结构内的结缔组织出现退行性变，如弹性纤维减少、玻璃样变性、钙质沉着，同时肌肉也发生萎缩，以至鼓膜及鼓室内韧带和听骨间小关节等结构的物理特性发生改变，镫骨周围环状韧带的弹性减退，可致足板的活动度降低，甚至发生固定。

（3）内耳：基膜增厚、钙化，出现玻璃样变性；螺旋韧带和血管纹萎缩；内、外毛细胞缺失，支持细胞减少；螺旋神经元存在退行性变，数量减少。耳蜗内的放射状细动脉也变细、狭窄。

（4）听觉中枢：听觉传导通路如蜗腹侧核、上橄榄核、外侧丘系、下丘及内侧膝状体中核团的神经节细胞凋亡、细胞数目减少等。

Schuknecht 根据发病的机制不同将老年聋分为四型：①感音性，以螺旋（Corti）器外毛细胞损失

为主。②神经性，耳蜗神经通路及听觉系统神经元变性。③代谢性，以血管纹萎缩为主，引起内淋巴代谢和生化特性紊乱。④机械性，基膜生物结构和特性改变。

【临床表现】

1. 听力下降　起病隐匿，进行性加重，但发展缓慢。一般双耳同时受累，也可两耳先后发病，一侧较重。早期大多以高频听力损失为主，以后语频区听力也受影响，听力下降严重。另外，言语识别能力降低。

2. 耳鸣　多数患者都有一定程度的耳鸣，音调大多很高，如蝉鸣、哨声、汽笛声等，有些为数种声音的混合。耳鸣开始为间歇性，以后终日持续。

3. 其他　本病晚期，由于听力下降，社会交往能力变差，精神状态受到不同程度的影响，甚至出现孤独、压抑、反应迟钝等精神改变。部分老年人可合并出现不同程度的平衡功能障碍。

【检　　查】

1. 鼓膜检查　鼓膜大多变得混浊，还可出现钙斑、萎缩性瘢痕、增厚等改变。

2. 纯音听力测试　表现为感音神经性听力损失，两侧大致对称。曲线可为陡降型、缓降型或平坦型。一般男性缓降型较多，女性平坦型较常见。少数可为混合性听力损失。

3. 阈上功能试验

（1）重振试验：重振试验阳性或部分阳性。

（2）短增量敏感指数试验（SISI）：正常或轻度升高。

4. 言语试验　言语识别率降低，与纯音听力下降的程度常不一致，此乃因听神经以上听觉通路出现退行性变所致。

【诊　　断】

对60岁以上老年人出现的双耳渐进性感音神经性听力损失，在排除了其他的病因以后，即可诊断为老年性聋。然而，老年性聋的发病年龄并不固定，因此在诊断中应结合全身其他器官的衰老情况综合分析，并仔细排除药物中毒性聋、噪声性聋、梅尼埃病、高脂血症、糖尿病等方可做出诊断。

【治　　疗】

衰老是一种自然规律，目前尚无有效方法加以逆转，以下方法可对患者有所帮助：

（1）听力损失已影响到患者的正常生活和社会交往时，应佩戴合适的助听器。

（2）维生素E等多种维生素，银杏叶制剂，阿米三嗪/萝巴新等口服。

（3）劝告患者家属，避免向患者大声喊叫，言语尽量缓慢而清晰，必要时可借助表情或手势帮助患者理解其语意。

【预　　防】

（1）注意饮食卫生，防治心血管疾病。

（2）避免接触任何噪声。

（3）忌用耳毒性药物。

（4）注意劳逸适当，保持心情舒畅。

（5）进行适当的体育活动。

（肖红俊）

思　考　题

试从老年性聋的病理改变来阐述该病的临床表现。

第五节　老年人鼻出血

鼻出血（epistaxis）是由某些鼻部疾病或全身性疾病引起的鼻部临床症状，属常见急诊之一。鼻出血可发生于任何年龄，儿童和老年人较多见；发生于老年人的鼻出血大多比较严重。

鼻出血多为单侧，双侧少见，出血量甚多时血液经后鼻孔流至对侧，常误认为两侧鼻出血。出血量可多可少，重者可致出血性休克；反复大量出血后可出现贫血。鼻腔的任何部位均可出血。老年人鼻出血多发生于鼻腔后部下鼻道外侧壁的鼻-鼻咽静脉丛（naso-nasopharyngeal venous plexus）或鼻中隔后段的动脉，也可出现于鼻中隔前下方的利特尔区（Little's area）动脉丛或克氏静脉丛（Kiesselbach plexus）。

【病　　因】

1. 鼻部疾病　引起鼻出血的鼻腔和鼻窦疾病很多，在老年人较常见的有：

（1）外伤：从轻微的机械性损伤（如挖鼻、喷嚏、用力擤鼻等）到鼻部及颅面部的各种外伤，均可引起不同程度的鼻出血。外伤累及筛动脉或颈内动脉，或海绵窦时，可发生严重的、甚至是致死性的鼻出血。严重外伤导致的鼻出血可潴留于鼻窦内，这种陈旧性血液可在数日内从鼻内逐渐排出。严重颅面部外伤后数周又发生大出血，血色鲜红，应当警惕外伤所致假性动脉瘤破裂出血的可能。

（2）鼻中隔偏曲：出血多发生于鼻中隔嵴突附近或偏曲的凸面，因该处黏膜较薄、干燥，容易受到空气中有害因子的刺激。

（3）鼻腔、鼻窦和鼻咽部肿瘤：如鼻中隔毛细血管瘤，鼻腔和鼻窦海绵状血管瘤，鼻咽血管纤维瘤，鼻腔和鼻窦的恶性肿瘤，鼻咽癌等。鼻息肉虽不属肿瘤，但合并感染或遭外伤时亦可出血。

（4）鼻腔和鼻窦的普通性炎症和特殊性炎症：常见的如急性鼻炎，急性鼻窦炎，萎缩性鼻炎，鼻腔和鼻窦真菌病等。

由于老年人的鼻黏膜具有老年性改变，如纤毛减少，腺体萎缩，分泌物减少，黏膜干燥；特别是鼻腔内血管硬化，收缩乏力，遇有上述原因一旦发生出血，常不易自止。

2. 全身性疾病

（1）心血管病：鼻出血的老年患者中 40%～60%患有高血压及动脉硬化症。当情绪激动、精神过度紧张、气压或气温骤变时，血压突然升高，鼻内血管则可破裂出血，受损的血管较大或动脉出血时，则出血甚猛。此外，肺气肿，肺心病等静脉压升高时，亦可引起鼻出血。

（2）血液病：如白血病，血小板减少性紫癜，再生障碍性贫血，纤维蛋白形成障碍，抗凝剂使用不当等。

（3）肝、肾疾病，营养障碍，化学药物中毒等如肝功能不良，尿毒症，维生素 K、维生素 C、维生素 B_2、维生素 D 缺乏，磷、汞、砷、苯中毒等，可致小血管损伤，血管脆性增加或凝血机制障碍而引起出血。

【处　　理】

（一）处理原则

鼻出血的处理原则为：①止血；②查明病因并行相应治疗。对少量出血或出血已停止的患者，应详细询问病史，查找出血部位，进行相关病因的各种检查，同时给予止血和恰当的治疗。对出血凶猛者，在询问简要的病史后，应立即止血，然后再详询病史，查清病因；对已处于休克状态的患者，应首先做抗休克治疗，此时患者可因血压过低，鼻出血大多已暂时停止，但休克一旦得到纠正，血压回升，可再次出血，故仍应做好随时止血的一切准备，而出血原因的各种检查宜在后续进行。

（二）局部止血

1. 家庭简易止血法　嘱患者用拇指和示指紧捏两侧鼻翼，张口呼吸，持续 10 分钟左右；也可将浸有 1%麻黄碱或混有云南白药等止血药的棉球塞于鼻腔；并冷敷前额和颈部。无效者急送医院就医。

2. 局部应用止血药　如出血不多，可在查明出血部位后，将棉片或纱条浸入 1%麻黄碱或 1‰肾上腺素、血凝酶、凝血酶等止血药液或撒入云南白药等止血药粉，压迫于出血部位 10～15 分钟；也可用氧化纤维素、明胶海绵、纤维蛋白棉、Merocel 高膨胀止血海绵等压迫之。应注意的是，对高血压患者用减充血剂时应考虑该药对患者血压的影响，尽可能不用肾上腺素，麻黄碱用量亦不可过多。

3. 烧灼法　出血不多或出血已停，出血位于鼻腔前段者，可用 30%～50%硝酸银、30%三氯醋酸烧灼出血点；以射频、激光烧灼出血点可收到较好的效果，还可选用射频、等离子刀技术进行局部治疗。

4. 鼻腔填塞法　对出血多或用上述方法无效，或出血部位不明者，应以凡士林纱条填塞该侧鼻腔，持续 24～48 小时，个别可延长至 72 小时，大多可达到止血效果。为减轻患者痛苦，可在鼻腔放置止血气囊或水囊压迫出血部位，代替凡士林纱条填塞，但目前在我国尚未普遍采用。

5. 后鼻孔填塞法　出血在鼻腔后部，或虽经正确的鼻腔填塞，而出血仍未停止时，即应当用锥形凡士林纱球紧紧填塞于后鼻孔，同时填塞同侧鼻腔，可维持填塞 24～72 小时。

6. 鼻咽部填塞法　个别情况下，后鼻孔填塞不能有效止血或疑有两侧鼻腔后部出血，或鼻咽部大出血时，可用凡士林纱布制成的枕形填塞物填塞于鼻咽腔，同时做两侧鼻腔填塞，持续 48～72 小时。

7. 动脉栓塞法　特别严重的鼻出血或经上述治疗无效者，有条件时，可做数字减影血管造影（DSA），查明出血的血管，并将相应动脉进行栓塞。

8. 动脉结扎术　如颈外动脉、筛动脉、上颌动脉、上唇动脉等动脉结扎术。选择结扎的动脉应为出血部位的主干动脉。本法仅适用于经各种方法治疗无效的严重鼻出血，且无条件作动脉栓塞时。

（三）一般治疗

（1）患者一般均采用半卧位，休克患者例外。

（2）烦躁不安者给镇定药，如异丙嗪 25～50mg，肌内注射。

（3）有高血压者，在心内科协助下降血压。

（4）全身应用止血药，如酚磺乙胺 0.25～0.5g，溶于 5%～10%葡萄糖内静脉滴注，氨基己酸 4～6g 溶于 100ml 5%葡萄糖内静脉滴注，血凝酶 2kU 肌内注射或静脉滴注，2 次/天。

（5）做鼻腔填塞，后鼻孔填塞或鼻咽部填塞时，应注意应用抗生素预防或控制合并的感染。

（6）补液，必要时输血。

（四）病因治疗

查出病因后，会同有关学科进行治疗。

（肖红俊）

思 考 题

根据老年人鼻出血的常见部位和老年人的特点，在处理中应特别注意做到哪几点？

第六节 常见口腔疾病

随着年龄的增长，老年人口腔各组织器官如上下颌骨、牙齿、牙龈、口腔黏膜、涎腺组织、颞下颌关节等结构均发生老化改变。对老年人口腔健康状况调查分析表明，我国老年人口腔疾病具有一定的特点，如：①随年龄的增长，患者牙体、牙周病的患病率相应增加，多患邻面龋及根面龋；②口腔黏膜病、肿瘤和自身免疫病是老年人的常见病；③失牙率高，义齿修复合格率低等。老年人口腔疾病的治疗也有其特殊性，如：①由于耐受性较差，应尽量争取保守治疗、药物治疗，少用手术治疗；②心血管疾病是老年人常见病，在已罹患心血管病的患者，必须施行手术时，术前必须做好充分准备，术中、术后应严格监护措施，以免发生意外和并发症。老年人常见口腔疾病包括老年牙体病、牙周病、口腔黏膜病及口腔癌等。

一、牙 体 病

【龋 病】

龋病（dental caries）是牙齿在以细菌为主的多种因素影响下发生的慢性进行性破坏的疾病。患病率为17.92%～45.49%。

（一）病因

龋病是在细菌、食物、宿主和时间因素等四种因素相互作用下发生的，即四联因素理论。口腔中主要致龋菌为变形链球菌、某些乳杆菌和放线菌属等，老年人根面龋的主要致龋菌是黏性放线菌。这些细菌能发酵蔗糖、乳糖产酸，附着于牙体表面，在牙菌斑（dental plaque）共同参与下，作用于牙齿，产生龋齿。

（二）临床表现

浅龋一般无主观症状，对冷、热、酸、甜刺激无明显反应，中龋或深龋则较敏感。

1. 老年人冠龋（crown caries） 老年人后牙殆面已被磨损，两牙邻接面的点状接触变成面接触，加之牙龈退缩，牙龈乳头萎缩，易嵌塞食物，如不能去净菌斑，易发生邻面牙颈部的冠龋，且不易被察觉，逐渐扩展而形成冠根联合龋。探诊有粗糙感。

2. 老年人根龋（root caries） 老年人随着牙龈退缩，根面暴露在口腔中，菌斑附着产酸遂发生根面龋（简称根龋）。检查可见根部牙骨质出现一个或多个黄色或浅棕色局限的着色区，探诊时有皮革样的韧性感。龋损扩展，呈浅碟状，探诊时根面粗糙感，进一步发展，形成龋洞。

（三）诊断

本病常用诊断方法有视诊、探诊、温度试验、X线摄片及透照检查，还可用荧光显示法、显微放射摄影法、氩离子激光照射法等。X线摄片检查有利于发现隐蔽部位的龋损。

（四）治疗

1. 磨光术 初期龋损可采用磨光术，在牙骨质剥落的根面用小砂轮轻轻磨光，后涂布防龋凝胶。

2. 充填术 已形成的龋洞，备洞后，用玻璃离子黏固粉或复合树脂充填。

3. 牙髓治疗 已引起牙髓病变者，应行牙髓治疗，如根管治疗等。

【楔 状 缺 损】

楔状缺损（wedge-shaped defect）是牙唇、颊侧颈部硬组织发生缓慢消耗所致的缺损，由于缺损常呈楔形而得名，中老年人最常见。

（一）病因

（1）牙齿颈部釉质牙骨质交界处组织结构较薄弱，在长期的横刷牙过程中容易被磨损。

（2）龈沟内酸性渗出物的腐蚀脱矿化作用。

（3）长期的咀嚼殆力集中于颊侧牙颈部使牙体组织疲劳。

（二）临床表现

1. 典型缺损 由2个或3个平面相交而成，呈楔状，缺损边缘整齐，表面坚硬光滑，一般均为牙组织本色，有时可有不同程度的着色。

2. 好发牙位 前磨牙，尤其是第一前磨牙，其位于牙弓最突出处，刷牙时受力大、次数多，一般有牙龈退缩。

3. 患病特点 年龄越大，楔状缺损越重。

4. 临床分型 根据缺损深度，可分为浅型、深型和穿髓型。浅型和深型无症状或有牙本质过敏。穿髓型可有牙髓病、根尖周病症状，甚至发生牙横折。

（三）诊断

本病根据临床特征可诊断。

（四）防治

（1）改正刷牙方法，选用软毛牙刷和磨料较细的牙膏。

（2）牙体硬组织缺损小，无牙本质过敏症者，无需特别处理。

（3）缺损小有牙本质感觉过敏者，应行脱敏治疗。

（4）缺损较大者可行充填修复。

（5）引起牙髓炎或根尖周炎者，应做牙髓治疗或根管治疗。

（6）如缺损已导致牙横折，可根据情况，行根管治疗后，做桩和冠修复或覆盖义齿修复。无保留价值者则拔除。

【牙本质过敏症】

牙本质过敏症（dentine hypersensitivity）又称为过敏性牙本质（hypersensitive dentine），不是一种独立的疾病，常与磨损、楔状缺损、龋病等并存，是老年人常有的症状。

（一）病因

凡能使釉质完整性受到破坏、牙本质暴露的各种牙体疾病均可发生牙本质过敏症。

（二）临床表现

1. 刺激痛 当刷牙、吃硬物、酸、甜、冷、热等刺激时均引起酸痛，尤其对机械刺激最为敏感。患者多能指出患牙。

2. 敏感点 用探针探查牙本质暴露区可找到敏感点。

3. 临床分级 将患者的主观反应分成四级：0°：无不适；Ⅰ°：轻微不适或疼痛；Ⅱ°：中度痛；Ⅲ°：重度疼痛且持续。

（三）诊断

本病根据病史和临床表现即可诊断和分级。

（四）治疗

1. 脱敏治疗 用 0.76%单氟磷酸钠凝胶（pH 6.0）涂布或用 75%氟化钠甘油反复涂擦敏感区。

2. 修复治疗 对反复脱敏治疗无效者，可考虑做充填治疗或用人工冠修复。

3. 牙髓治疗 个别磨损严重，接近牙髓者，可做牙髓治疗。

二、牙周病

牙周组织包括牙龈、牙周膜、牙槽骨和牙骨质，又称为牙周支持组织。牙周病（periodontal disease）是指发生在牙周支持组织的疾病。牙周病的患病率约80%。牙周病是导致老年人牙齿丧失的主要原因，对老年人的健康危害较大，特别是对咀嚼和消化功能的影响。

【病 因】

本病病因主要为牙菌斑以及牙石、食物嵌塞、不良修复体等加重菌斑滞留的因素。牙周炎时，龈下菌斑中牙龈卟啉单胞菌、中间普氏菌、伴放线放线杆菌、福赛类杆菌、核梭形杆菌、螺旋体等牙周致病菌大量生长，加重牙龈的炎症，导致胶原破坏，结合上皮向根方增殖，牙周袋形成和牙槽骨吸收。

【临床表现】

1. 牙龈炎（gingivitis） 病损主要位于游离龈和龈乳头。慢性龈缘炎又称为边缘性龈炎（marginal gingivitis）、单纯性龈炎（simple gingivitis），最常见。其表现为牙龈充血水肿，探诊出血。当肥大的牙龈组织纤维成分增多，牙龈色泽不鲜红时，则出现增生性反应，即牙龈增生。

2. 牙周炎（periodontitis） 因牙龈炎长期存在，胶原破坏，结合上皮根方增殖向深部牙周组织发展。

（1）牙龈红肿出血：牙龈呈暗红色，组织水肿，牙龈易出血，严重时自发性出血。如有高血压因素，可发生夜间自发性出血。

（2）牙周袋形成和溢脓：炎症扩散，结合上皮向移行，牙周附着丧失，形成牙周袋。伴咬合创伤时，形成深而窄的牙周袋，牙周袋常有溢脓。

（3）牙松动及移位。

（4）牙槽骨吸收：X线片常显示水平型和垂直型的牙槽骨吸收影像。

（5）牙龈退缩：可由炎性和增龄性两个因素共同作用所致。龈缘常位于釉牙骨质界下，牙根面暴露。

【牙周炎并发症】

1. 牙周脓肿 牙周袋达一定深度，脓液引流不畅或有异物进入牙周袋时即可引起急性化脓性炎症、肿痛、患牙伴叩痛及全身症状。

2. 根分叉病变 磨牙区常存在不同程度的根分叉感染。

3. 牙周牙髓综合征 深的牙周袋达根尖孔或经侧支根管、副根管等途径，逆行感染进入牙髓组织，造成牙髓炎。

4. 食物嵌塞 垂直型和（或）水平型食物嵌塞，出现胀痛、牙龈红肿出血、口臭症状等。

5. 牙髓症状 牙龈退缩，牙根暴露，对甜食、温度刺激敏感，还可伴有根面龋，逆行性牙髓炎等。

6. 牙根纵裂 创伤性𬌗力、牙根发育缺陷、牙周组织炎症可致牙根纵裂，常见于第一磨牙。患牙咀嚼痛、胀痛，可有自发痛，叩痛明显。X线片上可发现纵裂根的影像。

【诊　　断】

本病根据病史、临床特征及X线检查可做出诊断。

【治　　疗】

牙周病需采取系统治疗。

1. 基础治疗 进行龈上洁治，龈下刮治和根面平整，彻底去除龈上、龈下菌斑及其毒素、代谢产物等，消除感染，防止复发。

2. 药物治疗 缓解牙周病临床症状，控制急性感染。①抗炎药：四环素、螺旋霉素、甲硝唑等。0.12%～0.2%氯己定（洗必泰）液等含漱；牙周袋上碘制剂或控释抗菌药物等。②非激素类抗炎药物如布洛芬等。③中医中药。

3. 咬𬌗调整 由于牙𬌗面磨耗、接触点位置和形态改变及牙冠不均匀磨损常发生咬𬌗创伤和食物嵌塞，应进行适当选磨。

4. 牙周手术 在直视下彻底清除根面牙石和牙周袋内壁的炎症性肉芽组织和上皮，必要时还可修整牙槽骨外形、移植骨材料等。

5. 拔牙 拔除不能保留的患牙。

6. 全身治疗 如营养状况的调整、补钙、全身疾病的治疗等。

7. 维护治疗 牙周炎患者坚持每3个月进行一次复查和预防性治疗，保证牙周健康状况的稳定。

三、口腔黏膜病

老年人口腔黏膜的生理性变化是黏膜上皮萎缩性变，表面粗糙、干燥、角化不全，颜色较灰白，黏膜薄而无弹性，修复能力差，受损伤后不易愈合。老年人口腔黏膜常易罹患复发性阿弗他溃疡、白斑、扁平苔藓、白色念珠菌病、灼口综合征、干燥综合征等。其患病率为20.1%～44.8%。

【复发性阿弗他溃疡】

复发性阿弗他溃疡（recurrent aphthous ulcer, RAU）又称口疮，是一种常见的发生于口腔的溃疡性损伤病症，患病率为1.14%～37.9%。

（一）病因

病因复杂，有个体差异。

1. 免疫因素 ①细胞免疫异常；②体液免疫异常和自身免疫反应；③免疫功能低下和免疫缺陷。

2. 遗传因素 RAU发病有遗传倾向。

3. 系统疾病 胃、十二指肠溃疡，溃疡性结肠炎，肝炎，胆道疾病，糖尿病，月经紊乱等。

4. 环境因素 心理环境、生活工作环境、社会环境等。食物中缺乏锌、铜、铁、硒等元素或维生素B_1、维生素B_2、维生素B_6、叶酸等摄入不足。

5. 其他因素 体内超氧自由基的生成和清除不平衡，微循环障碍等。

（二）临床表现

周期性复发、有自限性、明显灼痛感。根据发生溃疡的特点，分为轻型、重型和疱疹样溃疡。

1. 轻型阿弗他溃疡（minor aphthous ulcer, MiAU）约占RAU的80%。一般为1～5个，散在分布，直径2～4mm，圆形或椭圆形，周界清晰，灼痛感明显。其好发于唇、颊、舌黏膜。1～2周自愈。愈后不留瘢痕。

2. 重型阿弗他溃疡（major aphthous ulcer, MjAU）又称复发性坏死性黏液腺周围炎、腺周口疮，单个溃疡，好发于咽旁、软腭、腭垂等部位。溃疡大而较深，直径可达10～30mm，可长达月余甚至数月。愈后可留瘢痕。

3. 疱疹样阿弗他溃疡（herpetiform ulcer, HU）又称阿弗他口炎，溃疡小而多，直径小于2mm，散布于口腔各个部位，黏膜充血，疼痛，唾液分泌增加，全身不适，愈后不留瘢痕。

（三）诊断与鉴别诊断

根据病史和临床表现，即可诊断和分型。对大而深且长期不愈的溃疡，需与创伤性溃疡、结核性溃疡和癌性溃疡相鉴别，必要时需做活检明确诊断。

（四）治疗

1. 局部治疗 可消炎、止痛、促进愈合，如局部用溃疡膜贴敷，0.5%盐酸达克宁液涂拭止痛，金因太等上皮生长因子制剂局部应用促进溃疡愈合等。

2. 全身治疗 可对因治疗、减少复发、促进愈合，如应用肾上腺皮质激素及其他免疫抑制剂，左旋咪唑、转移因子等免疫增强剂，中草药等。

【口腔扁平苔藓】

口腔扁平苔藓（oral lichen planus，OLP）是一种慢性浅在性非感染性炎症，患病率为 0.1%～0.4%。因扁平苔藓长期糜烂病损可恶变，恶变率为 0.4%～2.0%，WHO 将其列为癌前状态（precancerous condition）。

（一）病因

病因不明。

1. 局部因素 与局部刺激因素、细菌、病毒、梅毒、寄生虫等感染有关。

2. 全身因素 与心理因素，微量元素缺乏，自身免疫因素，全身系统性疾病，如精神创伤、高血压、肺炎、肝病、胃炎、白细胞减少、绝经等有关。

（二）临床表现

1. 口腔表现 黏膜损害为网状、树枝状、环状白色条纹或斑块、糜烂和溃疡等，87.5%的患者发生于颊部及前庭沟处，双侧对称，舌、唇、牙龈也可发病，患者感黏膜粗糙、烧灼感，如黏膜充血、糜烂、溃疡时，遇辛辣、重味饮食刺激时疼痛。根据病损形态分为：网状型、树枝型、环状型、条纹型、斑块型、糜烂型、萎缩型等。

2. 皮肤表现 典型表现为稍高出皮肤面的扁平丘疹，粟粒至绿豆大小，多角形，边界清楚。多为紫红色，可有色素减退，色素沉着。身体各部位均可发生，但四肢多见。剧烈瘙痒。2%～10%患者有指（趾）甲病损。

（三）诊断与鉴别诊断

根据口腔病损特征可诊断，如确诊应行活检。尚需与白斑及盘状红斑狼疮鉴别。舌背 OLP 需与白斑鉴别；OLP 唇红部病损不会超出唇红缘，不累及唇周皮肤，可行病理检查明确诊断。

（四）治疗

1. 局部治疗 ①去除各种不良刺激因素，如清

除牙垢牙石，拔除残根残冠，修复不良修复体等。②局部用药：氯己定液含漱，局部涂布鱼肝油糊剂，维 A 酸糊剂等；皮质类固醇病损区基底部注射；上皮生长因子制剂局部涂敷等。

2. 全身治疗 根据全身治疗的需要选择皮质类固醇、免疫制剂、维生素类、中医中药等。

【口腔白斑病】

口腔白斑病（oral leukoplakia，OLK）是指发生在口腔黏膜上的一种白色损害，病理学上有上皮角化不良和不典型增生改变，是一种癌前病变，癌变率为 0.9%～19.8%，患病率为 0.59%～10.11%。

（一）病因

病因不清。

1. 局部刺激因素 ①不良饮食习惯和嗜好，如吸烟、饮烈性酒、烫和辛辣饮食、嚼槟榔等；②不良修复体；③残根残冠。

2. 微生物因素 ①白色念珠菌感染；②人类乳头状瘤病毒（HPV）感染等。

3. 其他因素 ①微量元素缺乏；②细胞动力学异常；③癌基因与抑癌基因。

（二）临床表现

（1）本病好发于 40 岁以上中、老年男性，可发生在口腔任何部位，龈、舌、颊处好发。

（2）病变部位为高出黏膜表面的乳白色或暗白色斑块和红白相间的损害，边界清楚，不能被擦掉。

（3）病变部位有粗糙感，局部发硬，味觉减退，疼痛不适感等。

（4）临床分型：①均质型白斑（单纯型白斑）；②疣状型白斑；③颗粒型白斑；④溃疡型白斑。

（三）诊断与鉴别诊断

本病根据临床特点、好发部位，可做出临床诊断和分型。但符合 WHO 白斑诊断标准，需活检，排除其他良性白色角化病，这类损害虽有白色斑块但无上皮异常增生；还需与鹅口疮鉴别，后者为白色念珠菌感染。

（四）治疗

1. 去除刺激因素 如戒烟，禁酒，少吃烫、辣食物，不嚼槟榔，去除残根、残冠、不良修复体，磨调牙锐利边缘等。

2. 药物治疗 ①维生素 E、维 A 酸及其衍生物；②免疫促进剂如卡介苗、左旋咪唑、干扰素等；③抗真菌药，如制霉菌素、克霉唑等。

3. 手术治疗　对溃疡型、疣状型、颗粒型白斑应手术切除送活检。范围局限的白斑可用 YAG 激光脉冲碳化法治疗等。

【灼口综合征】

灼口综合征（buring mouth syndrome，BMS）又称舌痛症（glossdynia）、舌感觉异常、口腔黏膜感觉异常等，是以舌部烧灼样疼痛或其他不适感为主要表现的一组综合征。

（一）病因

1. 局部因素　残根残冠、不良修复体、牙结石、口腔内术后瘢痕刺激；大量吸烟喝酒等理化因素刺激；舌部微循环障碍，唾液成分 Na^+、Cl^-、Ca^{2+}、Mg^{2+}、磷酸盐、蛋白质改变以及频繁伸舌自检，舌过度运动造成的舌肌筋膜紧张或拉伤引起的疼痛等。

2. 系统因素　老年人内分泌水平降低，舌部味觉和感觉细胞活力降低；更年期综合征；维生素和矿物质的缺乏；精神压力增加，情绪不稳定，恐癌心理等。

（二）临床表现

（1）多发于舌根部，约占 70%，舌缘、舌背、舌尖及颊、唇、腭、咽等部位也可发生。

（2）常见症状为舌烧灼样疼痛，也可表现为麻木感、刺痛感、味觉迟钝、钝痛不适等。晨轻晚重，过多说话、食干燥性食物、空闲静息时加重。

（3）常伴有精神紧张、抑郁、忧心忡忡、失眠、头痛、疲乏、潮热、易怒、多汗、注意力不集中、性欲降低、阴道灼热感等。

（4）临床检查常无阳性体征，舌运动自如，舌体柔软，触诊反应正常，舌黏膜正常或有轻度的舌乳头炎（包括叶状乳头炎、轮廓乳头炎、菌状乳头炎等），临床症状与体征明显不协调。

（三）诊断与鉴别诊断

本病尚无统一诊断标准。一般根据舌或口腔其他部位的烧灼样疼痛等异常感觉，临床症状与体征不协调等特征做出诊断。询问病史时注意询问发病经过、既往史、服药史、社会心理影响因素及伸舌自检不良习惯等。注意检查义齿情况、残根残冠、唾液腺功能及血糖、性激素水平等，排除三叉神经痛、舌癌、舌部溃疡、舌淀粉样物沉积等器质性病变。

（四）治疗

本病目前尚无有效方法。

1. 心理治疗　耐心解释病情，纠正患者伸舌自检不良习惯，消除恐惧心理。

2. 局部治疗　去除局部刺激因素，如调磨义齿、磨除锐利牙边缘嵴，症状严重者可用 0.5%利多卡因或加维生素 B_{12} 局部封闭或舌神经封闭。

3. 全身治疗　停用可疑药物，积极治疗糖尿病等系统性疾病。妇女更年期症状明显者，可采用雌激素替代疗法。

【干燥综合征】

干燥综合征（Sjogren syndrome，SS）又称舍格伦综合征，是一种常见的自身免疫性疾病。其特征表现为外分泌腺的进行性破坏，导致口腔黏膜及结膜干燥或伴有类风湿关节炎、系统性硬皮病、系统性红斑狼疮等自身免疫性病症。

（一）病因

本病确切病因及发病机制尚不十分清楚，可能与以下因素有关：

1. 遗传易感性　发病存在遗传易感性，免疫防御基因 IRF5 可能为原发性舍格伦综合征的易感基因。

2. 病毒感染　EB 病毒、柯萨奇病毒（CVB4 型和 CVA13 型）、人类 T 淋巴细胞白血病病毒（HTLV-1型）等感染。

3. B 细胞异常　B 细胞活化异常。

组织病理学表现为三个特点：腺实质萎缩、间质淋巴细胞浸润、肌上皮岛形成等。

（二）临床表现

本病多见于中年以上妇女，出现症状到就诊时间长短不一。

1. 眼部表现　泪液分泌减少，常有异物感，部分患者有结膜炎，角膜炎等。

2. 口腔表现　唾液分泌减少，出现口干，严重者言语及吞咽均困难，进食需饮水。龋病发率增加，常为猖獗龋。

3. 唾液腺肿大　腮腺最为常见，常为双侧发生，弥漫性肿大，边界不清，挤压腮腺导管口唾液分泌很少或无唾液流出。少数病例可触及结节状肿块，一个或多个，质地中等，边界不清，无压痛，此为结节型舍格伦综合征。

4. 其他表现　①可有上，下呼吸道分泌腺及皮肤外分泌腺受累，如慢性干咳和皮肤干燥萎缩等；②约 50%患者伴有类风湿关节炎，部分患者伴有系统性红斑狼疮，多发性肌炎等结缔组织病；③可伴发肾小管功能不全，感觉神经末梢神经炎等。

（三）诊断与鉴别诊断

本病诊断时除详细询问病史外，还可做以下检查：

1. 施墨试验 检测泪腺分泌功能，5mm×35mm滤纸两条置于眼睑中 1/3 和内 1/3 交界处，闭眼夹 5 分钟后检查滤纸湿润长度，低于 5mm 表明泪腺分泌减少。

2. 四碘四氯荧光素染色 用 1%四碘四氯荧光素液滴入眼结膜囊内，随即生理盐水冲洗，可在睑裂角膜部位发现不同程度着色，是角膜干燥状态下的典型表现。

3. 唾液流量测定 唾液分泌受多种因素影响，方法及标准不一。可用收集器专门收集腮腺唾液或静态全部唾液流量。

4. 唾液腺造影或磁共振唾液腺造影片（MPS） 为干燥综合征常用诊断方法之一。拍摄充盈期侧位片及 5 分钟功能片。其主要表现为唾液腺导管扩张，排空功能减退。

5. 放射性核素功能测定 病变较轻者只有分泌功能迟缓，较重者摄取和分泌功能均低下。

6. 实验室检查 红细胞沉降率加快，血浆球蛋白 R 球蛋白升高，血清 IgG 升高等。

7. 唇腺活检 主要表现为腺小叶内淋巴、浆细胞浸润，腺实质萎缩，导管扩张，导管细胞化生。唇腺是干燥综合征及其他的免疫性疾病的靶组织之一，故在类风湿关节炎、系统性红斑狼疮也可出现类似表现，诊断应紧密结合临床表现。

干燥综合征多采用综合诊断方法，各国陆续提出过多套诊断标准，目前国际上应用较多的是 2002 年国际分类（诊断）标准（表 21-2）。

表 21-2　干燥综合征国际分类标准（2002）

一、口腔症状：三项中有一项或一项以上
　（1）持续性口干 3 个月以上
　（2）成人后腮腺反复或持续肿大
　（3）吞咽干性食物时需用水帮助
二、眼部症状：三项中有一项或一项以上
　（1）每天感到不能忍受的眼干持续 3 个月以上
　（2）感到反复的沙子进眼或沙粒感
　（3）每天需用人工泪液三次或三次以上
三、眼部体征：下述任何一项或一项以上阳性
　（1）施墨实验（小于 5mm/5min）
　（2）角膜荧光染色（+）（＞4van BUsterveld 计分法）
四、组织学检查：唇腺淋巴细胞浸润灶＞1
五、唾液腺受损：下述任何一项或一项以上阳性
　（1）未刺激唾液流率（＜1.5ml/5min）
　（2）腮腺造影阳性
　（3）放射性核素检查阳性
六、抗 SSA、抗 SSB 抗体阳性（双扩散法）

干燥综合征在无任何潜在疾病的情况下，有下述两条即可诊断：①符合上述标准项目中的四项或四项以上，但必须含有第四项和（或）第六项；②第三、四、五、六项中任三项阳性，继发性干燥综合征患者有潜在的疾病（如任何一种结缔组织病），而符合上述分类标准项目中第一、二项中的任何 1 条，同时符合第三、四、五项中的任 2 条。

（四）治疗

本病目前尚无有效根治方法，主要为对症治疗。

（1）眼干可用人工泪液滴眼，以缓解眼干症状。

（2）口干可用人工唾液，亦可用催唾剂，刺激唾液分泌，如茴三硫口服 3 次/天，每次 1 片。西维美林 15～30mg/d，对口干、眼干都有作用。

（3）注意口腔卫生，减少逆行性感染机会；伴急性炎症时用抗生素治疗；积极治疗和预防龋病。

（4）免疫制剂，包括免疫抑制剂和免疫调节剂。免疫调节剂，如胸腺素，可调节细胞免疫功能。免疫抑制剂如羟氯喹、泼尼松、雷公藤总苷等。

（5）结节型舍格伦综合征或单发性病变可采用手术治疗，切除受累腺体，防止恶变。

（6）中医中药治疗：可用柴胡、山栀、麦冬、生地、沙参、桑叶、菊花及甘草等。

（7）电刺激：唾液分泌受神经系统调节，通过低电压刺激舌尖及上腭，刺激唾液分泌。

干燥综合征一般呈良性过程，极少数患者可发生恶变。其淋巴样成分和上皮成分均可发生恶变，前者多恶变为非霍金淋巴瘤，后者恶变为未分化癌。

四、口　腔　癌

癌症是老年人常见病。口腔癌（oral carcinoma）占全身恶性肿瘤的 8.2%，老年人约占 26.4%。男女比约为 2：1。口腔癌以鳞状上皮细胞癌多见，约占 42.2%，其次为腺源性上皮癌及未分化癌。在我国，老年人舌癌最多见，其次为颊癌、牙龈癌、口底癌、唇癌及腭癌等。

【病　因】

1. 外来因素

（1）物理因素：如热、损伤、紫外线、X 线及其他放射性物质以及长期慢性刺激如残根残冠、牙锐利边缘嵴、不良修复体等。

（2）化学因素：长期大量吸烟、饮酒、接触煤焦油。烟油中含有苯并芘、N-亚硝基呱啶、砷等致癌物质，咀嚼烟叶也比吸烟危害更大。

（3）生物性因素：某些病毒的感染，如人类乳头状瘤病毒（HPV）等。

（4）营养方面：维生素 A、维生素 B 缺乏及微

量元素硒（Se）、锗（Ge）、铜（Cu）、锌（Zn）、铁（Fe）等含量与比值下降。

2. 内在因素

（1）神经精神因素：精神过度紧张，心理平衡失调，造成人体功能失调。

（2）内分泌因素：内分泌紊乱可引起某些肿瘤。

（3）机体免疫状态：老年人免疫功能低下及衰老常导致癌瘤的易感性增加。

（4）遗传因素：患癌家族史等。

（5）口腔癌前病损：口底、舌腹等部位的白斑、红斑等可发展为癌。

【临床表现】

1. 舌癌（carcinoma of tongue） 是最常见的口腔癌，可表现为溃疡、外生和浸润三种类型，早期无症状或仅为轻微疼痛，有的病例主诉为舌痛，有时可反射至颞部或耳部。舌癌晚期常超越中线或侵犯口底、下颌骨，舌运动受限。进食、吞咽、语言均感困难，疼痛剧烈。舌癌常发生早期淋巴结转移，转移率高约占40%，以颈深上淋巴结群最常见。

2. 颊癌（carcinoma of buccal mucosa） 多表现为溃疡型，基底及周围有浸润，通常有溃疡形成，伴深部浸润，少部分表现为疣状或乳突状的外突型。由白斑发展而来的颊癌，常可在患区查见白斑。颊癌早期一般无明显疼痛，当浸润至深层组织或合并感染时，出现明显疼痛，伴张口受限。牙周组织受累后，可出现牙痛或牙松动。常转移至颌下淋巴结。

3. 牙龈癌（carcinoma of gingiva） 多为鳞状细胞癌，好发于前磨牙及磨牙区，下颌牙龈多见，表现为溃疡型或外生型，多源于牙间乳头及龈缘处。其常早期侵犯牙槽突骨膜及骨质，出现牙松动、脱落，X线片可见虫蚀状不规则吸收影像，常出现颌下淋巴结转移。

4. 口底癌（carcinoma of the floor of mouth） 好发于舌系带两侧的前口底，出现溃疡或肿块，易侵犯舌系带至对侧，向前侵及牙龈和下颌骨舌侧骨板，致前牙松动、脱落，还易侵犯舌腹肌层及口底诸肌群，易发生颈淋巴结转移。

5. 唇癌（carcinoma of lip） 常发生于上下唇中外1/3的唇红缘部黏膜。早期为疱疹状结痂的肿块，后出现火山口状溃疡或菜花状肿块。肿瘤向周围皮肤及黏膜扩散，同时向深部肌组织、口腔前庭及颌骨侵犯，常向颈部淋巴结转移。

6. 腭癌（carcinoma of the palate） 常为发生在腭部的一侧，呈外生型，边缘外翻，被以渗出和血痂，触之易出血，也可见到溃疡型，腭癌周围黏膜

可见烟草性口炎或白斑存在，迅速向牙龈侧及对侧蔓延，易侵犯软骨膜与腭骨。其常转移至颌下淋巴结及颈深上淋巴结。

【诊断与鉴别诊断】

本病诊断主要根据病史、临床表现及病理检查。舌癌应与压疮性溃疡及结核性溃疡鉴别；颊癌与糜烂型扁平苔藓、黏膜慢性溃疡鉴别；牙龈癌与牙龈结核、上颌窦癌及下颌骨中心性癌鉴别；浸润性口底癌需与舌下腺癌鉴别；唇癌应与角化棘皮瘤、梅毒性唇下疳、乳头状瘤及慢性唇炎、盘状红斑狼疮鉴别；腭癌与原发性上颌窦癌、唾液腺癌、梅毒及恶性肉芽肿鉴别。

【治 疗】

本病治疗采取以手术为主的综合治疗。

1. 原发灶的处理 早期口腔癌以手术切除加选择性颈淋巴结清扫术治疗，也可选择放疗、冷冻或激光治疗。晚期则根据不同条件采用放疗加手术或三联（化疗、手术、放疗），或四联（三联加中医中药或免疫疗法）疗法。对癌瘤切除后遗留的缺损，原则上应同期整复。

2. 转移灶的处理 口腔癌淋巴结转移率较高，对临床淋巴结阳性的患者，应同期行单侧或双侧功能性或治疗性颈淋巴清扫术。

（程 波 张汉东）

思 考 题

1. 老年人龋病的致病因素有哪些？
2. 老年人牙周炎的临床特征是什么？
3. 老年人口腔白斑病常需与哪些疾病鉴别？

参 考 文 献

陈谦明. 2014. 口腔病学. 北京：人民卫生出版社.

陈祖基. 2002. 眼科临床药理学. 北京：化学工业出版社.

成蓓, 曾尔亢. 2009. 老年病学. 2版. 北京：科学出版社.

黄选兆, 汪吉宝. 1998. 实用耳鼻咽喉科学. 北京：人民卫生出版社.

李凤鸣, 谢立信. 2014. 中华眼科学. 3版. 北京：人民卫生出版社.

刘汴生, 张思雄. 2001. 实用临床老年病学. 北京：中国医药科技出版社.

刘洪臣. 2002. 老年口腔医学. 北京：人民军医出版社.

邱蔚六, 刘正. 2002. 老年口腔医学. 上海：上海科学技术出版社.

魏太星, 邱保国, 吕维善. 2001. 现代老年学. 河南：郑州大学出版社.

中华医学会眼科学分会眼底病组中国老年性黄斑变性临床指南与临床路径制订委员会. 2013. 中国老年性黄斑变性临床诊断治疗路径. 中华眼底病杂志, 29(4)：343-355.

周文炳. 2000. 临床青光眼. 北京：人民卫生出版社.

第二十二章　常见皮肤疾病

第一节　老年人皮肤病理生理变化

皮肤作为人的最大器官，随着年龄的增长，皮肤也发生一系列病理生理变化。一般说更年期开始出现衰老的明显迹象，女性在 50 岁左右，男性约晚 10 年。老化最易被人肉眼察觉到的是皮肤轮廓，尤其是暴露部分的头、面、颈及四肢部位。而其原因是人的内部一系列病理生理变化。

【老年皮肤的临床特点】

1. 水分减少，皮肤变薄，色素沉着增加　组织中水含量的减少是衰老的基本现象。正常成年男性身体总水量占体重的 60%，女性约占 50%。随着年龄的增加，身体总水量逐渐减少。60 岁以上老年人的身体总水量，男性约占 52%，女性占 42%～45%。老年人体内的水分总量减少主要是细胞内液量的减少。因此，老年人在限制饮水、腹泻或发热时易发生脱水。由于老年人表皮细胞的寿命比年轻人短（老年人约 46 天，儿童表皮细胞的寿命约 100 天），因此导致老年人的表皮层逐渐变薄。在年龄较大的老年人群中，皮肤表面的脂肪含量显示最大量的游离胆固醇。老年人皮肤色素沉着增加，尤其在生殖器及肛门区，皮肤上可出现较多的色素沉着性斑片。

2. 皮肤干燥，皮脂和汗液分泌减少　老年人皮肤变干燥并伴有糠秕状脱屑。这种皮肤干燥表明皮脂腺的萎缩和皮脂分泌的减少，同时皮脂的成分也发生改变，尤其在高年龄组显示胆固醇与鲨烯的增加。在老年人的小汗腺中常有空泡形成。大汗腺中糖原含量减少且失去正常功能特征。因高热引起的排汗，老年人比年轻人开始得晚。

3. 毛发和甲的改变　随着年龄的增长，聚集的毛囊减少，头发的每日生长率减少。老年人头顶区和枕区的发根明显减少，大量毛发处于生长终期阶段。老年人顶区毛发稀疏。老年人头发脱落称为老年性脱发。

老年毛发减少男性比女性更常见。有些老年男性鼻孔处鼻毛过度生长，浓眉和耳郭多毛，这些可能与遗传及迟发性皮肤性卟啉症有关。老化导致的白发是随着年龄的增长，毛囊色素细胞活跃低下所造成，但也与遗传因素及激素分泌情况有关。老年人指甲生长较慢，变得越来越钝且增厚，逐渐变为淡黄色，失去光泽。足趾甲的过度增厚更为常见，且常发生变形并形成匙状甲。

【老年皮肤组织学变化】

1. 表皮与真皮组织的变化　皮肤老化的组织学特点（表 22-1）。其中，最明显、存在时间最长的是真皮-表皮连接部平坦，真皮乳头和表皮突消失。它使真皮表皮间的接触面积减小，相互间的物质交换、营养输送减少，抵抗外力的能力亦下降。表皮的平均厚度可能并不随年龄的增长而改变，但个别角朊细胞大小和表皮厚度的易变性增加。

表 22-1　皮肤老化的组织学特点

表皮	真皮	附属器
真皮-表皮连接变平	萎缩（体积缩小）	毛发变灰
厚薄不一	成纤维细胞减少	毛发减少
细胞大小和形状不一	肥大细胞减少	终毛变成毳毛
偶见细胞核呈非典型性	血管减少	甲板异常
黑素细胞减少	毛细血管袢缩短	腺体减少
郎格罕细胞减少	神经末梢异常	

每单位皮肤表面中具有酶活性的黑素细胞随年龄的老化而减少，每 10 年减少其所剩细胞的 10%～20%，但这些细胞是真正消失还是因停产黑素而见不到，目前尚不清楚。无论是哪种情况，均使防护紫外线损伤的屏障作用降低。黑素细胞痣的数量一般在 30～40 岁达到高峰，可有 15～40 个，以后随年龄增加而逐渐减少。

朗格汉斯细胞是一种表皮细胞，具有识别外来抗原的作用，它的数目是黑素细胞的 25%～50%，从形态上能辨认出的朗格汉斯细胞从成年早期至晚期大约减少 50%，这与年龄老化后皮肤免疫应答能力降低有关。

老年人的真皮厚度大约减少 20%，皮肤薄如纸，有时几乎透明，真皮中的细胞和血管成分也大大减少。用组织化学方法比较 20 岁与 90 岁者皮肤感受压觉和轻触觉的环层小体和麦化小体的密度发现，90 岁时密度约降低 1/3。随年龄老化，每个神经末梢感受器的大小可有很大差别，结构也变得不匀称。关于梅克尔细胞及游离神经末梢老年性改变组织学方面的材料目前还很少。

2. 皮下组织的变化　皮下脂肪组织皱缩的增加与皮下脂肪内结缔组织间隔的萎缩一起产生皱纹与宽松下垂的眼睑。不过，年龄本身仅在一定程度上引起老年人的典型面部表情。日光与天气在形成衰老面部皮肤中的作用也应该考虑。除此之外，医师认识到在内分泌危象中，部分脂肪代谢障碍或脂肪层的转形变异。而且还有因脂肪组织收缩引起破裂倾向的增加。另外，老年人的表皮与真皮之间和真皮与皮下脂肪之间的分界线开始展平。这可以解释前面提到的老年皱纹的形成。

3. 血管及血循环的变化 老年人皮肤的毛细血管稀疏，因此面部皮肤变苍白。但对老年人皮肤毛细血管的贫乏尚没有确切的认识。不过一般认为可能是大血管或内部器官的显著老年性变化。皮肤血管除脚和腿的血管之外缺乏显著变化。老年人因为血循环速度减慢，肯定会显出减少功能性血供应。

【老年皮肤功能的变化】

随着年龄老化皮肤功能逐渐减退。从 30 岁到 70 岁，表皮细胞的更新速度约降低 50%，指甲的生长从成年早期到晚期速度减慢 30%～50%。

各系统器官肿瘤的发生率均随衰老而增加，皮肤尤为突出。65 岁以上老人皮肤上几乎都有一种或几种良性增殖性肿物，如软纤维瘤（皮赘）、樱桃血管瘤、脂溢性角化、黑子、皮脂腺增生等，许多人可有多个肿物。

各种物质经皮肤的吸收量测定表明，角层的屏障作用随年龄老化而减弱。虽然皮肤的吸收量增加，但真皮的清除作用却减弱，这可能是真皮血管床和细胞外基质的改变造成的。

老年人的皮肤触觉、痛觉和温觉的浅感觉功能均日渐低下，皮肤表面的反应性亦在衰减、失调，对不良刺激的防御力亦为削弱。老年人体温调节能力减弱，所以体温偏低，且容易中暑。这是因为随着年龄的增长，真皮小动脉的收缩和舒张能力减弱，汗液产生减少，皮下脂肪减少。

随着年龄的老化，皮脂的产生量约减少 60%，无性别差异。这主要是因为性腺产生雄性激素减少所致，而皮脂腺对雄性激素极为敏感。皮脂产生的减少与皮肤干燥症无直接关系。

老年人的皮肤酸碱度和碱性中和力也发生改变，皮肤表面一般保持弱酸性（pH 为 5.5 左右），对细菌、真菌和病毒生长均有抑制作用。男性 60 岁以上，女性在更年期后渐趋向中性。70 岁以上又出现弱酸性。至于碱性中和力，青春期最高达 80%～90%，成人时 60%，老年时仅有 30%～35%。

（谢红付）

思 考 题

1. 老年皮肤的临床特点有哪些？

2. 老年皮肤组织学变化有哪些？
3. 简述老年皮肤功能的变化。

第二节 老年人常见皮肤病

一、脂溢性角化病

脂溢性角化病又称为老年疣（verruca senile）、基底细胞乳头状瘤（basal cell papilloma），系一种良性表皮内肿瘤。大多见于老年人，一般发生于 30～40 岁以后。有些报道强调为家庭显性遗传，但迄今确切病因尚不明。

【临 床 表 现】

本病初发损害主要见于面部，尤多见于颞部和躯干。此外，亦见于上肢及体表任何部位。初发损害为淡黄色米粒大斑片，表面光滑略成乳头瘤状、缓慢增大，或呈污黄褐至淡褐色扁平丘疹，表面呈颗粒状，具有光泽，表面覆一层油腻性鳞屑，基底圆形、椭圆形或不规则形，偶可见蒂。大小不一，自数毫米至数厘米，境界清楚，表面干燥且粗糙，除去鳞屑后，可见鳞屑上有刺，此乃毛囊角栓，是本病的特征。如经搔抓损害可向周围扩大，毗邻损害，可融合呈大斑块。如伴发感染可肿胀，表面渗液，有时可出血。一般无自觉症状，损害单发或多发，可 1 个、数十个乃至上百个。发病年龄，男性多在 40～60 岁，女性以 60～70 岁多见。慢性病程，损害极少发生癌变。

【组 织 病 理】

从组织病理显示分为三型：角化型、棘层肥厚型及腺样型，常混合存在。其共同特点均有角化过度。

1. 角化过度型 该型称为指状或锯齿状型，角化过度和乳头瘤样增殖明显，棘层肥厚不明显，只见少量基底样细胞聚集，其中色素不多。

2. 棘层肥厚型 此型常见，棘层明显肥厚而角化过度，乳头瘤增殖较轻，横切面示很多假角质囊肿，但也可见真角质囊肿，后者并可随表皮细胞的增长向上与表面凹陷的角质层融合，黑素较多。

3. 腺样型 由多数细束条状表皮细胞构成，并呈条状由表皮向真皮伸展，互相分枝或交织，细胞束条多由两层基底样细胞组成。该型角质囊肿少见，色素亦较多。

【诊断与鉴别诊断】

根据临床表现结合组织病理，易于诊断。需与痣细胞痣、蓝痣及日光性角化病相鉴别。

【治　疗】

一般不需治疗，需要时采用电离子、二氧化碳激光烧灼、液态酚、三氯醋酸外用有效。

二、老年皮脂腺增生

老年皮脂腺增生又称为老年皮脂腺痣（senile sebaceous gland nevus），系老年人正常皮脂腺增大，属良性病变，多见于50岁以上的男性患者。

【临 床 表 现】

损害表现为单或多发散在性乳白色或淡黄色小结节，呈球形，有时呈分叶状，直径2～3mm，质软，中央常见脐状凹陷。

【组 织 病 理】

损害由单个或数个扩大的皮脂腺组成，中央有短而粗的导管，导管开口于表皮，周围有许多皮脂腺小叶成群围绕。皮脂腺由很多簇集在中央导管周围的皮脂腺小叶组成，大多数皮脂腺小叶均已成熟，但有些小叶周围仍可见一层以上未分化的生发层。

【诊断与鉴别诊断】

本病皮损特点为面部黄色小结节，顶部呈脐形，组织病理显示皮脂腺增生，需与以下疾病鉴别。

1. 皮脂腺痣　临床表现、皮损中央顶部无脐窝。组织病理，其痣内皮脂腺排列不规则，中央无大的导管，其下方可见大汗腺。

2. 皮赘　无围绕导管呈葡萄状簇集的皮脂腺小叶，而且病变的界线不明显。

【治　疗】

本病可采用二氧化碳激光，电烧灼等治疗。

三、老年性皮肤萎缩

老年性皮肤萎缩（atrophia cutis senilis）是指老年人的皮肤发生萎缩、变性，表现为皮肤皱缩，失去弹性，色素变化及瘙痒等，且伴有汗腺、皮脂腺、毛发减少或功能减退，属生理性老化现象，但某些内外因素的影响也可促使皮肤早老。

【病因与发病机制】

皮肤和人体其他组织一样，从中年开始有老化现象，并随年龄的增长而日益明显。有关衰老的过程尚不清楚，由于年龄而伴随发生的激素及生理调节功能的改变可能是主要因素。但慢性全身性疾病、恶病质、内分泌疾病、动脉血管硬化等也可促使皮肤衰老。室外工作，经常风吹日晒者如农民、渔民则易发生本病。

【临 床 表 现】

老年性皮肤萎缩一般发生在50岁以后的老年人，但也可早发于30岁左右者，称为早老性萎缩。表现为皮肤菲薄，发皱，呈黄灰色。由于汗腺、皮脂腺萎缩，皮肤很干燥，有细薄的鳞屑或表面有光泽，伴有瘙痒。同时，由于皮下脂肪减少，结缔组织变性，弹力纤维破裂而使皮肤松弛，失去弹性。对外界机械性、理化性损伤的防御能力和愈合能力显著下降。

在皮肤萎缩的基础上可见毛细血管扩张及色素改变，如雀斑状色素沉着或淡白色斑点，尤以暴露部位为甚。头发及肢体毫毛渐渐减色、脱落稀少。眉、颊、腮、鼻孔、耳道中毫毛变粗变硬。

患者面部骨线条突出，皮肤松垂而致轮廓变形。皱纹变深，眼睑、颈褶松垂。唇部朱红几乎完全消失，颊唇连接处的皮肤悬挂下垂，易发生口角炎。面、手背、胸背等处往往发生疣状角化斑和老年性血管瘤等变化。

【组 织 病 理】

皮肤各层及附属器萎缩。表皮突变平，真皮胶原纤维嗜碱性变性，弹力纤维、网状纤维变性断裂，数量减少，血管壁增厚，皮下脂肪减少。

【诊　断】

根据发病年龄，皮疹特点为皮肤萎缩、变薄、起皱，无炎症现象等可诊断，必要时借助组织病理协助诊断。

【治　疗】

对早老性皮肤萎缩，应针对可能的诱因给予适当的防护措施，合理营养，加强体育锻炼，改善一般健康状况。避免过度风吹日晒，保持良好的生活环境，进行皮肤按摩等。

四、老年性紫癜

老年性紫癜（senilis purpura）系指由于老年人的皮肤和皮下组织内血管脆性增加而发生的一种紫癜性损害。

【病因与发病机制】

本病是一种由于老年退行性变化所致的皮肤病，发生于中老年人。随年龄增长，发生率逐渐增高。其发生机制主要为因衰老而致皮下组织萎缩，真皮小血管周围的结缔组织变性，血管失去支撑而又缺乏弹性，轻微的外伤刺激即可造成血管破裂，血液外渗。此外组织中吞噬细胞的吞噬能力减弱，故血液吸收迟缓，在细胞外渗处遗留含铁血黄素沉着，如此反复而成慢性复发性疾病。本病较多见于高度动脉硬化者。高血压尤其是静脉压增高，也可能是本病的原因之一。亦有人认为本病是肝病的一种体征。

【临床表现】

本病主要发生于易受外伤的暴露部位，如手背、前臂、小腿，也可发生于前额、面部，特别是鼻背与眼镜架接触受压迫处，好发于中老年人，尤以 60 岁以上高年组为多，女性患者似较男性为多。常在日常生活中受到轻微外伤，如因指压 1～2 分钟后即可发疹。皮疹为暗红色瘀斑或瘀点，形态参差不齐，直径自数毫米至 1～5cm 大小不等，境界清楚，没有明显的炎症反应，紫癜的色泽很少变化。常持续数周，紫癜消退后留下色素沉着，病变处皮肤变薄，缺乏弹性，毛发亦稀疏。患者无明显自觉症状，压脉带试验可呈阳性反应。部分患者有肝功能异常。

【组织病理】

病变处皮肤萎缩，真皮上部弹力纤维变性而下部萎缩，胶原纤维疏松。红细胞外渗处静脉破裂，而毛细血管外观正常。

【诊断与鉴别诊断】

根据老年患者，皮损多发生在暴露部位且轻微外伤即可发生紫癜即可诊断。本病主要与皮质类固醇紫癜鉴别，后者临床表现与老年性紫癜极为相似，也好发于暴露部位，但其好发于中年人，与长期应用皮质类固醇激素治疗有关。

【治疗】

本病一般不需治疗，可适当服用维生素 C、维生素 E、B 族维生素、芦丁等，也可肌内注射丙酸睾酮或苯丙酸诺龙，以加强血管支撑组织。平时应注意保护皮肤，避免外伤以防止新损害发生，并注意纠正营养不良及治疗肝病。

五、老年性白斑

老年性白斑（senile leukoderma）又称老年性白点病，属老年性皮肤变性所引起的一种色素减退性皮肤病。

【病因与发病机制】

本病可能因年龄的增长，皮肤中多巴（Dopa）阳性黑色素细胞逐渐减少所致。

【临床表现】

本病常见于 50 岁以上的老年患者，随年龄增长发病率逐渐增高，主要在胸、背、腹和四肢等处皮肤出现圆形白色斑点，由米粒至绿豆大小，微凹，边缘清楚，数目不等，无任何自觉不适。

【组织病理】

本病除表皮基层多巴阳性黑素细胞缺失外，无其他异常。

【治疗】

本病对健康无影响，不必治疗。

六、瘙痒症

瘙痒是多种皮肤病共有的一种自觉症状，但如果仅有皮肤瘙痒，而无明显的原发皮损时称为瘙痒症。老年人因皮肤腺体功能减退，皮肤萎缩、干燥、粗糙可致全身性瘙痒。本病与季节有明显的关系，冬季发病多。

【病因与发病机制】

本病的发病因素较为复杂，瘙痒最强的部位是表皮和真皮连接处，表皮中部亦有痒点。并发现组胺、蛋白酶（包括胃促胰酶、胰蛋白酶）、血管舒缓素以及某些肽类是引起瘙痒的主要介质，其发生机制尚不完全清楚。致病因素包括内因及外因。

1. 内因 与内部潜在的各种疾病有关。

（1）肝病：瘙痒是肝病中胆管阻塞的一种症状，在黄疸出现前 1～2 年内发生，常为全身性瘙痒。

（2）内分泌和代谢性疾病：瘙痒有时为糖尿病的症状表现。甲状腺功能亢进患者 8% 发生瘙痒，甲状腺功能减退症的瘙痒多数与干燥起屑的皮肤有关。

（3）神经及精神瘙痒：有些带状疱疹患者在发病前有一时性瘙痒。少数多发性硬化症和脑动脉硬化症患者亦偶有瘙痒。精神紧张、情绪激动、焦虑、忧郁、条件反射等引起或加重瘙痒者颇为常见。

（4）肾脏疾病：慢性肾盂肾炎和慢性肾小球肾炎，均伴有瘙痒。

（5）感染性疾病：如肠寄生虫病，盘尾丝虫和病灶感染等。

（6）妊娠：在妊娠后期，有时伴发全身瘙痒，此与胆酸潴留有关。

（7）自身免疫性疾病：如风湿热、干燥综合征等，亦可出现全身瘙痒。

（8）网状细胞增多症：血液病及其他恶性病变也常发生瘙痒。

（9）其他：药物或食物过敏、酗酒、自身中毒等，均可致全身性瘙痒。

2. 外因 与生活习惯有关的（肥皂的使用）毛织物、化纤织物穿着、季节、温度、湿度和工作环境均可导致瘙痒，由于个体的差异，皮肤干燥及皮肤萎缩也是因素之一。

局限性瘙痒症的病因同全身性瘙痒症。阴囊瘙痒症，考虑与局部多汗及衬裤刺激有关。女阴瘙痒病，应考虑真菌、滴虫、阴虱、蛲虫及白带等因素。此外，女阴瘙痒大多为绝经期前后的妇女，此乃与内分泌失调性激素水平低下及更年期自主神经紊乱等有关。肛门瘙痒症多与痔疮、蛲虫、肛瘘、前列腺炎有关。

【临床表现】

根据皮肤瘙痒的范围及部位的不同，将本病分为全身性和局限性两种类型。

1. 全身性瘙痒症 瘙痒开始仅限于某一处，逐渐扩展至全身，瘙痒为阵发性，以夜间为重，瘙痒的程度和时间的长短因人而异，严重者常搔抓至出血疼痛方罢休。由于瘙痒患者得不到休息致情绪烦躁。饮酒后、情绪变化、被褥温暖及搔抓摩擦，均可促使瘙痒发作或加重。

由于经常搔抓往往引起条状抓痕，表皮剥脱、血痂、苔藓化、色素沉着等继发皮损。有时可成湿疹样变。毛囊炎、疖、淋巴管炎及淋巴结炎等继发感染时有发生。由于瘙痒得不到应有的睡眠，致头昏脑涨、精神委靡、食欲缺乏等神经衰弱症状。

2. 局限性瘙痒症 以肛门、阴囊、女阴及小腿等部最为常见。

（1）肛门瘙痒症：见于肛门及其周围皮肤，会阴常受累，中年男性多见，亦见于女性。阵发性瘙痒，因经常搔抓，肛门皱襞及其周围皮肤肥厚、浸润，有辐射状皲裂、浸渍、苔藓样变等继发性皮损。

（2）阴囊瘙痒症：除阴囊外，偶可波及阴茎、会阴等处，由于经常搔抓揉搓可致局部水肿糜烂、渗液、结痂、肥厚、苔藓样变及色素沉着。

（3）女阴瘙痒症：主要发生于大阴唇外侧，亦可波及小阴唇、阴阜及阴蒂周围等处。由于长期搔抓，其继发性损害同样表现为阴唇皮肤肥厚，浸润及苔藓样变。

【诊断与鉴别诊断】

在无继发性皮损出现时，易于诊断，如出现继发性皮损时，需根据病史，证明其初发病时仅有瘙痒，而无皮损，方能确诊。本病需与疥疮、神经性皮炎、荨麻疹及疱疹样皮炎相鉴别。

【治 疗】

1. 全身疗法 主要为镇静止痒，可应用各种抗组胺类（如氯苯那敏、阿司咪唑、桂利嗪、赛庚啶等）药物和镇静类（如艾司唑仑、溴化剂等）药物，亦可行钙剂或硫酸钠静脉注射，盐酸普鲁卡因封闭疗法。因糖尿病引起的瘙痒症应积极控制尿糖加以治疗。肝源性和慢性肾病及真性红细胞增多症所致的瘙痒，口服考来烯胺（cholestyramine）5～8 天有效。甲状腺功能减退引起的全身性瘙痒，口服甲状腺片可消除症状，老年性瘙痒及更年期患者如无禁忌，可适当选用性激素治疗，男性患者用丙酸睾酮 25mg 肌内注射，每周 2 次或口服甲睾酮 5mg 每天 2 次。女性患者可服己烯雌酚 0.5mg 每天 2 次或用黄体酮 10mg 肌内注射，每天 1 次。维生素 A、维生素 E 及复合维生素 B 均可应用。

2. 中医中药疗法 以养血、祛风、安神为治则，血虚风燥型，宜养血润肤，疏风止痒，方用止痒合剂加减。年老体弱者加用党参、黄芪，顽固不愈、瘙痒剧烈者加全蝎。也可内服润肤丸。风湿蕴阻型，宜祛风利湿，养血润肤。方用全虫方、四物汤合剂加减。病程短者，风热盛者可服用防风通圣丸。病程长、病情顽固者可用秦艽、除湿丸交替使用。

3. 局部疗法 根据季节及个体皮肤情况选用药物和剂型，夏季一般采用擦剂或酊剂，如樟脑酚酊、地塞米松煤焦油擦剂。冬季采用霜剂或软膏，如恩肤霜，或硫黄煤焦油软膏或苯佐卡因霜。肛门及外阴黏膜部禁用刺激性药物。

4. 物理疗法 紫外线照射，皮下输氧，淀粉浴、糖浴或矿泉浴，对全身性瘙痒有一定疗效。对顽固局限性瘙痒，可考虑同位素 ^{32}P，^{90}Se 或浅层 X 线放射治疗。

七、基底细胞癌

基底细胞癌又称基底细胞上皮瘤、基底样细胞瘤、侵蚀性溃疡（rodent ulcer），系基底细胞恶性增生，转移者罕见。

【病因与发病机制】

长期日晒是明显的诱因，放射线、外伤、长期应用砷剂亦可诱发本病。

【临床表现】

早期基本损害表面蜡样光泽的小结节，表皮菲薄，可见少数扩张的毛细血管，仔细观察或用放大镜观察时，尚可见雀斑状小黑点。表现形态多种多样，可分为以下几种类型。

1. 结节型 是最常见的一型，一般为单个结节，其大小为米粒至黄豆大，无炎症，浅黄褐或淡灰白色，蜡样或半透明结节，表皮菲薄伴浅表毛细血管扩张，结节缓慢增大，受轻微外伤后出血，中央凹陷，渐渐形成鼠咬状侵蚀性溃疡，并不断向外扩展，边缘呈蜡样或珍珠母样向内卷起。溃疡基底呈颗粒状或肉芽状，覆以浆液性分泌物。损害质硬、破坏性大、可侵袭面部软组织及骨骼，以致毁容。

2. 色素型 在其他各型中出现色素沉着，灰褐色至深褐色，边缘较深似黑素瘤。

3. 表浅型 此形少见，一般见于男性，好发于背部，亦可见于面部和四肢，损害单发或多发，但单发较常见。皮损为红色斑，表面覆以菲薄糠状鳞屑，边界清楚，慢性病程，以后相继发生浅表性溃疡和结痂，周围绕以小珍珠样或连续成线条样堤状。

4. 硬斑病型 本型少见，好发于青年人，也见于儿童，好发于颊、额、眼睑、颧部，颈胸亦可发生。损害为扁平或微隆起浸润性斑块。边缘清楚或不清楚，呈不规则形或匐行形，黄色或象牙色，质硬，数毫米至数厘米大小，表面平滑，可透见毛细血管扩张，似局限性硬皮病，鲜有溃疡。

5. 纤维上皮瘤型 为单个或多个结节，呈淡红或黄色，有的融合成斑块，表面可见鳞屑和痂皮。有时呈蒂状，形似纤维瘤。

【组织病理】

基底细胞癌是起源于表皮或皮肤附属器的多能性基底样细胞病变，可向多方向分化。肿瘤为境界清楚的瘤细胞团块，外缘为栅栏状排列的圆柱细胞，团块中央的瘤细胞排列紊乱，界限不清，细胞质少，细胞间桥常不明显，细胞核为圆形或卵圆形，其形状、大小染色均与基底细胞瘤相似。色素型瘤细胞，团块周围的结缔组织中可见嗜黑素细胞。

【诊断与鉴别诊断】

根据各型的临床特点，结合组织病理检查可确诊。需与鳞状细胞癌、盘状红斑狼疮及寻常性狼疮相鉴别。

【治疗】

通常根据瘤体的大小，发病部位等具体情况采用不同的治疗方法。

1. 放射治疗 分次小量照射，持续数周，该法适用于老年人不愿手术者。硬斑型及纤维化型者与复发患者不采用此法。

2. 外科疗法 需要广泛的手术切除。

3. 激光或冷冻疗法 对小的损害可行此法。

八、鳞状细胞癌

鳞状细胞癌又称表皮样癌或棘细胞癌，是常见的发生于皮肤或黏膜的一种皮肤癌。

【病因与发病机制】

本病常发生于某些皮肤病的基础上，如慢性放射性皮炎、烫伤瘢痕、寻常狼疮、光线性角化病、红斑狼疮、慢性溃疡及黏膜白斑。

【临床表现】

本病多见于 50 岁以上的男性，可发生于皮肤或黏膜的任何部位，好发于暴露部位，尤以手背、头皮、面部、耳郭等处多见，亦可发生于龟头、口唇。初发皮损为浸润性硬块，以后可为斑块，结节或疣状损害，继而表面形成溃疡或菜花样增生，基底部浸润，边界不清，其周围组织往往充血，边缘呈污秽暗黄红色。分化较好的肿瘤呈乳头瘤状，早期表面往往有结痂，以后痂皮脱落形成溃疡，表面有脓性分泌物，易出血，如发生在口唇或生殖器，常表现为小溃疡，反复出血，不易治愈。

【组织病理】

皮肤鳞癌，大多分为分化较高的 Ⅰ 级或 Ⅱ 级，分化低的 Ⅲ 级或 Ⅳ 级少见。分化高的鳞癌特别是 Ⅰ 级常示角化珠，即在作同心圆形排列的癌细胞团中，癌细胞自周围逐渐向中心处不完全或完全角化。反之，分化低的 Ⅲ 级鳞癌大多由未化或低分化梭形细胞组成，经仔细观察可见个别或少数成团、角化不良的癌细胞。Ⅳ 级鳞癌为未分化型梭形细胞，细胞小、细胞核细长、深染，伴坏死和假腺样结构，仔细观察时可找到少数角化细胞和鳞状细胞。

【诊断与鉴别诊断】

凡 50 岁以上患者若在原皮损处（如烫伤瘢痕、慢性溃疡、角化性病等），偶或外表正常皮肤上发生质地较硬的结节或斑块，边缘高起并向周围扩展，增长迅速，应疑为本病，组织病理检查可助确诊。应与角化棘皮瘤，基底细胞癌及其他恶性皮肤肿瘤和肉芽肿鉴别。

【治　疗】

手术切除或放射治疗，恶性度大者可加用全身化疗。

九、乳房外 Paget 病

乳房外 Paget 病（extramammary Paget's disease）又称乳房外湿疹样癌（extramammary eczematous carcinoma），是一种少见的发生于皮肤内的腺癌，其皮损为湿疹样变，病理检查可见 Paget 细胞。

【病因与发病机制】

继发性乳房外 Paget 病的表皮病变常由深部直肠癌、子宫颈内膜癌、尿道癌、前列腺癌或膀胱癌向表皮转移而来。原发性乳房外 Paget 病 Paget 细胞可能来源于表皮下方的汗腺癌或多潜能胚芽细胞。

【临床表现】

本病好发于中老年人，可累及两性，男性患者略多于女性，特别在亚洲国家，以男性居多；皮损好发于顶泌汗腺分布部位，如外阴、肛周部位，也可见于阴茎、阴囊、腋窝。皮损大多为单发、少数多发，同时发生于两个部位者更少见。皮损一般为境界清楚的浸润性红色斑块，中央可见潮红、糜烂或者渗出，上覆鳞屑或结痂，在肛周可呈疣状或乳头瘤状。病变表面反复渗出，可久治不愈。瘙痒为主要症状，少数有烧灼或疼痛感。

【组织病理】

本病组织病理表现为角化过度或角化不全，表皮棘层肥厚，表皮突延长，表皮可见呈圆形或卵圆形的 Paget 细胞，散在或巢状分布，也可见腺样结构，嗜酸性胞质丰富、淡染，细胞核较大，有时可见核被挤压在细胞的一边呈印戒状；真皮浅层有淋巴细胞浸润。

【诊断与鉴别诊断】

对 50 岁以上的老年人发生在外生殖器部或肛周长期不愈的湿疹样皮肤损害，特别是边界明显者，应及时活检以明确诊断。本病临床应与阴囊鳞癌、Bowen 病、红斑增生病、恶性黑色素瘤等相鉴别，需借助组织病理。

【治　疗】

治疗方法首选外科完整切除，如果不能采取手术切除，可考虑局部光动力治疗。但乳房外 Paget 病存在多个起源病灶，有一些隐匿性病灶不能及时发现，因此目前多采用显微镜下的 Mohs 手术处理。

十、日光性角化病

日光性角化病（solar keratosis）又称为老年性角化病或光线性角化病，是长期日光暴晒所致的一种皮肤癌前病变，也有部分学者认为它是原位鳞状细胞癌。

【病因与发病机制】

日光、紫外线、放射性热能以及沥青或煤及其提炼物诱发致本病。可能的机制为紫外线长期照射皮肤，损伤了表皮细胞的 DNA，受损 DNA 不能完全修复以致发生突变，从而影响皮肤自身的稳定性及代谢性，最终发生日光性角化病。

【临床表现】

本病常见于中老年人皮肤白皙者，好发于曝光部位，以面颈部居多。皮疹表现为肤色或淡红色圆形或不规则形的边界清楚的角化性丘疹，表面覆有不易剥脱的黏着性鳞屑，其周围有红晕，表面疣状增殖，皮损角化过度则形成皮角。久后皮疹变为黄褐色或黑褐色，表面干燥，角化显著有固着于基底的硬痂，不易剥离，如强行剥除，可见出血。常伴有老年人日光损伤表现如皮肤干燥萎缩、毛细血管扩张、色素沉着。本病病程缓慢，常无自觉症状或轻痒，少数皮损迅速增大，呈疣状、结节状或形成糜烂、溃疡，提示发生鳞癌的可能性较大。

【组织病理】

本病可分为肥厚型、萎缩型、皮肤原位癌型、苔藓型、棘突松解型和色素型六型。①肥厚型：表皮角化过度伴柱状细胞角化不全，颗粒层灶性增厚或消失，棘层肥厚。棘细胞排列紊乱，可见部分异型细胞与核分裂象，表皮中部有一些角化不良的细胞。②萎缩型：表皮细胞明显萎缩，基底层细胞显著异形，可见棘突松解的角化不良细胞。③皮肤原位癌型：表皮细胞排列紊乱并可见异型性，不侵犯末端毛囊和汗腺导管。④苔藓型：除肥厚型的变化外，还可见基底细胞液化变性及表皮下带状炎细胞浸润，真皮上部还可见胶样小体。⑤棘突松解型：基底层上可见类似毛囊角化病的裂隙和腔隙，其中可见棘突松解的角化不良细胞，不典型细胞可向真皮内作导管样增生或围绕毛囊和小汗腺导管。⑥色素型：基底层色素明显增多，不典型角质细胞内充满黑素，真皮浅层大量噬黑素细胞。

【诊断与鉴别诊断】

中老年男性，皮疹位于曝光部位且有长期日光暴晒史，皮损表现为黄豆至蚕豆大小的角化过度性斑块，逐渐呈褐色，周围可见红晕，表面附有粗糙、黏着性鳞屑，结合组织病理变化可诊断。本病需与以下疾病相鉴别：

1. 脂溢性角化症 为油脂性，褐色至深褐色扁平丘疹或斑块，痂易被刮去且无出血，皮疹多发，非暴露部位也常见。病理变化主要是表皮呈乳头瘤样增生和角化过度，无角化不良和核分裂。日光性角化症为癌前期病变，而脂溢性角化症极少发生癌变。

2. 盘状红斑狼疮 皮疹颜色鲜红，鳞屑易剥落，其病理变化有特征性。

3. Bowen病 可累及毛囊口，而日光性角化病一般不累及毛囊口和汗管口，只累及附属器之间的表皮。

4. 砷角化病 临床表现与日光性角化病相似，但多发而严重，最常见于手掌和足跖，有长期服用或注射、长期接触五价砷的病史，可伴有砷剂引起的过度色素沉着。

5. 恶性雀斑样痣 有不典型黑素细胞，而日光性角化病有角质细胞的间变。

【治 疗】

（1）避免阳光暴晒，使用防晒产品有一定的预防作用。

（2）冷冻、电灼、微波或激光治疗。冷冻具有简便、安全、经济、全身反应小、不易遗留瘢痕的优点，尤其对于难以手术切除的部位，冷冻能够发挥很好的作用。激光治疗优点是创面较小、清洁干燥、不易复发、操作简易，创面一般呈干燥无血状态，能够有效减少创伤；缺点是相对冷冻治疗更容易产生瘢痕。

（3）外用5%5-FU或复方维A酸乳膏、0.05%维A酸凝胶。

（4）阿维A具有抗增生、促进细胞正常分化、抗肿瘤及免疫调节作用。因此，对日光性角化及其癌前期病变具有良好的预防和治疗作用。

（5）光动力疗法：常用ALA-PDT，具有安全性、美容等方面的优势。

（6）如发现有恶变，应及早手术切除。

十一、糖尿病皮肤病变

糖尿病是一种常见的内分泌障碍性疾病，它可以引起多系统损害。据统计，至少30%的糖尿病患者有皮肤受累。糖尿病的皮肤表现种类繁多，主要包括糖尿病代谢障碍所致的皮肤病、血管障碍所致的皮肤病、神经病变所致的皮肤病、皮肤感染及降糖药物反应性皮肤病。其特殊的皮肤表现有糖尿病性类脂质渐进性坏死、糖尿病性皮病、蜡状皮肤和僵直关节、糖尿病性硬肿病、播散性环状肉芽肿、糖尿病性大疱、发疹性黄瘤等。还有一些与长期糖尿病所致的局部供血不足和神经病变有关的皮损，如动脉硬化性溃疡、坏疽、神经性溃疡及皮肤感染（疖、毛囊炎、真菌感染）等。

【病因与发病机制】

高血糖、高级糖基化终产物（AGEs）、高渗状态、山梨醇和肌醇的代谢异常、过氧化物的生成，蛋白激酶C的激活以及皮肤血管和神经损害是糖尿病皮肤病变等慢性并发症发生的机制。AGEs使胶原蛋白失去可溶性且不能被降解，是皮肤增厚和硬皮病样改变及关节活动受限的重要因素。

【临床表现】

1. 糖尿病性皮病（diabetic dermatopathy） 又称为糖尿病性胫前斑，是糖尿病患者最常见的皮肤病变。典型的皮损见于胫前区两侧，也见于前臂、大腿和骨隆突处。早期皮损表现为1cm或更小圆形或卵圆形暗红色平顶丘疹可伴鳞屑,累及双侧,但不对称,无自觉症状。皮疹逐渐发展为褐色、境界清楚的浅表性凹陷性萎缩或淡褐色瘢痕样斑。损害发展缓慢,糖尿病控制良好后数年可自愈,愈后表皮萎缩,遗留色素沉着、色素减退。

2. 糖尿病性类脂质渐进性坏死 皮损好发于下肢胫骨周围及踝部,偶见大腿、膝内侧及足部,典型的表现为胫前对称性黄色硬斑块,中央萎缩伴紫红色或红色边缘,表面可见毛细血管扩张和散在的过度角化栓。本病可自然消退,也可继发感染和溃疡。

3. 糖尿病性大疱病 多发生于严重糖尿病患者,是糖尿病特征性皮肤病变。大疱可分为两种:一种为自发性、无痛性、非炎症性 3~5cm 水疱,基底不红,形似烫伤,愈后无瘢痕;另一种为血疱,愈后留有瘢痕和萎缩。

4. 糖尿病性硬肿病 主要发生于颈及肩背部,皮肤呈淡红或苍白,表面有光泽、实质性的非凹陷性肿胀,呈橘皮样外观,皮肤明显增厚。与感染引起的硬肿病不同的是起病隐匿,病程长,顽固难治。

5. 关节活动受限和硬皮病样综合征 又称为僵直关节和蜡样皮肤。关节症状先开始于第 5 指的末节指指关节,可蔓延到其他手指关节、肘关节、膝关节和足关节等关节,关节无痛性伸展受限,关节活动受限是关节周围的结缔组织和皮肤增厚绷紧所致。

6. 糖尿病性瘙痒症 大约 25%糖尿病患者伴有不同程度的皮肤瘙痒,可能的原因是患者自主神经功能减弱伴随出汗减少而使皮肤干燥发痒或由于感觉神经反应性改变而引起皮肤瘙痒。诊断本病时,必须先排除其他系统疾病(如肾病、肝病、甲状腺疾病、贫血、淋巴瘤等)可能导致的皮肤瘙痒。

7. 糖尿病性神经病变 糖尿病性神经病变可能是糖基化终产物进行性堆积的结果。感觉神经病变可致皮肤感觉异常,表现为从足趾开始的麻木及刺痛感,可为趾末端的轻度麻木到严重的感觉缺失及神经性溃疡,热敏感度下降。患者常主诉有刺痛,感觉缺失常可引起外伤后溃疡。自主神经病变导致糖尿病性泌汗异常、下肢出汗减少或无汗,其他部位的皮肤则代偿性出汗增多。运动神经病变可致糖尿病性肌萎缩。

8. 糖尿病足与坏疽 由于周围神经和血管病变,15%~25%糖尿病患者下肢可发生闭塞性动脉硬化,使足部缺血、感觉减退,因此容易发生严重的损伤、感染、溃疡及坏疽,统称为糖尿病足。下肢尤其是足趾发绀,静脉淤血,麻刺感,以后逐渐或突然发生湿性坏疽。病变严重者,可深达骨骼。

9. 糖尿病的皮肤感染 感染是糖尿病最常见的皮肤合并症,由于血糖控制不良、局部皮肤脱水、中性粒细胞功能障碍、皮肤细小血管损害、神经受累以及抗体和补体功能低下等致防御能力降低,尤其在高血糖和酮症酸中毒时更易发生感染。糖尿病患者的脓皮病,如疖、痈、丹毒发病率为正常人群的 3~5 倍,老年糖尿病患者出现严重的外耳道疼痛和溢脓可能为铜绿假单胞菌感染,此外念珠菌、病毒感染发病率均明显高于非糖尿病患者。

10. 降糖药物致反应性皮肤病 糖尿病患者使用磺脲类药物可诱发大疱性类天疱疮,反复应用胰岛素可致局部脂肪萎缩、环状肉芽肿、扁平苔藓等;胰岛素还可引起局部过敏反应,如即刻发生的斑性瘙痒性结节或疼痛性硬结及全身过敏反应,常表现为急性荨麻疹、血管性水肿等。

11. 发疹性黄瘤 见于伴高脂血症的糖尿病患者,皮疹表现为橘黄色丘疹或结节,大小不等,0.5~1.0cm,质较硬,分布于肘膝伸侧、臀部等处,无自觉症状或轻微瘙痒,随着糖尿病的控制,皮疹可逐渐消退。

12. 环状肉芽肿 为一种良性、有自限倾向的环状损害,表现为质地较硬排成环形的小丘疹、结节及斑块,呈红色或紫红色,中央可凹陷。其多发生于前臂、手足背、耳壳、颈、胸背上部等暴露日光处,对称分布,可伴手、足小关节挛缩畸形,无自觉症状。

13. 黑棘皮病 大多数黑棘皮病患者与肥胖、胰岛素抵抗和高胰岛素血症相关。皮疹对称性分布于颈部、腋窝和肛门生殖器等皮肤皱褶部位,表现为黑色或棕灰色天鹅绒样、触之柔软,伴有色素沉着和角化过度。

14. 胡萝卜素色皮病 约 10%有胡萝卜素色皮病,皮肤为橘黄色,常见于掌跖及鼻唇沟等部位,无自觉症状,似黄疸,但巩膜无黄染,易与黄疸鉴别,预后良好。

15. 反应性穿通性胶原病 皮疹呈正常肤色,革样硬度,直径为 2~10mm,常有角栓,伴剧烈的瘙痒。其主要发生于腿部,也可见于躯干和面部,4~6周可自行消退,但易反复发作。其机制可能是微血管病和搔抓引起的皮肤损害。

16. 鹅卵石指 皮损常发生于手指背伸侧,皮肤粗糙,局部有密集的小丘疹如卵石状或沙砾状。原因不清,可能与外伤或内在因素如黑棘皮病有关。

17. 其他 糖尿病性皮肤发红、丹毒样红斑、眼-足综合征、糖尿病性甲病、白癜风、皮赘、迟发性皮肤卟啉病、色素性紫癜等。

【组织病理】

糖尿病性皮病:真皮毛细血管和小血管壁增厚,

有 PAS 染色阳性物质沉积，胶原轻度改变，血管附近有红细胞外渗和含铁血黄素沉积，组织细胞吞噬含铁血黄素。糖尿病性大疱病：表皮内或表皮下水疱，表皮无棘层松解。糖尿病性硬肿病：肥大细胞数目增加，受累皮肤的透明质酸、黏多糖增多，一些胶原束间有腔隙形成，常伴有微血管和大血管病变。类脂质渐进性坏死：病变位于真皮，变性坏死的边缘组织细胞呈栅栏状排列，可见少量黏液、淋巴细胞、浆细胞和异物巨细胞。反应性穿通性胶原病：表皮过度增生，海绵状水肿，部分表皮呈杯形凹陷，内有含胶原和弹性纤维的颗粒状物质及核碎片的柱状角质栓。

【治　疗】

本病主要对症治疗。早期诊断治疗糖尿病对提高患者的生活质量有着重要的意义。

（谢红付）

思 考 题

1. 简述老年皮脂腺增生的临床表现诊断及鉴别诊断。
2. 试述瘙痒症的病因与发病机制。
3. 试述基底细胞癌的临床表现、诊断及鉴别诊断、治疗。

参 考 文 献

杨国亮，王侠生. 1995. 现代皮肤病学. 上海：上海医科大学出版社.
姚贵申，李显平，郝贺荣，等. 1998. 老年皮肤病学. 北京：中国科学技术出版社.
赵辨. 2001. 临床皮肤病学. 3 版. 南京：江苏科学技术出版社.
朱学俊，范廉洁，沈丽玉，等. 1998. 实用皮肤性病治疗学. 2 版. 北京：北京医科大学-中国协和医科大学联合出版社.

中英文检索